上消化道和肝胆胰外科手术图谱

Atlas of Upper Gastrointestinal and Hepato-Pancreato-Biliary Surgery

第 2 版

原著 Pierre-Alain Clavien

Michael G. Sarr

方耀民

Masaru Miyazaki

主译 赵玉沛 戴梦华

人民卫生出版社

图书在版编目(CIP)数据

上消化道和肝胆胰外科手术图谱/(瑞士)皮埃尔-阿兰·克拉维安(Pierre-Alain Clavien)主编;赵玉沛,戴梦华主译. —北京:人民卫生出版社,2017

ISBN 978-7-117-25088-7

Ⅰ.①上… Ⅱ.①皮…②赵…③戴… Ⅲ.①消化系统疾病-外科手术-图谱②肝疾病-外科手术-图谱③胆道疾病-外科手术-图谱④胰腺疾病-外科手术-图谱 Ⅳ.①R656-64

中国版本图书馆 CIP 数据核字(2017)第 209352 号

图字:01-2017-5538

上消化道和肝胆胰外科手术图谱

主　　译: 赵玉沛　戴梦华
出版发行: 人民卫生出版社(中继线 010-59780011)
地　　址: 北京市朝阳区潘家园南里 19 号
邮　　编: 100021
E - mail: pmph @ pmph. com
购书热线: 010-59787592　010-59787584　010-65264830
印　　刷: 北京铭成印刷有限公司
经　　销: 新华书店
开　　本: 889×1194　1/16　印张: 66
字　　数: 2184 千字
版　　次: 2017 年 9 月第 1 版　2017 年 9 月第 1 版第 1 次印刷
标准书号: ISBN 978-7-117-25088-7/R · 25089
定　　价: 748.00元
打击盗版举报电话: 010-59787491　E-mail: WQ @ pmph. com
(凡属印装质量问题请与本社市场营销中心联系退换)

上消化道和肝胆胰外科手术图谱

Atlas of Upper Gastrointestinal and Hepato-Pancreato-Biliary Surgery

第 2 版

原　著　Pierre-Alain Clavien
Michael G. Sarr
方耀民
Masaru Miyazaki

主　译　赵玉沛　戴梦华

副主译　蔡秀军　郑民华　杨尹默
胡三元　李单青

人民卫生出版社

Translation from the English language edition:
Atlas of Upper Gastrointestinal and Hepato-Pancreato-Biliary Surgery by Pierre-Alain Clavien, Michael G. Sarr, Yuman Fong, Masaru Miyazaki

上消化道和肝胆胰外科手术图谱
赵玉沛、戴梦华 等译

敬告

本书的作者、译者及出版者已尽力使书中的知识符合出版当时普遍接受的标准。但医学在不断地发展,随着科学研究的不断探索,各种诊断分析程序和临床治疗方案以及药物使用方法都在不断更新。强烈建议读者在使用本书涉及的诊疗仪器或药物时,认真研读使用说明,尤其对于新的产品更应如此。出版者拒绝对因参照本书任何内容而直接或间接导致的事故与损失负责。

需要特别声明的是,本书中提及的一些产品名称(包括注册的专利产品)仅仅是叙述的需要,并不代表作者推荐或倾向于使用这些产品;而对于那些未提及的产品,也仅仅是因为限于篇幅不能一一列举。

本着忠实于原著的精神,译者在翻译时尽量不对原著内容做删节。然而由于著者所在国与我国的国情不同,因此一些问题的处理原则与方法,尤其是涉及宗教信仰、民族政策、伦理道德或法律法规时,仅供读者了解,不能作为法律依据。读者在遇到实际问题时应根据国内相关法律法规和医疗标准进行适当处理。

译者名录

赵玉沛　北京协和医院
戴梦华　北京协和医院
蔡秀军　浙江大学附属邵逸夫医院
郑民华　上海交通大学医学院附属瑞金医院
杨尹默　北京大学第一医院
胡三元　山东大学齐鲁医院
李单青　北京协和医院
张忠涛　首都医科大学附属北京友谊医院
修典荣　北京大学第三医院
李　非　首都医科大学附属北京宣武医院
原春辉　北京大学第三医院
蔡建强　中国医学科学院肿瘤医院
刘　荣　中国人民解放军总医院
季加孚　北京大学肿瘤医院
崔玉尚　北京协和医院
李　力　北京协和医院
于健春　北京协和医院
毛一雷　北京协和医院
李秉璐　北京协和医院
何小东　北京协和医院
刘子文　北京协和医院
韩显林　北京协和医院
张太平　北京协和医院
胡　亚　北京协和医院
郭俊超　北京协和医院
廖　泉　北京协和医院
吴文铭　北京协和医院
刘连新　哈尔滨医科大学附属第一医院
姜洪池　哈尔滨医科大学附属第一医院
孙　备　哈尔滨医科大学附属第一医院
尚　东　大连医科大学附属第一医院
刘金钢　中国医科大学附属第四医院
章志翔　天津医科大学总医院
秦仁义　华中科技大学同济医学院附属同济医院
周　俭　复旦大学附属中山医院
王　坚　上海交通大学医学院附属仁济医院
程南生　四川大学华西医院
余佩武　第三军医大学附属西南医院
郑树国　第三军医大学附属西南医院
杨　扬　中山大学附属第三医院
孙跃明　江苏省人民医院
黄昌明　福建医科大学附属协和医院

编者名录

Gerard J. Abood
Division of Surgical Oncology, Department of Surgery
Loyola University Medical Center
Maywood, IL, USA

Justin Ady
Department of Surgery
Memorial Sloan Kettering Cancer Center
New York, NY, USA

Anil Kumar Agarwal
Department of Gastrointestinal Surgery and Liver Transplant
GB Pant Hospital and Maulana Azad Medical College
New Delhi, India

Takashi Aikou
Department of Digestive Surgery, Breast and Thyroid Surgery
Kagoshima University Graduate School of Medical and Dental Sciences
Kagoshima, Japan

Gerard V. Aranha
Department of Surgery
Loyola University Medical College
Maywood, IL, USA

Rebecca C. Auer
Department of Surgery
University of Ottawa
The Ottawa Hospital
Ottawa, ON, Canada

Daniel Azoulay
Centre Hépato-Biliaire
Hôpital Henri Mondor
Creteil, France

Joshua G. Barton
Center for Pancreatic and Liver Disease
St. Luke's Medical Center
Boise, ID, USA

Robert Beaulieu
Mount Carmel
Columbus, OH, USA

Hans G. Beger
Department of General and Visceral Surgery
University of Ulm
Ulm, Germany

Jacques Belghiti
Department of HPB Surgery
Beaujon Hospital
Clichy, France

Maximilian Bockhorn
Department of General, Visceral and Thoracic Surgery
University Medical Center Hamburg-Eppendorf
Hamburg, Germany

Dean Bogoevski
Department of General, Visceral and Thoracic Surgery
University Medical Center Hamburg-Eppendorf
Hamburg, Germany

Luigi Bonavina
Department of General Surgery
IRCCS Policlinico San Donato
University of Milan Medical School
San Donato Milanese (Milano), Italy

Karim Boudjema
Service of Hepatobiliary and Digestive Surgery
Hôpital Pontchaillou
University of Rennes
Rennes, France

Markus W. Büchler
Department of General Surgery
Heidelberg University Hospital
Heidelberg, Germany

Ross C. Carter
Department of Surgery
Glasgow Royal Infirmary
Glasgow, UK

Denis Castaing
Centre Hépato-Biliaire
Université Paris-Sud
Hôpital Paul Brousse
Villejuif, France

See Ching Chan
Department of Surgery
The University of Hong Kong
Hong Kong, China

Daniel Cherqui
Centre Hépato-Biliaire
Université Paris-Sud
Hôpital Paul Brousse
Villejuif, France

Michael A. Choti
UT Southwestern
Dallas, TX, USA

Kathleen K. Christians
Division of Surgical Oncology
Medical College of Wisconsin
Milwaukee, WI, USA

Chris G. Collins
Department of Surgery
Galway University Hospital
National University of Ireland Galway
Galway, Ireland

Kevin C. Conlon
Trinity College Dublin
Department of Surgery
St. Vincent's University Hospital
Dublin, Ireland

Tom Darius
Department of Abdominal and Transplantation Surgery
University Hospitals Saint Luc
Université Catholique de Louvain (UCL)
Brussels, Belgium

Michael D'Angelica
Department of Surgery
Memorial Sloan-Kettering Cancer Center
New York, NY, USA

Jonathan D'Cunha
Department of Cardiothoracic Surgery University of
Pittsburgh Medical Center Presbyterian
Pittsburgh, PA, USA

Marco Decurtins
Department of Surgery
Kantonsspital Winterthur
Winterthur, Switzerland

Massimo Del Gaudio
Department of Surgery and Transplantation
University of Bologna Hospital Sant'Orsola-Malpighi
Bologna, Italy

Michelle L. de Oliveira
Swiss HPB and Transplantation Center
Department of Surgery
University Hospital Zurich
Zurich, Switzerland

Nicolas Demartines
Department of Visceral Surgery
University Hospital CHUV
Lausanne, Switzerland

Woody Denham
Department of Surgery
NorthShore University Health System
Evanston, IL, USA

Euan J. Dickson
Glasgow, UK

Thorsten Dohrmann
Department of General, Visceral and Thoracic Surgery
University Medical Center Hamburg-Eppendorf
Hamburg, Germany

Philipp Dutkowski
Swiss HPB and Transplantation Center
Department of Surgery
University Hospital Zurich
Zurich, Switzerland

Tomoki Ebata
Division of Surgical Oncology, Department of Surgery
Nagoya University Graduate School of Medicine
Nagoya, Japan

Frederick Eckhauser
Department of Surgery
Johns Hopkins Hospital
Baltimore, MD, USA

Hiroto Egawa
Department of Surgery, Institute of Gastroenterology
Tokyo Women's Medical University
Tokyo, Japan

Dominique Elias
Department of Surgical Oncology
Gustave Roussy, Cancer Campus, Grand Paris
Villejuif, France

Douglas B. Evans
Department of Surgery
Medical College of Wisconsin
Milwaukee, WI, USA

Sheung Tat Fan
Liver Surgery Centre
Hong Kong Sanatorium and Hospital
Hong Kong, China

Michael B. Farnell
Division of Subspecialty General Surgery
Department of Surgery
Mayo Clinic
Rochester, MN, USA

Carlos Fernández-del Castillo
Pancreas and Biliary Surgery Program
Harvard Medical School
Massachusetts General Hospital
Boston, MA, USA

George Fielding
Department of Surgery
New York University Medical Center
New York, NY, USA

Craig P. Fischer †
Department of Surgery
The Methodist Hospital
Weil Cornell Medical College
Houston, TX, USA

Michel Gagner
Department of Surgery
Hopital du Sacre Coeur
Montreal, Canada

O. James Garden
Department of Clinical Surgery
University of Edinburgh, Royal Infirmary
Edinburgh, Scotland, United Kingdom

Karim A. Gawad
Department of Surgery
Hospital zum Heiligen Geist
Johann Wolfgang Goethe University
Frankfurt am Main, Germany

Florian Gebauer
Department of General, Visceral and Thoracic Surgery
University Medical Center Hamburg-Eppendorf
Hamburg, Germany

Tim Gessmann
Swiss HPB and Transplantation Center
Department of Surgery
University Hospital Zurich
Zurich, Switzerland

Duri Gianom
Department of Surgery
Spital Oberengadin
Samedan, Switzerland

Diane Goere
Department of Surgical Oncology
Gustave Roussy
Villejuif Cedex, France

Enrique Moreno Gonzalez
Department General, Digestive, and Abdominal
Transplantation Surgery
"Doce de Octubre" University Hospital (UCM)
Madrid, Spain

John Paul Gonzalvo
Department of Surgery
University of South Florida
Tampa, USA

Lukasz Filip Grochola
Swiss HPB and Transplantation Center
Department of Surgery
University Hospital Zurich
Zurich, Switzerland

Stefan Groth
Department of Endoscopy
University Medical Center Hamburg-Eppendorf
Hamburg, Germany

Dieter Hahnloser
Department of Surgery
University Hospital Lausanne
Lausanne, Switzerland

Stefan Heinrich
Department of General, Visceral, and Transplantation
Surgery
University of Mainz
Mainz, Germany

J. Michael Henderson
Cleveland Clinic
Cleveland, OH, USA

Karen D. Horvath
Department of Surgery
University of Washington
Seattle, WA, USA

Jakob R. Izbicki
Department of General, Visceral, and Thoracic Surgery
University Medical Center Hamburg-Eppendorf
Hamburg, Germany

Carlos Jiménez-Romero
Department of General Surgery and Abdominal Organ
Transplant
"Doce de Octubre" University Hospital (UCM)
Madrid, Spain

Woo Jin Hyung
Department of Surgery
Severance Hospital
Yonsei University College of Medicine
Seoul, Republic of Korea

Raja Kalayarasan
Department of Gastrointestinal Surgery and Liver Transplant
Govind Ballabh Pant Hospital and Maulala Azad Medical College
New Delhi, India

Seiji Kawasaki
Department of Hepatobiliary-Pancreatic Surgery
Juntendo University School of Medicine
Tokyo, Japan

Geert Kazemier
Department of Surgery
VU University Medical Centre
Amsterdam, The Netherlands

Marius Keel
Inselspital
Bern University Hospital
Bern, Switzerland

Michael L. Kendrick
Division of Subspecialty General Surgery
Department of Surgery
Mayo Clinic
Rochester, MN, USA

Michael D. Kluger
Department of Surgery
College of Physicians and Surgeons
Columbia University
New York, NY, USA

Yvonne Knoblauch
Swiss HPB and Transplantation Center
Department of Surgery
University Hospital Zurich
Zurich, Switzerland

Alexandra Koenig
Department of General, Visceral and Thoracic Surgery
University Medical Center Hamburg-Eppendorf
Hamburg, Germany

Norihiro Kokudo
Hepato-Biliary-Pancreatic Surgery Division
Artificial Organ and Transplantation Division
Department of Surgery
The University of Tokyo Hospital
Tokyo, Japan

Dimitris P. Korkolis
Hellenic Anticancer Institute
"Saint Savvas" Oncologic Hospital
Athens, Greece

Geoffrey W. Krampitz
Department of Surgery
Stanford Hospital and Clinics
Stanford, CA, USA

Lukas Krähenbühl
Department of Surgery
Cantonal Hospital Glarus
Glarus, Switzerland

Jake Krige
Department of Surgery
University of Cape Town Health Sciences Faculty
Cape Town, South Africa

Asad Kutup
Department of General, Visceral and Thoracic Surgery
University Medical Center Hamburg-Eppendorf
Hamburg, Germany

Eric C.H. Lai
Department of Surgery
Pamela Youde Nethersole Eastern Hospital
Hong Kong, China

Johan F. Lange
Department of Surgery
University Medical Center Groningen
Groningen, The Netherlands

Vincent P. Laudone
Department of Surgery
Memorial Sloan-Kettering Cancer Center
New York, NY, USA

Sung-Gyu Lee
Department of Hepato-Biliary Surgery and Liver Transplantation
Asam Medical Center
Seoul, Republic of Korea

Jan Lerut
Department of Abdominal and Transplantation Surgery
University Hospitals Saint Luc
Université Catholique de Louvain (UCL)
Brussels, Belgium

Ryan M. Levy
Department of Thoracic Surgery
UPMC Presbyterian
Pittsburgh, PA, USA

Mickaël Lesurtel
Swiss HPB and Transplantation Center
Department of Surgery
University Hospital Zurich
Zurich, Switzerland

Keith D. Lillemoe
Department of Surgery
Massachusetts General Hospital
Boston, MA, USA

Përparim Limani
Swiss HPB and Transplantation Center
Department of Surgery
University Hospital Zurich
Zurich, Switzerland

Peter Lodge
Department of Hepatobiliary and Transplant Surgery
St James`s University Hospital,
Leeds, UK

Carmelo Loinaz
General, Digestive, and Abdominal Transplantation Surgery Department
"Doce de Octubre" University Hospital
Madrid University
Madrid, Spain

James D. Luketich
Department of Cardiothoracic Surgery Division of Thoracic and Foregut Surgery
UPMC Presbyterian
Pittsburgh, PA, USA

Oliver Mann
Department of General, Visceral and Thoracic Surgery
University Medical Center Hamburg-Eppendorf
Hamburg, Germany

Masatoshi Makuuchi
HPB Surgery and Transplantation
Japanese Red Cross Medical Center
Tokyo, Japan

Joseph Mamazza
Department of Surgery
University of Ottawa
The Ottawa Hospital
Ottawa, ON, Canada

Stuart Marcus
Frank H. Netter MD School of Medicine at Quinnipiac University
Department of Surgery
St. Vincent's Medical Center
Bridgeport, CT, USA

Frederick A. Moore
Health Science Center at Houston
The University of Texas
Houston, TX, USA

Guillaume Martel
Liver and Pancreas Unit
Department of Surgery
University of Ottawa
Ottawa Hospital Research Institute
Ottawa, ON, Canada

Michel Mourad
Department of Abdominal and Transplantation Surgery
University Hospitals Saint Luc
Université Catholique de Louvain (UCL)
Brussels, Belgium

Lucas McCormack
Liver Surgery and Transplant Unit, General Surgery Service
Hospital Aleman of Buenos Aires
Ciudad Autonoma de Buenos Aires, Argentina

Nathaniel Melling
Department of General, Visceral, and Thoracic Surgery
University Medical Center Hamburg-Eppendorf
Hamburg, Germany

Miguel A. Mercado
Surgical Division
Instituto Nacional de Ciencias Médicas y Nutrición Salvador Zubirán
Mexico City, Mexico

Jürg Metzger
Department of Surgery
Kantonsspital Luzern
Luzern, Switzerland

Jean-Marie Michel
Department of Digestive Surgery
Hôpital Daler
Fribourg, Switzerland

David L. Morris
Department of Surgery
Saint George Hospital
University of New South Wales
Sydney, Australia

Markus K. Müller
Department of General, Visceral and Vascular Surgery
Spital Thurgau AG
Frauenfeld, Switzerland

Michel M. Murr
Department of Surgery
University of South Florida
Tampa General Hospital
Tampa, FL, USA

Masato Nagino
Division of Surgical Oncology, Department of Surgery
Nagoya University Graduate School of Medicine
Nagoya, Japan

David M. Nagorney
Subspecialty General Surgery
Mayo Clinic
Rochester, NY, USA

Jung-Man Namgoong
Division of Pediatric Surgery
Department of Surgery
Asan Medical Center
Seoul, Korea

Hari Nathan
Department of Surgery
University of Michigan
Ann Arbor, MI, USA

Shoji Natsugoe
Department of Digestive Surgery, Breast and Thyroid Surgery
Kagoshima University Graduate School of Medical and Dental Sciences
Kagoshima, Japan

William H. Nealon
Department of Surgery
Yale University Medical Center
New Haven, CT, USA

Michael Nentwich
Department of General, Visceral, and Thoracic Surgery
University Medical Center Hamburg-Eppendorf
Hamburg, Germany

Keh Min Ng
UNSW Australia
Sydney, Australia

Yuji Nimura
Department of Gastroenterological Surgery
Aichi Cancer Center
Nagoya, Japan

Antonio Nocito
Swiss HPB and Transplantation Center
Department of Surgery
University Hospital Zurich
Zurich, Switzerland

Jeffrey A. Norton
Professor of Surgery
Stanford University Medical Center
Stanford Hospital
Stanford, CA, USA

Christian E. Oberkofler
Swiss HPB and Transplantation Center
Department of Surgery
University Hospital Zurich
Zurich, Switzerland

David D. Odell
Northwestern University Chicago
Evanston, IL, USA

Mark S. Orloff
Department of Surgery
Division of Transplant Surgery
University of Rochester Medical Center
Rochester, NY, USA

Marshall J. Orloff
Department of Surgery
University of California, San Diego, School of Medicine
UCSD Medical Center
San Diego, CA, USA

Susan L. Orloff
Department of Surgery
Division of Abdominal Organ Transplantation
Department of Microbiology and Immunology
Oregon Health and Science University
Portland VA Medical Center Transplant Program
Portland, OR, USA

Hector Orozco †
Department of Surgery
Instituto Nacional de Ciencias Médicas y Nutrición, Salvador Zubirán
Mexico City, Mexico

Theodore Pappas
Department of Surgery
Duke University Medical Center
Durham, NC, USA

Sergio Pedrazzoli
Department of Surgery
University of Padua
Padua, Italy

Alberto Peracchia
Department of Surgical Science
University of Milano
Milano, Italy

Henrik Petrowsky
Swiss HPB and Transplantation Center
Department of Surgery
University Hospital Zurich
Zurich, Switzerland

Capecomorin Pitchumoni
Department of Surgery
Saint Peter's University Hospital
New Brunswick, NJ, USA

Philipp Pohlenz
Department of General, Visceral and Thoracic Surgery
University Medical Center Hamburg-Eppendorf
Hamburg, Germany

Robert J. Porte
Department of Surgery
University Medical Center Groningen
Groningen, Netherlands

Eric C. Poulin
The Ottawa Hospital
Ottawa, Canada

Dimitri A. Raptis
Swiss HPB and Transplantation Center
Department of Surgery
University Hospital Zurich
Zurich, Switzerland

Bettina M. Rau
Department of General, Thoracic, Vascular and Transplantation Surgery
University of Rostock
Rostock, Germany

Matthias Reeh
Department of General, Visceral and Thoracic Surgery
University Medical Center Hamburg-Eppendorf
Hamburg, Germany

Nabil P. Rizk
Thoracic Service, Department of Surgery
Memorial Sloan Kettering Cancer Center
New York, NY, USA

Xavier Rogiers
Department of Solid Organ Transplantation
University Hospital Ghent
Ghent, Belgium

Alexander S. Rosemurgy II
Tampa General Hospital
Tampa, FL, USA

Antonio Sa Cunha
Centre Hépato-Biliaire
Hôpital Henri Mondor
Creteil, France

Inderpal S. Sarkaria
Department of Surgery, Thoracic Service
Memorial Sloan-Kettering Cancer Center
New York, NY, USA

Juan M. Sarmiento
Department of Surgery
Emory University Hospital
Atlanta, GA, USA

Michael G. Sarr
Subspecialty General Surgery
Mayo Clinic
Rochester, NY, USA

Mitsuru Sasako
Department of Surgery
Hyogo College of Medicine
Nishinomiya, Japan

Olivier Scatton
Department of Digestive, HPB and Liver Transplantation
Hopital Pitié-Salpétrière, Paris
Paris, France

Erik Schadde
Swiss HPB and Transplantation Center
Department of Surgery
University Hospital Zurich
Zurich, Switzerland

Markus Schäfer
Department of Visceral Surgery
University Hospital of Lausanne (CHUV)
Lausanne, Switzerland

Christopher M. Schlachta
Department of Surgery and Oncology
Schulich School of Medicine and Dentistry
University of Western Ontario
London, ON, Canada

Wolfgang Schlosser
Schorndorf, Germany

Rainer Schmelzle
Department of Surgery
University Medical Center Hamburg-Eppendorf
Hamburg, Germany

Uwe Seitz
Department of Gastroenterology
Kreiskrankenhaus Bergstrasse
Heppenheim, Germany

Markus Selzner
University Health Network
University of Toronto
Toronto, Canada

Gregory Sergeant
Swiss HPB and Transplantation Center
Department of Surgery
University Hospital Zurich
Zurich, Switzerland

Kevin Naresh Shah
Department of Surgery
Duke University Medical Center
Durham, NC, USA

Peter Shamamian
Montefiore Medical Center
The University Hospital for Albert Einstein College of Medicine
Bronx, NY, USA

Hiroaki Shimizu
Department of General Surgery
Chiba University Graduate School of Medicine
Chiba, Japan

Bhugwan Singh
Department of Surgery
King Edward VIII Hospital
Durban, KwaZulu-Natal, South Africa

Christopher Soll
Swiss HPB and Transplantation Center
Department of Surgery
University Hospital Zurich
Zurich, Switzerland

Hans W. Sollinger
Departments of Surgery and Pathology
University of Wisconsin, Madison
Madison, WI, USA

Nathaniel J. Soper
Department of Surgery
Northwestern Memorial Hospital
Chicago, IL, USA

Cosimo Sperti
Department of Surgery, Oncology and Gastroenterology
University of Padua
Padua, Italy

Laurent Sulpice
Hôpital Pontchaillou
Service of Hepatobiliary and Digestive Surgery
University of Rennes 1
Rennes, France

Steven M. Strasberg
Section of Hepato-Pancreato-Biliary Surgery
Washington University in St. Louis
St. Louis, MO, USA

Oliver Strobel
Department of General Surgery
Heidelberg University Hospital
Heidelberg, Germany

Chung-Ngai Tang
Department of Surgery
Pamela Youde Nethersole Eastern Hospital
Hong Kong SAR, China

Benjamin Thomson
Department of General Surgical Specialties
The Royal Melbourne Hospital
Grattan Street
Parkville, Victoria, Australia

Geoffrey B. Thompson
Department of Endocrine Surgery
College of Medicine, Mayo Clinic
Department of Surgery, Mayo Clinic
Rochester, MN, USA

L. William Traverso
Center for Pancreatic Disease
St. Luke's Hospital System
Boise, ID, USA

Christoph Tschuor
Swiss HPB and Transplantation Center
Department of Surgery
University Hospital Zurich
Zurich, Switzerland

Susan Tsi
Department of Surgery
Medical College of Wisconsin
Milwaukee, WI, USA

John Tsiaoussis
Department of Surgery
Medical School
University of Crete
Heraklion, Greece

Gregory G. Tsiotos
Department of Surgery
Mitera-Hygeia Medical Complex
Maroussi, Greece

Hjalmar C. van Santvoort
Department of Surgery
University Medical Center Utrecht
Utrecht, Netherlands

Yogesh Vashist
Department of General, Visceral and Thoracic Surgery
University Medical Center Hamburg-Eppendorf
Hamburg, Germany

Rene Vonlanthen
Swiss HPB and Transplantation Center
Department of Surgery
University Hospital Zurich
Zurich, Switzerland

R. Matthew Walsh
Department of General Surgery
Cleveland Clinic
Cleveland, OH, USA

Andrew L. Warshaw
Department of Surgery
Massachusetts General Hospital
Harvard Medical School
Boston, MA, USA

David I. Watson
Department of Surgery
Flinders University
Flinders Medical Centre
Bedford Park, South Australia, Australia

Markus Weber
Departement of Surgery
City Hospital Triemli
Zurich, Switzerland

Lawrence W. Way
Department of Surgery
University of California, San Francisco
San Francisco, CA, USA

Stefan Wildi
Department of Surgery
City Hospital Waid
Zurich, Switzerland

Stefan Wolter
Department of General, Visceral and Thoracic Surgery
University Medical Center Hamburg-Eppendorf
Hamburg, Germany

Yanghee Woo
Department of Surgery
Columbia University Medical Center
New York, NY, USA

Masakazu Yamamoto
Department of Surgery
Tokyo Women's Medical University
Tokyo, Japan

Emre F. Yekebas
Department of General and Visceral Surgery
Clinic Darmstadt
Darmstadt, Germany

Eleazer Yousefzadeh
Department of Surgery
Robert Wood Johnson University Hospital
New Brunswick, NJ

Nicholas J. Zyromski
Department of Surgery
Indiana University School of Medicine
Indianapolis, IN, USA

译者序

2016 年,由瑞士苏黎世大学 Pierre-Alain Clavien 博士领衔的团队编著的《上消化道和肝胆胰外科手术图谱》(第 2 版)正式面世。该书第 1 版于 2007 年出版发行后,因其详实的内容、实用的操作讲解及精美准确的插图深受广大外科医生的欢迎。因此,编写团队在原书的基础上,积极进行了更新和再版。新版对原书 60% 的章节进行了文字修订,30% 的章节进行了修饰和补充,同时紧跟微创时代的潮流,增加了很多腹腔镜和机器人手术方面的内容,使得该书非常贴近临床实际,具有极高的实用性和指导性。

我本人在第一次看到该书时,进行了仔细研读,从书里详细的手术步骤介绍、精准的解剖描述可以看出作者是具有扎实的解剖学基础、丰富的临床经验的外科医生,特别是每一章都总结出了"Tricks of the Senior Surgeon",意指来自经验丰富医师的小技巧、小心得,可以说是经验的高度提炼、精华中的精华,让读者受益匪浅。同时,全书中 Jörg Kühn 先生绘制的图谱逼真、准确,令人过目难忘。

因此我本人很想将该书介绍给国内的外科同仁。中华医学会外科学分会一直秉承"传承、创新、规范、提高"的精神,致力向全国外科同道推广普及先进理念、提高外科治疗水平,所以,相信该书中文版的发行会受到国内同道的欢迎,推进上消化道及肝胆胰外科手术规范化工作的提高。

为了使该书更快地与读者见面,我们快速组织了全国各领域内知名专家四十余名,分章节开展翻译工作,然后又严格按照"初审→互审→总审"的环节对各章节进行审校,按照"信、达、雅"的标准对全书语言进行润色,力争呈现给全国外科同道一本高质量、高水准的译著。虽然全体译者竭尽绵力,但书中一定还有不少纰漏、瑕疵,还望广大读者提出建议、不吝指正。

今年正值中华医学会外科学分会成立八十周年,我们几十位外科医生用半年时间翻译出版这本图谱,用自己的实际行动向外科学分会献礼,相信在外科学分会的平台上,全国外科同仁一定会凝心聚力、传承经典、精思创见,开创中国外科事业更美好的明天。

北京协和医院院长
中国科学院院士
中国科协副主席
中华医学会常务副会长、外科学分会主任委员

前言

2007 年《上消化道和肝胆胰外科手术图谱》第 1 版的成功出版，鼓励着我们再版更新，在保持原有图谱精髓的基础上，添加了手术操作技术创新和变革的内容。在撰写新版时，我们引进了一位亚洲肝胆手术领域的领军人物，Masaru Miyazaki 博士。新版根据需要对原书大约 60% 的章节进行了文字修订，30% 的章节进行了修饰和补充。为了跟进技术的新进展，我们在许多章节中增加了腹腔镜和机器人手术方法的内容。为了增加本书的可理解性，肝脏手术现在分为移植和非移植手术两部分。书中讲述了新的手术操作技术，如二步肝切除术（ALPPS）和切除目标肿瘤时所用的新型电穿孔技术。由于第 1 章的基本原理在第 1 版的电子版下载中评分最高，我们在这一篇中又添加了两个新的章节，包括常用的切割闭合器械和机器人手术的简介。

对解剖的充分了解和精确的外科技术是高质量手术的基石。一个具有出色的理论知识和临床技能的外科医生，只有当他掌握手术的操作技巧时，才能成为真正有作为的外科医生。一个外科医生或外科学教师可以教授的深度和广度，在很大程度上依赖于他在临床上亲自动手的能力。在过去的几年中，我们作为外科教育工作者越来越感到关于手术技巧和手术方法的教学质量下降了，其原因可能是其他方面的新信息量越来越大。自 20 世纪 90 年代以来，新式手术方法和操作技术的数量越来越多。例如，腹腔镜肝切除术或 Roux-en-Y 胃旁路术，虽然对病人有明显的优势，但对我们外科医生来说是真正的技术上的挑战。因此，现在的外科医生比以往任何时候都更需要不断更新自己的知识，了解现有的各种手术方法和技术。

在撰写这本书第 1 版和第 2 版时，我们的目标是创造一个易于理解的、有教育性的工具，既聚焦于上腹部手术，又强调所有的手术技术细节，甚至包括经验丰富的医师的一些“小技巧”。考虑到现有的许多教科书讲述了手术非技术方面的知识，我们刻意避免去赘述疾病的处理，而是突出正在迅速发展的手术技术。书中所述技术方面的信息是本书真正想传递的知识。我们将每一个步骤的书写进行标准化，包括一些最常见的适应证和禁忌证、手术步骤的解说、最常见的并发症和来自经验丰富的外科医生的小技巧。我们还写了一个入门性的章节介绍了手术的基本原理，包括手术入路、病人体位、拉钩的使用、引流、钉仓以及腔镜与开放手术中帮助分离、切割、止血的新器械。

虽然五十年前外科医生可以从头到脚治疗全身各部位的疾病，但这个时代已经过去，现在全世界更加注重专业化程度。大多数国家或授权机关设计了各种各样的亚专业执照。实际上，在获得基本外科培训执照后，许多年轻医生将进入一个更细化的亚专科。上消化道外科和肝胆胰外科就成为了普通外科里的亚专业领域，这里既包括了属于基本外科范畴的常见手术，又包括了复杂的只能由更专业的医生完成的手术。本书采用了综合上消化道和肝胆胰外科手术的方式，内容涵盖了大多数开腹和腔镜手术，包括从最直接的手术（如腔镜胆囊切除术）到更复杂的手术（如脾肾静脉分流术、肝移植或胰腺移植）。

本版《上消化道和肝胆胰外科手术图谱》的系列插图由同一位艺术家绘制，风格统一、引人入胜，可供读者按照步骤一步步学习。在从世界各地挑选编著者时，我们找到的都是手术量大且被公认为经验丰富的外科医生。他们同时也是知名导师，成功指导过很多年轻医师。

《上消化道和肝胆胰外科手术图谱》被细分成七篇，每篇的编者都与插图作家密切合作，每个手术步骤中要突出的教育信息与医学绘图的艺术都力求完美结合。

根据作者的个人经验，我们在每个手术的最后提供了一些小技巧。一些手术，如门静脉高压相关手术，正变得不那么常用。这本书可能主要致力于在手术不再常用时，仍可以让医生积累到这些手术的知识。

第 2 版《上消化道和肝胆胰外科手术图谱》的阅

读对象是医学生和住院医生，以及上消化道和肝胆胰外科专科医生。同时，这本书也适用于想比较自己手术方式和书中手术方式，或手术例数不多，但想找到更多帮助和诀窍的专家和普外科医生。

总而言之，我们相信第2版《上消化道和肝胆胰外科手术图谱》确实是一个新的图谱，新的概念，新的视野。

我们希望各位专家及各级外科医生可以从这本汇聚了众多专家、插图师、出版商巨大努力的书中受益。

致谢

编著一本涵盖所有上消化道和肝胆胰手术的图谱,必须依赖于一个团队的努力,需要许多个人的支持与热情才有可能实现。首先,本书是一系列的插图,用艺术的方式传递相应知识的图谱。

我们非常感谢 Jörg Kühn 先生,成功地完成了如此艰巨的任务,绘制出了这本全新而又详尽的、栩栩如生的上消化道和肝胆胰手术图谱。他的想象力、创造力、对外科解剖的理解以及艺术天赋,创造出了我们认为当今最生动的上消化道和肝胆胰手术的图谱。图画的原稿均来自 Jörg Kühn 先生,而插图的排版和美化则由美国费城 Springer 杂志社的资深编辑 Lee Klein 先生完成。

还要特别感谢本书的副主编 Christoph Tschuor 博士,从第 1 版的编辑 Panco Georgiev 博士手里接管了汇总整合这一艰巨的任务。Christoph Tschuor 博士是苏黎世大学医院的一名高年资住院医师,负责外科的教学任务。他作为编辑之一,为组织和指导完成本书第 2 版投入了大量的时间和精力。我们也非常感谢苏黎世大学办公室助理 Madeleine Meyer 和 Susanne Gaal,他们也在协助编者们完成任务方面付出了不懈的努力。此外,我们还要感谢肝脏和胃肠疾病基金会(LGID)的大力支持。

最后,我们想要感谢 Springer 的所有员工,尤其是 Gabriele Schröder,他特别支持最初编著这本图谱的想法,且一直维护着大家的热情,直至本书出版。

(赵玉沛　杨尹默　花苏榕 译)

目录

第一篇 基本原理

第二篇 食管、胃和十二指肠

第三篇 肝 脏

第四篇　胆道与胆囊

第五篇　门静脉高压

第六篇　胰　　腺

第七篇 脾 脏

第一篇　基本原理

Pierre-Alain Clavien, Michael G. Sarr

第1章　概述:基本原理

Pierre-Alain Clavien, Michael G. Sarr

一个合格的外科医生一定要掌握外科手术的所有基本知识,这样才能够迅速且成功地实施特定的干预。古话说的好:“显露,显露,再显露”是外科手术成功的三个最重要的因素,这句话对于开放手术和腔镜手术都是至理名言。

每一台手术都应该从认真地摆放病人体位开始,然后进行手术区域广泛的消毒、铺巾、切开。与本书的第1版相比,我们添加了两个新的章节:其中一个章节是讲述了切割闭合组织的新设备,另一个则介绍了机器人手术。其他章节中对约三分之一的内容都进行了重要的更新。第2章内容涵盖了病人在手术台上可以选择的各种体位,还描述了可以进入腹腔的各种切口。第3章侧重于讲述使用各种类型的拉钩来显露的原理,并列举了最常用的拉钩。第4章强调了机械吻合器的使用。目前,吻合器已经被越来越广泛的应用于开放和腔镜手术中。吻合器产业积极参与到外科领域内,开发出许多新器械,这些新型器械能进入到原本很小或相对难到达的部位并完成很多复杂精细的操作。对于现代外科手术来说,掌握各种吻合器的使用方法、了解它们的局限性和功能是非常必要的,因为如果错误使用或是对于它们的局限性一无所知,可能会导致致命并发症的发生,例如吻合口漏或吻合口出血。尽管 Billroth 在一个多世纪以前宣称“引流挽救了许多生命”,可是“历史悠久的”手术引流的使用已经发生了巨大的变化,因为越来越多的研究资料证明许多手术中的引流是无用的甚至是有害的。目前开放引流已经极少应用了。这一章就展示了各种类型引流的原理,还包括了一张基于“循证的”上腹部手术引流方式的表格。下面新的一章介绍了切割闭合器,目前切割闭合器已在绝大多数医疗中心使用,可以用于精确的组织切割和止血。最后一章介绍了机器人手术操作,在接下来几节中概述了机器人胆囊切除术、胰体尾切除术、胃切除术、肝切除术等手术操作。

这些章节涵盖了手术基础知识的方方面面,用简单又生动的语言娓娓道来。我们相信,本书中这些介绍性章节提供的具有教育性和基础性的信息对于培训生和专科医生价值非凡。

(赵玉沛　花苏榕 译)

第2章　体位和入路

Yvonne Knoblauch, Dieter Hahnloser

体位

给病人摆好正确且稳定的体位是手术成功的第一步。四肢的安全摆放至关重要，尤其对于预防张力性损伤，如尺神经或腓神经病变，上肢神经性“牵拉”损伤。

仰卧位

仰卧位用于绝大部分腹部手术。手臂可以伸开(◘图2.1a)或贴近身体(◘图2.1b)，这主要取决于将要进行的手术方式。

(1) 用约束带固定病人腿部或脚踝，以防术中需要倾斜手术台。

(2) 用枕单、棉布或硅胶垫保护上肢。

(3) 避免臂丛的牵拉(肩外展角度不超过90°)。

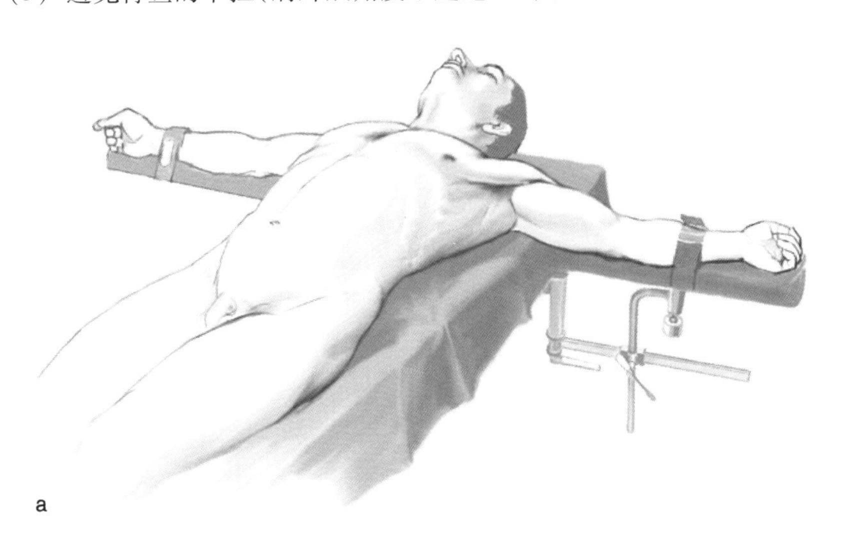

a

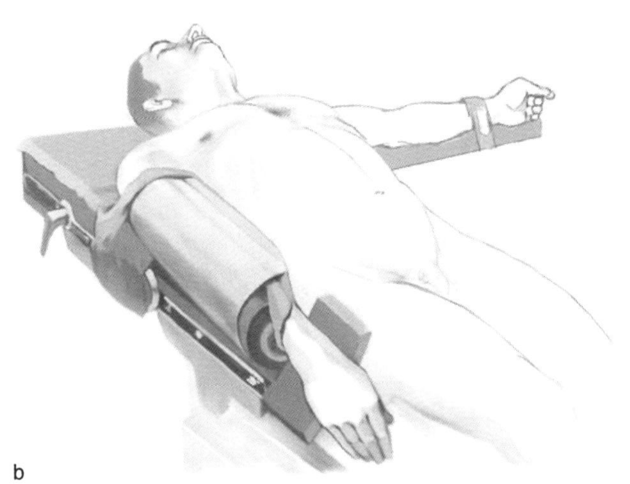

b

◘ 图2.1

法式位

法式位(◘图 2. 2)是可用于腔镜胆囊切除术的一种体位(即美式仰卧位,双手缠在身体旁)。这种体位也可以用于其他上腹部手术如胃底折叠书或胃的手术。

(1) 病人的腿被放置在腿架中,或在膝盖下方支撑。

(2) 双腿水平放置或轻微弯曲,以允许腔镜设备自由移动。

(3) 避免给腓神经(腘窝旁)任何的压力。

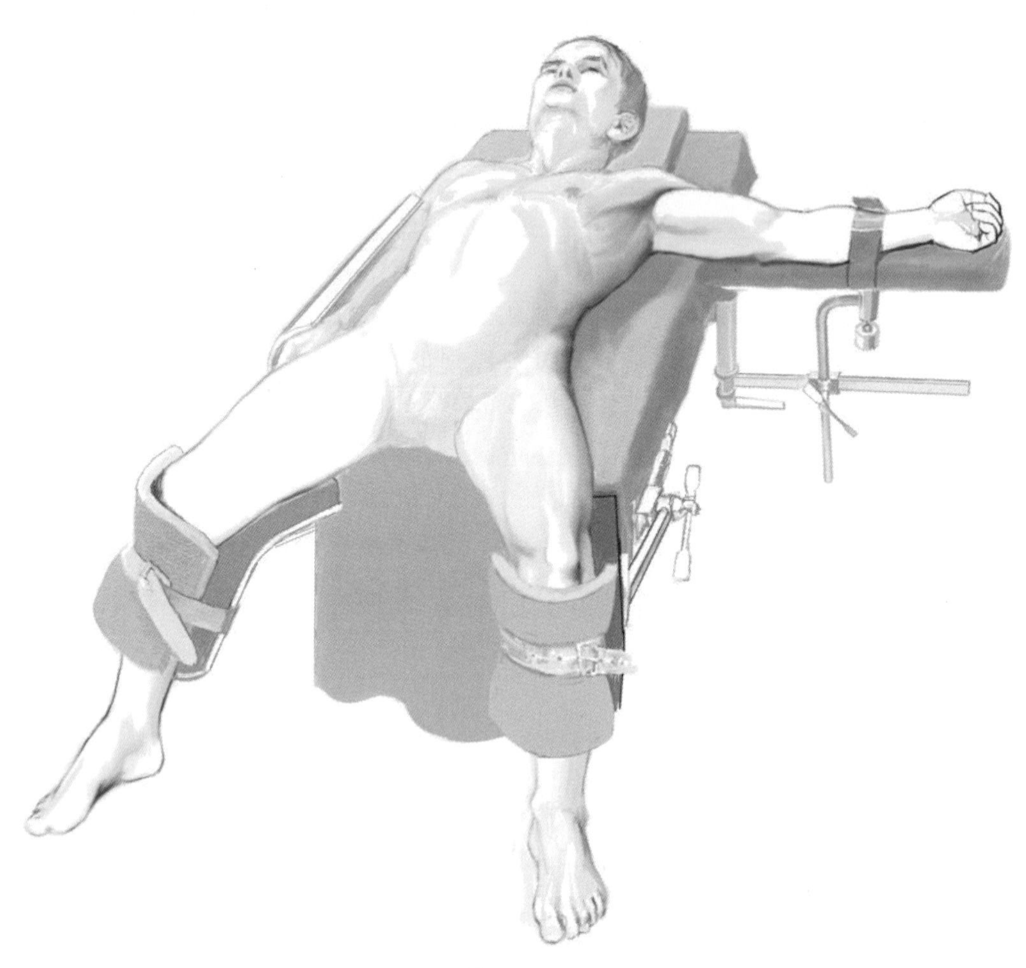

◘ 图 2. 2

沙滩椅位

沙滩椅位(◘图 2. 3)用于大多数腹腔镜减重手术。

(1) 需要一个特制的能承重的手术台。

(2) 病人几乎是“坐”在手术台上。

(3) 避免给上肢、臂丛、腓神经(腘窝旁)任何压力。

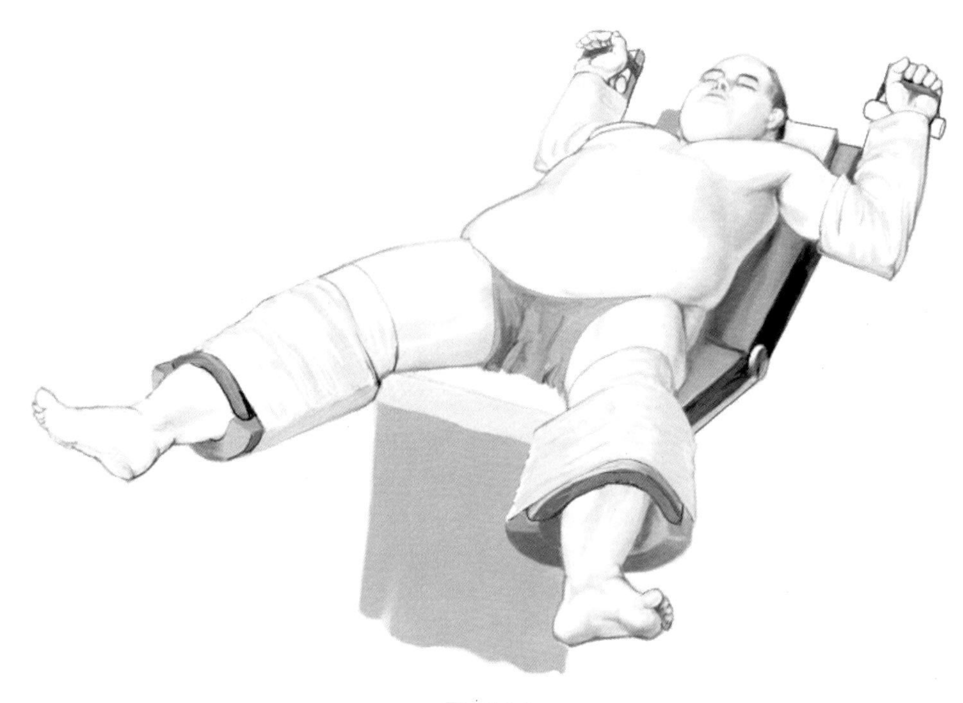

图2.3

食管手术的体位

对于食管切除和重建手术，有数种体位可以选择。可以根据病变的位置和手术方式，来选择相应适合的体位。

可选择的体位有：

a. 仰卧位，胸椎过伸，头转向右侧且外展。右臂伸出，左臂卷起置于身侧（图2.4）。这个体位最常用于经膈食管切除术，可以

（1）使上腹部显露良好；

（2）使颈部吻合显露良好。

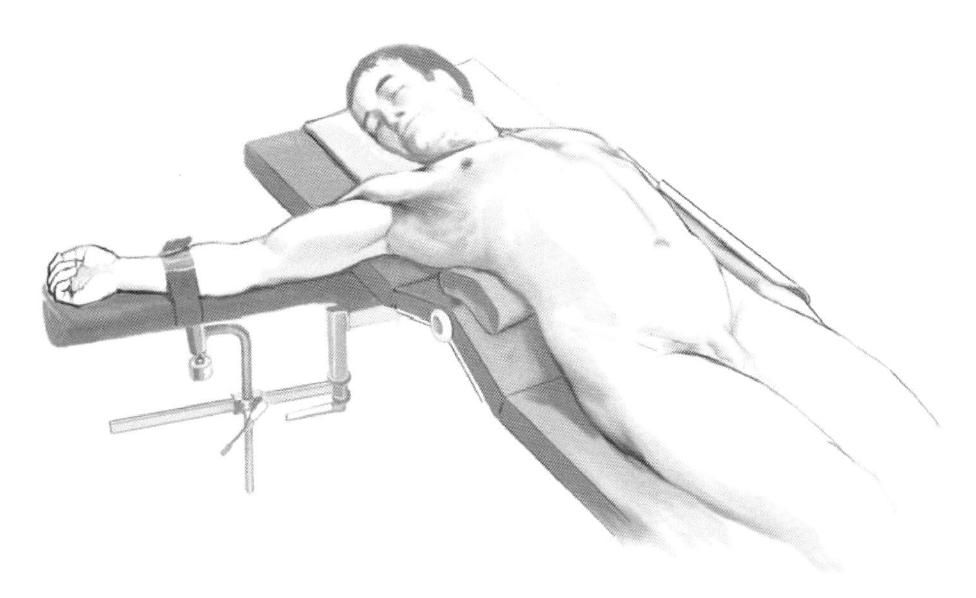

图2.4

b. 右侧/左侧卧位(■图 2. 5a)

(1) 适合于奇静脉远端胸内吻合,左侧卧适合于更高位胸内吻合。

(2) 上胸内段食管手术操作是通过右后外侧开胸完成的,而对于下胸内段食管手术最适合通过左侧同一切口来完成。

(3) 手术台在胸廓平面稍稍倾斜,以便于开胸后胸腔进一步打开。

c. 45°侧卧位/旋转位(■图 2. 5b)

(1) 优势在于不改变体位就可以同时完成食管腹段、胸段、颈段的手术操作。

(2) 为了达到最佳入路,手术台可以两侧倾斜。

(3) 主要的缺点是显露受限。

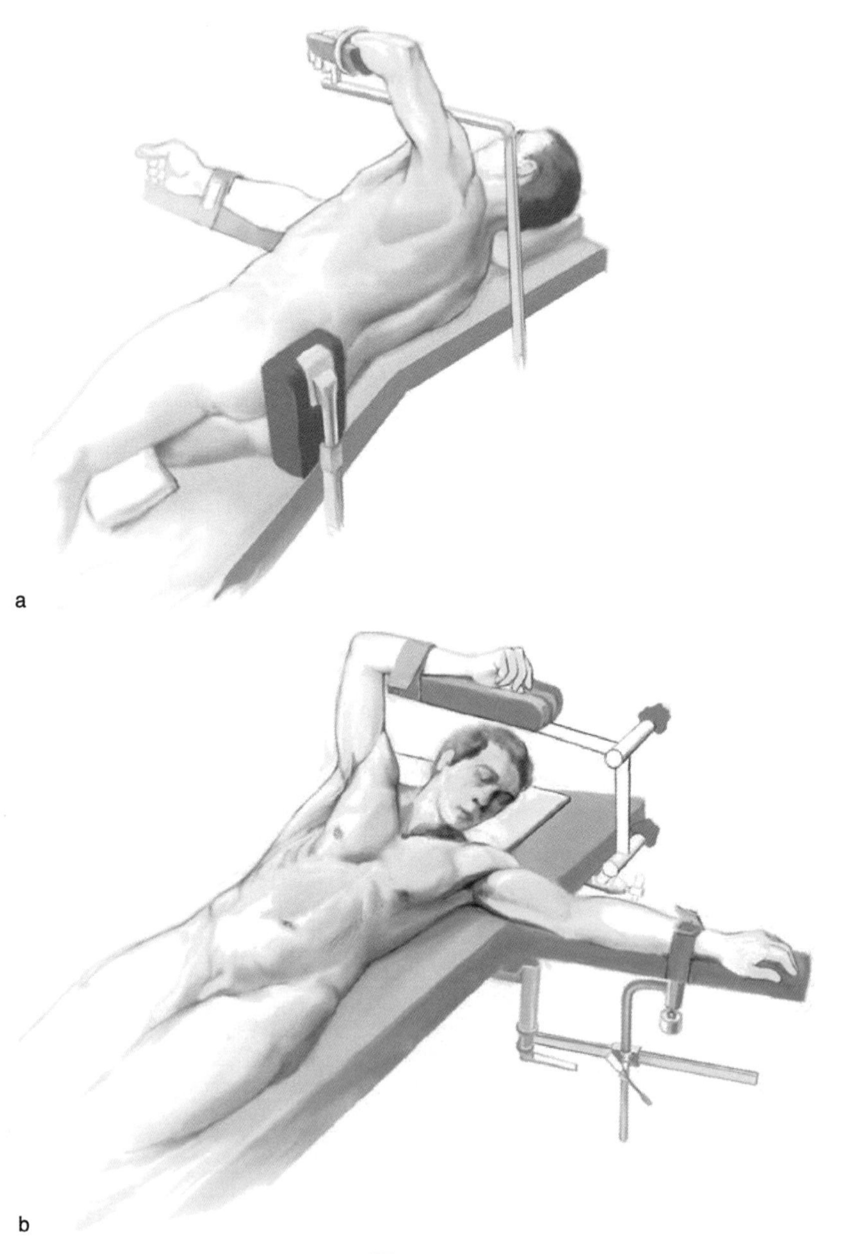

■ 图 2. 5

切口

腹部手术

进入腹腔的切口选择取决于:

(1) 术前诊断的准确性。

(2) 病变的部位和程度。

(3) 既往疤痕。

(4) 可能延长切口的需要。

(5) 解剖结构,例如皮肤、筋膜、肌肉、神经、血管。腹壁应保留功能性。如果可能的话,切口应沿着朗格线,肌肉和筋膜应沿着纤维走行分开;尽力避免横断腹壁肌肉。

在切开之前标记切口,预防差错。

上腹正中切口

不论病人的身材大小和体型(包括骨盆的显露),中线切口都是开腹手术最方便的切口,提供了不受限制的手术通路。正中切口的优势有:

(1) 可以向上延伸至胸骨中线劈开。

(2) 最小出血。

(3) 无需分离肌肉纤维。

(4) 无神经损伤。

(5) 适合多次的腹部手术。

(6) 在紧急情况下诊断不明时,可以最佳的显露整个腹腔内区域。

操作步骤

(1) 皮肤切口在腹壁正中线上,上可从剑突下到脐上,下可从脐下至耻骨联合(需要时可延长切口)(◘图2.6b);从下一直向上至剑突,避免横切中线筋膜。

(2) 在脐周,向左或向右偏斜切口。更多采用向左侧绕开脐部,因为可能存在退化的脐血管。总的来说,如果计划造瘘,应在造瘘对侧绕过脐部。

(3) 可以全程使用手术刀或电刀。

(4) 通过把伤口边缘拉向两侧,逐层切开脂肪组织直到中线筋膜(◘图2.6b,图2.6c)。

(5) 调整手指的压力,以减少出血。

(6) 因腹白线在脐部最宽,所以只需用手术刀或电刀切开脐上脐下的筋膜。

(7) 在打开腹膜前用钳子轻轻提起腹膜,避免损伤小肠(◘图2.6d)。

(8) 小心沿腹白线切开,而不切到两侧腹直肌,非常便于关腹。

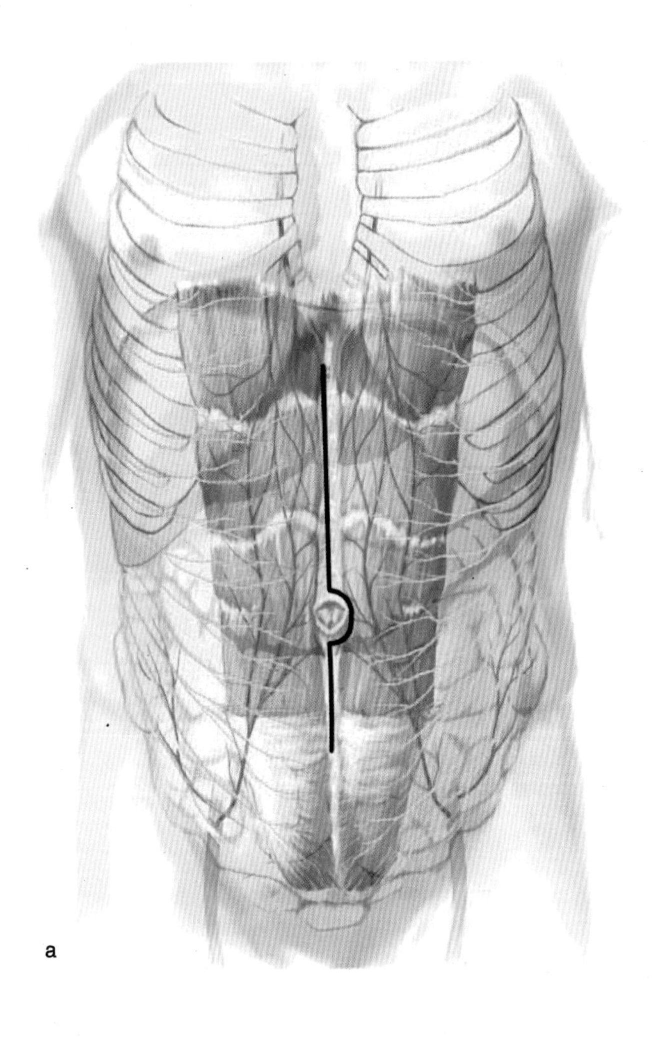

a

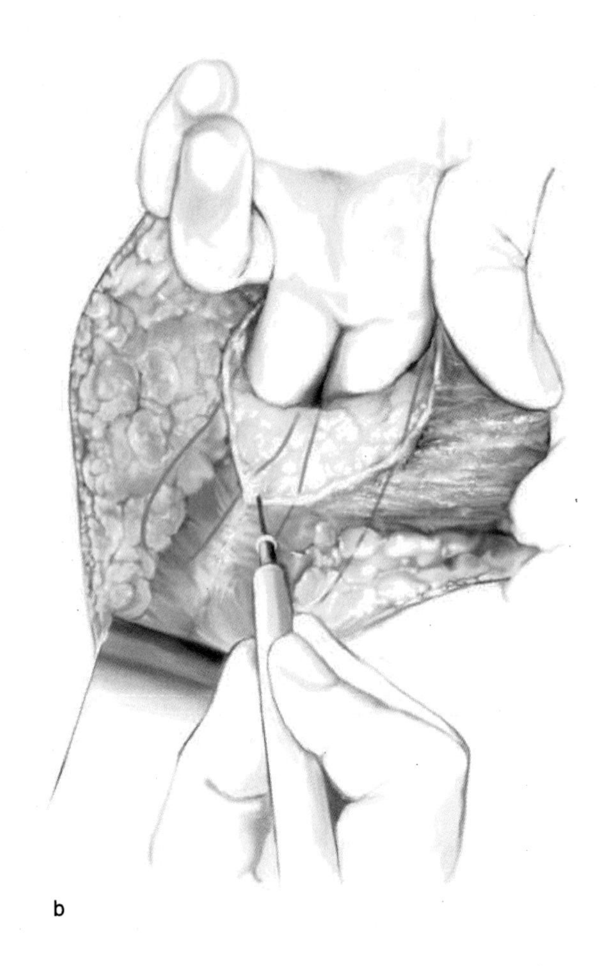

b

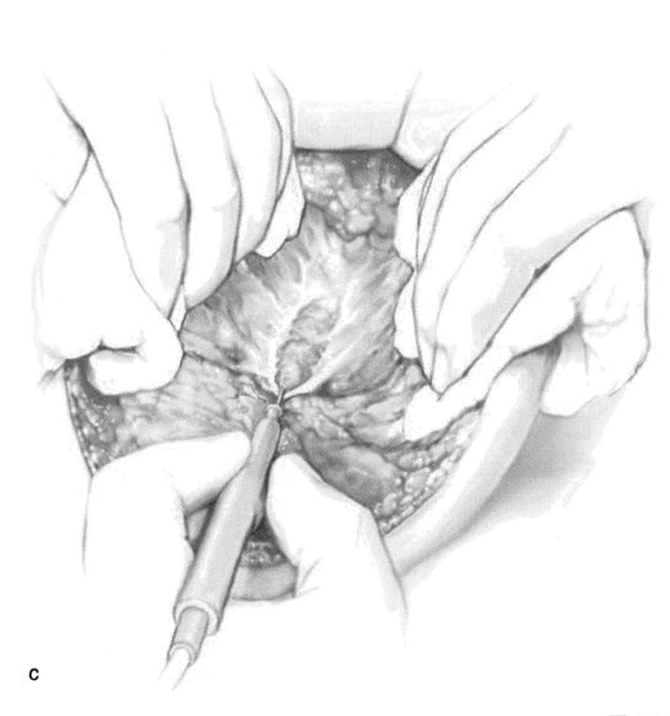

c

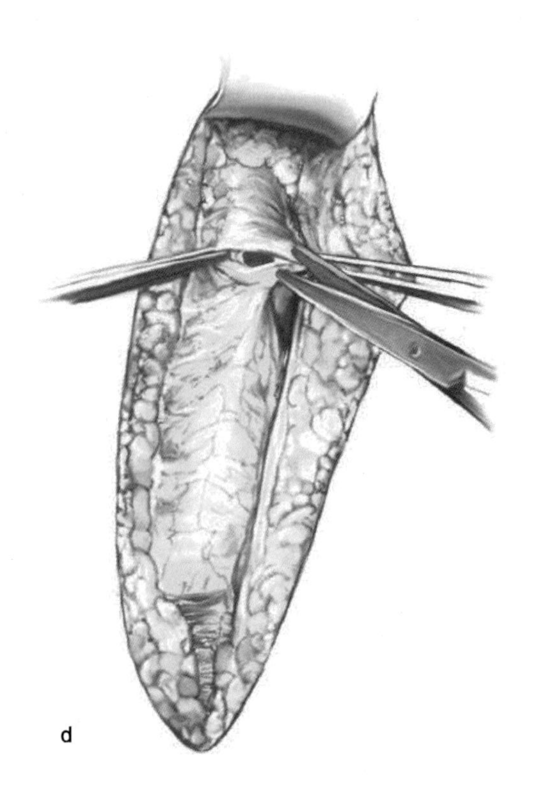

d

图 2.6

肋缘下切口(◘图 2.7a)

肋缘下切口常被用于胆囊切除术、胆总管探查术(右肋缘下切口),以及选择性脾切除术(左肋缘下切口)(◘图 2.7a)。相比于上腹部正中切口,肋缘下切口最大的好处是显露更好、疼痛更少。缺点是手术时间更长,因为关闭切口时需要关闭的层次更多。肋缘下切口通常愈合得很好,发生切口疝的概率更小。

操作步骤

(1) 皮肤切口在肋弓下缘约两指宽处。这方便了关闭切口,防止切口在肋缘上或肋缘上方。

(2) 切开腹直肌前鞘和后鞘。肌肉应用电刀缓慢地切开(◘图 2.7b);结扎或灼烧上腹部血管时需要格外小心。

(3) 需要切开侧面的腹横筋膜。

(4) 尽量不要切到中线筋膜,但是如果需要,可以向中线延长切口。

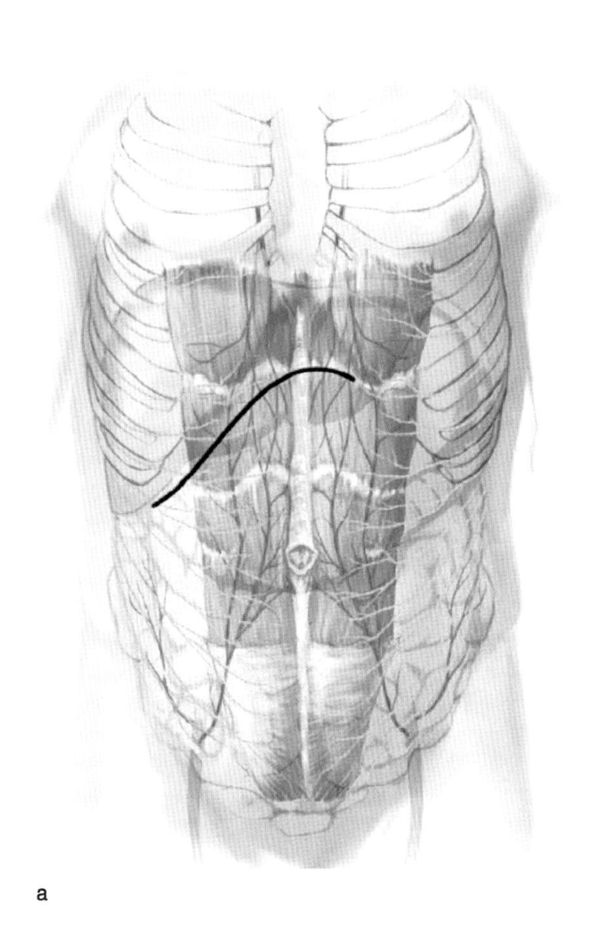
a

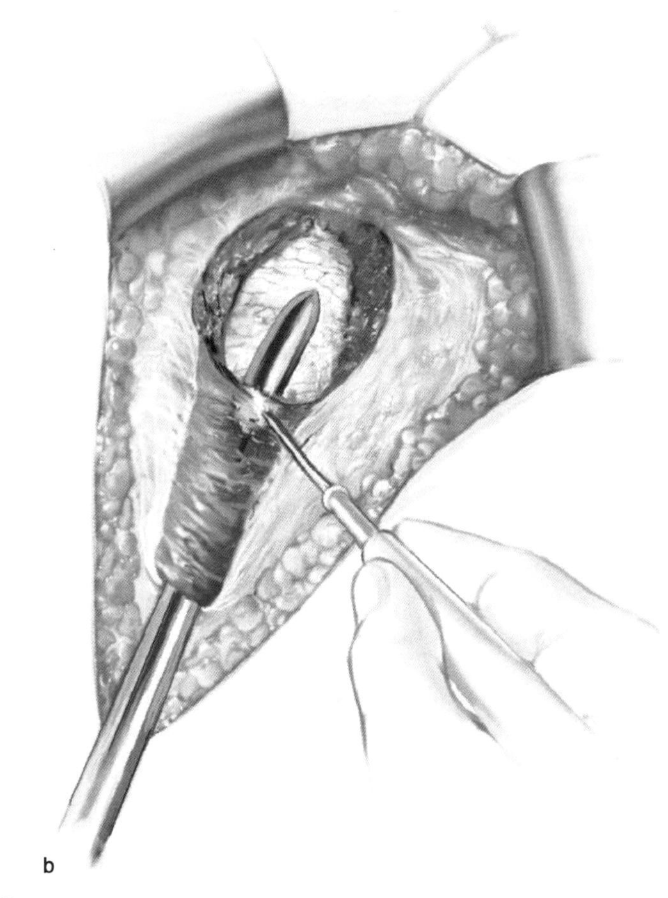
b

◘ 图 2.7

双侧肋缘下切口

双侧肋缘下切口用于肝移植、肝切除手术。大多数胰腺切除手术也可以采用这样的切口。通常需要将切口垂直向上延伸至剑突(也就是“奔驰”切口)来帮助显露术野。

操作步骤

（1）皮肤和筋膜切口如前所述。

（2）对于胰腺切除手术，切口通常在肋弓下缘4指宽以下。

（3）游离肝脏，首先分离肝镰状韧带以及腹膜前壁在肝脏处的反折。

（4）分离肝圆韧带（脐静脉闭锁后形成的一条纤维条索），尤其是存在门静脉高压时，肝圆韧带应该妥善结扎防止出血。

（5）最好在使用腹腔固定拉钩前应充分游离肝脏，以避免反复调整拉钩的位置。

J形切口

J形切口（Makuuchi切口）最常用于右肝手术。这个切口可以提供一个特别好的入路，进入到下腔静脉和右肝静脉间隙。为了更好的显露，J形切口可向侧延伸开胸。

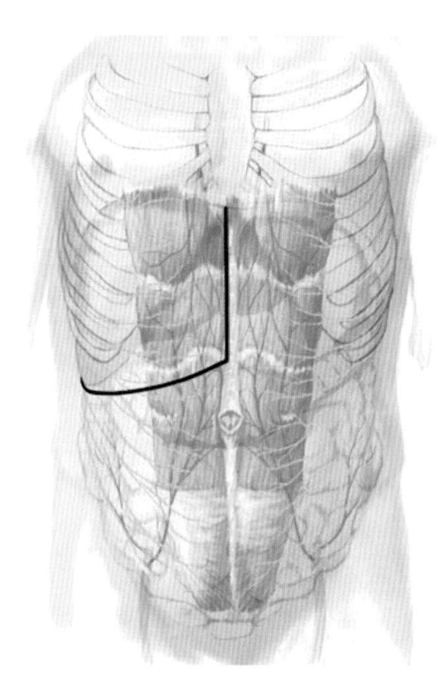

图2.8

食管手术

如食管手术可用各种体位一样，食管手术可用不同的切口，切口的选择取决于病变的位置、吻合的平面高度和外科医生的偏好。大多数时候，可以合并使用两种及以上切口：

a. 上中线开腹手术

（1）如前文“腹部手术”章节所述。

（2）为了更好显露，可以联合腹部横行切口。

b. 开胸手术

（1）前外侧：皮肤切口通常在第四或第五肋间隙。

（2）后外侧：皮肤切口在第七肋间隙肩胛角处（图2.9a），可能需要向椎旁或向前延伸切口。

（3）肋间肌应从肋骨上缘游离（避免损伤肋骨下缘后方的肋间神经及血管）（◘图 2. 9b）。

（4）用剪刀剪开胸膜腔，用肋骨拉钩分开肋骨。

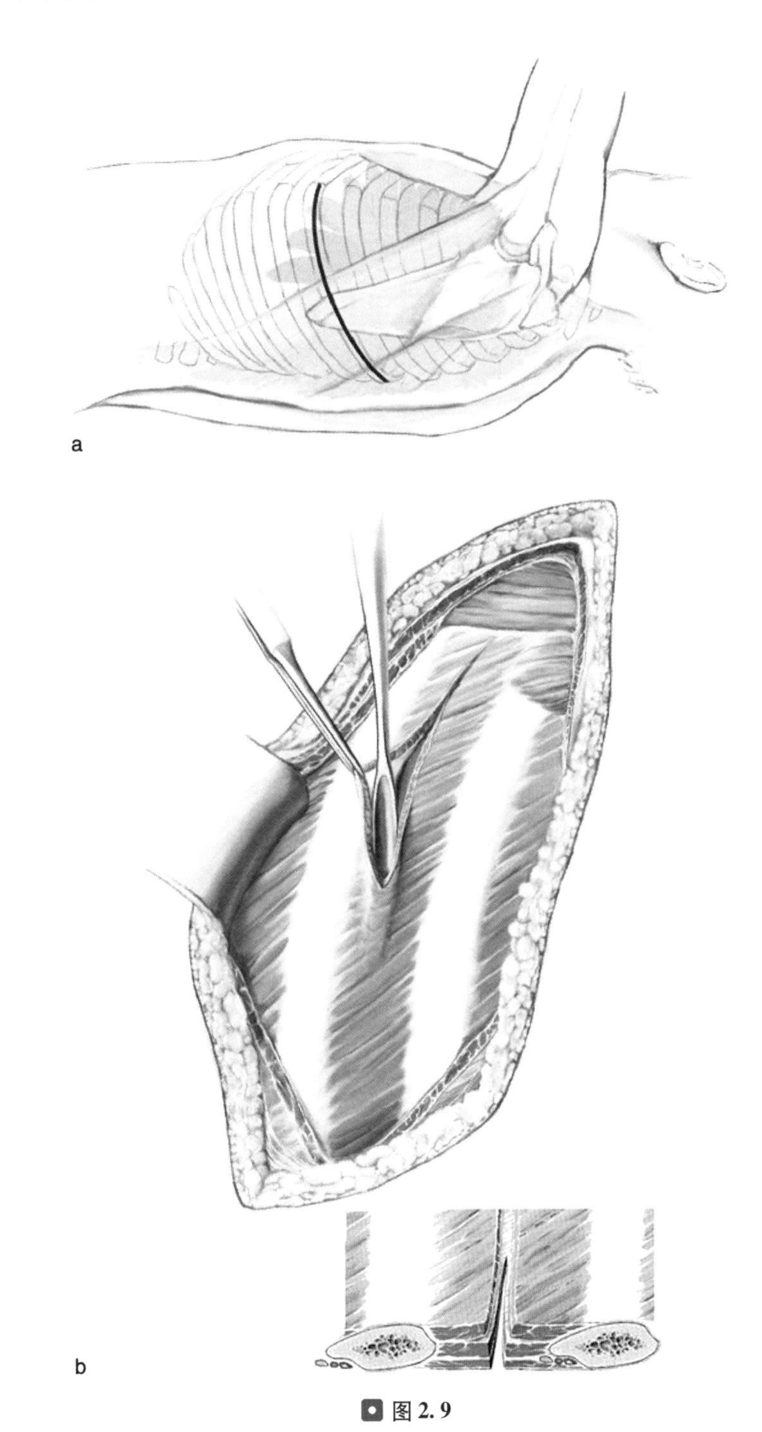

◘ 图 2. 9

c. 颈部切口

（1）沿胸锁乳突肌前缘切开（◘图 2. 10a）。

（2）沿切口方向游离颈阔肌。

（3）游离肩胛舌骨肌（◘图 2. 10b），必要时离断甲状腺下极血管、甲状腺中静脉，以充分显露。

（4）胸锁乳突肌和颈动脉鞘及其内血管神经被拉向外侧（◘图 2. 10c），气管、喉部、甲状腺腺叶被拉向内侧(◘图 2. 10a)。

(5) 在整个颈部手术操作过程中,不需要在食管气管沟中的喉返神经旁放置拉钩。

(6) 为了更好的显露,必要时可以沿胸锁乳突肌内侧向下切开接近锁骨处。

(7) 请麻醉医师协助在食管中插入粗导管有助于识别扁平而柔软的食管。

(8) 当病人有“水牛背”或有骨关节炎限制颈部伸展时,上胸骨部分劈开可以提供至胸骨后食管的必需路径。

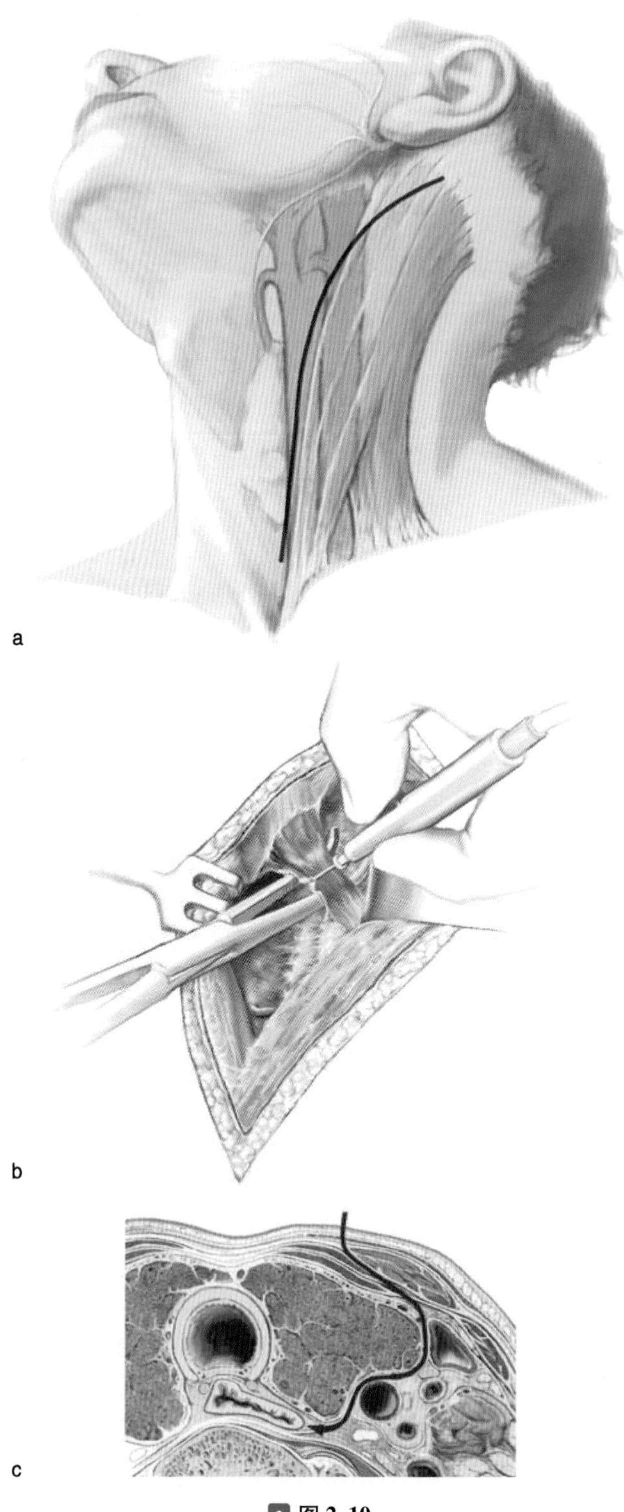

◘ **图 2. 10**

腔镜手术

建立气腹

建立气腹可以使用气腹针，也可以直接开放使用改良 Hassan trocar 或是 Endo Path Opt View trocar（Ethicon；Cincinnati，OH，USA）。通常优先选择开放方法建立气腹，以降低肠管损伤的风险。然而在肥胖病人中，应使用气腹针，因为病人皮下脂肪太厚，无法通过切开 1～2cm 切口直视到筋膜。

用气腹针建立通路

（1）切开皮肤（通常取腹中线脐下的切口，或是左肋下肌区域底部的切口），钝性分离皮下组织。

（2）用牵开钩或 Kocher 钳夹住筋膜，向上提起（图 2.11a）。

（3）在插入气腹针之前，一定要检查气腹针功能正常。

（4）垂直腹壁插入气腹针。当气腹针弹簧装载的安全装置进入腹壁筋膜和腹膜后，可以听见两声咔咔声，也可以感觉到进入腹腔。

（5）确定气腹针进入腹膜的方法是，注射 3ml 生理盐水没有任何阻力（图 2.11b），然后进行“悬挂滴水”试验（图 2.11c）（例如，一滴盐水放在气腹针顶部，当腹壁筋膜向前提起时，这滴水被吸入气腹针）。

（6）建立气腹。当到达 13～15mmHg 压力时，拔出气腹针，从同一切口盲插入尖头的镜头 trocar。

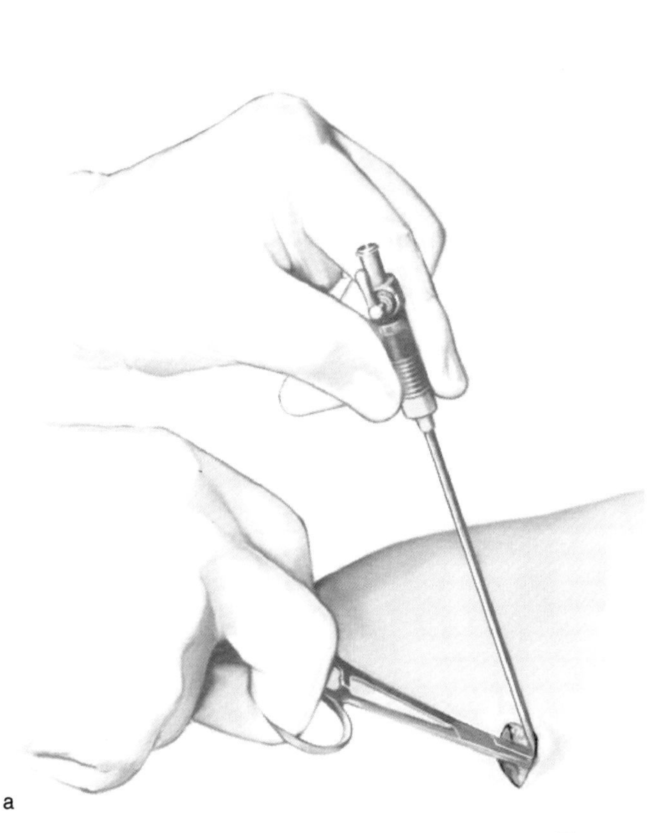

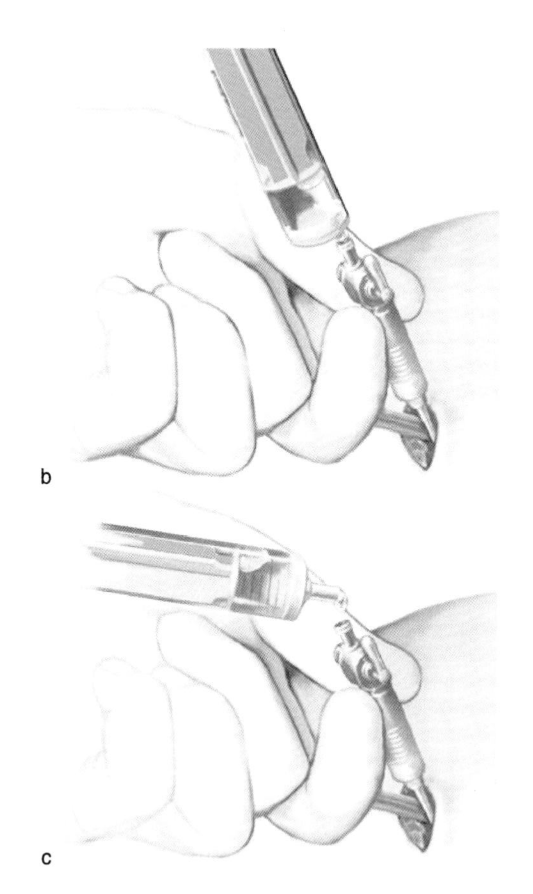

图 2.11

开放技术建立通路

(1) 切开皮肤(通常在中线上脐下切口),钝性分离皮下组织。

(2) 切开筋膜(1 ~2cm),用剪刀打开腹膜(可以用两根缝线提起腹壁,之后还可以保护套管针底座)。

(3) 是否进入腹腔内可以简单地通过插入一根手指开确认。

(4) 插入尖头的镜头 trocar,必要时可用两根缝线固定(■图 2. 12a,b)。

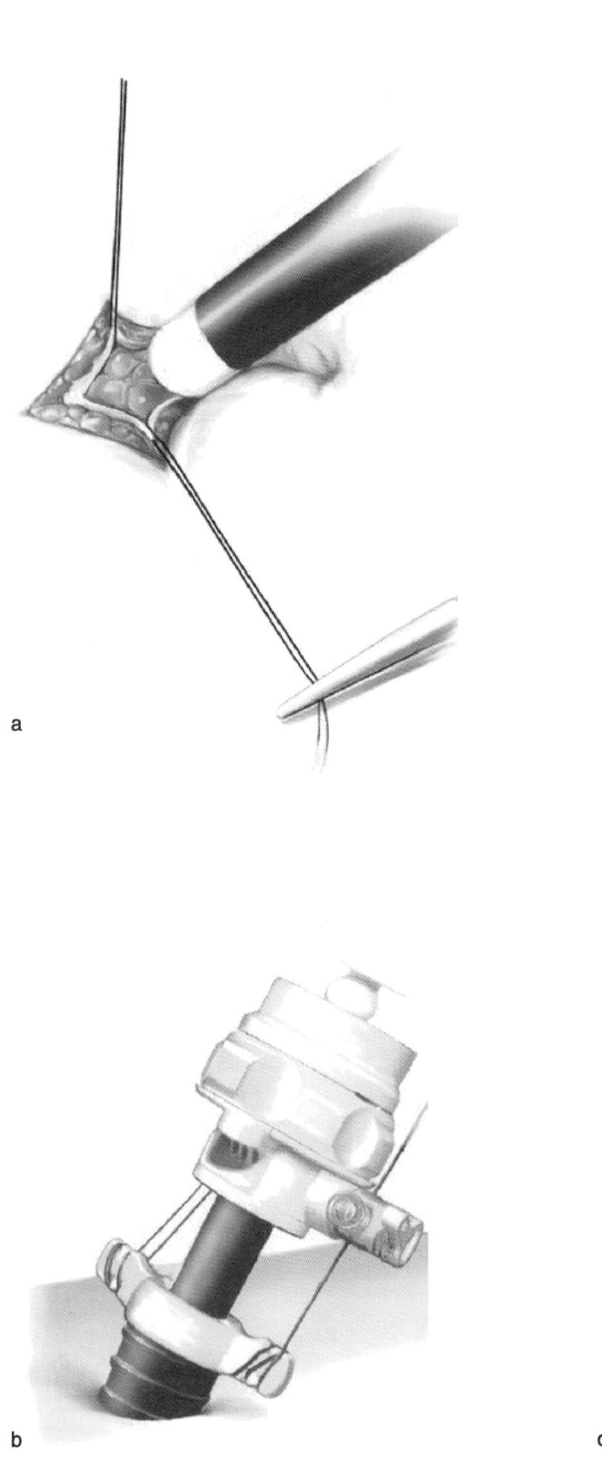

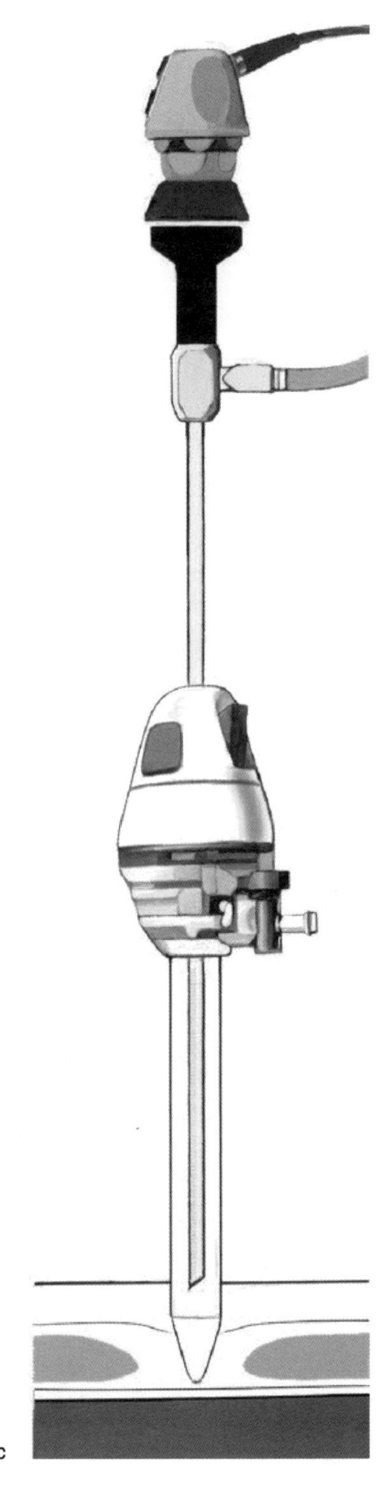

a b c

■ 图 2. 12

用 Endo Path OptiView trocar 建立通路

当这种 trocar 插入前腹壁时，可以看见透明的 trocar 尖头。

（1）切开皮肤（通常取左上腹锁骨中线与左肋弓下缘 1cm 交点处切口，此处腹壁比较固定）。

（2）镜头放入 trocar 内，仔细将 trocar 伸入腹壁，可看到腹壁全层（脂肪、筋膜、肌肉、腹膜前脂肪、腹膜薄膜）（◘图 2.12c）。

摆放辅助底座

工作 trocar 孔的选择取决于将进行的手术操作，也要考虑外科医生的偏好、病人的身体状态，以及是否有之前手术瘢痕和腹腔内粘连。

操作步骤

（1）皮肤切口大小一定要仔细规划。如果切口太小，皮肤和底座之间摩擦太大，插入底座需要更大的力，插入时会增加无法控制的风险。如果切口太大，可能会有气体漏出、底座移位。

（2）皮肤透射照明可以帮助避免将 trocar 插入到重要大血管中（◘图 2.13a）。

（3）最佳的方式是用食指和中指夹持 trocar 插入。当穿过腹壁时，trocar 套管中的杆也应该用另一只手扶住，避免无法控制的过快的插入（◘图 2.13b）。

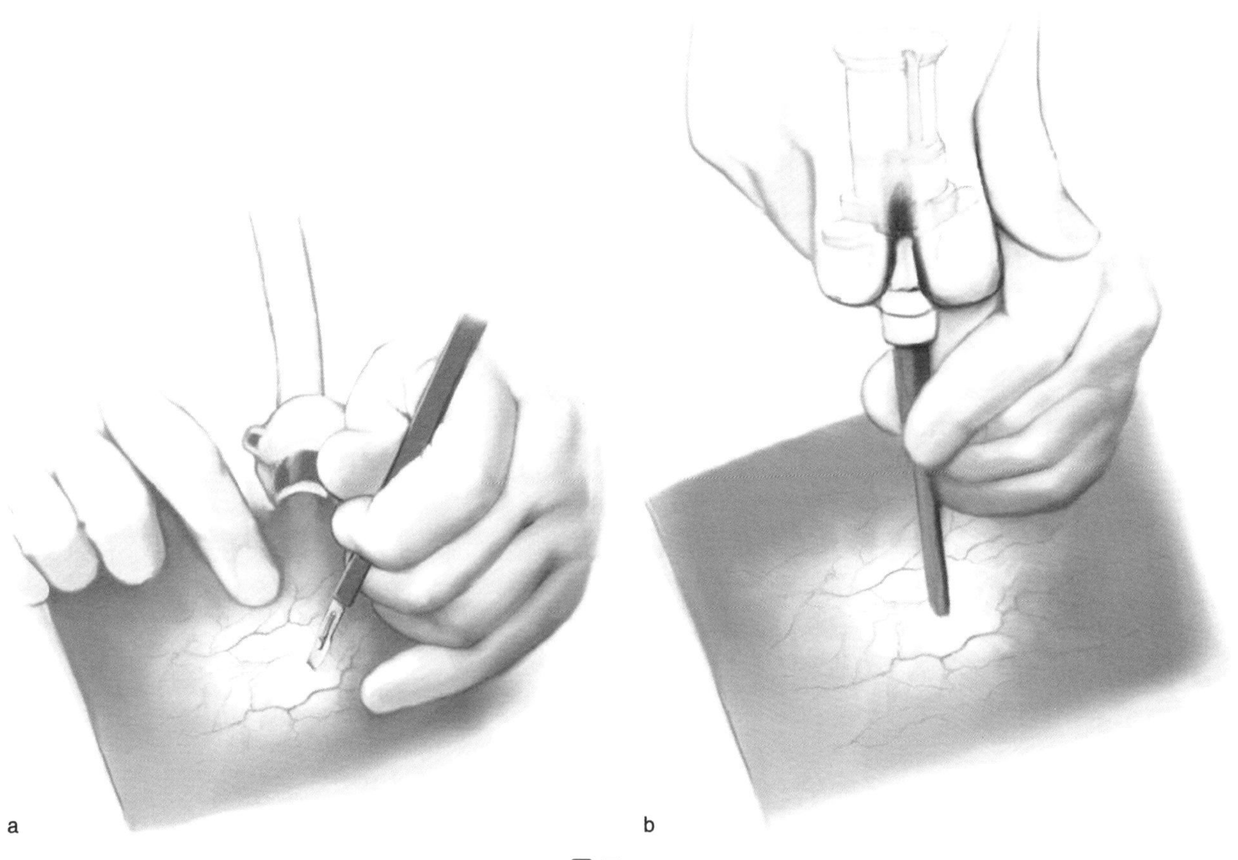

◘ 图 2.13

关腹

常规

（1）缝合线的长度约为伤口的4倍。

（2）缝合关闭筋膜时避免过度的张力，因为张力过大可能会影响伤口两侧的血运。

（3）在脐部以上部分，腹直肌后鞘和前鞘可以逐层关闭。

（4）用持针器的末端抓持缝针。

中线开腹手术

（1）关闭筋膜用尼龙可吸收缝线（如PDSⅡ1号线或Maxon 1号线）单层缝合，可带或不带腹膜层。

（2）皮下脂肪层不用关闭，皮下引流也极少需要。

（3）关皮更适合用皮内可吸收单层尼龙线（如Maxon 5-0或4-0单乔线）或皮钉。

肋缘下切口

（1）与中线开腹手术相比，肋缘下切口筋膜需要关闭两层。

trocar伤口关闭

（1）trocar port需要在镜头的直视下移除。该部位至少需要观察10秒以除外出血。

（2）所有trocar处超过5mm的腹膜缺损应用可吸收缝线关闭（如薇乔0号线）；对于10mm“钝头”“非创伤性”trocar口也要确保关闭。

（3）关皮可用间断褥式缝合（如用Dermalon 4-0线）或使用皮钉。

专家经验

- 外科医生应在铺单前亲自检查病人体位正确、四肢保护充分。
- 在手术开始前标记切口对于教学和防止错位非常有用。
- 切口应该足够大，是对手术视野充分显露以及安全高效手术的保障。
- 避免中线切口延长至剑突-应距离剑突尾部1～2cm。这既避免了关腹困难，也避免了破坏胸骨软骨引起的移位骨化。这2cm长度也不能增加术野显露。
- 避免过度牵拉伤口边缘，可能会影响伤口愈合。
- 根据手术需要以及病人的身体状况（如肥胖），仔细摆放trocar位置。
- 如果需要更好的显露，不要犹豫，再放置一个trocar。
- 在移除trocar后至少观察port位置10秒，以检查是否有出血。

（赵玉沛　花苏榕 译）

第3章 拉钩与显露原则

Tim Gessmann, Markus Schäfer

外科显露原则

靶器官的充分显露是每台成功手术的前提。因此,术中配备不同种类的拉钩并以足够时间调整使视野显露得更好是非常值得的。近年,微创手术的出现使得显露的基本原则受到冲击。然而,微创手术只是改变了手术路径,在靶器官所进行的手术步骤并没有根本变化。与开放式手术相比,腹腔镜手术的显露主要通过病人的体位和 trocar 的放置部位来实现。牵开系统则不那么重要。

拉钩系统

总体来说,能使手术视野得到理想显露的拉钩应满足以下要求:

(1) 腹腔内视野宽阔不受限。

(2) 靶器官周围显露清晰。

(3) 如果需要,提供或准备照明设备。

(4) 稳定地牵开腹壁和周围器官。

(5) 小心牵引组织,防止局部缺血。

(6) 无需术者和助手的手。

(7) 使用的灵活性(例如面对不同的病人、不同的切口)。

(8) 各种类型的配件,以牵拉腹壁和器官。

手持式拉钩的主要缺点是失去手术团队的"自由手"。自动拉钩最常用于腹腔和胸腔的持续牵拉。

有以下两种常见类型的自动拉钩:

(1) 闭环式拉钩

环形拉钩是通过维持不同牵开装置的作用力而能够自行固定,并且不一定需要固定到手术台(如 Kirschner,◘图 3.1a),但是有几种类型是可以固定在手术台的。在这套系统,在一个拉钩对侧放置另一个拉钩是实现最佳显露的方法。还有一些系统,可以通过轨道臂将环形装置固定到手术台上以进一步改善和稳定术野的显露。

(2) 臂式拉钩

臂式拉钩都需要固定在手术台上,可以不对称地显露术野(如 Thompson 拉钩,◘图 3.1b)。

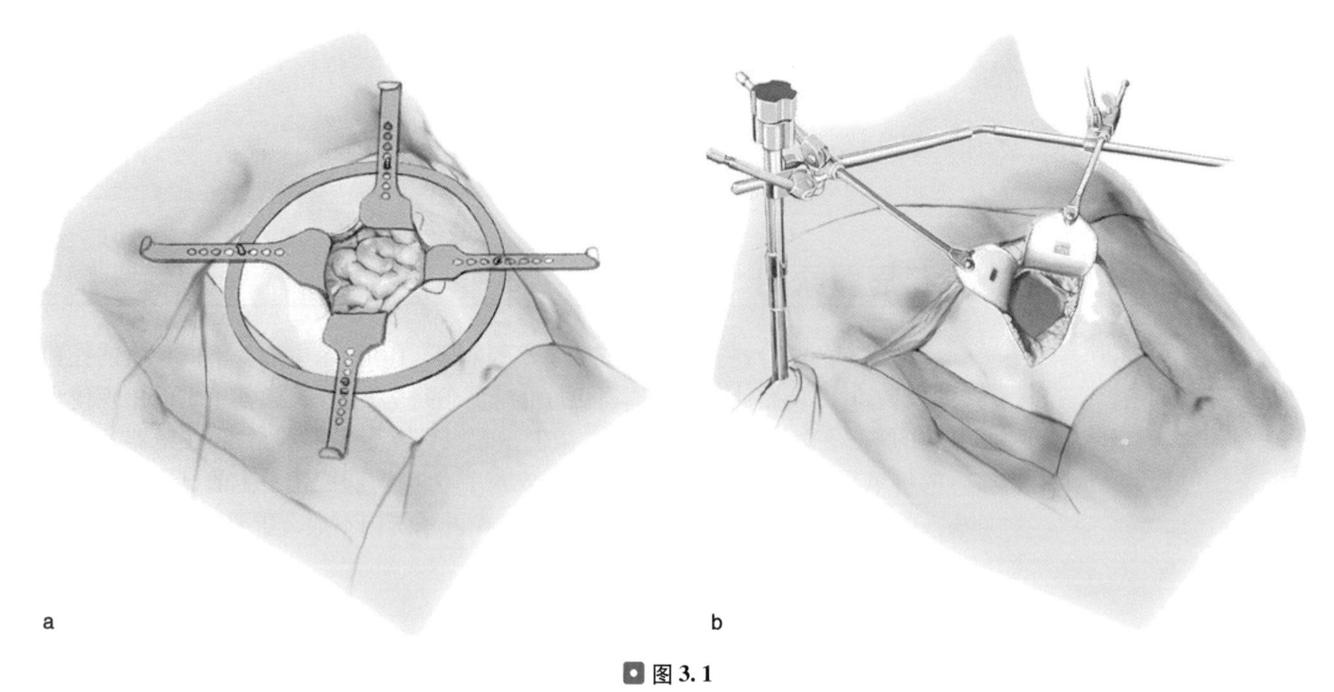

图 3.1

各型自动拉钩概述

Thompson 拉钩

Thompson 拉钩(图 3.2a)非常稳定,它的基本组件是由轨道臂、两侧固定臂和连接到轨道臂的不同拉钩组成,常用于单侧和双侧肋缘下切口,如肝胆手术,其中所需的大多拉钩方向是朝向病人头部和前部。下腹部的显露则相对受限。有多种型号的拉钩可供选择。

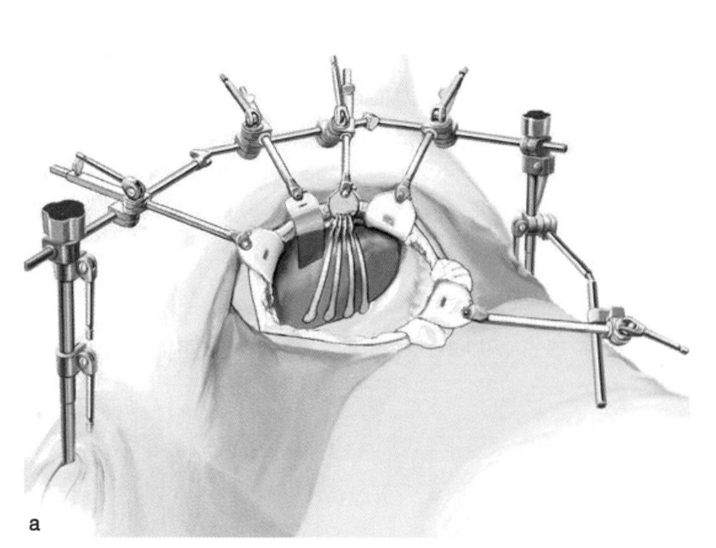

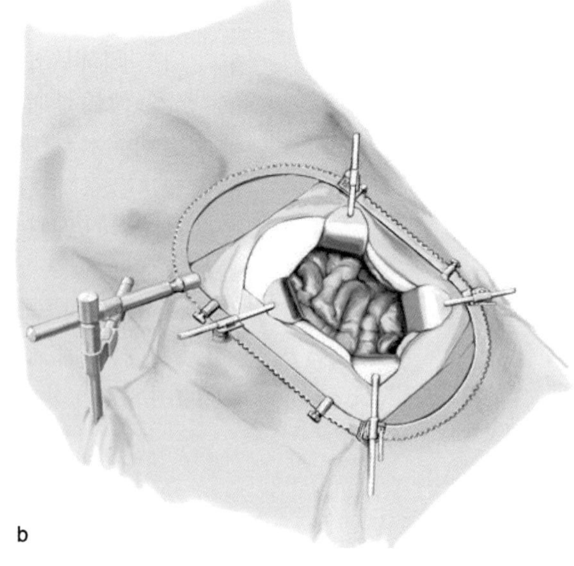

图 3.2

Bookwalter 拉钩

Bookwalter 拉钩(■图 3. 2b)是由连接杆将环形轨道臂固定在手术台上,拉钩也有多种型号。常用于腹部的纵切口或横切口。为了能够将拉钩安全地安装并在三个维度上达到精细调节,使用前需要一定培训。由于这种牵开系统的零件结构复杂,需要小心清洁和消毒。

Omnitract 拉钩

虽然这种自动拉钩需要仔细安装,但能够为大多数切口提供良好的显露。其具有开放式框架系统,也可如环式拉钩一样便捷。该拉钩可广泛用于腹部和腹膜后手术。维护和清洁也不太复杂。该图显示使用 Omnitract 自动拉钩的纵切口(■图 3. 3a)和横切口探查术(■图 3. 3b)。

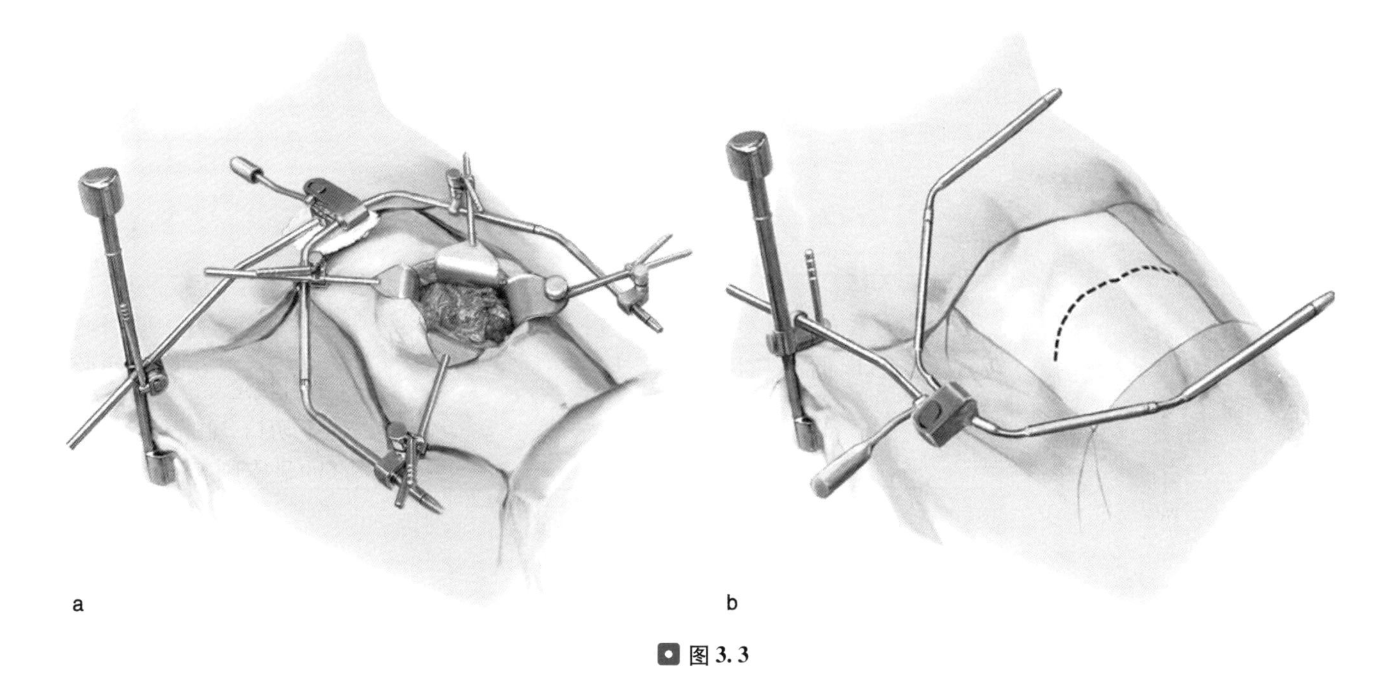

■ 图 3. 3

Rochard 拉钩

Rochard 拉钩是主要适于上消化道手术,以单个拉钩牵引。由一个大的半圆形拉钩牵开腹壁,连接到手术台处的固定臂。主要缺点是仅提供单向张力,缺乏向上方对腹壁的牵引。

Kirschner, Balfour, O' Sullivan-O' Conner

Kirschner(■图 3. 4a)和 Balfour 拉钩(■图 3. 4b)不需要任何轨道装置固定在手术台上。然而,这种装置的牵拉不够稳定,并且在垂直方向上没有张力。其优点是易于快速使用、准备方便,尤其适合在仅需要向两侧拉开腹壁进行显露时使用。

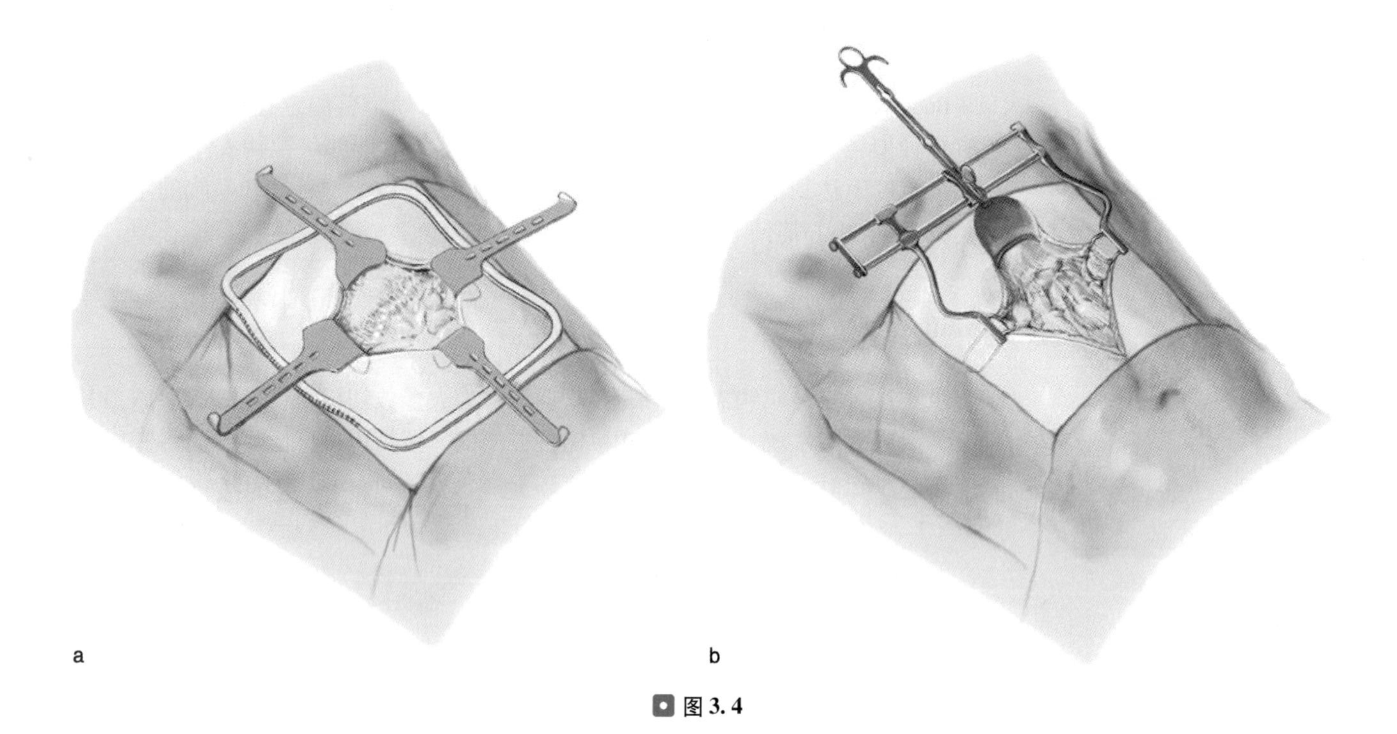

图 3.4

推荐

许多因素影响到术中拉钩的选择。表 3.1 比较了一些常用的自动拉钩。在显露腹腔不同部位时,应当至少有一种型号以上的拉钩备用,以获得最佳的显露。

表 3.1　不同牵开系统的比较

系统	组成	安装	调节方向	配件	清洁维护
Bookwalter	闭环+固定	复杂	三向	+++	复杂
Thompson	固定臂	复杂	三向	+++	复杂
Omnitract	固定臂	复杂	三向	+++	复杂
Rochard	固定臂	复杂	单向	+	复杂
Kirschner	闭环	迅速	受限	++	容易
Balfour	闭环	迅速	受限	+	容易

腹腔镜手术的牵开系统

尽管腹壁可以通过气腹的建立向腹侧扩展,但是腹腔镜手术不同部位的显露主要通过病人的体位和 trocar 的位置来实现。在上消化道手术中,有数种器械用来牵拉肝脏,例如经腹腔镜胃底折叠术,胃的旁路手术或肾上腺切除术(图 3.5)。

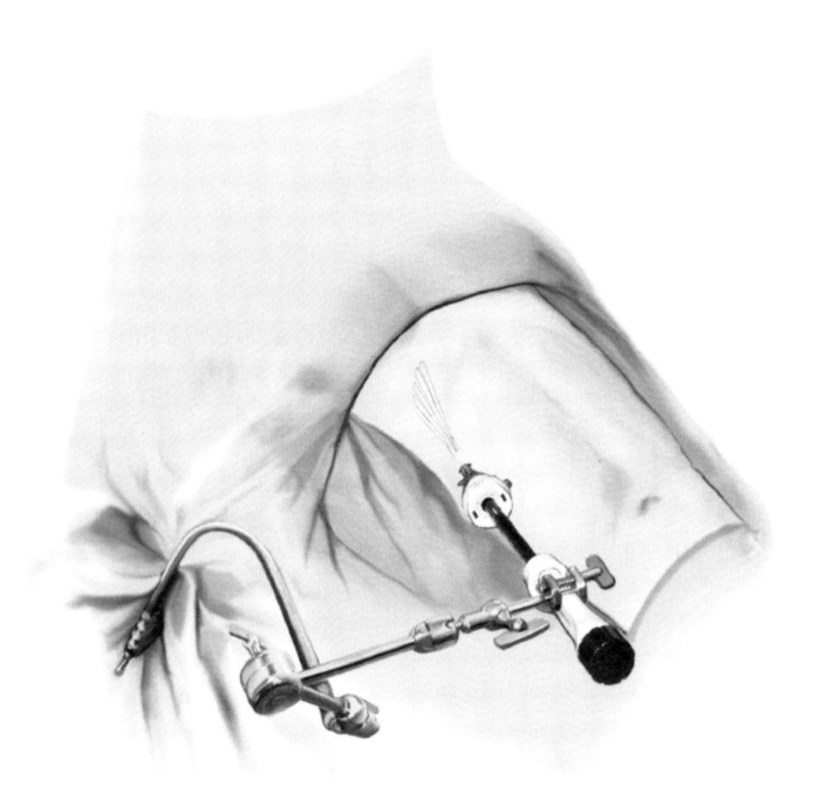

图3.5

专家经验

- 熟悉各种拉钩，了解各自的优势，有助于进行最佳选择。
- 缓慢牵开、轻柔操作有助于预防肋骨骨折和术后疼痛。
- 如果需要长时间牵拉组织，可以间断地放松牵拉装置，以防止局部组织缺血并发症。
- 注意向头侧牵拉（如食管胃交界处手术）与向前牵拉（如肝切除术）的力，将有助于显露。

（戴梦华　蔺晨 译）

第4章 外科吻合器

Christian E. Oberkofler, Antonio Nocito

本世纪初以来,外科医生不断被激励着开发用以进行空腔脏器闭合或空腔脏器间吻合的器械。匈牙利外科医生 Hültl 和 Petz、德国人 Friedrich 和 Neuffer 进行过开拓性尝试。然而,当今机械吻合器的原型起源于20世纪50年代的俄罗斯。

直线及圆形吻合器可安全地应用于各种标准术式(例如胃切除术及肠切除术)。随后在20世纪60年代,美国外科医生 Ravitch 和 Steichen 将这些器械带至美国进行了适用性和可靠性改良。通过与工业的合作开发出了可以预先装配不同长度的双排塑料钉仓。直到20世纪70年代中期,首个一次性吻合器问世并在全球广泛使用。近年来,机械吻合器越来越多地应用于大血管的闭合(血管缝合器),尤其在腹腔镜手术中。

机械吻合器类型

现代外科吻合器是可以装置一次性钉仓的一次性塑料器械。目前临床上应用于开放和腹腔镜手术的两种主要机械吻合器为直线和圆形吻合器。

机械钉合的原则及条件要求一直没有明显改变:

机械钉合的原则

(1) 组织压榨;

(2) 使用金属钉进行组织钉合;

(3) 闭合的吻合钉外形呈"B"型;

(4) 缝钉线呈交错排列。

外科钉合的目的

(1) 形成足够的空腔;

(2) 保留充足的组织血供;

(3) 避免组织的张力;

(4) 避免渗漏及瘘的形成;

(5) 良好的止血效果;

(6) 确保钉合设备的机械可靠性/一致性。

直线形吻合器

按照是否整合切割作用,可将直线形吻合器分为两种基本类型。切割装置可以在其患侧及对侧均击发双排(开放手术吻合器)或三排(腹腔镜吻合器)交错的缝钉,并切断其间组织。无切割装置的吻合器可以击发两排缝钉,但不切割缝钉线之间的组织。

直线形吻合器可应用于开放及腔镜手术,按使用次数分为单次和多次两类(◘图4.1和4.2)。可部分或完全闭合空腔器官。根据目的不同,可选择30~90mm 不同长度的钉仓,以及3.5~4.8mm 不同高度的缝钉(该高度为缝钉被击发形成"B"形前的高度)。

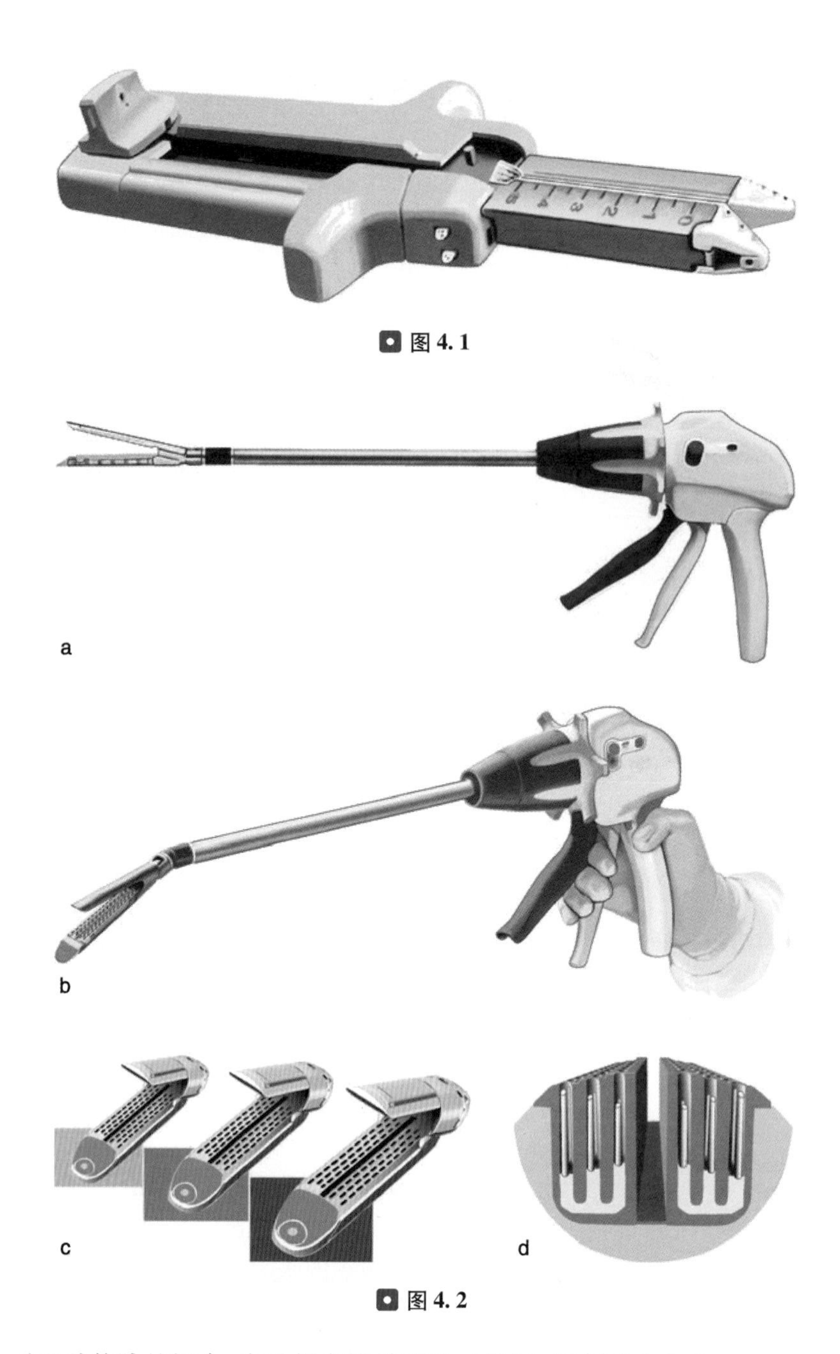

◘ 图 4.1

a

b

c　d

◘ 图 4.2

对于动静脉的闭合，应选择交错排列的三排钉，钉高则为 2.5mm。

圆形吻合器

圆形吻合器可以击发两圈交错的缝钉（◘图 4.3）。击发吻合器后，切割装置将覆盖其上的组织进行环形切割从而形成圆形吻合口。圆形吻合器已被应用于普通外科、胸外科以及结直肠手术。在肠道切除或胃食管手术中用作端-端吻合。在使用圆形吻合器时，进行“荷包缝合”以使收紧的小肠断端固定于钉砧上。

圆形吻合器的直径范围为 21 ~ 34mm，缝钉长多为 5.5mm，但是也可随着组织厚度的不同而改变。

应用于闭合血管的环形吻合器于 20 世纪 60 年代和 70 年代问世，但是未对标准手工缝合技术产生显著影响，现已不使用。

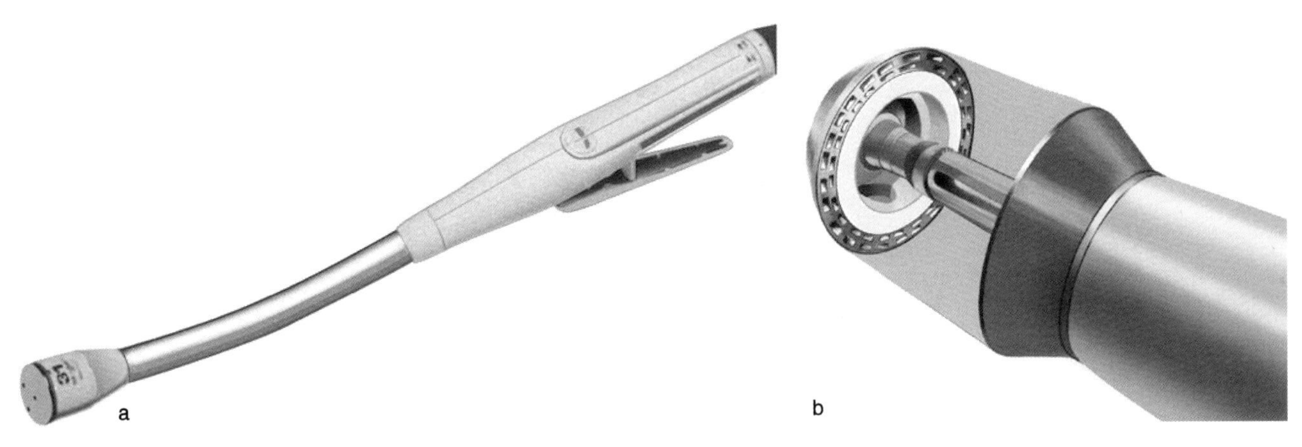

图 4.3

表 4.1 胃肠手术中应用吻合器的适应证

器官	应 用
食管	Zenker 憩室切除
	管状胃成形
	胸内胃食管吻合
小肠	Meckel 憩室切除或阑尾切除
胃	胃部闭合
	十二指肠残端闭合
	腹腔内或纵隔内食管空肠吻合术
	空肠或回肠储袋成形
结肠/直肠	应用"双层钉合技术"的低位结直肠、结肠肛管及回肠肛管吻合
	回肠储袋成形
	结肠储袋成形

缝钉类型

当前所应用的缝钉外观呈字母"B"的形状(图 4.4)。这一特殊的形状可以保障止血效果并使组织边缘保持充足血供。同时,这种形状也有利于组织愈合并防止坏死的发生。目前可用的缝钉包括可吸收和不可吸收两种。值得注意的是,不同的吻合器厂商可以根据组织厚度、钉合对象为空腔脏器或血管等状况,提供

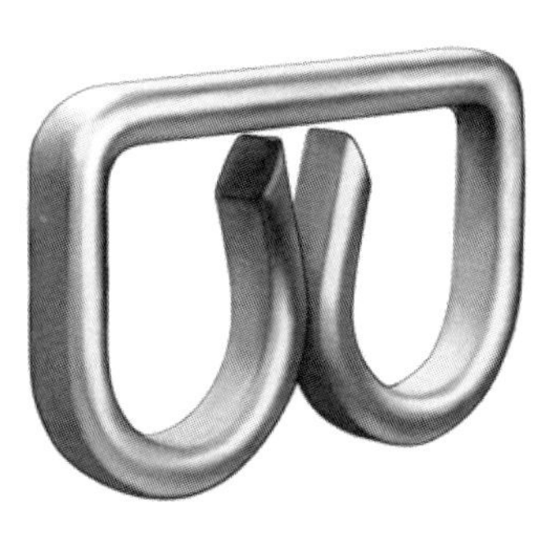

图 4.4

多种类型和不同规格的吻合器,使用时可向制造商咨询相关推荐。

目前,不可吸收的缝钉材料为金属钛,其主要优点如下:

(1) CT影像中的伪影小。

(2) 不具磁性,因此在MRI中仅产生极小的失真。

(3) 相比不锈钢,抗牵张力更高、质量更轻。

(4) 耐腐蚀。

(5) 生物相容性好,可安全应用于镍铬过敏病人。

可吸收缝钉材料为共聚物(多聚-L-丙交酯),可通过水解作用降解为乙二醇和乳酸被吸收。该共聚物在置入组织中14天后仍保有足够强的抗张性。缝钉的降解过程在第4周开始并在180天时被完全吸收。

表4.2 机械吻合器的优缺点

优点	手术时间短
	组织相关操作少
	组织损伤少
	组织水肿轻
	污染及感染风险低
	最大限度减少肠管开放时间
	先闭合目标组织后切割
	相比手工缝合的出血量更少
	麻醉时间更短
	吻合器常可减少保护性造口的需求
缺点	吻合口出血并流入空腔内
	相比缝线更加昂贵

专家经验

- 击发吻合器后等待20~30秒以待组织被压紧,有助于预防钉合处出血。
- 吻合口要保证无张力。
- 在使用机械吻合器切除组织前,应确保剩余组织血供充足。
- 注意检查每个吻合口的密闭性。

鸣谢

感谢本解剖图册第1版中本章作者Nicolas Attigah和Markus Schäfer。

(戴梦华 蔺晨 译)

第5章　引流原则

Henrik Petrowsky, Stefan Wildi

引流管是为了排出腹腔积液而设计。根据目的可分为诊断性、预防性及治疗性引流。在上消化道手术中,诊断性引流可用以评估腹腔积液性质以协助诊断。这类引流管较少长期留置,在引流作用上并不重要。相比较而言,手术结束前留置的预防性引流管通常有以下两个目的:第一是预防积液导致的损伤(例如胰液或胆汁),或者预防或引流出可能造成腹腔感染或形成腹腔脓肿的积液;第二是监测早期术后并发症,例如腹腔出血或吻合口瘘。最后,在一些情况中,积液导致了腹腔感染并形成脓肿,则需要治疗性引流来处理这些积液,包括经皮穿刺引流、再次手术冲洗或术后腹腔灌洗。

引流类型

可分为被动性引流和主动性引流。

被动引流管

被动性引流(◘图 5.1),例如 Penrose 引流管和 Easy Flow 装置,可通过利用管道内的自然压力梯度被动地排出液体,这些压力梯度包括重力、肌肉收缩等。由于被动性引流的管路存在被挤压的可能,因此腹壁上的开口要足够大。Easy Flow 引流管管内设计有波纹结构,可以防止管腔被完全压扁塌陷。被动性引流由于无法完全密封,因此这一开放的系统存在的潜在危险是逆行感染。◘表 5.1 列出了开放及封闭式引流的优缺点。

◘ 图 5.1

表 5.1 开放式引流与封闭式负压引流的优缺点

	开放式引流	封闭式负压引流
优点	利于大量或黏性引流物排出	降低逆行性感染的风险
	降低机械性损伤或压迫性坏死的风险	能够准确测量引流量
		便于影像学检查,防止管周渗出刺激皮肤
缺点	逆行性感染	易被组织坏死物或向管生长的周围组织阻塞

封闭吸引,主动性引流

Jackson-Pratt 引流和 Blake 引流(图 5.2)是常用的可放射显影的硅胶性负压吸引系统。Jackson-Pratt 引流管外形呈椭圆形,管壁设计有许多侧孔以及波纹结构。Blake 引流管由沿管壁的 4 条通道及一个实性中心组成。相比于被动引流,主动或负压引流管能够保持一定梯度的负压。

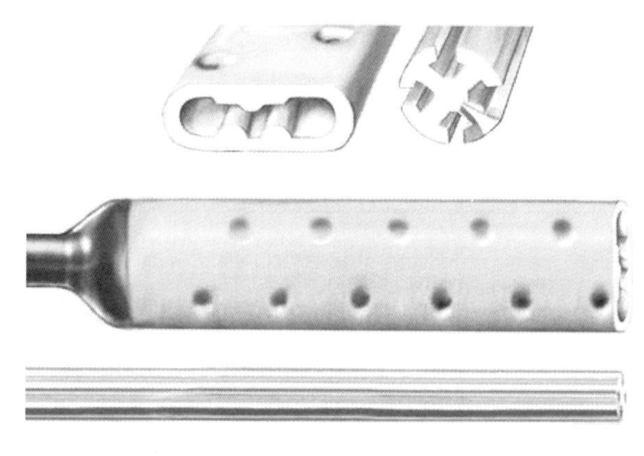

图 5.2

双套管引流

最常见的双套管引流(图 5.3)为双腔引流管,由较粗的流出管和较细的流入管组成。粗管与负压系统相连以引出腹腔积液。位于内腔的细管则发挥通气作用,使空气进入粗管。原理是利用细管协助破坏粗管内的真空环境,防止周围组织持续阻塞引流管口而影响引流效果。双套管引流管常用于大量液体、特殊或黏稠积聚物的引流。组织碎片反流而造成的细通气管堵塞现象是双套管引流的一个潜在缺陷,这一缺陷在停止负压抽吸的情况下尤为明显。因此,一些双套管引流设计有第三管腔,利用灌洗以解决这一缺陷。

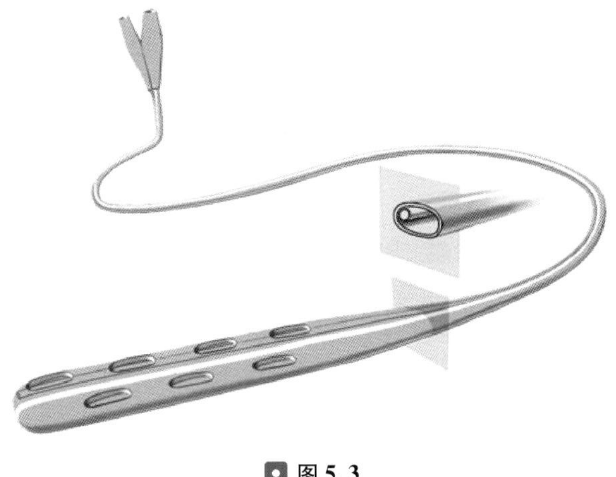

■ 图 5.3

套装式引流系统

与引流管相连的可拆卸引流瓶使引流管自动产生负压并保持系统密闭，这一设计被认为可以显著减少逆行感染的发生(■图 5.4)。

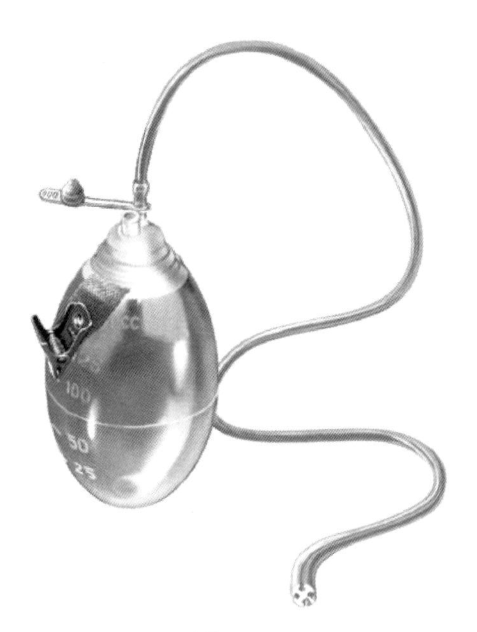

■ 图 5.4

预防性引流

引流孔

利用手术刀切穿皮肤以建立腹壁引流管出口(■图 5.5a)。将 Kelly 钳从腹壁出口穿入(■图 5.5b)并穿透腹壁至腹腔(■图 5.5c)，将手垫至腹壁下方以防止肠道损伤。这样形成的引流管通道能够在移除引流管后闭合。随后，钳夹住引流管的末端，将其与 Kelly 钳一起经孔道从腹腔内拉出(■图 5.5d)。也有术者倾向于由腹壁内侧建立通道并将引流管从腹壁外穿入腹腔。最后，利用无反应性的皮肤缝线固定引流管，并将引流管与负压吸引装置连接。

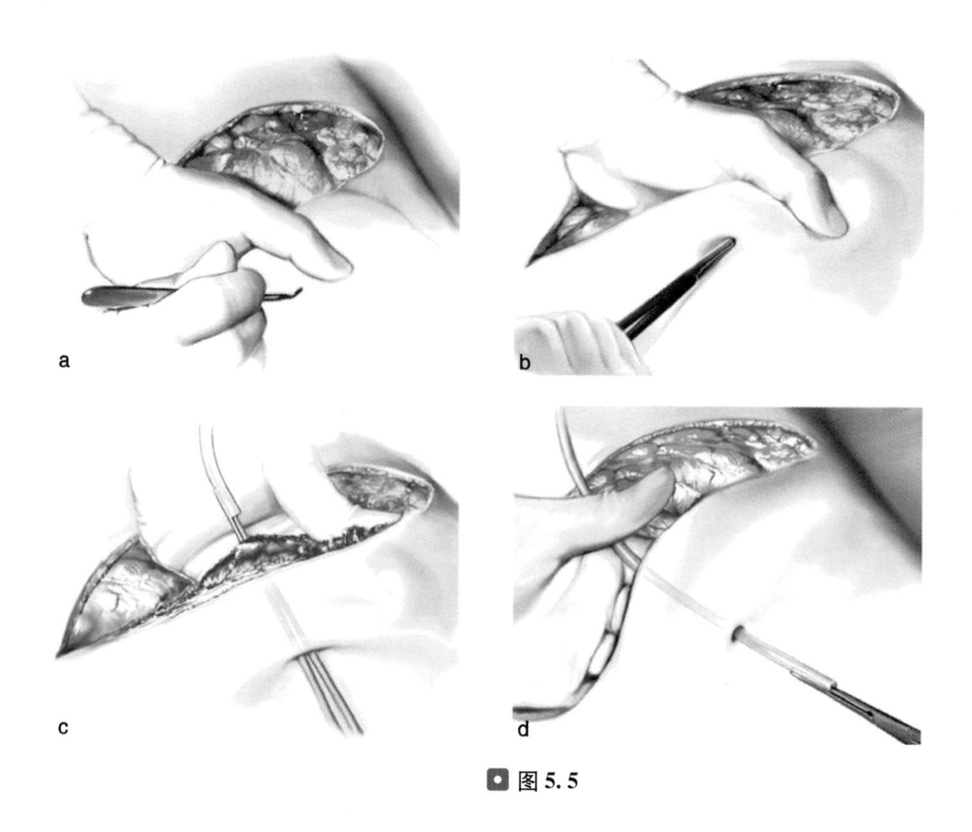

图 5.5

预防性引流

上腹部手术后预防性引流的目的是排出可能产生的腹腔积液，例如腹水、血液、淋巴液、胆汁、胰液或肠液，这些液体可能对周围组织造成损害或产生毒性，也可能导致感染的发生。因此，应将引流管放置于容易液体积聚的区域，例如肝下区(1)、右侧膈下区(2)、左侧膈下区(3)以及胰周区域(4)(图 5.6)。

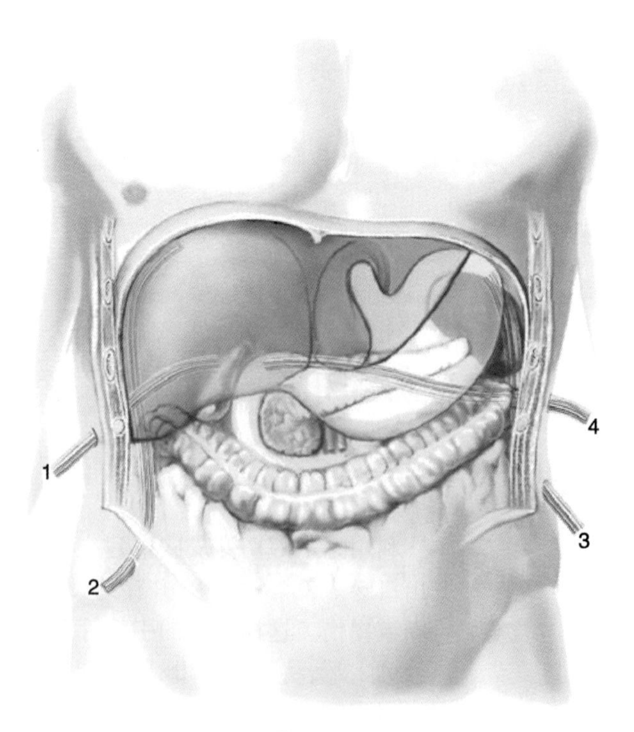

图 5.6

吻合口周围引流

预防性引流的另一个作用是有助于早期发现吻合口漏。如果在高危吻合口周围放置引流管，不应使其与吻合口直接接触，而应保留有一定安全距离以防止引流管相关的腐蚀作用。以胆肠吻合为例，应将引流管置于吻合口的后方（图 5.7）。

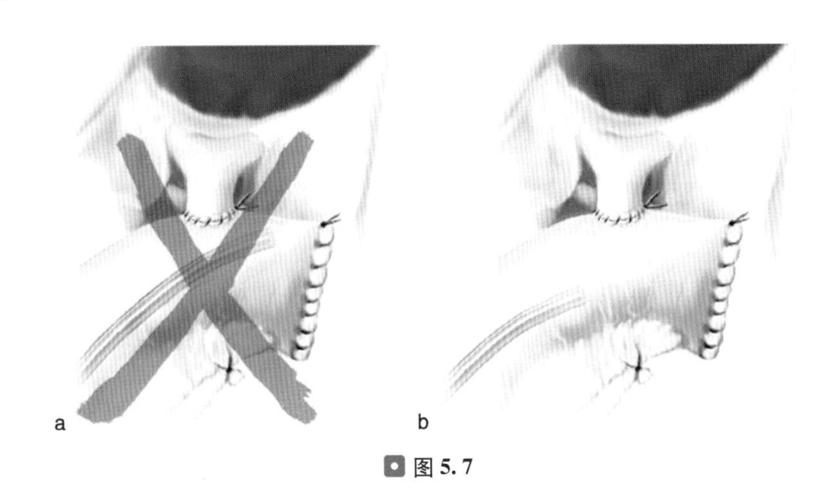

图 5.7

虽然常规留置预防性引流管常被认为是预防并发症的必要手段，但是，越来越多的证据表明了该步骤可能与不良反应有关。通常认为的不良反应有引流管逆行感染或引流管相关并发症。若干随机对照试验对特定术式中常规使用预防性引流的效果进行了研究（表 5.2）。

表 5.2　预防性引流的循证建议

胃肠手术	术式	循证建议
肝-胰-胆	未行胆肠吻合的肝切除术	不放置引流
	胆囊切除术（开放/腔镜）	不放置引流[a]
	胰腺切除术	存在争议[b]
	胆肠吻合术	未评估
上消化道	食管切除术	胸腔引流（任意手术入路）
	全胃切除术	存在争议
	远端胃切除术	不放置引流
	胃旁路 Roux-en-Y 手术	不放置引流
	十二指肠穿孔行十二指肠切开并网膜修补术	不放置引流

[a] 只有一项关于胰腺癌的随机对照研究

[b] 一些中心的前瞻性随机试验表明引流不能获益处

治疗性引流

积聚物好发部位

感染的积聚物，例如脓肿或感染性胆汁瘤，是已知的上腹部手术术后并发症，需要进行手术置管或影像学引导下穿刺置管。右侧膈下区（1）、左侧膈下区域

(2)、肝肾隐窝(3)、左侧肝下区域(4)及网膜囊(5)等解剖腔隙是脓肿的好发部位(◘图 5. 8)。

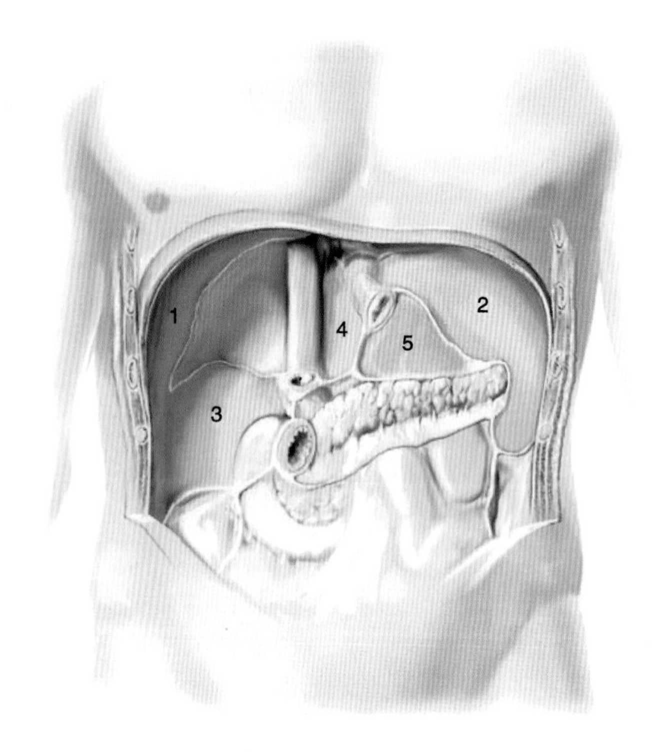

◘ 图 5. 8

导管

经皮穿刺引流是局部麻醉下的无菌性介入操作,可以处理绝大多数的上腹部术后积液。因此,可以在超声或 CT 引导下利用 Seldinger 法或套管法经皮穿刺置管引流。下图为经典的经皮引流管 MAC-LOC(◘图 5. 9a),套管(◘图 5. 9b)或套管针(◘图 5. 9c)可以插入此导管中。该引流管近端具有可帮助引流的较大椭圆形侧孔,同时还带有放射显影条,以确定引流管近端的环形管头所处的位置。这类"自动锁住"的环形导管具有记忆性,有助于预防引流管移位。例如,可以将导丝插入引流管腔,以使末端环形管在插入过程中保持平直形态,当导管被放置到目标位置后撤出导丝,导管则恢复环形。

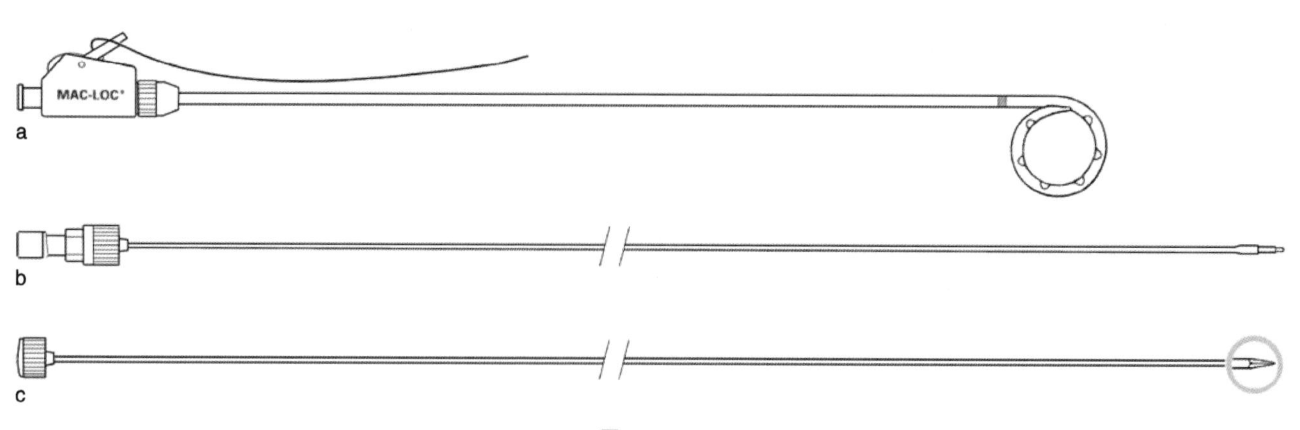

◘ 图 5. 9

一些腹腔积液可能需要反复腹腔灌洗及二次手术探查(表5.3)。

表5.3 感染性积液经皮穿刺引流和手术引流的标准

经皮穿刺引流	手术引流
单房性积液/脓肿	多房性积液/脓肿
低黏度引流液	多发的、非交通性积液
引流路径无需穿过腹腔内器官或胸腔	高黏度引流液 经皮穿刺引流路径需经过腹腔内器官或胸腔

专家经验

- 一旦有指征,应尽早留置闭式引流,并尽可能缩短引流时间,以减少逆行感染的发生。
- 将引流管放置在靠近吻合口处,但不可直接接触吻合口,以避免引流管对吻合口的侵蚀导致吻合口漏。
- 当引流管无液体引出时,不要盲从于表象,引流管也可能被堵塞或塌陷,导致其周围液体集聚而难以引出。
- 放置引流管时,避免与血管或空腔脏器产生摩擦或直接接触,以减少引流管对其腐蚀作用。
- 最好能在荧光镜引导下由介入科医生协助调整引流管的位置。
- 引流管有可能不能有效地引流活动性出血,特别是大的或陈旧性血块。

(戴梦华 蔺晨 译)

第 6 章　手术能量设备和止血设备

Lukasz Filip Grochola，René Vonlanthen

手术设备：止血、闭合、分离

可以充分止血、准确切割组织的能量设备对于外科手术来说是必不可少的。不可靠的器械会导致出血、损伤邻近器官及影响术野。在过去几年里，现代能量设备的快速发展，使对止血的控制和组织分离的精度得到显著改善，因此可以缩短手术时间、减轻对周围组织损伤、减少失血，从而显著改善开放手术和腹腔镜手术的效果。

手术能量设备的需求

一般情况下，用于止血、闭合和分离的手术能量设备应满足以下要求，以保证手术的安全有效：

（1）提供可靠的止血；

（2）减少对周围组织的副损伤；

（3）可快速分离组织以减少手术时间；

（4）使用灵活，可以不受限地进入术区；

（5）培训后易于操作；

（6）性价比高。

五种广泛使用的一般性外科措施：

（1）基础能量设备：使用高频单极或双极电流切割或电凝组织，不需要复杂的额外技术手段来提高对分离和止血的控制。

（2）能量平台：使用双极或超声能量，功能复杂，如组织闭合、温度反馈控制，以及在分离、止血时对热量横向扩散的控制等。

（3）氩离子凝结器（APC）：非接触式单极电凝设备，通过喷射离子化的氩气提供高频电流，以达到控制止血的目的。

（4）局部止血/止血材料：协助控制渗血和轻微出血。通过接触活化凝血机制或诱导凝血级联反应中的最后步骤，机械性填塞压迫或者应用合成性凝胶等。

（5）止血夹：通过机械压迫使血管、组织快速、可靠地闭合。

设备概览

基础能量设备

单极电凝

在 20 世纪 20 年代，单极电凝的发展为外科手术带来了革命性的改变，单极电凝是目前外科手术分离和止血的基本设备。从术者手控刀头中的正极产生高频（HF）电流，传导到靶组织，随后通过接触病人的负极垫形成回路（◘图 6.1 上，◘表 6.1）。电流可快速加热组织到 400℃（切割模式），造成小范围组织汽化，或通过慢热过程达到近100℃(电凝模式),引起组织凝结。这两种模式由不同类型的电流产生,可以通过不同的波形、频率、电压加以区别。单极电流可以通过将各种类型的刀头连到笔形的手柄上使用(◘图6.1下,从左到右)。这些刀头包括:刀片型,对组织切割和凝固都很有效;科罗拉多针(一种极尖的头)型,用于精确的组织解剖;球形,用于大片组织的凝血;还有单极钳型。此外,术者可以选择不同结构的笔型手柄,如摇臂式、按钮式以及脚踏式开关等。虽然单极非常有用且有效,但外科医生应该清楚它潜在的安全隐患,如对病人的意外烧伤,引起植入式电子装置故障(如心脏起搏器、心脏复律器,骶骨/脊髓刺激器),以及连接部分导电过热等。

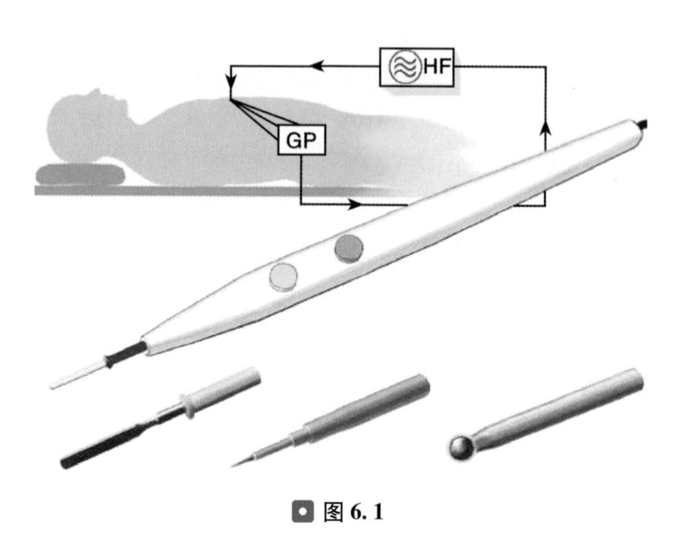

◘ 图6.1

双极电凝

双极电凝设备利用正极和回路电极组成单一器械,最常见如镊子形状(◘图6.2,◘表6.1)。电流从双极的一端流入,且只通过目标组织。与单极相比,双极的这一特点降低了横向热传导并减少了烟雾的产生。然而,这种设备会降低电流的穿透密度,这可能不适用于某些区域的止血。当双极钳与注水系统组合时,可以冷却镊尖以及目标组织,从而进一步减少横向热扩散以及组织碎片的黏附,这一特点使它在止血和肝实质分离时非常有用,在▶第3章中我们会更详细地描述。

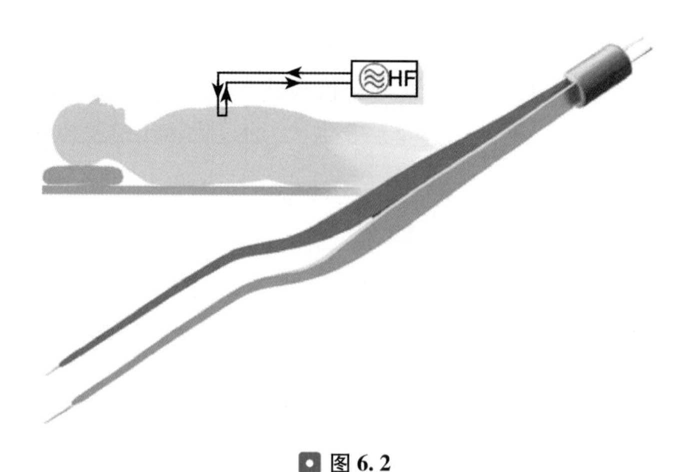

◘ 图6.2

■ 表 6.1

设备	单极笔	双极钳	超声刀	Enseal	LigaSure	Thunderbeat
原理	单极	双极	超声波	压力,双极,整合刀片	压力,双极,整合刀片	组合:超声波,压力,双极
闭合功能	有	有	有	有	有	有
横断功能	有	有	有	有	有	有
止血功能	有	有	有	有	有	有
开放及腔镜手术	有	有	有	有	有	有
技术规格	Maxim,电力 300w(切) 200w(凝)	Maxim,电力 180w	电流:50 ~ 100μm 频率:55kHz	Maxim,电力 135w	Maxim,电力 150w	电流:50 ~ 80μm 频率:47kHz 电力未知
爆发压力(5 ~ 7mm 血管)	n. a.	n. a.	450mmHg	720mmHg	615mmHg	730mmHg
横向热传导	++++	++	+++	+	++	+++
最大可处理血管直径	2 ~ 3mm	2 ~ 3mm	5mm	7mm	7mm	7mm
组织压迫	n. a.	不一致	不一致	一致	不一致	一致
评价	性价比高,组织副损伤最大	性价比高,选择性的组合注水系统冷却双极头减少横向热传导	快速分离,组织副损伤大	组织面温度可控,补偿电极进一步减少横向热传导	组织面温度可控,横向热传导少;选择性的配置单极头	分离解剖最快,爆发力最大,相对更易副损伤组织

能量平台

双极能量平台

双极能量平台如 Enseal(◘图 6.3,◘表 6.1)和 Ligasure(Covidien),在 1998 年首次使用。它们使用双极脉冲能量和组织凝结时能量输出反馈控制系统。因此,相比基础能量设备和其他电外科设备,产生的热量更低,可以最大限度地减少组织粘连、烟雾、横向热传导。

Enseal(Ethicon)在钳口采用正温度系数(PTC)高分子化合物材料调节能量流(◘图 6.3c)。该化合物中含有大量纳米大小的导电粒子链,它们可在约 100℃ 的温度下聚合,允许能量流通过双极设备。一旦在闭合过程中组织温度达到 100℃,这些导电颗粒根据自身的物理性质解聚,从而破坏能量流。闭合后,一体式切割刀片可以机械切割组织(◘图 6.3d)。除了闭合温度很低,基于双极设计的电流在钳口之间流动,减少了横向热传导和对周围邻近组织热损伤的可能。

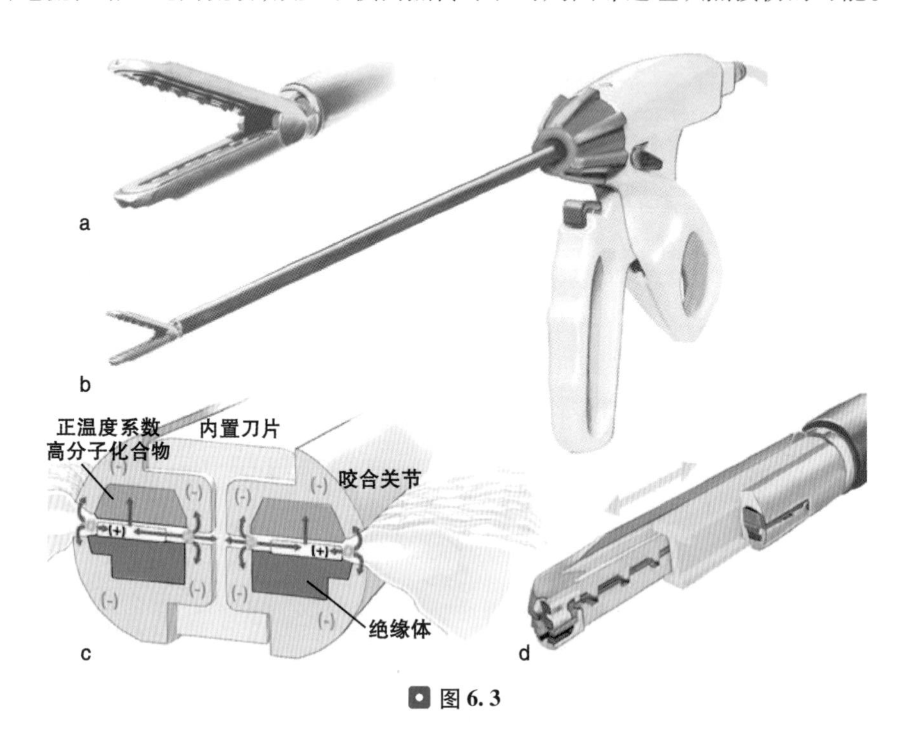

◘ 图 6.3

双极能量平台可以同时闭合切割宽达 7mm 的血管和较大的组织束。闭合能力可以与机械结扎(如线扎或钳夹)相媲美,也比其他能量设备(如标准双极或超声刀)要好。

超声波分离系统

早在 20 世纪 90 年代,用于切割闭合的超声波分离系统就已出现,并已成功应用在肝胆胰(HPB)和上消化道手术中(参见▶第 3 章"拉钩与显露原则")。最广泛使用的系统如超声刀(◘图 6.4,◘表 6.1),可产生约 55Hz 的超声波高频振动,在超声刀头形成 50μm 到 100μm 的电弧,并通过压电换能器将电能转换成机械能。刀头功能端产生超声频率,当组织在刀头间挤压时,超声波能量摩擦产热,引起细胞破裂(◘图 6.4c)。这一过程会引起蛋白变性,例如空腔结构壁(如血管)中的胶原,这可以导致内径 5mm 血管的可靠闭合和切割。根据设置,可以增加刀头的纵向运动,提供更快的切割,但止血稍差;或减少纵向运动,切割缓慢,但止血确切。超声波设备比较高频电凝的优势在于切割组织更快且不产生烟雾。

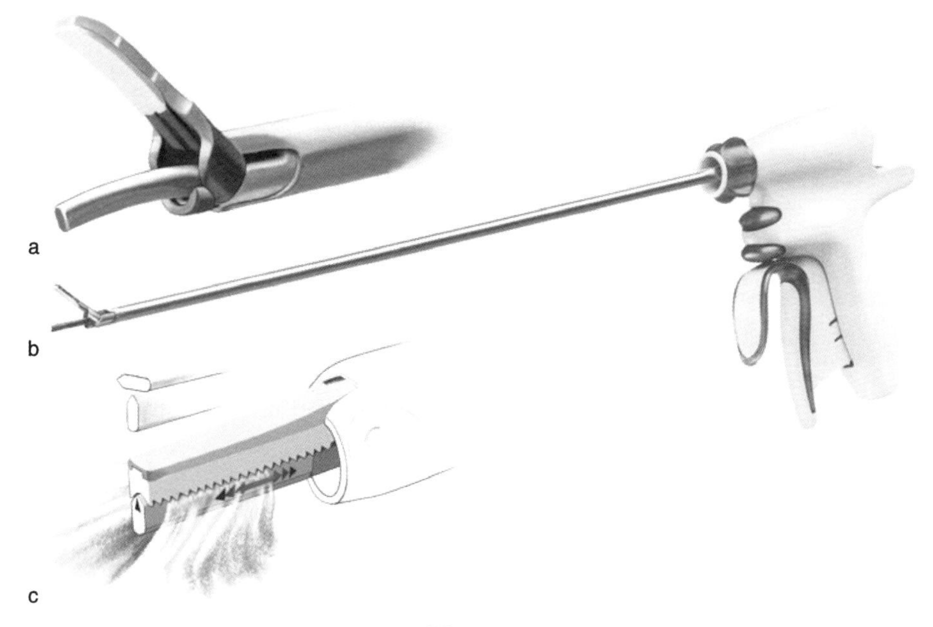

■ 图 6.4

然而,超声刀在刀头处会产生高达200℃的高温,因此,超声刀工作状态下会向周围组织分散出大量能量。

双极和超声波一体化设备

双极和超声波一体化设备使在一种器械上综合了双极和超声波能量的优势。这种能量平台的整合结合了双极止血确切及其超声刀的速度优势。在奥林巴斯的 Thunderbeat 装置中(■图 6.5,■表 6.1),双极的热能在两侧,而中间是额外的可闭合切割的超声波能量。(■图 6.5c)。这个能量装置拥有所有能量平台中最快的切割速度,同时还可以在大血管上实现高爆发压力。然而,如其他的超声波设备一样,能量设备产生的热量扩散到周围组织中可致周围热损伤和潜在的周围器官的损伤。

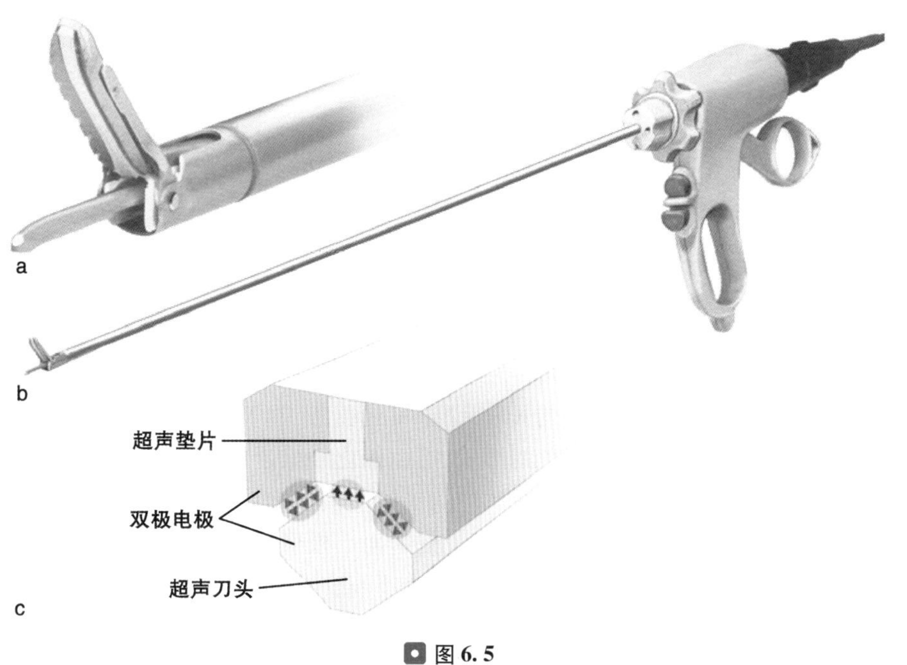

■ 图 6.5

氩离子凝结器(APC)

APC(ConMed)自20世纪70年代已被应用在外科手术中,是一种非接触性电凝器,可以通过一列的电离氩气传递高频单极电流,达到止血目的(图6.6)。电子流从探针电极到靶组织间的气体通道中通过导致凝血。这种热凝产生了薄且表浅的、干燥的电绝缘区域,在靶区增加了电阻,促进电流到组织表面另一个电阻低点的移动,这反过来也限制凝闭的深度只有几毫米。凝闭深度取决于功率设置、氩气的流速、使用时持续的时间以及探针头到靶组织的距离等。APC可用于开放和腹腔镜手术以及内镜操作。使用APC可能造成的潜在并发症包括有基本单极设备的并发症,如由于绝缘故障引起的意外组织损伤或氩气导致的栓塞,氩气所致的栓塞是一种非常少见但后果非常严重的并发症。

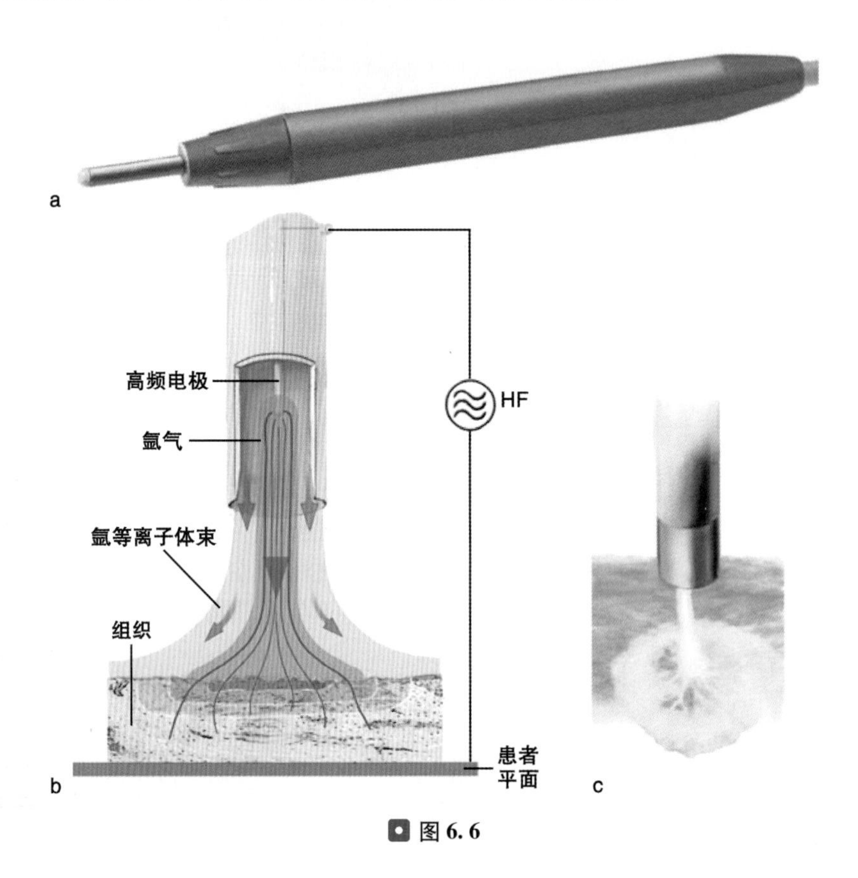

图6.6

局部止血闭合剂

局部止血剂可辅助控制弥漫性渗血和轻微出血。他们可以分为三类:主动止血剂、被动止血剂、合成凝胶(表6.2)。一般而言,主动止血剂包括人类纯化纤维蛋白原和凝血酶,参与了凝血级联反应的最终步骤,通过混合使其活化(如爱惜康的Evicel Fibrin密封胶,百特医疗的Tisseel Fibrin密封胶)。凝血酶是凝血酶原活化的形式,可以催化纤维蛋白原转变为纤维蛋白,这是在出血部位形成血凝块的级联反应的最后步骤。被动止血剂如胶原蛋白、纤维素和明胶,通过限制血液的物理流动、促进血小板聚集、接触激活凝血级联反应来起作用。如百特医疗Tachosil Absorbable Fibrin密封胶装置,包括了一块单面涂有凝血酶和纤维蛋白原的胶原海绵;再如百特医疗的Floseal Hemostatic Matrix,由明胶、凝血酶,结合主动和被动止血剂,提高了控制出血的效果。还有合成密封胶(又称粘合剂),如百特医疗的 CoSeal Surgical 密封剂，是低黏度的液体，没有任何内源性止血活性，但可在几秒钟内聚合，形成固态薄膜连接相邻的组织表面，从而快速有效地止血。

表 6.2

设备	Evicel，Tissel	Tachosil	Fioseal	Coseal
原理	主动：纤维蛋白原和凝血酶，氨甲环酸	主动和被动：胶原海绵，一面涂有纤维蛋白原和凝血酶	主动和被动：明胶和凝血酶	合成密封胶：聚乙烯二醇聚合物
开放手术	有	有	有	有
腔镜手术	无	有	有	有
准备和应用	使用前迅速混合成分，喷洒在靶组织	随时可用的海绵	使用前迅速混合成分，在靶组织上涂胶	使用前迅速混合成分，喷洒在靶组织
最大出血量	渗血	渗血	渗血、微量出血	渗血、微量出血
评价	没有牛源成分：过敏反应风险小	易于准备	适合不规则组织表面；含有牛源成分	快速可靠的止血；没有牛源成分

止血夹

止血夹作为腹腔镜和开放手术的基本耗材，性价比高，可以迅速的闭合血管和组织，甚至在传统闭合器械难以到达的区域使用。通过机械压迫完成闭合，当准确使用时对周围组织几乎无损伤。一般来说，广泛使用的有三种类型：钛夹，塑料夹和可吸收夹。与能量平台和标准手术设备相比，这些止血夹可以用很高的、超生理的激发力达到可靠的闭合。然而，他们有随着操作而脱落的风险，钛夹最易脱落（图 6.7a），塑料夹最不易脱落，因为塑料夹在设计时有带齿的抓持面和锁扣装置（图 6.7b）。此外，金属夹有干扰 CT、MRI 以及导电的缺点。相反，金属夹比其他类型的血管夹更便宜、更窄小，因此更容易放置在狭小的区域。尽管这非常罕见，有报道不可吸收夹的另一个缺点是移动，例如夹子移动到胆总管，引起梗阻和结石形成。外科医生可以根据不同的用途选择不同的血管夹，包括单发

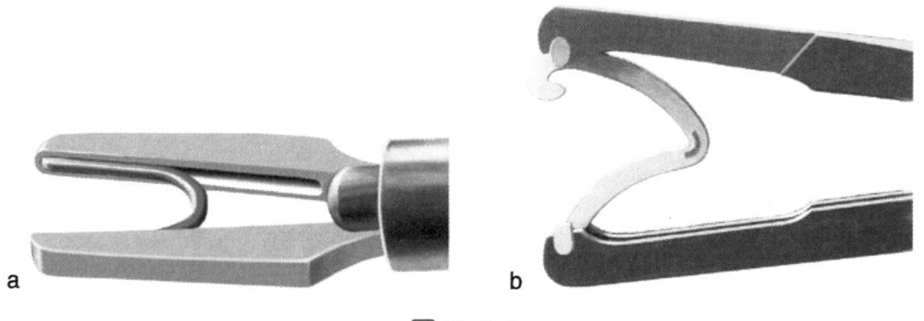

图 6.7

或连发，不同大小，360°旋转或头部有角度的激发装置等。

专家经验

- 手术设备促进止血、组织闭合、分离解剖，但无法替代每一个外科医生缝合、结扎、标准的组织解剖等关键技能。
- 为了达到最佳使用效果，应熟悉多种手术设备，了解它们各自的优势、生物物理学、有效范围、使用方法。熟悉产品有利于最佳使用。
- 建议所有电外科器械设备使用低功率设置并缩短使用次数，以减少附近解剖结构的热损伤。
- 局部止血剂用来协助控制弥漫性渗血和轻微出血，并不能取代结扎或大血管破裂时的修复手术。

（戴梦华 蔺晨 译）

第7章　机器人手术介绍

Justin Ady, Vincent P. Laudone

引言

机器人手术的历史可以追溯到20世纪80年代使用的PUMA560机器人。最早是1985年用机器人提高神经外科活检精准度。之后用同种型号的机器人又完成了经尿道前列腺电切术。这带动了PROBOT机器人的发展,PROBOT机器人是专门设计用来进行经尿道前列腺切除手术的。几乎同时间又设计出另一种机器人ROBODOC进行股骨手术,大大提高了人工髋关节置换术的精准度,最终这款机器人成为了第一个被FDA批准使用的手术机器人。

目前在美国已经有许多种医疗机器人投入使用。这些医疗机器人包括Mako机器人系统,这是一种单一用途的机器人,目前用于整形外科假体植入。还有Perfint Maxio机器人,与CT扫描仪一起完成图像引导下活检和切除。

在20世纪80年代,美国国家航空航天局(NASA)和美国军队开始研发远程手术系统。这个项目最后开发出两个商业化系统,达芬奇手术系统(Intuitive Surgical)和宙斯系统(Computer Motion)。2003年,拥有这两个操作系统的公司合并,达芬奇外科手术系统更受欢迎,而宙斯系统逐渐被淘汰。达芬奇手术系统是一个主从式手术机器人,有多个可被外科医生远程控制的机械臂。它也是唯一被美国FDA批准用于软组织手术操作的机器人。目前在全球范围内,已经用达芬奇手术机器人完成100多万例外科手术。在本章中,我们将概述该机器人的操作原理。在随后的几章中,我们将会介绍机器人在常见的上消化道手术中的应用,包括胆囊切除术、脾切除术、胰体尾切除术、胃切除术,肝切除术。

手术室布局

上消化道手术的基本手术设施摆放如◘图 7.1 所示。随着最近推出的 Xi 机型,病人侧的机器人推车可以从各个角度伸向病人。外悬的机械臂可以进入到各个象限。相比之下,如果用 Si 或更旧型号,只能将床旁机械臂系统定位到合适的位置才便于手术。用这些旧机型,重新定位机器人组件需要解锁再移动推车,有时也需移动病人。这样移动既困难又耗时。一般来说,胆囊切除术和右肝手术需要从病人的右侧对接机械臂系统(◘图 7.2a)。胃切除术,中段胰腺切除术以及左肝手术可以将机械臂系统置于头侧或左侧(◘图 7.2b)。

手术室设置的基本原则是:

(1) 一旦设备连接好,病人的手臂将被限制。故所有的静脉及动脉通路需要在摆体位和连接机器之前完成。

(2) 靠近病人的静脉通路上需要有一个转换阀,这样便于紧急用药和输血,免于药物或血液制品经过很长的静脉管路。

(3) 需要很长通气管。

(4) 不应放置标准的与手术台相连的拉钩,因为它们会成为连接时的障碍。

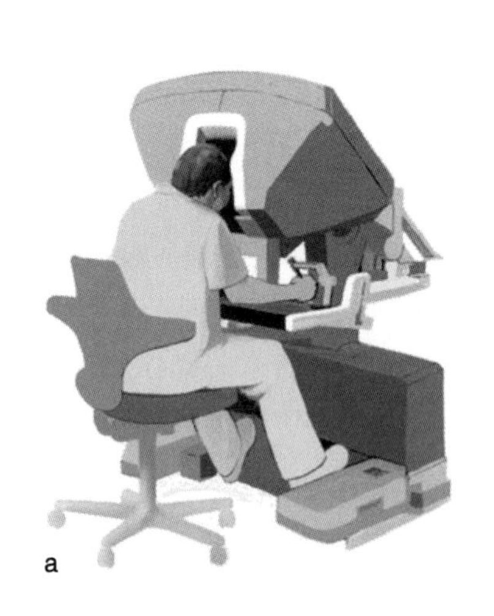
a

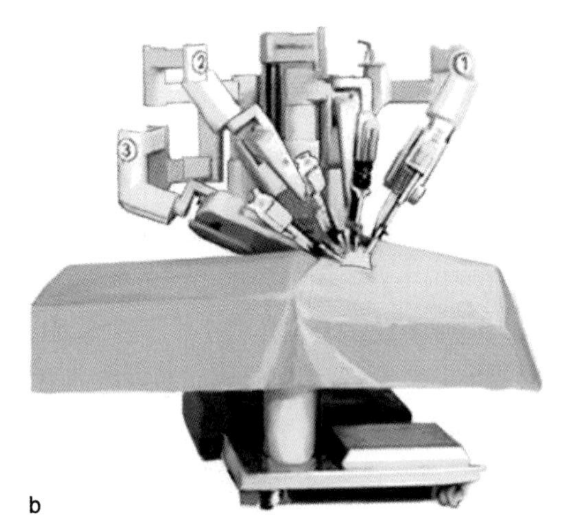

b

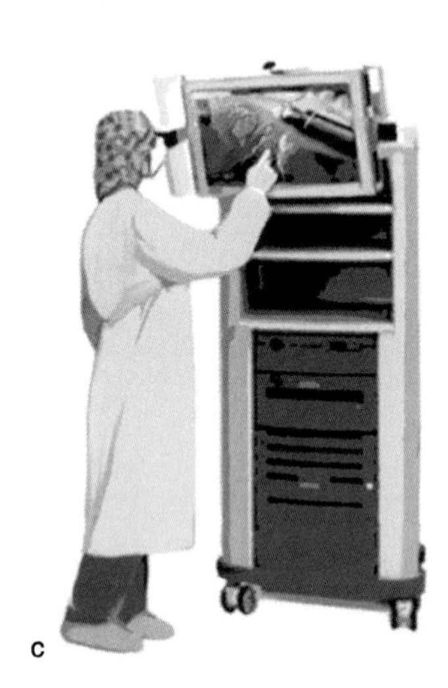
c

◘ 图 7.1

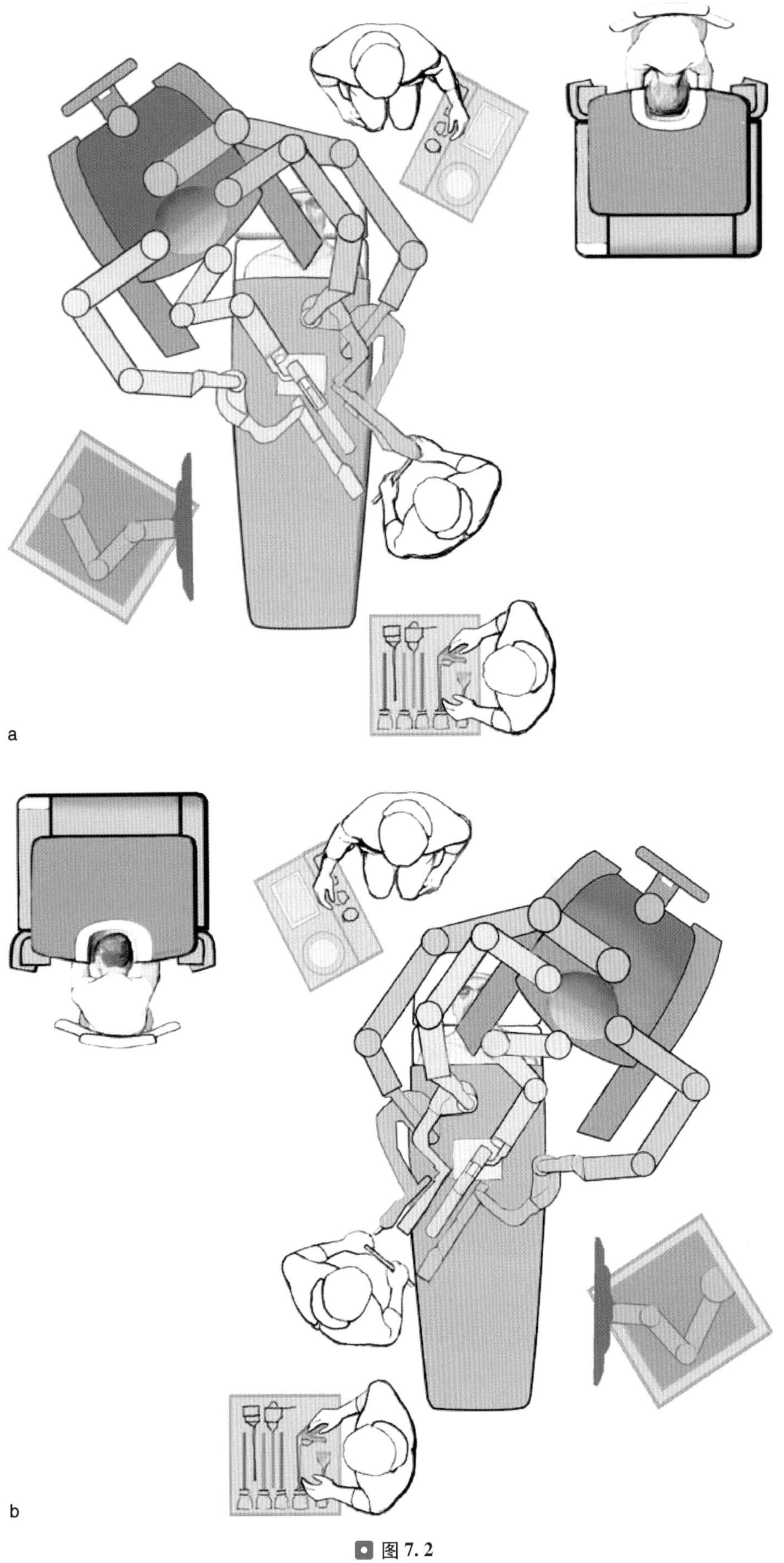

图7.2

病人体位

对于大多数上消化道手术,病人采取仰卧位。对于脾切除术,病人可以采用右侧卧位。对于肝右后叶手术,也可选择左侧卧位(图 7.3)。

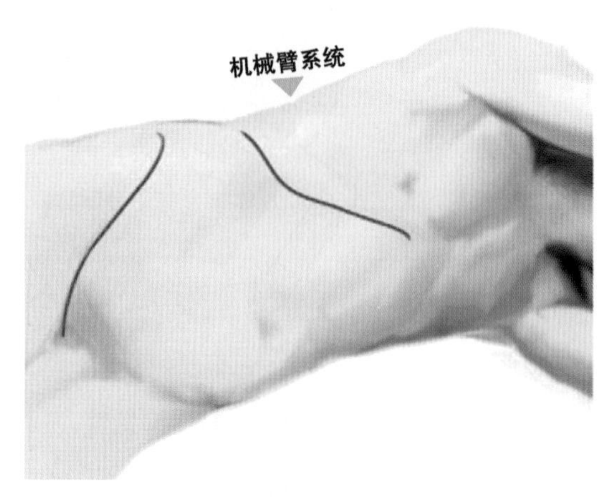

图 7.3

摆放体位的基本原则是:

(1) 大多数病例需要病人仰卧背屈位(Trendelenburg 位)。

(2) 脚蹬有助于限制病人术中向下滑动。

(3) 有些外科医生喜欢分腿位,分腿位更适合盆腔操作。

(4) 保护所有压力点。

(5) 需要充分确定好旋转和背屈的角度,因为一旦机器人连接好病人就不能移动了。

(6) 在一些手术如脾切除术中,病人需要采用右侧卧位,跟腔镜手术的体位非常相似。

(7) 对于肝右后段切除,左侧卧位更合适。

(8) 为每例手术限定时间:手术时间越长,体位性/压力性损伤的可能越大。

穿刺器孔(port)设置

每种手术穿刺器孔设置方法在相应的章节中都有介绍。这里用胰体尾切除术的穿刺器孔摆放方式举例(图 7.4)。三类穿刺器孔可被选用。

(1) 机器人专用穿刺器孔。一般直径 8mm,有标记的等分中心以减少对腹壁的创伤。这种穿刺器孔有短有长(给肥胖病人)。

(2) 标准腹腔镜穿刺器孔。

(3) 凝胶手助也可以使用。该凝胶手助可用于取出大块标本,也可用于腹内脏器触诊。当可能存在危及生命的大出血时,凝胶手助也将允许快速进行抢救手术。腹腔镜和机器人穿刺器孔也可以放在凝胶手助内。

穿刺器孔位置与腹腔镜穿刺器孔位置及基本原则相似,一些特殊的地方罗列如下:

(1) 在计划的手术操作区中,机器人穿刺器孔可以比腹腔镜手术穿刺器孔摆放得更远。

(2) 7mm 的机器人穿刺器可以放在 12mm 的腔镜穿刺器中使用。这种"穿

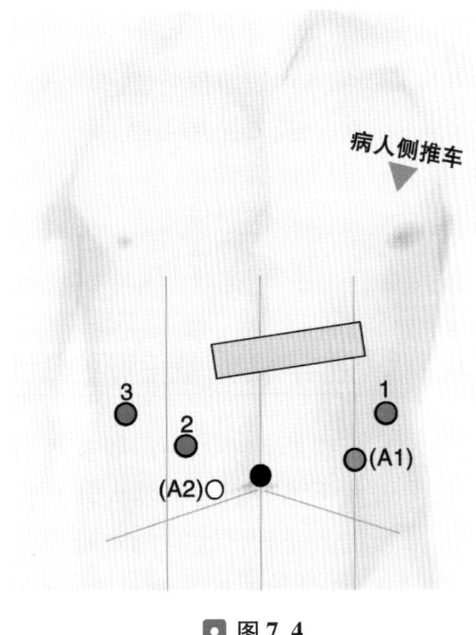

图 7.4

刺器套穿刺器”的结构可以使这个穿刺器孔作为备用镜头穿刺器孔或机器人穿刺器孔或辅助穿刺器孔使用。

（3）应该用 12mm 的辅助操作穿刺器孔，如果计划使用辅助穿刺器孔，还需要准备皮钉。

（4）5mm 和 8mm 穿刺器孔点通常不需要关闭。

（5）病人侧推车（tower）、目标脏器、镜头穿刺器孔应大致在一条线上。

（6）操作穿刺器孔（红色）和辅助穿刺器孔（白色、蓝色）应摆放在目标脏器周围，或以不互相冲突的方式摆放。

器械设备

机器人手术所用的所有器械可分为四类：

a. 专为机器人手术设计的铰链式器械

（1）抓钳，如 ProGrasp、Cardiere、Debakey、Tenaculum；

（2）夹钳，如弯钳、Maryland、有孔双极；

（3）分离钳，如灼烧钩、电铲；

（4）剪刀；

（5）持针器；

（6）闭合器，如 PK 解剖钳、Vessel Sealer；

（7）钉仓；

（8）Clip 夹填充器。

b. 专为机器人手术设计的直线式器械

（1）超声刀；

（2）冲洗/吸引器；

（3）荧光显像仪。

c. 通过辅助操作孔使用的腔镜器械

（1）抓钳；

（2）拉钩；

(3) 吸引器;
(4) 钉仓;
(5) 超声探针。
d. 皮外使用器械
(1) 缝线;
(2) 消融设备;
(3) 活检设备。

紧急中转开腹的应急计划

机器人手术中需要关注的一个问题是,当出现严重的出血时,应紧急转换为开腹手术。通常机器人转开腹比腔镜转开腹的手术时间更长,因为:①连接好的机器人是转开腹时的障碍,②主刀医生不在手术台上,③麻醉人员一般离病人更远,④开放手术器械可能不在附近,没有打开备用。

有转开腹的应急计划可能会使手术的结果更好一些。这一计划的实施和演练必不可少。每台机器人手术都应有"机器人紧急中止"预案,以确保紧急时手术器械和血液制品都可获取,且相关人员需明确紧急转开腹时的计划和角色任务。

(1) 应准备有紧急中转开腹所需要的器械,其中包括标准的开腹手术器械和血管外科器械。

(2) 应有自动拉钩以便于显露,如 Thompson 或 Goligher 拉钩。

(3) 应有一系列标准的血管缝线和钉仓,随时可用。

(4) 在很可能有大出血的手术中,应当考虑在手术开始时放置凝胶手助,以便于应急快速用手压迫止血。插入的凝胶手助也可用于取标本。

紧急中转开腹预案应当在每台机器人手术最开始就计划好,需要准备以下几部分:

(1) 明确分工,包括安排不同医生进行按压止血、进行复苏、解锁机器人和开腹操作。

(2) 检查确认获取紧急中转开腹的器械、拉钩、血管缝线、钉仓等。

(3) 检查是否备有用于复苏的必需血液制品。

(4) 列出可能需要请来帮忙的人员,如血管外科医生。

腔镜 VS 机器人

在过去的 20 年里,腹腔镜手术使现代手术有了本质性改变。众多的研究表明,相比于同样的开腹手术,腔镜手术减少了住院时间,改善了术后疼痛,保持了术后免疫功能进而减少了手术感染,增加了美容效果。由于这些原因,微创技术已经广泛地被外科医生、病人和保险公司所接受。

然而腹腔镜手术也有局限性。腔镜手术腹腔内的操作自由度降低,且外科医生看到的是三维术野转换出的二维镜像。此外,腹腔镜器械减少了外科医生的触觉反馈,忽视了人体工程学。这些局限性使复杂的解剖和吻合非常困难。同时腔镜手术还需要大量的学习来获得和保持腔镜手术技能。腹腔镜手术的这些缺点是机器人手术发展的驱动力。

与腔镜手术不同的是,机器人手术可以让外科医生在更简单的操作与更少的技术培训下,进行更高级的腹腔镜手术。机器人连接起来的器械可以使腔镜器械像手一样移动。而稳定的镜头、3-D 的显像、静止性震颤的过滤、震颤和运动伪影的去除,以及舒适的人体工程学设计为外科医生进行精细的解剖和缝合提供了可能。机器人手术最大的优势是扩大了微创手术的范围。然而目前设计的机器人,给外科医生提供了很少的触觉反馈,因为外科医生的手和病人之间的计算机接口还不完善。腔镜手术中获得的在张力和应力方面的视觉经验,对于机器人手术医生是非常必需的。

表7.1 开腹手术,腔镜手术,机器人手术的优点和缺点

	开腹手术	腔镜手术	机器人手术
优点	历史悠久	发展很好的技术	3D 可视化
	价格低廉	展开广泛	灵巧度更高
	容易控制出血	证实适用	自由的多角度工具
	易于缝合	成立统一教学/认证	消除支点效应
			消除震颤
			可调节比例
			远程手术
			人体工程学
缺点	切口大	失去触觉	失去触觉
	开放下液体蒸发	支点效应	价格非常昂贵
	切开皮下神经	价格昂贵	启动费用很高
	肌肉功能受累	放大震颤	需要经验丰富的助手
	术后呼吸功能减退	缝合困难	培训和认证方式还未统一
			难以紧急转开腹

专家经验

- 经皮缝合可用来牵拉脏器以减少穿刺器孔数目。
- 当需要多种能量设备术中止血时,使用吸引器吸烟非常有用,可以保持干净清楚的3D视野。
- 当减少穿刺器孔数目时,“穿刺器套穿刺器”和“穿刺器孔套凝胶手助”的方法可便于在机器人手术器械和腔镜手术器械中转换。
- 腔镜超声探头可以方便地显示出目标病变,弥补失去的触觉。
- 有经验的助手对于显露至关重要。

(赵玉沛 花苏榕 译)

第二篇　食管、胃和十二指肠

Jakob R. Izbicki, Michael G. Sarr

第8章　概述：食管、胃和十二指肠

Jakob Izbicki, Michael G. Sarr

本篇展示了关于食管、胃、和十二指肠良、恶性疾病的开放和腔镜手术的宏大领域。

手术治疗食管癌的尝试出现在20世纪初。1913年Torek成功切除了胸段食管，但真正的进展源于第二次世界大战期间和其后的胸外科手术发展。在1963年，Logan提出广泛性淋巴结清扫联合整块性食管切除术的概念，但其伴有相当的并发症发生率和死亡率。

在过去30年中，外科手术方法，术前、术后管理和治疗，以及手术治疗的预后均有相当大的改善。外科医生和医疗机构的专业化、病人的筛选、术式的选择和根治性手术，以及术前和术后管理是影响治疗结果的最重要因素。

因此，本篇前八章对食管癌相关的不同开放和腔镜手术方式、适应证和术式选择进行全面概述，针对肿瘤的生物学特性给出关于如何、何时进行手术的明确指南。然后，焦点转向良性食管疾病，如憩室、狭窄和贲门失弛缓症等。

接下来的章节分别论述在良性疾病和恶性疾病中完成胃次全切除和全胃切除的手术技术，用四章篇幅概述了在姑息性治疗中的开放和腔镜手术策略，如胃肠吻合术和胃造口术。接下来介绍作为治疗胃食管反流疾病金标准的腔镜手术，然后描述了食管旁疝的开放以及腔镜下各种裂孔修复技术。同时另有章节综合叙述了病态肥胖的现有治疗策略，在最后一章讨论了很有发展潜力的保留胰腺的十二指肠切除术。

本篇分别由各外科领域的专家精心编撰，希望可以为读者提供关于各种手术方式的现行标准的全面概述。

（刘彤　张鹏 译）

第 9 章　颈段食管切除术

Rainer Schmelzle, Phillip Pohlenz

颈段食管肿瘤切除术包括颈段食管切除，颈部淋巴结清扫，以及应用显微血管吻合技术进行游离空肠移植物的间置重建。

经过充分游离后，对于小于 3cm 的节段切除，可以采用食管原位吻合术。

适应证与禁忌证

适应证

(1) 颈段食管肿瘤；
(2) 良性食管狭窄。

禁忌证

(1) 局部不可切除(喉、气管或椎体的侵犯)；
(2) 多灶性病变；
(3) 远处转移；
(4) 活动性胃十二指肠溃疡；
(5) 克罗恩病。

手术步骤

入路

颈部手术时，在胸锁乳突肌的前缘行单侧或双侧(U 形)切口。从下颌的下缘延伸到胸骨上窝，在此处与对侧切口汇合。对于颈-纵隔淋巴结清扫，可以联合部分或完全的正中胸骨切开。为了获取移植物(空肠)，上腹部小横切口已足够。

显露

根据解剖结构使用不同形状和大小的手持式拉钩进行牵拉。如果可能，自动牵拉系统将有所帮助。

手术步骤一 颈部区域的准备

颈阔肌横断后,牵拉胸锁乳突肌,分开肩胛舌骨肌。沿切口全长,自颈内静脉辨认颈总动脉和迷走神经,并沿着这些结构周围进行淋巴结清扫。甲状腺上动脉可以保留以备重建。从颈动脉至前纵韧带,在直视下完成颈段食管的后部解剖。

在游离甲状腺左(或右)叶后,识别并保留喉返神经和甲状旁腺。对喉返神经的损伤应立即修复。如果可能选择放射治疗,应游离甲状旁腺并在前臂进行自体移植。

很多时候切除一侧甲状腺更便于进一步手术。解剖气管的后方,在辨认对侧喉返神经后,颈段食管已从下咽部完全游离到上胸部或更靠下的部分。

偶尔,重要血管的识别只能依靠术中多普勒超声来保证。特别是在口咽区域的肿瘤广泛切除之后,必须考虑到典型解剖结构的巨大改变。胸导管的损伤可以导致持续淋巴瘘,伴有大量的液体丢失,术前放疗会增加胸导管损伤的机会。

如需要切除生长巨大的肿瘤,应考虑需要扩大切除(如,喉或气管)。

切除前,应尽可能在近侧残端和远侧残端留置缝线(图9.1)。

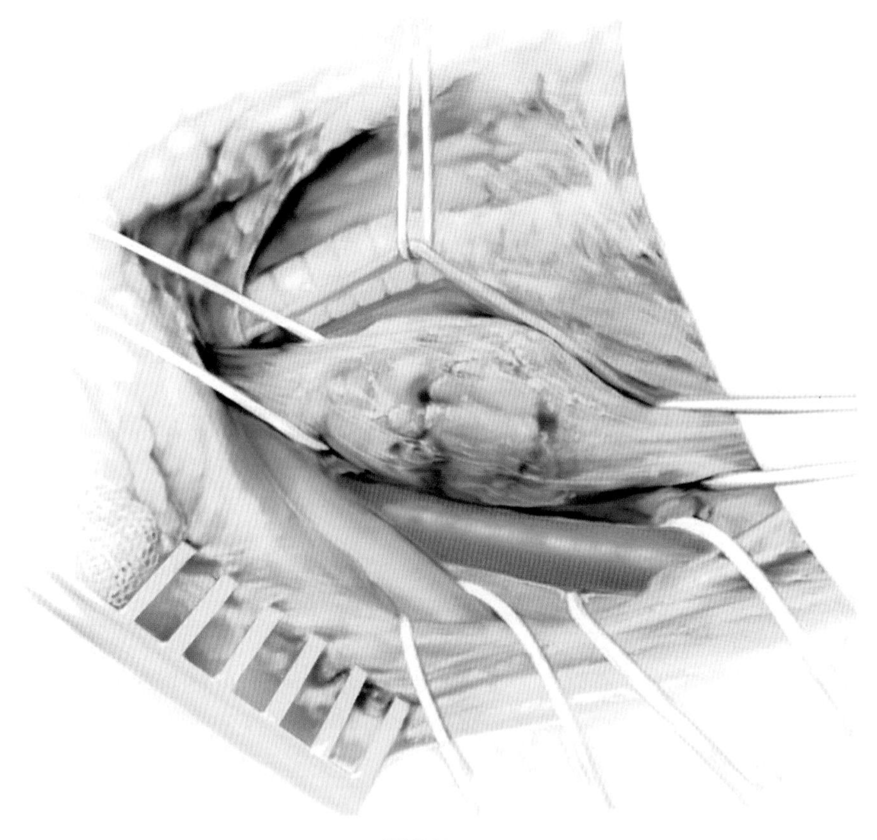

图9.1

手术步骤二

食管的横断

将鼻胃管撤回到颈部水平,横断颈段食管,移出标本。两端的切缘送冰冻病理检查以确认切缘阴性。如果不能达到切缘阴性时,应行整段食管切除术(■图 9.2)。

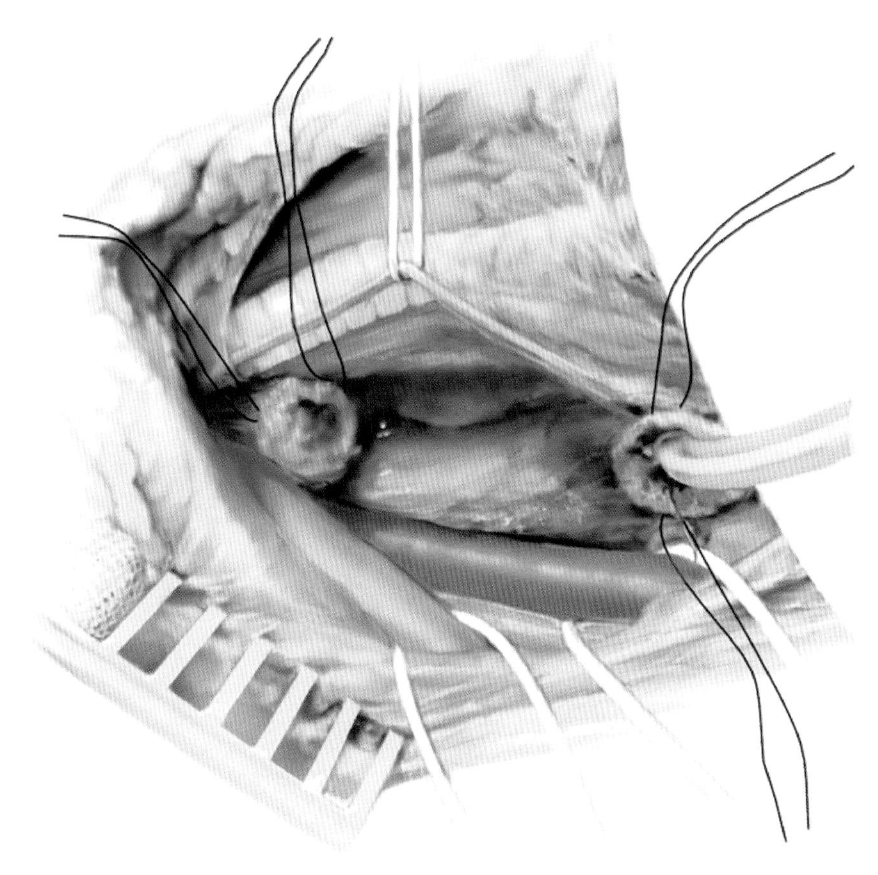

■ 图 9.2

手术步骤三

空肠袢的制备

探查腹腔，确认具有动、静脉长度和管腔内径足够后，截取空肠袢。如果肠系膜非常厚，细致地去除脂肪组织更有助于透照。在透照检查下，确认动脉、静脉的长度和内径是否足够。在系膜侧夹闭血管并切取肠袢后，用肝素盐水冲洗动脉直至静脉侧流出清亮液体。

如果血管蒂或某支血管过短，需要动脉或静脉桥接血管。可用的静脉桥主要来源于前臂，而动脉桥可选用隐静脉。从上肢或足区获取的血管同样适合于动脉桥，但隐静脉由于其内径和容易发生痉挛而被证明几乎不适于静脉桥接，因此仅用于延长动脉。在移植肠袢区分动脉和静脉非常困难时，切取之前应明确标记动脉或静脉，以避免混淆。

进行空肠对端吻合重建肠道连续性，关闭腹腔，不需放置引流(◘图 9.3)。

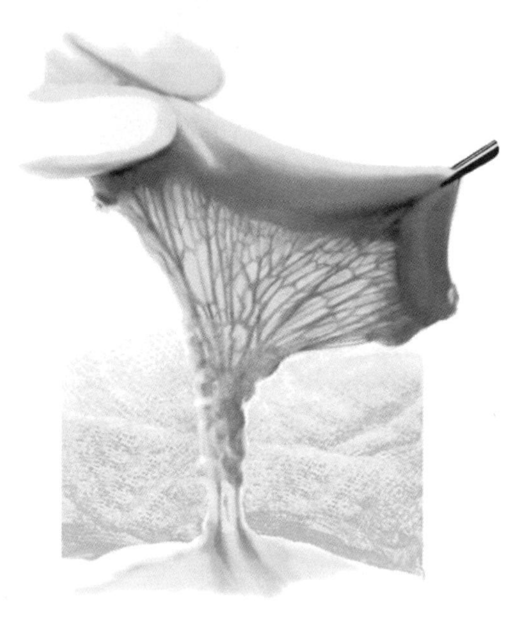

◘ **图 9.3**

手术步骤四　血管吻合

静脉和动脉吻合。首先吻合静脉，推荐在移植物侧使用由较小附属分支汇合而成的较粗大的肠系膜静脉，而在另一侧使用颈内静脉。颈内静脉的切口应至少为3～4mm。在至少4倍放大视野下进行吻合，最好使用显微镜。使用8-0或9-0不可吸收单股缝线进行连续缝合，在完成吻合前用肝素化生理盐水冲洗吻合口。

除非手术出现紧急情况，静脉吻合通常在动脉吻合之前进行。在下列情况出现时（如准备期间发生困难或伴有心血管参数不稳定的不可预见麻醉状况），应在静脉吻合之前进行动脉吻合，使营养丰富的血液灌注移植肠袢直到蠕动恢复。如果手术情况推延血管吻合，应将截取的移植肠袢保存在湿润的敷料中。如果需要，可以将暂时无灌注移植肠袢进行冷却以降低其代谢速率，但通常不需要使用器官保护液。

动脉吻合使用与静脉相同的血管吻合技术。吻合部位可选择甲状腺上动脉、甲状颈干或直接吻合于颈总动脉。很少使用其他颈部动脉分支，如舌动脉或面动脉。

最重要的是在将移植肠袢放置到颈部和关闭颈部伤口时，避免移植物血管扭曲和压迫，特别是静脉。

如果血管重建失败，可以获取第二个肠袢或者制作管状胃（图9.4）。

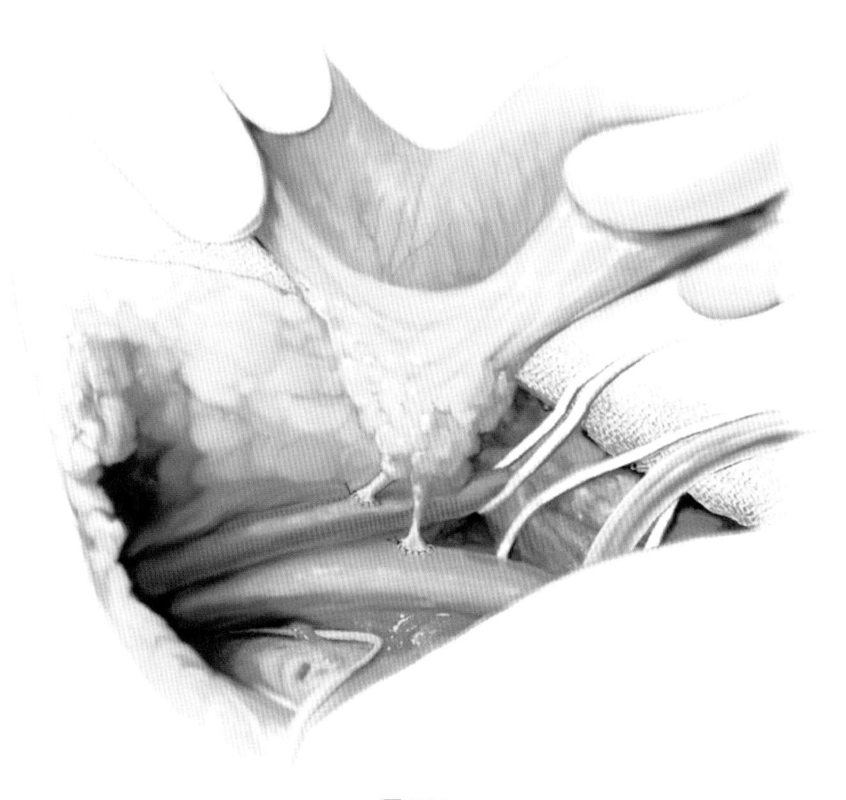

图9.4

手术步骤五 食管空肠吻合

确认血管再灌注有足够的流量。将移植肠袢修剪至合适长度之后，自下而上进行食管空肠端-端吻合或端-侧吻合，使用3-0或4-0可吸收缝线进行单层吻合。重要的是要确保缝合咽或食管的全层，而空肠的缝线只缝黏膜外诸层。根据解剖的需要（如很低位的胸腔内吻合），可采用间断缝合方式，然后将鼻胃管通过移植物放入胃中。

采取顺行蠕动的方式植入移植肠袢以利于吞咽是极为重要的，即使在最佳条件下，移植物可能需要几周才能获得正常转运的功能（图9.5）。

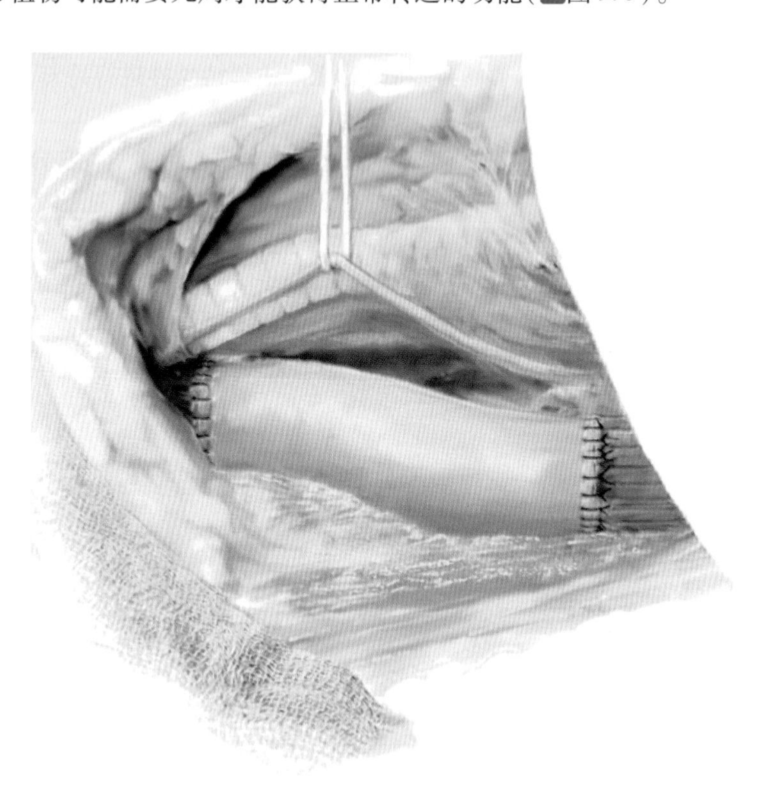

图9.5

手术步骤六 最后操作

从双侧充分引流颈部，每侧至少留置一根柔软通畅的引流管。疏松地间断缝合皮下组织和皮肤，关闭颈部切口。

为方便术后随诊，确保部分空肠移植物在临床上可被看到十分重要。可以通过以下方式实现：缝合时留置几根缝线，以便被覆的组织可以游离开，或者通过调整使部分移植物不被完全覆盖，在术后复查期间作为“监视器”。可使用多普勒超声确认血流情况。作为辅助也可使用各种组织探头，测量氧分压。

术后常规处理

（1）抗凝治疗（PTT 60～70秒）。
（2）控制动脉收缩压。
（3）监测微循环状态和血流变的改善程度。
（4）每天多普勒超声检查。
（5）术后第1天每小时常规检查移植物。

术后并发症

（1）静脉血栓形成（立即再手术）；
（2）动脉血栓形成（立即再手术）；
（3）移植物坏死（切除移植物并通过咽部造口引流，或用管胃或结肠重建）；
（4）唾液漏（充分引流）；
（5）淋巴漏；
（6）喉返神经损伤；
（7）食管狭窄（通过内镜扩张）（后期并发症）；
（8）吞咽功能差（后期并发症）；
（9）大出血。

专家经验

- 如果血管状态有问题，应积极再次手术。
- 使静脉短一些以避免迂曲。
- 维持稍高的中心静脉压，并进行充分的肝素化，以避免血管问题。
- 如果空肠移植物再灌注后充血，则不关闭颈部切口，但血管需用组织覆盖。
- 如果血管重建的显露变得困难，可切除一侧甲状腺。
- 有时部分胸骨切开可以使食管远端吻合更安全。
- 淋巴漏可以保守治疗；只有很少情况下需要结扎淋巴管。
- 游离胸锁乳突肌的内侧头以利于显露。
- 如以前曾接受颈内静脉切除手术，则需要解剖到锁骨下静脉。
- 早期气管切开。
- 避免颈部周围的绷带、胶带或气管切开插管固定带等外在性压迫血管束。

（章志翔　张鹏　译）

第 10 章　下段食管和胃贲门癌的左胸腹入路手术

Shoji Natsugoe, Takashi Aikou

简介

位于隆突以下水平的肿瘤，如 Barrett 癌或食管胃结合部癌，可以通过左侧开胸入路替代更常用的右侧入路联合腹部切口。淋巴结清扫的范围限于中、下纵隔。

适应证与禁忌证

适应证

（1）隆突以下食管肿瘤；

（2）食管胃结合部肿瘤。

禁忌证

参见▶第 11 章“食管次全切除术：经膈肌裂孔入路”。

（1）高危病人。

术前检查和准备

参见第 11 章“食管次全切除术：经膈肌裂孔入路”。

手术步骤

入路

（1）病人侧卧位，左侧胸部 45°抬高。

（2）再进行胸部/腹部手术时旋转手术床。

手术步骤一

开胸

切口由上腹部开始向第六或七肋间延伸，可以通过旋转手术台来实现纵隔或腹部的良好显露。切除 1cm 肋软骨后，打开左侧胸腔。开胸前需排除远处转移和腹膜转移（图 10.1）。

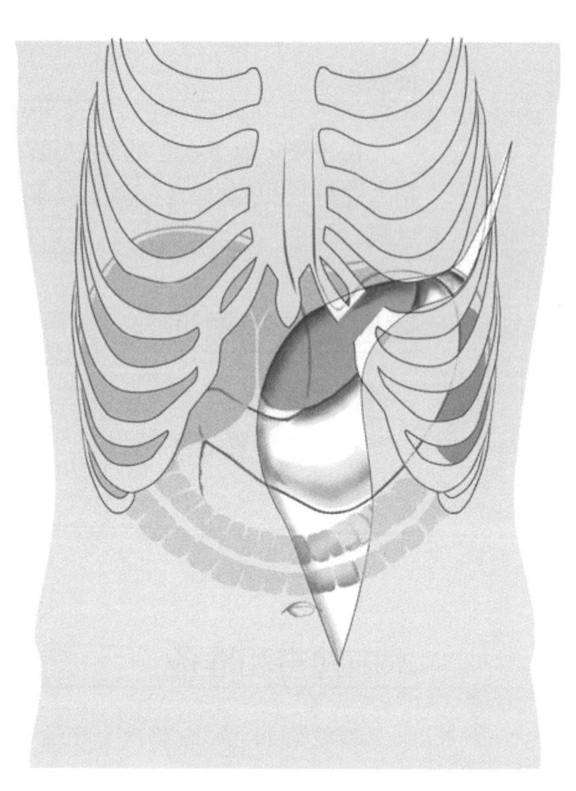

图 10.1

手术步骤二

切开膈肌和游离结肠

通过在膈肌外侧弧形切口将结肠脾曲牵拉至胸腔，进行主动脉旁淋巴结清扫。然后沿着左侧结肠旁沟至乙状结肠系膜根部向下游离降结肠。于腹膜后将胰腺和脾与左肾分离开，辨认左肾静脉(◘图 10.2)。

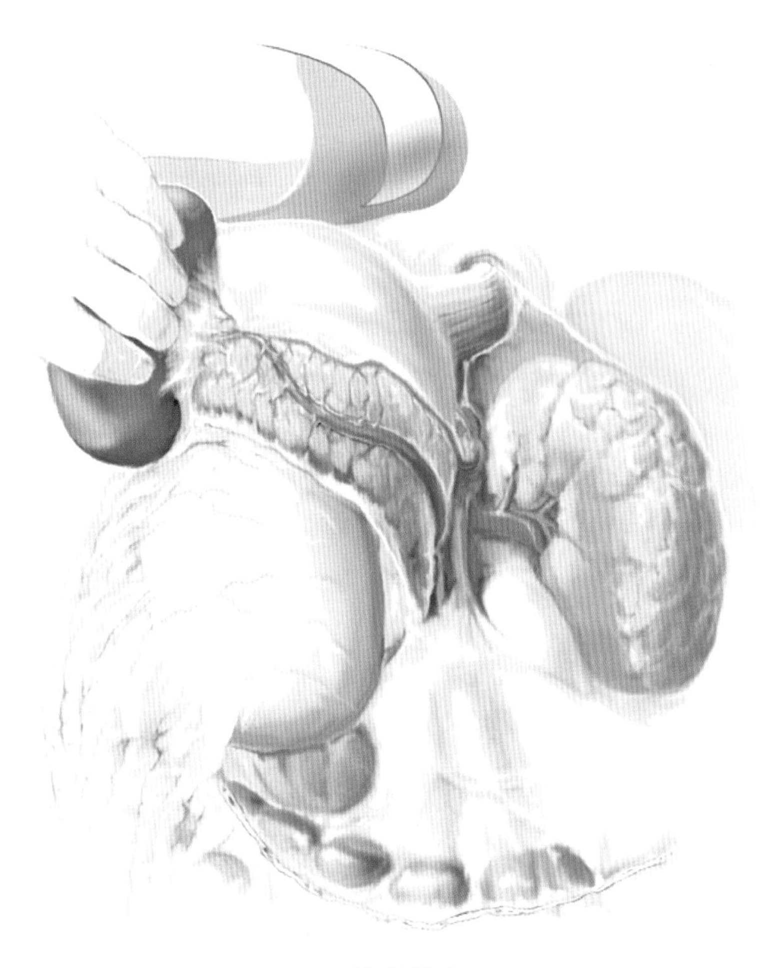

◘ 图 10.2

手术步骤三

主动脉旁淋巴结清扫

清扫左侧区域的主动脉旁淋巴结，然后行扩大的 Kocher 操作清扫右侧区域的主动脉旁淋巴结（■图 10.3）。

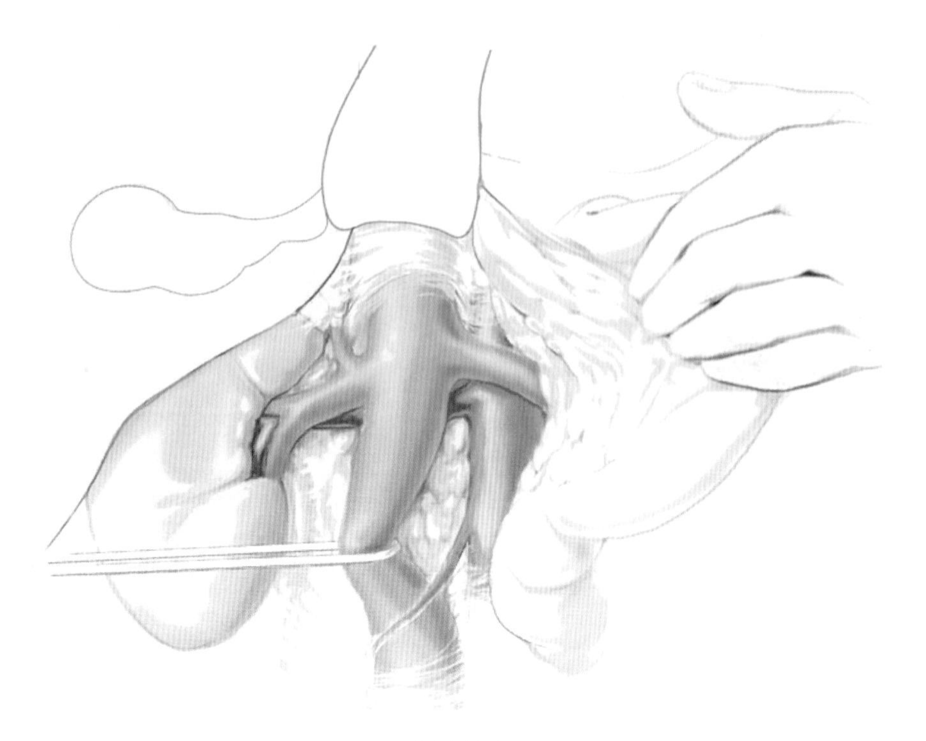

■ 图 10.3

手术步骤四

上腹部淋巴结清扫

清扫肝十二指肠韧带和肝总动脉旁、胃左动脉和腹腔干周围的淋巴结（■图 10.4）。

游离胃并横断十二指肠（参见“全胃切除与常规淋巴结清扫术”一章）。

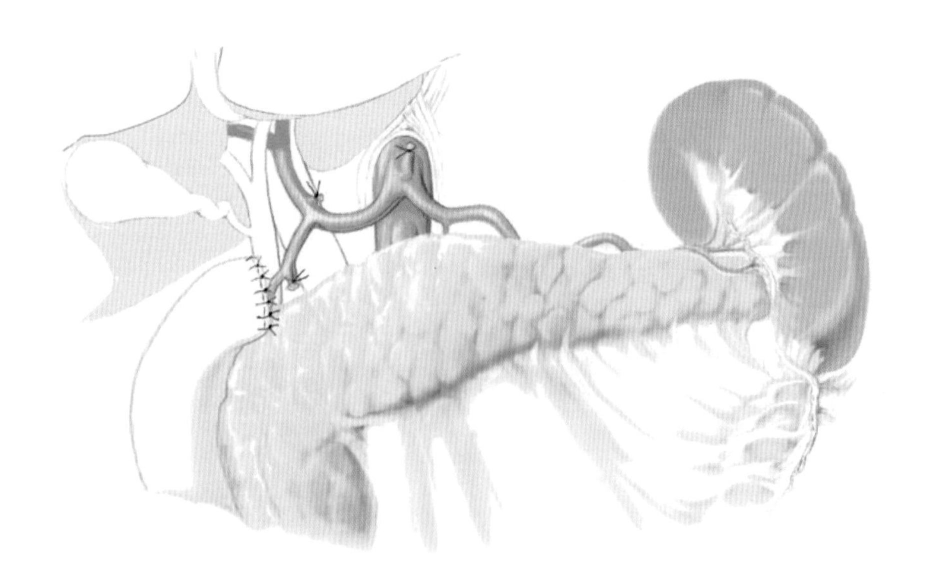

■ 图 10.4

手术步骤五

下纵隔淋巴结清扫

在左侧胸腔内,离断下肺韧带,打开纵隔胸膜。切开覆盖胸下段食管的胸膜,清扫疏松结缔组织和胸下段食管旁、膈上、后纵隔及膈裂孔内的淋巴结(■图10.5)。

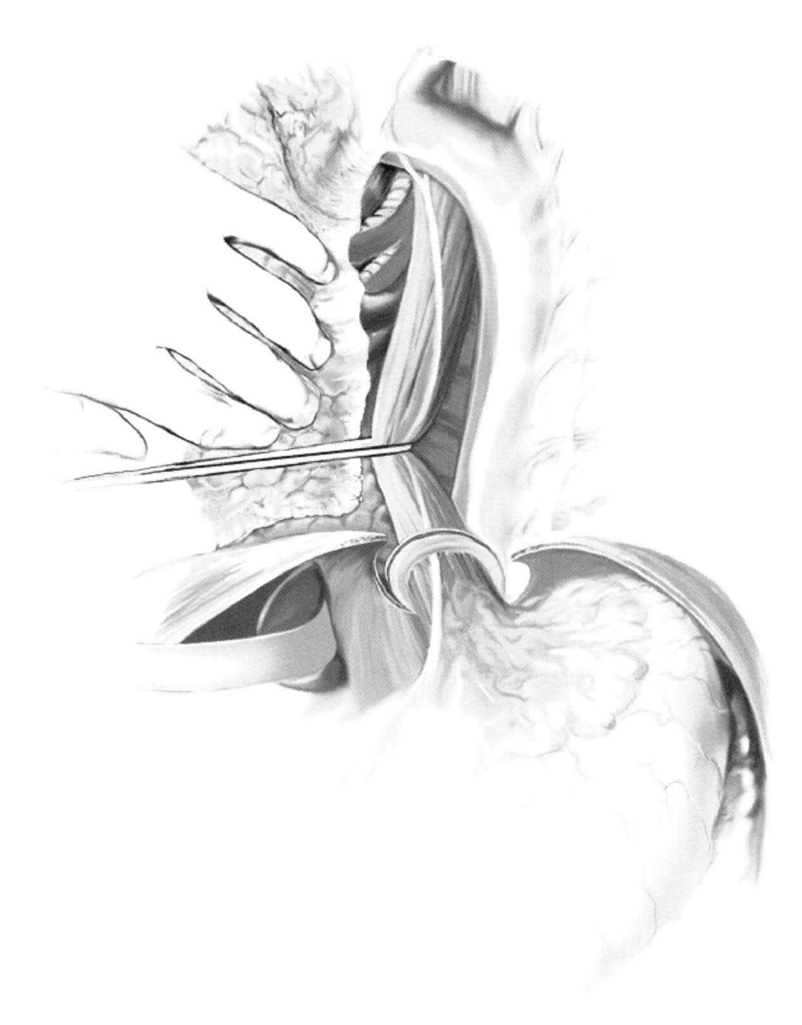

■ 图 10.5

手术步骤六

重建

根据肿瘤位置和范围有多种重建方法。通过 Roux 上举肠臂末端置入 EEA 吻合器(参见第 13 章,图 13.5)或手工缝合的端侧吻合术进行 Roux-Y 重建,如图所示,是一种可供选择的食管空肠吻合方法(◘图 10.6)。

参见第 11 章"食管次全切除术:经膈肌裂孔入路"术后常规检查和并发症。

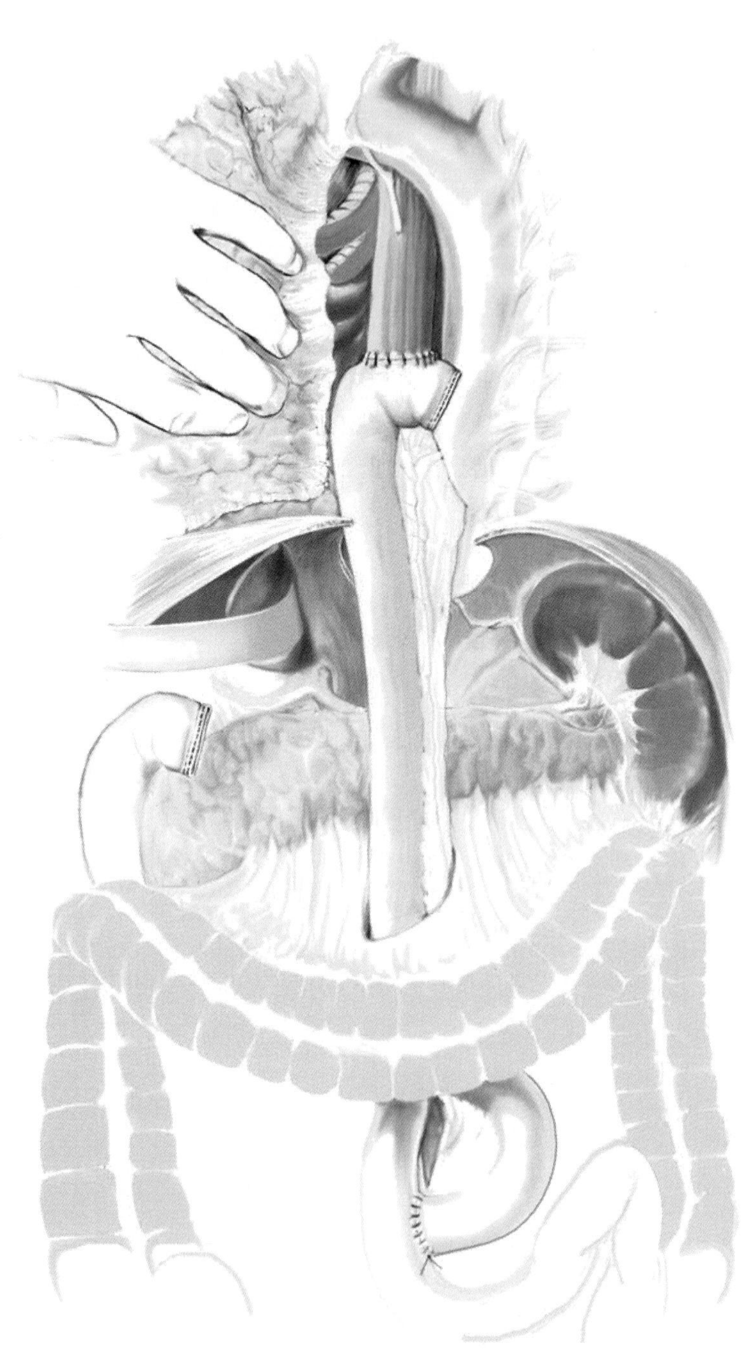

◘ 图 10.6

专家经验

- ◆ Roux上举肠臂扭曲：这是罕见但十分危险的并发症，由于Roux上举肠臂过长致摄入食物通过相对梗阻，造成排空困难引起的临床症状，需要手术干预以缩短Roux上举肠臂。
- ◆ 如果气管受到损伤，直接缝合后用心包加固。

（章志翔　张鹏　译）

第 11 章　食管次全切除术:经膈肌裂孔入路

Matthias Reeh, Emre F. Yekebas, Jakob R. Izbicki

简介

与经胸入路相比,经裂孔入路的手术创伤明显减小。但是,至少对于中部和上部纵隔淋巴结清扫是不彻底的。这也是为什么一些外科医生即使对远端食管癌赞成经胸入路的原因,经膈肌裂孔入路的食管次全切除术只适用于良性疾病和远端食管癌。

适应证与禁忌证

适应证

(1) 远端食管腺癌(>T1 期);
(2) 上皮内鳞状细胞肿瘤;
(3) 高危病人;
(4) 由于腐蚀(化学烧伤)引起的广泛缩窄(狭窄),对探条扩张和其他扩张术等非手术治疗无效;
(5) 广泛的消化性缩窄(狭窄);
(6) 巨食管在手术修复贲门痉挛/贲门失弛缓症后出现复发并伴有消化性缩窄,扩张治疗失败;
(7) 广泛的食管良性肿瘤(罕见情况,通常可以局部切除);
(8) 食管破裂或医源性穿孔伴纵隔炎(一期修复不可行)。

禁忌证

(1) 活动性胃十二指肠溃疡;
(2) 癌肿侵犯主动脉;
(3) 远处转移;
(4) Ⅱ型食管胃结合部腺癌;
(5) 侵犯上或中纵隔解剖结构。

术前检查及准备

(1) 病史:既往胃或结肠手术史。
(2) 风险因素:酒精、尼古丁、胃食管反流病(GERD)、Barrett 食管。
(3) 临床评估:喉返神经情况,颈部淋巴结肿大。
(4) 实验室检查:CA19-9,CEA,肝功能检测,凝血功能检测。
(5) 内镜检查:食管胃十二指肠镜检查并活检-排除肿瘤侵犯胃。
(6) 结肠镜检查:如果可能采用间位结肠术式。
(7) CT 扫描(胸+腹):分期。
(8) 腹部超声:分期。
(9) 食管内镜超声检查:分期,除外主动脉受侵。
(10) 支气管镜(如果肿瘤位于食管中 1/3 段):排除支气管的癌侵犯。

（11）清洁肠道准备:(如果可能采用间位结肠)。
（12）呼吸治疗。

手术方法

入路

上腹部横切口+正中切开。也可采用正中切口。

手术步骤一

开腹并探查胃、远端食管、肝和区域淋巴结

放置自动固定拉钩系统显露上腹部区域(图 11. 1a)。

横断左三角韧带游离肝左外侧叶,为防止相邻结构损伤,在肝左叶下可放置一个纱布垫(图 11. 1b)。

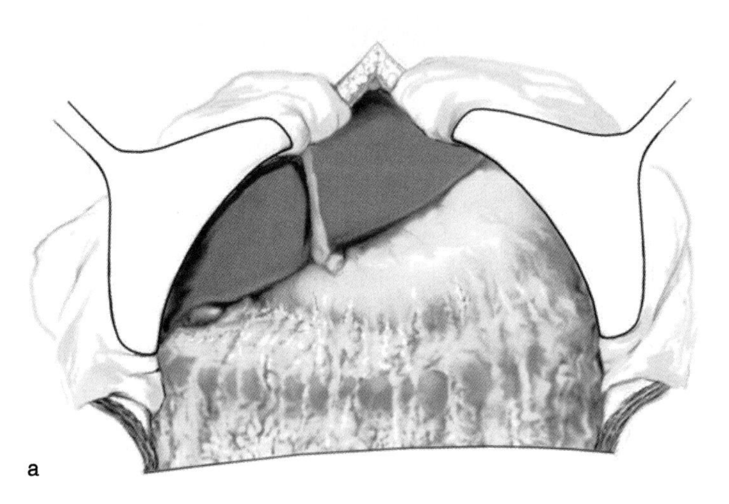
a

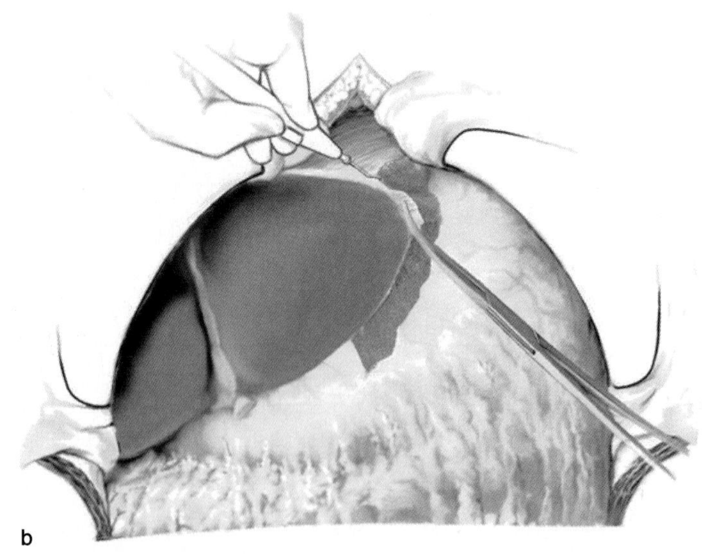
b

图 11. 1

手术步骤二

准备和游离胃并清扫上腹部淋巴结和主动脉旁淋巴组织

在胃网膜右血管根部以下分离胃大弯，注意保留胃网右血管和胃网膜左、右血管之间的血管弓，向上直到脾门的水平(◘图 11. 2a)。

继续向脾游离胃大弯，在脾动脉的胃网膜左动脉起始部将其直接离断。结扎并离断胃短血管，从而完全游离胃底和胃大弯。对于食管癌，在胰腺上缘切开壁层腹膜，沿脾动脉清扫淋巴结。离断小网膜的松弛部分，肝胃韧带(肝食管韧带)的近端则需从膈肌(◘图 11. 2b)上分离。具有较大直径的副肝左动脉应保留，在这种情况下，胃左动脉会起源于副肝左动脉或替代肝左动脉根部以远的部位。

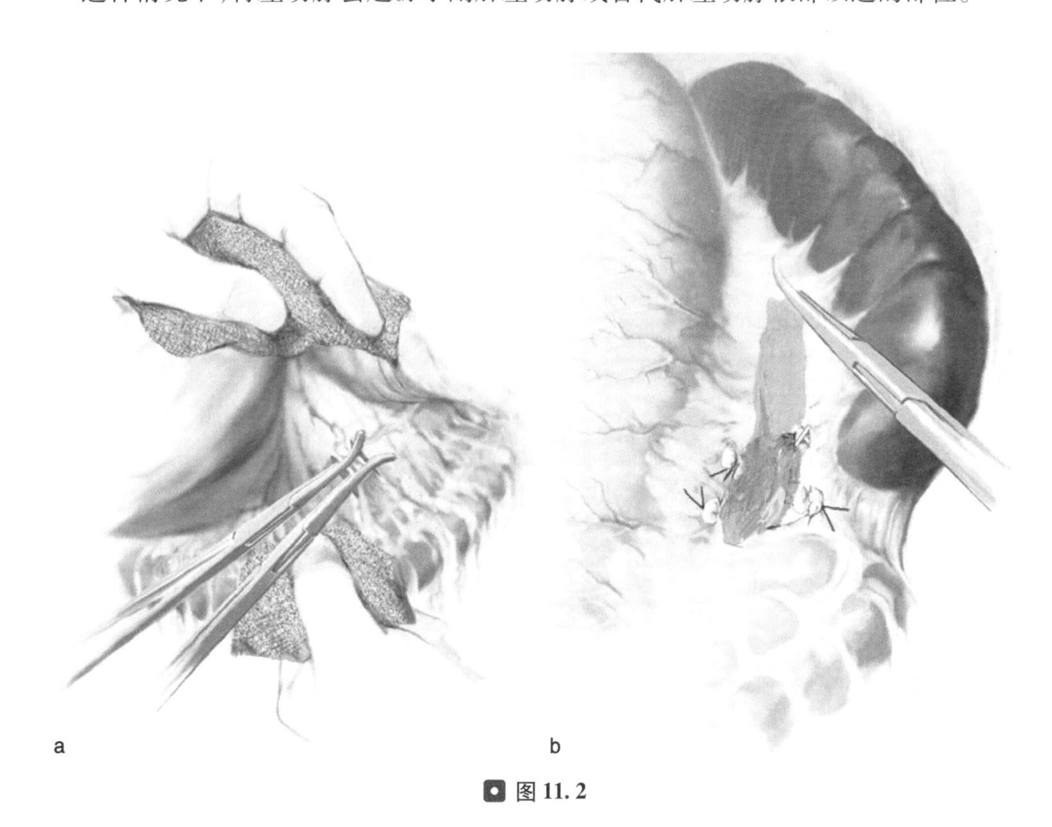

◘ 图 11. 2

准备和游离胃并清扫包括主动脉旁淋巴组织在内的上腹部淋巴结。

清扫肝十二指肠韧带的淋巴结，清扫肝动脉周围的所有淋巴组织并向上延至腹腔干、门静脉以及包绕胆总管的淋巴组织。在幽门下方靠近胃右动脉起始部结扎、切断胃右动脉(◘图 11. 3a、b)。

横断胃左动脉，清扫沿胃左动脉、脾动脉、肝总动脉、腹腔干和主动脉旁的所有淋巴结(◘图 11. 3c)。

在良性疾病中，进行食管的钝性解剖而不清扫淋巴结。可以在幽门下方结扎胃右动脉。

制备的管型胃的血液供给主要由胃网膜右动脉提供。

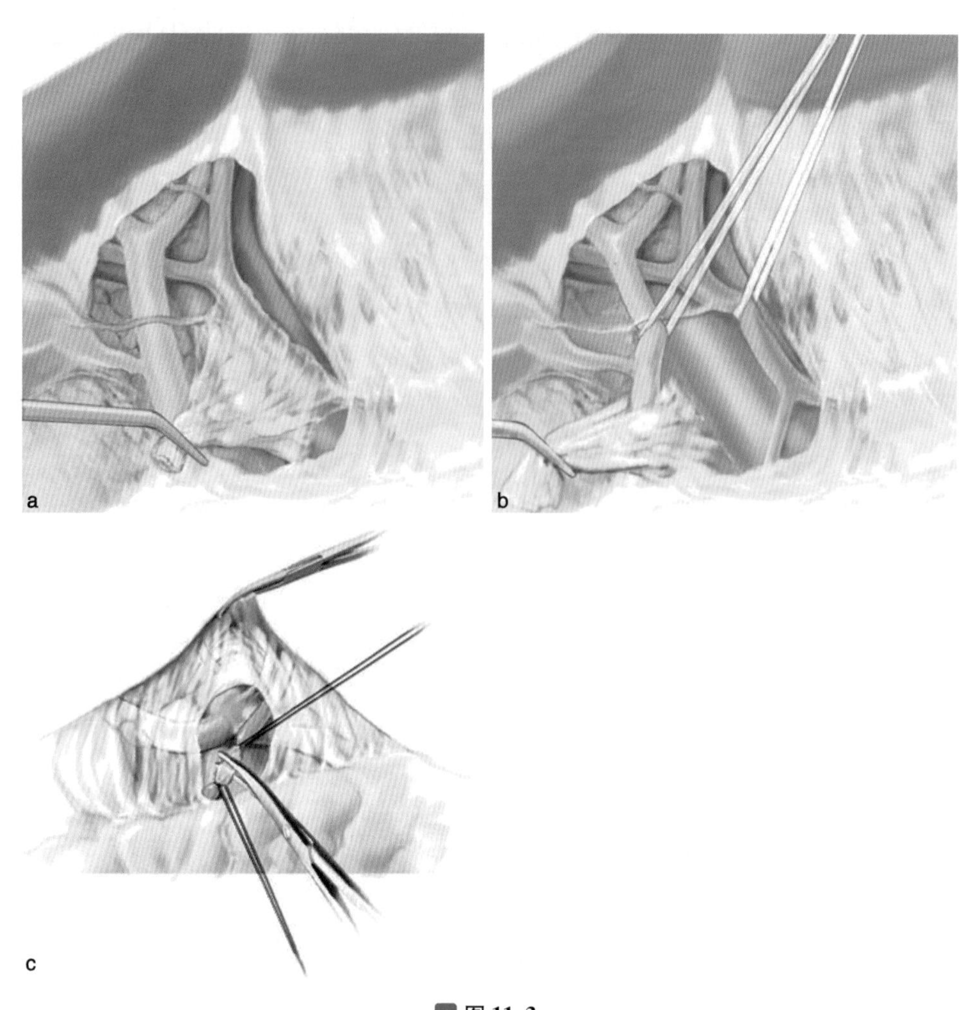

◘ 图 11.3

手术步骤三

游离腹段食管并打开食管裂孔

继续沿着腹腔干清扫淋巴结至主动脉旁区域，将淋巴组织移向胃小弯侧，并随后与肿瘤整块切除。

为了更好地显露，以电刀将膈肌脚切开，并结扎膈肌残端。以示指钝性游离食道，此操作必须小心分开食管、膈肌脚和腹主动脉之间的结缔组织纤维（◘图 11.4）。

游离腹段食管，并用胶管向尾侧端牵拉。

游离腹段食管打开食管裂孔。

结扎并横断左膈下静脉，随后在结扎线之间于腹侧切开裂孔（◘图 11.5a）。

置入拉钩，清扫贲门后淋巴组织，离断整块标本（◘图 11.5b）。

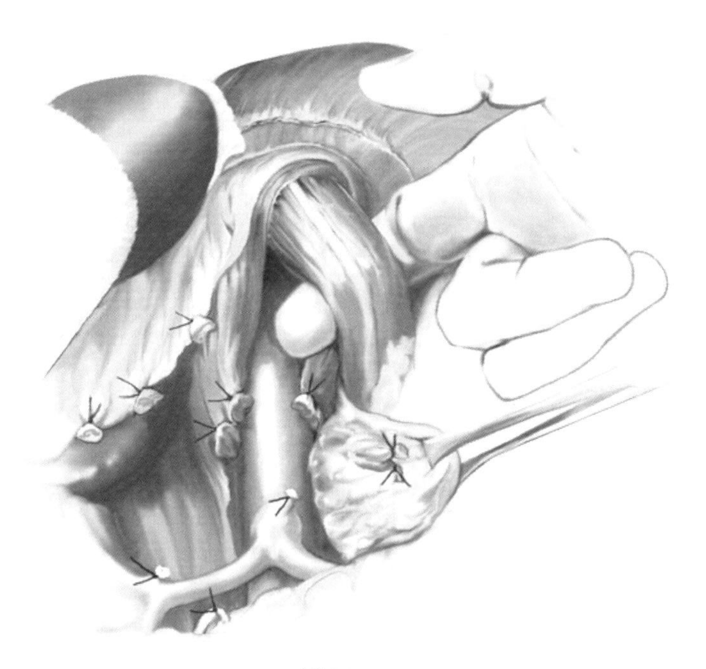

图 11.4

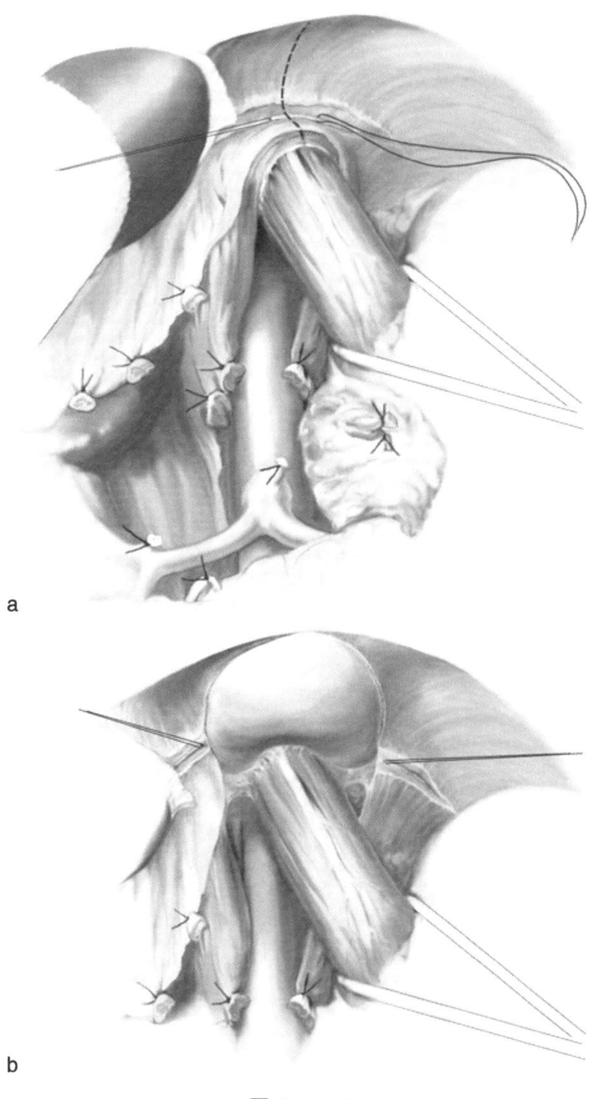

图 11.5

手术步骤四

经裂孔分离远端后纵隔食管，清扫主动脉旁淋巴结：游离远端食管

通过剥离食管前表面与心包，游离远端食管，如肿瘤侵犯心包可以一并整块切除。在前方继续向上锐性游离到气管分叉，完成钝性向头侧游离，直至前方可以触及气管和头臂干。在肿瘤广泛的局部侵犯的情况下，气管、奇静脉、肺血管或主动脉可能会发生严重损伤(◘图 11.6)。

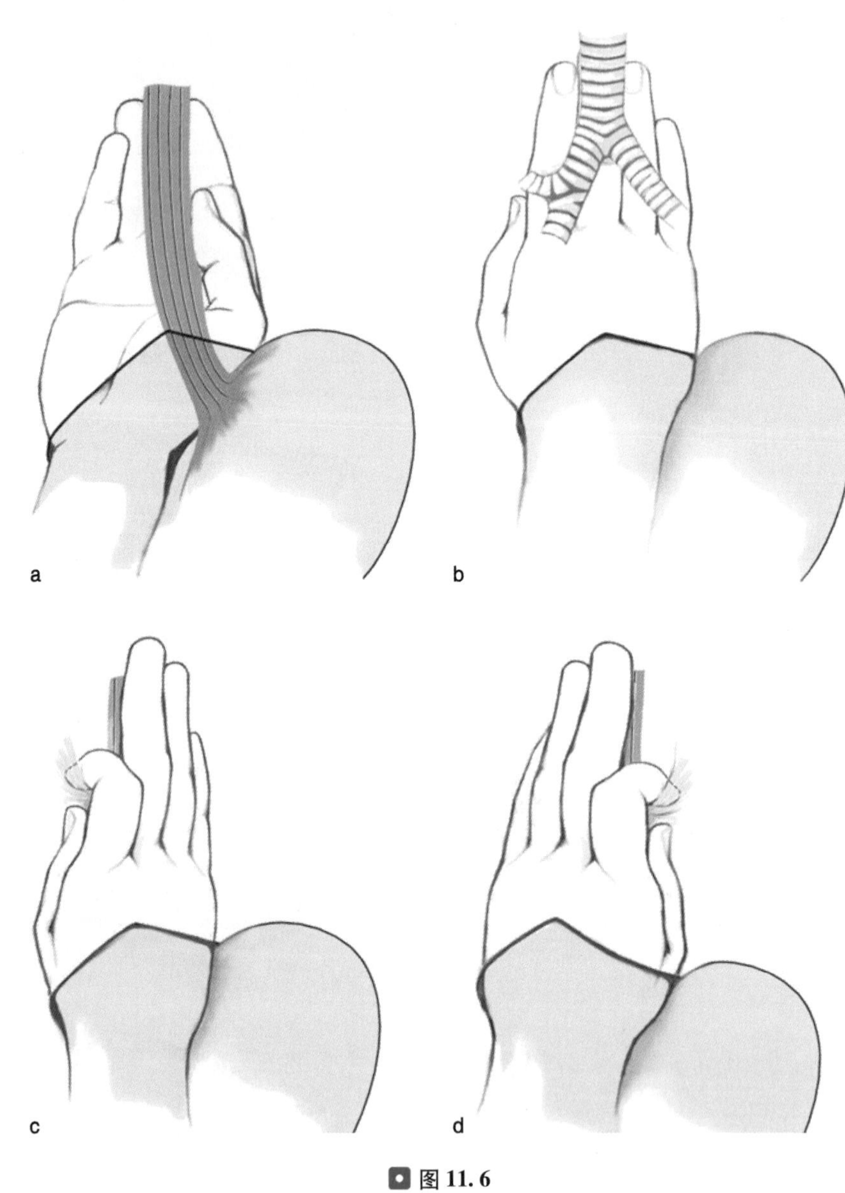

◘ 图 11.6

完成前、后方游离后，食管被牵拉向尾侧。在钳夹后（也可使用钛夹）将包含迷走神经分支的韧带样所谓侧方“食管韧带”、肺韧带和主动脉食管支锐性切断，从而避免出血、乳糜胸或乳糜腹（◘图 11.7）。

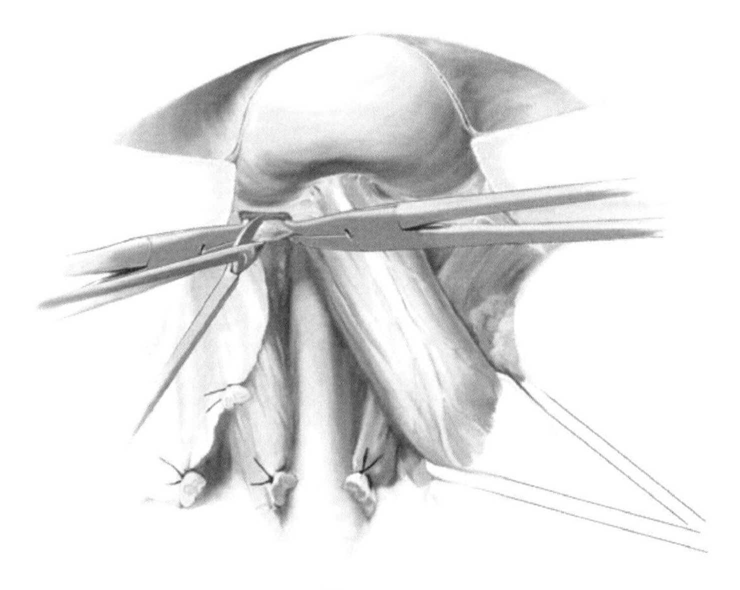

◘ 图 11.7

手术步骤五

胸腔内中段食管游离，进行后方淋巴结清扫

切开壁层胸膜，如果肿瘤侵犯胸膜或肺，如果需要可扩大膈肌切口之后进行附着组织的整块切除（◘图 11.8a）。

通过分离侧韧带进一步向上解剖至气管分叉，该步骤包括后纵隔和气管分叉后方的淋巴结清扫（◘图 11.8b、c）。

为了钝性解剖接近气管分叉的食管，应向下牵拉侧韧带，并随后结扎。

如果可能，向上钝性解剖至上胸部（◘图 11.8d）。

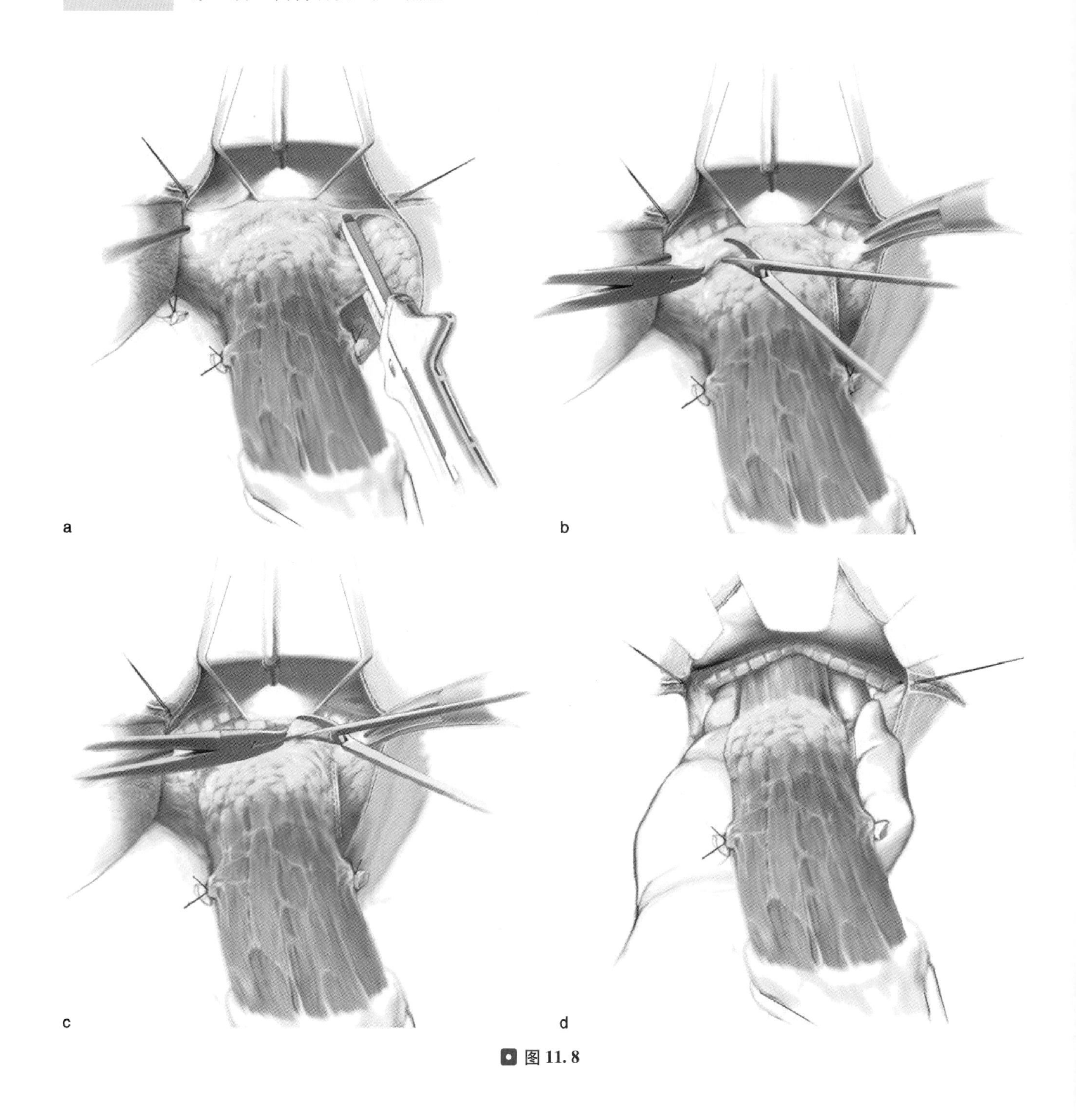

图 11.8

手术步骤六

制备管型胃

使用线性切割缝合器,从胃底开始切除小弯侧。

管型胃的制作应沿着胃大弯的弧度,通过纵向延展胃体以避免管胃的缩短(◘图 11.9a)。

浆肌层间断缝合包埋切割缝合线。按照该步骤,管型胃腔的直径应为 2.5 ~ 3cm(◘图 11.9b)。

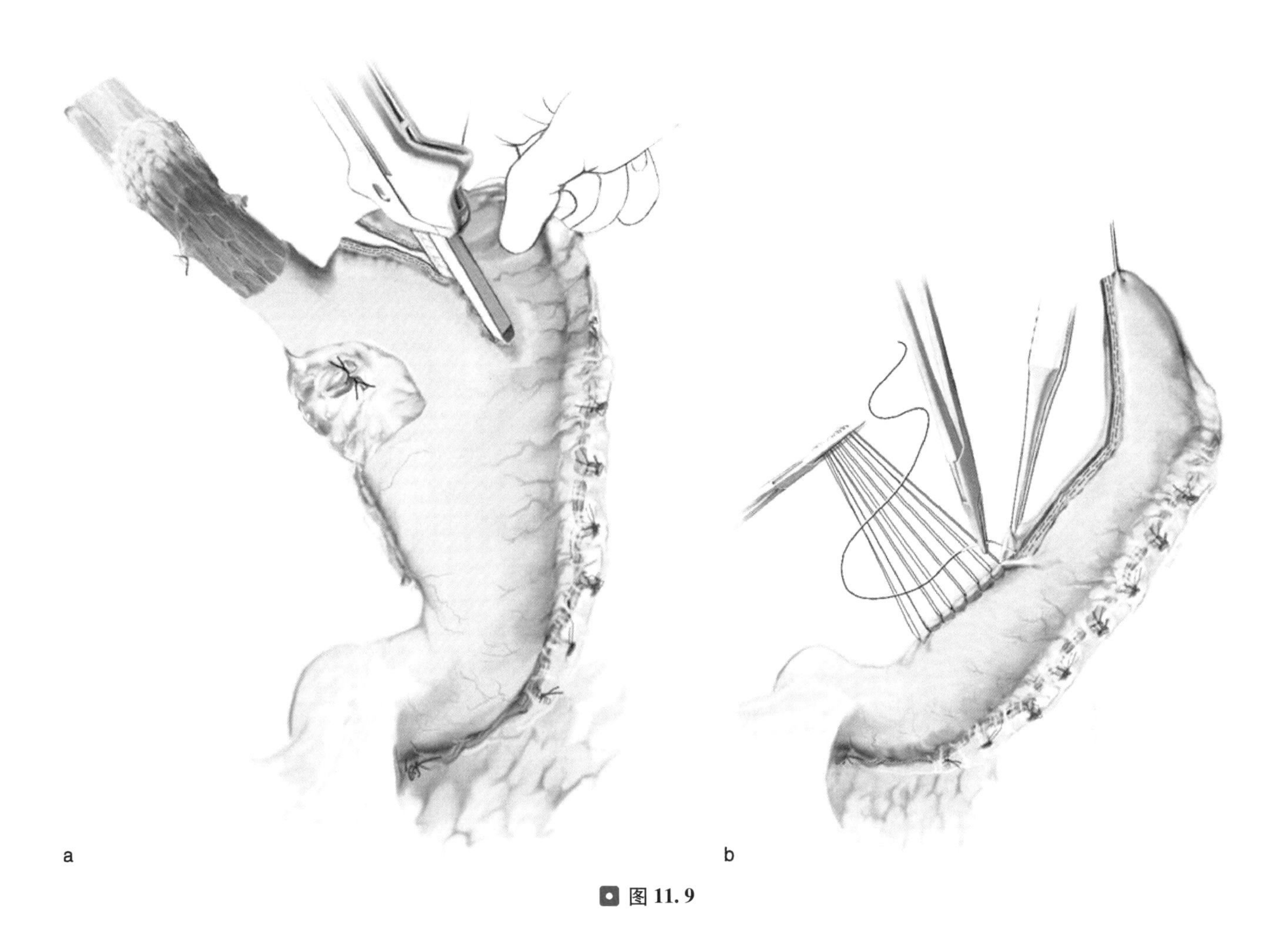

◘ 图 11.9

手术步骤七

游离和解剖颈段食管;切除食管

为了更好地显露,将病人的头部转向右侧。沿胸锁乳突肌的前缘做皮肤切口。分离颈阔肌,向侧方牵拉胸锁乳突肌,在颈部肌群和胸锁乳突肌之间进行钝性分离。牵拉带状肌肉内侧缘,锐性分离肩胛舌骨肌以显露甲状腺外缘、颈静脉和颈动脉(◘图 11.10a、b)。

使用有弯的手术器械分离食管。通过用手指或剥离器钝性游离完成颈段食管和上胸段食管的游离(◘图 11.10c、d)。撤出鼻胃管,使用闭合器(◘图 11.10e)或剪刀(◘图 11.10c)横行离断食管。将食管推向腹腔之前,应在食管对口侧残端上固定结实的缝线或牵引带,以便于随后将管胃提至颈部。

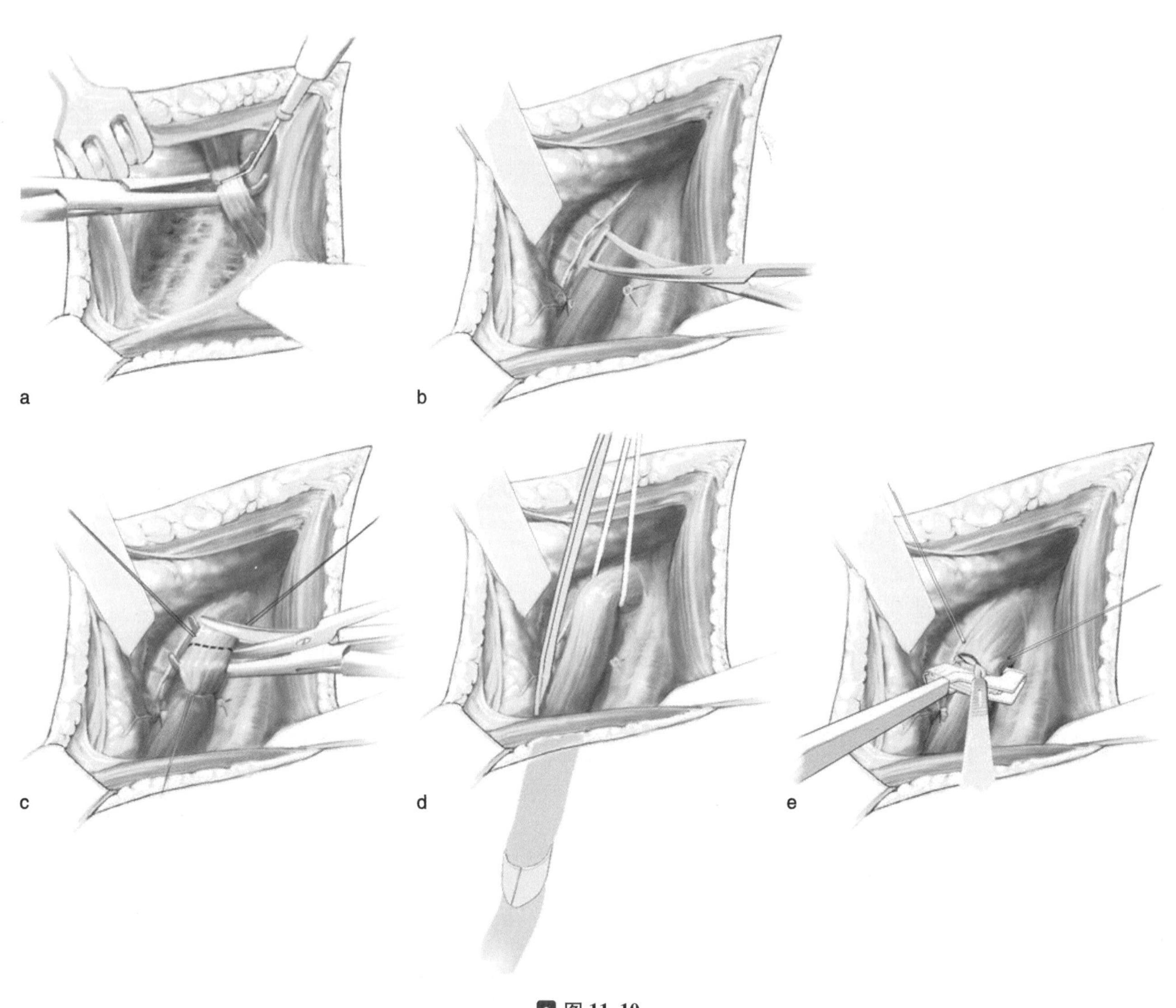

◘图 11.10

手术步骤八

重建

上提管胃,极少数情况下需要游离十二指肠(Kocher 操作)以延长管胃长度。

可选的放置部位:

食管床(◘图 11. 11a)

胸骨后(◘图 11. 11b)

胸骨前(◘图 11. 11c)

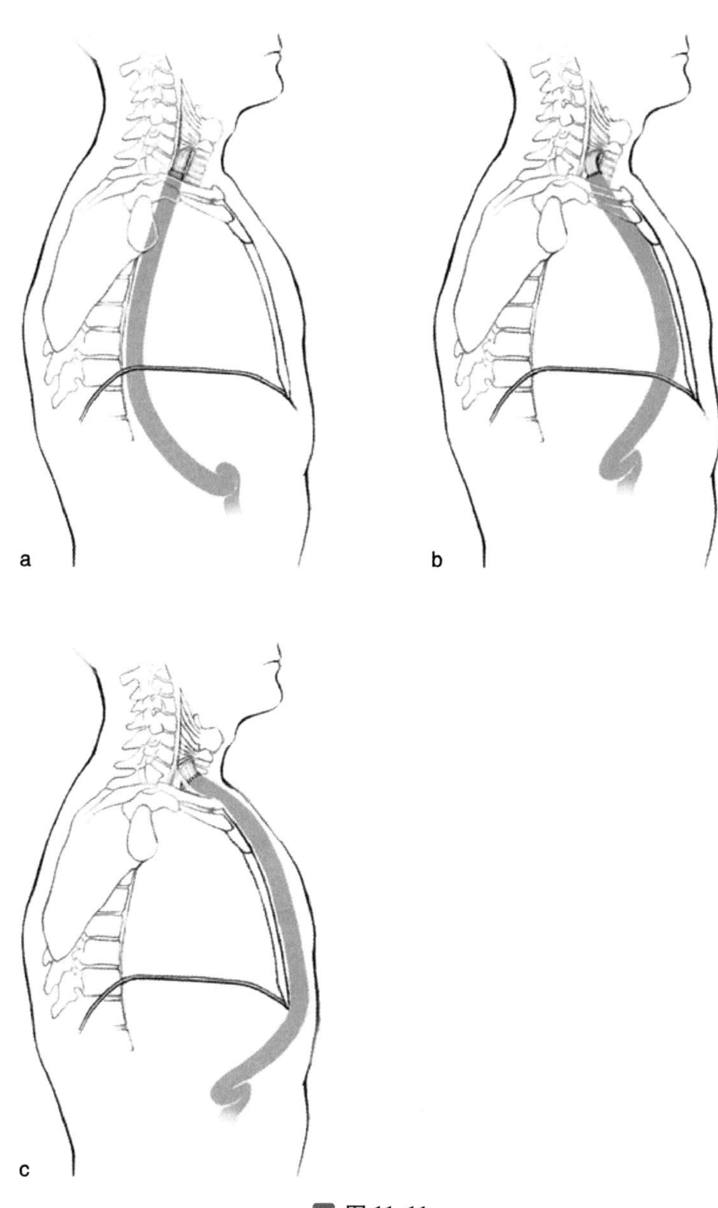

◘ 图 11. 11

手术步骤九

颈部吻合

行管胃和食管残端的双层吻合。后壁第一层浆肌层采用间断缝合方式(◻图 11.12a),切开食管和管胃的盲端部分(◻图 11.12b),第二层内翻可采用连续缝合(◻图 11.12c)。然后将三腔肠内营养管通过吻合口插入并放置于第一空肠袢中以用于术后肠内营养(◻图 11.12d)。

前壁缝合可采用间断或连续缝合完成,前壁的第二层浆肌层缝合可采用 U 形缝合方式完成。这样可以保证将吻合口包埋到管型胃中(◻图 11.12e、f)。

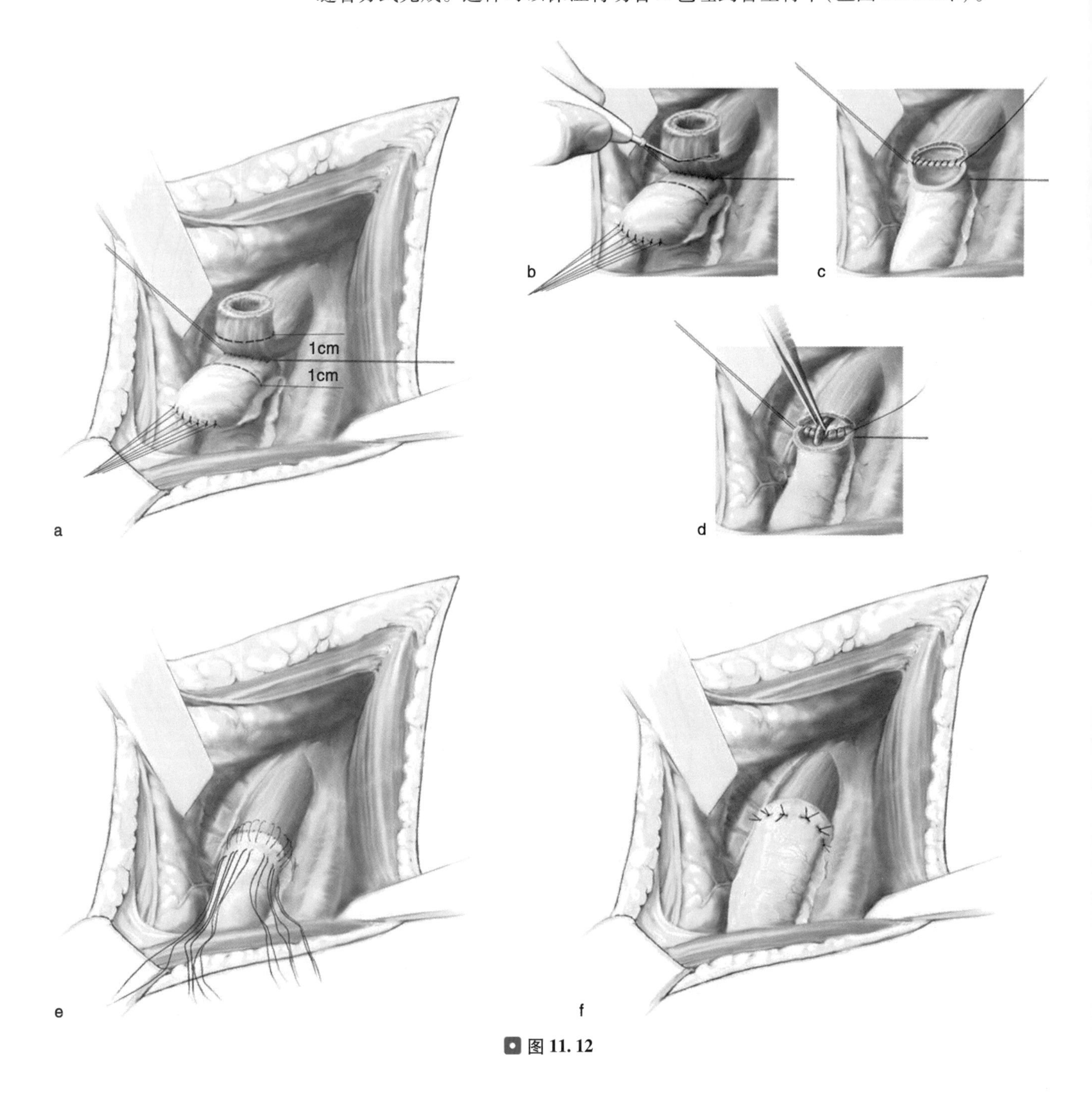

◻ 图 11.12

手术步骤十

最后的操作

将软引流管放置于吻合口背侧,随后关闭皮肤。将两根软引流管经腹腔通过食管裂孔放入纵隔,以确保纵隔的引流(■图 11.13)。

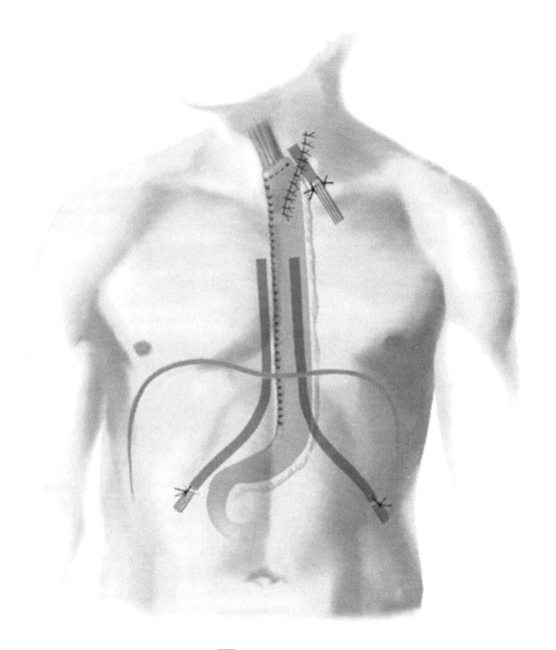

■ 图 11.13

术后常规检查

(1) 重症监护病房的术后监测。
(2) “放宽”术后内镜检查的指征。
(3) 每日检查引流情况以发现吻合口漏的证据。

术中并发症

(1) 纵隔脏层胸膜损伤;
(2) 主动脉食管支或主动脉出血;
(3) 奇静脉或下腔静脉出血;
(4) 胸导管或气管损伤;
(5) 后方的肋间动脉或 Adamkiewicz 动脉损伤(arteria radicularis magna)。

术后并发症

(1) 胸腔积液和肺炎;
(2) 吻合口瘘;
(3) 管胃坏死;
(4) 喉返神经损伤(单侧或双侧);
(5) 纵隔炎;
(6) 乳糜瘘;

(7) 食管吻合口瘢痕形成伴狭窄(远期)。

专家经验

- 一方面,游离十二指肠可以便于营养管的放置。另一方面,其可能缩短管胃长度以获得吻合区域更好的血供。
- 较大的膈肌切口可提供良好的后纵隔显露,减少了钝性游离纵隔的风险。

(章志翔 张鹏 译)

第12章　食管次全切除术:胸腹联合入路

Michael F. Nentwich, Asad Kutup

该术式目的是为切除食管肿瘤同时能够进行充分的淋巴结清扫,包括上腹部D2淋巴结及全部纵隔淋巴结(淋巴结两野清扫)。食管重建通过管状胃完成。

适应证与禁忌证

适应证

(1) 胸段食管癌(cT1sm-cT3);

(2) 无法经膈肌裂孔切除的良性食管狭窄(如有气管粘连)。

禁忌证

(1) 参见▶第11章"食管次全切除术:经膈肌裂孔入路"部分。

(2) 高危病人。

术前检查及准备

参见▶第11章"食管次全切除术:经膈肌裂孔入路"部分。

手术步骤

手术入路

(1) 胸部手术时病人取左侧卧位。

(2) 经第五肋间行前外侧切口。

(3) 再摆体位时将病人置于仰卧位(参见▶第11章"食管次全切除术:经膈肌裂孔入路"部分)。

(4) 腹部手术部分采取上腹部正中切口(参见▶第11章"食管次全切除术:经膈肌裂孔入路"部分)。

此外,还可采取另一种无需术中变换体位的方法。

将病人置于真空手术床上,并按如下方法摆放至右胸腹体位:

(1) 肩部旋转约45°至半左侧卧位,臀部保持轻度左旋,同时抬高右上肢显露腋窝。

(2) 通过旋转手术床来显露胸部或腹部手术区域。

腹部手术操作部分参见▶第11章"食管次全切除术:经膈肌裂孔入路"部分。

手术步骤一

开胸并沿切口依次切开进入胸腔

经第五肋间开胸后(◘图 12. 1a),放置两个肋骨拉钩并牵开肋间。行左肺单肺通气。沿食管周正常的解剖结构切开纵隔胸膜以保证食管完整切除。自下肺韧带起始,绕肺门后方肺组织并沿右侧支气管切开纵隔胸膜。沿右主支气管自上腔静脉旁间隙切开胸膜至胸廓入口处。然后向足侧沿奇静脉及脊柱右侧间隙切开纵隔胸膜至膈肌。术中注意识别并保护右侧膈神经非常重要(◘图 12. 1b)。

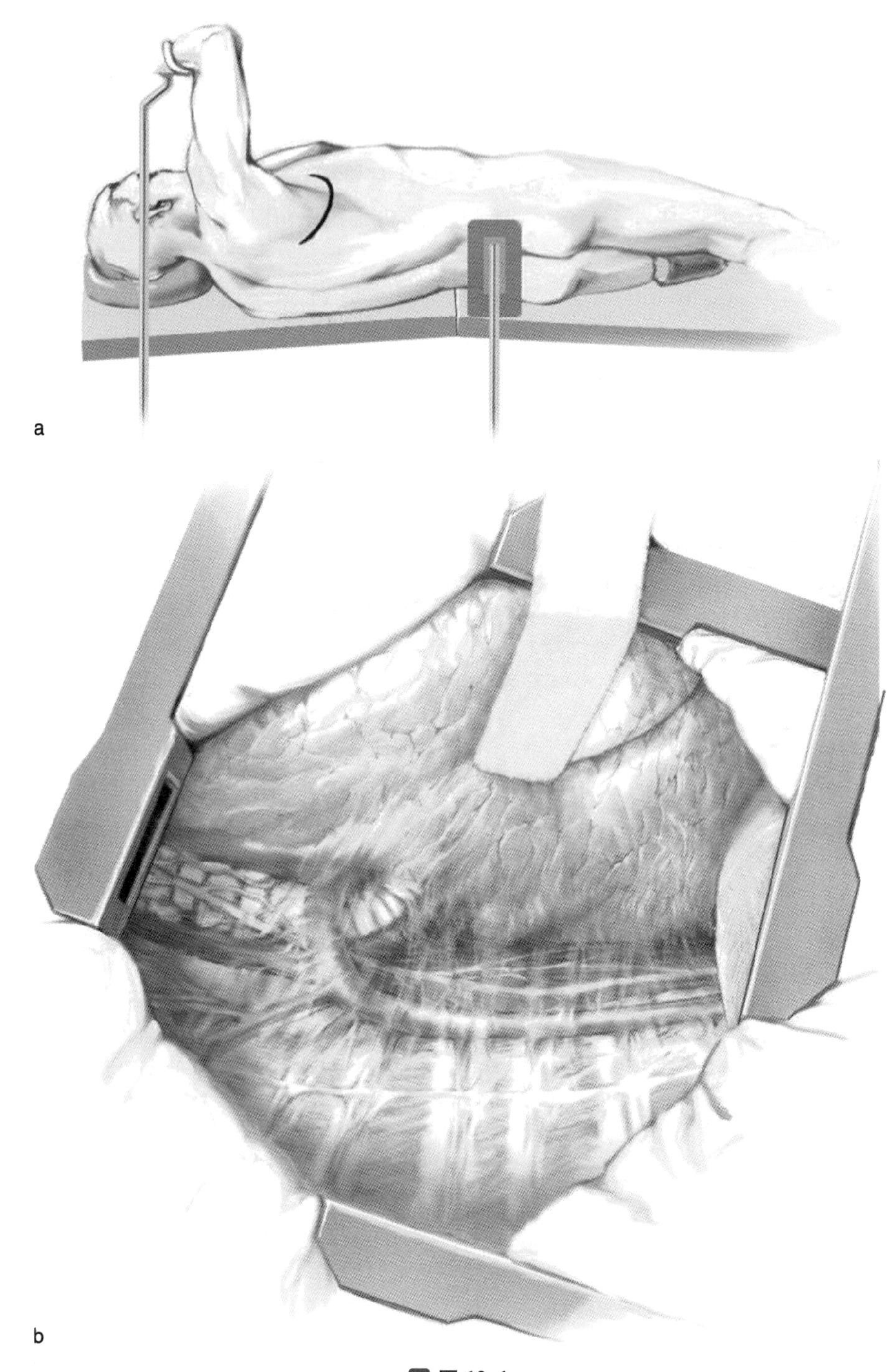

◘ 图 12. 1

手术步骤二

游离下肺韧带

将肺组织推向头侧及外侧以更好地显露下肺韧带(◘图 12. 2)。食管旁所有淋巴组织应向食管游离以便最后整块切除。警惕不要损伤右侧下肺静脉。

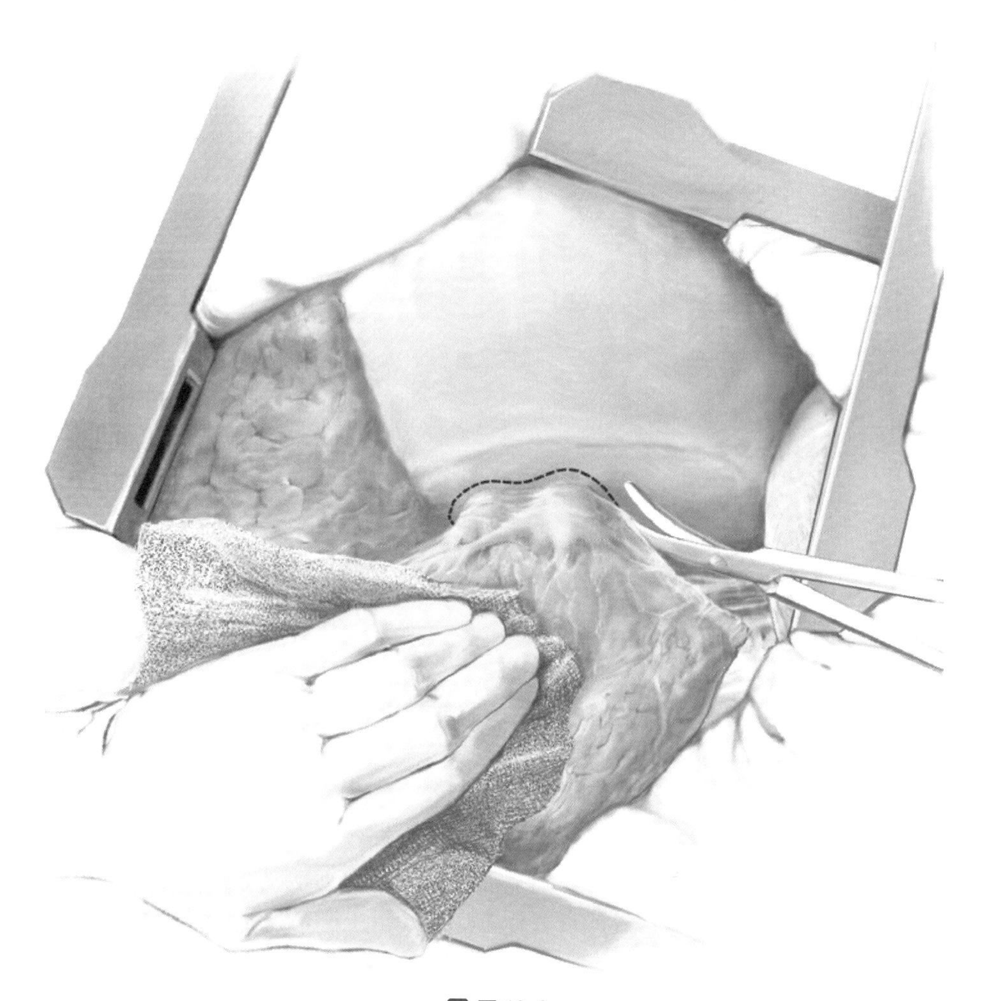

◘ 图 12. 2

手术步骤三

结扎奇静脉

解剖奇静脉及上腔静脉，清扫奇静脉与前干间淋巴结。缝扎奇静脉近心端并结扎远心端（图 12.3）。或者可用 EndoGIA 切断奇静脉。

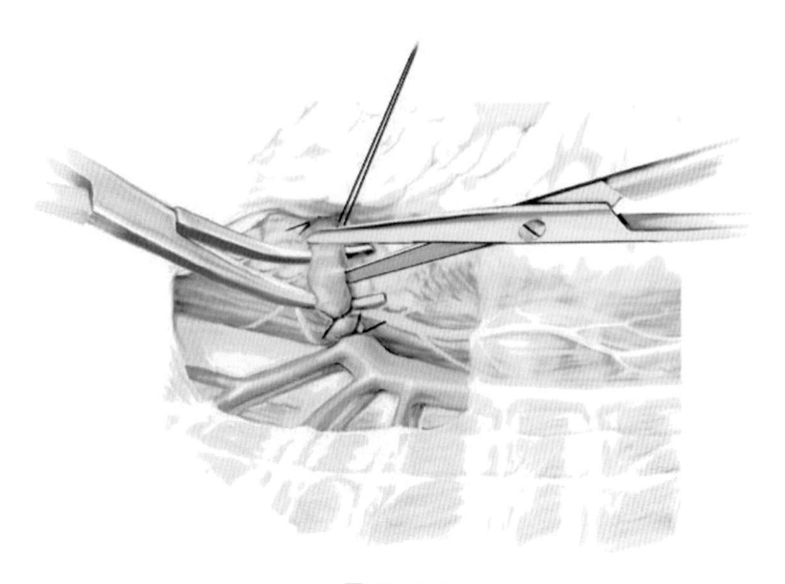

图 12.3

手术步骤四

彻底完整清扫淋巴结

（1）淋巴结清扫范围自上腔静脉起向上至双侧无名静脉及锁骨下静脉交汇处。沿着右侧迷走神经解剖头臂动脉干及右锁骨下动脉，以此辨别右侧喉返神经。在喉返神经起始部远端横断迷走神经，并将切断的远端迷走神经推向拟切除的食管标本。之后沿上腔静脉后方行系统的淋巴结清扫（图 12.4）。

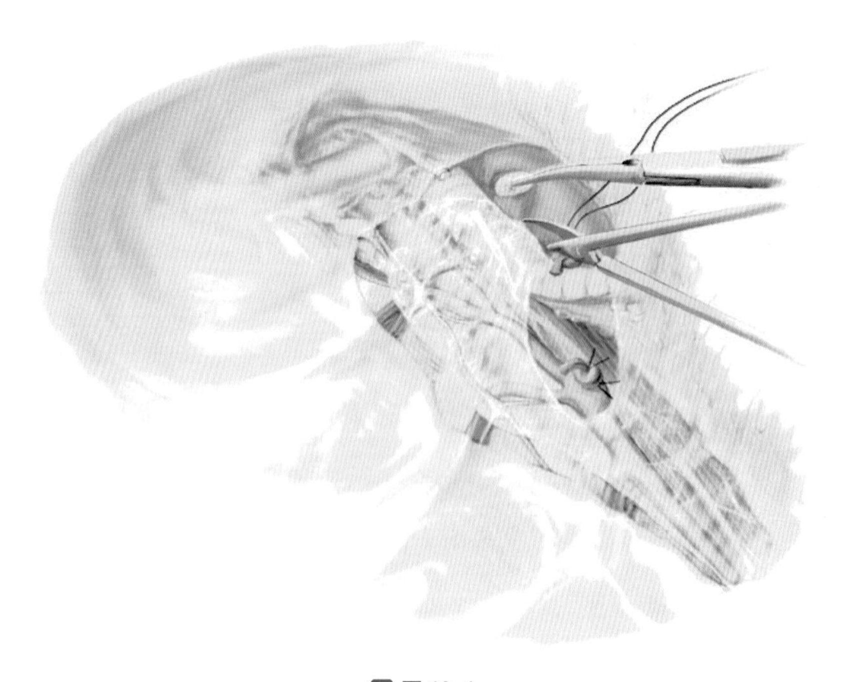

图 12.4

(2) 接下来,将气管及右主支气管旁的淋巴组织彻底游离。将气管周的脂肪和淋巴组织彻底切除(■图 12. 5a)。

(3) 之后清扫气管后的淋巴结。在清扫上述淋巴结时注意避免损伤气管膜部(■图 12. 5b)。

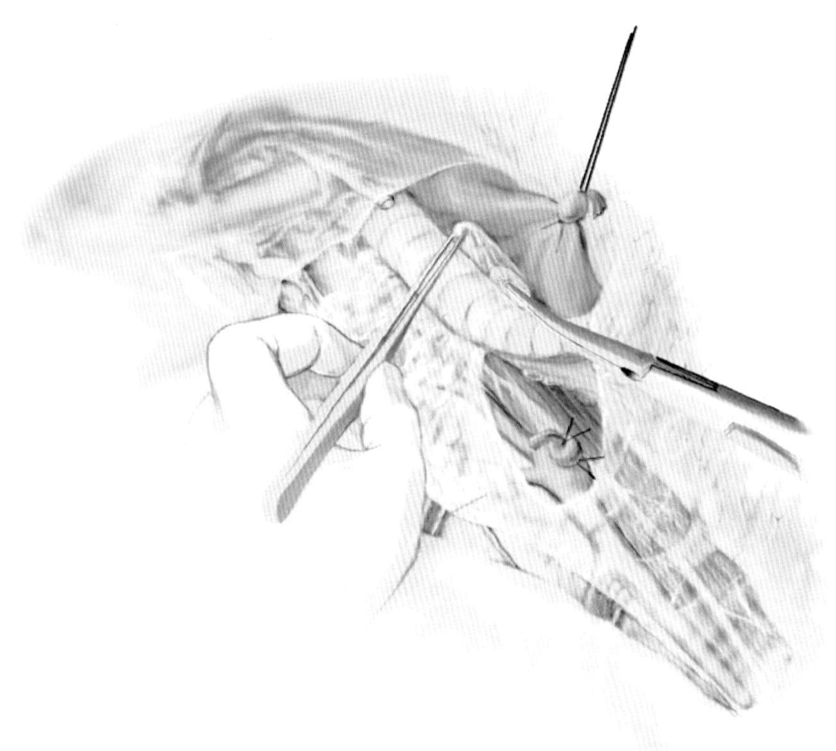

a

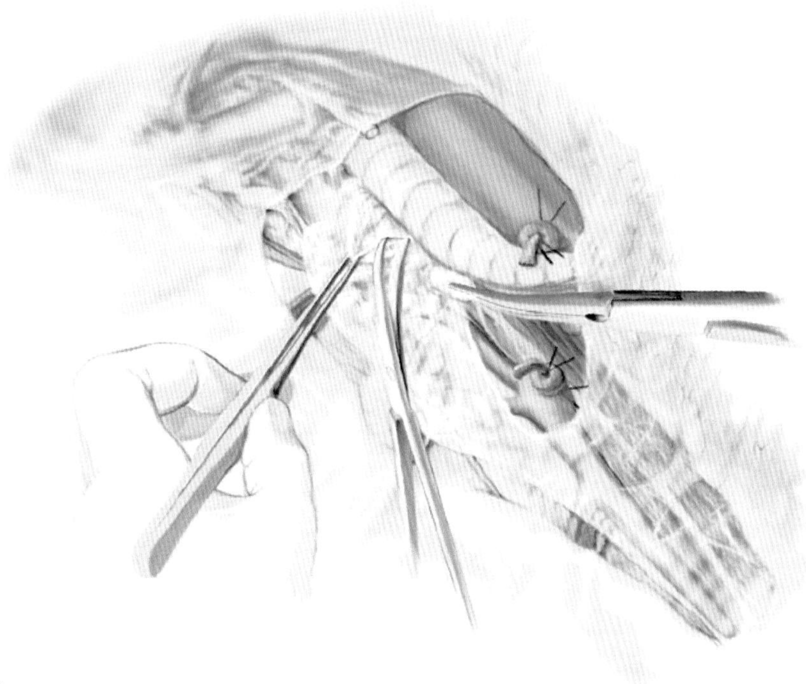

b

■ 图 12. 5

（4）继续清扫上段食管旁淋巴结（◘图 12. 6a）。

（5）游离结扎所有汇入奇静脉的肋间静脉。在解剖左主支气管后清扫隆突下淋巴结（◘图 12. 6b）。

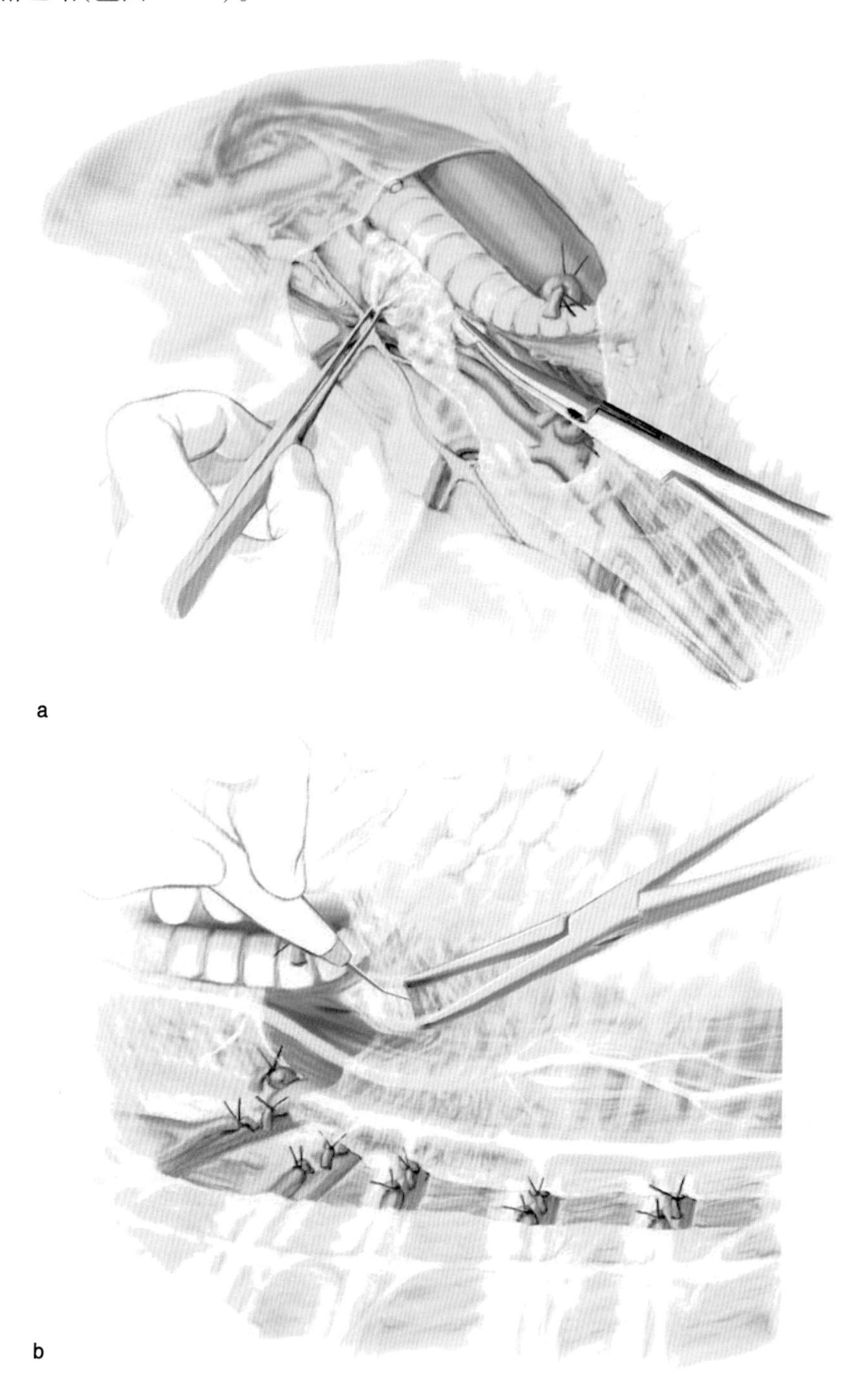

◘ 图 12. 6

（6）清扫主动脉旁淋巴结。仔细解剖胸主动脉食管分支,并将各分支缝扎（图 12.7）。

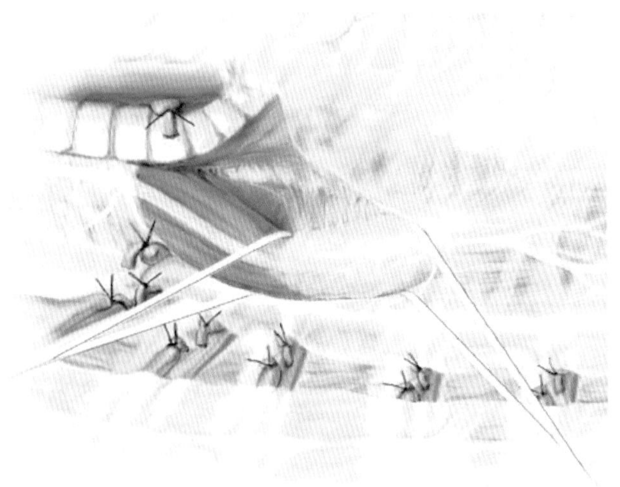

a

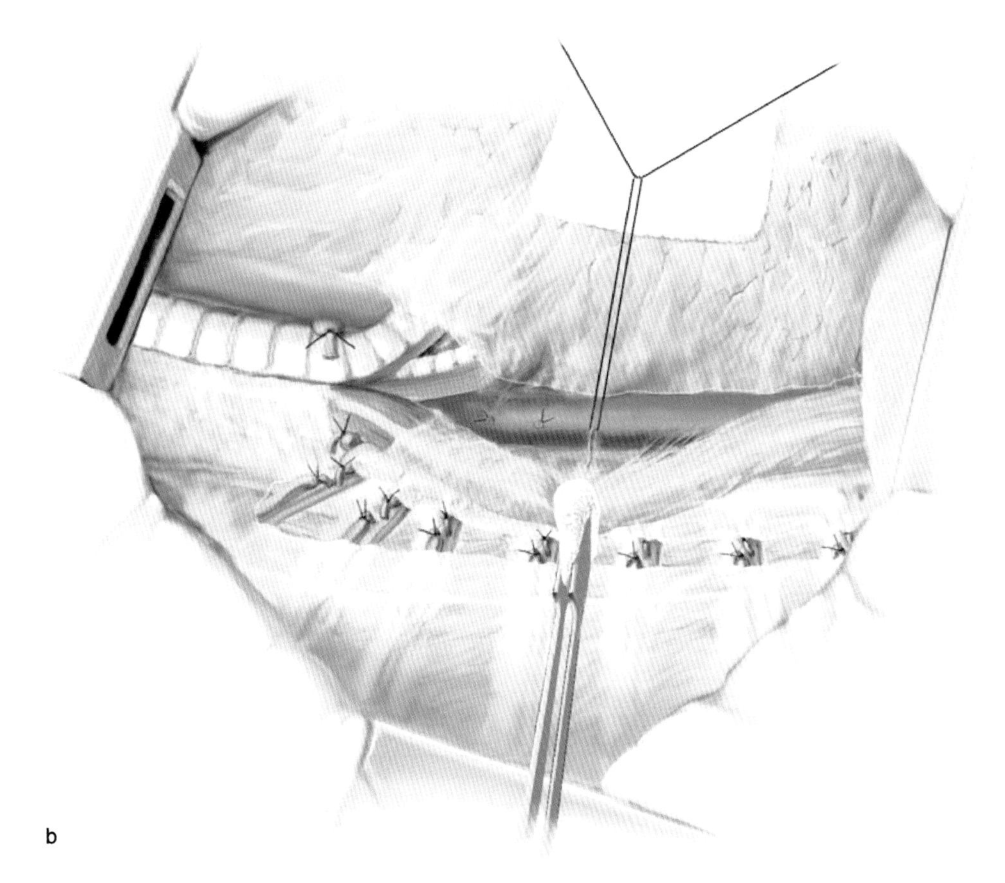

b

图 12.7

（7）辨别并仔细解剖胸导管后，在膈肌上隆突水平双重结扎胸导管（◘图 12.8）。

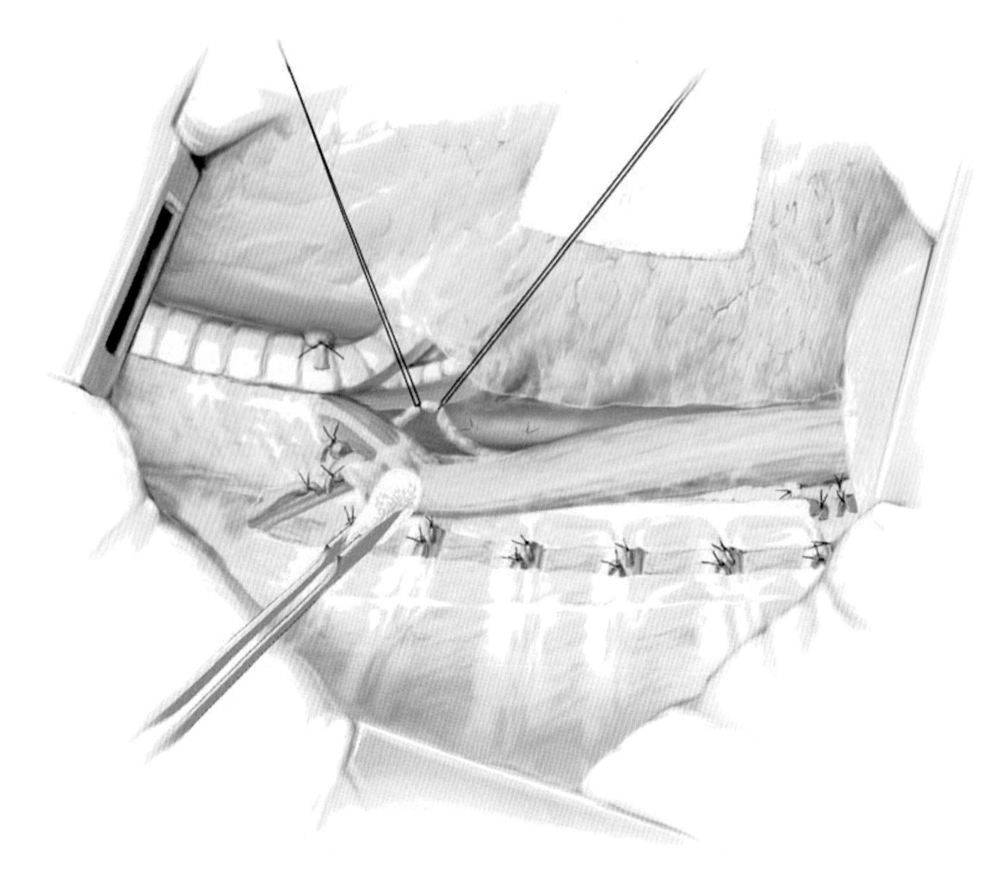

◘ 图 12.8

（8）在切除左侧主动脉旁、心包后以及自中下叶支气管至食管裂孔的淋巴结后，纵隔淋巴结清扫完成。

（9）完成食管游离后，右侧胸腔放置胸管。

（10）颈部手术操作参见▶第 11 章“食管次全切除术：经膈肌裂孔入路”部分。

（11）对于中段及下段食管癌，可以进行胸腔内吻合。

高位胸腔内吻合

对于位于气管分叉水平以下的胸腔内食管肿瘤，高位胸腔内吻合与颈部吻合相比，肿瘤的治疗效果相近。这种术式的优点是手术时间较短，但发生吻合口漏时会导致纵隔炎。

手术步骤五

高位胸腔内吻合

（1）利用 45 荷包钳在胸廓入口以下 5cm 水平横断食管。或者在切断食管后行连续荷包缝合（2-0 单丝线）。

（2）采用钝性手术钳扩张食管断端。将圆形吻合器（最好为 28mm 或尽可能更大）钉砧放入食管断端后，将荷包线打结以固定钉砧。

（3）将管状胃通过食管裂孔拉至胸腔内，切除管状胃尖。通常管状胃会长于所需长度。将圆形吻合器置入管状胃内，并将吻合器的穿刺导向针从拟行吻合区域的胃壁穿出，保证无张力（图 12.9a）。

（4）对合、连接吻合器枪身和钉砧，击发并完成吻合（图 12.9b）。

（5）检查吻合环是否完整并对可疑切缘送术中冰冻病理以保证阴性。移出圆形吻合器并使用直线闭合器切除闭合管状胃突出部位。放置鼻饲管通过吻合口送至第一空肠袢以便于减压及术后肠内营养。右侧胸腔放置引流管。

（6）此外，此方法可应用于胃食管切除术后结肠代食管的吻合（图 12.9c，d）。

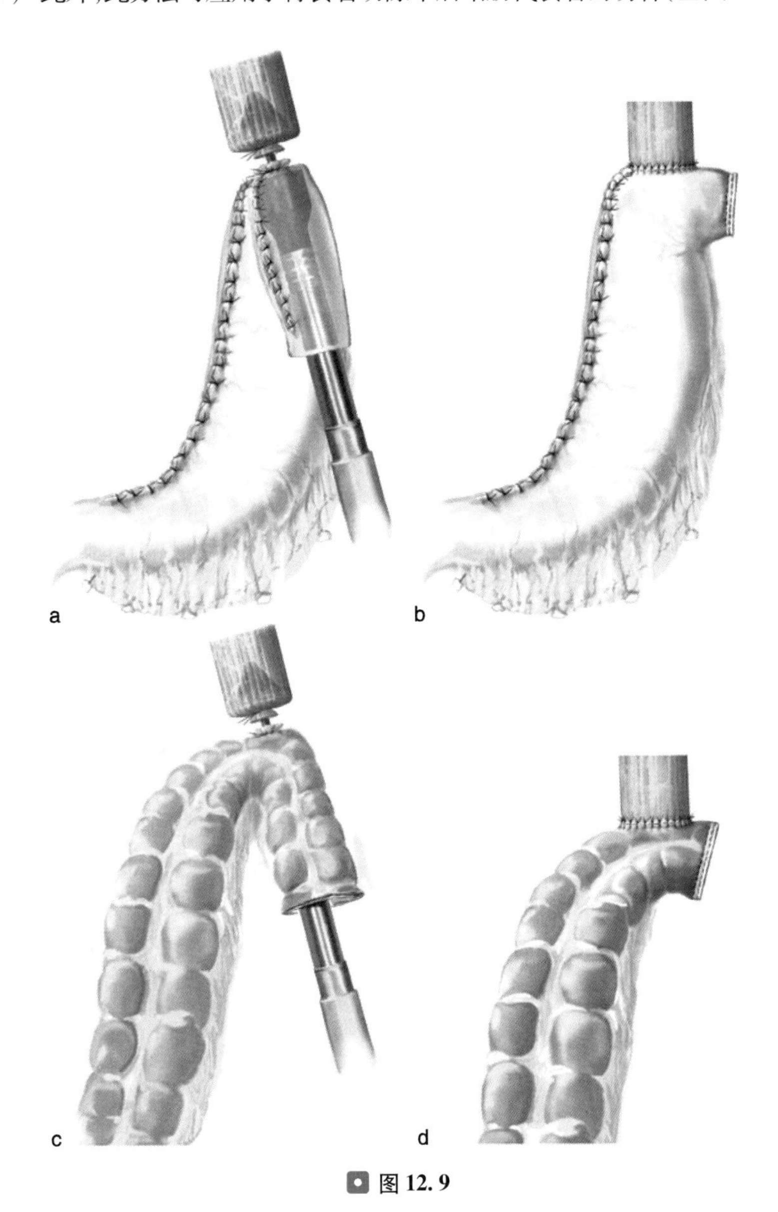

图 12.9

标准术后管理

详见▶第 11 章“食管次全切除术:经膈肌裂孔入路”部分。

术后并发症

详见▶第 11 章“食管次全切除术:经膈肌裂孔入路”部分。

专家经验

- 若气管损伤可直接缝合或加用心包片进行修补。
- 若胃网膜弓血管损伤则需行结肠代食管。
- 游离十二指肠可延长管状胃(Kocher 手法)的长度。利用此方法可使吻合口更加靠近胃网膜血管蒂,由此增加的血供能够减少吻合口漏的发生。
- 与颈部胃食管吻合不同,所有怀疑胸内吻合口漏的患者,应行急诊内镜检查。即使没能看到明确漏口,临床症状提示吻合漏时,应放宽放置支架的指征以防严重纵隔炎的发生。
- 对于因管状胃长度不足而担心吻合口张力过大的患者,吻合器可以通过腹侧的胃壁造口置入,行胃食管端-端吻合或者行手工吻合。

鸣谢

感谢 Stefan B. Hosch 为本章节所做贡献。

（李单青　刘磊 译）

第13章 腹腔镜及传统的胃食管交界部局段切除并顺蠕动空肠间置术

Thorsten Dohrmann, Oliver Mann, Jacob R. Izbicki

胃食管交界部局段切除包括完整切除黏膜化生的食管段，下段食管括约肌，和一部分胃小弯以及胃底的重建。由于即使早期下段食管腺癌（T1b期）也可多达20%的病人出现淋巴结转移，因此清扫胃小弯侧、肝及脾动脉、腹腔干动脉、主动脉旁及下纵隔淋巴结也是非常必要的。

术前通过超声内镜分期为uT1a或b的早期肿瘤病人或下段食管重度不典型增生（Barrett食管）的病人，近端胃、贲门及下段食管的局段切除，利用带蒂的顺蠕动空肠进行间置手术，可以获得良好的（消化道）生理功能及肿瘤学结果。

由于近期技术的发展，腹腔镜手术开展得相当普遍，甚至可应用在更为复杂的手术操作中。病人在减轻术后疼痛、快速康复及缩短住院时间方面获益明显。由于在淋巴结清扫及切口吻合方面腹腔镜手术与传统开放入路手术在技术层面是相当的，因此对于早期下段食管癌或者以上提到的良性病变病人，腹腔镜胃食管交界部切除应当作为一种备选手术方式。

适应证与禁忌证

适应证

（1）下段食管重度不典型增生（Barrett食管）；
（2）下段食管腺癌（T1a和T1b期）；
（3）缓解症状（因肿瘤狭窄造成的严重吞咽困难或大出血的病人）。

禁忌证

（1）T2期或更晚期的食管癌；
（2）达隆突以上的长段Barrett食管；
（3）严重肥胖（腹腔镜手术禁忌）；
（4）既往上消化道手术史（腹腔镜手术禁忌）。

术前检查及准备

（1）食管胃镜充分活检。
（2）食管超声内镜检查。
（3）胸腹部CT。
（4）腹部超声。
（5）肺功能检查。

手术过程

由于开放手术与腹腔镜手术的步骤是相似的，故这里仅谈及二者的不同之处。

手术步骤一

手术体位与入路

开放手术

病人取仰卧、脊柱过度前凸位。上腹部取 T 型切口，安装 Rochard 拉钩或者其他任何自稳型牵开系统后，抬高肋缘，全面探查腹腔。由于有时候食管裂孔的探查比较困难，因此手术部位的良好显露至关重要。

腹腔镜手术

病人取沙滩椅位，这样能更好地显露食管裂孔。术者站在病人两腿之间，一助站在病人左边，二助站在病人右边。关于 trocar 的位置，见“腹腔镜胃切除术”。推荐建立气腹状态。

手术步骤二

下后纵隔的显露

开放手术

完全游离肝左叶，沿胃迷走神经前后支的内侧打开小网膜。从左侧膈肌脚开始游离下段食管及食管周围组织。然后游离右膈脚及脾胃韧带，切断胃短静脉。膈肌中央的纵向切口能够更好地显露下后纵隔。

术中食管镜能够较好的辨认 Barrett 食管的上端界限。同样也能标记食管切除的近端界线。清扫脾和肝动脉旁淋巴结，在腹腔干层面解剖游离出胃左动、静脉。清扫腹腔干及腹腔干上方的主动脉旁淋巴组织(■图 13.1)。

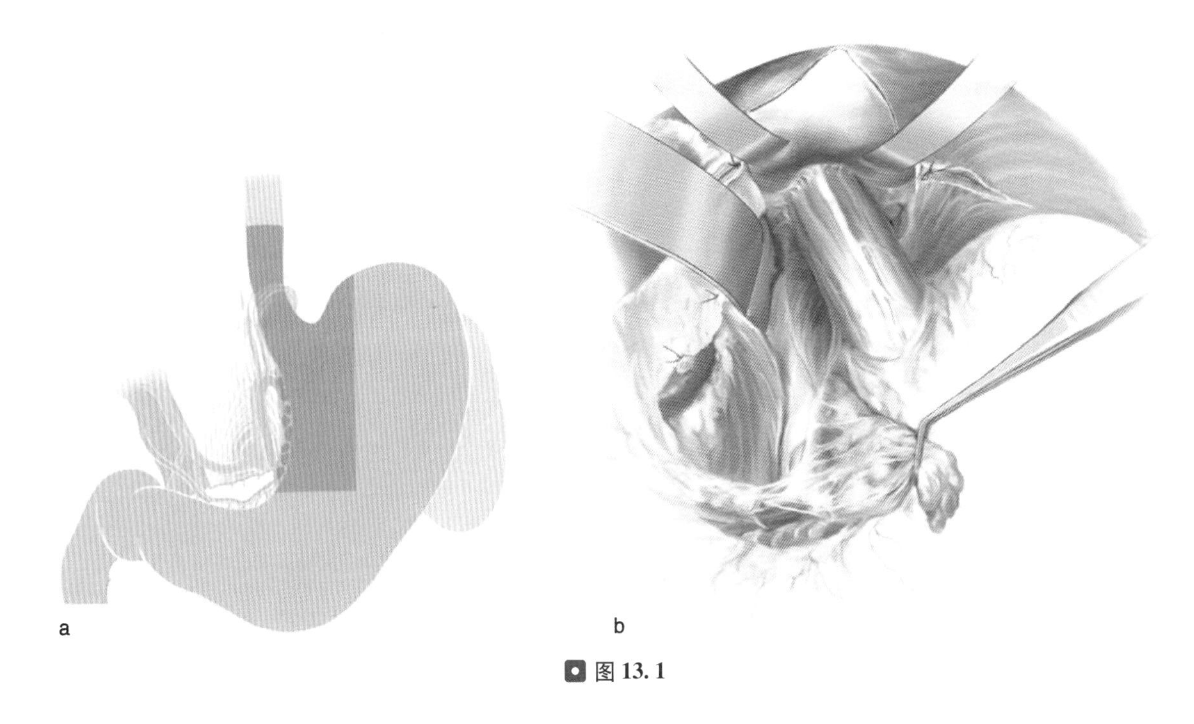

图 13.1

腹腔镜手术

在组织游离过程中，血管闭合器或超声刀可缩短手术时间并能达到有效的止血效果（图 13.2）。

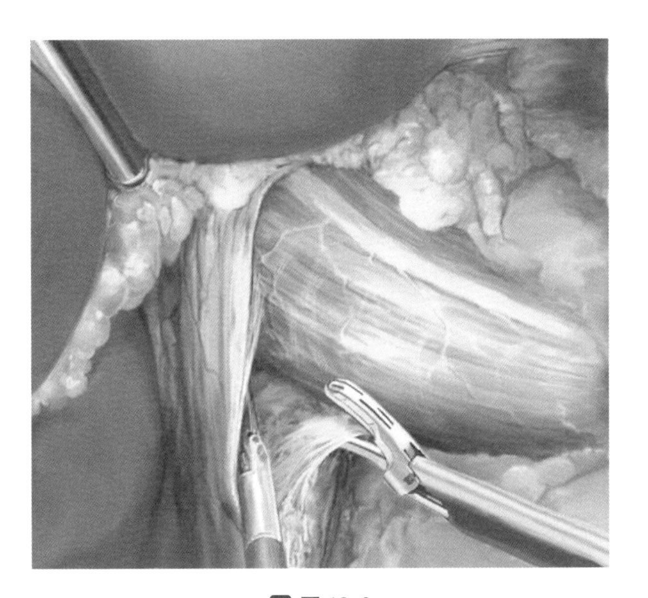

图 13.2

手术步骤三

食管和胃的离断

开放手术

在距 Barrett 食管近端界限上大约 1cm 处，用荷包钳钳夹离断食管。用直线切割闭合器，将贲门和胃小弯侧组织予以切除，切除范围直到胃体与胃窦交界处。至此，一个新的胃底便形成了。如果术中遇到偏晚期的肿瘤，我们应采取扩大切除术尽量切净肿瘤，包括经膈肌裂孔的食管切除术或食管胃切除术（◘图 13.3）。

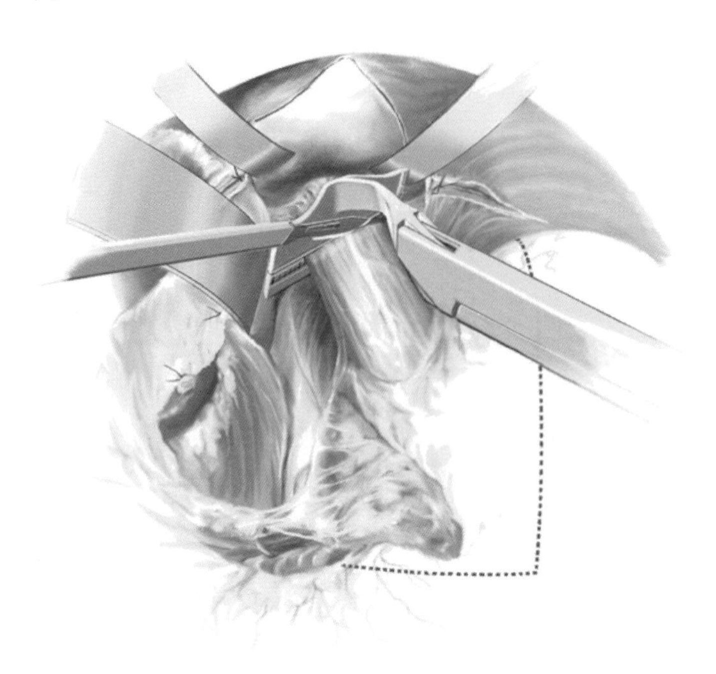

◘ 图 13.3

腹腔镜手术

利用可旋转的直线闭合器横断食管和贲门。离断食管和贲门的最佳操作角度是将闭合器从左上 trocar 置入。经右上 trocar 置入标本袋取出标本。这个时候可以扩大右上切口，为接下来的腔镜下食管空肠吻合术做准备（◘图 13.4）。

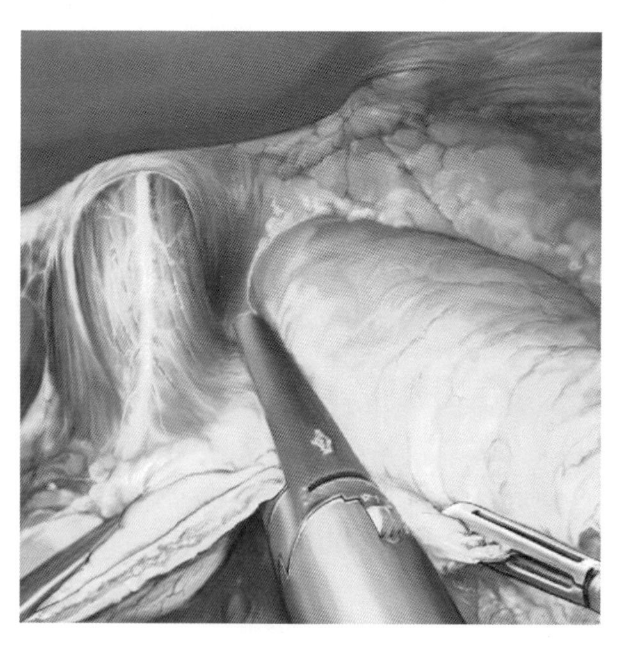

◘ 图 13.4

手术步骤四

近端空肠移位;食管空肠吻合术

开放手术

解剖离断出一段 15 ~ 20cm 长的带肠系膜蒂的近端空肠,通过结肠系膜经胃后移至膈肌区域。仔细解剖游离替代空肠的血管带以保证足够的长度。这段间置空肠在经胃后及结肠后上提的过程中,保证其顺蠕动至关重要。近端的食管空肠吻合术,是将环形闭合器经替代空肠的断端伸入,做端-侧食管空肠吻合来完成的(◘图 13.5a)。击发并完成吻合后,用直线闭合器切闭空肠残端,并且包埋缝合(◘图 13.5b)。

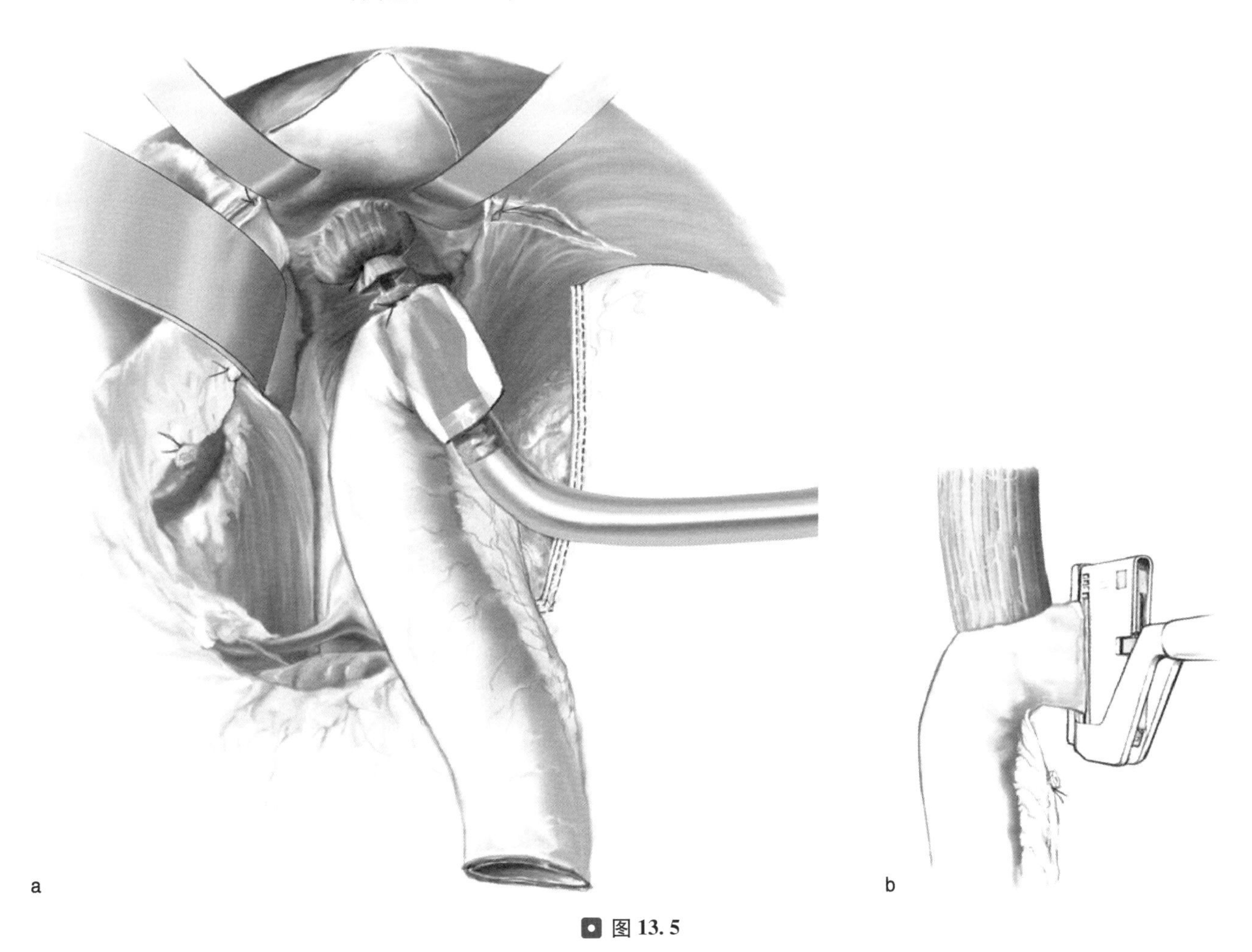

◘ 图 13.5

腹腔镜手术

吻合时,拆除食管端闭合缝线,将吻合器钉仓置于食管端并行手工荷包缝合固定。或者,可以使用一种经口咽插入的可倾斜的吻合器钉砧(OrVil;Covidien;Mansfield,MA,USA):在食管闭合线中点开一个小切口,然后将附有钉仓的胃管经口咽插入并经该切口将钉仓拉入(◘图 13.6)。

移除右上切口套管,扩大右上切口,环形闭合器直接从此切口插入。或者,也可做食管空肠侧-侧吻合。手术技术的选择取决于术者的腹腔镜技术。

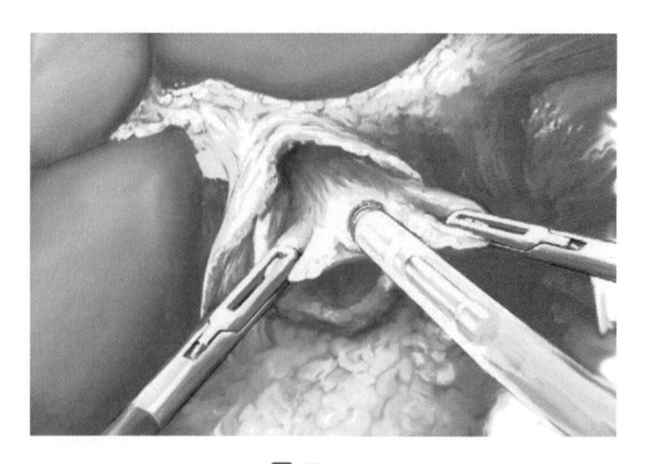

图 13.6

手术步骤五

空肠胃吻合术和肠道重建

开放手术

在近新形成的胃底部拆掉胃闭合线 3～4cm 长，然后进行端-侧或侧侧空肠胃吻合术。胃小弯侧剩余的缝合线进行浆肌层包埋。空肠-空肠端端吻合进行肠道重建。我们推荐用两根经腹部的软引流管进行纵隔引流。最后从前方和/或后方修复食管裂孔（图 13.7）。

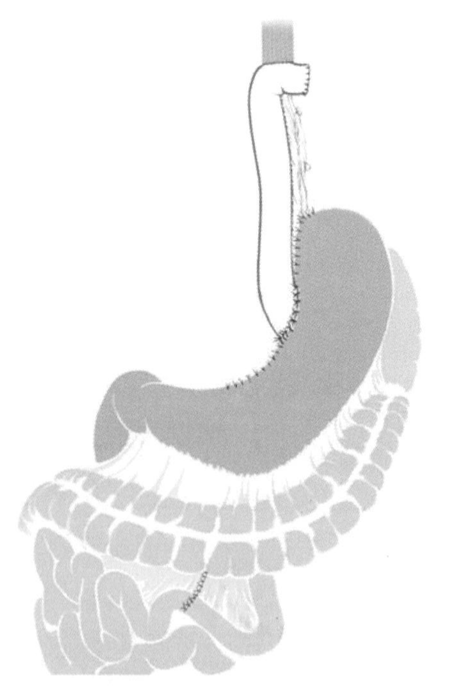

图 13.7

腹腔镜手术

吻合技术略微有所不同。空肠胃吻合术采用典型的侧-侧吻合术。在吻合部位的尾端取两个小切口,将直线闭合器经此切口插入吻合。吻合后残留的切口通过手工缝合闭合。同样地,采取空肠-空肠侧-侧吻合的方法完成肠道重建。

常规术后观察

每日观察引流液,了解有无胸腔内食管空肠吻合口漏的情况。

术后并发症

(1) 食管空肠吻合口漏或者腹腔内吻合口漏;
(2) 间置空肠段的坏死;
(3) 纵隔炎;
(4) 腹膜炎;
(5) 脓胸;
(6) 胰腺炎;
(7) 术后胃食管反流;
(8) 胃排空延迟。

专家经验

◆ 出现任何长段的异常或存在多发病变,使用术中内镜技术。

◆ 经带蒂空肠段的口端插入切割缝合器。

腹腔镜手术

◆ 如果显露效果不满意或者操作角度不合适,不要犹豫放置额外的 trocar。

(李单青　张家齐 译)

第 14 章 食管癌的三野淋巴结清扫术

Takashi Aikou

引言

胸段食管上 2/3 的淋巴引流除少量引流至胃左动脉旁淋巴结外，主要引流向颈部及上纵隔。1981 年，日本学者首次报道了三野淋巴结清扫的研究，在 36 例食管切除病人中，有 10 例存在跳跃性颈部或腹腔淋巴结转移而没有胸腔淋巴结受累。在本章中，我们将集中讨论上纵隔及颈部的淋巴结清扫术。

适应证与禁忌证

适应证

位于隆突上方的食管癌（>T1m 期）。

禁忌证

（1）浅表性食管癌（T1m 期）；
（2）严重的并发症（心脏病、肺和/或肝功能障碍）；
（3）高风险病人中，术前无颈部淋巴结转移证据（相对禁忌）；
（4）位于隆突下方的食管癌（相对禁忌）。

术前检查及准备

（1）参照经裂孔手术。
（2）颈部超声及 CT 检查，可考虑 PET 扫描。
（3）对于局部进展期的肿瘤：先行新辅助放化疗，再行手术。

手术步骤

手术入路

（1）经右侧第 5 肋间前外侧胸部切口。
（2）平卧位，颈部 T 型切口。

手术步骤一

显露及清扫右上纵隔淋巴结

切断奇静脉弓，在根部结扎支气管动脉并评估肿瘤切除的可行性，同时充分显露中、上纵隔。显露头臂干及右侧锁骨下动脉以便于清扫右喉返神经旁及右气管旁淋巴结，然后仔细结扎甲状腺下动脉的分支（箭头指示淋巴结清扫的方向）（图 14.1）。

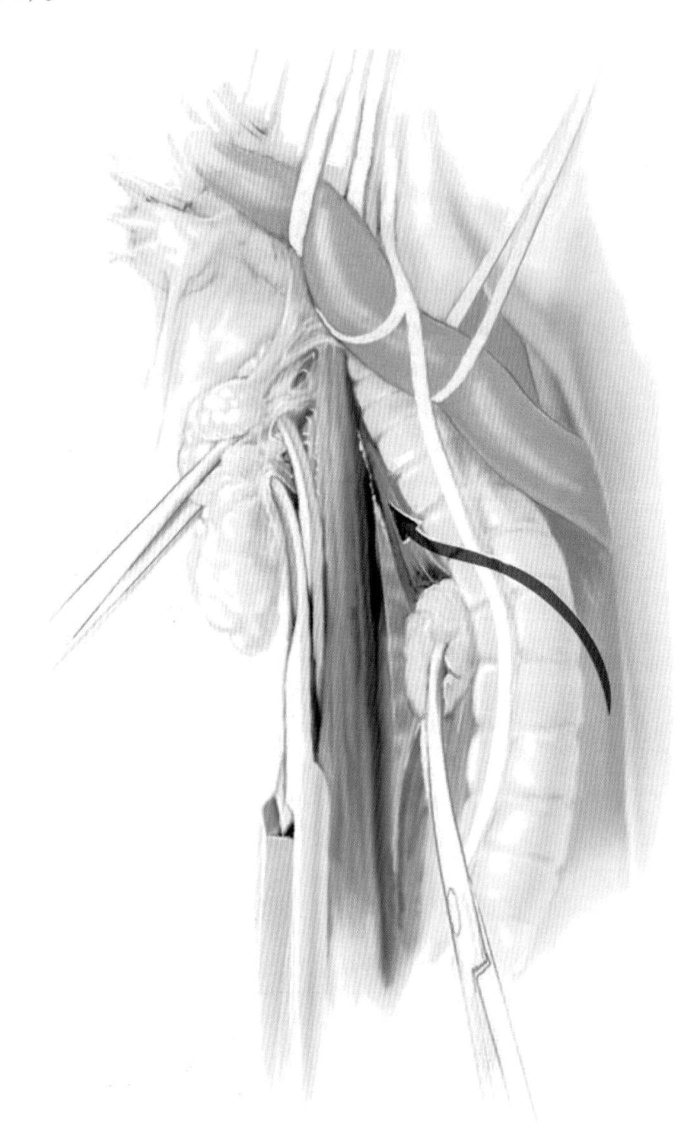

图 14.1

手术步骤二

横断并游离食管、完成淋巴结清扫

在主动脉弓水平将食管横断，清扫左侧喉返神经旁（左侧气管旁）淋巴结。游离食管过程中同时清扫中纵隔淋巴结，包括主动脉弓下、隆突下及食管旁淋巴结。

这一过程能显露主气管、左侧肺动脉、迷走神经分支及心包。注意保留双侧迷走神经的肺支以及近肺门处降主动脉起源的左侧支气管动脉。此过程中，结扎胸导管，迷走神经食管支会被离断，并和食管一并切除（◘图 14.2）。

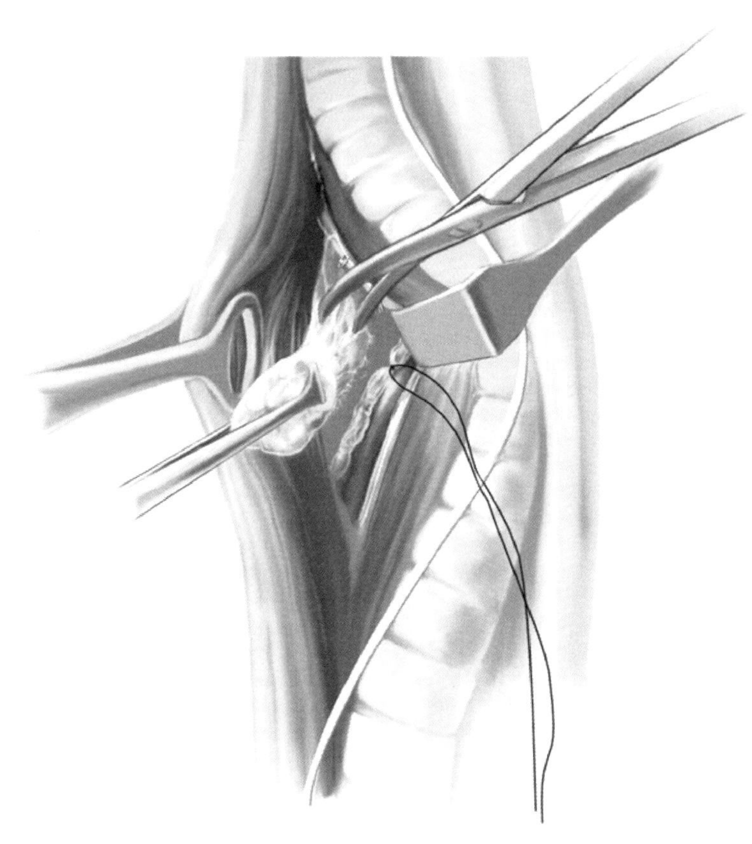

◘ 图 14.2

手术步骤三

颈部 T 型切口

颈部行 T 型切口，将胸骨甲状肌、胸骨舌骨肌和胸骨乳突肌在锁骨头处离断，并将肩胛舌骨肌筋膜切除。辨认喉返神经后，沿该神经将周围淋巴结（与之前切除的上纵隔淋巴结相延续）清除。结扎并离断甲状腺下动脉。以右侧颈总及锁骨下动脉分叉为界，食管旁淋巴结（包括颈胸交界处喉返神经旁淋巴结）可分为颈部或上纵隔淋巴结（■图 14.3）。

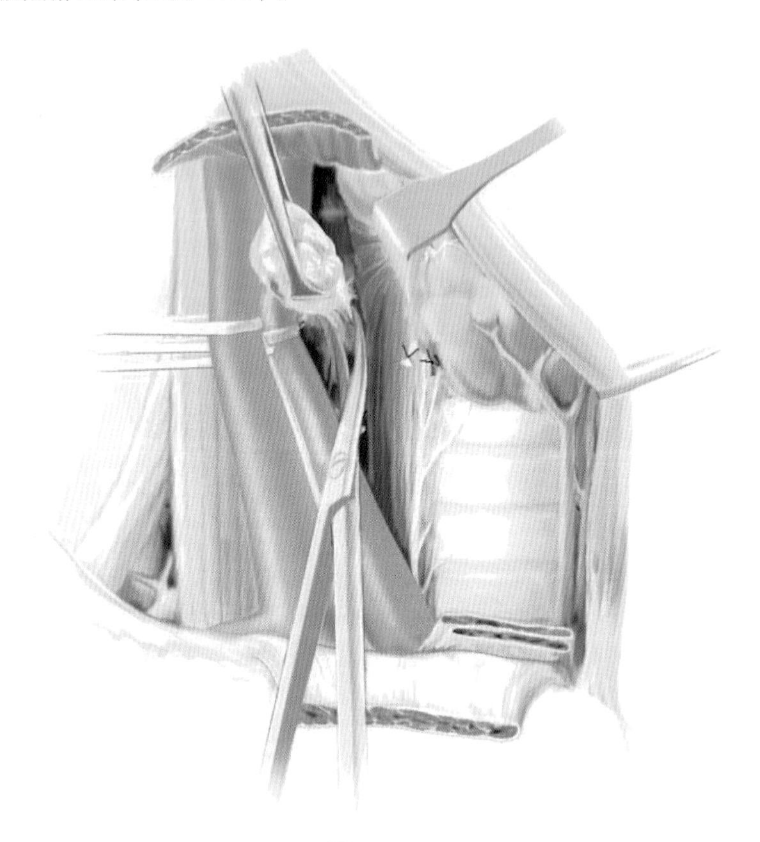

■ 图 14.3

手术步骤四

颈部淋巴结清扫

接下来,显露并保护好颈静脉、颈总动脉及迷走神经。在侧方仔细保留副神经后,清扫颈内静脉外侧的淋巴结,然后显露甲状颈干及其分支和膈神经。此过程应清扫双侧的颈部淋巴结(环状软骨下方的颈内静脉旁淋巴结、锁骨上淋巴结及颈部食管旁淋巴结)。(箭头指示淋巴结清扫的方向)(◘图 14.4)。

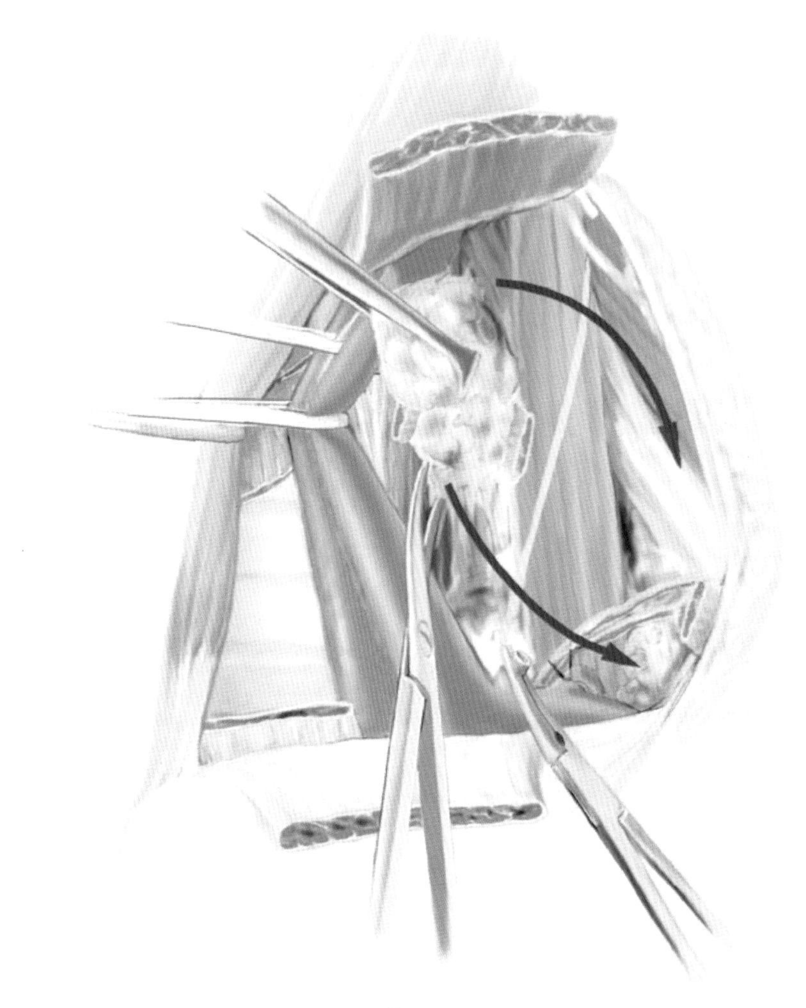

◘ 图 14.4

标准的术后管理与并发症参照经裂孔手术。

专家经验

◆ 切断胸锁乳突肌内侧头和/或部分胸骨上段劈开能使上纵隔得到更好的显露。

(崔玉尚　张晔 译)

第 15 章 微创食管切除术

Jonathan D'Cunha, David D. Odell, Ryan M. Levy, James D. Luketich

在过去的十年中,微创食管切除术已经成为一种广被接受的外科手段用于治疗食管癌及某些良性疾病。微创食管切除术具备微创的优势。在手术量大的医疗中心,其并发症发生率、死亡率及肿瘤学预后方面与开放食管切除术相似。微创食管切除技术从起初的胸腔镜联合开腹的杂交方式演变为如今的腹腔镜联合胸腔镜的全微创食管切除术。尽管全微创食管切除术技术要求较高并且有显著的学习曲线,但它的确是一种优异的食管切除方式。根据我们的经验,微创食管切除能减少出血量,降低呼吸系统并发症率,改善术后疼痛并减少住院时间。

目前,微创食管切除的术式包括腹腔镜经裂孔手术,腹腔镜-胸腔镜三切口(Mckeown)食管切除术和腹腔镜-胸腔镜 Ivor-Lewis 食管切除术。不同微创术式的选择主要取决于主刀大夫的偏好。然而,肿瘤的位置或解剖学因素也会影响术式的选择。预期的手术并发症发生率也会不同。颈部吻合的喉返神经损伤概率更高。颈部吻合也更容易出现吻合口漏、狭窄和咽食管吞咽功能障碍。相比而言,胸内吻合的术式心、肺并发症更多,一旦出现吻合口漏的潜在风险也更大。

我们起初采用的方法是改良的 Mckeown 术(三切口)。它被证明与开放手术拥有相同的肿瘤学结局和并发症发生率。考虑到颈部解剖和吻合风险,我们现在更倾向于采用全腹腔镜联合胸腔镜食管切除术(Ivor-Lewis),包括腹腔(腹腔干、胃左及脾动脉旁)和纵隔(食管旁及隆突下)淋巴结清扫。微创 Ivor-Lewis 术适用于大多数远端食管癌、贲门受累的胃食管交界处肿瘤及短-中等长度且合并重度不典型增生的 Barrett 食管。此外,对于管胃长度存在担心时,应优先考虑胸内吻合。如果原发胃癌伴明显的胃小弯受累,累及胃角切迹,我们更倾向于行全胃切除及 Roux-en-Y 重建。对于胸段上 1/3 或中段食管癌伴明显近端受累的情况,为保证足够的近端切缘,不应采用全腹腔镜及胸腔镜 Ivor-Lewis 食管切除术。下面将论述我们现行的腹腔镜-胸腔镜 Ivor-Lewis 微创食管切除术的具体做法。

适应证与禁忌证

适应证

a. 食管癌

(1) 腺癌:

(ⅰ) 初始治疗;

(ⅱ) 诱导化疗和/或放疗后的治疗。

(2) 鳞癌:

(ⅰ) 初始治疗;

(ⅱ) 诱导化疗和/或放疗后的治疗。

(3) Barrett 食管/高度不典型增生。

b. 需要食管切除的良性疾病

(1) 末期失弛缓症:

(ⅰ) 如果不适合做 Heller 肌层切开术。

(2) 巨食管症:

(ⅰ) 由于原发性的食管运动障碍。
(ⅱ) 继发于远端梗阻。
(3) 多种改良的抗反流手术:
(ⅰ) 在食管损伤或食管长度不足的情况下。
(4) 误服入腐蚀剂:
(ⅰ) 扩张治疗失败。
c. 食管穿孔
(ⅰ) 如果不能采用原食管重建。
(ⅱ) 病人一般情况必须稳定。
(ⅲ) 常作为后期的治疗手段。

禁忌证

a. 解剖方面
(1) 需要同时联合脏器整块切除:
(ⅰ)常需要直接触诊病变以确定切除平面。
(2) 可能出现气道或大血管损伤或存在肿瘤侵犯:
(ⅰ) 判断可切除性。
(ⅱ) 评估和修复损伤。
(3) 考虑非胃代食管(结肠、空肠):
(ⅰ) 为了保证无张力的血管蒂。
(ⅱ) 为便于手术顺利按时完成。
(4) 无法切除的局部晚期食管癌。
(5) 远处转移。
b. 技术方面
(1) 无法耐受气腹。
(2) 血流动力学不稳定。
(3) 无法耐受单肺通气。
(4) 既往做过胃部或纵隔手术(相对禁忌)。

术前检查及准备

病史及查体

着重于食管癌危险因素,吸烟史及吞咽困难的症状。

实验室检查

全血细胞计数、电解质、凝血功能、营养状况评估(白蛋白及前白蛋白)。

上消化道内镜

(1) 直接评估肿瘤的范围(或其他病理学)。
(2) 活检并行组织病理学评估。
(3) 评估近端食管长度,设计近端切缘位置/吻合部位。
(4) 评估胃受累范围并判定胃代食管重建是否合适。

钡餐食管造影

（1）勾画肿瘤解剖特点。

（2）评估梗阻程度。

超声内镜

（1）判定超声下的浸润深度，更准确的T分期。

（2）可探查到食管旁淋巴结并能活检其中可疑者，以利于更准确的术前分期。

（3）病人肿瘤较大时，内镜可能无法通过。

计算机断层扫描及正电子发射断层扫描（PET-CT）

（1）评估远处转移，特别有利于评估超声内镜下未探及的腹腔干及胃周淋巴结。

（2）评估肿瘤对周围结构的直接侵犯程度。

脑部核磁（MRI）

除非病人有特殊的神经系统症状，不常规进行。

肺功能检测

评估病人是否适合胸腔镜手术及耐受单肺通气的能力。

心脏评估

（1）在大多数病人中进行心电图检查及危险因素评估。

（2）对于心电图异常或存在心脏危险因素者，请心内科会诊并进行正规的压力测试。

（3）对于未明确诊断的肺动脉高压病人（病史及体格检查提示），可考虑行超声心动检查。

支气管镜

对于上段食管癌尤其是鳞癌病人，有助于在术前除外气道受侵犯。

腹腔镜分期

（1）所有病人术中均以腹腔镜探查作为起始步骤。但对于术前内镜或影像学评估为可疑的进展期（不可手术）的病人，也可以单独进行。

（2）二孔或三孔法能直接探查腹膜和肝脏包膜，并能对超声内镜无法探及的淋巴结进行活检。

（3）可以稍微解剖后阻断胃左动脉，以便对管胃作缺血预处理。

手术技术

麻醉注意事项

微创食管切除术中的麻醉管理有着特殊的挑战。中心静脉置管并非常规，但所有病人都应行有创动脉血压监测。如果打算行胸腔镜，应在开始时插双腔气管插管。对于肿瘤位于胸中上段的病人，因需要术前行支气管镜评估气道受累情况，故应先行单腔气管插管。

在腹腔镜阶段，因为气腹及大角度的反向 Trendelenburg 体位，病人通常需要较大的液体负荷量。因为气腹需要大流量的 CO_2，病人会出现明显的高碳酸血症和酸中毒。外科医师必须注意麻醉医师给予的血管活性药物，因为这会直接影响新制作管胃的血运。简单的措施可有助于解决这些问题。增加前负荷的措施包括降低气腹压力，减少反向 Trendelenburg 体位的角度和增加液体负荷。除了调整呼吸机参数外，高碳酸血症还可以通过减轻气腹来纠正，使病人有时间代偿和清除多余的 CO_2。在手术中，外科医师与麻醉师之间必须有良好、持续的沟通。

内镜评估

手术开始时应先行细致的食管胃十二指肠镜。肿瘤的位置可以得到确认，同时精确评估近端和远端病变范围。检查病变周围的食管，在拟定切缘的近端是否存在 Barrett 食管。对于临床怀疑的区域进行四象限活检。对胃部仔细的内镜检查也是必需的，须评估胃代食管重建是否合适。检查中，充气应保持在最低水平以减低小肠胀气的程度，否则会使术野缩小并增加腹腔镜难度。

腹腔镜阶段

体位及胸腔镜切口的设计

病人取平卧位手臂外展 60°。脚部放置挡板便于在解剖裂孔时采用大角度的反向 Trendelenburg 体位。标记肋弓缘的位置，在剑突和脐之间画一连线。将该线段三等分。第一个穿刺孔应用直接 Hassan 切开法放置在右侧旁正中的位置，即前述线段中下三分之一交点右侧约 2cm 的位置。总共需要 5 个腔镜孔（12mm 左侧及右侧旁正中，5mm 右及左侧肋缘下，第二个 5mm 右肋缘下侧边孔用于挡肝；◘图 15.1）用于游离胃，其余四个穿刺孔均在腔镜直视下置入。第六个穿刺孔置于右侧脐旁区，用以辅助空肠营养管的置入。所有的穿刺孔应分开约一掌宽度，防止器械间相互干扰。此外，应采用小的皮肤及筋膜切口以避免皮下气肿。

当在裂孔周围操作时，镜头放在左侧旁正中的穿刺孔内。主刀从手术台右侧使用右侧旁正中及右肋缘下的穿刺孔进行操作。助手从左侧控制镜头及另一个抓钳来显露（通过左侧肋缘下穿刺孔）。肝脏拉钩经右肋缘下侧边孔置入，用于挡开肝左叶并显露裂孔。

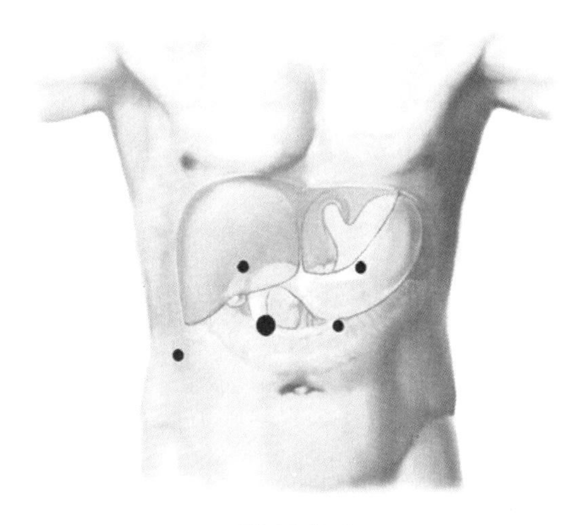

图 15.1

胃游离

彻底检查腹腔，确认不存在放置穿刺孔时造成的损伤及腹膜转移。仔细检查腹膜表面、大网膜及肝脏是否存在病变，对可疑者进行活检并送冰冻病理检查。打开肝胃韧带并显露胃左血管蒂（图 15.2）。然后进行彻底的淋巴结清扫并将胃左及腹腔干周围淋巴结留在标本上，继而沿着脾动脉及胰腺上缘向侧方游离，沿着主动脉前层面朝着膈脚向上游离。如遇淋巴结有可疑的肿瘤累及，则将它们送冰冻病理检查以确定是否可彻底切除。一旦确定无淋巴结受累，则打开右侧膈脚以便食管外侧的游离。继续向食管前方游离，切断膈食管韧带并显露裂孔前部。沿前方继续向内侧游离或首先离断胃短血管游离胃底均能显露左侧膈脚。继续向后方游离左膈脚直至看到左右膈脚纤维的交叉。这一过程能显露食管后间隙并使小弯及胃食管交界处的上部完全游离。

在识别胃结肠网膜后牵拉胃窦部，在大网膜上开窗以便进入小网膜囊。离断剩余的胃短血管，注意保留胃网膜右血管弓。将胃底向右牵开，继续向后分离，直至显露胃左动脉及静脉，沿胃小弯侧继续分离直至胃完全游离。向远端游离胃直至幽门区下方。在这一阶段的游离中应格外小心，因为任何此处的胃网膜血管弓损伤都可能导致管胃无法使用。对于既往有胰腺炎或胆道手术的病人，胃游离可能会特别困难。当游离幽门能够达到肝尾状叶的水平时说明胃游离充分，做到这一点可能需采用部分或完全 Kocher 手法。然后用 Endo-GIA 将胃左动脉和静脉离断。注意将所有淋巴结向标本侧清扫并避免脾动脉或肝动脉狭窄。

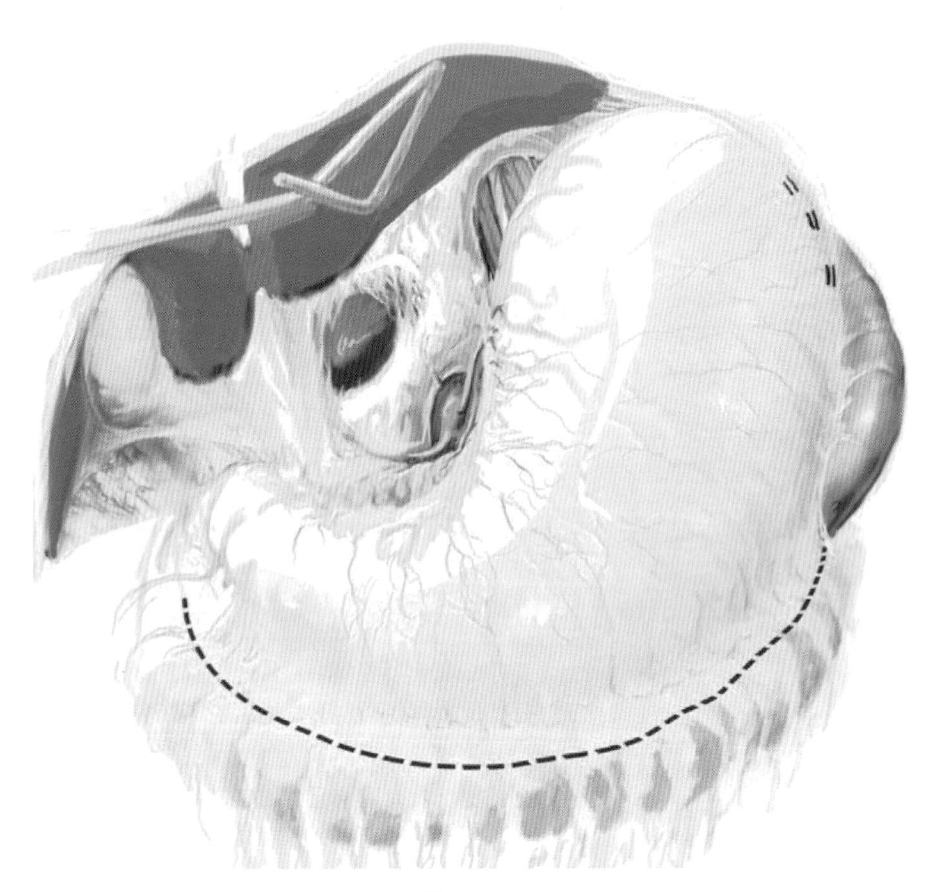

图 15.2

管胃的制作

裁剪管胃应该在幽门成形及放置空肠营养管之前进行,这样能充分评估管胃的存活力。管胃循着胃大弯由胃网膜右动脉供血(图 15.3)。腔镜血管切割缝合器技术使得裁制管胃得以实现。第一枪应在胃右动脉上方的水平,沿胃小弯横断血管及脂肪组织。为保证良好的止血效果,第一枪不要裁切胃壁。接下来的几枪将裁剪胃。我们更倾向于使用 45mm 的钉仓完成该步骤(应用 Tri-staple 技术的紫色 EndoGIA 钉仓,Covidien,Mansfield,MA),因为它能更精确地裁出大弯的弧度,进而延伸管胃长度。在裁切管胃时,需要一把额外的抓钳经右脐旁穿刺孔协助牵拉胃部。裁制管胃过程中注意保持胃的张力很重要,它能保证管胃平直。一助沿大弯侧抓住胃底的顶端,将它轻柔地向脾牵拉。第二把器械经脐旁穿刺孔抓住幽门区轻轻地向下牵拉。胃首先在幽门处被水平裁切。然后钉线平行于大弯侧弧线向上朝向胃底。管胃宽度保持在 4 至 5cm 为宜(图 15.4)。如果肿瘤侵犯贲门周围,管胃的裁切长度应缩短。如果担心成钉闭合的完全性,可进行缝合加固,但通常无需这样做。

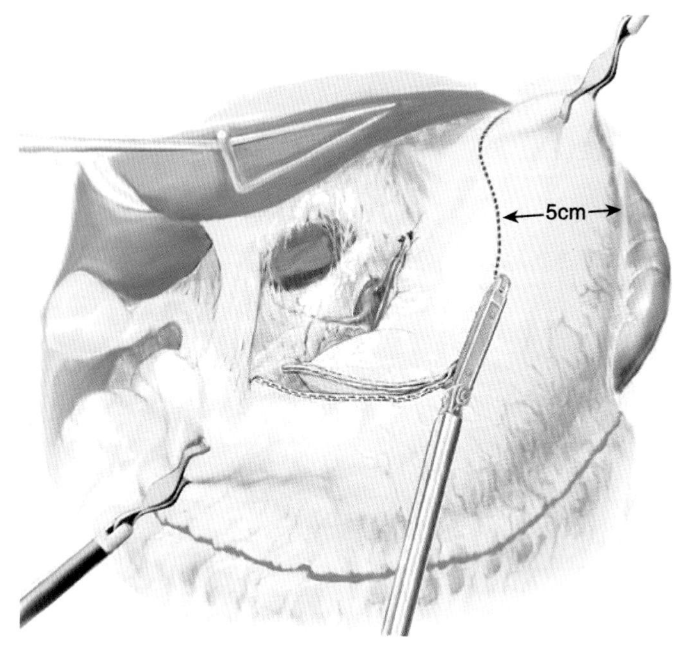

■ 图 15.3

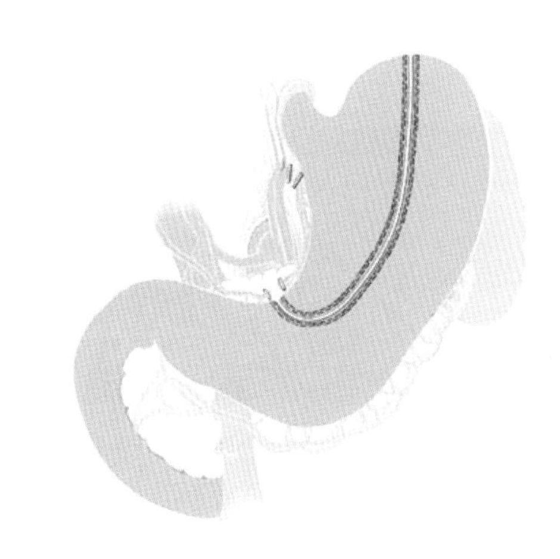

■ 图 15.4

幽门成形术

显露并确认幽门位置,使用内镜缝合器械(Endostitch)装置以 2-0 Surgidac 缝线在幽门上下各悬吊一针,用以牵拉(■图 15.5)。用超声刀将幽门前壁纵向打开。然后选择 2-0 Surgidac 缝线采用 Heineke-Mikulicz 法单纯间断横向缝合切开的前壁,完成幽门成形。在腹部手术结束前,还要将大网膜(如果病人做过新辅助治疗则需要带血管蒂)作为补片覆盖在成形后的幽门表面。

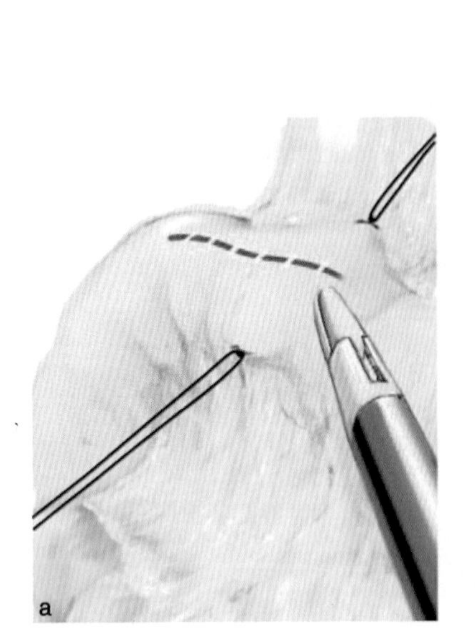

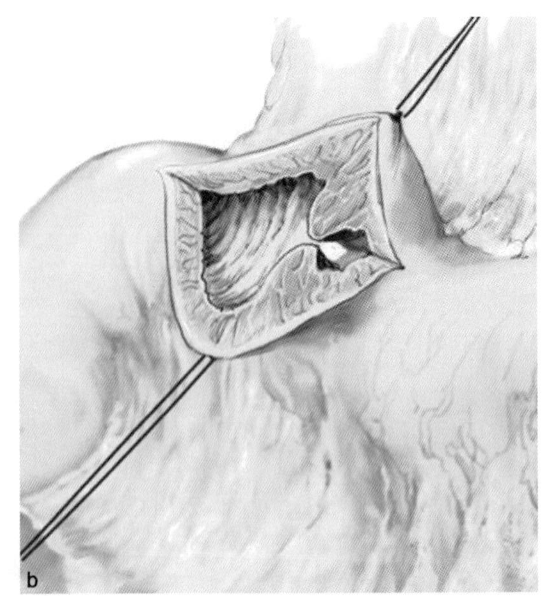

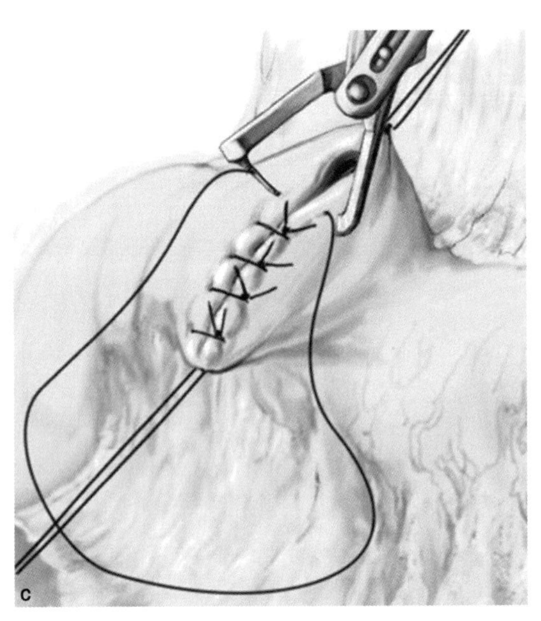

图 15.5

空肠营养管的放置

在左下腹采用经皮穿刺技术放置一根 10F 的空肠营养管(图 15.6)。将横结肠向上牵开以显露 Treitz 韧带并定位距此 30 至 40cm 处的空肠。用 2-0 Surgidac 缝线将该处空肠的对系膜缘缝到腹壁上。主刀使用右侧脐旁 12mm 的穿刺孔,同时将镜头放在右旁正中的位置。在腹腔镜直视下,采用 Seldinger 法将营养管导入空肠。经营养管注入空气以确定其置于肠腔内。将穿刺部位的空肠固定于前腹壁以防止肠漏,然后将远端的空肠襻缝在腹壁上,以防止肠管旋转或梗阻。

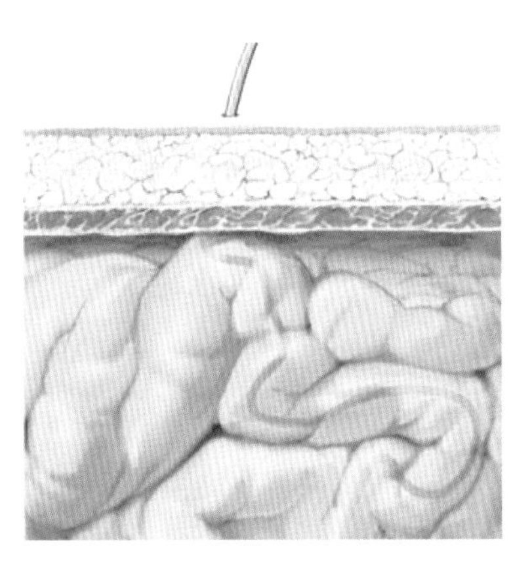

图 15.6

胸腔镜阶段准备

再次评估管胃的血运。必要时可切除血运不良的部分，并且采用 Kocher 手法进一步游离管胃。一旦确定管胃血运良好，将管胃的最前端缝合在标本上（图 15.7）。必须保证管胃顺直以确保其进入胸腔后不会扭转，为此我们沿胃短血管将大弯侧胃壁缝合在剩余近端胃的钉线上。如果游离了大网膜瓣，应将其远端固定在管胃顶部。必要时可用夹子来控制钉线的出血。然后将标本及管胃塞入下纵隔，并再次确认管胃的位置和方向正确（图 15.8）。如果食管裂孔显得过大，可以将膈肌脚缩缝一针以防止远期膈疝。将鼻胃管退至食道内进行减压，为胸腔部分的手术做好准备。

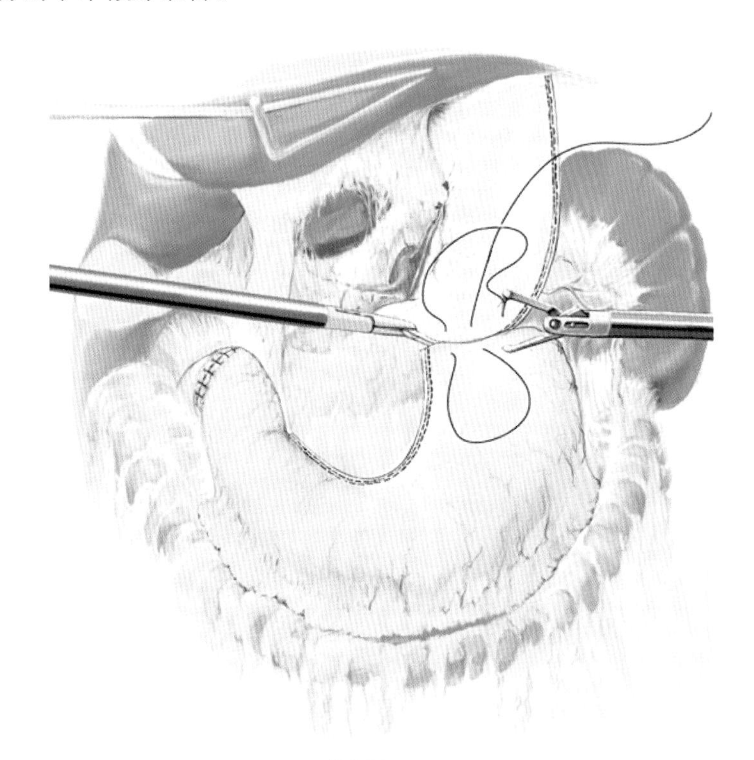

图 15.7

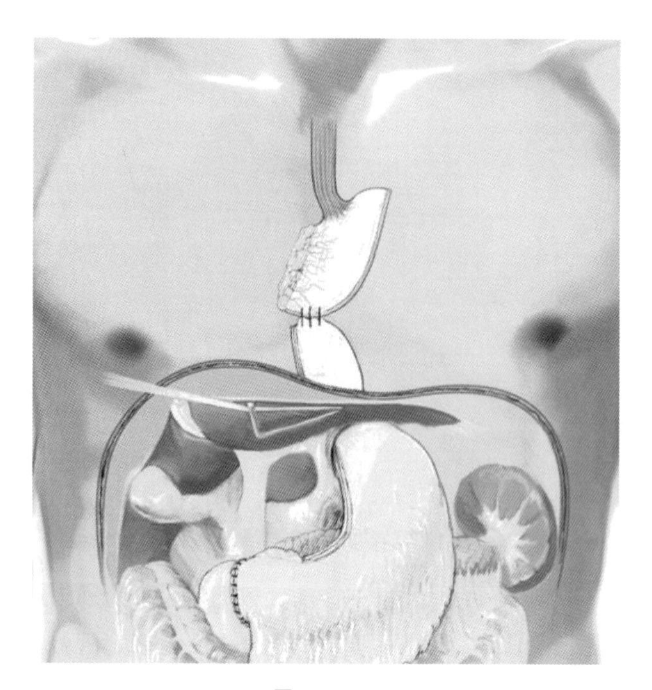

图 15.8

胸腔镜阶段

体位及切口的位置

将病人置于左侧卧位并通过纤支镜再次确定双腔气管插管的位置合适。主刀站在手术台右侧(面向病人背部),助手则站在手术台的左侧。一共需要使用五个胸腔镜穿刺孔(图 15.9)。一个 10mm 镜头孔放在第八或九肋间,腋中线略前方。10mm 主操作孔放在第八或九肋间,腋后线的后方。另一个 10mm 穿刺孔置于腋前线第四肋间,以便使用扇形拉钩牵开肺并显露食管。一个 5mm 穿刺孔置于肩胛下角略下方供主刀左手使用。最后一个 5mm 穿刺孔置于腋前线第六肋间供助手吸引用。

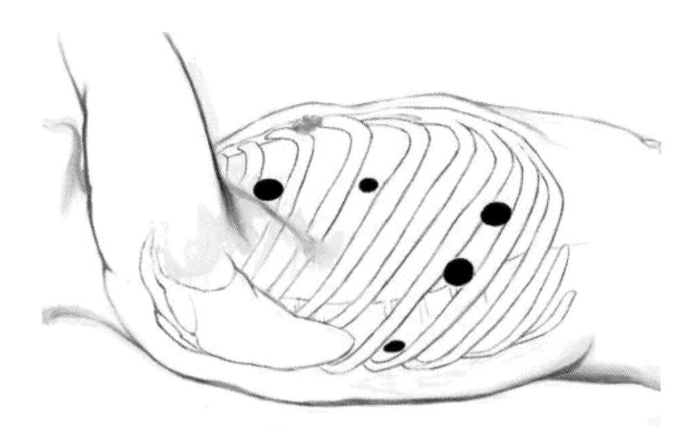

图 15.9

胸腔镜游离及胃食管标本切除

充分牵开膈肌对于胸腔镜下的解剖游离至关重要。一根122cm(48英寸)长的0号Surgidac缝线通过内镜缝合器械(Endostitch)缝在膈肌中心腱上。将该缝线经膈肌附着点水平的侧胸壁戳孔引出,用以将膈肌向下牵拉并显露远端食管。松解下肺韧带至下肺静脉水平,以使肺能被最大限度地牵开。沿心包表面的无血管间隙进行食管内侧平面的游离。游离向上应达到隆突下间隙,并保持淋巴结完整地附着于食管上(图15.10)。应注意辨认右主支气管膜部,避免其在游离食管时受损伤。此时应避免任何右侧肺的吸引,以防止气道塌陷而不利于膜部观察显露。将肺牵至前方,沿食管前缘切开纵隔胸膜至奇静脉水平。游离食管时切断奇静脉及迷走神经有助于分离并保护喉返神经免受牵拉损伤。在奇静脉上方,游离应紧贴食管以避免损伤喉返神经。上方解剖游离的范围取决于肿瘤的位置及计划切除的断面。为了便于外侧的游离,应在食管后方的浅沟处打开胸膜。应保持浅表游离以防止损伤胸导管及深处的主动脉弓。交通的淋巴管及主动脉食管支可用内镜夹来处理,其余的则用超声刀来分离。如有可疑的胸导管损伤,可考虑小心结扎胸导管。沿食管外侧的游离从奇静脉上方一直到胃食管交界处。游离的深度直至对侧胸膜。切除大块的肿瘤时可能会进入到左侧胸腔。在食管上套一根Penrose引流管有助于将其从纵隔食管床中提起并牵开。

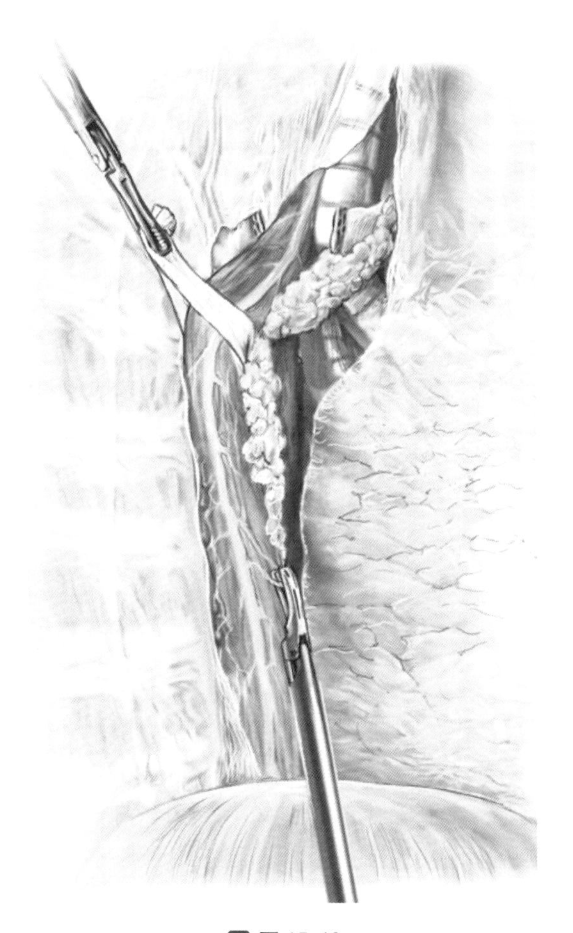

图15.10

当食管完全游离时,可将标本及附带的管胃提入胸腔,保证管胃正确的方向。管胃的钉线应直接面向侧胸壁。将标本和管胃之间的缝线剪断,用内镜缝合器械(Endostitch)将管胃固定在膈肌上,防止其坠入腹腔。将标本向前上方牵拉远离食管床,沿对侧胸膜进行游离。在奇静脉水平以上,游离应再次紧贴食管壁以防损伤喉返神经。在这个水平,不常规行淋巴结采样。

食管游离完成后,在主刀的主操作孔和肩胛下角之间做一个 4 ~5cm 的小开胸。使用切口拉钩(Applied Medi-cal,Rancho Santa Margarita,CA)以保护皮肤及胸壁。然后根据肿瘤近端侵犯的程度,在奇静脉水平或其上方使用腔镜剪刀锐性横断食管。将鼻胃管在直视下退至近端食管内。食管及胃的切除标本经切口保护器取出,切缘送冰冻病理检查评估。

完成胃食管吻合

接下来,注意力将转向胃食管吻合。使用吻合器行端端吻合(EEA)是我们常用的方法(◘图 15.11)。将吻合器的钉砧置入切开的食管近端内,并使用 2-0 Surgidac 缝线双荷包缝合固定。缝合深度应包含食管全层以确保吻合满意。通常来说,使用口径 28mm 的端端吻合器应该没有困难。该尺寸有助于防止吻合口狭窄的形成,减少术后扩张的需求。如果近端食管不足以容纳 28mm 的钉砧,在选用小号钉砧之前,可尝试用 Foley 尿管轻柔地扩张食管腔以便置入钉砧。将管胃拽入胸腔,用超声刀将其尖端钉线右侧的胃壁打开。将端端吻合器通过切口保护器及胃切开处放进管胃。将吻合器钉针沿管胃大弯侧穿出并与钉砧对接。在吻合前,我们会仔细评估吻合后胸腔内管胃的长度。为减小吻合口张力而将过多的胃拽入胸腔是一种常见的错误。膈肌上冗长的管胃会导致明显的排空障碍。此外,保证管胃准确的方向是防止扭转的关键。吻合器激发后回退两整圈并撤出。在进行下一步操作前,仔细检查组织环确认其完整性。

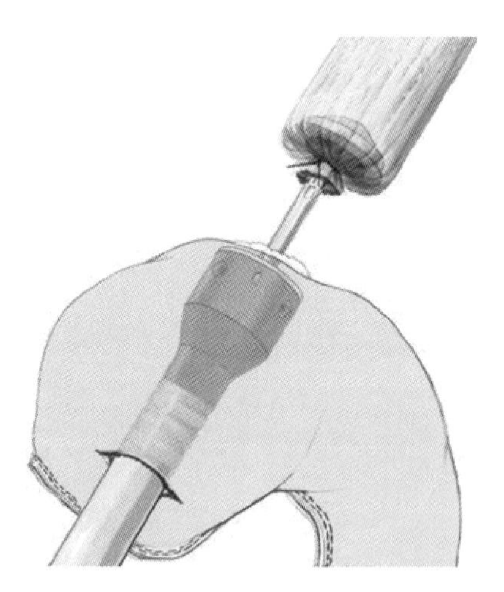

◘ 图 15.11

在钉合完成后,用两或三枪 Endo-GIA 将用于置入吻合器的切开处残余胃切除(◘图 15.12)。如果在腹腔游离过程中制作了大网膜瓣,可将其包裹在吻合口周围并固定两到三针。然后冲洗胸腔并检查有无出血。最终重建完成后的解剖示意图参见◘图 15.13。

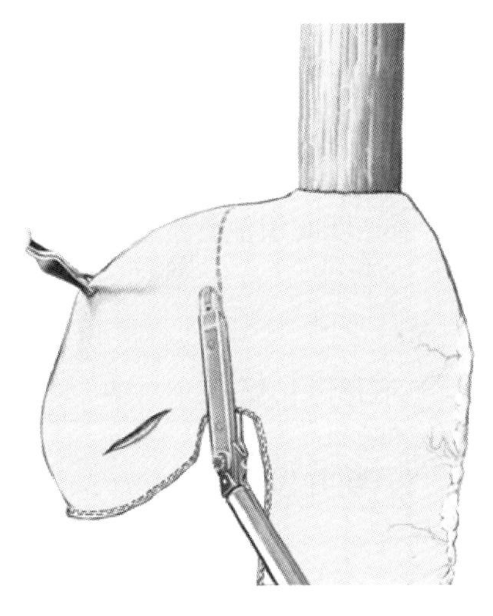

图15.12

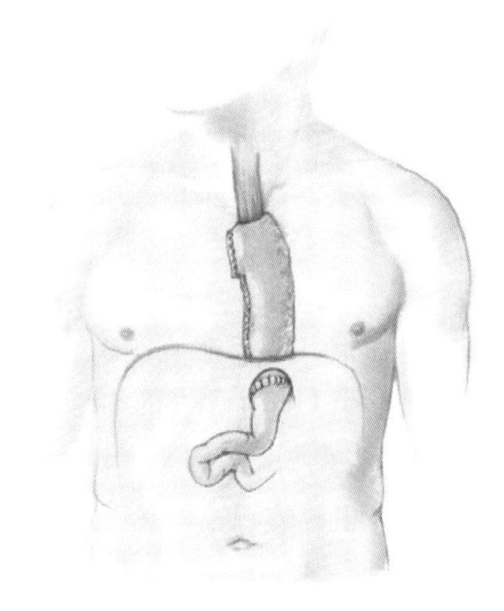

图15.13

放置引流管及关胸

充分的纵隔及吻合口周围引流是减轻吻合口漏相关的并发症所必需的。在吻合口后方放置一根10mm的Jackson-Pratt引流管,胸腔内放置一根28F胸管,朝向后方并指向胸顶。在胸腔镜术野下,将之前放置的鼻胃管深入并通过吻合口。用一针2-0的内镜缝合器械(Endostitch)将管胃固定在右膈脚以防止扭转或远期疝入。用长针头的注射器行多根肋间神经阻滞有助于术后镇痛。跨肋缝合并分层缝合肌肉软组织关闭小开胸切口。将Jackson-Pratt引流管固定数针防止其脱落。将病人恢复平卧位后立即洗净口咽和鼻咽内的分泌物。拔除双腔气管插管后再插入单腔管。不建议使用换管器,因为该装置是盲放的,有可能损伤到术中分离胸段食管时已潜在受损的右主支气管。随后,使用成人支气管镜洗净气道内的分泌物。与此同时,应检查左、右主支气管是否存在气道损伤。

术后护理

术后病人被送往重症监护室,通常监护一天后转回外科病房。如果没有术后并发症,住院时间通常为7天。鼻胃管可能在第二天拔除并逐步开始空肠营养

(20~30ml/h)。如果病人痰液引流充分且咳嗽较好,可在术后第3至4天行食道造影。如果没有漏的证据,即可开始经口按每小时约30~60ml饮用清水。在两天内过渡到足量流质饮食,同时每天鼻饲营养不超过90~120ml/h。胸管在引流少(<150ml/d)且没有临床证据表明漏的情况下可以拔除。在术后第5天将Jackson-Pratt引流管退出3~5cm并固定妥当。这根引流管在术后2周首次复查时可予拔除。

术后并发症

早期并发症

(1) 吻合口漏;
(2) 吻合口撕裂;
(3) 管胃坏死;
(4) 肠梗阻;
(5) 肠麻痹;
(6) 乳糜胸;
(7) 胸腔积液;
(8) 喉返神经损伤:声带麻痹/瘫痪;
(9) 肺炎;
(10) 呼吸衰竭;
(11) 胸膜腔感染。

晚期并发症

(1) 狭窄;
(2) 胆汁反流;
(3) 管胃功能障碍(扩张、疝、扭转);
(4) 肿瘤复发;
(5) 体重下降;
(6) 误吸。

常见并发症的处理

早期

(1) 漏:保证充分引流,必要时可再次手术放置引流管,营养支持。

(2) 管胃坏死:再次手术引流感染灶并切除坏死组织以修复吻合口;结合临床情况,可考虑转流手术。

(3) 胸膜腔感染:早期行胸腔镜引流。

(4) 乳糜胸:如果量不大可行内科治疗;如果保守治疗失败,可行胸腔镜胸导管结扎和/或影像引导下胸导管栓塞术。

(5) 肺炎:加强肺部排痰以预防其发生;支气管镜和支气管肺泡灌洗进行病原学培养以指导抗感染治疗。

晚期

（1）狭窄：系列内镜扩张。
（2）管胃功能障碍：仔细评估相关的解剖问题，考虑手术管胃矫正。

专家经验

◆ 微创食管切除术已经成为食管癌治疗的成熟方法。
◆ 回顾我们超过 1000 例微创食管切除的病例，与大部分发表的开放食管切除的数据相比，其总并发症发生率、死亡率、淋巴结采取量及肿瘤学结局相似甚至更优。
◆ 当肿瘤学方面合适，腹腔镜-胸腔镜 Ivor-Lewis 微创食管切除术是我们更推崇的术式。
◆ Ivor-Lewis 微创食管切除术较需要颈部吻合的术式能更显著地降低喉返神经损伤的概率。
◆ 第一项比较微创及开放食管切除的随机对照研究显示，微创食管切除较开放手术具有更少的住院时间、肺部感染率及声带麻痹率，同时具有更好的短期生活质量。病灶切除和淋巴结清扫的肿瘤学原则没有因为微创手术而有所妥协。

（崔玉尚　张晔　译）

第 16 章 Zenker 憩室的治疗

Yogesh Vashist,Stefan Groth,Uwe Seitz

内镜手段

Zenker 憩室(咽食管憩室)缘起于咽下缩肌和环咽肌之间(Killian 三角)的黏膜三角区。这类憩室是一种假性憩室,较真性食管憩室更为常见。治疗方式多样,包括不同的内镜技术和开放的外科切除。

除了手术和硬质内镜(Weerda 喉镜)的腔内治疗,柔性内镜也为治疗 Zenker 憩室提供了一种选择。将憩室和食管之间的“分隔”切除,从而使憩室与食管腔形成共同的腔,将更利于食物的顺利通过。通常不必切除食管与憩室间的全部分隔,因为切除三分之一至二分之一即可使病人的症状得到明显改善。正因如此,内镜治疗的目标是缓解症状而非完全切除分隔。

适应证与禁忌证

对于任何病人可行,包括那些不适合全麻的病人。

术前检查及准备

(1) 临床检查。
(2) 吞咽造影(水溶性)。
(3) 超声检查。
(4) 于上段食管内小心放置一根粗胃管。

手术步骤

Zenker 憩室病人的食道置管常较困难。儿童内镜常用于辅助置管。如果憩室充满食物,应先用大口径内镜清理干净以防误吸。

在内镜置入食道后,将 Savary-Guillard 导丝循内镜置入胃窦,然后撤出内镜,将鼻胃管循导丝经口置入。

鼻胃管可指示食道的入口。它能提供更好的解剖标示,同时能在治疗时保护食管壁(图 16.1)。

另一种选择是在内镜引导下置入软性憩室镜(Cook Endoscopy,Winston Salem,NC)。它是在耳鼻喉科所用的“Weerda”喉镜的基础上设计而成的一种外套管。它具备两个鸭嘴形的末端,一个置入食道,另一个置于憩室内,使分隔位于两者之间。该装置具备极佳的解剖显露。但有时将其放置到位颇具挑战。

内镜就位后,有多种不同方法来切除分隔。最常用的手段包括氩气刀凝固及针刀。

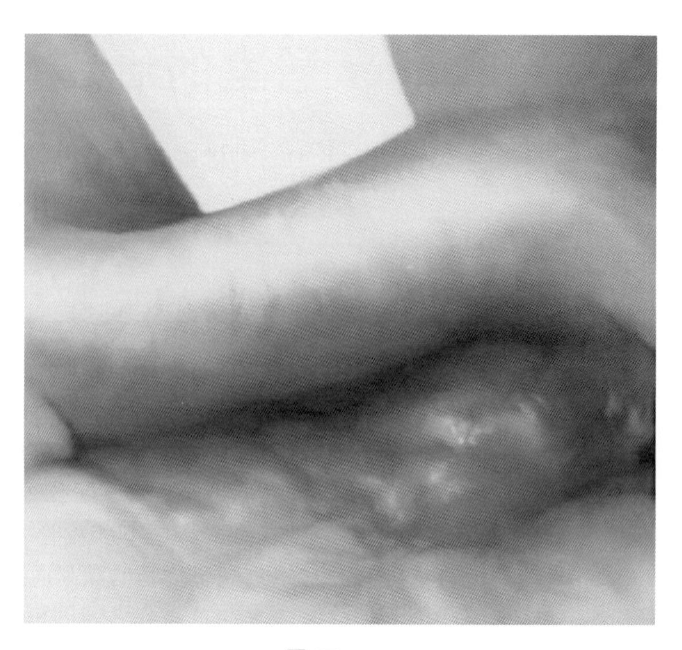

图 16.1

氩气刀凝固分隔

分隔可以由氩气刀凝固处理。这种方法较传统热治疗的优势在于应用时呈喷射样，能防止小血管出血。在一次治疗中凝固处理 1cm 的分隔。如果需要，可以在 4 周后再次进行治疗（图 16.2a）。该方法的局限在于每次仅能处理约 1cm 深度的分隔，因为强烈的凝固效果不允许其处理得更深。

图 16.2b 显示了第一次氩气刀凝固后的效果。

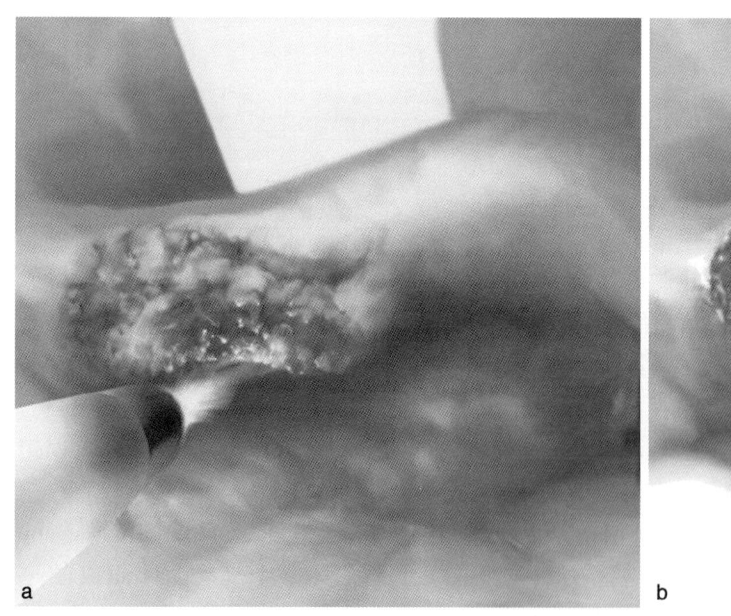

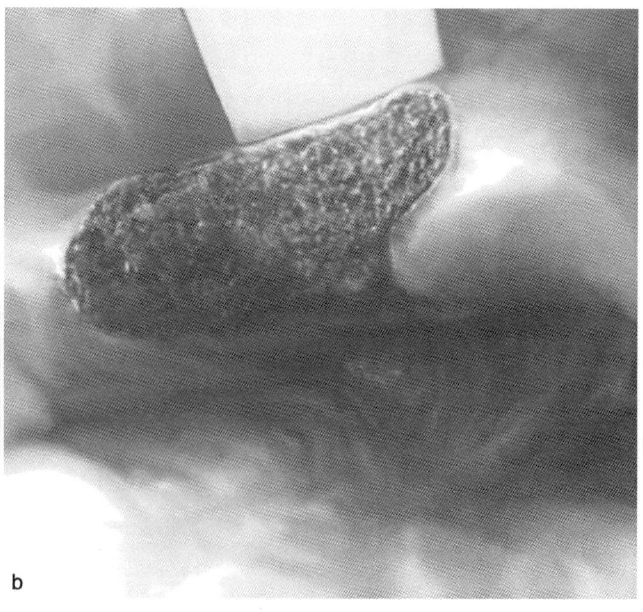

图 16.2

针刀切除

开始使用针刀切除及结束时的状况如图所示(◘图 16.3)。环咽肌的肌纤维是能够看到的。根据我们的经验,使用针刀的出血风险会略高于氩气刀凝固,尤其是在第一次治疗中。因此,就需要更少次数(平均一次)的治疗就能达到良好的症状缓解。可在基底部(处理区的远端)施放一至两枚夹子以避免在分隔远端出现穿孔。

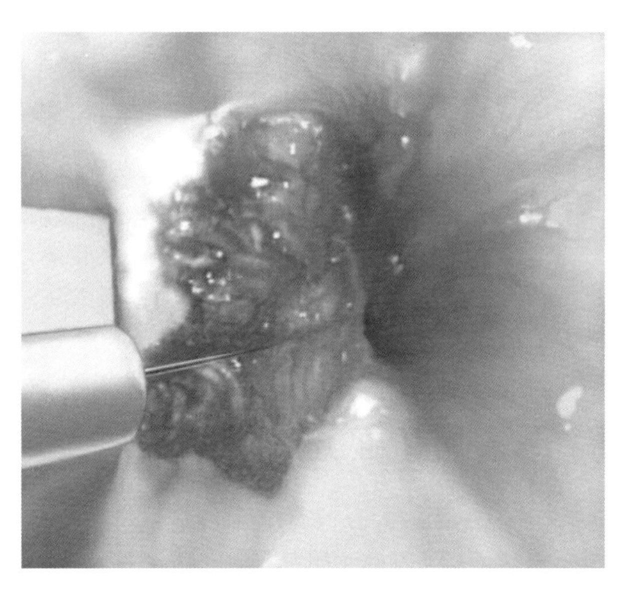

◘ 图 16.3

残余的分隔

内镜成功治疗后残留的分隔(◘图 16.4)。

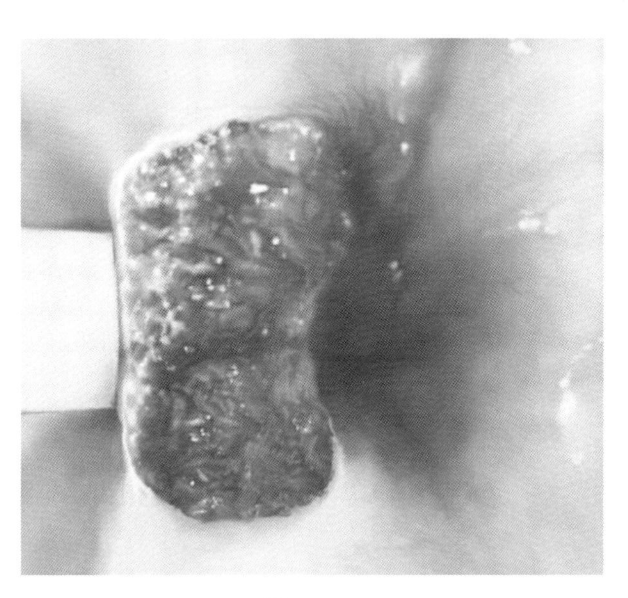

◘ 图 16.4

常规的术后管理

不需要特殊的管理。

术后并发症

(1) 出血;
(2) 穿孔;
(3) 纵隔炎;
(4) 脓毒症。

专家经验

◆ 通过血管夹和注射稀释的肾上腺素(1:20 000),或者活检钳热灼来控制出血。
◆ 注意保持切口位于隔膜的中央以避免出血。
◆ 内镜下使用 CO_2 注气以显露视野。

开放的方法

1. 大多数 Zenker 憩室位于左背侧。由于脊柱在后方形成了坚硬的平面,导致 Zenker 憩室突向左侧并平行于食管垂直生长。

2. Zenker 憩室有多种分型方法,包括 Brombart,Morton,Bartley 和 Lahey 等。

3. Lahey 分型可分为三期:

(1) Ⅰ期:无症状,局部轻微炎症。
(2) Ⅱ期:吞咽困难及反流。
(3) Ⅲ期:食管梗阻、吞咽困难及反流。

适应证

症状加重。中重度症状或有并发症(肺炎或误吸)的病人推荐采用。

禁忌证

严重不良的身体状况。

术前检查及准备

(1) 临床检查。
(2) 吞咽造影(水溶性)。
(3) 上消化道内镜。
(4) 超声检查。
(5) 食道测压。
(6) 术前在上段食管内小心放置一根粗胃管。

手术步骤

体位

将病人置于平卧位,左臂贴近躯干,头部右转。

入路

憩室的外科治疗通常选择左颈部切口(大多数 Zenker 憩室位于这一侧),切口位于锁骨上方环状软骨水平,胸锁乳突肌前缘。颈部食管入路的解剖图示参见◘图 16.5。

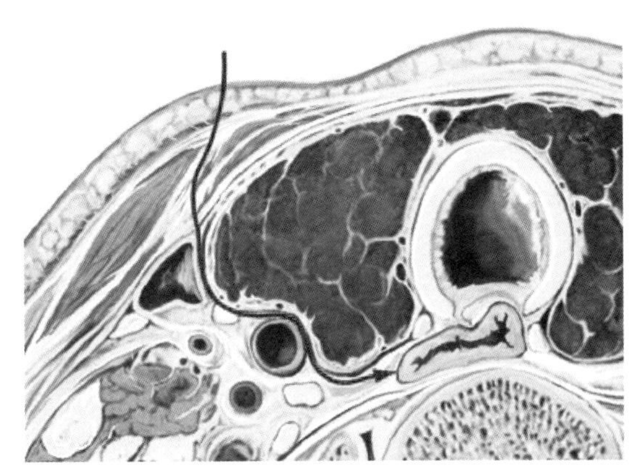

◘ 图 16.5

解剖游离

将胸锁乳突肌及颈鞘向外侧牵开,在胸锁乳突肌内侧面与带状肌之间进行分离,注意保护喉返神经。肩胛舌骨肌可被牵开或横断。牵开甲状腺并离断其部分血管(◘图 16.6)。

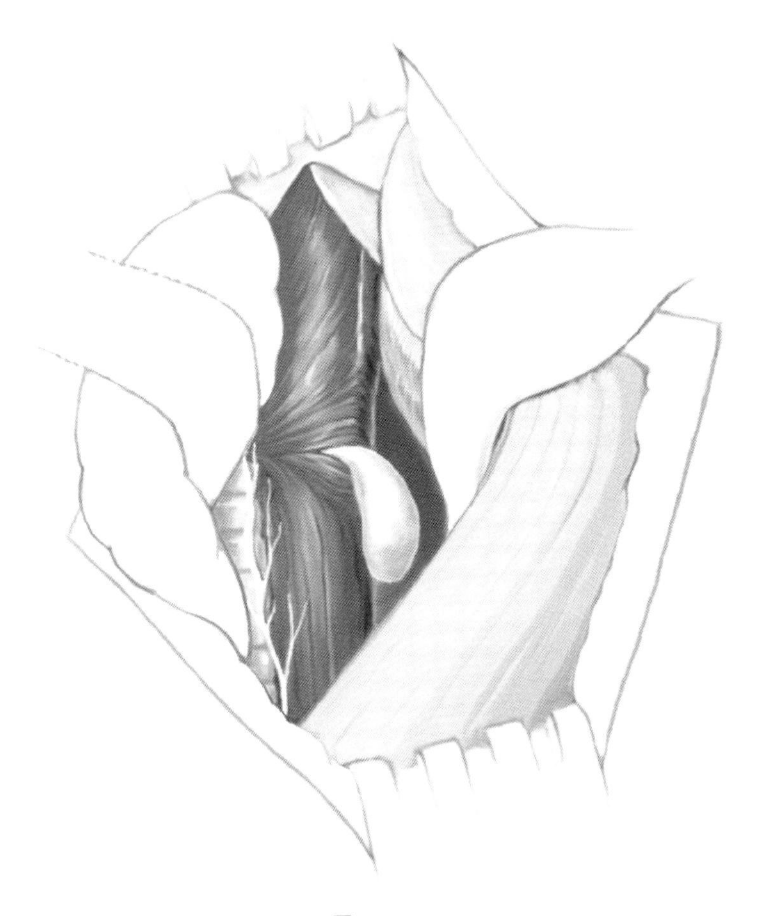

◘ 图 16.6

游离食管及憩室

将食管从椎前筋膜上游离开来,憩室在食管后方是很明显的。大的憩室可以延伸至纵隔,但即便是最大的憩室,采用轻柔地牵拉及钝性分离也足以游离。◘ 图 16.7显示了颈部憩室的解剖。

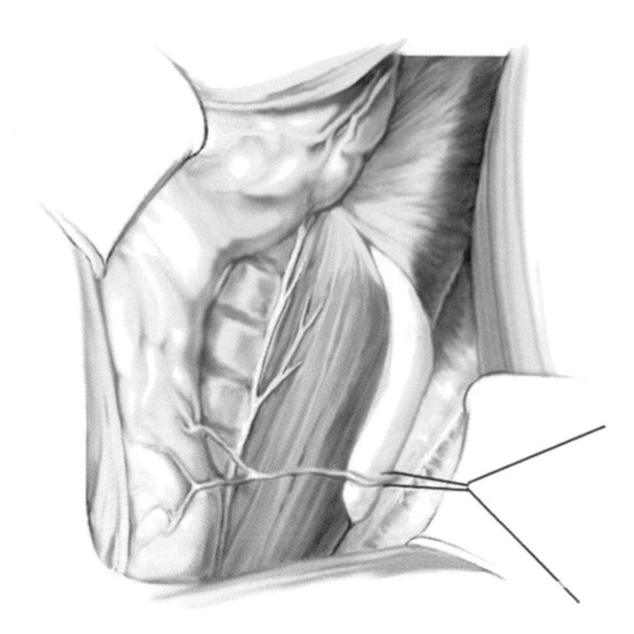

◘ 图 16.7

显露憩室

游离憩室颈部。轻柔地牵拉憩室显露环咽肌的纤维。经口注入空气有助于找到憩室。

肌层切开

解剖环咽肌并将其从黏膜上钝性分离开,然后行横向部分肌肉以及上部食管肌层切开,这一步非常关键。

肌层切开后憩室的处理有很多方式,这取决于憩室的大小。小于2cm 的小憩室在肌层切开后可能会消失掉,或以尖端固定于头侧的方式存在。可将其内翻并缝在椎前筋膜上以防止食物储留,而不必因做切除冒食管瘘的风险。大的憩室需要沿食管走行方向做直线切割闭合,应注意避免造成食管狭窄。作为一种选择,憩室切除以及双层缝合也是可行的(◘图 16.8 和图 16.9)。

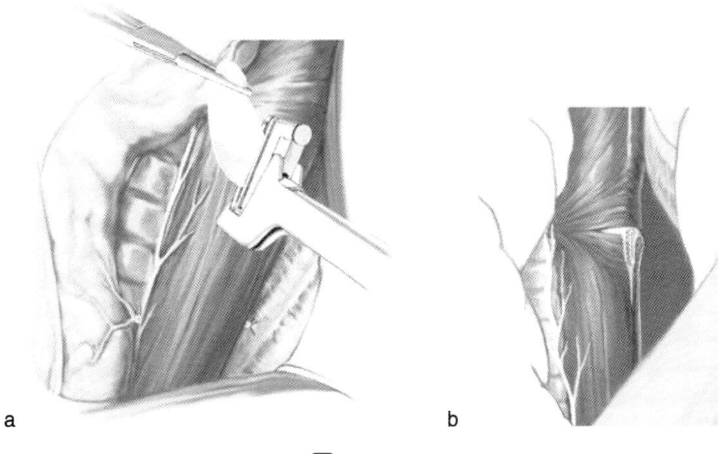

图 16.8

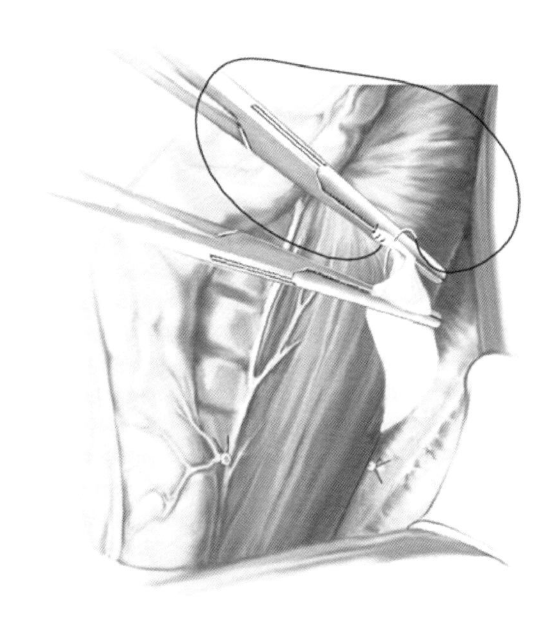

图 16.9

关闭切口

于切除处放置一根柔软的 Penrose 引流管。皮下简单缝合后关闭皮肤。

常规术后管理

（1）上消化道造影检查（开始经口进食前，不作为常规进行）。
（2）大多数病人可在术后数小时开始流质饮食。
（3）住院时间短，仅需要 3～5 天。
（4）保持引流直至进食固体食物。
（5）术后第三天起进食固体食物。

术后并发症

(1) 喉返神经损伤。

(2) 切口感染。

(3) 瘘形成/残端瘘—采用引流并豁开伤口是恰当的治疗措施。

(4) 咽后脓肿可能需要外科干预。

(5) 如果将环咽肌完全切开,环咽肌憩室切除后的复发率较低。

专家经验

◆ 放置一根大口径的胃管有助于辨认食管和憩室。

◆ 无张力切除有助于避免外漏。

(崔玉尚 张晔 译)

第 17 章　膈上憩室

为纪念 GeraldC. Oullivan 教授-外科医生，科学家，导师和朋友

Chris G. Collins

简介

膈上憩室是在距胃食管交界 10cm 以内的食管黏膜经肌层袋状疝出。其病理机制是由于食管运动异常造成的功能性梗阻区域上缘黏膜受到向外推力形成。检查包括内镜，上消化道造影以及食管测压。手术方法包括腹腔镜，开胸及胸腔镜等手段切除憩室并行肌层切开以解决潜在的运动异常。

适应证与禁忌证

适应证

（1） 吞咽困难；

（2） 肺部并发症（反复发作的肺炎，吸入性肺炎以及肺脓肿）。

禁忌证

（3） 感染期肺炎或肺脓肿（近期）。

术前检查及准备

临床

（1） 详细的病史和体检。

（2） 胃镜：必须进入憩室内检查黏膜以除外癌变。

（3） 食管测压：必须将测压探头放置在憩室远端以精确记录运动异常（高分辨测压以及 24 小时记录以提供准确的诊断）。

实验室检查

常规生化分析以除外长期呕吐或被动禁食导致的电解质异常或低蛋白血症。

影像学检查

（1） 胸部平片。

（2） 上消造影（可能需要变换体位以发现小的憩室）。

术前应用广谱抗生素（如阿莫西林-克拉维酸和甲硝唑）

术前治疗憩室并发症（吸入性肺炎/肺脓肿）。

麻醉前尽可能清理憩室内潴留的分泌物，食物或钡剂可以减少误吸的风险。

非手术适应证

（1） 小的无症状的憩室可以不处理。定期随诊以除外恶变或显著增大合并反刍或吸入性肺炎。

（2） 肌层切开手术的失败与高复发风险和缝合相关的漏密切相关。

（3） 伴有运动障碍的病人不适合或不愿意手术治疗时，内镜下球囊扩张可

以使病人受益。

手术步骤

手术的关键是同时处理运动障碍和膈上憩室。

主要方法如下：

（1）腹腔镜（现今最常用的术式）。

（2）开胸手术多用于较大和较高（距膈肌>10cm）的胸部憩室。

（3）胸腔镜。

腹腔镜手术

入路和显露

（1）病人采取结石位，20°～30°头高脚低位（French 位），术者站在病人两腿之间。

（2）建立气腹，如图 17.1 所示置入四个工作通道。镜头置于中线偏左，脐上 2～3cm（或根据病人的体型选择更高的位置），另外三个通道在直视下置入。Nathonson 拉钩由剑突下置入以牵拉肝脏，左侧肋缘下通道用于牵拉胃，两个手术通道位于中线两侧。

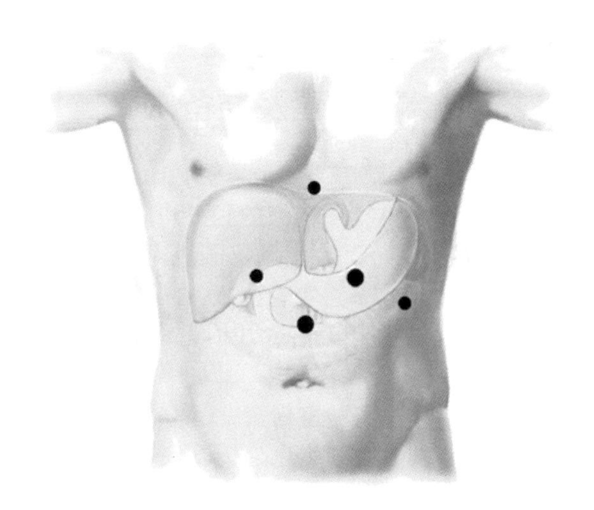

图 17.1

显露

（1）用内镜剪刀或超声刀打开膈食管膜。

（2）由右侧膈肌脚开始向左侧游离。

（3）沿右侧膈肌脚向下游离，将食管用烟卷引流条（Penrose drain）环套后经左侧肋缘下通道向下牵引。也可以用 3-0 的 Endoloop 代替烟卷引流条进行牵引。

（4）使用钝性游离器械和超声刀沿食管进行纵隔内游离，直至憩室边缘。

手术步骤

内镜检查和憩室游离。将胃镜经食管腔放置在憩室水平，通过注气和透视的方法确定憩室边界以进行安全的游离。彻底游离憩室囊袋，直至颈部与周围粘连组织清楚地分开，注意避免损伤囊壁（图 17.2）。

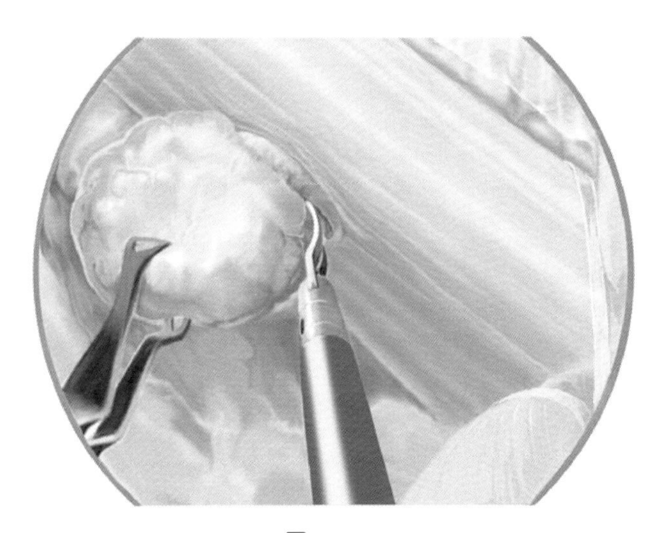

图 17.2

切除：内镜下切割缝合器经左侧 trocar 置入至憩室颈部（图 17.3）。在胸腔镜镜下闭合切割缝合器；将胃镜推入胃，防止切除过多的黏膜，然后将胃镜撤出。一旦确认切除位置，击发切割缝合器，切除并缝合食管黏膜。当憩室颈部较宽时，可以使用多个切割缝合器。移除憩室囊并再次用胃镜确认缝合是否满意。

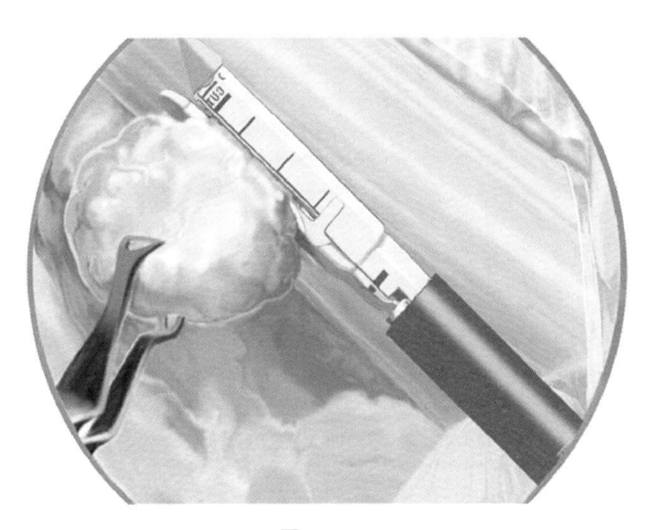

图 17.3

肌层切开：在憩室对侧的食管壁进行肌层切开，使用钝性游离和超声刀将食管壁的纵行和环形肌层切开并沿黏膜下向两侧稍加游离。切开范围：近端超过憩室上缘，远端超过贲门 1.5cm，切开时使用钝性分离结合超声刀或腔镜剪刀（图 17.4）。

Dor 式胃底折叠：在后方间断缝合 2～3 针，关闭食管裂孔。前面包埋可以将胃底缝合至肌层切开的边缘（Dor 式手术）并将胃底同时缝合至右侧膈肌脚上部。胃底同时缝合在右侧膈肌脚和食管两侧。

开胸手术

入路

标准的经第七肋间后外侧切口。仔细探查肺和胸膜腔。

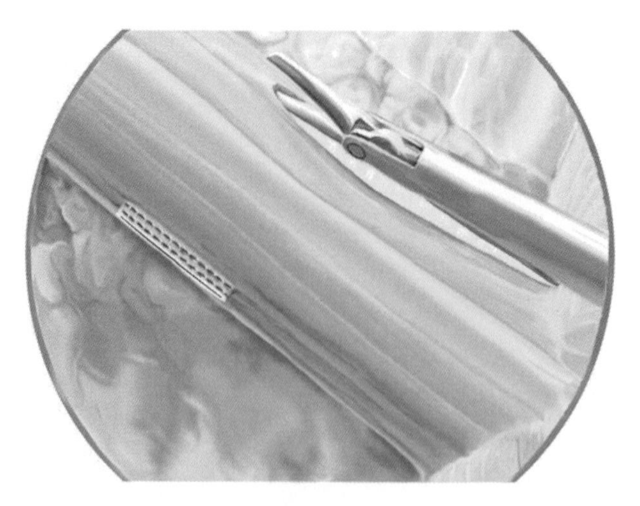

■ 图 17.4

显露

电刀切开下肺韧带至下肺静脉水平，将下肺向头侧牵引。纵行切开纵隔胸膜并显露食管及憩室(■图 17.5)。

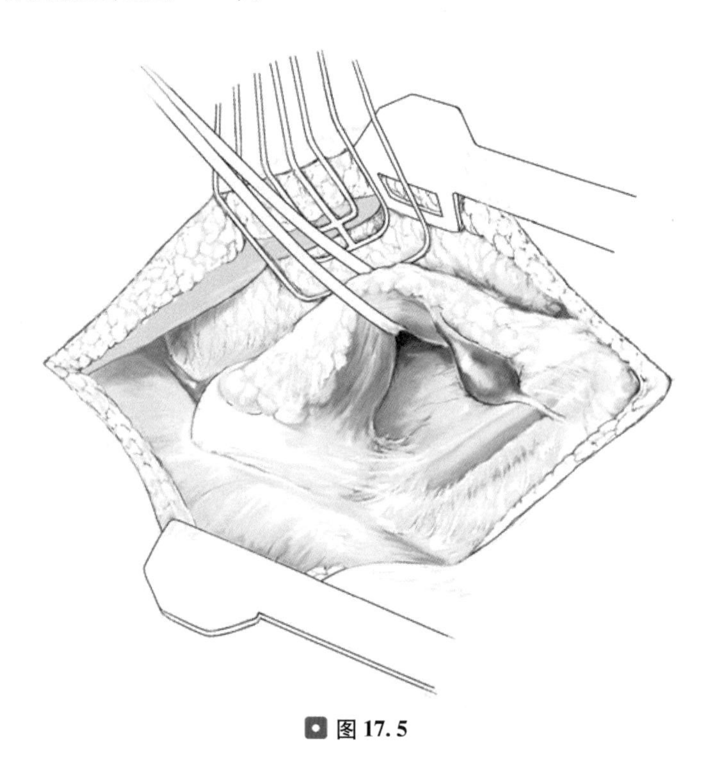

■ 图 17.5

手术步骤详解

(1) 游离足够长度的食管以便憩室切除，憩室通常位于食管后方。

(2) 解剖憩室，并用 Babcock 钳提起，仔细游离直至显露整个囊壁，仅余颈部与食管相连。

(3) 如果憩室颈部较宽，经食管放入一 60F 的粗大探条，然后用切割缝合器(TA)纵向闭合并切除憩室(■图 17.6)。

(4) 用 3-0 线间断缝合食管肌层。

(5) 在食管裂孔前缘沿左侧膈肌脚中外侧边界切开膈食管韧带 2 ~ 3cm，进入腹腔。将部分胃底牵入胸腔。这样可以显露胃食管交界及周围脂肪垫。切除

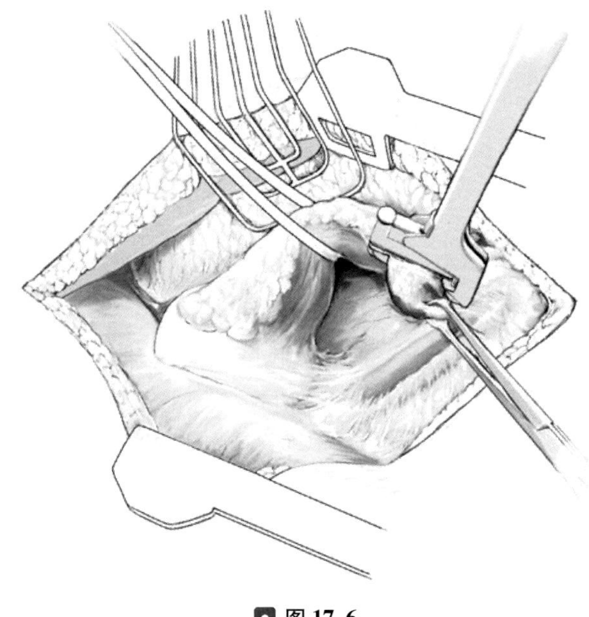

图 17.6

该脂肪垫。

（6）纵行切开食管前壁肌层（憩室对侧壁），切开范围：近端，憩室上缘 1cm，远端至胃壁肌层 1～2cm（图 17.7）。

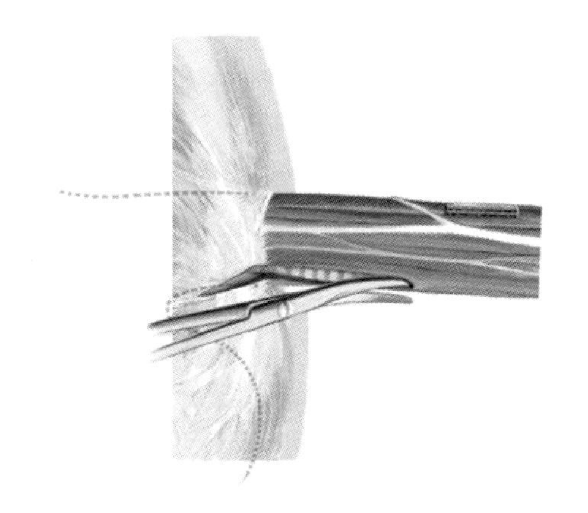

图 17.7

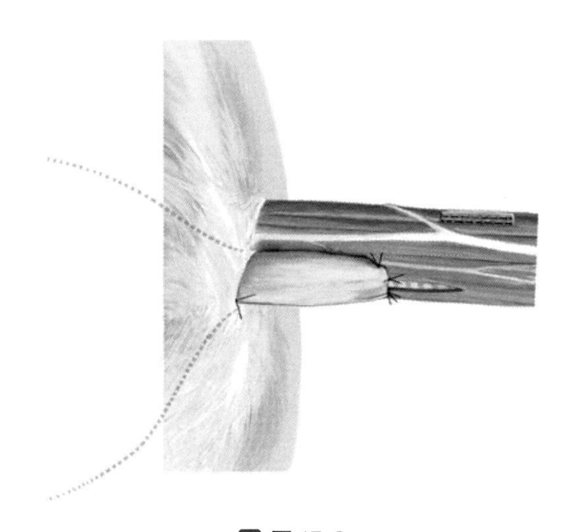

图 17.8

（7）贲门重建：将胃底瓣用3-0线间断缝合至切开的食管肌层切缘的远端部分，长度约4cm（◘图17.8）。然后将胃底置于膈下，并与膈脚的前瓣缝合固定。

（8）另一肋间做切口放置胸管接闭式引流。膨肺，逐层关胸。

胸腔镜手术

入路

同后外侧开胸手术相同，病人取右侧卧位。使用双腔气管插管，萎陷左肺。trocar位置如下：

（1）10mm trocar在腋后线第六肋间，放置胸腔镜镜头。

（2）10mm trocar在腋前线第五肋间，肺牵引。

（3）10mm trocar在第三肋间，工作通道。

（4）12mm trocar在腋中线，工作通道。手术方法与开胸手术相同。

术中并发症及对策

（1）术中出血按标准程序处理。

（2）肌层切开时黏膜穿孔。胸腔内倒入生理盐水，同时胃镜下充气，检测黏膜完整性。损伤常见于胃食管交界处。用4-0线间断缝合并用胃底覆盖。

（3）食管后侧的迷走神经在切除憩室时容易受到损伤，应该先行游离保护。前面的迷走神经容易在肌层切开的时候损伤，亦应加强保护。

（4）腹腔镜手术时应注意张力性气胸，一旦发生应降低气腹压力并放置胸管。

术后监护

仅限于胸腔镜手术

（1）术后48小时，肺复张良好，无漏气或感染即可拔除胸管。

所有手术方式

（1）术后第一天留置鼻胃管并开放引流，每4小时抽吸一次；术后第2或第3天拔除。

（2）拔除鼻胃管后，病人开始进流食，并尽可能的全量流食。使用镇痛和止吐药物可以减轻恶心、呕吐症状发生。

（3）一旦病人可以进软食，即可出院。并嘱托病人在术后2周的时间里逐步恢复至正常饮食。

标准术后检查

术后第5天进行上消造影，采用水溶性非离子型造影剂。

（1）除外消化道瘘；

（2）检查胃底包埋的位置；

（3）确保没有明确梗阻；

（4）评估胃排空情况；

术后早期应避免碳酸饮料或过度进食。

术后并发症

早期(数天至数周内)

（1）出血。通常发生在术后48小时内。按标准程序补液、止血。

（2）消化道漏。早期明确的漏可以开胸处理。如果由全身症状，开胸修补；如果没有全身症状可以保守治疗。

（3）胸腔积液。按出血或脓胸进行穿刺引流。

（4）脓胸。穿刺引流并进行上消造影检查，确认是否存在消化道瘘。

（5）膈下脓肿。影像学引导下的穿刺引流及上消造影检查确认是否存在消化道瘘。这些并发症很少见。

晚期(数月至数年)

（1）憩室复发。如果有症状采用开放手术治疗。

（2）胃食管反流合并狭窄(扩张和抗酸药物)。

（3）食管旁疝(可能需要手术修复)。

（4）胃排空延迟或胃瘫。胃动力药物治疗通常可以达到满意效果，但有些可能需要幽门成型手术。

（5）开胸术后疼痛。对症治疗。

专家经验

- 通过腹腔内注入生理盐水及胃镜充气实验来确保缝合的严密性。
- 在术后造影时使用非离子型造影剂，不但能保证造影效果，在误吸或瘘入胸、腹腔时反应较小。
- 小的憩室可以折叠缝合并做肌层切开。
- 术中胃镜可以帮助透照憩室，安全地放置切割缝合器，并充气检查缝合的情况。

(李力 译)

第 18 章 短节段食管狭窄的局部成形技术

Asad Kutup, Emre F. Yekebas, Jakob R. Izbicki

简介

食管局部成形技术适用于狭窄节段较短,内镜下治疗(包括探条及球囊扩张)无效的病人。

适应证与禁忌证

适应证

(1) 短段的消化道狭窄;
(2) 短段的瘢痕性狭窄。

禁忌证

(1) 恶性可能。

术前检查及准备

(1) 胃镜下多点活检。
(2) 特殊准备:与前述手术相比无特殊。
(3) 麻醉:气管内插管;如果狭窄位于胸腔内,可使用双腔插管,单肺通气。

手术步骤

体位和入路

取决于狭窄的位置。

(1) 颈部狭窄:左颈部切口,颈部向外侧旋转。
(2) 胸腔内狭窄:第 4 ~6 肋间前外侧切口。
(3) 腹段食管狭窄:"倒 T-型切口"或腹正中切口。

手术步骤一

切开和吻合技术

切开狭窄段后,向远、近端游离食管,间断全层缝合食管。缝线之间的距离为 5mm。缝线距切缘距离也是 5mm。

狭窄短于 1cm 时,可以参考 Heineke Mikulicz 术式进行狭窄成形。也就是纵行切开食管,横行全层褥式缝合食管切口(◘图 18.1)。

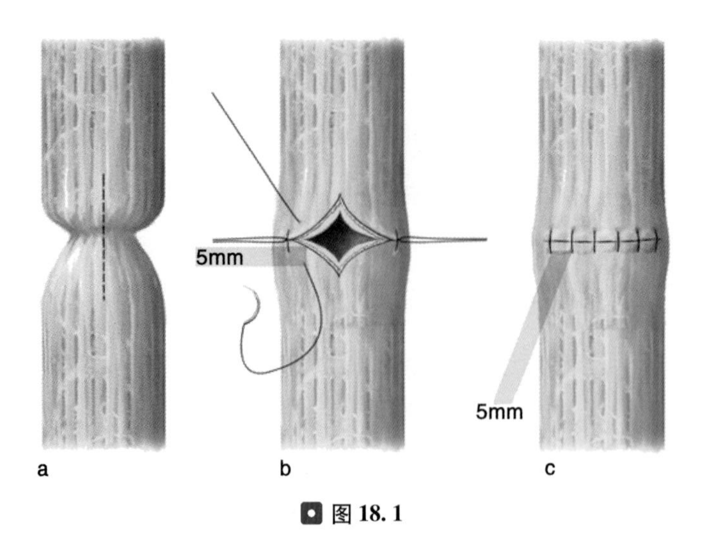

图 18.1

手术步骤二

局限性狭窄的情况

当狭窄仅限于黏膜和黏膜下时,在狭窄表面切开食管肌层(图 18.2a)。切开狭窄前壁(图 18.2b)。在食管后壁进行黏膜和黏膜下重建(图 18.2c),然后横行全层褥式缝合食管前壁(图 18.2d)。

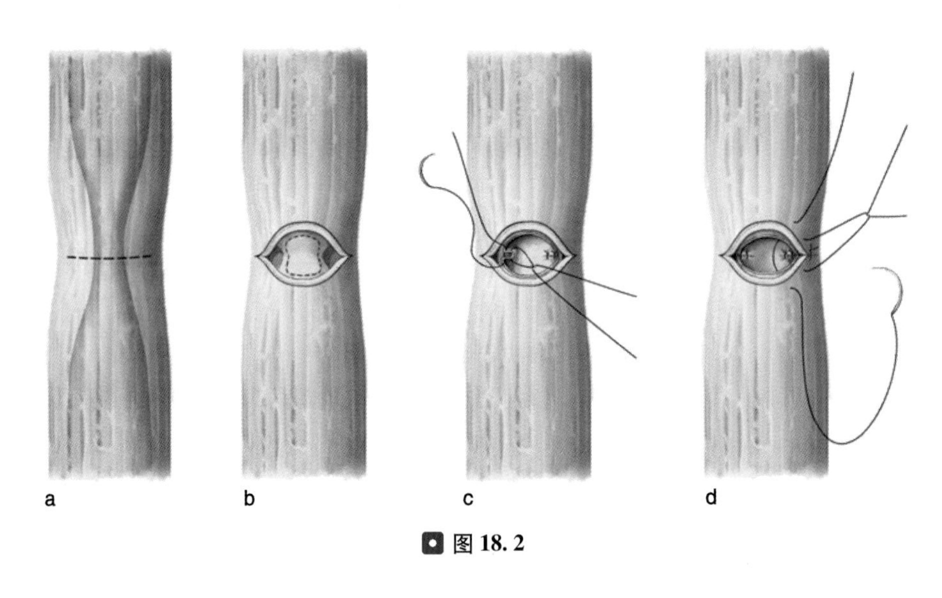

图 18.2

手术步骤三

狭窄前端扩张的情况

如果在狭窄前端有食管扩张情况，可以进行狭窄前、后的侧侧吻合手术。

在所有的食管成形手术时，都必须放置食管腔内引流（大号胃管）及外引流（◻图 18.3）。

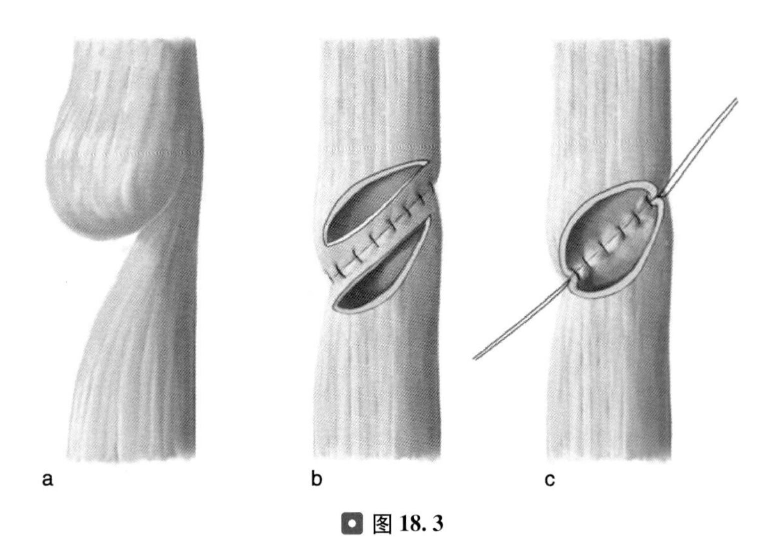

◻ 图 18.3

常规术后检查

（1）每天检查是否有吻合口漏。
（2）如果拔除引流管后出现问题，可以进行水溶性造影剂的消化道造影。
（3）早期发现的吻合口漏，可以经内镜放置食管支架。

术后并发症

（1）漏；
（2）纵隔炎；
（3）脓胸；
（4）腹膜炎；
（5）再狭窄。

专家经验

◆ 吞服烧碱引起的狭窄，常可能累及附近器官（如气管等）。这种情况下，游离食管时要小心操作。

（李力 译）

第19章　贲门失弛缓症的手术治疗

Luigi Bonavina, Alberto Peracchia

简介

Heller在1913年报告了第一例经左胸切口食管肌层切开治疗贲门失弛缓症。经过数十年的实践，经腹入路的手术方式逐渐广为接受，尤其是在欧洲。近年来，经腹腔镜的Heller手术已经成为世界上一些医学中心的首选术式。

手术过程中要求将食管两层肌肉（纵行和环形肌纤维）以及食管胃交界处的斜行肌纤维彻底游离、切断。经腹入路的要加做抗反流手术，通常采用Dor式胃底前壁折叠手术。

适应证与禁忌证

适应证

所有确诊的贲门失弛缓症病人，不论疾病的分期如何。

禁忌证

不能耐受全麻手术的病人或伴有

（1）严重的并发症；

（2）预期寿命较短的病人，可采取球囊扩张或肉毒素注射等更为合理的治疗手段；

（3）既往上腹部手术史导致腹腔内广泛粘连，腹腔镜手术困难。

术前检查及准备

病史采集和临床评估：	吞咽困难的时间，营养状态
胸片：	肺不张，纤维化（s/p吸入性肺炎）
上消造影：	食管扩张的分级和长度测量
食管测压：	食管下括约肌失弛缓状态，蠕动的缺失
内镜检查：	除外黏膜病变，念珠菌定植，以及相关的胃十二指肠疾病
CT和/或超声内镜（EUS）对选择性的病人进行：	除外假型失弛缓（恶性疾病导致）

术前12小时置入双腔鼻胃管冲洗食管腔内的食物残渣。

短期抗生素和预防性的抗凝。

腹腔镜手术

关于详细的入路，请参阅“腹腔镜胃切除”章节。

器械

（1）一个显示器；
（2）三个 5mm trocar，两个 10～12mm trocar；
（3）30°腹腔镜镜头；
（4）标准腹腔镜器械（Johannes 钳、针持、无创抓钳、肝脏拉钩）；
（5）单极电钩；
（6）超声剪刀；
（7）胃镜（选择性使用，多用于二次手术时）。

手术步骤一

显露

切开膈食管膜。为防止术后反流，保留贲门的解剖关系，游离范围仅限于食管前壁和膈肌脚之间。贲门的彻底游离仅用于那些食管明显迂曲扩张的病人，这种情况下，要减少腹段食管的长度并由后侧关闭膈脚。

手术步骤二

Heller 肌层切开

Heller 肌层切开术使用 L 型电钩由食管远端开始切开肌层直至黏膜下平面。

使用腔镜剪刀，超声刀或 Ligasure 器械将食管前壁的肌层切开口向近端延伸约 6cm。

使用 L 型电钩将前壁肌层切开口（包括贲门斜行肌纤维）向胃侧延伸 2cm（图 19.1）。

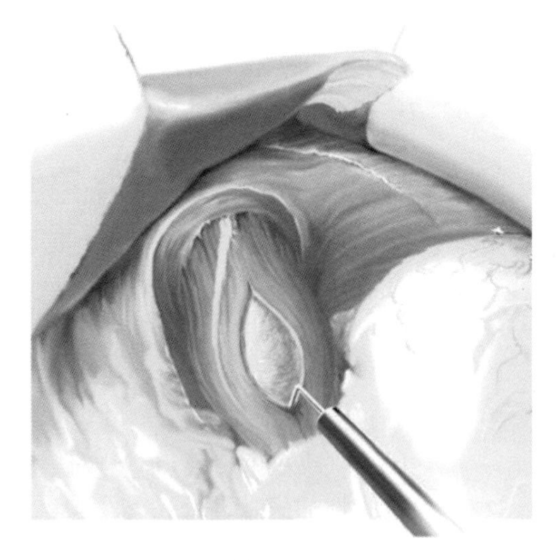

图 19.1

手术步骤三

术中胃镜

术中胃镜检查可以帮助评估肌层切开的长度，分辨残留的肌纤维，检查胃食管交界处的通畅程度以及是否存在黏膜损伤。对于之前进行过扩张治疗或局部肉毒素注射的病人，术中胃镜更有帮助。

手术步骤四

Dor 式胃底折叠术

将胃底前壁与食管肌层切开的左侧肌肉进行 3 针间断缝合。(Prolene 线或 Ethibond 线)。最头侧一针要同时与膈肌脚固定(图 19.2)。

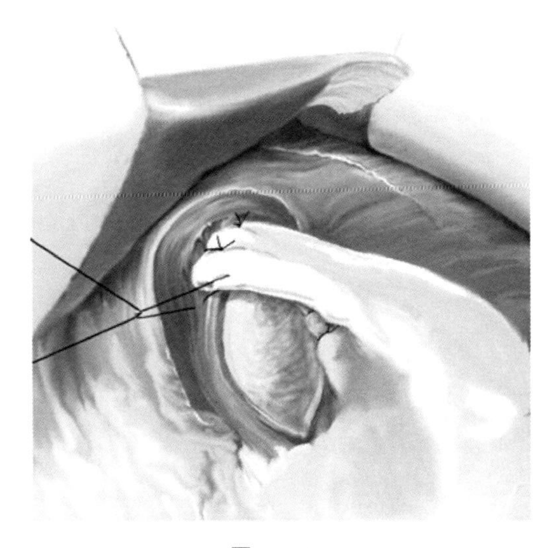

图 19.2

手术步骤五

固定胃底部胃壁

将胃底部胃前壁的最外侧部分与肌层切开的右侧肌肉及左侧膈肌脚间断缝合 3 针。

常规术后检查

术后第一天行泛影葡胺造影,以评估胃食管交界处的通畅度和是否存在漏。

术后并发症

(1) 吞咽困难症状持续。
(2) 食管排空延迟。
(3) 吞咽困难复发,由于远端肌层切开不彻底或 Dor 式折叠不正确引起。
(4) 迂曲延长的巨食管病人可能需要行食管切除。
(5) 胃食管反流。
(6) 明确的狭窄可能需要机械扩张,迷走神经切断或十二指肠转流手术。
(7) 术中未发现的穿孔导致漏。
(8) 可采用腹腔镜二次手术或内镜下腔内支架置入手术以及 CT 引导下的经皮引流。

专家经验

- 一旦确认黏膜下平面后,向上切开肌层前使用 pledgetswab 或花生米做一个隧道。
- 肌层切开时肌肉边缘的出血时可以自行停止的;聪明的做法是避免过多的电凝,使用热盐水纱布压迫数分钟。

- 在完成肌层切开后，置入胃管或进行胃镜检查时要小心操作，避免医源性黏膜穿孔。
- 在肌层切开时注意胃近端的悬吊纤维，在进行胃底 Dor 式折叠时注意张力，避免远端食管扭曲。

（李力 译）

第 20 章 胃次全切除术、胃窦切除术、Billroth Ⅱ式和 Roux-en-Y 重建以及复杂胃溃疡局部切除术

Dean Bogoevski, Enrique Moreno Gonzalez, Carmelo Loinaz, Dr. Reeh Matthias

胃次全切除术

在胃次全切除术(subtotal gastrectomy)中,至少切除 75% 的胃。用近段空肠(jejunum)作为 Ω 袢或者采用 Roux-en-Y 胃-空肠吻合方式来重建胃肠道连续性。

适应证

(1) 胃远端肠型胃癌(gastric carcinoma)。

(2) 胃远端和十二指肠复杂溃疡。

术前检查和准备

(1) 病人术前组织学检查应确诊为肠型胃癌。

(2) 内镜明确肿瘤和溃疡病变的部位。

手术步骤

手术步骤一

腹部切口和胃的游离

对开腹手术而言,应选择上腹部横切口。如果显露不足,切口应扩大至上正中线范围(反 T 形开腹手术)。这种入路显露术野充分,可上至胃食管结合部(gastroesophageal junction)。正中线切口是有价值的备选方案。对于胃恶性肿瘤,行全腹腔探查了解是否存在远处转移后,确定胃的病变部位。

从横结肠处切开胃大网膜(greateromentum),显露胃后壁,打开小网膜囊(lesser sac)(■图 20.1)。

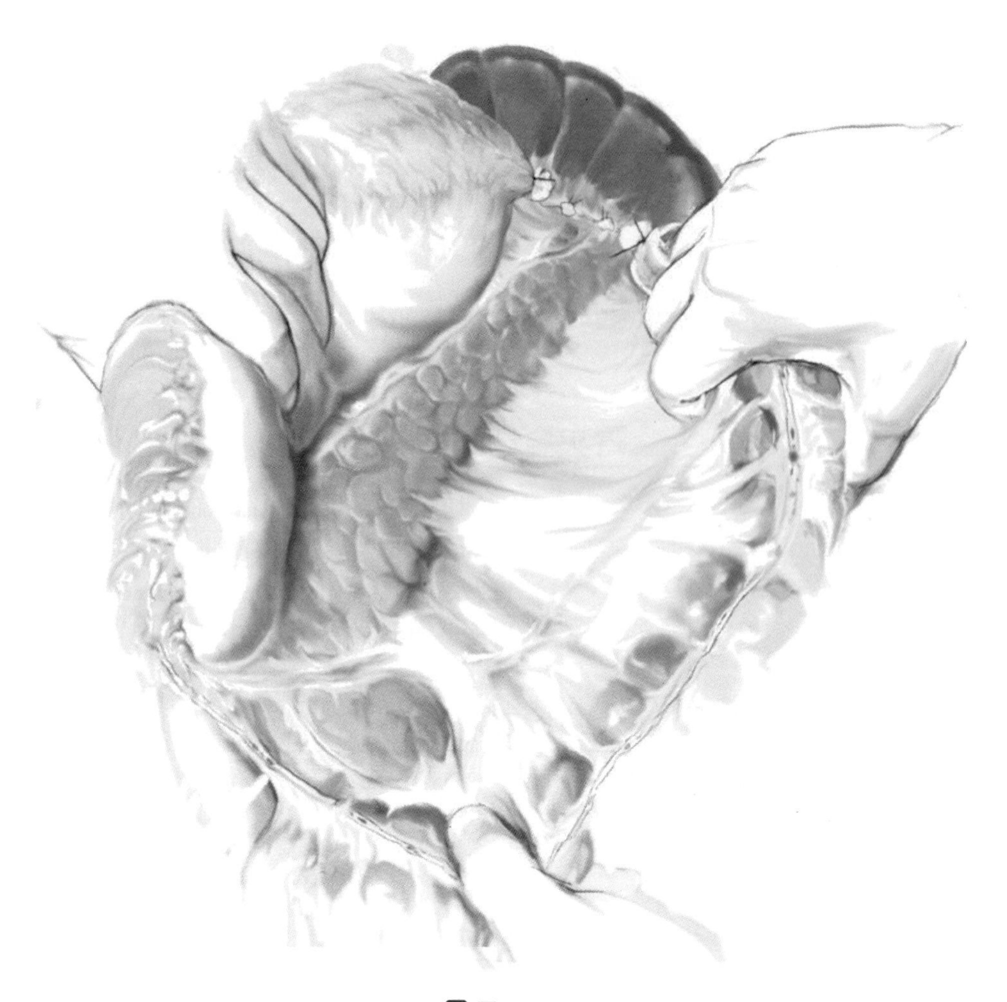

图 20.1

从毗邻的结缔组织中游离幽门(pylorus)(图 20.2),沿胃小弯打开小网膜囊。此处应注意不要忽略可能存在的副肝左动脉。从起始部显露胃左动脉和冠状静脉,结扎二者并横断(图 20.3)。这样,标本中就包括了沿胃小弯(lesser curvature)和胃大弯(greater curvature)的淋巴组织。结扎并横断胃右动、静脉和胃大弯的胃网膜右动、静脉,保留近端胃的血管弓。

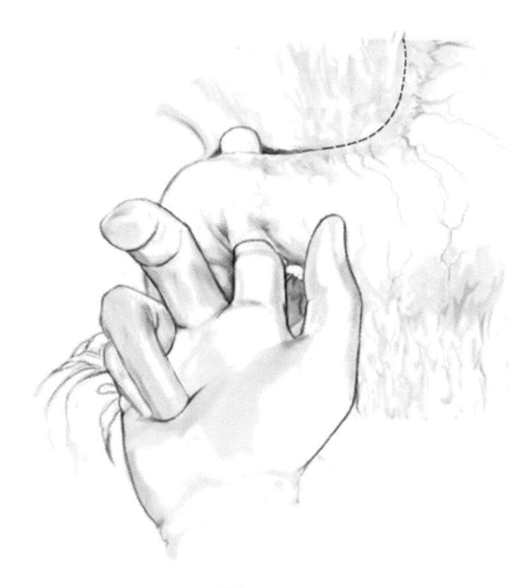

图 20.2

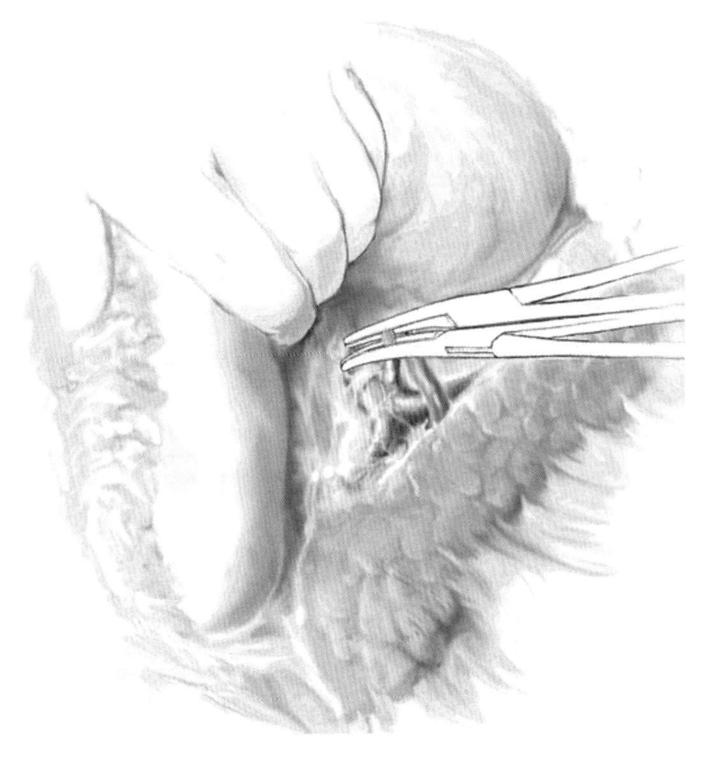

图 20.3

手术步骤二

切除

切缘距离幽门远端约 1cm 和胃近端三分之一处(图 20.4)。用切割闭合器断十二指肠。推荐采用单层连续缝合或间断缝合闭合胃切口。如果使用切割闭合器,则应行浆肌层缝合(图 20.5)。十二指肠残端应仔细处理,避免缝线有任何张力。在十二指肠残端切割线处行浆肌层间断缝合(图 20.6)。采用 Ω 袢即 BillrothⅡ式重建(步骤 1 ~3)或者 Roux-en-Y 重建(步骤 1)完成胃-空肠吻合术(gastrojejunostomy)。

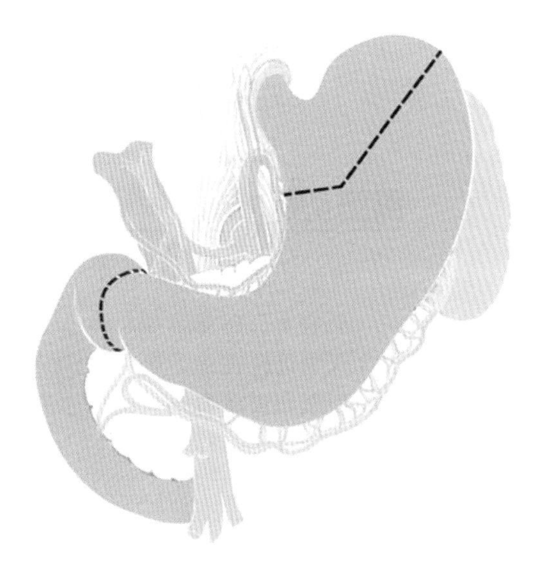

图 20.4

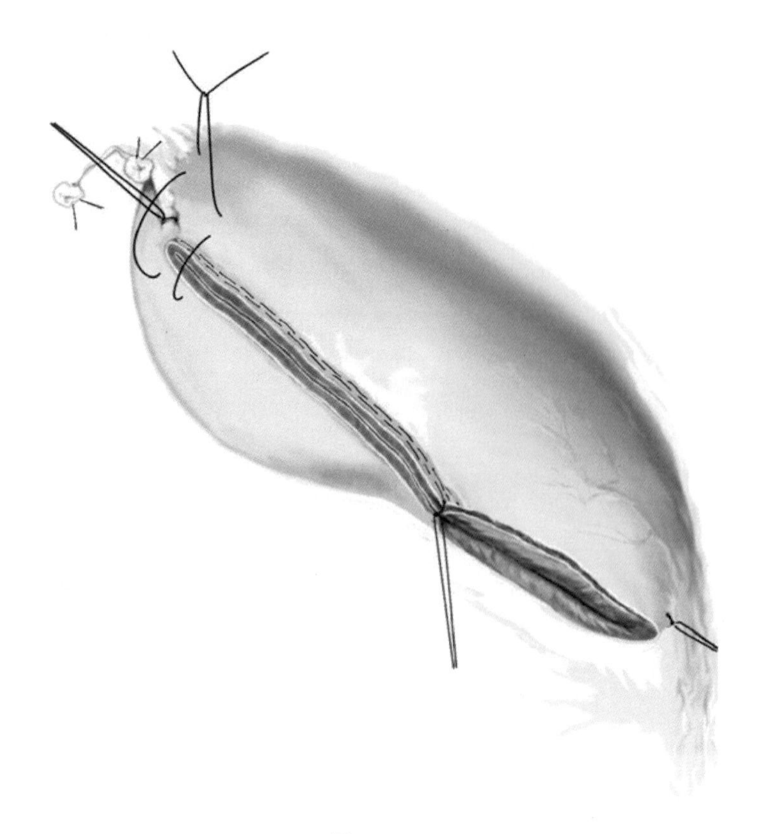

图 20. 5

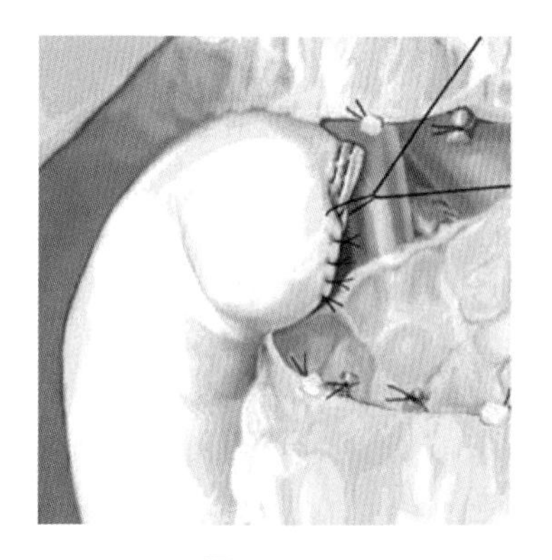

图 20. 6

胃窦切除术

胃窦切除术(antrectomy)需切除胃远端 25% ~40%。

适应证

复杂十二指肠溃疡(complicated duodenalulcers)和幽门前区溃疡。胃窦切除联合双侧选择性迷走神经切除术(vagotomy)。此步骤通过降低迷走神经乙酰胆碱的刺激和胃窦胃泌素的产生来减少胃酸的分泌。

术前检查

(1) 内镜确诊病变。

(2) 排除风险因素,如胃泌素瘤(gastrinoma)和高钙血症(hypercalcemia)。

(3) 多部位活检以排除癌性病变。

手术步骤

手术步骤一

胃的游离和迷走神经切除术

与胃次全切除术一样，游离胃并分离大网膜，离断幽门。在食管远端识别迷走神经干，其前支位于食管左侧，后支位于食管后侧或右侧(▣图 20.7)。采用迷走神经干切除术需切除每支神经约 2cm，并在食管胃结合部近端约 5cm 处结扎；仔细寻找并横断所有起源于迷走神经横断处近端的迷走神经副支。这些神经多分布于胃大弯近端。还应游离食管，寻找和离断自头侧至结扎和切除段处分布于胃的一切分支，特别是所谓的“格拉西罪恶神经”(criminal nerve of Grassi)。另外也可实施选择性迷走神经切除术，需横断从食管-胃结合部近端约 7cm，经过食管裂孔走行到食管和胃的迷走神经前后支的所有分支，然后横断位于迷走神经肠支和肝支起始处远端的迷走神经前后支主干。迷走神经肠支向腹腔干走行，肝支在小网膜(lesser omentum)中沿肝左动脉走行(▣图 20.8)。通过选择性迷走神经切除术，迷走神经肠支得以保留(▣图 20.8)。

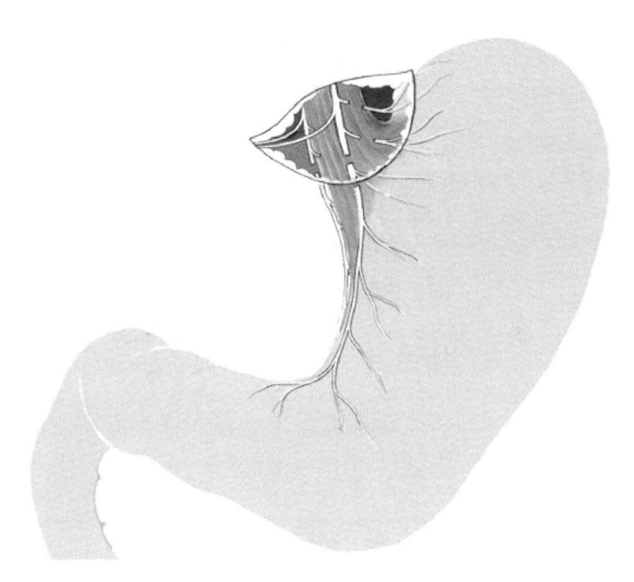

▣ 图 20.7

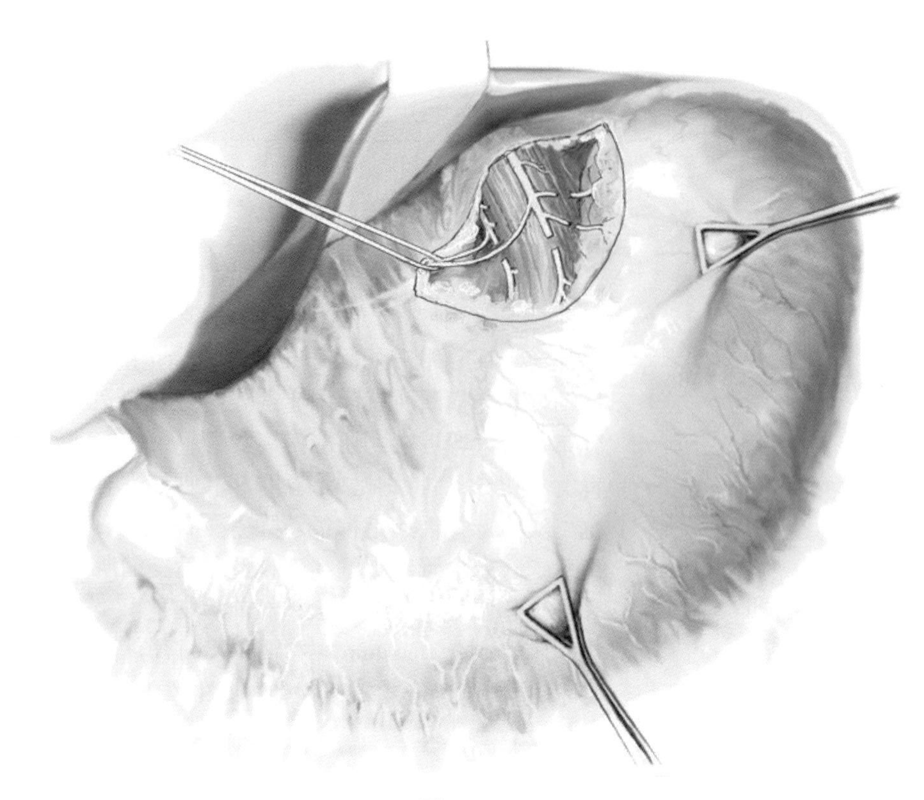

图 20.8

手术步骤二

显露胃窦

切除幽门(见“胃次全切除术”步骤 1)和胃远端,结扎胃大弯和胃小弯血管。用切割闭合器切除是最便捷的方式。

手术步骤三

切缘

胃切除线位于紧邻胃小弯切迹的近端和沿胃大弯走行的胃网膜左右血管交界处。

手术步骤四

消化道重建

采用 BillrothⅡ式(步骤 1-3)或 Roux-en-Y(步骤 1)重建胃肠道连续性。

Billroth Ⅱ式重建

手术步骤

采用 Ω 袢完成胃空肠吻合术。

手术步骤一

Ω 袢的位置

选择一段容易移动到残胃后壁远端的近段空肠袢。当选择结肠后入路时,肠袢距离不宜过长。

在横结肠系膜中建立一小的通道,牵拉 Ω 袢穿过此横结肠系膜缺损处。注意在肠袢通过的横结肠系膜处不要有张力(◘图 20.9)。

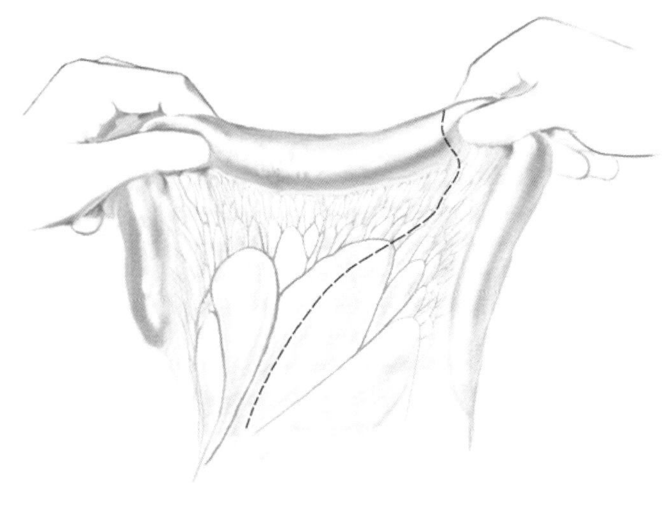

◘ 图 20.9

手术步骤二

胃空肠吻合术

打开残胃远端闭合处和 Ω 袢系膜对侧空肠壁,采用间断或连续缝合方式缝合吻合口后壁(◘图 20.10)。

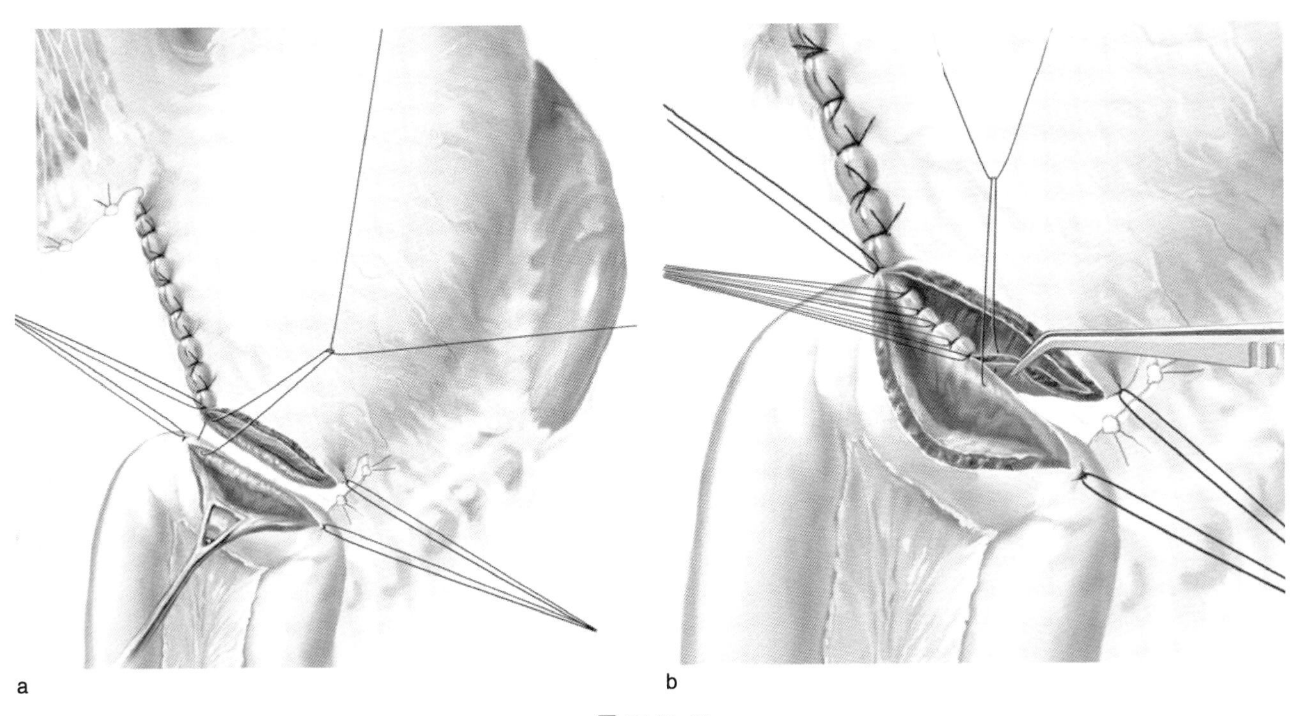

◘ 图 20.10

采用连续内翻缝合吻合口前壁,也可以采用单层间断缝合或使用切割缝合器(◘图 20.11)。为避免吻合口狭窄,应保证结肠后胃-空肠吻合术的吻合口至少达 5~6cm。完成吻合后,应将紧邻吻合口近端的胃壁缝合在横结肠系膜切口的边缘处,使吻合口低于横结肠系膜,防止其回缩进小网膜囊和在横结肠系膜缺损处发生梗阻。

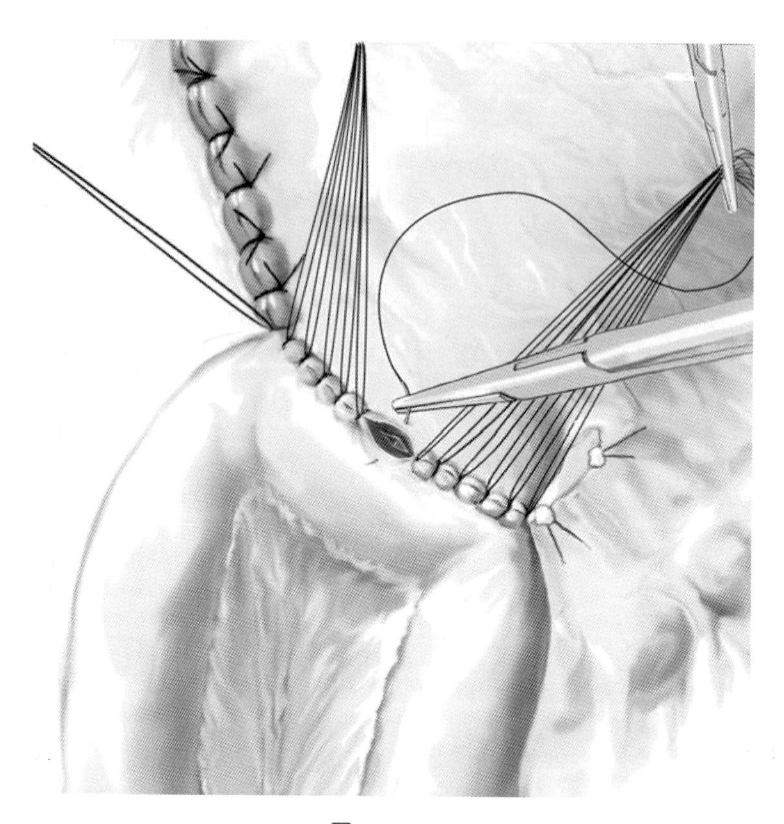

◘ **图 20.11**

手术步骤三

Braun 吻合(Braun anastomosis)

为避免胆汁反流进残胃,Braun 吻合的部位应尽量远(>40cm)。采用间断缝合、连续缝合或吻合器完成空肠侧侧吻合(◘图 20.12)。

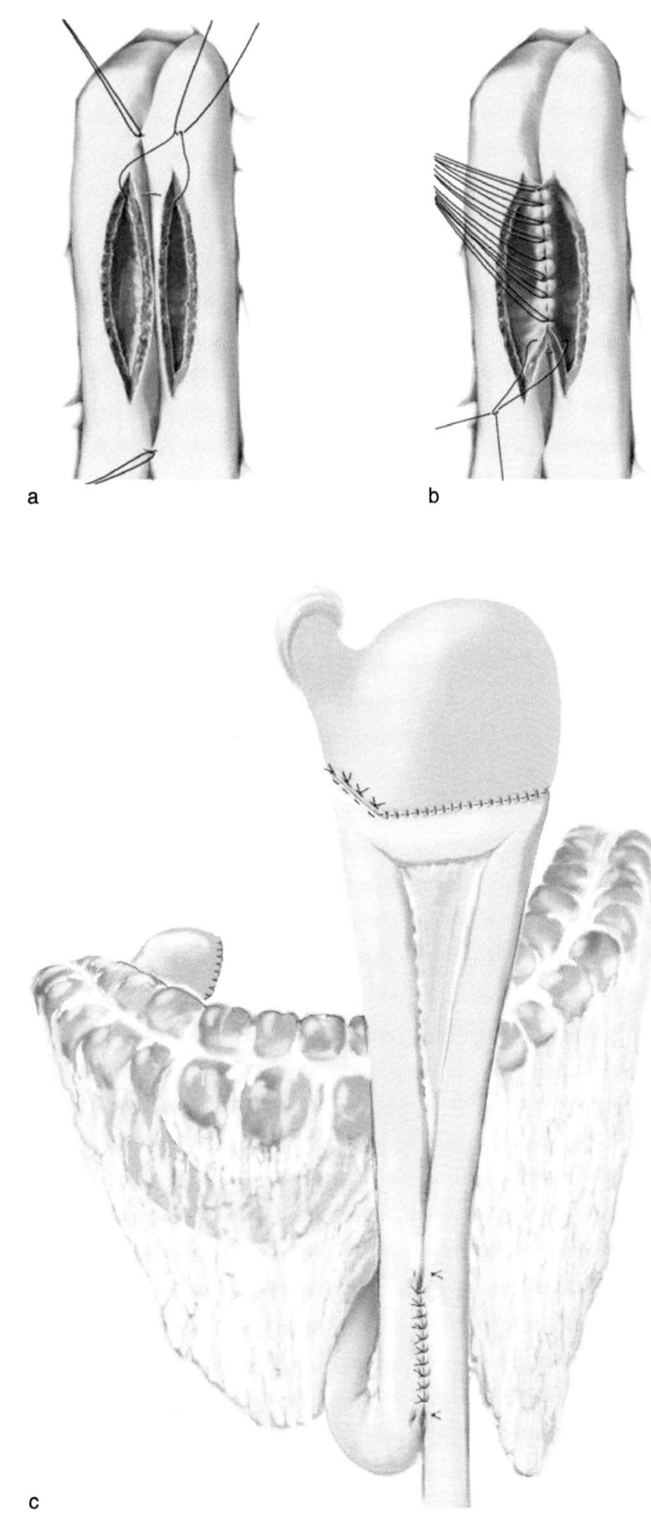

■ 图 20. 12

Roux-en-Y 重建（Roux-en-Y reconstruction）

手术步骤

手术步骤一

离断空肠

确认 Treitz 韧带（Treitz ligament）的位置，距 Treitz 韧带约 40～50cm 处横断空肠（▣图 20. 13a）。为操作方便，可使用切割闭合器。采用连续缝合或间断缝合关闭远端空肠的盲端。远端空肠袢侧侧放置于残胃后壁，且系膜不要有张力。最好选择结肠后路吻合。吻合前，将空肠袢的浆膜固定于残胃浆膜，固定长度超过 5～6cm，由此完成吻合口后壁外层的缝合（▣图 20. 13b）。

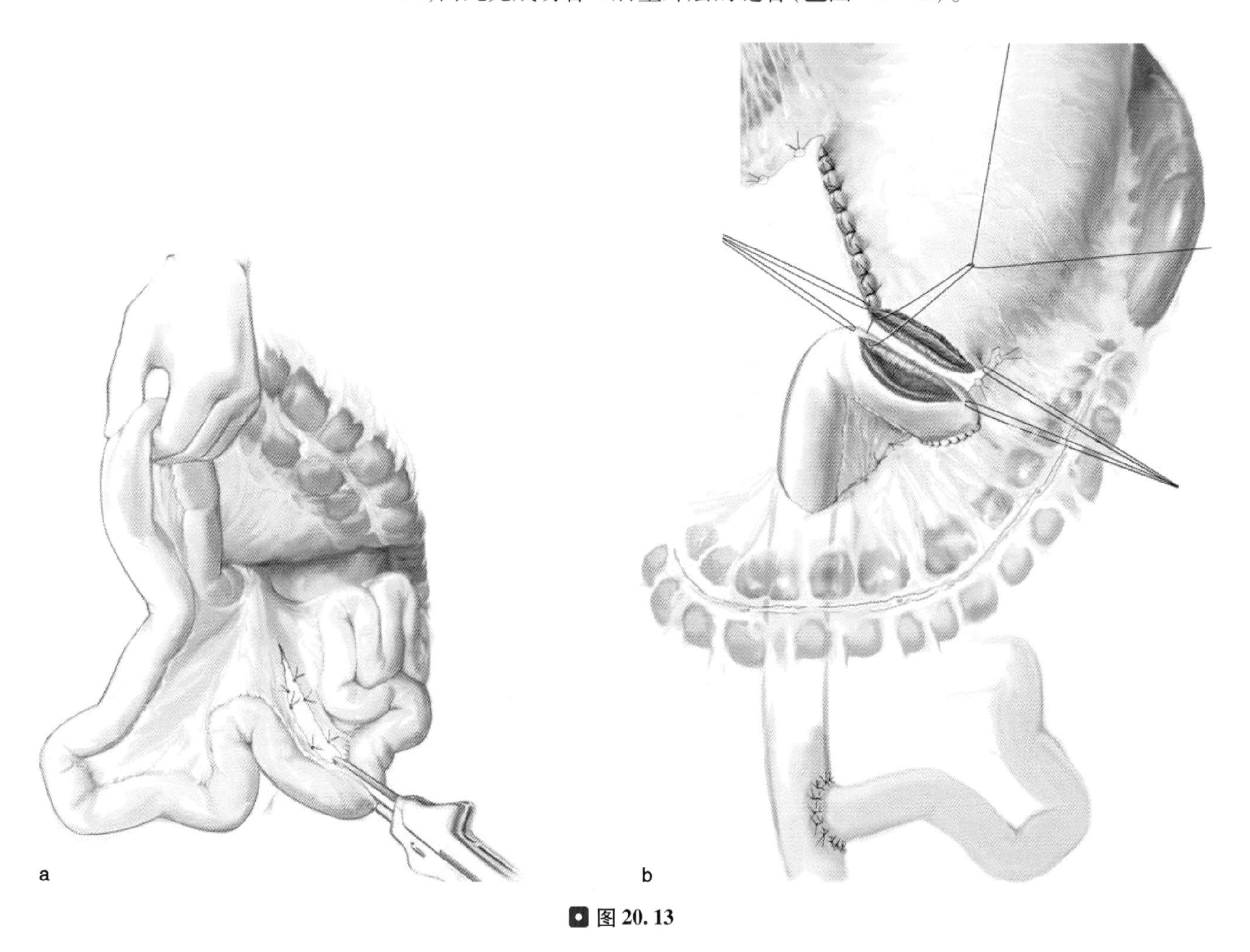

▣ 图 20. 13

手术步骤二

胃空肠吻合术

用电刀沿系膜对侧缘打开空肠袢和胃壁，采用连续缝合完成吻合口后壁内层的吻合，然后采用连续内翻缝合吻合口前壁。也可采用单层间断缝合和使用切割闭合器。吻合技术与 Billroth Ⅱ 式重建中的胃-空肠吻合术相似（步骤 2）。将横断的近端空肠袢与距胃空肠吻合口远端 40～60cm 的 Roux-en-Y 袢行端侧吻合。

术后处理

我们建议使用鼻胃管保持残胃减压 2 天，帮助胃空肠吻合口愈合，直到可以开始进食为止。

术后并发症

早期并发症

(1) 胃空肠吻合口瘘；
(2) 十二指肠残端瘘；
(3) 急性胰腺炎、胰瘘；
(4) 早期倾倒综合征；
(5) 胆道狭窄。

后期并发症

(1) 胆汁反流；
(2) 胃空肠吻合口狭窄；
(3) 残胃癌；
(4) 远期倾倒综合征。

胃局部切除术

药物治疗无效的溃疡、穿孔(perforation)或出血需要外科干预。内镜是胃溃疡(gastric ulcers)出血的一线治疗方案。如果内镜不能控制出血，则选择外科切除治疗。当溃疡范围允许切缘重新吻合而无张力时，可行胃局部切除。必须行幽门螺旋杆菌(helicobacterpylori)检查和使用抑酸药物。须检查胃泌素和血清钙水平是否升高，这两项均为发生复杂溃疡的风险因素。

适应证

内镜不可控制的出血和穿孔是急诊行胃局部切除术的适应证。

常规的术前检查

可疑出血

内镜确诊出血部位：活动性出血可通过内镜或者血红蛋白值变化确诊，及时记录血压和心率。

可疑穿孔

(1) 行标准的直立位和左侧卧位腹部 X 线检查。
(2) 通过胃管注入气体能帮助常规 X 线检查诊断；如果存在腹膜炎(peritonitis)，但没有腹腔游离气体的直接证据，则应行 CT 扫描。
(3) 特别是十二指肠腹膜后穿孔，常规 X 线检查可能无法发现游离气体。

胃溃疡穿孔的手术步骤

手术步骤一

显露溃疡病变

充分显露溃疡病变部位。如果胃后壁穿孔，应打开胃结肠韧带，探查网膜囊

(■图 20.2)。

手术步骤二

切除溃疡

如果是慢性肉芽形成,纵向切除溃疡壁(■图 20.14)。

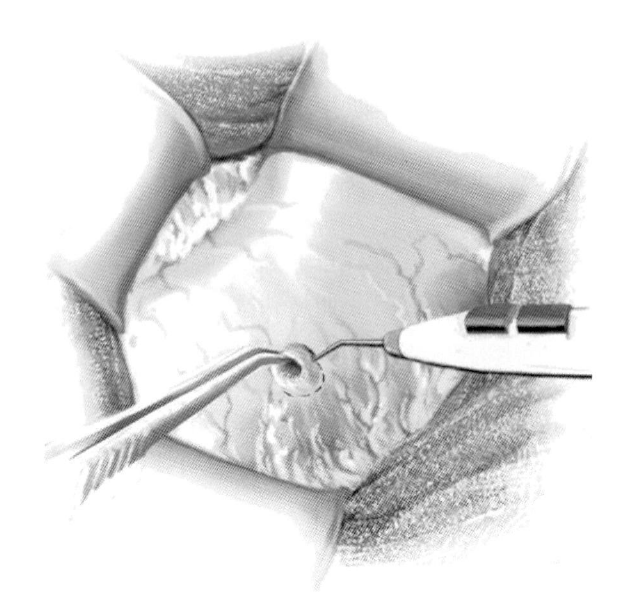

■ 图 20.14

手术步骤三

缝合胃壁切口

采用可吸收缝线单层横向缝合溃疡(■图 20.15)。

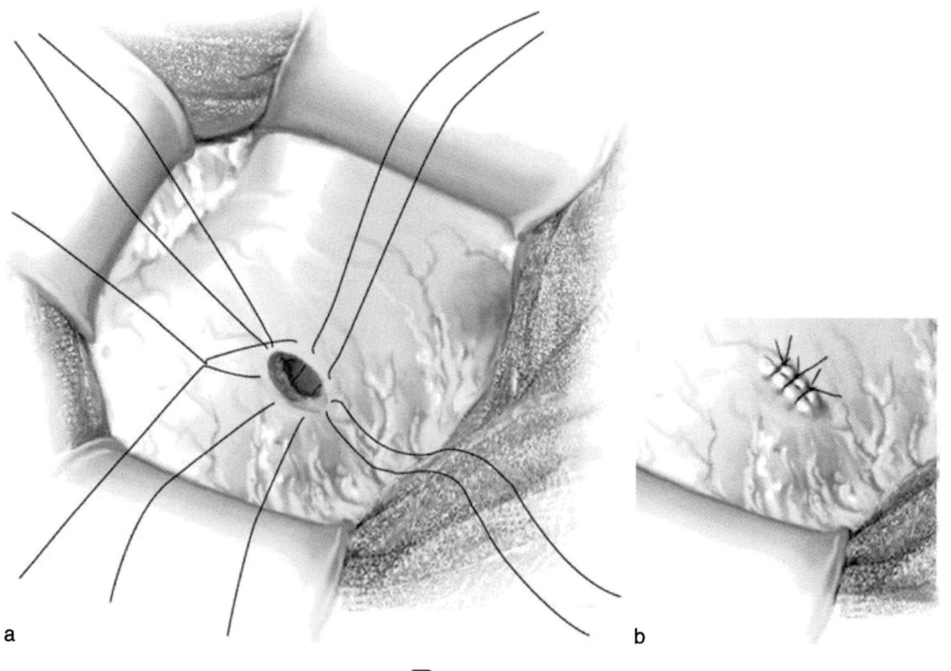

■ 图 20.15

内镜下难治性出血性胃溃疡的治疗步骤

手术步骤一　**胃切开显露出血部位**

出血不伴穿孔时，采用胃前壁纵行切口以显露出血部位。

手术步骤二　**游离出血点**

胃后壁出血时，核实出血源是否来自脾动脉处溃疡。如果是，控制动脉近远端血流，并结扎这些区域。再缝合溃疡四周，这样可能有助于控制出血，最好使用不可吸收缝线。如果脾脏有侧枝血管供血，则不需行脾切除。

手术步骤三　**缝合胃壁切口**

采用单层缝合关闭胃前壁切口。

十二指肠局部切除术

复杂十二指肠溃疡可以选择行十二指肠局部切除术。根据溃疡大小和毗邻组织，可采用十二指肠-空肠吻合术伴 Roux-en-Y 重建。但是，如果是出血性溃疡，应结扎胃十二指肠动脉。

适应证和术前检查

同胃溃疡伴出血的相关内容（见前面“胃局部切除术”）。

复杂十二指肠溃疡的治疗步骤

十二指肠腹侧壁

手术步骤一　**显露十二指肠**

经 Kocher 手法（Kocher maneuver）充分游离后，完全显露十二指肠，纵行打开侧壁。如果穿孔，切除溃疡病变（图 20.16）。

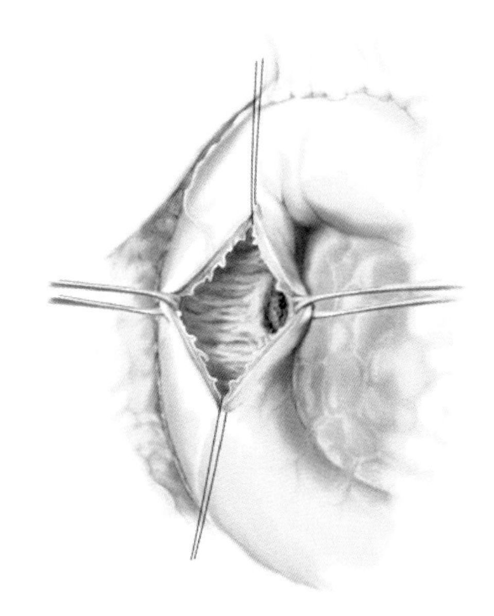

图 20.16

手术步骤二

关闭十二指肠壁切口

切口采用横向全层间断缝合。Kocher 手法游离十二指肠降段可减少缝合张力。注意不要损害十二指肠的通畅性。根据切口范围,不推荐一期原位缝合。如果需要,可采用 Roux-en-Y 重建完成十二指肠-空肠吻合术(duodenojejunostomy)(图 20.17)。

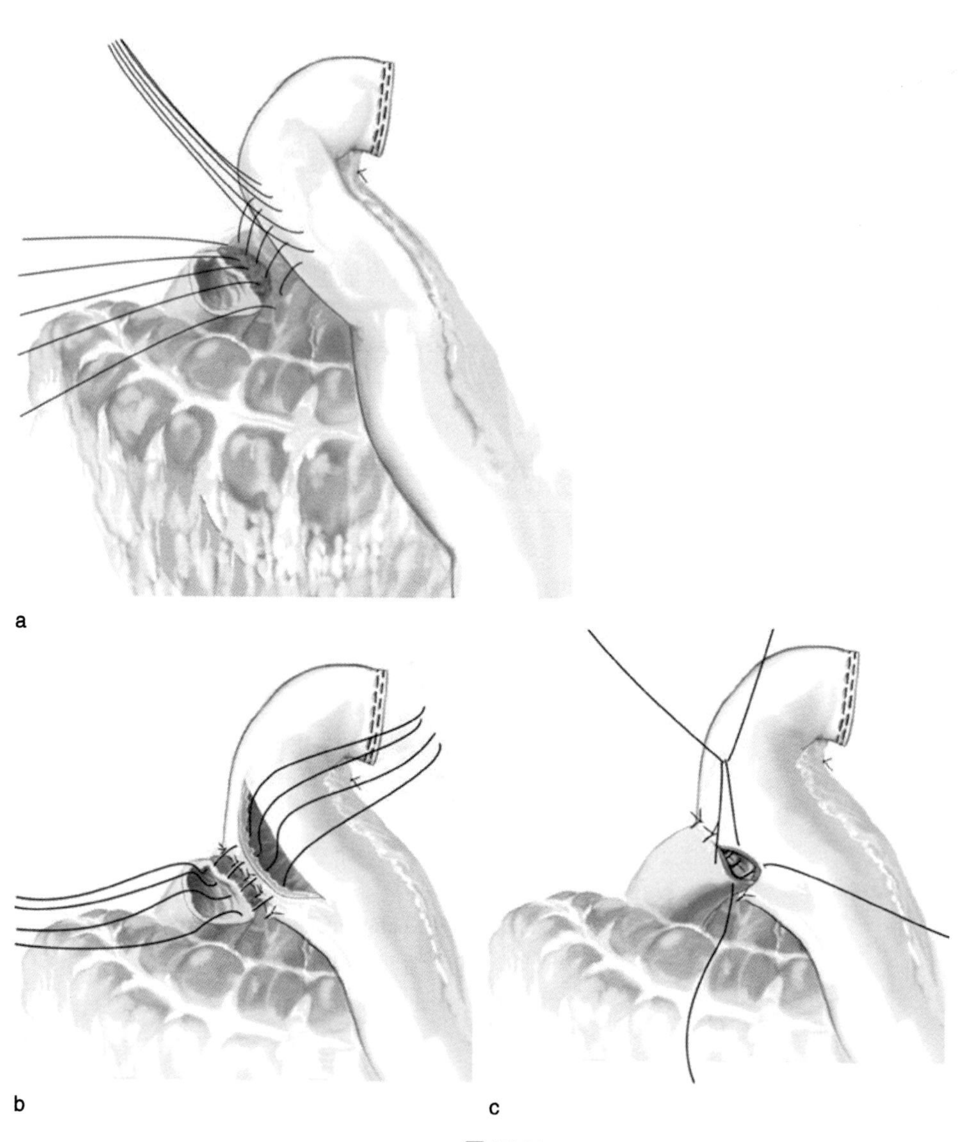

图 20.17

十二指肠后壁

手术步骤一

显露十二指肠

显露十二指肠后，采用 Kocher 手法游离，如果证实存在穿孔，则应完全显露十二指肠后壁。如果存在出血，则切开十二指肠前壁，间断缝合溃疡病变四周的组织（◘图 20.18）。

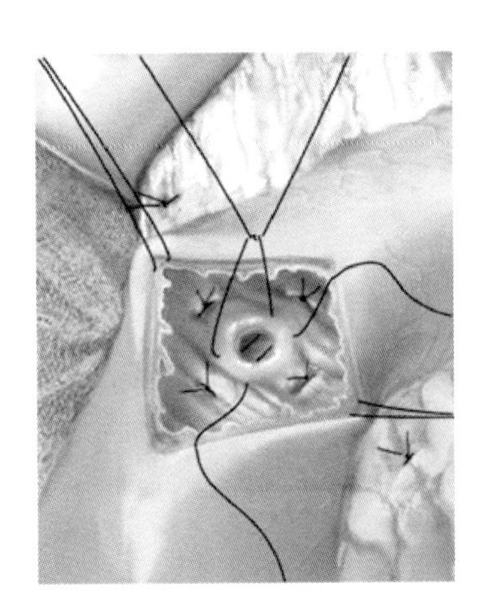

◘ 图 20.18

手术步骤二

切除溃疡病变

切除溃疡（见“胃局部切除”，步骤 2）。因为十二指肠后壁的活动性有限，原则上不推荐原位关闭病变部位。因此，此处采用十二指肠-空肠吻合术。显露胃十二指肠动脉，结扎其起始部。如果是出血性溃疡，且胃十二指肠镜此前已明确出血源时，可先完成此步骤。

常规术后检查

术后检查的要点是病人的临床病程，如果安置了引流管，每日须仔细观察引流情况。

术后并发症

（1）吻合口瘘和脓肿形成；
（2）腹膜炎；
（3）吻合口狭窄；
（4）胃排空延迟；
（5）出血和溃疡复发；
（6）胰腺炎；
（7）胰管/Vateri 乳头损伤伴胆汁淤滞。

专家经验

- 当游离胃小弯时,切记可能出现替代性或变异的肝左动脉。
- 注意关闭十二指肠残端时,肠壁不要有张力。
- 如有必要,松解游离十二指肠。
- 如果采用 Billroth Ⅱ式重建,胃十二指肠动脉应小心保留,以维持十二指肠的充足血供。
- 为避免胆汁返流,选择的空肠支要足够长,距胃空肠吻合口 40 ~50cm 远。
- 当构建 Roux-en-Y 吻合中的 Y 支时,采用近端空肠系膜透光法可以较好的显示系膜血管弓。
- 为避免吻合口狭窄,胃切开长度选择应使胃肠吻合口长度达 5 ~6cm。
- 如果行 Roux-en-Y 重建,空肠袢盲端应尽量短,以避免盲端内形成储袋。
- 如果行 Billroth Ⅱ式步骤,不小心损伤脾需行脾切除术时,要注意残胃需有足够的血供,因为胃短动脉来自脾动脉。如果灌注不足,有必要切除残胃,行食管-空肠吻合术。

(程南生 陈小龙 译)

第 21 章　全胃切除术及传统淋巴结清扫术

Jürg Metzger

1884 年 Connor 尝试了第一例人全胃切除术，同时为了保证胃切除后消化道的连续性，他采用了食管-十二指肠吻合，然而当时接受该例手术的病人并未成功存活下来。直到 1897 年，Schlatter 才成功完成了首例全胃切除术。1892 年 Roux 报道了一种新的消化道重建方式，他将空肠分为两个部分，远端空肠与食管进行吻合，近端空肠在距离食管空肠吻合部位以远约 45cm 处与空肠相吻合。在过去的一个世纪中，外科医生已经尝试过大量不同的胃切除及消化道重建手术，其主要可以分为涉及大肠的手术和涉及小肠的手术。部分术式保留了十二指肠的连续性，另一部分术式则主张旷置十二指肠，还有部分术式则增加了储袋结构和/或抗反流的处理。目前，Roux-en-Y 术式仍是全胃切除术后最常用的消化道重建方式。

适应证与禁忌证

适应证

（1）胃体或胃底部腺癌；
（2）胃窦部恶性肿瘤并且组织学分化较差（高级别肿瘤）；
（3）卓-艾综合征（Zollinger-Ellison 综合征）；
（4）间质细胞瘤（例如胃肠道间质瘤“GIST”）；
（5）针对严重出血的姑息性胃切除手术；
（6）家族性胃癌。

禁忌证

（1）腹膜转移癌；
（2）恶性肿瘤侵犯邻近器官；
（3）肝硬化分级为 Child-Pugh B 级或 C 级，伴有重度门脉高压。

术前检查与准备

（1）病史：心脏病史，肺部疾病史，胃排空功能评估，有无黑便，饮酒史，吸烟史，幽门螺杆菌感染史，饮食习惯，地域风险，遗传因素。

（2）临床评估：营养状态（NRS：营养风险评分）。

（3）实验室检查：血红蛋白，凝血功能，肿瘤标志物，白蛋白，前白蛋白。

（4）胃镜检查：明确诊断（组织活检），内镜下超声/CT 检查：评估是否可切除，是否存在远处转移。

（5）诊断性腹腔镜探查：怀疑存在腹膜转移时。

手术步骤

切口选择

腹部正中切口或双侧肋下切口，离断肝圆韧带及镰状韧带（图 21.1）。

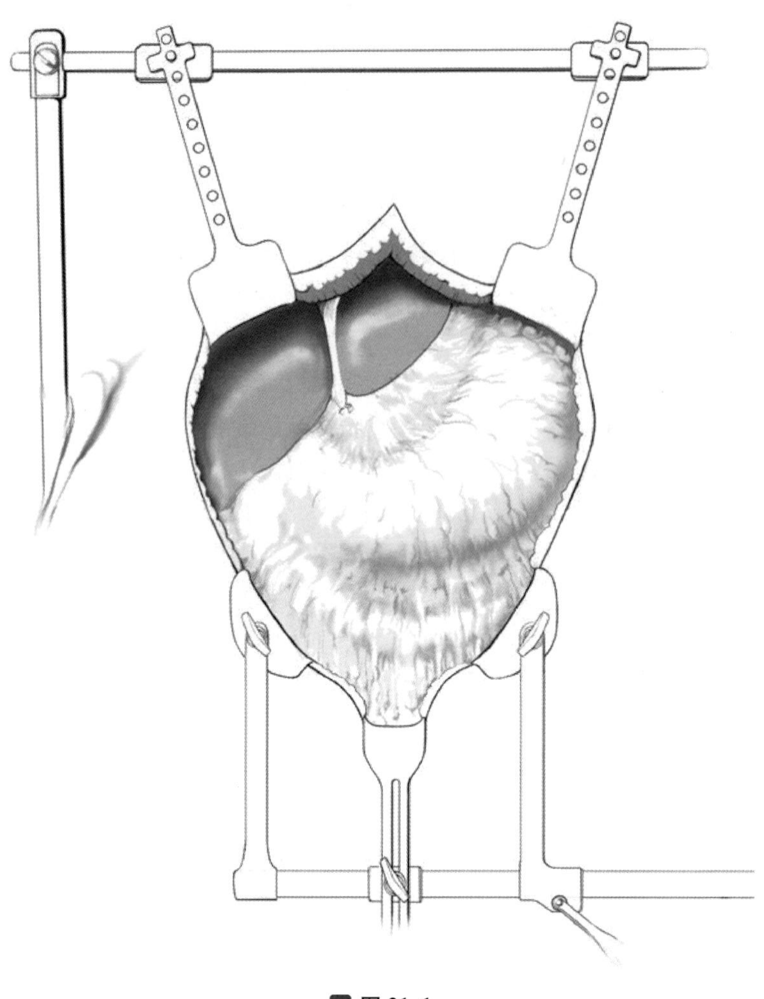

图 21. 1

手术步骤一

腹腔内显露及探查要点:

（1）肝转移情况;
（2）腹膜转移情况;
（3）肿瘤位置和大小;
（4）淋巴结肿大;
（5）是否存在胰腺、脾脏及横结肠侵犯;
（6）近端小肠肠系膜情况。

手术步骤二

从全横结肠上游离大网膜

首先,使用剪刀将大网膜完整地从横结肠上锐性分离。这一操作需沿无血管的胚胎融合平面进行,结肠肠脂垂脂肪和周围大网膜脂肪的质地及颜色差异鉴别对于正确操作有很大的帮助。维持结肠和大网膜这两个结构之间这一间隙的完整及层面的正确,可以有效避免分离过程中的出血。待完整分离网膜后,将网膜从横结肠表面提起显露胰腺前面,同时可以显露出胃网膜右静脉及结肠中静脉之间的静脉支,对其进行结扎(图21.2)。

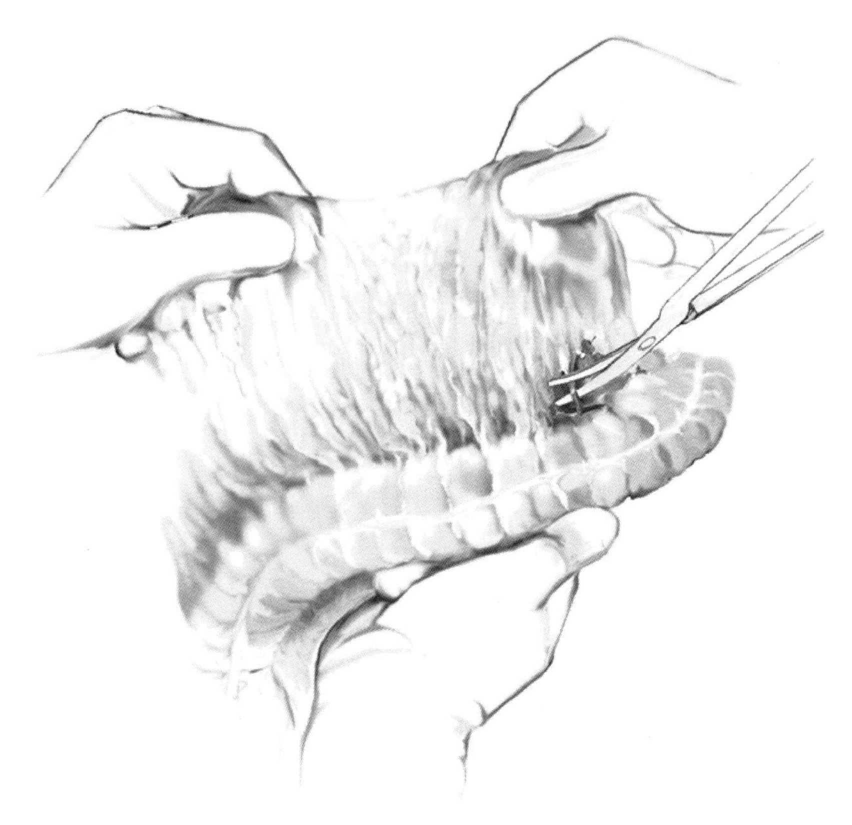

图21.2

手术步骤三

左肝叶游离及食管胃连接部的视野显露

如果第Ⅱ、Ⅲ肝段不易牵拉，则需要游离肝左叶来显露视野。切开小网膜，部分病人会存在替代性左肝动脉（replaced left hepatic artery，RLHA），需要将其保留。此时，再另外添加一个肝勾向上牵拉肝左叶，同时向下牵拉胃，这样有助于显露食管腹腔段及胃食管连接部区域。切开覆盖于食管胃连接部表面的腹膜及膈食管韧带，从而清晰地显露两侧膈角，并清扫第1、2组淋巴结。使用大号的剥离器将食管从膈脚上完全分离下来，直至一根手指可以环绕食管，用橡胶带环绕食管，钳夹橡胶带并向下牵拉，最终获得良好的视野。在此处，切断迷走神经有助于远端食管的进一步游离（图21.3）。

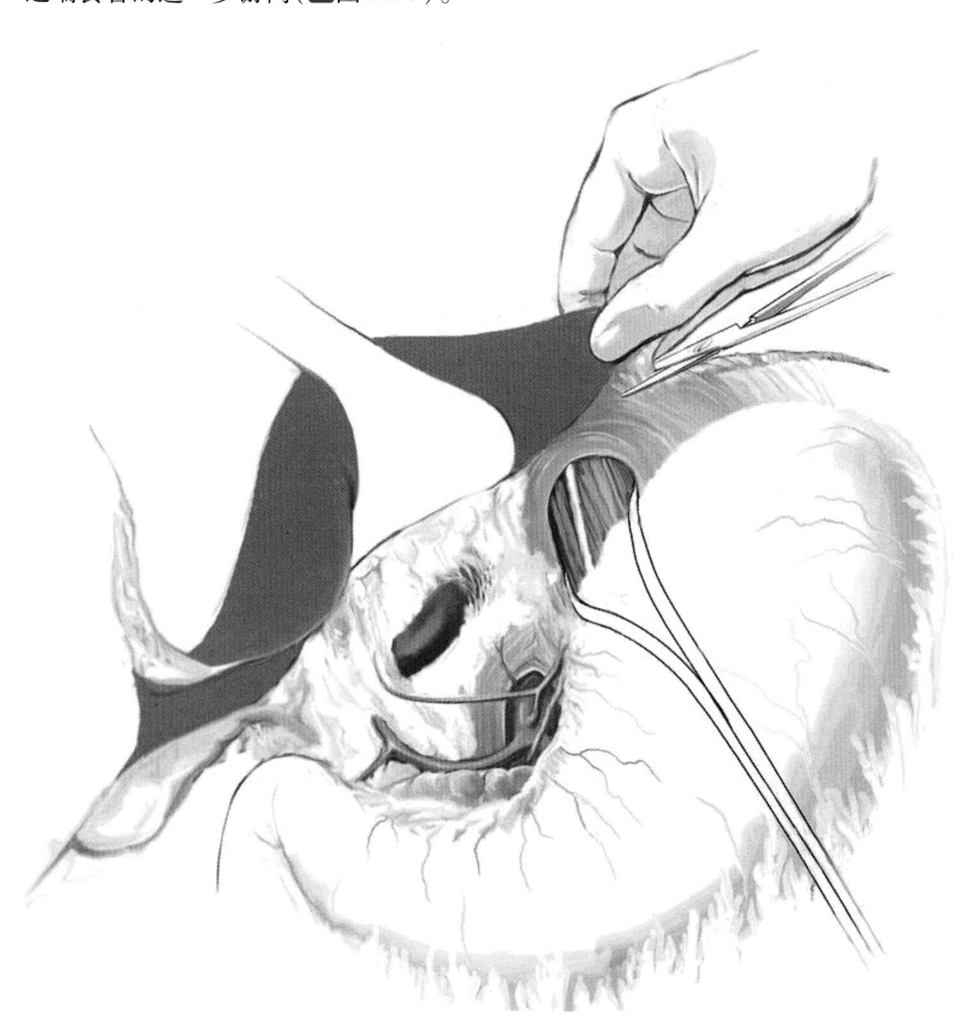

图21.3

手术步骤四

游离胃大弯

将大网膜从脾曲上分离下来，轻轻向下向内侧牵拉胃，在胃短血管入胃大弯的位置切断胃短血管(◘图 21.4)。

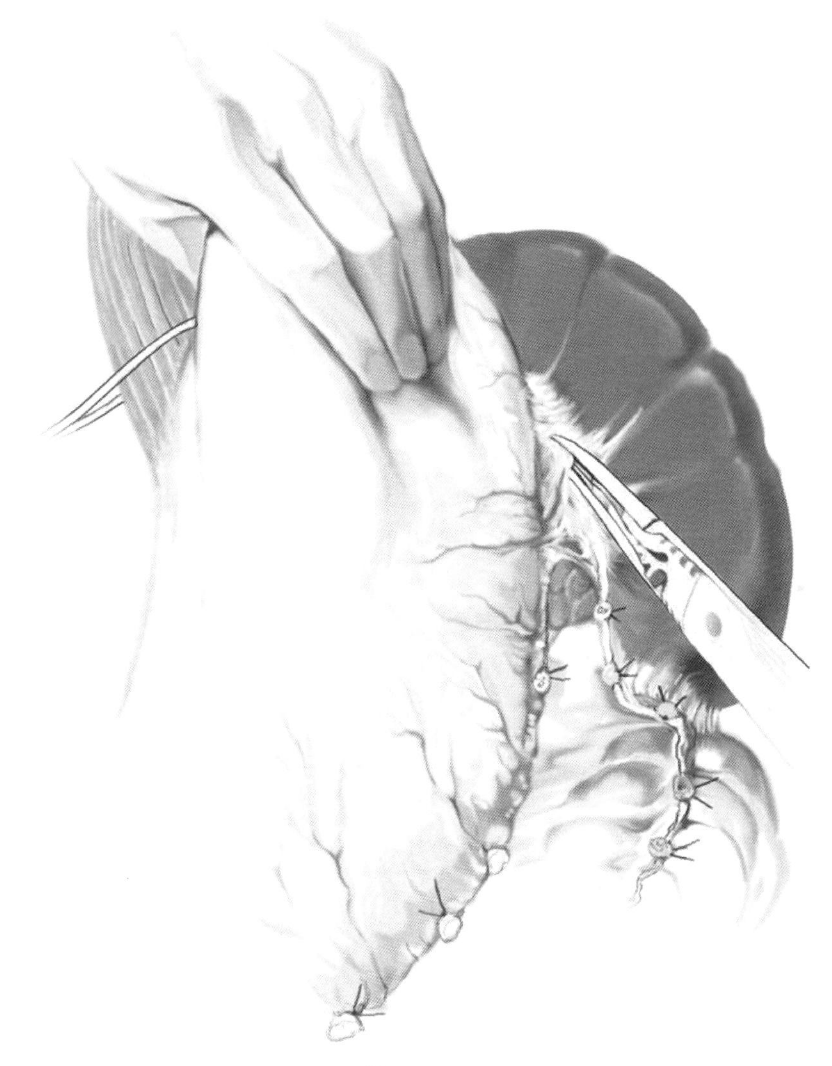

◘ 图 21.4

手术步骤五

切断十二指肠

切断胃网膜右动脉及胃右动脉，游离显露十二指肠后壁。如果远端胃窦部未受肿瘤侵犯，十二指肠无需作大范围的分离。距幽门 1～2cm 处使用直线切割缝合器切断十二指肠。切缘使用不可吸收缝线进行连续缝合加固。标本远端用纱布包裹，并且应当使用系带固定于特定部位。进行 D2 淋巴结清扫时，还应行胆囊切除术以减少远期患胆囊结石的风险（▣图 21.5）。

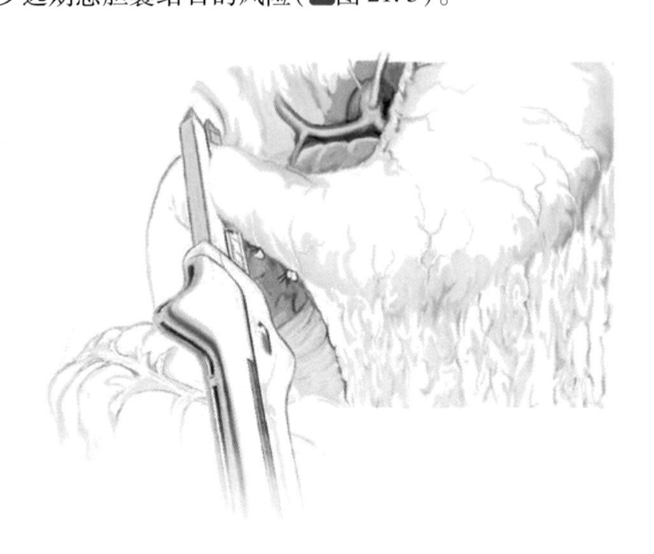

▣ **图 21.5**

手术步骤六

D2 淋巴结清扫术

为了提供更好的视野显露，将胃向上向左牵拉，并行 D2 淋巴结清扫术（1～12 站淋巴结），该术所涉及淋巴结包括了肝总动脉周围的淋巴结，肝十二指肠韧带内和其后方的淋巴结，腹腔干沿途及周围的淋巴结，脾动脉干沿途及周围的淋巴结，以及胰腺上缘及表面的淋巴结。为了保证清扫的彻底，所有动脉都需裸化至没有残余的结缔组织和淋巴组织，同时还需保留周围血运。残留的淋巴管必须予以夹闭或结扎，以防术后淋巴漏的发生（◘图 21.6）。如果肿瘤没有侵犯脾周组织或脾脏，不需要清扫脾门淋巴结（第 10 站淋巴结），同时要避免脾切除以降低术后并发症的产生。

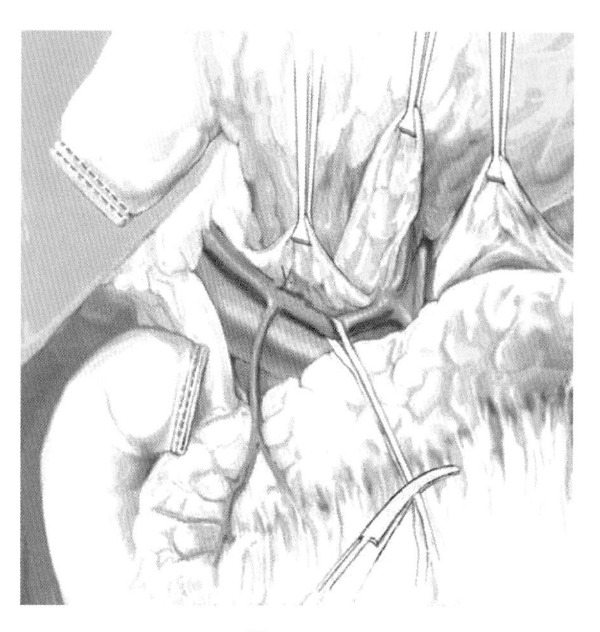

◘ 图 21.6

手术步骤七

处理胃左血管

通过对相邻组织的钝性及锐性分离,显露并游离胃左血管,对其进行结扎和离断。在解剖分离过程中,位于胃左动脉尾侧端的冠状静脉通常在解剖分离过程中首先显露(图 21.7)。

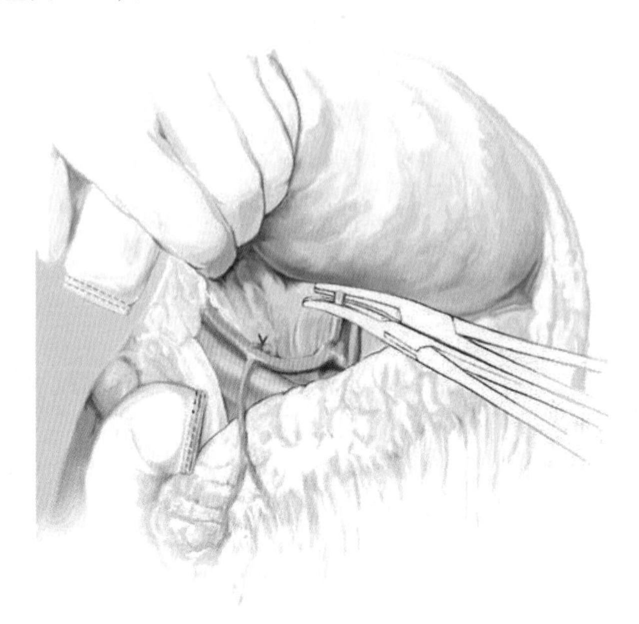

图 21.7

手术步骤八

切断远端食管

在全胃游离后，贲门上方的食管自然显露出来。用直角钳钳夹食管远端，并用电刀切断食管，从而完整取出切除标本。最终的完整标本包含全胃、2cm长的近端十二指肠、大网膜以及局部清扫的淋巴结。在行消化道重建之前，应将所有标本送术中病理检查，以确认肿瘤是否完整切除以及切缘是否存在残留肿瘤组织（图21.8）。

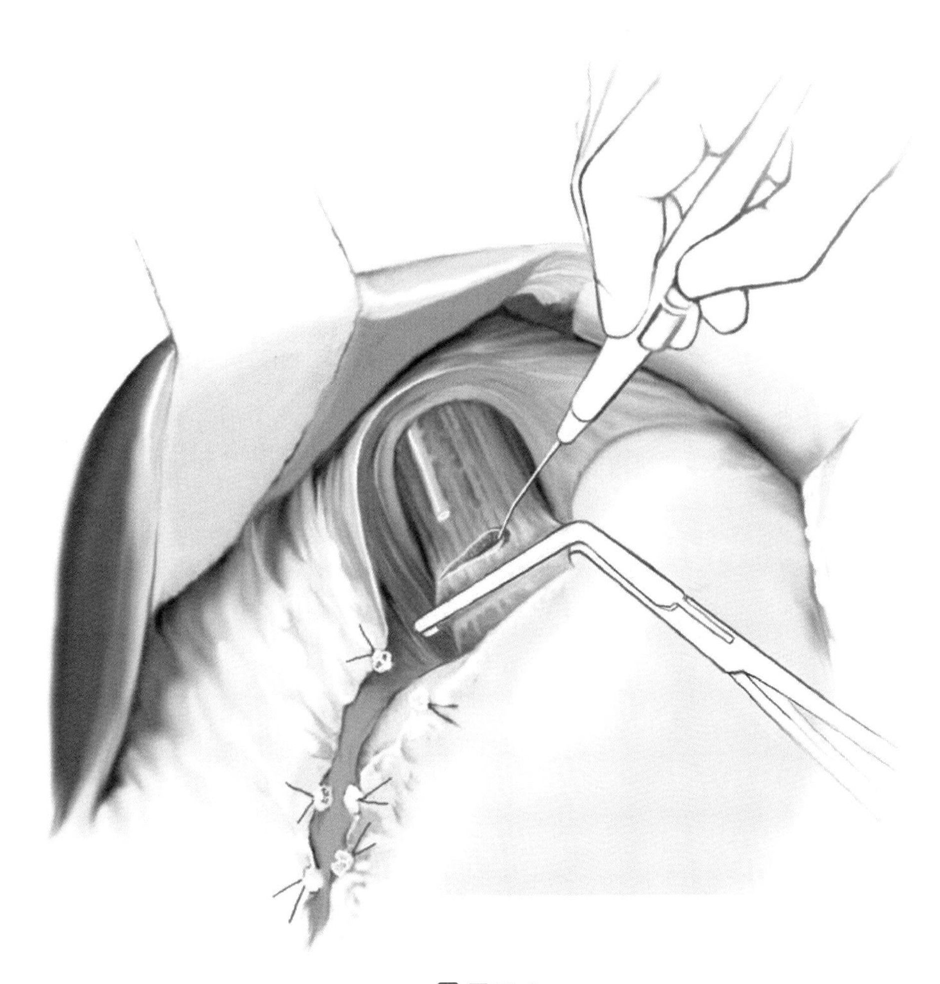

图21.8

手术步骤九

Roux-en-Y 重建术

Roux-en-Y 重建术中空肠肠段的准备：将约 20 ~ 30cm 长的空肠肠段提拉至 Treitz 韧带上方（◘图 21.9a），使用光照射肠系膜以明确系膜血管走行，沿切除线切断肠系膜，使用直线切割缝合器切断小肠（◘图 21.9b）。为了保证 Roux-en-Y 重建后所需肠袢长度足够，有时需要进一步切断小肠系膜内的主干血管弓，但必须保留边缘血管弓。

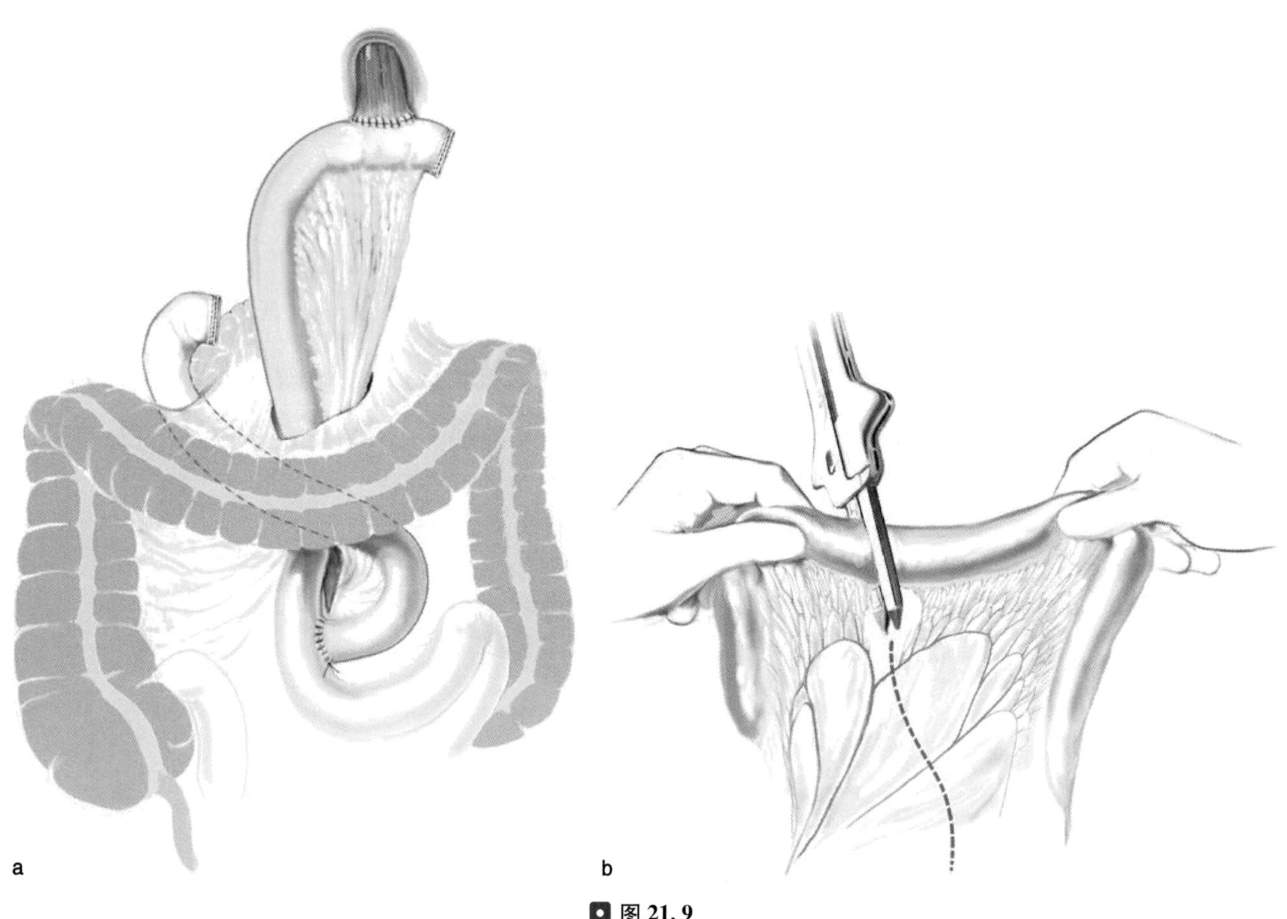

◘ 图 21.9

手术步骤十

食管空肠端侧吻合

行食管空肠吻合一般有两种方法:端端吻合或端侧吻合。笔者更偏好使用端侧吻合,因为端端吻合对于空肠肠袢末端的血供影响更大,同时行端侧吻合也更容易使食管和空肠的内径相匹配。吻合的缝合一般使用单层间断手工缝合。

(1) 在空肠残端的对系膜缘行小切口,其长度需与食管的内径一致。为了避免盲袢综合征,切口应尽量靠近空肠末端(距离约 1 ~ 2cm)。空肠末端用不可吸收缝线连续缝合加固(图 21.10a)。

(2) 在食管和空肠两角各缝一针牵引悬吊,并用皮氏钳(Pean forceps)轻轻牵拉悬吊线以保持切口的张力。牵拉后在食管后壁中点与肠切口后壁相应位置行全层褥式缝合(图 21.10b)。

(3) 除手工缝合以外,食管空肠吻合也可使用圆形吻合器。

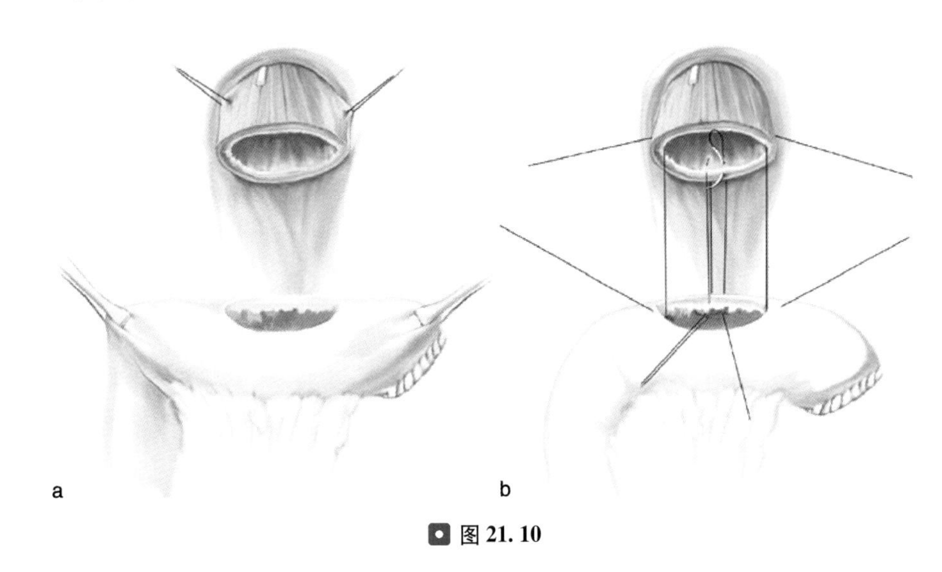

图 21.10

(4) 行褥式缝合时,缝针先从空肠肠腔内黏膜面进针,缝针穿过肠壁全层,再从食管外侧浆膜面进针,同样全层缝合,随后缝针反向,仅稍带食管及空肠一小部分的黏膜进行缝合(即褥式缝合)。缝针进针点与吻合缘之间的距离取决于食管壁及肠壁的厚度,一般距离约 5 ~ 8mm,每针之间间隔距离约 4 ~ 6mm(图 21.11a)。

(5) 将所有缝线绕成圈固定在拉钩的 Kocher 钳上一起向远端牵拉,拉直缝线(图 21.11b)。

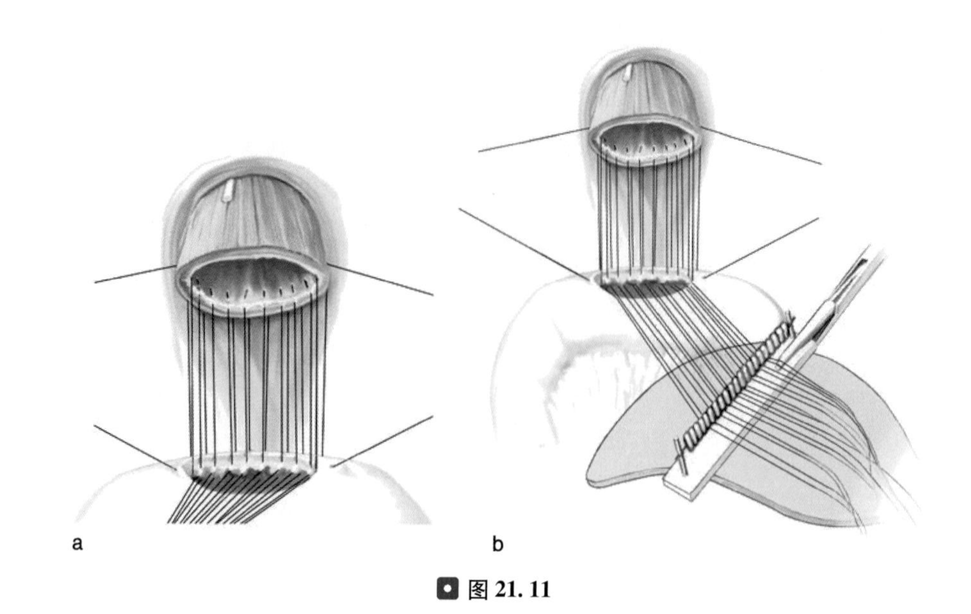

■ 图 21.11

(6) 在完成了后壁所有缝合后,将吻合两端沿缝线推拉直至相互吻合,操作过程中需保持对缝线的牵拉张力(■图 21.12a)。

(7) 如果视野清楚,吻合口的前壁可使用连续缝合关闭。若显露不清或操作空间较小,应使用间断缝合。前壁的吻合同样是从切口一端开始,空肠部分仅缝合外侧浆膜,食管部分全层缝合。在完成前壁的缝合之前,将胃管引入至空肠(■图 21.12b)。

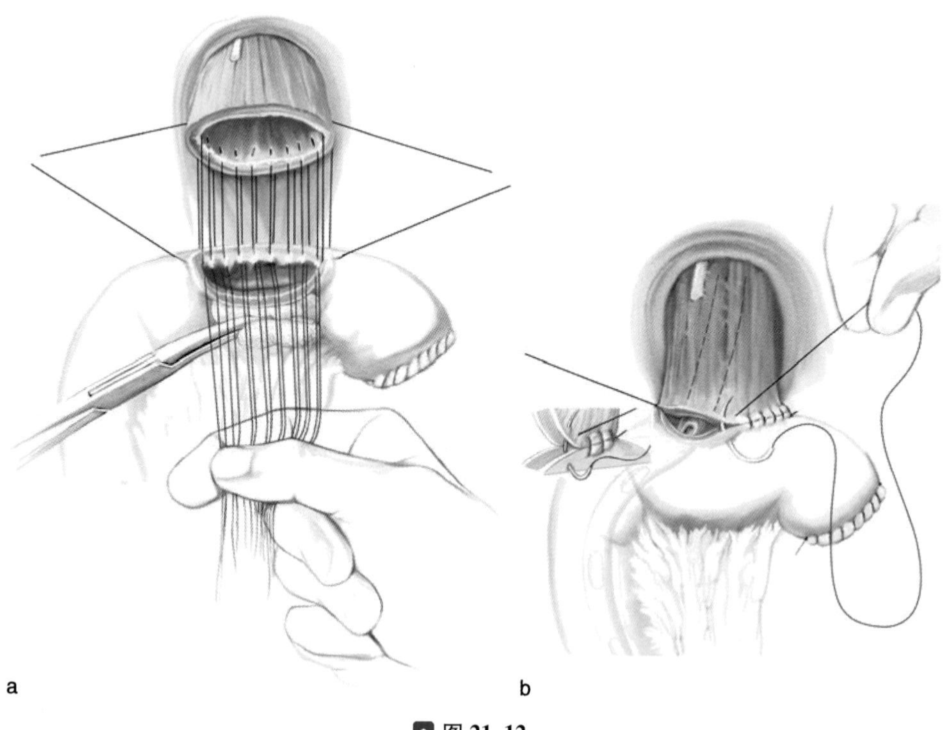

■ 图 21.12

手术步骤十一

小肠的重建

于食管空肠吻合口下方约 50 ~ 60cm 处，行小肠小肠端侧吻合。可使用连续缝合技术缝合两端空肠浆肌层。

完成重建后，需关闭所有系膜孔，可用单股线进行缝合。

手术结束后于食管空肠吻合口后方置引流管一根。

术后管理及检验

(1) 血红蛋白水平。

(2) 每日检测有无感染的临床征象(需防范吻合口瘘)。

(3) 如怀疑存在吻合口瘘，可使用上消化道内镜进行确诊。

术后并发症

早期并发症

(1) 腹腔内出血；

(2) 膈下脓肿；

(3) 吻合口瘘；

(4) 胰瘘；

(5) 十二指肠残端瘘。

后期并发症

(1) 体重减轻，营养状态下降(营养储备减少)；

(2) 腹泻；

(3) 倾倒综合征；

(4) 碱性反流。

专家经验

- 为了避免食管痉挛发生的风险，应事先告知麻醉医生在完成食管空肠吻合的后壁缝合前不要置入胃管。
- 紧贴胃大弯离断胃短血管。
- 十二指肠残端(缝合钉处)连续缝合加固。
- 行淋巴结清扫术时使用放大镜可有效提高手术质量。

(郑民华　马君俊　赵轩 译)

第22章 全胃切除术及根治性淋巴结清扫术(日本经典D2淋巴结清扫术)

Mitsuru Sasako

全胃切除术(TG)及根治性淋巴结清扫包括远端胰腺切除和脾脏切除在历史上最先于1948年由Brunschwig所提倡。随后,Maruyama通过保留远端胰腺改良该手术方案,并称之为保留胰腺的根治性全胃切除术,他的第一篇报道于1979年在日本发表,最初他于靠近脾动静脉根部的位置结扎血管,这一做法常引起胰尾的大量淤血并最终导致严重坏死。第一份英文报道于1995年发表,报道中描述了相较于初始方案的改良手术方案,在这一方法中,Maruyama保留了直到胰尾末端的脾静脉以保证血液回流。

同时保留脾动静脉以及主要胰腺动脉分支的保留胰腺的根治性全胃切除术及D2淋巴结清扫(Sasako的改良手术方案)也有报道。在最初的报道完成后,一项对照此改良全胃切除术及保留脾脏的全胃切除术的随机对照研究——JCOG0110研究的结果于2014年的ASCO会议上报道。研究表明除肿瘤累及胃体上部大弯侧、胰尾或脾脏,脾脏均应予以保留。因此该术式的适应证应主要为胃大弯侧的T4a期胃癌或累及胰腺或脾脏的T4b期胃癌。

适应证与禁忌证

适应证

位于胃大弯侧上部三分之一的胃癌(T2-T4a,M0),或累及胃脾韧带或脾脏但胰尾未受累的胃癌(T4b)。

禁忌证

(1) 肿瘤侵犯胰体、胰尾或脾脏,或存在肉眼可见的脾动脉旁淋巴结转移证据,需行扩大全胃切除术及胰腺脾脏联合切除(整块切除)。

(2) 远处转移。

(3) 严重的心肺功能衰竭(相对禁忌)。

术前检查及准备

详见本书▶第21章“全胃切除术及传统淋巴结清扫术”。

手术步骤

切口

上腹部正中切口或上腹横切口联合正中T形延长切口。

手术步骤一

显露

剖腹手术需探查腹膜、肝脏,以及Kocher法游离十二指肠后显露的主动脉旁区域。在吸净 Douglas 窝的积液并送灌洗细胞学检测后，置入一或两个 Kent-type 拉钩以及一或两个章鱼拉钩以显露上腹部术野，尤其是膈肌食管裂孔处的术野。同时建议切除剑突。

胃切除术前的准备步骤叙述于▶第 21 章“全胃切除术及传统淋巴结清扫术”。

手术步骤二

网膜切除

由第二助手牵拉横结肠系膜，对大网膜及网膜囊后壁进行分离。胎儿的结肠系膜与胃系膜相互融合构成大网膜及网膜囊后部的两层膜，网膜囊后壁的两层之间包含胰尾及脾脏。沿着胰体及胰尾下缘进行解剖分离，于融合的横结肠系膜与网膜囊后壁的深层之间进行。保留走行到胰腺背侧的网膜囊后壁系膜深层，胰腺表面的网膜囊后壁浅层即胰腺被膜应当予以切除。该步骤中，不能够直接持续看到胃，电凝技术可有助于术者达到无血操作的要求（图 22.1）。

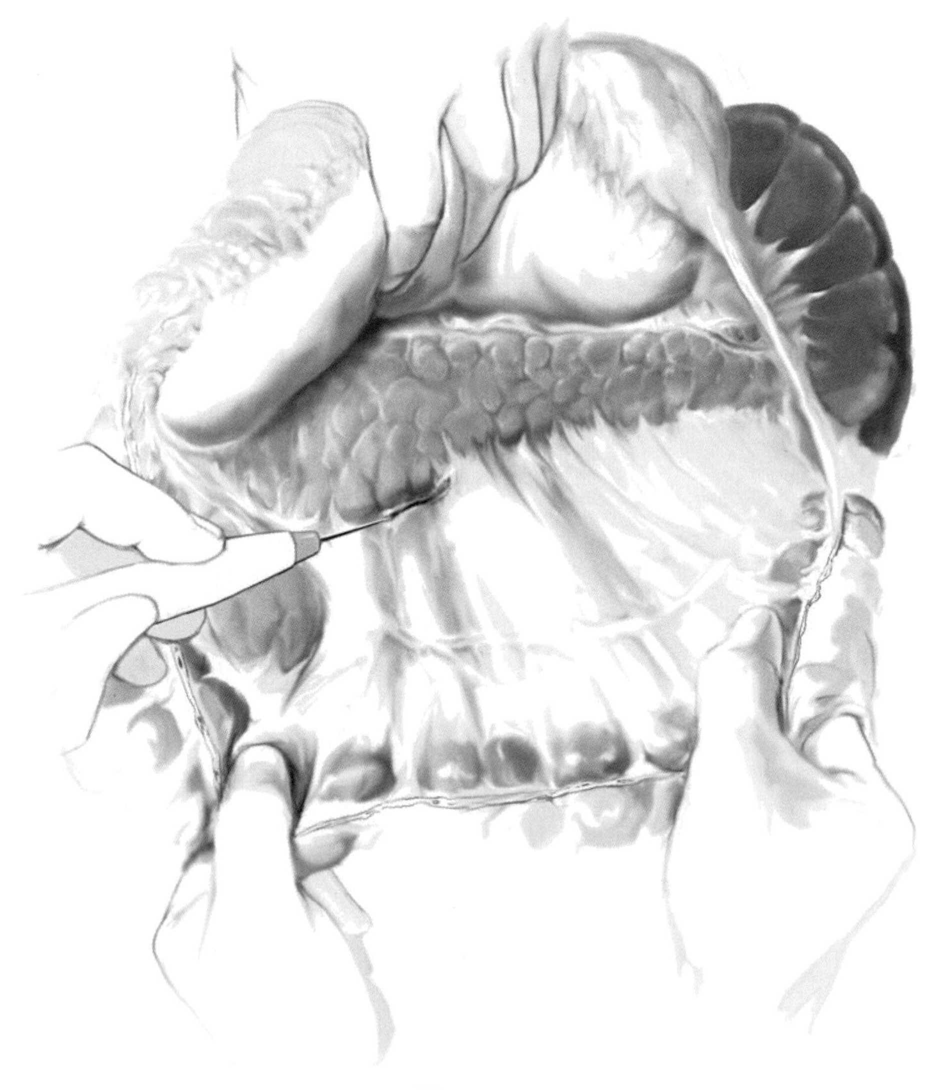

图 22.1

手术步骤三

幽门下淋巴结的清扫

沿着副右结肠静脉,可以找到 Henle 外科干,随后找到胃网膜右静脉并于根部结扎。在进行此步骤前,解剖层面应由胰腺后被膜转向胰腺前被膜(◘图 22.2)。

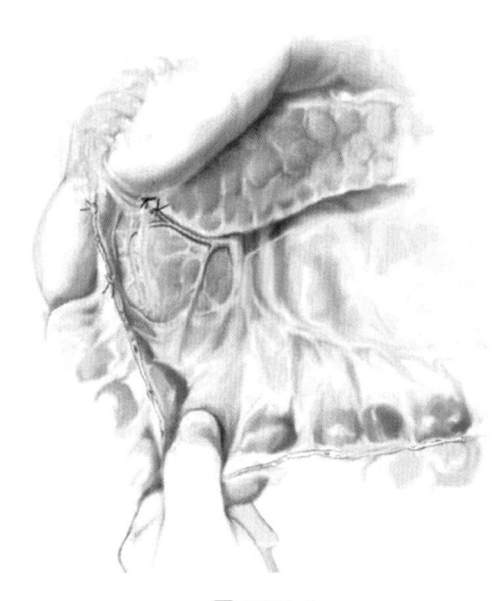

◘ 图 22.2

手术步骤四

胃网膜右动脉的显露及结扎

切开胰腺前被膜至十二指肠水平,显露位于胰腺颈部前方的胃十二指肠动脉,沿胃十二指肠动脉向远端寻找,可见胃网膜右动脉的起始部,于根部裸化并结扎胃网膜右动脉。继续沿胃十二指肠动脉向近端寻找,直至肝总动脉的起始部(◘图 22.3)。

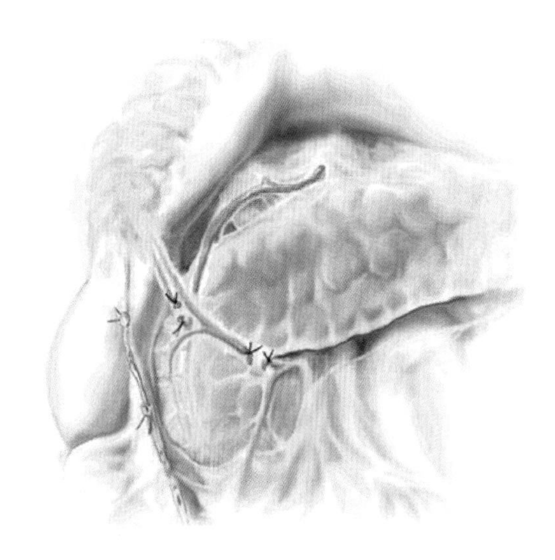

◘ 图 22.3

手术步骤五

小网膜的切开

紧贴左肝叶,从肝十二指肠韧带左缘切开小网膜至食管水平(■图 22.4)。

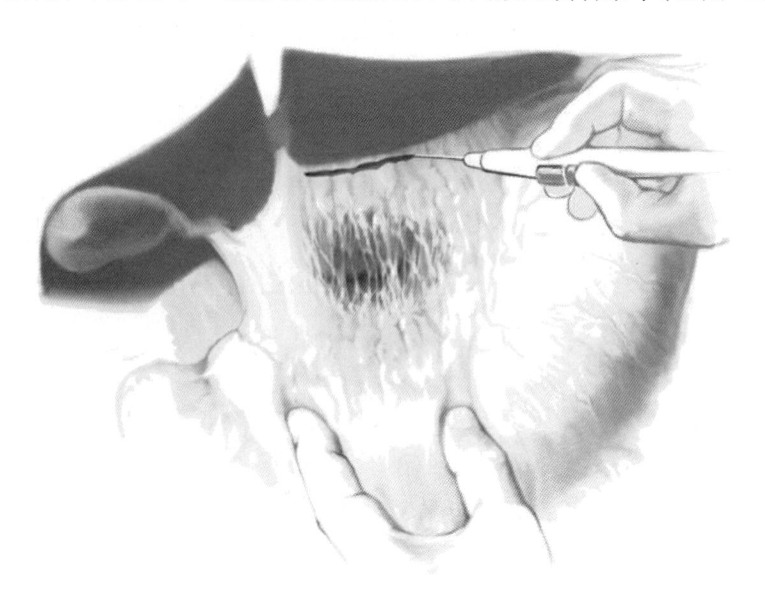

■ 图 22.4

手术步骤六

胃右动脉的离断

沿肝十二指肠韧带切开小网膜,向左分离至胆总管,向下分离至十二指肠水平。显露并结扎十二指肠上血管,胃十二指肠动脉即可清晰地显露于胰腺上方。

经此切口将组织从肝固有动脉周围分离并牵拉至病人左侧。沿胃十二指肠动脉解剖至与肝固有动脉分叉处,继续解剖显露肝固有动脉直至显露胃右动脉并将其结扎。解剖肝十二指肠韧带左侧至肝固有动脉深面,并清扫门静脉左侧淋巴结(■图 22.5)。

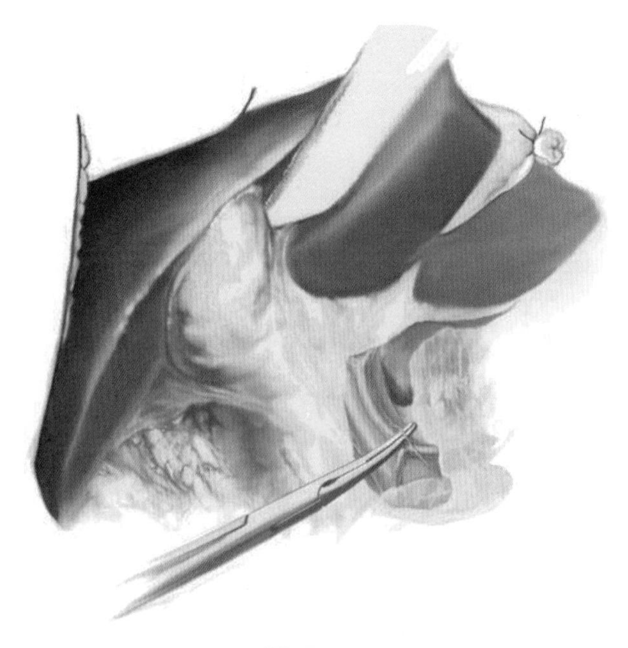

■ 图 22.5

手术步骤七

胰腺上缘淋巴结的清扫

胃背系膜包含了位于中央的腹腔干、肝总动脉、脾动脉、胰体及胰尾。所有这些结构都被包裹于脂肪组织中。因此,该系膜中的脂肪组织包含很多沿着胰腺上缘走行的淋巴结。这些动脉被致密的神经组织所包裹,在没有临近可疑转移淋巴结存在的情况下这些组织应当予以保留。系膜内可见胃左静脉,因此需要将其分出并结扎。约有 30% ~40% 的病人,胃左静脉向下方走行经过肝总动脉或脾动脉根部,并汇入脾静脉。大部分病人的胃左静脉斜行经过肝动脉的背侧并汇入脾静脉和门静脉的汇合处(◘图 22.6)。

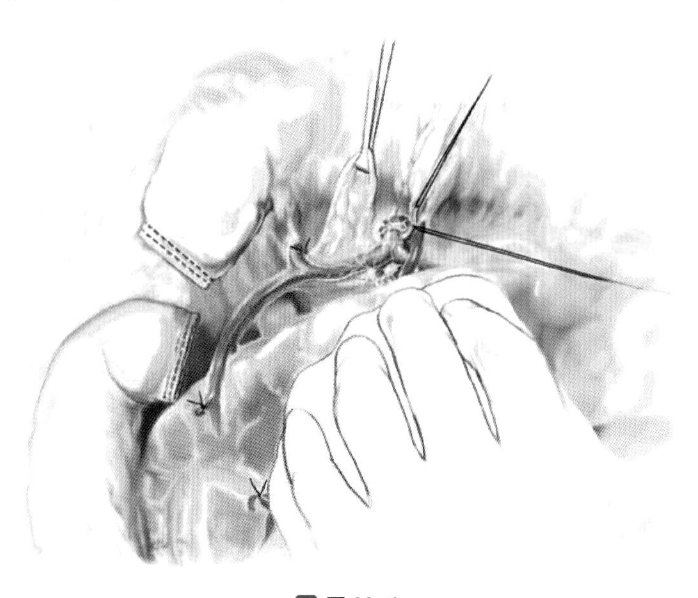

◘ 图 22.6

手术步骤八

腹腔干动脉的裸化及胃左动脉的离断

腹腔干被腹腔神经丛包绕,切除包绕在这些神经结构周围的组织以清晰地显露腹腔干动脉和胃左动脉,随后于根部分出并结扎胃左动脉(◘图 22.7)。

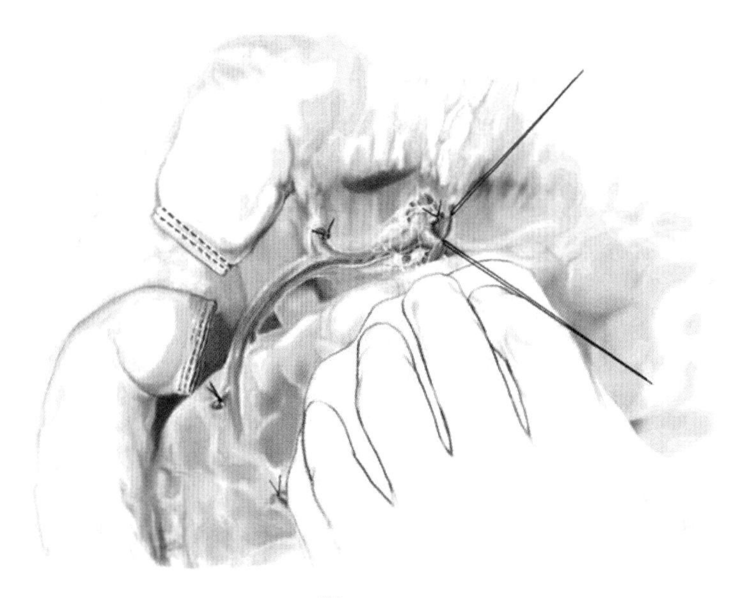

◘ 图 22.7

手术步骤九

游离胰体、胰尾及脾脏

从病人足侧直视术区，为了完成对脾动脉旁淋巴结及脾门淋巴结的清扫，将胰体、胰尾及脾脏从后腹膜及左侧 Gerota 筋膜上游离，首先在胰体处自下缘向上缘分离，随后向胰尾及脾脏处分离。在完整地游离了脾脏之后，将脾脏侧方的后腹膜切开并分离，至此胰体、胰尾和脾脏已被完整地游离以便精细地清扫胰尾周围淋巴结（◘图 22.8）。

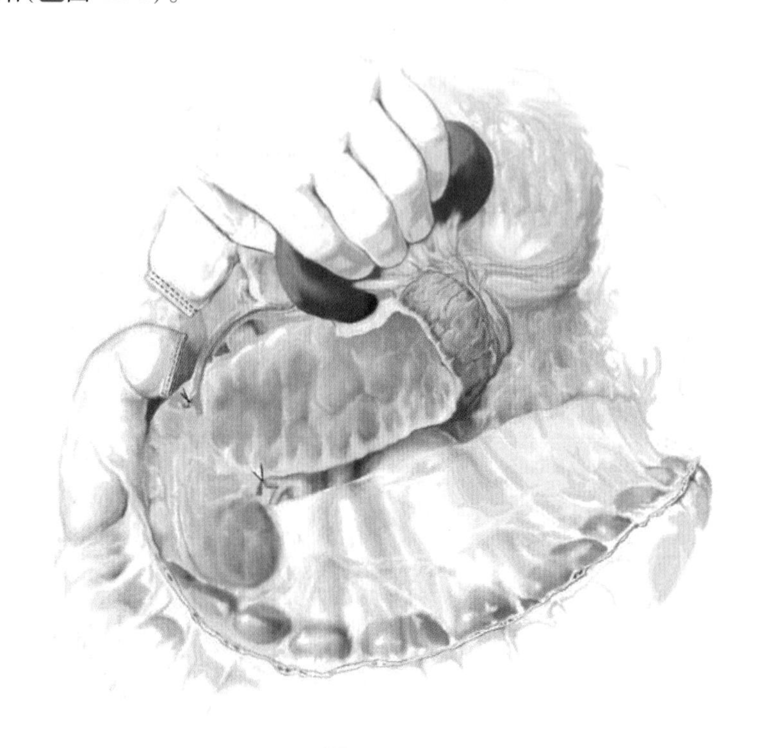

◘ 图 22.8

手术步骤十

脾动脉的显露

向胰尾处分离脾动脉至少至胰大动脉的分支处，尽可能裸化至胰尾动脉分支处。此处与 Sasako 的改良手术方案不同（◘图 22.9）。

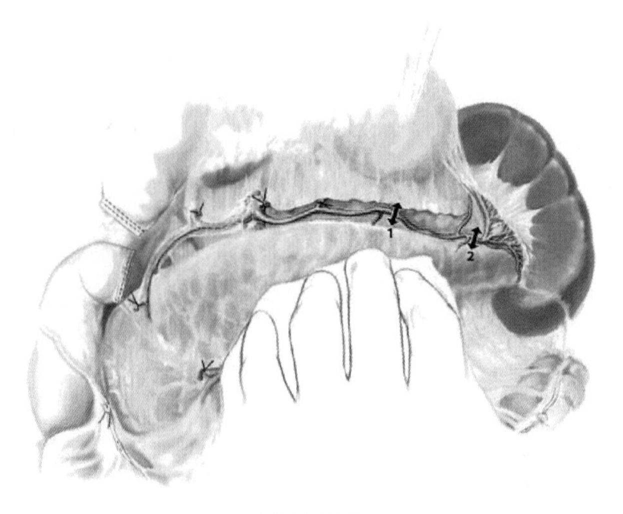

◘ 图 22.9

手术步骤十一

脾动脉旁淋巴结的清扫

将包绕脾动静脉远端的组织从血管的前后方剥离,为避免静脉淤血,脾静脉应尽可能向远侧保留,如有胰尾静脉,也应一并保留(◘图 22.10)。

术后管理及并发症详见本书▶第 21 章“全胃切除术及传统淋巴结清扫术”。

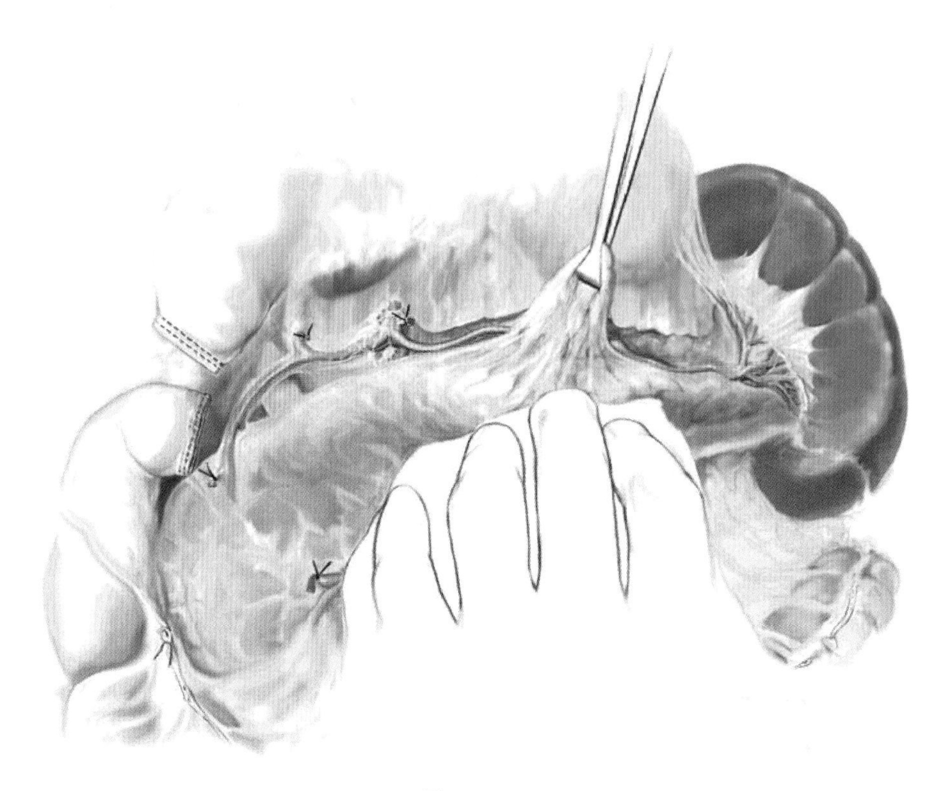

◘ 图 22.10

专家经验

- ◆ 避免在横断十二指肠球部时过于靠近胰腺被膜,以免增加严密关闭十二指肠残端的难度。
- ◆ 精细解剖肝固有动脉及脾动脉是预防术后并发胰腺炎的重要措施。

(郑民华　马君俊　蒋天宇 译)

第 23 章　胸腹联合食管胃切除术

Enrique Moreno-Conzalez, Carmelo Loinaz, Carlos Jiménez-Romero

简介

从疾病发生和治疗角度，食管胃交界处（AEG）腺癌应当分为食管远端腺癌（Ⅰ型），真正的贲门癌（Ⅱ型），和贲门下癌（Ⅲ型）。

对于可切除的真正贲门癌（AEG Ⅱ型）的病人，切除范围包括全胃（经裂孔切除）。远端食管，以及整块切除后下纵隔及上腹部淋巴引流区域。

适应证与禁忌证

适应证

（1）食管下段癌累及近端胃；

（2）局部进展期贲门癌；

（3）近端胃腺癌侵及食管下段；

（4）胃次全切除后的食管下段癌；

（5）胃次全切除后的食管中上段癌（胸腹联合食管胃切除，颈部吻合或高位胸内吻合）；

（6）误服了腐蚀剂。

禁忌证

（1）腹腔内广泛淋巴转移；

（2）严重的或不可逆的心肺功能障碍。

术前检查及准备

（1）内镜下活检。

（2）结肠镜检查除外术中使用的结肠袢内存在肿瘤或憩室。

（3）胸腹 CT。

（4）一些医生建议行腹部血管造影以检查结肠血管，而另外一些医生使用高质量的 CT 血管重建影像；上述检查对那些怀疑血运有问题、既往有血管疾病或结肠手术史的病人尤其重要。

（5）腹部超声检查。

（6）食管超声内镜。

（7）肺功能及血气分析。

（8）超声心动图。

（9）如果必要可进行食管动力监测和其他贲门功能检查。

（10）清洁肠道准备。

手术步骤

体位

（1）仰卧位，脊柱前突（背部垫高）。

入路

（1）上腹部横切口并在中线处向下延伸呈 T 型。

（2）使用 Rochard 拉钩抬高肋缘。

手术步骤一

开腹

参见▶第 11 章“食管次全切除术:经膈肌裂孔入路”。

手术步骤二

显露

游离左肝外侧叶,沿肝缘切开小网膜囊,将大网膜从横结肠离断。从胃网膜右血管开始清扫淋巴结。

从胃网膜右血管上方切开后腹膜。在不损伤胰腺包膜的前提下尽可能靠近胰腺缝合-结扎胃网膜右血管。

手术步骤三

淋巴结清扫:离断十二指肠

清扫周围淋巴结:为更好地显露这些淋巴结,将胃向上提起。胰腺上缘的淋巴结向十二指肠方向游离以便进行整块切除。避免损伤十二指肠浆膜和胰腺包膜。

清扫肝十二指肠韧带淋巴结。另外,胃右动脉起始部的淋巴结向胃侧游离。然后在起始部结扎胃右动脉。胃-十二指肠结合部完全游离后,在胃窦远端 1 ~ 2cm 处用直线切割缝合器离断十二指肠,残端连续内翻包埋(参见▶第 21 章“全胃切除术及传统淋巴结清扫术”,第五步)。

手术步骤四

完成淋巴结清扫

将远端胃向上牵拉,显露胰腺上缘。从肝十二指肠韧带开始,沿肝总动脉直至腹腔干清扫淋巴结。脾动脉、腹腔干及腹主动脉旁淋巴结一并清扫(参见▶第 21 章“全胃切除术及传统淋巴结清扫术”,第六步)。

手术步骤五

游离胃

将胃向右上方牵引显露胃网膜左动脉起始部及胃短血管。将这些血管用止血钳夹闭后结扎切断或直接用能量器械切断。沿大弯向上游离至胃食管交界处。操作过程中,需要用电刀切断胃膈韧带。

手术步骤六

经裂孔切除下段食管

参见▶第 11 章“食管次全切除术:经膈肌裂孔入路”。

手术步骤七

游离结肠肝曲和脾曲

沿横结肠将大网膜切除。然后将右侧结肠沿腹膜反折游离。向前内侧牵引并切断肝结肠韧带。接着处理左侧腹膜反折,由下向头侧切开腹膜。脾结肠韧带和膈结肠韧带用电刀或剪刀切开。这样完成整个结肠脾曲游离。

手术步骤八

游离乙状结肠

将结肠向头、内侧牵引显露结肠和后腹膜固有的粘连,可以帮助游离乙状结肠。继续沿乙状结肠系膜和后腹膜脂肪垫之间游离,注意保护左侧输尿管和精索血管。

手术步骤九

确定结肠袢的长度

选取适合做间置结肠的肠袢。适合的长度按下述步骤决定:将结肠提出腹壁外,用一根缝线测量从腹部到下颌角的距离,起始点在结肠系膜供血血管的根部(图 23.1)。然后将缝线转移至结肠,确定离断的位置。

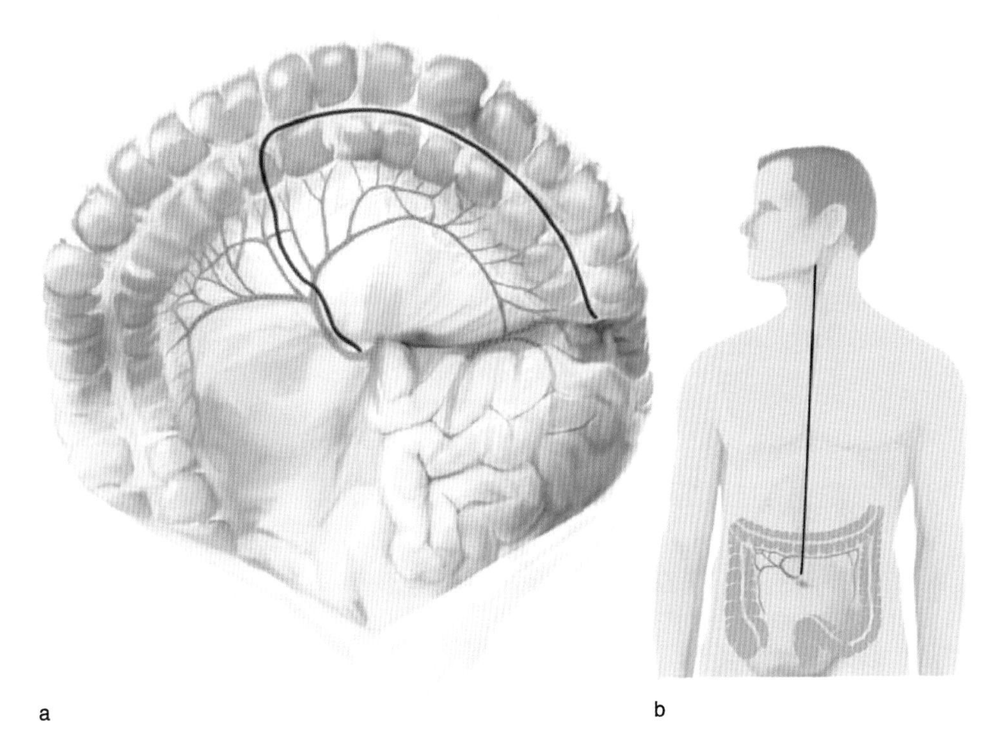

图 23.1

黑色条块显示可选的切断结肠时位置。从蓝色线条标记处,即右结肠动脉和中动脉之间切断结肠肝曲,注意保护邻近的血管弓。然后可以进一步游离肠袢。当肿瘤位于食管上段,拟行咽-结肠吻合术时,需要较长的结肠袢。因此需要使用部分乙状结肠,首先(也可能是第二步)在靠近肠系膜下动脉的部位结扎乙状结肠动脉。在切断血管前可以临时夹闭血管以确认是否有足够的血供。黑色箭头所指的是离断血管的位置。为保障间置结肠的血供,需要保留结肠中、右动脉之间的血管弓(图 23.2)。

使用左半结肠的优点如下:

(1) 左半结肠长度更长,直径较小。

(2) 一级弓血管的内径更粗,血管选择更方便,而右半结肠是通过数级弓供血。

(3) 临床毋需顾虑逆蠕动问题,因为间置结肠的排空是靠重力,而非蠕动。

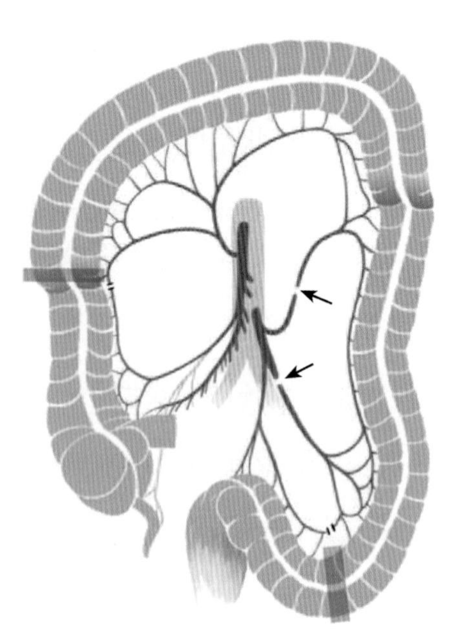

◘ 图 23.2

左半结肠的主要优点还是长度更长。

手术步骤十

标准方法:顺蠕动重建

在结肠中动脉不能提供足够血供的情况下,如果存在足够的 Riolan 血管弓,可以从左结肠动脉获得足够的血供。

该术式做顺蠕动重建(标准方法)。注意不要损伤左结肠动脉。因此准备过程要沿结肠壁小心操作,使用直线切割缝合器切断降结肠,避免对结肠进行过多的游离。在靠近起始位置切断结肠右、中动脉。建议在结肠完全游离后预防性地切除阑尾。

如果 Riolan 血管弓不存在或血供不足时,可以采取基于左结肠动脉的逆蠕动间置结肠手术(◘图 23.3)。

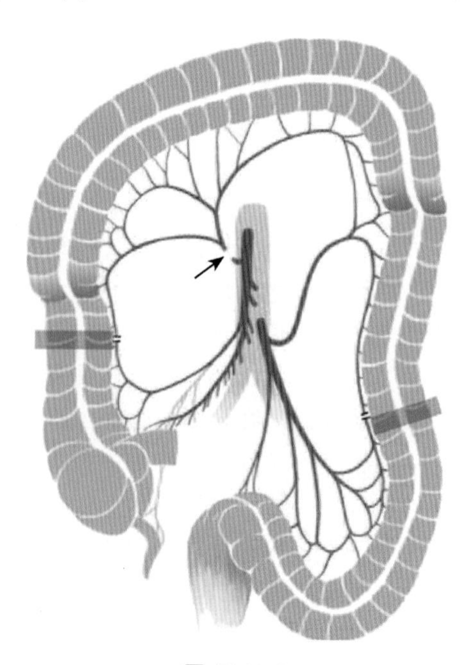

◘ 图 23.3

手术步骤十一

逆蠕动重建(非标准)

是一种少见的用横结肠作为替代物的方法。制备逆蠕动(非标准)结肠袢时腹膜切开部位要远离肠壁,逐步处理结肠系膜,保护邻近肠壁血管弓和结肠中、左动脉。用血管夹临时夹闭左结肠动脉和预定切断结肠平面的乙状结肠血管,观察是否有充足的来自 Roilan 血管弓的供血。如果3分钟后无缺血,即可进行结肠间置手术(■图23.4)。

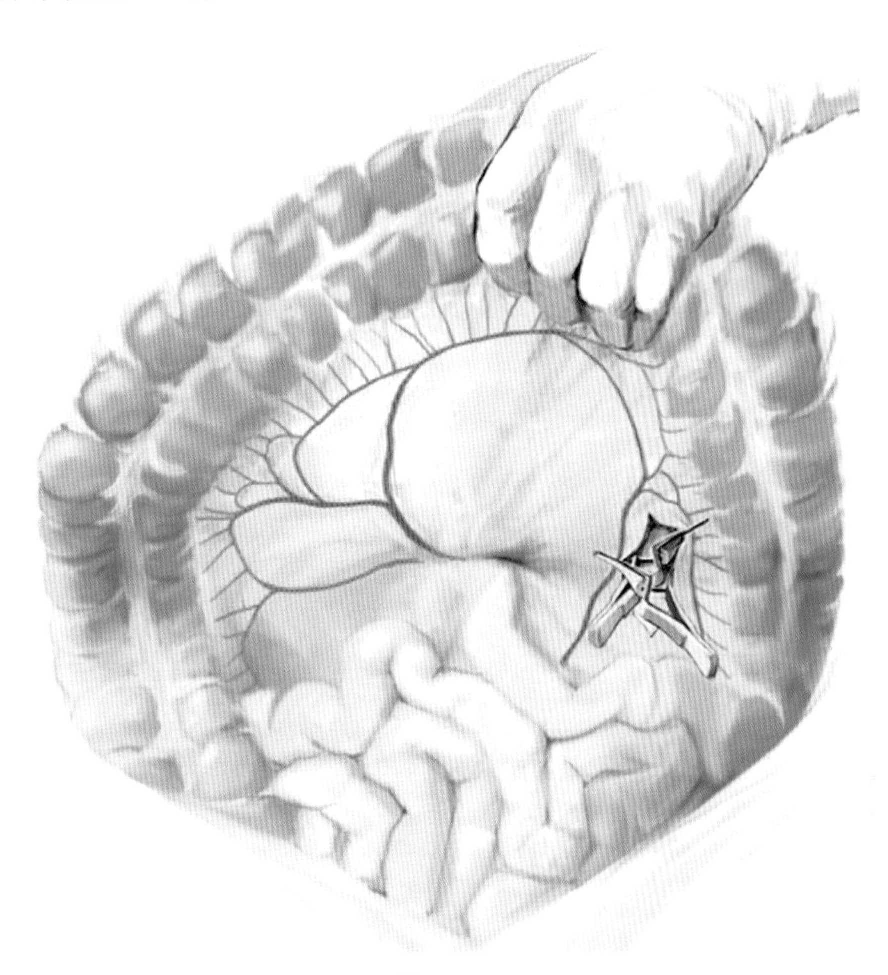

■ 图 23.4

手术步骤十二

供血不足时

如果左、中结肠动脉不能血供不足时，可以；利用乙状结肠动脉进行顺蠕动重建（◘图 23. 5）。

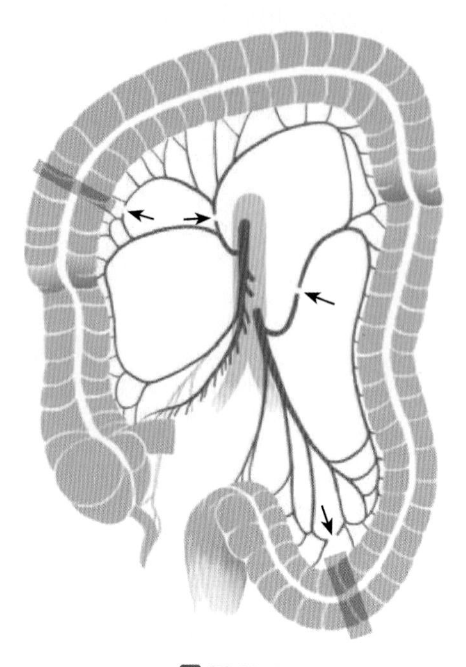

◘ 图 23. 5

手术步骤十三

供血不足时

在罕见情况下，左结肠动脉和乙状结肠动脉之间没有有效的交通支。这时，肠系膜下动脉的主要分支可以用于两段结肠之间的辅助供血。该术式的前提是远端乙状结肠有充足的来自直肠中、下动脉的供血。一定要暂时夹闭动脉以便确认（◘图 23. 6）。

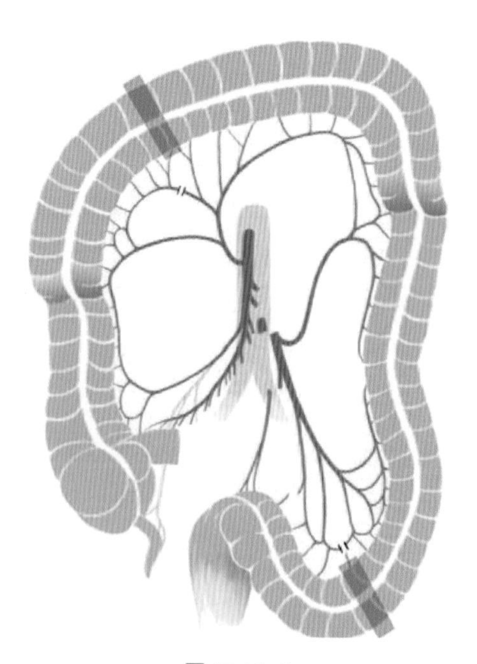

◘ 图 23. 6

手术步骤十四

罕见情况

即使右半结肠切除术后(例如复杂的右半结肠间置术后),只要结肠中动脉没有损伤,仍可进行逆蠕动的结肠间置手术。切断左结肠动脉和乙状结肠动脉(◘图 23.7a)。间置结肠的血供来自结肠中动脉。最后进行回肠-乙状结肠吻合。

另外,右半结肠切除术后、结肠中动脉术中切断的情况下,可以采用左半结肠作为间置结肠。血供来自左结肠动脉。为保证间置结肠的足够长度,需要使用全部乙状结肠,所有的乙状结肠动脉均需离断(◘图 23.7b)。近端血供不足的结肠需要切除。

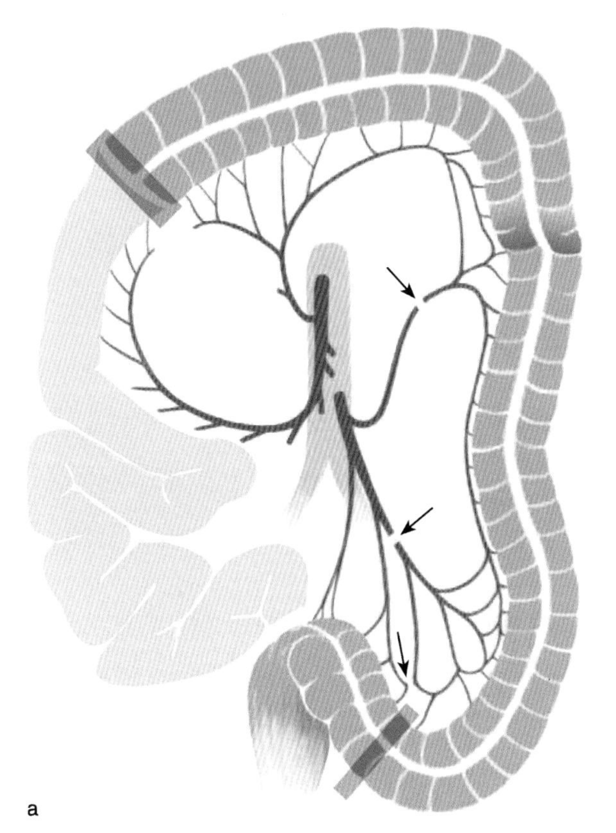

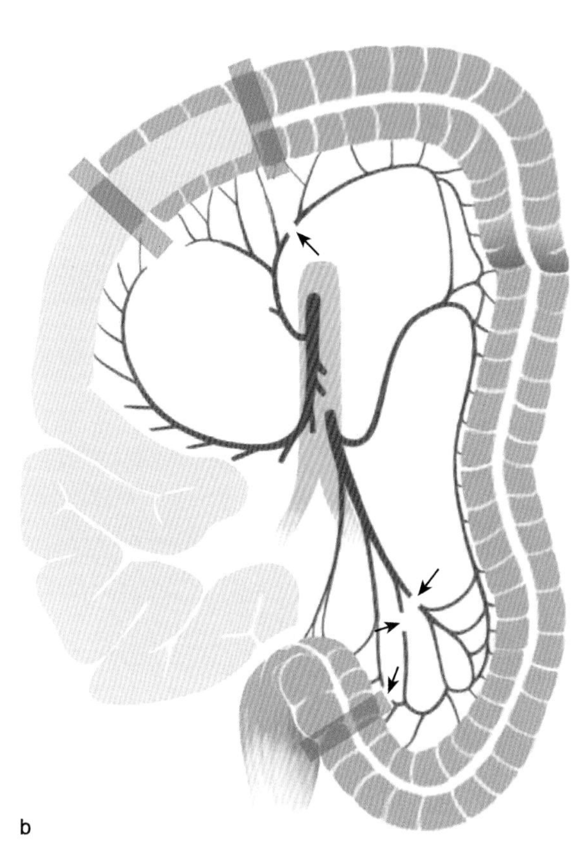

◘ 图 23.7

如果不能采用左半结肠作为间置结肠,可以用右半结肠替代。

使用右半结肠及末端回肠做间置肠管,行顺蠕动重建手术的方案入图所示(◘图 23.8)血供来自结肠中动脉。

使用右半结肠做间置肠管并非理想选择,并发症较多,导致术后功能障碍。

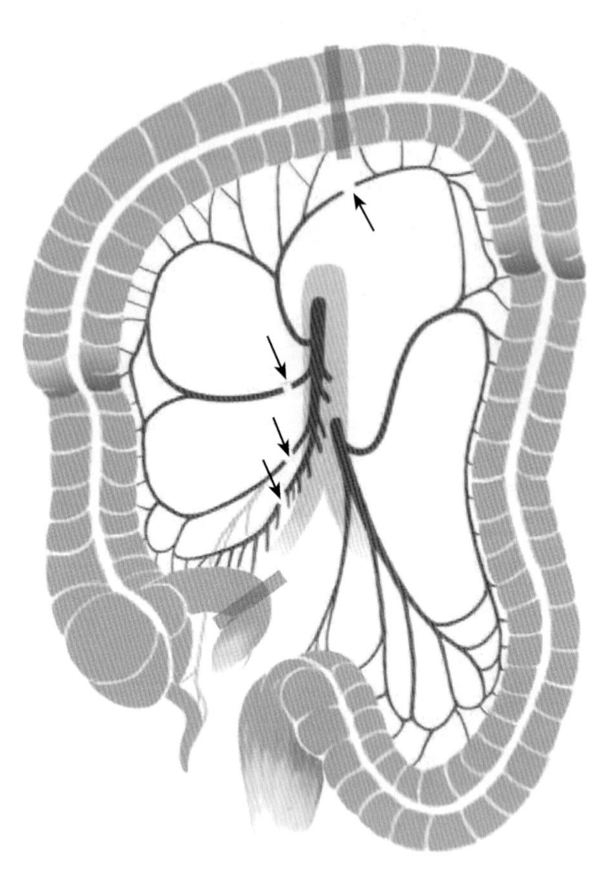

◘ 图 23.8

手术步骤十五

间置结肠的血供来自回结肠动脉

使用右半结肠做逆蠕动间置结肠，血供来自回结肠动脉(图 29. 9a)。

如果在无需使用回结肠动脉供血肠段的情况下，右半结肠有足够的长度，可以做顺蠕动间置结肠(图 23. 9b)。这种技术有以下优点：

(1) 避开容易缺血坏死的末端回肠。

(2) 避开回盲肠部位，该部位容易发生术后功能障碍；但是如果升结肠长度不够，不能到达锁骨上窝水平，可以使用末端回肠来延长间置肠管的长度。

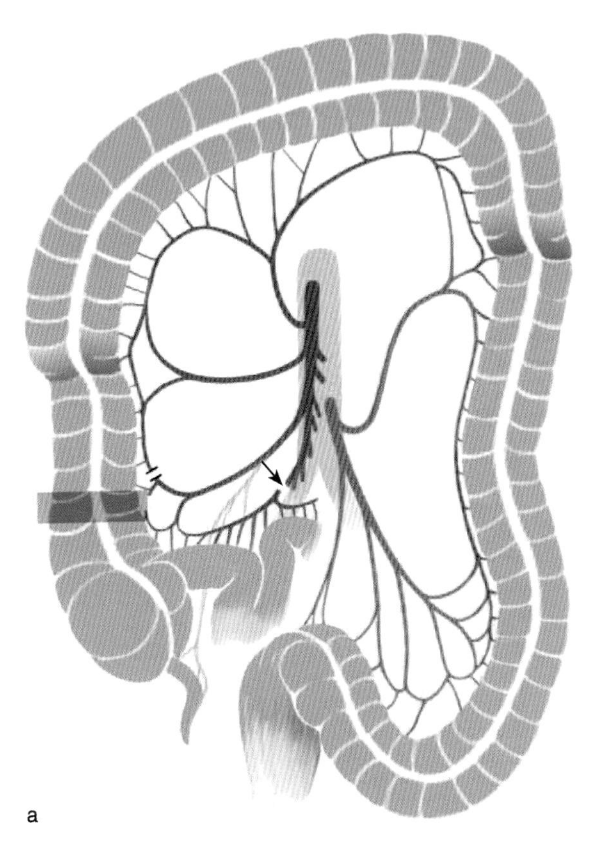

a

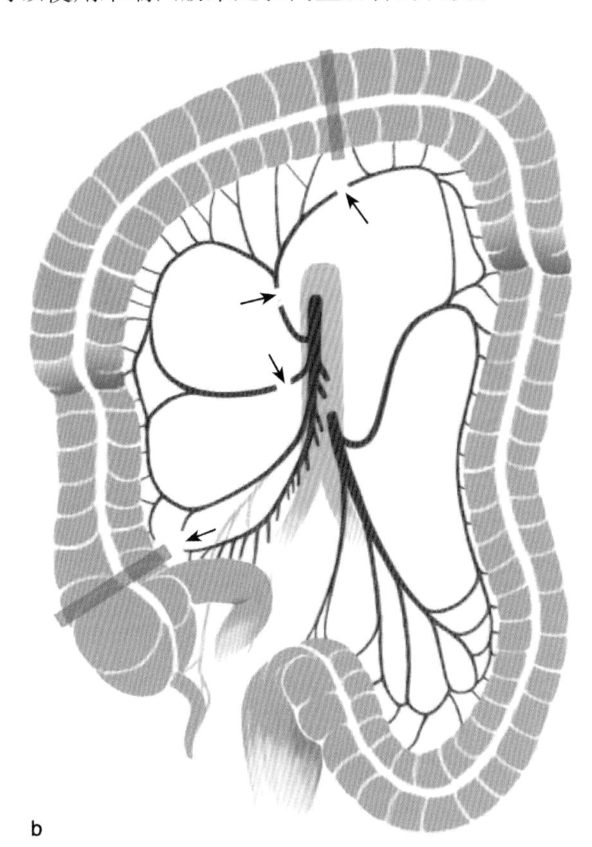

b

图 23. 9

手术步骤十六

胸骨后通道的制备

用拉钩将剑突向上提起，剪刀钝性将胸骨后间隙分开。

分开间隙后，用无创钳子建立胸骨后通道。

将胸骨向前牵拉，纵隔胸膜与胸骨分开。沿左侧胸锁乳突肌前缘做纵行切口，显露颈段食管。用手指钝性游离胸骨后间隙，通常可能导致纵隔胸膜的破损（◘图 23.10）。

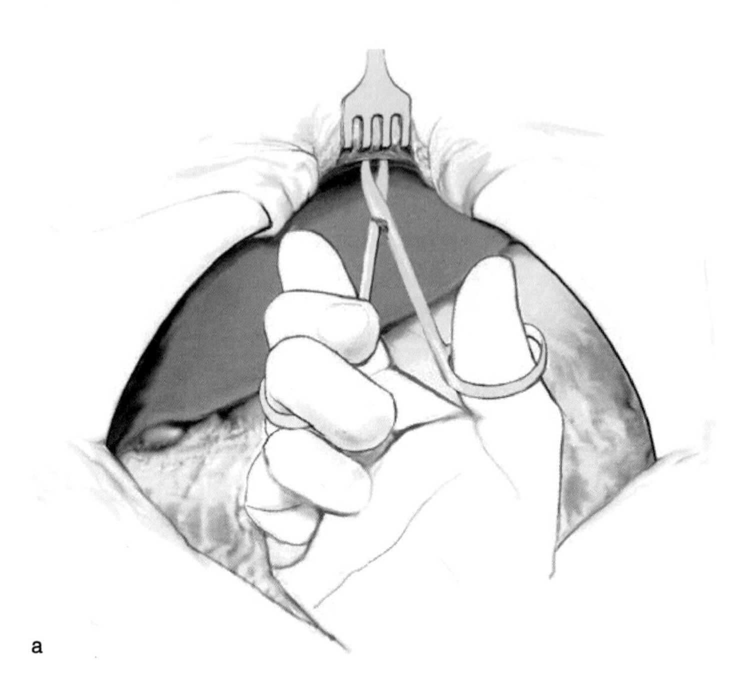

a

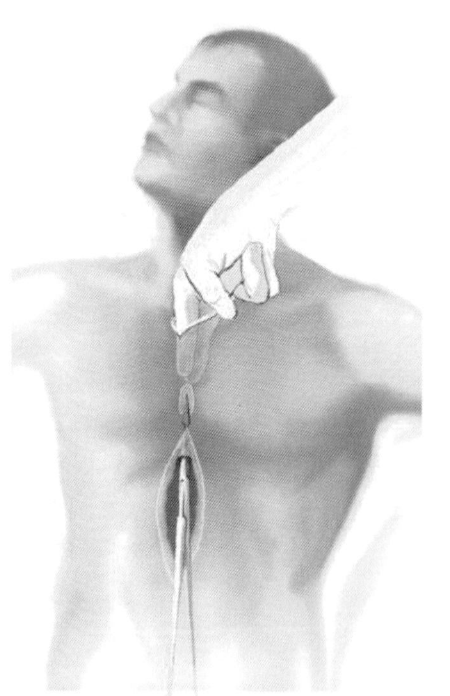

b

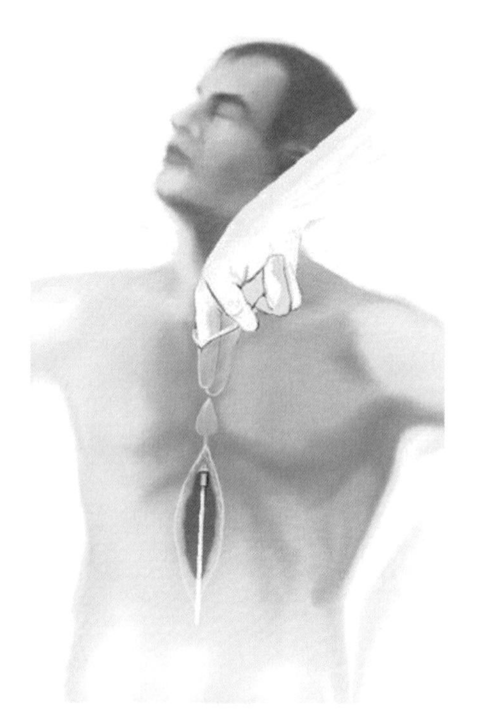

c

◘ 图 23.10

手术步骤十七

完成胸骨后通道的制备

如果胸骨后有致密粘连,可以用剪刀做锐性分离(◘图 23. 11)。

在胸骨体和胸骨柄部位,胸骨后筋膜与胸骨连接致密。另外,在该区域壁胸膜和脏胸膜连接也很致密。因此,术者应从颈部用手指导引,用长的无创钳子小心的逐步制备胸骨后通道。

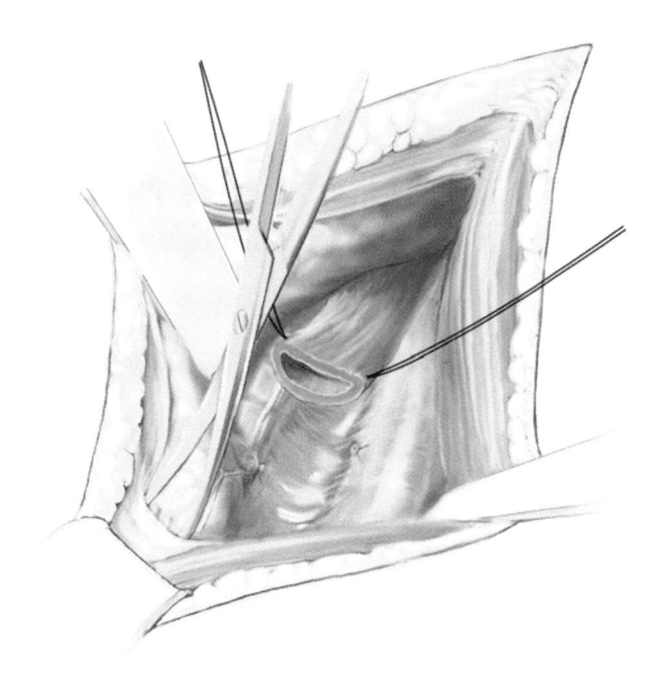

◘ 图 23. 11

手术步骤十八

结肠上提至颈部

为进行胸骨后消化道重建，首先从颈部将一足够长、结实的缝线通过胸骨后通道放入腹腔以帮助牵引。该缝线与间置结肠的头侧固定。用拉钩将胸骨向上方牵拉，把结肠轻柔地通过胸骨后通道提至颈部（图 23.12）。

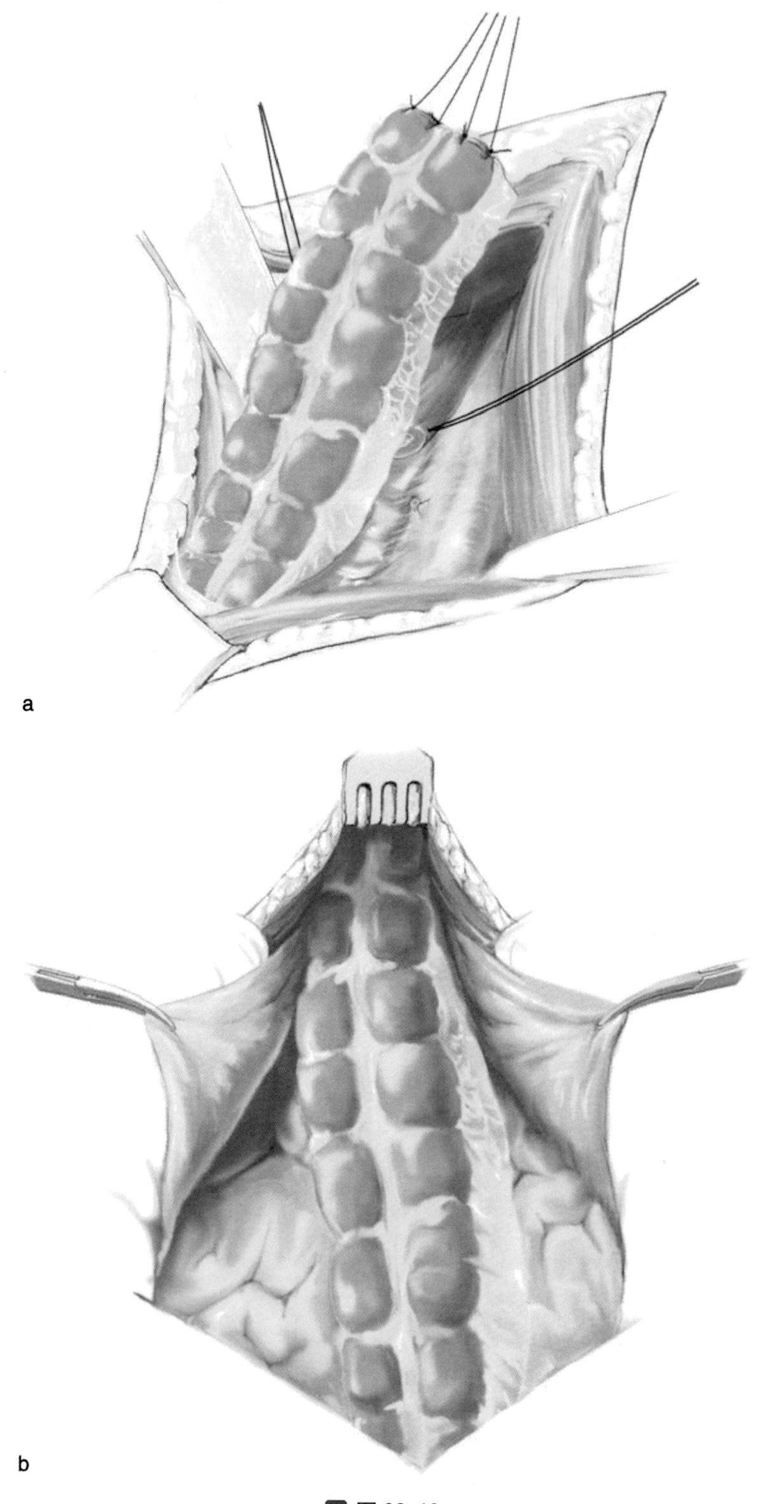

图 23.12

手术步骤十九

后纵隔

间置结肠也可以通过食管床提至颈部。该通道与胸骨后或胸骨前相比，走行距离较短。另外，该通道可以防止结肠扭曲，术后排空较好。间置结肠还可以起到创面止血的作用（■图 23.13）。

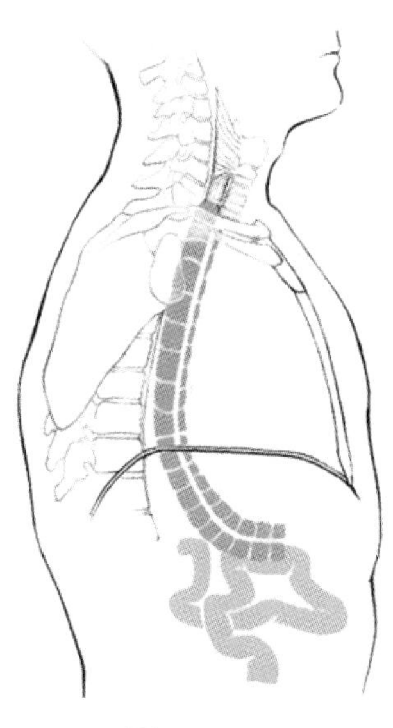

■ 图 23.13

手术步骤二十

端-侧吻合（食管-结肠或咽结肠吻合）

如果可能，进行端-侧双层吻合。

由于结肠和食管内径相差较大，可以在结肠带附近进行端-侧吻合（■图 23.14）。

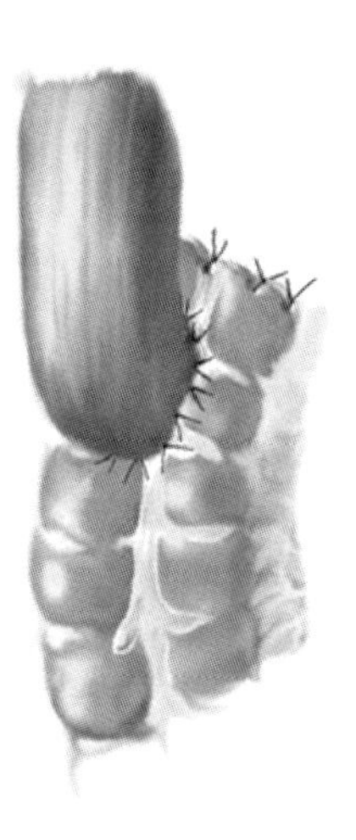

■ 图 23.14

手术步骤二十一

侧-侧吻合(食管-结肠或咽-结肠)

也可以用直线切割缝合器进行食管-结肠的侧-侧吻合(图 23. 15)。

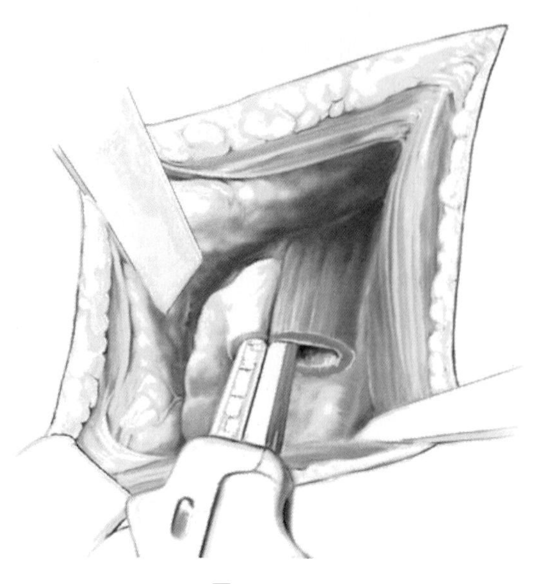

图 23. 15

手术步骤二十二

小肠重建(结肠-空肠吻合)

进行远端结肠-空肠及空肠-空肠吻合,重建消化道连续性。

结肠-乙状结肠吻合完成消化道重建。关闭系膜缺损。术后间置结肠的位置和消化道重建情况如图所示(图 23. 16)。

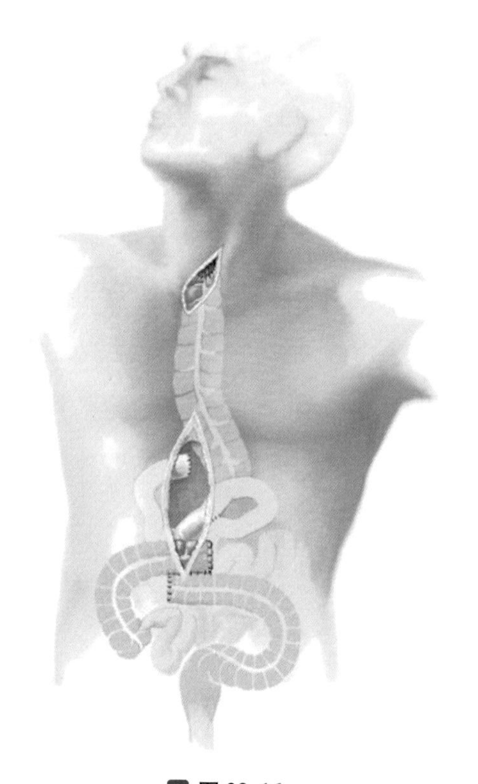

图 23. 16

联合经裂孔及胸腔的食管切除术

我们在 1980 年首次报道了这项技术。它沿袭了经裂孔游离食管的概念,对上段颈-胸交界处或中段食管肿瘤进行游离,避免了非直视下的“钝性”游离可能对纵隔内重要结构造成的医源性损伤。由于操作简单,效果好而被越来越多的医生采用。

适应证与禁忌证

适应证

（1） 胃次全切除后的中、上段食管癌;

禁忌证

（2） 广泛局部外侵(气管、血管)。

术前检查及准备

（1） 支气管镜。

手术方法

显露

参见▶第 12 章“食管次全切除术:胸腹联合入路”。

手术步骤一

腹部显露

上腹部正中切口,探查腹膜、膈肌(见前述),以备进入后纵隔。后纵隔游离如前所述,在直视下游离至支气管水平。

手术步骤二

右前外侧开胸

右前外侧开胸,尽量避免切断肋缘。如果胸廓硬度较高,可以切除肋弓前部,如果显露仍不满意,可以经前外侧切口切除肋弓后部。

手术步骤三

游离食管及纵隔淋巴结清扫

经前外侧切口,打开同侧纵隔胸膜。离断奇静脉弓,以便游离颈、胸段食管。为进行纵隔淋巴结的扩大清扫,将奇静脉弓游离至肋间静脉水平。奇静脉主干在膈上结扎,如有淋巴结侵犯,可以将受侵的胸导管一并切除。

在游离近颈段食管时,使用双腔气管插管,阻断右侧支气管可以方便操作(参见▶第 24 章“胸腹联合食管半胃切除术”,第 1 ~3 步)。

手术步骤四

颈部吻合技术

见◘图 23. 14 及◘图 23. 15。

手术步骤五

食管-结肠高位胸内吻合

见◘图 23. 14 及◘图 23. 15。

标准术后监护

参见▶第 11 章“食管次全切除术:经膈肌裂孔入路”。

术后并发症

术后早期并发症

(1) 肺部感染;
(2) 化脓性感染:膈下或腹腔脓肿;颈部伤口感染;
(3) 吻合口漏;
(4) 间置结肠坏死;
(5) 胸腔积液或气胸;
(6) 肠道疝入右侧胸腔(膈疝)。

术后后期并发症

(1) 颈部食管-结肠或咽-结肠吻合口的瘢痕性狭窄,多由吻合口瘘引起。
(2) 间置结肠扭曲。
(3) 间置结肠皮下段的机械性损伤,多需要手术治疗。
(4) 推进性障碍。
(5) 吞咽或食物通过间置结肠段时的动力障碍。

专家经验

- 吻合口狭窄多可以通过探条或球囊扩张治疗,很少需要再次手术。
- 间置结肠坏死原因:主要供血血管的扭曲、受压,容量不足,高凝状态等导致的供血不足。防治手段时保证间置结肠的长度,减少张力。注意术后血流动力学和流变学的变化,必要时及时调整。
- 间置结肠的扭曲时一种少见但严重的并发症,造成排空障碍,多需再次手术治疗。手术需切除多余的间置结肠。
- 为防止膈麻痹,术中注意保护膈神经。
- 为防止肠道疝入右侧胸腔,应关闭膈肌缺损。

(李力 译)

第 24 章　胸腹联合食管半胃切除术

Michael F. Nentwich, Dean Bogoevski

目前对于食管胃结合部腺癌（AEG）的手术方式仍然存在争议。Siewert 和 Stein 根据形态解剖标准将该肿瘤分为了三类，这一分类体系目前在欧洲备受欢迎，并且其对治疗策略已经产生了直接影响。Ⅰ型 AEG 涉及远端食管，其主要来源于 Barrett 食管的肠化生，Ⅱ型起源于贲门部，Ⅲ型是贲门下胃癌，其向上浸润食管胃连接处及远端食管。

在欧洲，对于Ⅰ型 AEG 病人进行根治性整块食管切除和管状胃重建术。对于Ⅱ型病人，扩大胃切除术或者食管半胃切除术为其适应证。在美国，对于Ⅰ型和Ⅱ型病人标准术式为食管切除和半胃切除术，而对于Ⅲ型病人的治疗措施则与欧洲相似。某些因为食管癌而行手术治疗的病人，其最后病理结果提示为胃癌；同样，一些因为胃癌而行手术治疗的病人，其最后病理结果为食管癌。

对于肿瘤生长超过胃 1/4 以及不能保证远端 5cm 切缘的病例，建议行食管全胃切除及结肠替代手术。

适应证和禁忌证

适应证

（1）食管远端肿瘤（AEGⅠ型）累及近端胃。
（2）局部进展期贲门癌（AEGⅡ型）。
（3）近端胃腺癌（AEGⅢ型）浸润至食管远端。

禁忌证

（1）活动性十二指肠溃疡。
（2）严重或不可逆转的心肺功能失代偿。

术前检查及准备

（1）行食管胃十二指肠镜检查，同时进行病理诊断。
（2）行全结肠镜检查排除替代结肠肠段肿瘤及憩室。
（3）胸腹 CT 检查，一些术者也建议行 PET-CT 检查。
（4）腹部超声。
（5）食管超声内镜（如有指征）。
（6）肺功能检查和血气分析。
（7）超声心动图（如有指征）。
（8）心肌检查及其他心脏检查（如有指征）。
（9）全肠道准备。

手术步骤

体位

（1）胸腔手术时病人左侧卧位。

(2) 通过第五肋间行右前侧开胸术。
(3) 更换为平卧位。
(4) 脐上横切口进行中线延长。

同时也可以使用改良的螺旋型病人体位,其不需要进行术中体位变换。
(1) 将病人于右侧胸腹位放置于真空定位装置上(图 24.1)。
(2) 肩膀旋转约 45°,臀部轻微旋转,右臂抬高越过身体并将腋窝显露。
(3) 通过手术台旋转显露腹部或者胸腔部分。

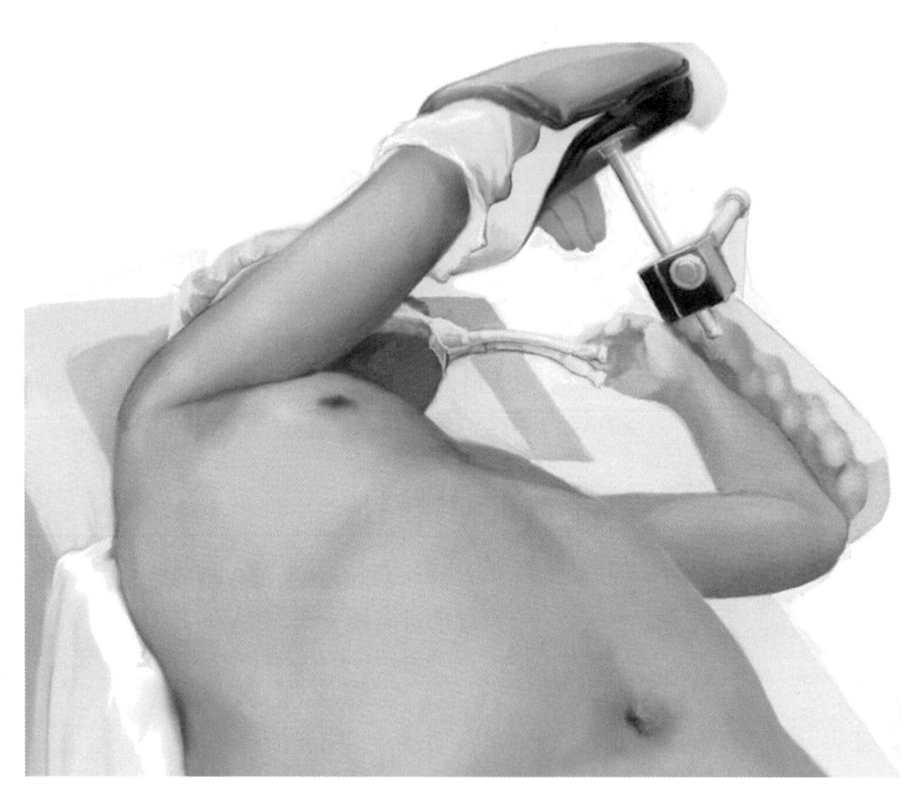

图 24.1

方式

(1) 脐上横切口和中线反向 T 型延长切口。
(2) 使用 Rochard 拉钩牵拉提高肋缘。
(3) 通过第五肋间行前侧开胸术。

手术步骤一

开腹

通过脐上横切口及反向 T 型延长切口进腹,结扎横断圆韧带和清理腹壁粘连后,使用 Rochard 拉钩牵拉抬升双侧肋缘。

手术步骤二

显露

触诊腹膜、网膜及肝脏以排除转移病灶,结扎分离肝镰状韧带从而游离左肝,解剖靠近肝脏的小网膜囊,从横结肠上分离大网膜。

手术步骤三

淋巴结清扫术

淋巴结清扫术从肝十二指肠韧带开始,包括肝总动脉、肝十二指肠及腹腔干附近淋巴结，注意保留胃网膜右动脉，沿脾动脉进行淋巴结清扫直至脾门。

手术步骤四

近端胃游离与切除

使用牵引器将胃牵拉至右上腹从而显露胃网膜左动脉的起始部和胃短血管，在分离钳间横断结扎这些血管，游离胃大弯直至胃食管连接处，该手术步骤中必须使用电刀分离胃膈韧带。

游离胃小弯直至胃食管连接处，应尤其注意胃左动静脉，于分离钳间离断结扎这些血管。

切缘应为胃中 1/3 距离胃食管连接处 5～7cm 的远端胃区域(图 24.2)。肿瘤切缘至少为 5cm，使用切割闭合器可以更好的离断胃，否则的话建议使用连续或间断缝合进行胃切口的单层闭合。如果使用切割闭合器，应进行浆肌层缝合加固。

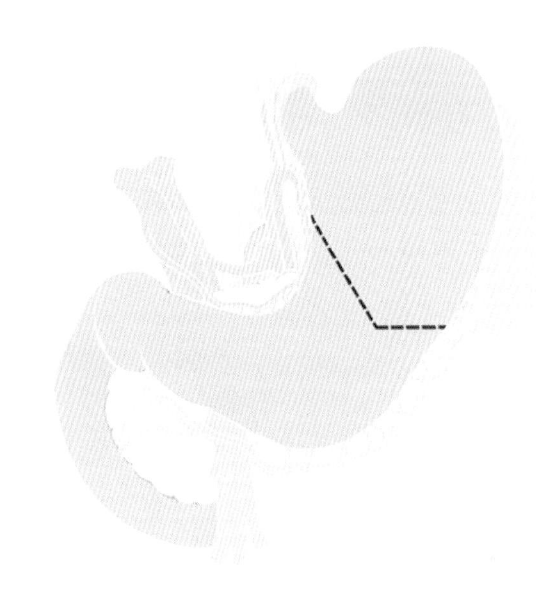

图 24.2

手术步骤五

经胸食管切除术

参见▶第 23 章“胸腹联合食管胃切除术”。

手术步骤六

结肠替代术准备

参见▶第 23 章“胸腹联合食管胃切除术”。

手术步骤七

重建

结肠替代术可通过构建胸骨后或胸骨前通道或已切除食管床的后纵隔通道而进行，后者是最好的通道，因为其减少了结肠的扭转，并且口侧结肠末端与颈段食管更接近。

参见▶第 23 章“胸腹联合食管胃切除术”。

吻合术可以在胸腔内或颈部进行。通常情况下，替代的结肠长度足够到达颈部区域。可以使用圆形吻合器进行胸腔内吻合术，最好选用直径大(28mm)的器械以防止吻合口狭窄，然后进行端侧吻合。同样也可以使用单层连续缝合技术进行手工吻合。尤其需要注意吻合术的“边角”区域，需要对其进行适当的间断缝合以保证充分吻合。

如果选择颈部吻合术，其具体描述参见▶第23章“胸腹联合食管胃切除术”。

手术步骤八

肠道重建

为了重建肠道的连续性，最好使用单层或者双层吻合术进行端侧或者侧侧胃结肠吻合，于残胃前壁靠近切割线处切开3～4cm(◘图24.3)。此外，可通过结肠间的侧侧吻合建立结肠的连续性，同时需关闭肠系膜切口以防止形成内疝。

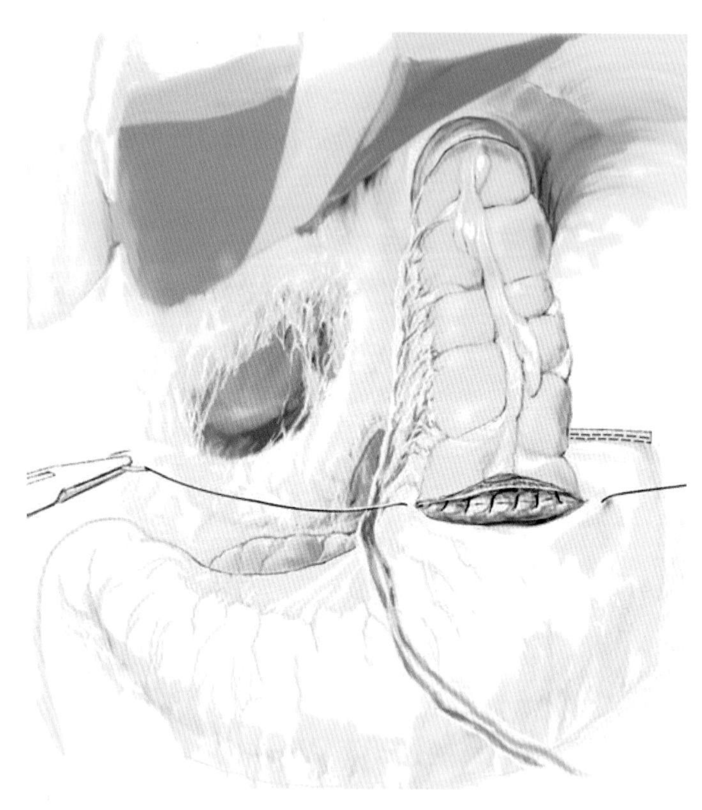

◘ 图 24.3

术后并发症

早期并发症

(1) 肺部感染。
(2) 败血症并发症：膈下或腹腔内感染，颈部伤口感染。
(3) 间置结肠坏死。
(4) 胸水或气胸。
(5) 肠管疝入右侧胸腔形成疝。

后期并发症

(1) 颈部食管胃切除术后瘢痕狭窄，绝大部分是由吻合口瘘引起的。
(2) 替代结肠发生扭转。
(3) 皮下替代结肠遭受机械创伤时往往需要手术干预。

（4）吞咽困难或蠕动功能紊乱。

（5）结肠胃吻合口溃疡。

专家经验

◆ 狭窄最好使用探子扩张或球囊扩张术治疗，绝大多数不用再次手术。

◆ 替代结肠坏死的原因是由于结肠扭转导致血供减少或者大血管受压，低血容量及血液高凝状态。

◆ 由于替代结肠过长而导致扭转往往需要手术干预，因为其可导致摄入食物通过结肠时流量发生紊乱，因此必须缩短替代结肠。

◆ 为了避免肠道疝入右侧胸腔必须关闭膈肌。

（季加孚　步召德 译）

第 25 章　经膈肌裂孔食管半胃切除术

Dean Bogoevski, Jakob R. Izbicki

介绍

2010 年 1 月，贲门癌被划分为一种独立的实体肿瘤，并对其进行了类似胃癌的分期。由于该区域位于食管和胃结构相邻处，关于该类肿瘤的分类一直存在争议。Siewert 和 Stein 根据形态解剖标准将该肿瘤分为了三类。Ⅰ型食管胃结合部腺癌（AEG）包括远端食管，其主要来源于 Barrett 食管的肠化生，Ⅱ型起源于贲门部，Ⅲ型是贲门下胃癌，其向上浸润至胃食管连接处及远端食管。

不同的食管胃结合部肿瘤应该采用不同的手术方式，对于可切除的贲门癌（AEG Ⅰ、Ⅱ型）病人，可通过全胃或者半胃切除并经裂孔切除远端食管及整块切除后下纵隔及上腹部的引流淋巴结。

适应证与禁忌证

适应证

（1）术前远段食管癌浸润至胃贲门处者。

（2）食管胃连接处Ⅰ、Ⅱ型腺癌。

（3）胃大部切除术后的远段食管癌。

（4）胃大部切除术后的中段或上 1/3 食管癌（胸腹联合食管胃切除、颈部或高位胸腔内吻合术）。

（5）误服了腐蚀剂。

禁忌证

十二指肠溃疡活动期。

术前检查及准备

（1）行食管胃十二指肠镜检查，同时进行病理诊断。

（2）行全结肠镜检查排除替代结肠肠段肿瘤及憩室。

（3）胸腹 CT 检查，一些术者也建议行 PET-CT 检查。

（4）腹部超声。

（5）食管超声内镜。

（6）肺功能检查和血气分析。

（7）超声心动图。

（8）心肌检查及其他心脏检查。

（9）全肠道准备。

手术步骤

体位

脊柱尽量前凸平卧位。

方式

（1）脐上腹横切口及中线反向 T 型切口开腹。

（2）使用 Rochard 拉钩牵拉抬升肋缘。

手术步骤一 开腹术

参见▶第 11 章“食管次全切除术：经膈肌裂孔入路”。

手术步骤二 显露

结扎分离肝镰状韧带从而游离左肝及解剖靠近肝脏的小网膜囊后，从横结肠上分离大网膜。淋巴结清扫术从胃网膜右血管基底开始，切除胃网膜右血管的腹膜鞘，切除胃网膜右动脉起始部周围淋巴结，谨防损伤血管，因为残胃需要这些血管供应。

手术步骤三 淋巴结清扫术

清扫胃周淋巴结，为了更好的显露这些淋巴结，使用牵引器向上牵拉胃，清扫胰腺上缘的淋巴结，必须避免损伤十二指肠浆膜和胰腺包膜。

清扫肝十二指肠韧带淋巴结，同时清扫胃右动脉起始部周围的淋巴结，需要特别注意避免损伤血管，因为残胃需要这些血管供应。

手术步骤四 完成腹部淋巴结清扫

通过向上牵拉远端胃显露胰腺上缘，从肝十二指肠韧带沿着肝总动脉下至腹腔干继续淋巴结清扫，进行脾动脉，腹腔干及腹主动脉周围淋巴结清扫（参见▶第 21 章“全胃切除术及传统淋巴结清扫术”第 6 步）。

手术步骤五 全胃切除

参见▶第 21 章“全胃切除术及传统淋巴结清扫术”。

近端胃游离与切除

使用牵引器将胃牵拉至右上腹从而显露胃网膜左动脉的起始部和胃短血管，在分离钳间离断结扎这些血管，一些外科医生喜欢使用能量设备进行其中大部分操作。游离胃大弯直至胃食管连接处，该手术步骤中必须使用电刀分离胃膈韧带。

游离胃小弯直至胃食管连接处，应尤其注意胃左动静脉，于分离钳间离断结扎这些血管。

切缘应为胃中 1/3 距离胃食管连接处 7cm 的远端胃区域。使用切割闭合器可以更好的离断胃。亦可使用连续或者间断缝合进行胃切口的单层闭合。如果使用切割闭合器，应进行浆肌层缝合加固浆膜。

手术步骤六 经裂孔食管切除术

参见▶第 11 章“食管次全切除术：经膈肌裂孔入路”。

手术步骤七　游离结肠左曲

切开左外侧腹膜反折处，结扎脾结肠韧带和膈结肠韧带，使用电刀或剪刀或能量设备进行离断，这样结肠脾曲就全部游离完成(◘图 25.1)。

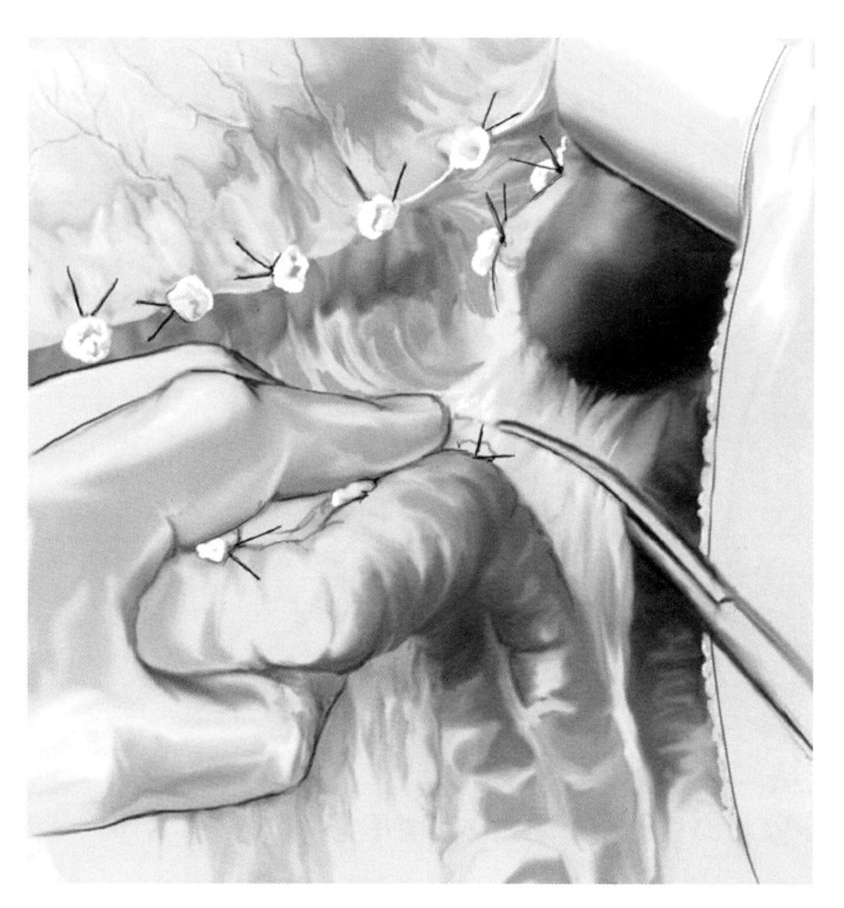

◘ 图 25.1

手术步骤八 游离乙状结肠

通过牵拉显露结肠和后腹膜之间的胚胎性粘连而有利于乙状结肠的游离，进一步解剖乙状结肠系膜和后腹膜脂肪间隙，注意保护左侧输尿管和生殖血管（◘图 25.2）。

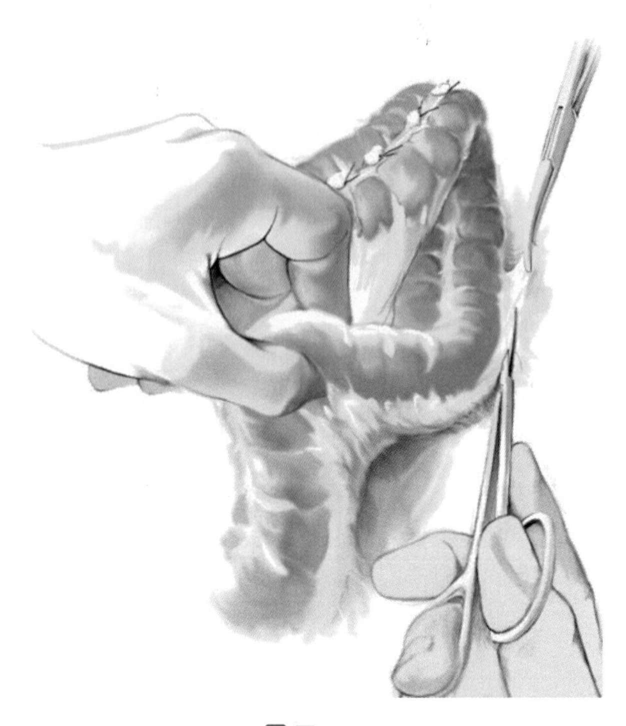

◘ 图 25.2

手术步骤九 决定必要的长度

选择合适的结肠肠段进行替代，决定肠段必要长度的手术步骤为将结肠提出腹壁外，用一根缝线测量从腹部到下颌角的距离，起始点在结肠系膜供血血管的根部（◘图 25.3）。然后将缝线转移至结肠，然后根据长度标记切缘。

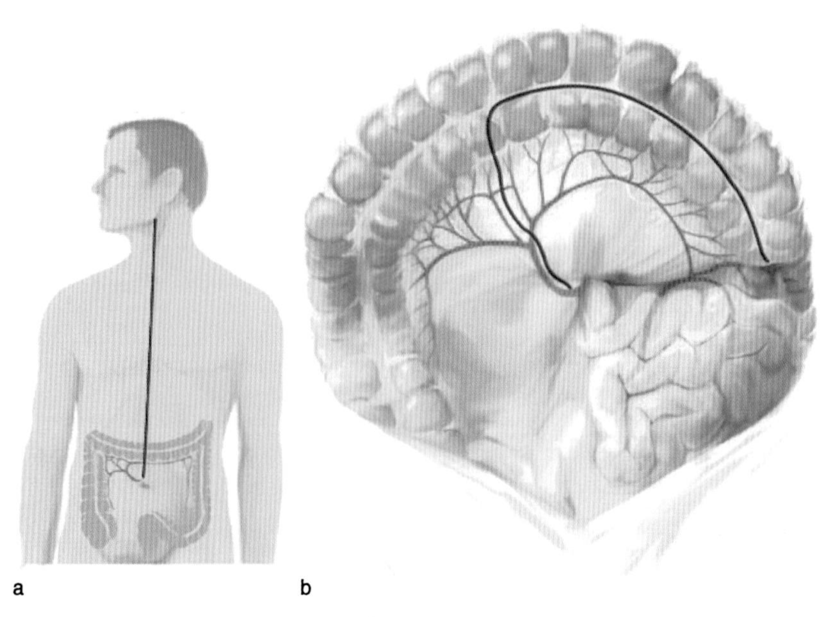

◘ 图 25.3

黑线代表另一个替代结肠的选择方案。保留结肠旁血管弓后应该切断结肠中动脉和结肠右动脉之间的横结肠右曲,通过该步骤,可以更好的游离结肠肠段。对于食管上 1/3 的肿瘤,为进行咽结肠吻合术,需要一段长度较大的结肠肠段,因此必须使用部分乙状结肠,必须在靠近肠系膜下动脉处结扎第一(或者可能第二)乙状结肠动脉。在切段血管前可暂时使用无损伤钳阻断血管证明替代结肠肠段有足够的血液供应。黑色箭头指示血管离断处,为了替代结肠肠段更好的血液供应,应保留结肠右动脉和结肠中动脉之间的血管弓(◘图 25.4)。

使用左半结肠的优势

(1) 预计长度更长,左半结肠直径更小。

(2) 左侧结肠由于动脉直径更大而血供充分,而右侧结肠仅通过若干血管弓供应。

(3) 使用逆蠕动结肠肠段无临床相关问题,因为摄入的食物依靠重力而通过替代结肠肠管。

左侧结肠最根本的优势是可获得更长的结肠肠段。

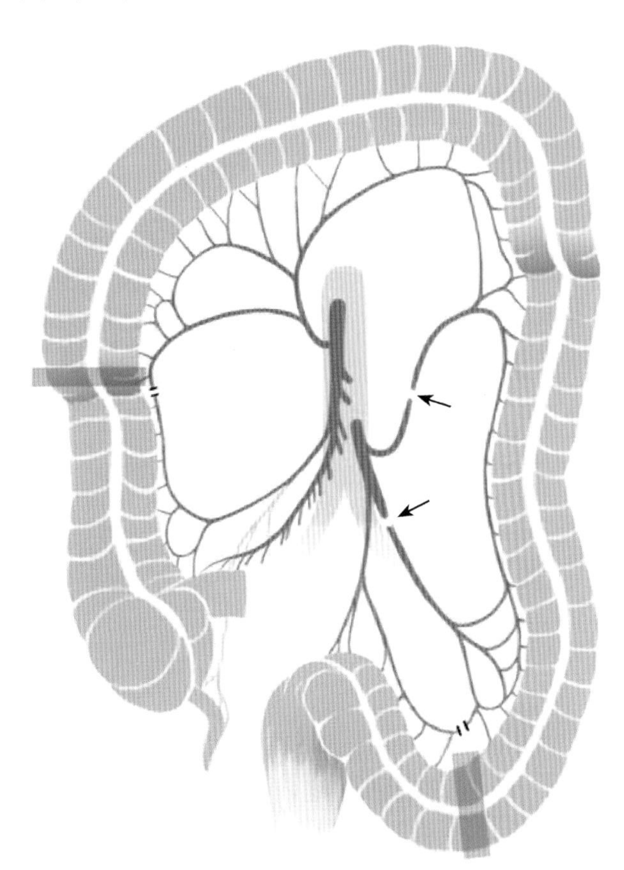

◘ 图 25.4

手术步骤十

标准术式:顺蠕动重建

如果 Riolan 血管弓足够,可离断结肠中动脉而通过结肠左动脉血管供应。

这种术式保证了顺蠕动重建(标准术式)。需要特别注意勿损伤结肠左血管,因此必须谨慎地紧贴结肠壁进行准备,随后使用线性切割闭合器进行降结肠离断,无须结肠的广泛分离。右结肠和中结肠血管在靠近其根部离断。建议在结肠充分游离后进行预防性阑尾切除。

如果由于之前的手术操作而导致 Riolan 吻合血供不充分,或者该吻合血管弓缺如,则可以由结肠左动脉供血的逆蠕动结肠替代(◘图 25.5)。

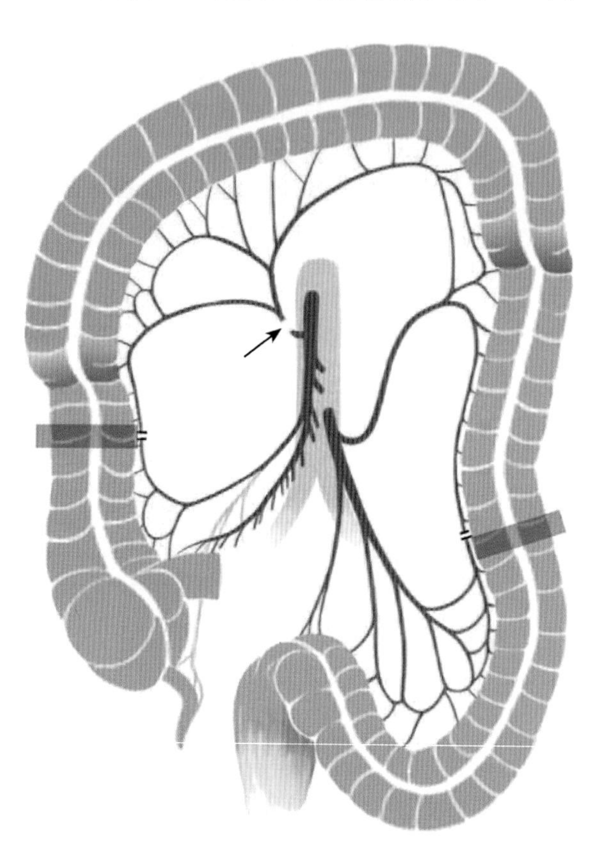

◘ 图 25.5

手术步骤十一

逆蠕动重建(非标准)

逆蠕动(非标准)结肠肠段的准备开始于远离结肠的左侧结肠系膜腹膜的切开,然后逐步准备保留结肠周围血管弓和结肠中血管及结肠左血管的结肠系膜。可使用无损伤钳暂时阻断结肠中动脉和乙状结肠动脉,从而依靠足够的 Roilan 血管弓来保证替代结肠肠段有足够的血液供应。如果 3 分钟之后无缺血出现,则可以进行结肠替代手术(◘图 25.6)。

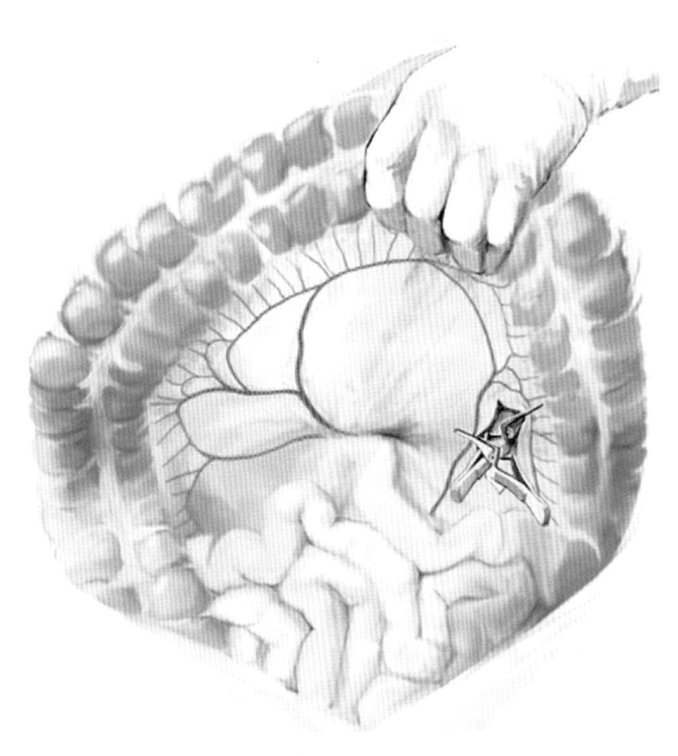

图 25.6

手术步骤十二

血管供应不足

一旦左结肠动脉和结肠中动脉的血管供应不足，则可能通过乙状结肠动脉供应的正向蠕动替代结肠而重建（图 25.7）。

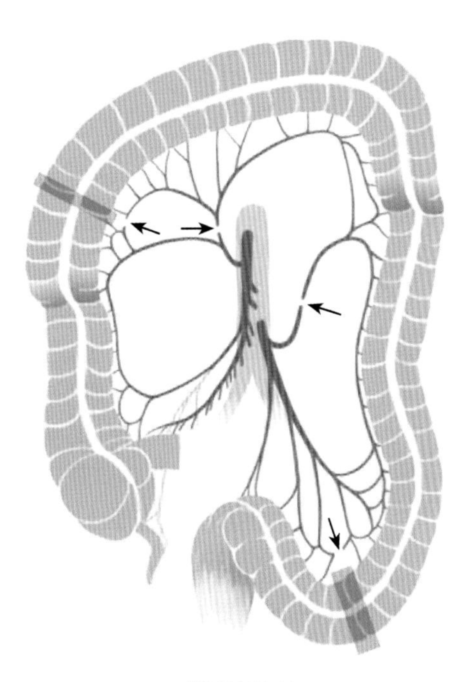

图 25.7

手术步骤十三

血管供应不足

在非常罕见的病例中可见到左结肠动脉和第一乙状结肠动脉之间没有吻合。在这些病例中，肠系膜下动脉的主要分支可作为两个区域血液供应的吻合支，只有明确直肠中动脉和直肠下动脉可以充分供应乙状结肠的远端部分时，才可能完成这一步骤。必须通过短暂的血管夹闭检查(◘图 25.8)。

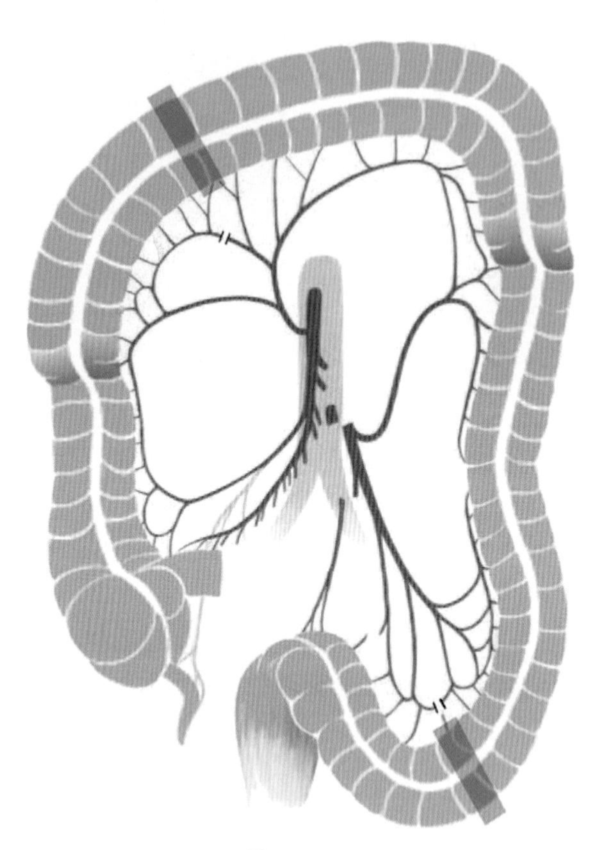

◘ 图 25.8

手术步骤十四

罕见情况

即使在右半结肠切除术后(例如进行了失败的右侧结肠替代)，如果在首次手术过程中保留了结肠中动脉，那么逆蠕动替代的构建也是可能的。切断左结肠动脉和乙状结肠动脉一级分支(◘图 25.9a)。替代结肠的血管供应来自于结肠中动脉，进行回肠乙状结肠吻合术重建肠道。

作为备选，在右半结肠切除及结肠中动脉离断后，可以使用左侧结肠完成结肠替代。血液供应来源于左结肠动脉，为了达到足够替代长度，需要分离整段乙状结肠，所有的乙状结肠动脉必须予以切断(◘图 25.9b)。血供不佳的近段结肠肠段需要切除。

使用右半结肠和末端回肠的顺蠕动结肠替代重建方案展示如下图(◘图 25.10)。血管供应来源于结肠中动脉。

使用右半结肠作为替代有多种并发症，导致术后功能欠佳。

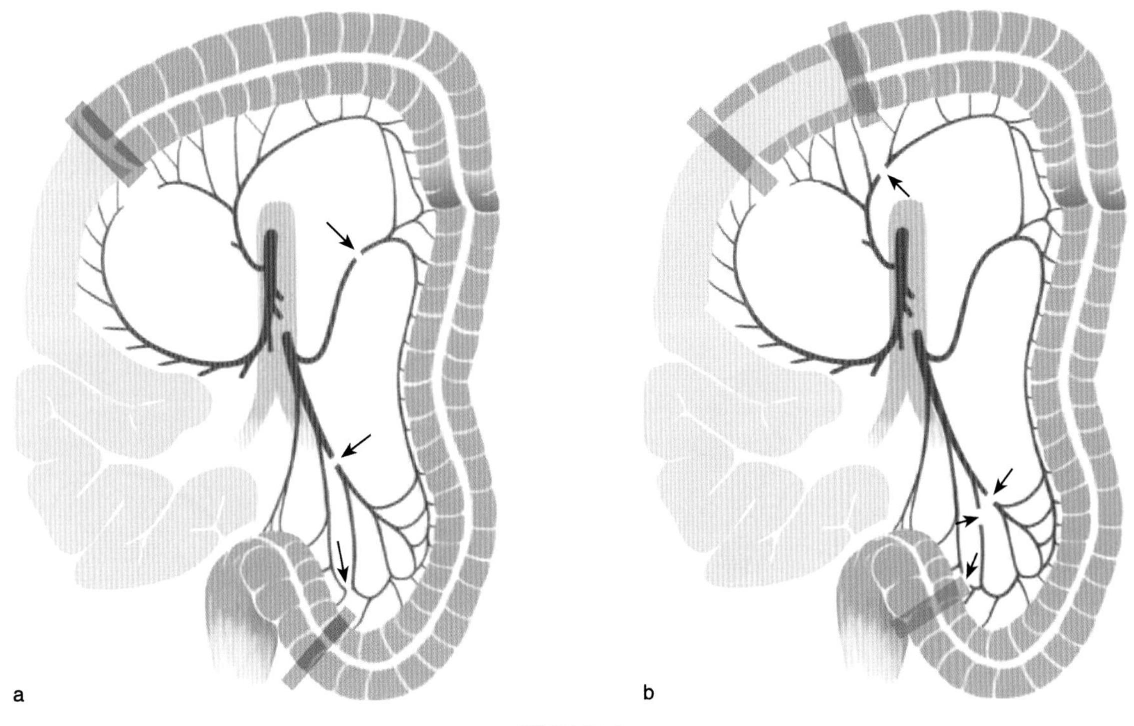

图 25. 9

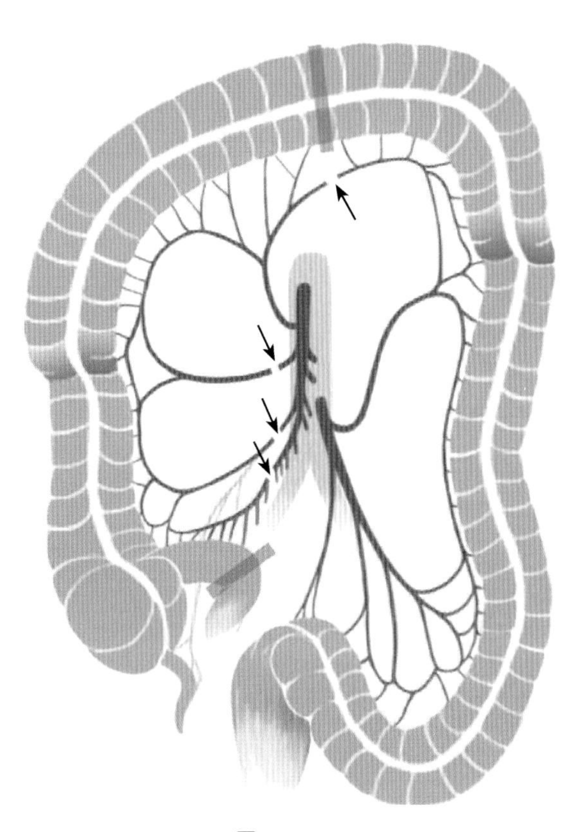

图 25. 10

手术步骤十五 回结肠动脉供应的替代结肠

使用右半结肠准备逆蠕动替代结肠,其血管供应来自于回结肠动脉(■图25.11a)。

足够长度的右半结肠可以不用回盲部就能构建出顺蠕动的替代结肠(■图25.11b),其优势为:

(1) 避免了容易坏死的末端回肠。

(2) 避免了容易功能欠佳的回盲部。

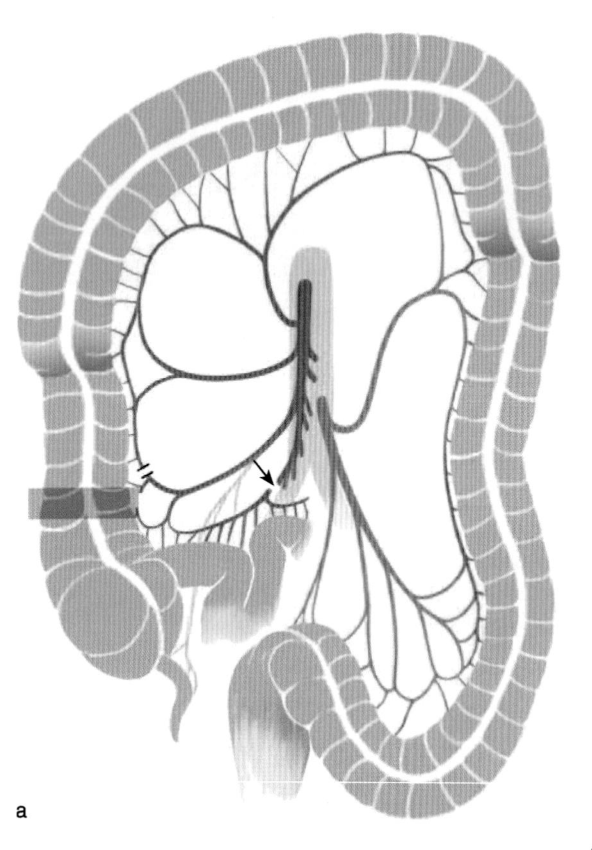

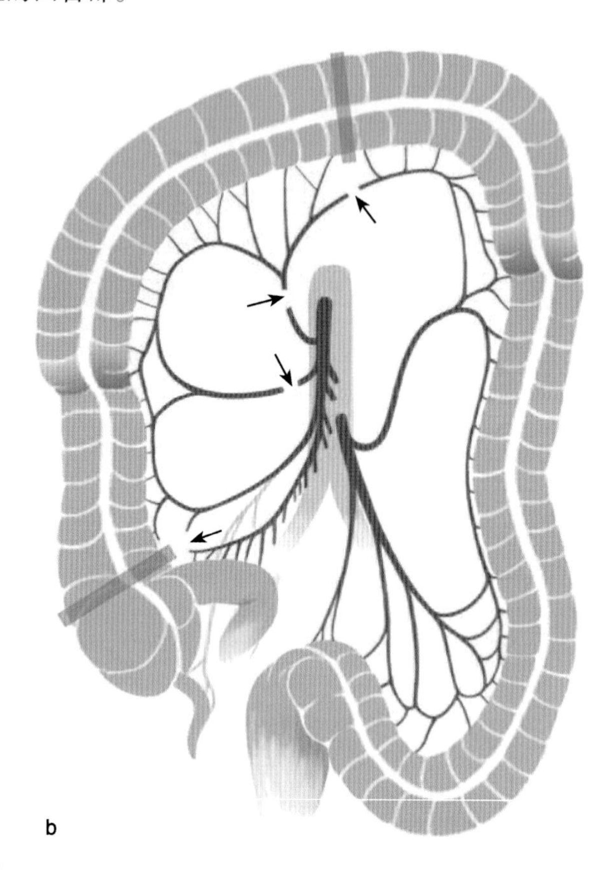

■ 图 25.11

手术步骤十六

胸骨后通道准备

通过剪刀在胸骨后分离出一个钝性开口,同时使用锐性拉钩牵拉剑突前侧(◘图 25.12a)。

打开胸骨下腔后,使用无损伤钳建立一个胸骨下通道。

必须在前方牵拉胸骨,并从胸骨上分离胸膜,沿左侧胸锁乳突肌前方做纵行切口显露颈部食管。通过胸骨下通道使用手进行钝性分离经常会导致纵隔胸膜破裂(◘图 25.12b、c)。

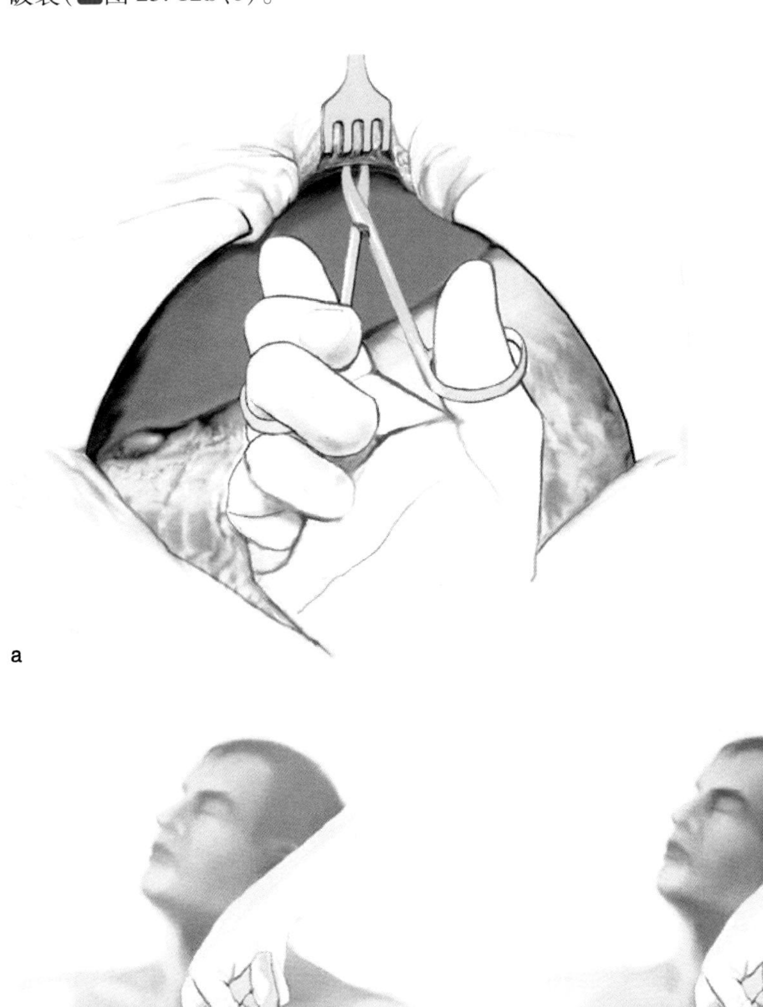

a

b　　c

◘ 图 25.12

手术步骤十七 胸骨后通道的充分准备

一旦胸骨存在致密粘连，应使用剪刀剪开这些粘连。

在胸骨体和胸骨柄之间的胸骨下筋膜与胸骨结合紧密，并且这个区域脏层胸膜与壁层胸膜结合紧密。因此，必须使用无损伤钳进行小心逐步准备，同时应该使用术者的手指在胸骨下进行手动操控（图 25. 13）。

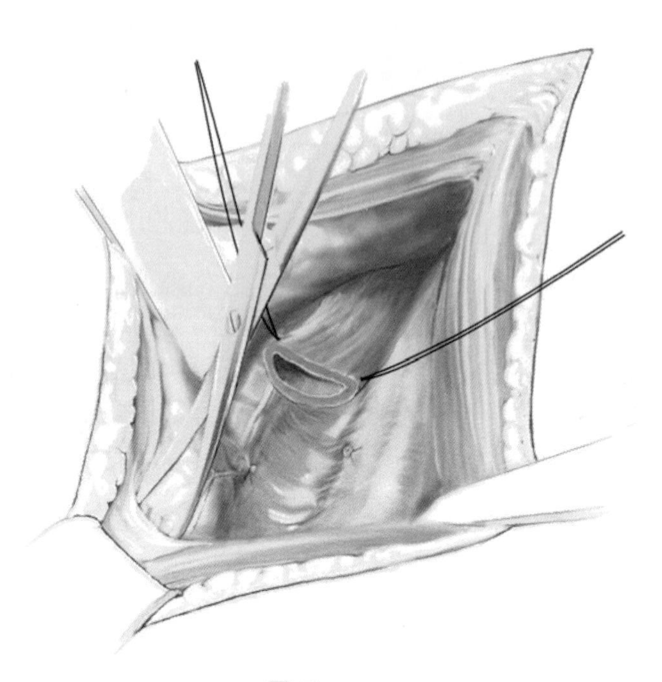

图 25. 13

手术步骤十八

牵拉步骤

为完成胸骨后重建,需要从颈部切口通过纵隔通道进入腹部进行长且牢固的缝合而使牵拉步骤更加便利首先从颈部将一足够长、结实的缝线通过胸骨后通道放入腹腔以帮助牵引。将缝线系到替代结肠的口腔端,持续而轻柔地将结肠在胸骨下通道拉至颈部切口处,在这个过程中使用锐性拉钩将胸骨向上牵拉(◘图 25.14)。

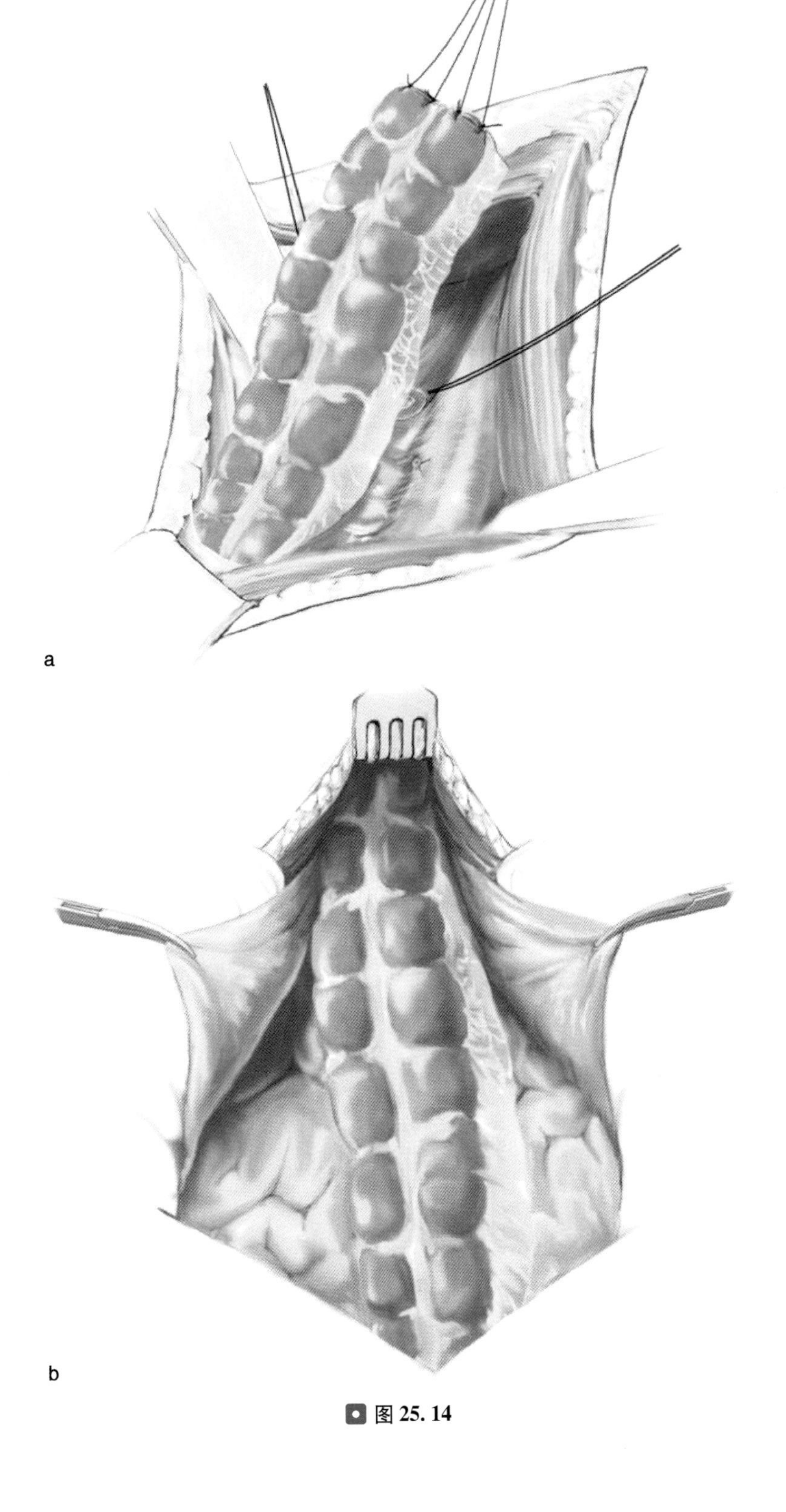

◘ 图 25.14

手术步骤十九　后纵隔

替代结肠通过后纵隔置入已切除的食管床。替代结肠的后纵隔通路因为距离颈部相对近而优于胸骨下或胸骨前通路。同时，后纵隔通路可防止结肠扭转并且功能效果更佳。替代结肠在手术区域可起到压迫止血作用(图 25.15)。

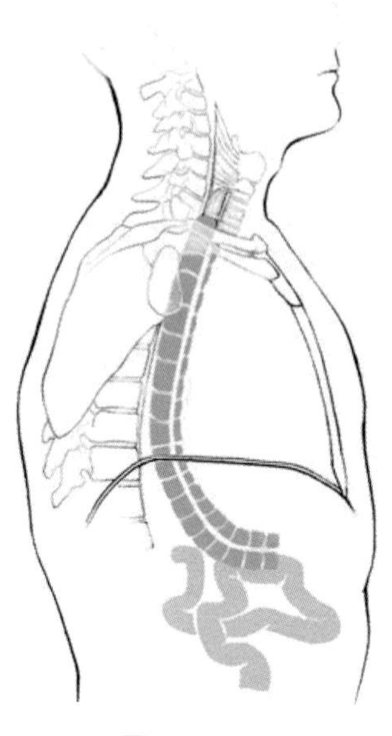

图 25.15

手术步骤二十　端侧吻合

如果可能的话应使用双层缝合技术进行食管结肠或者咽结肠端侧吻合术。

一旦管腔内径不同，应在靠近结肠带附近使用间断缝合进行端侧吻合术(图 25.16)。

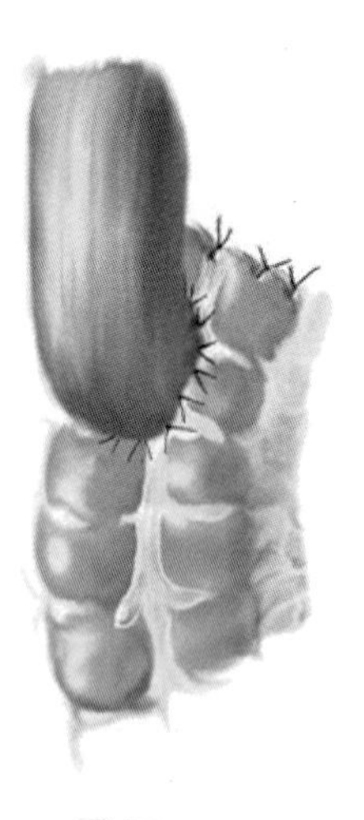

图 25.16

手术步骤二十一　侧侧吻合

结肠置入后的另外一种吻合技术是使用线性切割闭合器进行结肠食管侧侧吻合术(■图 25. 17)。

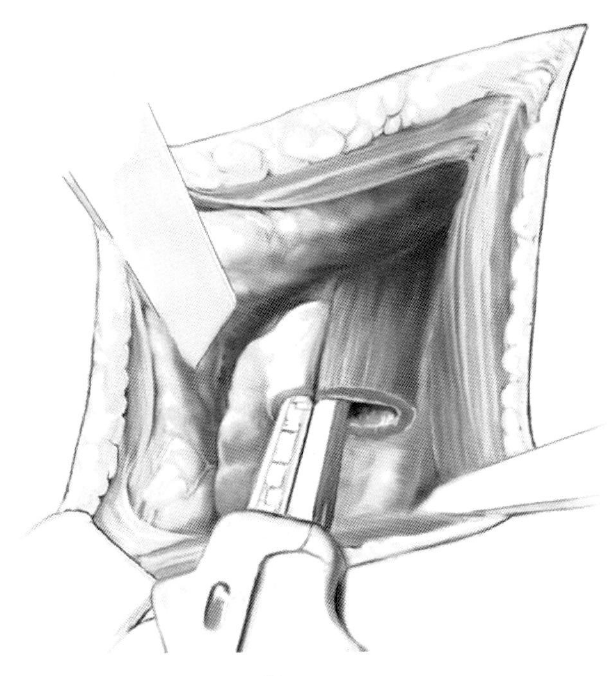

■ 图 25. 17

手术步骤二十二 肠道重建

通过胃结肠吻合而达到胃肠道的连续性。

通过结肠乙状结肠吻合完成肠道的重建，必须关闭肠系膜裂孔。结肠转位后的手术位置及重建展示如下图（◘图 25.18）。

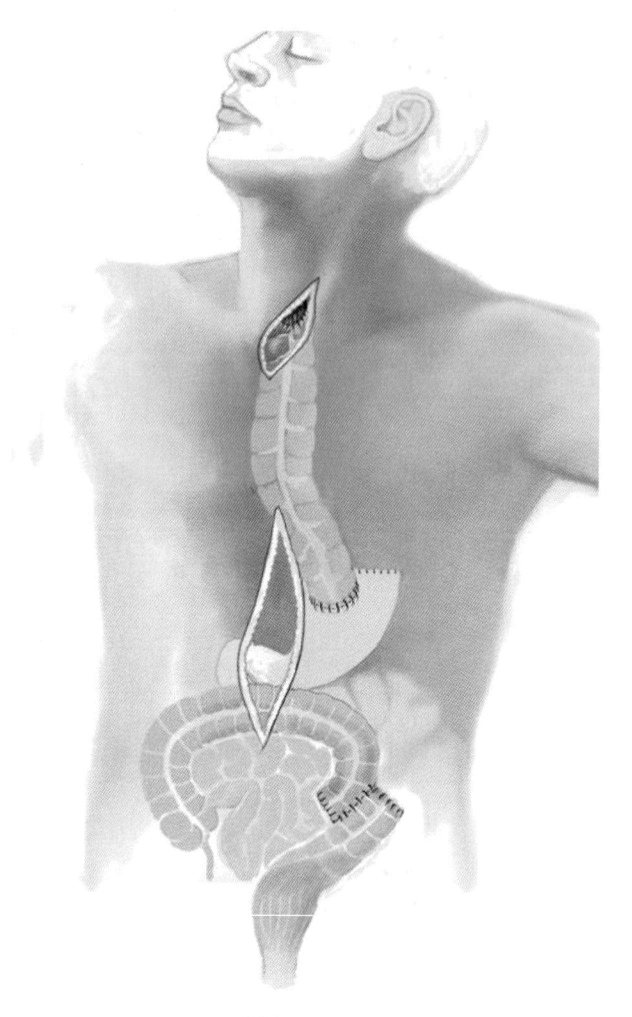

◘ 图 25.18

标准术后检查

参见▶第 24 章“胸腹联合食管半胃切除术”和▶第 11 章“食管次全切除术：经膈肌裂孔入路”。

术后并发症

早期并发症

（1） 肺部感染。

（2） 败血症并发症：膈下或腹腔内感染，颈部伤口感染。

（3） 吻合口瘘。

（4）替代结肠坏死。
（5）胸水或气胸。
（6）肠道疝入右侧胸腔。

后期并发症

（1）颈部食管或咽结肠吻合术的瘢痕狭窄主要是因为吻合口瘘。
（2）替代结肠发生扭转。
（3）皮下移植物遭受机械创伤时往往需要手术干预。
（4）吞咽困难或蠕动功能紊乱。

专家经验

◆ 狭窄最好使用探子扩张或球囊扩张术治疗，绝大多数不用再次手术。
◆ 替代结肠坏死的原因是由于结肠扭转导致血供减少或者大血管受压，低血容量及血液高凝状态。避免过长无张力的替代结肠，必须保证最佳的术后血流动力学及流变参数。
◆ 替代结肠的扭转非常罕见但非常危险，往往需要手术干预，由于替代结肠过长而导致结肠排空困难而出现临床症状，需要手术干预缩短移植物。
◆ 为了避免肠道疝入右侧胸腔必须关闭膈肌裂隙。

（季加孚　步召德 译）

第 26 章　扩大胃切除术

Asad Kutup,Jakob R. Izbicki

临床 TNM 分期和胃食管结合部腺癌(the adenocarcinoma of the esophagogastric junction,AEG)分型即Ⅰ型(食管)、Ⅱ型(贲门)、Ⅲ型(贲门下)的评估,组成了制定 AEG 个体化外科治疗策略的基础。内镜下切除仅适用于少数黏膜癌,而大部分结合部癌主要依靠外科切除治疗。Ⅰ型癌可施行经胸根治性食管切除术和胸腔内高位食管胃吻合术,或经膈食管切除术。对于Ⅱ型和Ⅲ型癌,可施行包含远端食管切除的经膈扩大胃切除术,并在低位纵隔行 Roux-en-Y 食管空肠吻合术重建消化道。然而,一些进展期Ⅱ型癌仅切除食管无法达到 R0 切除,故须行全食管-(半)胃切除术及结肠间置术。这类外科治疗策略取决于病变的解剖部位及其相应的淋巴引流特点。cT3 和 cT4 期肿瘤应考虑新辅助治疗。

适应证与禁忌证

适应证

(1) Ⅱ型和Ⅲ型 AEG(cT1sm1-cT3;可切除的 cT4)。
(2) 内镜下未完全切除的 cT1 肿瘤。

禁忌证

(1) 肿瘤伴腹膜种植转移。
(2) Child-PughC 级肝硬化伴严重的门静脉高压。

术前检查及准备

(1) 参见▶第 21 和 23 章。
(2) 结肠间置术前需肠道准备。

手术步骤

入路

取上腹横切口加中部延长,或取腹正中切口。

手术步骤一到七

参见▶第 21 和 22 章。

手术步骤八

显露食管胃结合部

清扫腹腔干淋巴结后,继续沿腹腔干清扫至上腹主动脉旁区域淋巴结。淋巴组织仍整块附着于胃小弯,随后可与胃标本一并取出。腹腔段食管活动性良好,其末端可采用柔软橡胶管(如烟卷式引流管)牵拉。为了更好地显露食管裂孔和腹主动脉旁区域,应切开膈肌脚,将其残端予以结扎。在此操作过程中,食管、膈肌脚和腹主动脉间的结缔组织务必小心分离。接着,清扫食管左右两侧与膈肌脚之间的结缔组织,并随标本整块切除。于食管胃 His 角处钝锐性分离食管膈韧带和胃膈韧带(图 26.1)。

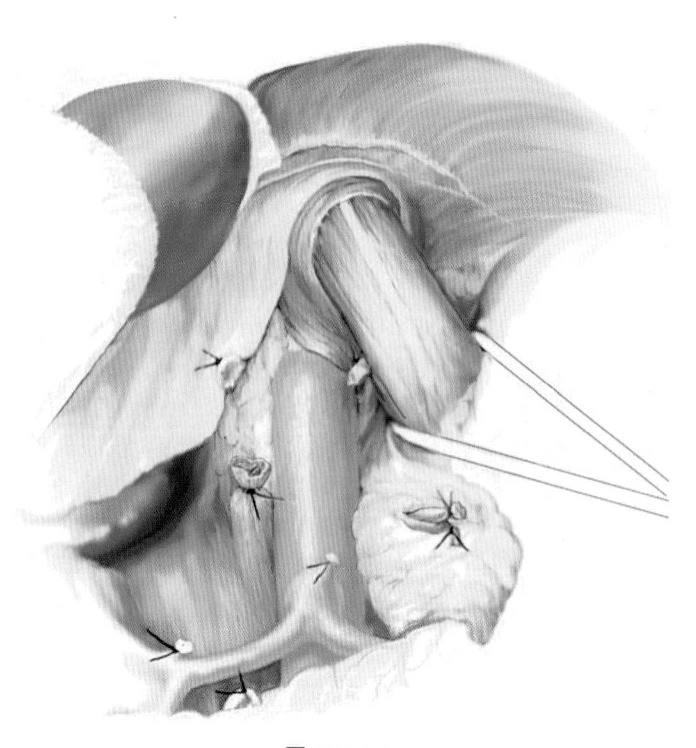

图 26.1

手术步骤九

显露食管远端

为了更好地显露食管远端,应切开膈肌至膈静脉的左下方。离断并结扎左膈下静脉。将膈肌切口向上延伸至其中部(图 26.2)。

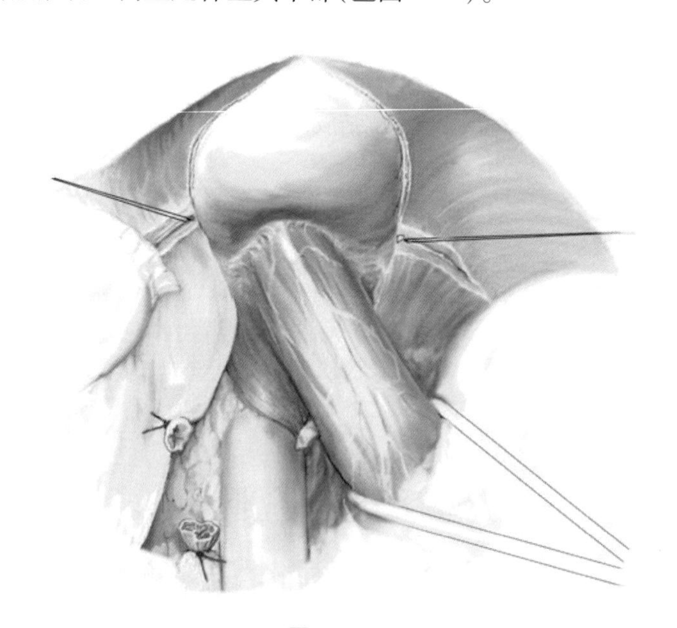

图 26.2

手术步骤十

游离食管远端

放置 Mikulicz 拉钩，向左右两侧牵拉。从食管前方开始，将膈肌和心包从食管附着处锐性分离（■图 26.3a）。

将胸膜腔向左右两边切开，壁层胸膜同标本一并切除。向尾端牵拉食管，在钳子或夹子之间小心离断包含迷走神经分支、肺韧带和食管分支的食管侧韧带。一些外科医生更喜欢用能量设备结扎此处结缔组织（■图 26.3b）。

直视下锐性游离食管后方区域，包括从主动脉旁和椎旁筋膜向上到气管分叉处的食管旁淋巴组织（■图 26.3c）。

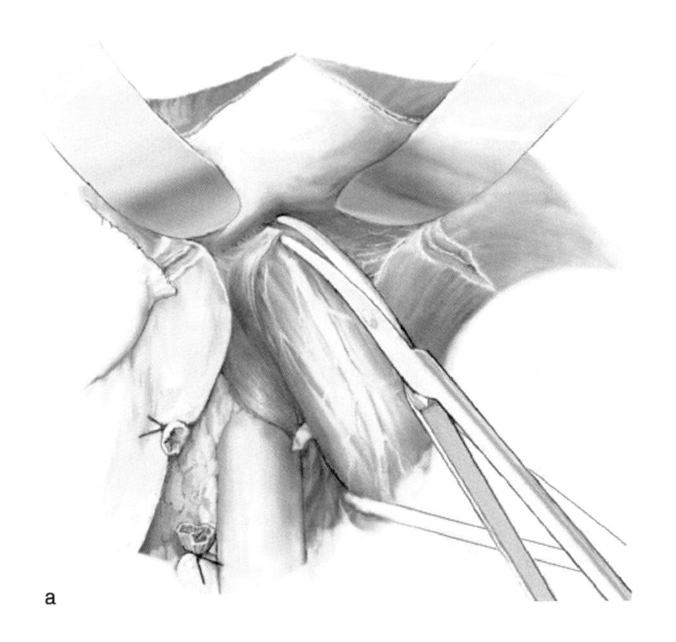

a

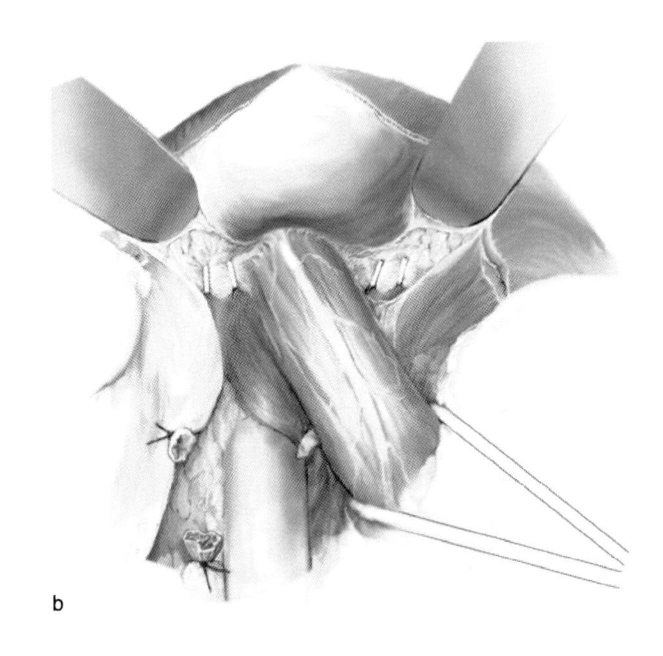

b

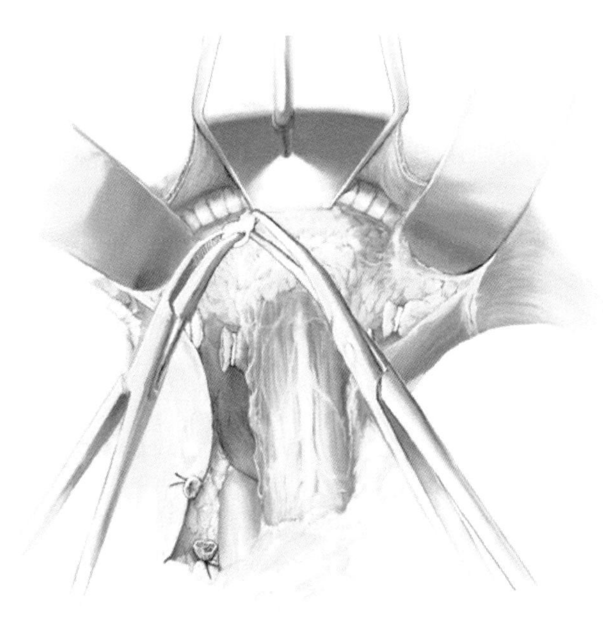

c

■ **图 26.3**

手术步骤十一

离断食管

彻底裸化食管后，用粗丝线在离断平面牵引固定食管，然后在距肿瘤切缘足够的位置用荷包钳夹持并离断食管（◘图 26.4）。将包含胃、大网膜、局部淋巴结、长 10cm 以上的远端食管和整块切除的后纵隔淋巴结及两层壁胸膜淋巴结的标本一起送病理检查，以在消化道重建前明确切缘阴性。

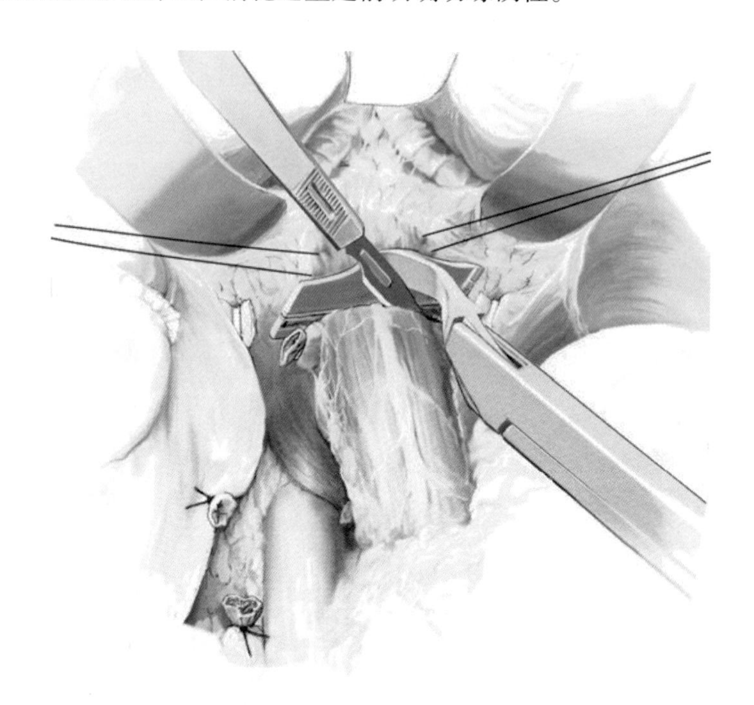

◘ 图 26.4

手术步骤十二

Roux-en-Y 重建

一个标准的 Roux-en-Y 重建需要有足够长的肠袢以满足无张力吻合。游离一段较长的近端空肠,并将其连同系膜根部一起跨过横结肠系膜至膈肌脚区域。游离时需小心地离断此段空肠的血管根部以保证其足够的长度。通过圆形吻合器以端侧吻合的方式完成食管空肠吻合(◘图 26.5a)。采用直线切割闭合器闭合空肠 Roux 肠袢,激发闭合器后即形成空肠盲端(◘图 26.5b)。

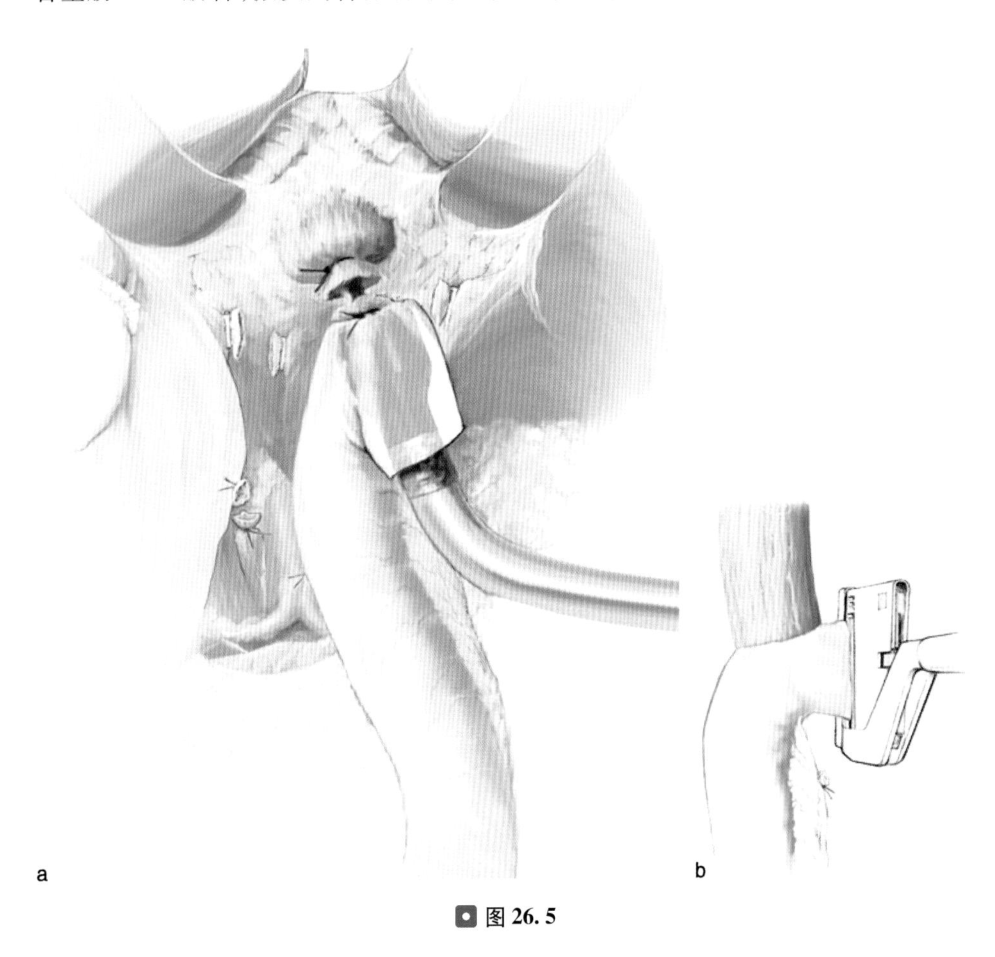

◘ 图 26.5

标准术后评估

每日检查引流液,以判断胸内吻合口是否发生吻合口瘘。

术后并发症

(1) 结扎线滑脱或血管断端回缩,是造成纵隔出血的主要原因。
(2) 食管空肠吻合口瘘。
(3) 纵隔炎。
(4) 脓胸。
(5) 乳糜胸。

专家经验

- 在进展期Ⅱ型 AEG 中,需改变外科策略时,推荐显露食管胃结合部和远端食管。
- 避免损伤胸导管造成乳糜胸。若损伤胸导管,则损伤部位的上下方均应仔细结扎。为避免发生此并发症,需在直视下分离和结扎食管外侧韧带。

(黄昌明 曹龙龙 译)

第 27 章　腹腔镜胃切除术

Geert Kazemier

腹腔镜胃切除术无论在手术技术还是适应证方面，均应尽可能遵循开放手术的原则。姑息性胃癌切除术可适用于治疗出血及梗阻病人。

适应证与禁忌证

适应证

（1） 恶性肿瘤（胃癌、胃肠道间质瘤[GIST]）。
（2） 良性肿瘤（例如，平滑肌瘤等）。
（3） 动静脉畸形。
（4） 复发性消化性溃疡病。

禁忌证

（1） 严重的心脏功能衰竭（不能耐受气腹）。
（2） 败血症。
（3） 严重的凝血功能障碍。
（4） 既往相关上腹部手术史。
（5） T4 期或巨大肿瘤。

术前检查及准备

参见▶第 21 章“全胃切除术及传统淋巴结清扫术”。

手术器械

（1） 2 台显示器。
（2） 3 个直径 10～12mm 的 trocar 和 2 个直径 5mm 的 trocar。
（3） 1 个直径 15mm 的 trocar（可选），便于 60mm 的吻合器及标本袋通过。
（4） 30°腹腔镜。
（5） 单极或双极电凝。
（6） 止血设备（血管闭合系统、超声刀）。
（7） 先进的腹腔镜手术设备包括孔钳和 endo-Babcock 钳。
（8） 血管施夹器。
（9） 切割闭合器（45～60mm，包括白钉、蓝钉和绿钉）。
（10） 肝脏拉钩。
（11） 血管环。
（12） 胃镜（可选，以明确病灶大小）。
（13） 标本袋或切口保护器。

手术步骤

手术步骤一　站位与装置

站位

将病人置于仰卧位，主刀位于病人两腿之间，一助位于病人左侧，二助位于病人右侧，洗手护士在主刀的左边或右边。

气腹建立及腹腔镜探查

气腹孔应建立在脐上腹正中线的位置。由于肥胖病人的脐部更靠近脚端，所以肥胖病人的第一个 trocar 应置于腹直肌线左肋缘靠近脚端的位置，这是肥胖病人的安全区域。对于恶性肿瘤病人，腹腔镜探查可明确肿瘤有无腹腔种植或其他脏器转移。为了方便探查和活检，需要另外增加一个或多个 trocar。同时，为了更好地探查横结肠系膜尾端及 Treitz 韧带区域，可将病人体位改为头低脚高位。

trocar 的置入（图 27.1b）

trocar 的数目及位置取决于切除范围。剑突下 trocar 仅适用于高位胃切除术。这种 trocar 的穿刺位置应选在镰状韧带的左侧缘，特别适用于贲门部及胃食管结合部的探查。

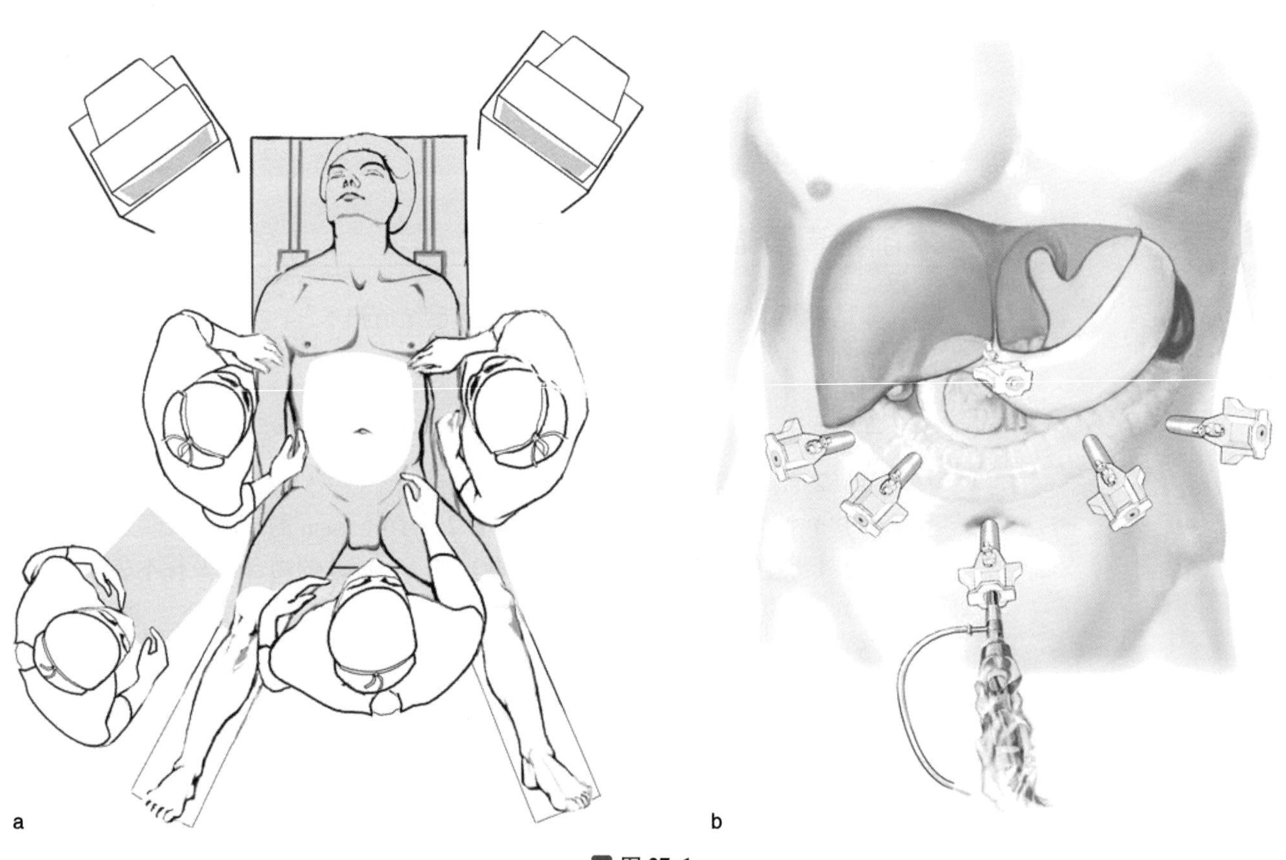

图 27.1

手术步骤二

打开小网膜囊

为了明确肿瘤是否(腹腔镜下)可切除,术者可沿横结肠锐性分离大网膜,打开小网膜囊。对于良性肿瘤,通过超声刀在大网膜上开一个窗口,可以较容易地进入小网膜囊。而对于累及胰腺的病人大多数需要中转开腹处理。对于可切除的恶性肿瘤病人,应从结肠肝区到结肠脾区彻底离断胃结肠韧带,以充分显露小网膜囊(◘图 27.2)。

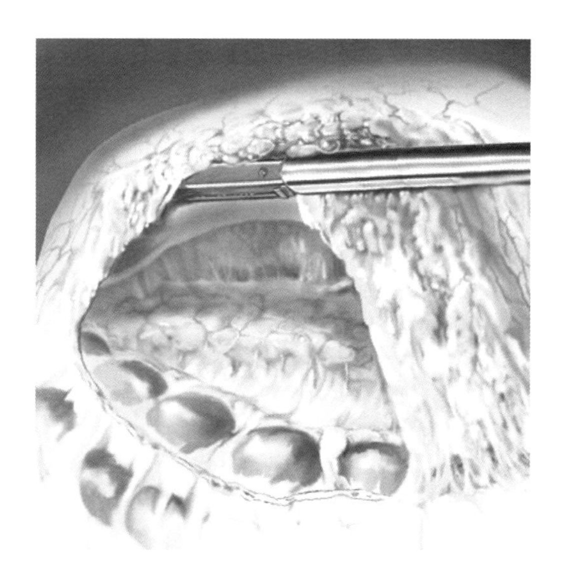

◘ 图 27.2

手术步骤三

良性病变的切除

良性病变可通过直线切割闭合器进行楔形切除。如果病变未累及浆膜面,特别是病变位于胃食管结合部或胃窦部的病人,应在胃镜直视下进行切除,以避免发生管腔狭窄。如果肿瘤位于胃小弯侧,则必须打开肝胃韧带(◘图 27.3)。

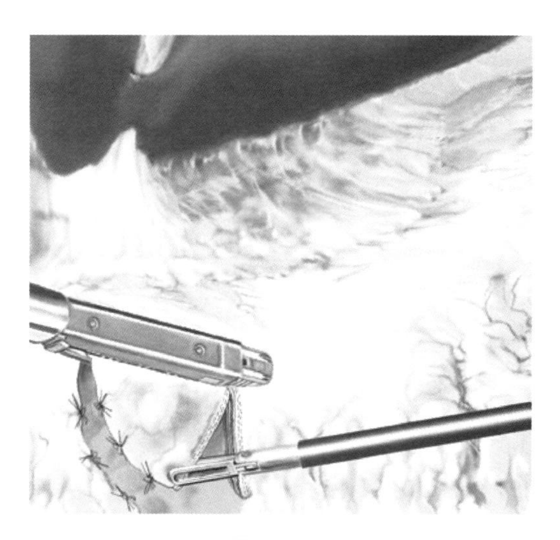

◘ 图 27.3

手术步骤四　离断十二指肠及切除肝胃韧带

离断大网膜后，在十二指肠平面显露并钳夹离断胃网膜右血管。此时通过幽门前静脉可以准确定位幽门的位置，这样有利于夹子在幽门后区域轻柔夹触。注意不要损伤胰腺组织避免发生胰瘘。锐性分离十二指肠球部后方以便置入45mm的切割闭合器。此时，可以使用血管环协助安全置入切割闭合器。在激发闭合器之前，应确保血管环和血管夹未嵌入闭合器内（图27.4a）。

助手将肝脏推开后可充分显露小网膜，并在肝十二指肠韧带水平打开肝胃韧带，采用超声刀离断胃右动脉（图27.4b）。助手通过推开肝脏充分显露肝门部，裸化肝左动脉，离断小网膜，即可清扫从幽门区域到贲门右区域淋巴结。此处的淋巴结整块清扫作为D2淋巴结清扫的一部分，术者可将其作为一种选择。替代性或变异的肝左动脉，常起源于胃左动脉，必要时可使用血管夹予以夹闭。另外，此区域淋巴结清扫也可以在离断胃之后进行。

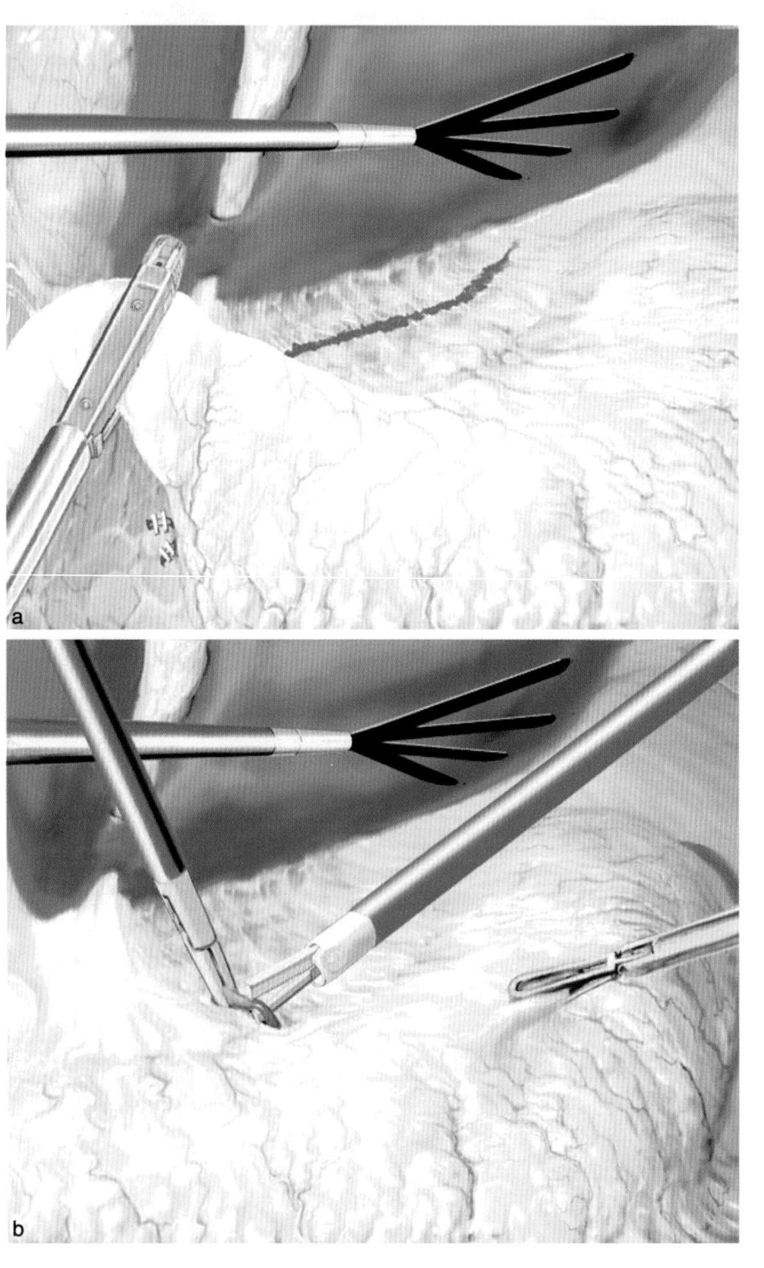

图27.4

手术步骤五

离断胃左动脉

通过锐性分离松解胰腺前方的粘连，显露出胃后方区域。在此过程中，可以使用血管环方便移动胃的位置。对于大多数病人，可在胰腺的头侧显露出脾动脉。在更靠近头端的位置，则可显露胃左动脉，通过血管夹或血管闭合器离断胃左动脉。在此阶段施行备选的 D2 淋巴结清扫就意味着开始行胃癌规范淋巴结清扫术（▣图 27.5）。

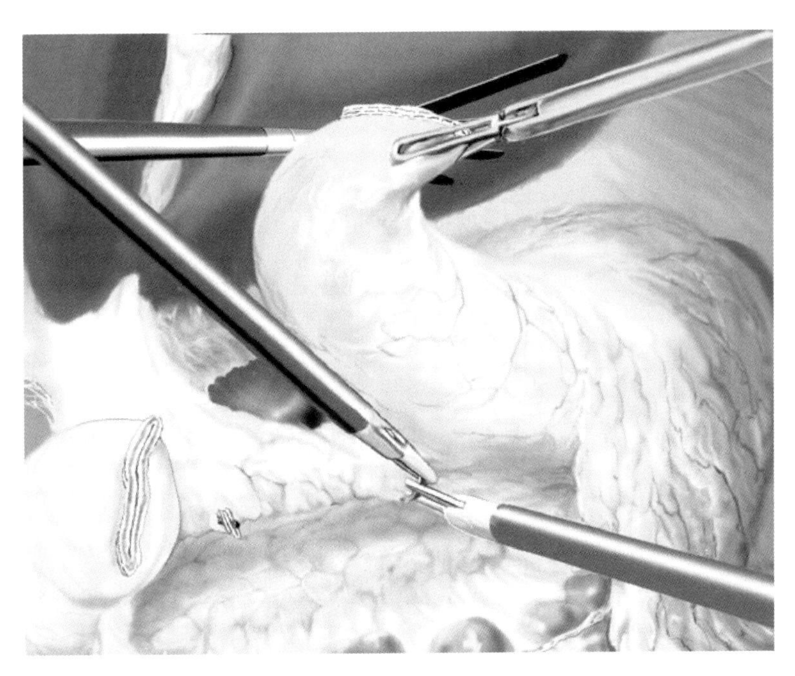

▣ **图 27.5**

手术步骤六

离断胃

胃的离断位置一般距肿瘤口侧 5cm（▣图 27.6a）。如果肿瘤无法通过胃浆膜面准确定位，则必须通过术中胃镜定位。如果肿瘤位于胃体高位，则需使用超声刀离断胃脾韧带并切断胃短动脉（▣图 27.6b）。

D2 淋巴结清扫要求清扫肝胃韧带及肝动脉表面的淋巴结。如果胃离断后此区域的淋巴结尚未清扫，则可在此阶段进行（▣图 27.6c）。

胃离断后，将标本置于标本袋内，并通过腹部的小切口取出。小切口可以选在不影响外观的位置（如下腹部横切口）或者在上腹部正中线的位置。当需要辅助小切口进行消化道重建时通常采用后一种方法取出标本。

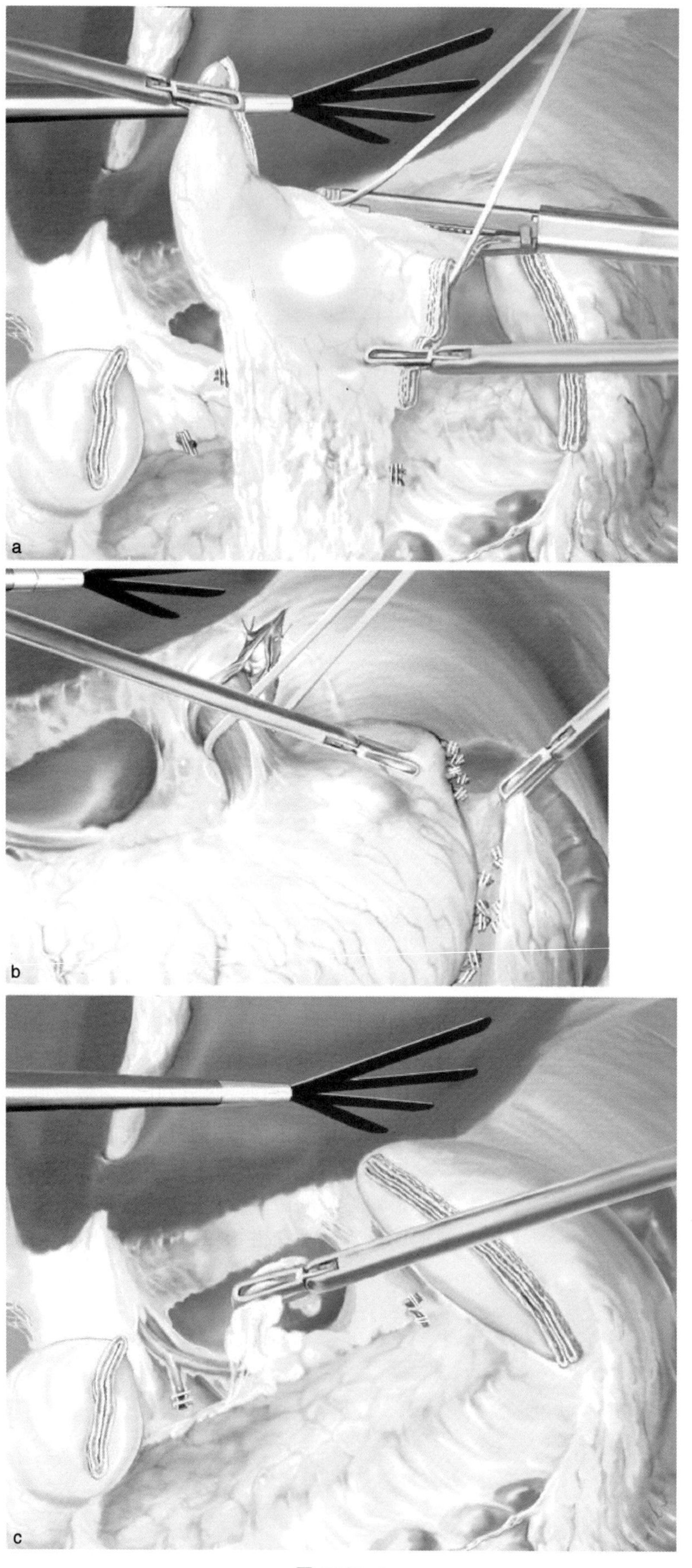

图 27.6

手术步骤七

吻合

开放式吻合

通过腹部正中线的小切口行标准的毕-Ⅱ式或 Roux-en-Y 吻合(图 27.7a)。

腹腔镜下吻合(毕-Ⅱ式)

为了完成腹腔镜下胃空肠的侧侧吻合,需先将体位调整为头低脚高位,提拉起横结肠,以明确 Treitz 韧带的起始部及近端空肠。然后采用 2 根可吸收线将近端空肠袢通过结肠前位或结肠后位的方式浆肌层缝合于残胃前壁,缝合位置相距约 2cm。用电刀在残胃和空肠壁上各开一个切口。注意胃的切口应该穿过胃壁全层。扩大切口至合适大小后,将直线切割闭合器的一端插入胃内,另一端插入空肠。随后激发闭合器 1 次或 2 次,这取决于闭合器的钉子大小(60mm 或 45mm)。如果使用 60mm 的闭合器则需要用 15mm 的 trocar(图 27.7b)。

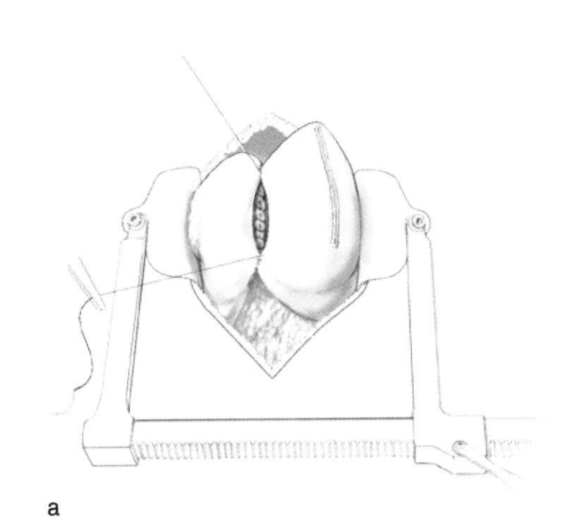

a

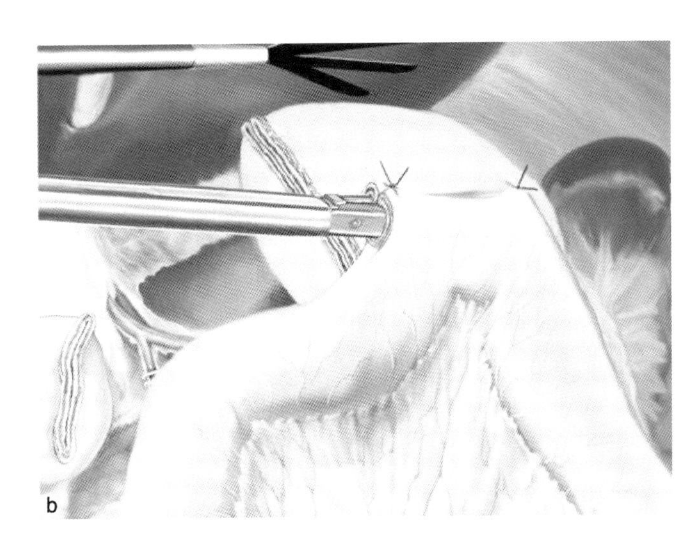

b

图 27.7

手术步骤八

胃空肠共同开口的闭合

采用可吸收丝线单层缝合胃空肠吻合口的共同开口。不提倡使用闭合器关闭共同开口,因为很难确保胃与空肠切口两侧的所有组织完全闭合而又不发生吻合口的狭窄(图 27.8)。

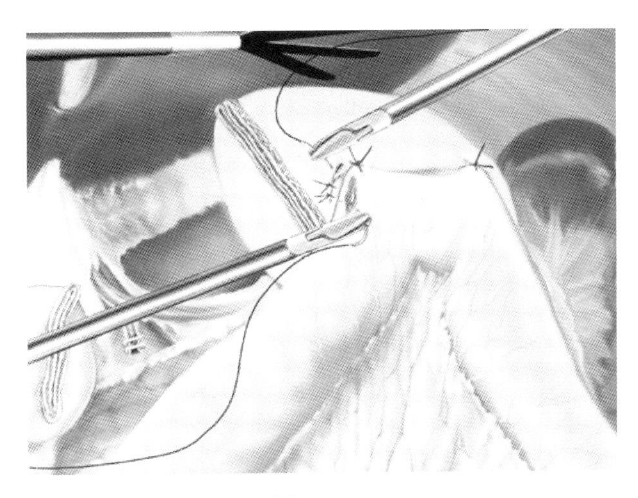

图 27.8

术后观察

参见▶第 21 章“全胃切除术及传统淋巴结清扫术”。

术后并发症

早期并发症

(1) 吻合口瘘(十二指肠残端瘘);
(2) 胰瘘;
(3) 乳糜漏(特别是 R2 切除病人)。

后期并发症(所有病人)

(1) 胆汁反流性胃炎(特别是毕-Ⅱ吻合术后的病人);
(2) 吻合口溃疡。

后期并发症(恶性肿瘤病人)

(1) 局部复发(十二指肠残端或胃切端);
(2) 远处转移。

专家经验

◆ 除了血管环,还可使用较粗的可吸收线牵拉胃或十二指肠至闭合器内。尽管这条缝线有可能在闭合线内,但这并不影响吻合口的闭合。
◆ 对于比较瘦的病人,常常可以通过拔除一个 10mm 或 12mm 的 trocar 以直接置入 60mm 的闭合器或取出标本袋,而不需要使用 15mm 的 trocar。
◆ 缝合最好在腹腔镜直视下在正中位置进行,两把持针钳分居镜头两侧,使两者之间的夹角保持在 60°~90°之间。

(黄昌明 曹龙龙 译)

第 28 章　腹腔镜和传统胃肠吻合术

John Tsiaoussis; Gregory G. Tsiotos

适应证与禁忌证

适应证

（1）进展期胃癌、十二指肠或壶腹周围癌引起的胃肠道梗阻。
（2）无法行幽门重建的迷走神经切除术后的胃内引流。
（注意:对于不同类型胃切除后的胃肠道重建将在本图册中的不同章节中描述。）

禁忌证(相对)

（1）严重的低白蛋白血症。
（2）有广泛播散转移的证据,提示预期寿命极其短暂。
（3）无法进行手术的并发症。

术前检查

（1）病史:持续呕吐。
（2）生化检查:电解质,白蛋白,凝血指标(术前均需调整到正常)。
（3）影像学检查:上消化道造影(记录胃流出道梗阻情况)。
（4）CT 扫描:评估原发病及术前情况。
（5）内镜检查:评估胃流出道梗阻情况,壶腹周围活检进行组织学诊断。

术前准备

（1）术前 1 天放置一根大口径鼻胃管进行胃减压和冲洗。
（2）术前纠正病人的水电解质紊乱。

手术步骤

开放手工缝合技术

手术入路
沿剑突至脐的方向切开腹正中线。

手术步骤一

建立胃空肠吻合(间断缝合)

从幽门近端 5cm 左右裸化胃大弯约 6 ~ 7cm,并将胃网膜血管夹闭、离断、结扎,使这部分胃壁从网膜上完全游离。

空肠袢可以置于横结肠前(结肠前位)或穿过横结肠系膜内的窗口(结肠后位)。尽管不少人认为结肠后位的胃空肠吻合因为更容易靠近不断增大且不可切除的壶腹周围肿瘤而发生梗阻,但这点尚未被证实,尤其因为这类病人的生存时间很少超过 6 个月。另一方面,结肠后入路使得胃与空肠更为接近,并使空肠输入袢、输出袢和胃所形成的角度在冠状面和矢状面上均更为平缓。因此本章主要描述结肠后入路。

结肠系膜窗口(需足够宽大,以使输入袢和输出袢均能轻松通过)需开在中结肠血管左侧结肠系膜的无血管区。提起横结肠后可辨别空肠起始段的 Treitz 韧带,将空肠袢穿过结肠系膜窗口,并置于已游离的胃大弯水平。空肠输入袢的肠段不应超过 20cm。

胃空肠吻合口可置于胃前壁(较为简单,推荐)或胃后壁,目前没有证据表明后者在胃排空方面优于前者。用 3-0 丝线缝合浆肌层,注意不要在完全的对系膜缘做空肠开口,而要作于稍微接近肠系膜的水平,这样完成吻合后肠系膜较为舒展,且在横截面上不存在锐角。缝合时,应每隔 5mm 由后外向前内间断褥式缝合浆肌层。接着在相对应的胃和空肠段靠上各做一个切口。胃切口的直径大约为 4cm,而空肠切口直径则应该短一些,因为空肠切口常会扩大,最后直径变得比计划或预想中要更长(◻图 28.1)。

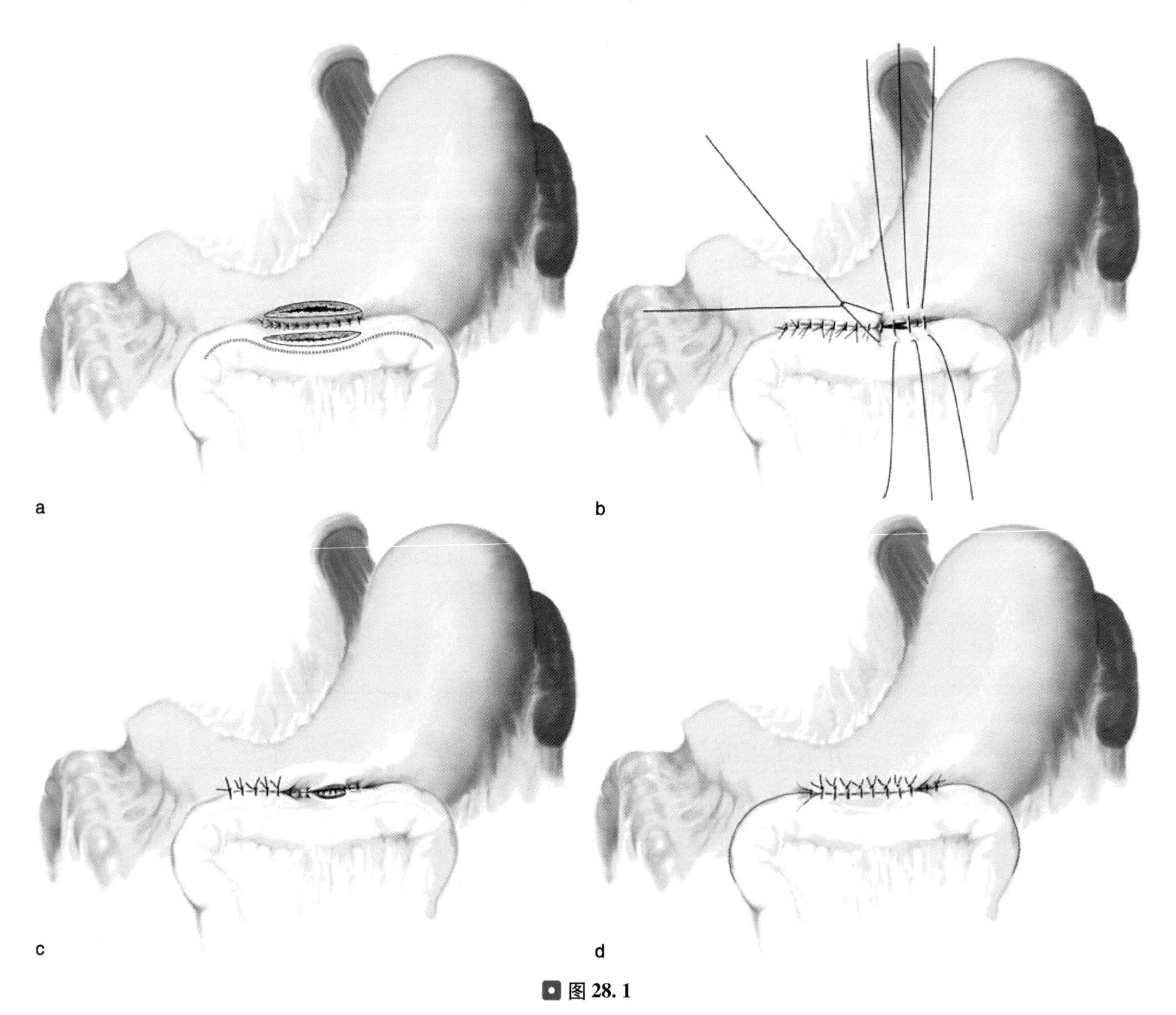

◻ 图 28.1

手术步骤二

建立胃空肠吻合(连续缝合)

用两针 3-0 PDS 连续缝合吻合口内后侧壁肠道全层,从后层中间开始按重复的方式沿吻合口的边角向两个相反方向缝合,始终保持两边通过浆肌层的牵拉缝线处于一定张力状态。接着,为了把整个胃和空肠黏膜都包进吻合口,继续用此两针 3-0 PDS 按科内尔法连续缝合胃空肠吻合口的前壁(全层缝合),以避免黏膜从吻合口突出。缝线从两边开始,并在吻合口中部汇合打结(图 28.2)。为了不使缝线在术野中部缠结,用 3-0 丝线从远离术者的两边开始向中间间断褥式缝合浆肌层完成吻合口的建立。这些外围的缝线都应先缝好放置一旁,然后再打结;“边缝边打结”会引起浆膜层向内侧缝线翻折,导致在连续缝合时每处的针脚都会离前一处更远一些,这可能会造成缝线间嵌压很多浆肌层组织,并且这些松软的组织团块向吻合口突出,也会造成吻合口的潜在闭塞。

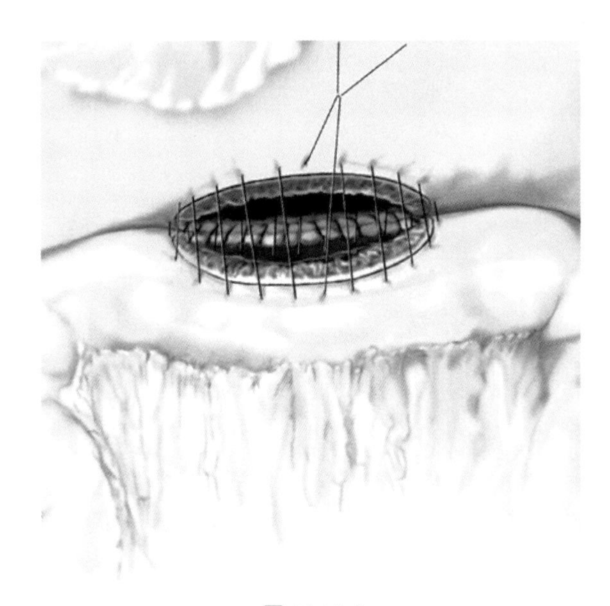

图 28.2

手术步骤三

吻合口复位到结肠下

吻合口建成后将其置于结肠系膜窗口以下的位置,并且用 3-0 可吸收线将胃壁(不是空肠壁)间断缝合于结肠系膜。不需要放置引流管。

开放吻合器技术

手术步骤一

通过吻合器完成胃空肠吻合

先将胃大弯从大网膜上游离下来,建立结肠系膜窗口,并将空肠和胃大弯按前文所述置于相同的位置。用电凝刀分别在胃大弯(距幽门 12cm)和空肠的对系膜缘(距 Treitz 韧带 20cm)各开一个切口。用两把 Allis 钳抓持胃和空肠壁切口处全层。将 GIA-60 闭合器的钉面钳叶插入胃腔内,而砧面钳叶插入空肠腔内(这一步是把 GIA 闭合器的钳叶推进肠腔,而不是把胃和空肠向上拉向闭合器)。借助两把 Allis 钳将相同长度的胃壁和空肠壁在闭合器内对齐,此时需确保空肠系膜远离吻合口,然后闭合并激发闭合器。缓慢打开闭合器的手柄,将闭合器移除。

检查吻合线的腔内侧是否有出血点。

手术步骤二

闭合胃空肠共同开口

用两把 Allis 钳夹持 GIA 吻合线的两个角上,并检查内侧(腔内)吻合线是否有出血(■图 28.3)。用另外两把 Allis 钳拉近胃和空肠壁。将 Allis 钳对合的所有组织层面包括 GIA 吻合线边缘的所有钉子均移入 TA-55 闭合器的颚内并置于其工作面之上。GIA 两条钉线的端角应为 TA-55 钉线的两个端角,从而使这三条钉线(两条来自 GIA 闭合器,一条来自 TA-55 闭合器)形成一个三角形以确保吻合口的宽大通畅。夹闭共同开口后激发闭合器。用一把手术刀沿闭合器表面的特制凹槽切除突出的组织。打开闭合器,松开夹持的组织并检查是否有出血。用 3-0 丝线在吻合口的三个钉角处分别单独加固缝合。由于钉角是两条钉线相汇重叠的地方,因而理论上这三点是吻合口的薄弱点。术后不需要放置引流管。

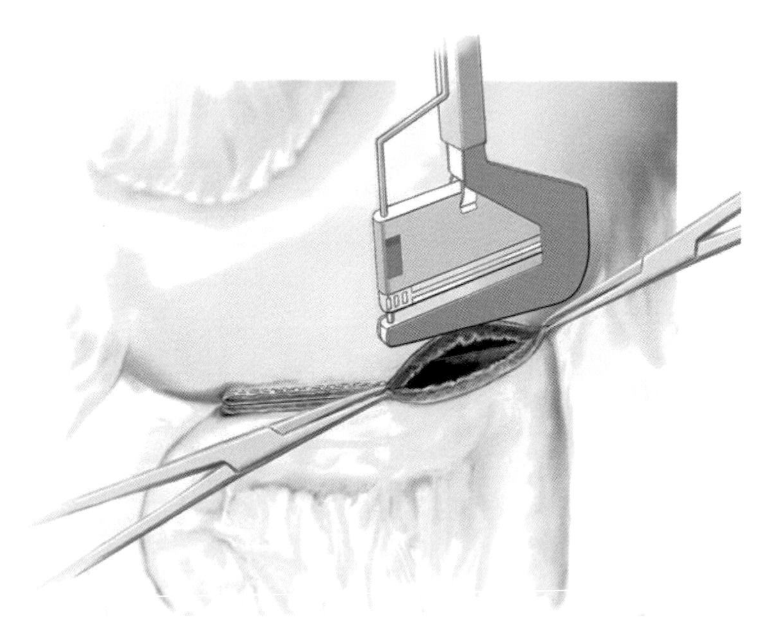

■ 图 28.3

腹腔镜技术

手术步骤一

空肠袢的游离

病人置于仰卧位,主刀站于病人右侧,第一助手站于病人左侧。用维尔针建立气腹(预设吹入气压为 12 ~ 15mmHg),通过脐上的 10mm 孔道插入 0°或 30°腹腔镜镜头,但也可根据术中需要移到其他孔道。接着,将两个 10mm trocar 和一个 12mm trocar 插入腹前壁。将手术台倾斜 30°成头低脚高位,用一把巴布科克抓钳(更加无损)将大网膜和横结肠向头侧推移以辨别 Treitz 韧带。

手术步骤二

闭合器置入的准备

先辨别出起始空肠袢并将其通过结肠前入路拉至胃窦近端。如果选择结肠后入路，则要用超声刀在横结肠系膜上开一个窗口，并通过这个窗口把空肠袢往上牵拉。用两针 3-0 的丝线牵引缝合（间距 5～6cm）对齐的空肠（距离 Treitz 韧带 20cm）和胃大弯（距离幽门 5cm）。用电钩在邻近的胃壁和空肠壁上做两个相对应的切口。

手术步骤三

置入腹腔镜闭合器

用两把抓钳夹持相邻胃壁和空肠壁的牵引缝线，通过 12mm 孔道置入 45mm Endo-GIA 腹腔闭合器。将闭合器的钳叶插入胃腔和空肠肠腔（◘图 28.4）。借助夹持牵引线的抓钳协助吻合器置入。闭合、激发并移除吻合器。检查吻合线内侧是否通畅及出血。

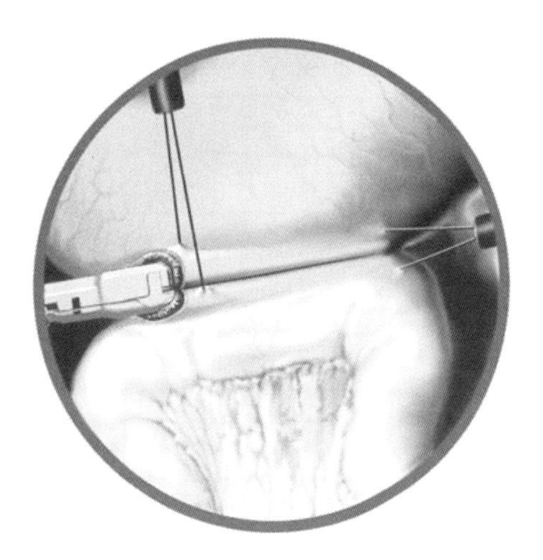

◘ **图 28.4**

手术步骤四

闭合胃空肠共同开口

用 2-0 的薇乔线在体内全层连续缝合胃空肠共同开口。也可选择用一把 GIA 腹腔闭合器闭合胃空肠共同开口。不需要放置引流管。

机器人技术

目前机器人设备的使用率持续增加。随着越来越多的医院配备机器人设备，机器人手术的经验也在稳步增加。尽管机器人技术在腹腔镜吻合术中性价比不高，且与腹腔镜技术相比也无法提供实际的获益，然而为了完整阐述胃肠吻合技术，在此简单描述机器人技术。与其他机器人技术相似，此操作亦是腹腔镜技术（手术入路和微创方面）和开腹手术技术（真实地在腹腔内操作方面）的结合。

机器人技术的切口和腹腔镜技术相同，只是为了适应机器人庞大“手臂”的操作，每个开口要比腹腔镜手术中的低 2cm。接下来的步骤就是复制开腹技术中的手工缝合，加上视觉放大效果和由此带来的更高精准度的附加优势。使用机器人灵活的“手腕”进行缝合和打结要比使用腹腔镜工具简单得多。在机器人腹腔镜下也可选择使用吻合装置，或许并不会比手工缝合更快。

术后检查

上消化道泛影葡胺造影（术后胃肠减压已持续 1 周的病人）。

局部并发症

早期并发症

(1) 吻合口出血。

(2) 吻合口瘘。

(3) 梗阻（吻合口梗阻或功能性梗阻）。

后期并发症

吻合口狭窄。

专家经验

◆ 当选择结肠前胃空肠吻合时，为避免空肠输入袢过长，可将横结肠尽量拉近至胃空肠吻合口的右侧。

◆ 输入袢肠段过长可能造成“输入袢综合征”。

◆ 因疏忽造成的胃回肠吻合并不罕见！确认使用合适的空肠段进行手术，尤其是在施行腹腔镜手术时。

◆ 胃的排空是建立在胃固有的运动功能上，并不在于液体压力梯度。因此，将吻合口作于胃的“最可靠”位置并没有任何科学价值。

◆ 将吻合口置于其较舒展的位置。如果没有缠结，没有锐角，也没有输入袢或输出袢受压，选择结肠前或结肠后位，远侧胃或近侧胃，以及吻合口的位置并不是很重要。

（黄昌明　曹龙龙 译）

第 29 章　经皮内镜下胃穿刺置管术

Eleazer Yousefzadeh, Capecomorin S. Pitchumoni

适应证与禁忌证

适应证

预计需要肠内营养超过 30 天的病人，如以下情况：

(1) 经口进食不足。

(2) 发育迟缓。

(3) 吞咽障碍(常见于以下情况)：

　(ⅰ) 机械性吞咽障碍:食管癌、头部和颈部肿瘤；

　(ⅱ) 神经性吞咽障碍:脑卒中、多发性硬化症、肌萎缩性脊髓侧索硬化症、麻痹、脑瘫、肌强直性营养不良。

(4) 对于肠梗阻或胃瘫的病人可选择性放置 PEG 管以进行胃减压(“排放”)。

禁忌证

(1) 解剖学因素导致胃前壁和腹壁不能贴近。

(2) 腹膜炎。

(3) 腹壁感染。

(4) 严重的凝血障碍。

(5) 大量产生腹水。

(6) 预计生存期不超过 6 周(不包括姑息性的“减压”PEG)。

术前检查及准备

(1) 知情同意或事先声明。

(2) 心肺状态评估。

(3) 基础实验室检查。

手术步骤

手术步骤一

准备

放置 PEG 前应重新评估病人的医疗状况;预期生存情况可能会发生变化。

预防性一次性静脉输注抗生素。常用头孢唑啉(如果病人对青霉素过敏,可用万古霉素)。

病人仰卧位。

检查病人腹部手术瘢痕、蜂窝织炎和腹水情况。上腹部皮肤消毒后铺无菌巾。

手术步骤二

食道、胃、十二指肠镜检查

将消化镜经口放至胃腔。胃镜下检查以排除局部的禁忌证,如肿瘤、溃疡、胃静脉曲张和出口梗阻。

手术步骤三

充气

胃腔内充气使胃呈扩张状态,推开间位肠管,使胃前壁贴近腹壁。

手术步骤四

透光显示

房间灯光变暗后,通过前腹壁观察是否能透见胃镜的灯光。若透光显示不佳,提示前胃壁与腹壁的贴近程度差,这种情况下 PEG 操作不安全。

指压法辅助定位,即以手指按压胃镜透光点相对的腹壁位置,内镜下可清晰看到自腹壁向胃腔内的胃前壁按压点(图 29.1)。

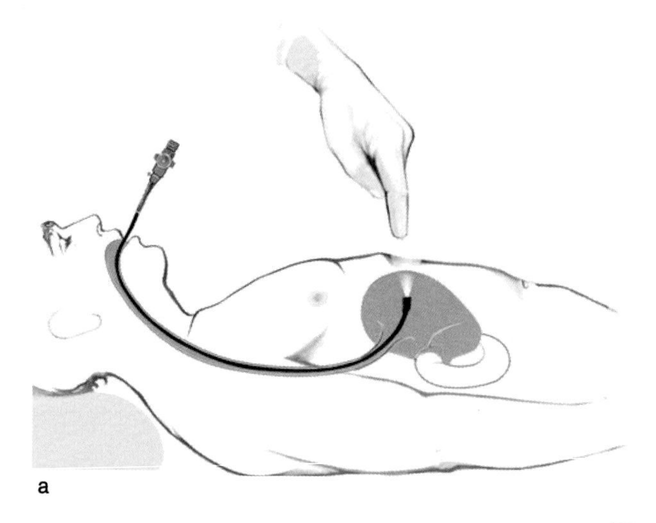

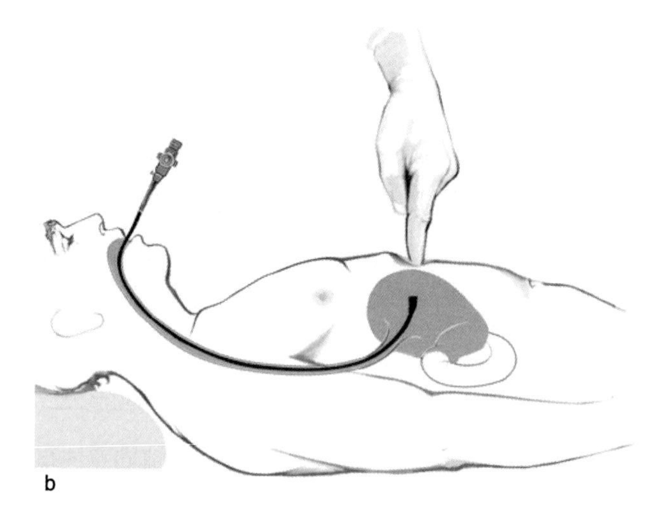

图 29.1

手术步骤五

局部麻醉

在皮肤上标记出最佳指压部位,进行局部麻醉后,以尖刀做约 1cm 的皮肤小切口。

手术步骤六

安全牵引法

应明确胃壁和腹壁间没有肠管,以局麻用的注射针穿刺进入胃腔。回抽注射器针芯,缓慢退针,逐层通过腹膜、筋膜和腹壁。注射器内避免空气进入。

沿细针穿刺轨道,用 18 号空心套管针经切口直接穿刺腹壁和胃壁。

手术步骤七

置入导丝

助手经过套管(trocar)插入导丝。内镜下用持物钳抓住导丝。助手将更多的导丝送入胃内,内镜医师将胃镜和导丝一并经口拉出(▣图 29. 2)。

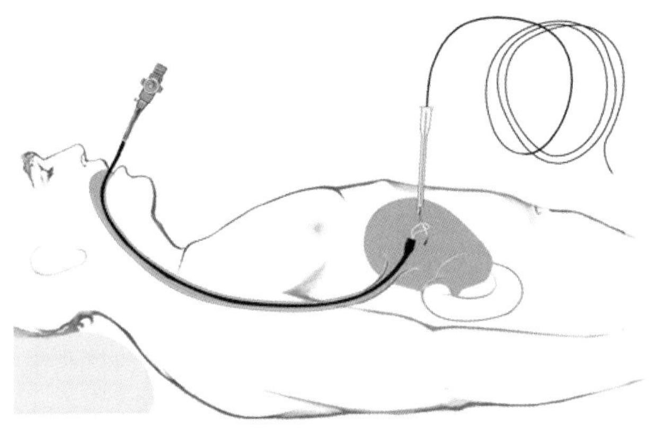

▣ 图 29. 2

手术步骤八

牵出导管

将润滑后的 PEG 管的头端,与导丝固定,然后由助手牵拉导丝经口腔进入食道和胃。这种被称为“牵拉式”PEG,因为助手是将导丝和 PEG 管通过腹壁拉出来的。牵拉导丝时,PEG 管的锥形接头端会从腹壁切口处穿出。继续拉动 PEG 管直到胃腔内的垫片完全贴合到胃壁上(▣图 29. 3)。

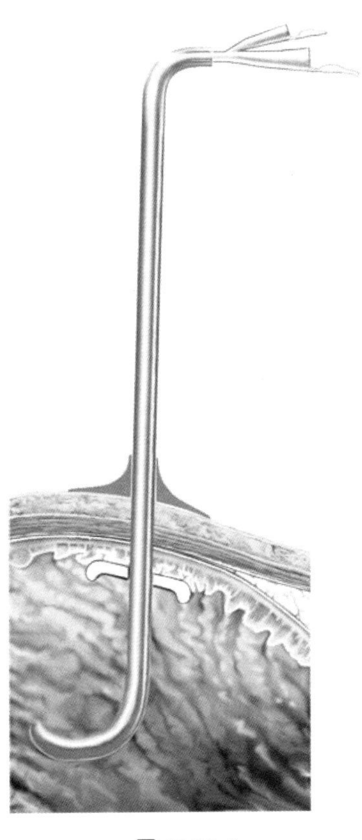

▣ 图 29. 3

手术步骤九

修剪和固定

修剪 PEG 管的长度，将腹壁外固定盘片略紧压于上腹壁皮肤后，把输注接口连接到 PEG 管上。胃壁盘片与皮肤固定盘片的距离主要取决于病人的体形和其他解剖学因素，通常在 2～5cm 的范围内。

“推式”PEG 手术

尽管效果相同，但这种技术不常用。

区别在于，上述步骤 7 改为：扩张器末端在前，将 PEG 管组件在引导线远离离开口腔的部分上推进。保持导丝两端牢固张力，推动 PEG 管套件经口进入食道和胃。由于这个动作是将 PEG 管推入胃腔内并穿过腹壁，因而被称为“推式”PEG。当持续推动 PEG 管套件时，其锥形接头端会从腹壁切口处穿出，继续推 PEG 管至皮下几厘米的位置。

PEG 管放置后的营养摄入

通常在术后第二天、查看病人后开始给予营养。

PEG 拔除

这只适用于已确定形成窦道的病人。

适应证

（1）不再需要 PEG 管者（最初的适应证已好转）。

（2）PEG 管破损/老化。

（3）PEG 管堵塞，无法疏通。

经皮拔除

（1）步骤

确定 PEG 管的类型。在管的横截面上，“蘑菇”型管只有一个腔，而球囊型管有两个腔。

（2）蘑菇型管

清洁造口并涂抹表面麻醉药。

垂直前腹壁，保持 90°角，用力牵拉，使固定盘片折叠、从造口“弹出”。

临床上大量出血不常见，造口多在 1～2 天内自然闭合。

（3）球囊型管

用注射器抽吸或直接切断管子将球囊内水排出来。

一旦球囊变瘪，无需费力，即可拉出导管。

内镜下拔除

（1）适应证

当经皮不可能拔出时，例如，蘑菇型 PEG 管，或球囊型 PEG 管的球囊不能放瘪时。

（2）步骤

行上消化道内镜检查。用圈套器将胃腔内的固定盘片圈套夹出。可以选择硬化治疗用注射针戳破球囊放气即可移除。

使用剪刀或手术刀从外部将导管切断。

套管末端联同内镜一起从口拉出。

再置管

手术步骤

将球囊型 PEG 管通过原造口处放入后，注水，充盈球囊。将球囊末端拉向胃前壁，用外固定盘片将 PEG 管固定在腹壁上。

术后访视规范

检查胃壁与腹壁的贴合是否合适，以便能够形成适宜的窦道。

术后并发症

（1）食管、胃或横结肠穿孔；
（2）出血；
（3）蜂窝织炎或脓肿；
（4）腹膜炎；
（5）胃溃疡；
（6）“包埋综合征”指固定盘片嵌入胃壁时；
（7）由于固定盘片的远处迁移导致胃幽门阻塞；
（8）PEG 管堵塞；
（9）PEG 管脱出。

专家经验

◆ 若使胃壁和前腹壁贴合过紧，可能导致组织坏死或“内垫包埋综合征”。应注意使 PEG 管与窦道适宜，同时又可随意旋转。

（于健春 李子建 译）

第 30 章　传统和腹腔镜辅助胃造口(瘘)术

Nathaniel Melling, Oliver Mann

传统胃造口术

目前,在多数情况下,外科手术胃造口已经被经皮内镜胃穿刺置管术(PEG)或经皮内镜下空肠穿刺置管术(PEJ)等微创技术所取代。然而,在一些特定情况下,外科胃造口术依旧重要,比如,在 PEG 时胃镜在胃内经腹壁透光欠佳,既往胃切除术后、经皮至胃置管途径不可实现、或存在腹水时。

适应证与禁忌证

适应证

(1) 位于食管、胃食管结合部及近端胃、局部不可切除的和/或远处转移导致梗阻的肿瘤。

(2) 肿瘤完全阻塞食管,导致内镜甚至导丝无法通过肿瘤区。

(3) 内镜治疗(PEG)的禁忌证,如大量腹水。

(4) 病情严重,不适合大手术。

(5) 神经系统障碍(中枢神经性吞咽困难)。

禁忌证

(1) 肿瘤可切除。

(2) 既往胃大部切除或全胃切除(这种情况下,空肠穿刺置管是治疗的选择)。

术前检查和准备

(1) 病史:既往上腹部手术史(如胃切除,PEG 禁忌证)。

(2) 临床评估:排除胃远端的梗阻,如化学性灼烧导致的胃窦及幽门狭窄。

手术步骤

临时性胃造口置管术

(同义词:Witzel 术,球囊导管胃造口术,Kader 术。)

手术步骤一

显露

(1) 通过左侧腹直肌中上 1/3 行垂直或水平切口,或正中切口,锐性切开皮肤及筋膜,然后钝性分离肌肉组织,打开腹膜,进入腹腔。

(2) 用镊子或缝牵引线提起胃体前壁。

手术步骤二

准备胃前壁切口

(1) 通常在胃体前壁、大小弯中央做一荷包缝合,直径约 3cm。

(2) 在荷包缝合中央开口,将导管向贲门方向插入。

(3) 收紧、打结缝合线,固定导管,检查荷包缝合无渗漏,此处导管可为 Foley 导管、另一种形式的球囊导管、Malecot 导管。

（4）遇到化学性灼烧的病人，可用手指触探胃远端，以除外胃窦和幽门狭窄（◘图 30.1）。

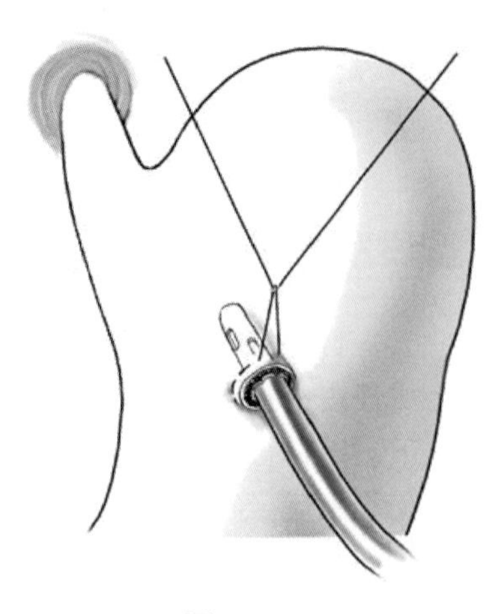

◘ 图 30.1

手术步骤三

固定导管

（1）置入直径约 1cm 的饲喂导管时，导管尖端应该朝向贲门。

（2）导管置入合适位置，即穿刺点距导管尖端至少 5cm，收紧荷包，固定导管。

（3）向胃内注满液体，检查荷包缝合处有无渗漏。

手术步骤四

Witzel 术式

（1）推荐采用 Witzel 术式胃-胃折叠术，垂直导管方向，进行间断浆肌层-胃壁缝合，推荐包埋导管 8cm（◘图 30.2）。

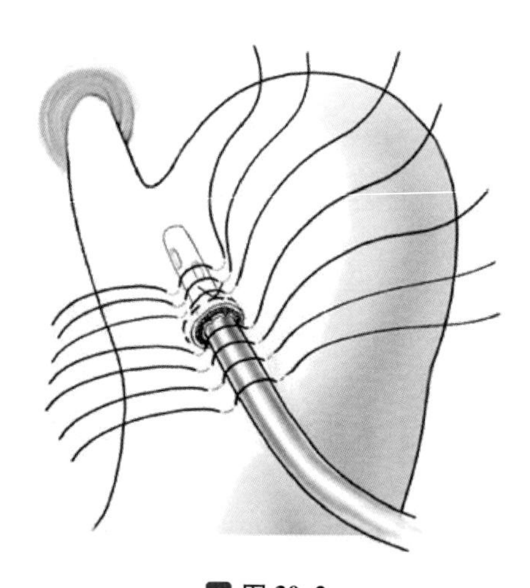

◘ 图 30.2

（2）以 Stamm 方式将导管向上穿出腹壁，将管周的胃壁浆膜与腹膜缝合，打结固定在腹壁上。

（3）将穿出的导管固定在腹壁皮肤上。

球囊导管胃造口术（Stamm 式）

手术步骤一

进入腹腔，显露，准备胃前壁，如前所述。

手术步骤二

球囊导管位置及固定

（1）显露胃前壁，准备荷包缝合。

（2）在胃前壁缝合处中央切一小口。必要时，可轻轻扩张切口，将导管置入胃腔(图 30.3a)。

(3) 遇到化学性灼烧的病人,可用手指触探胃远端,以除外胃窦和幽门狭窄。置管位置合适后,收紧荷包线,固定导管。经导管向胃内注满水以检查胃壁缝合是否满意。将导管拉出腹壁但避免用力过猛。

(4) 以 Stamm 方式间断缝合胃壁浆肌层与腹壁至少四针,固定导管。

(5) 随后充起球囊,将导管拉出,使胃壁与腹壁贴紧。注意,如果病人有腹水,导管可以 Z 字形隧道穿出腹壁,以免腹水经穿刺点出外溢(图 30.3b)。

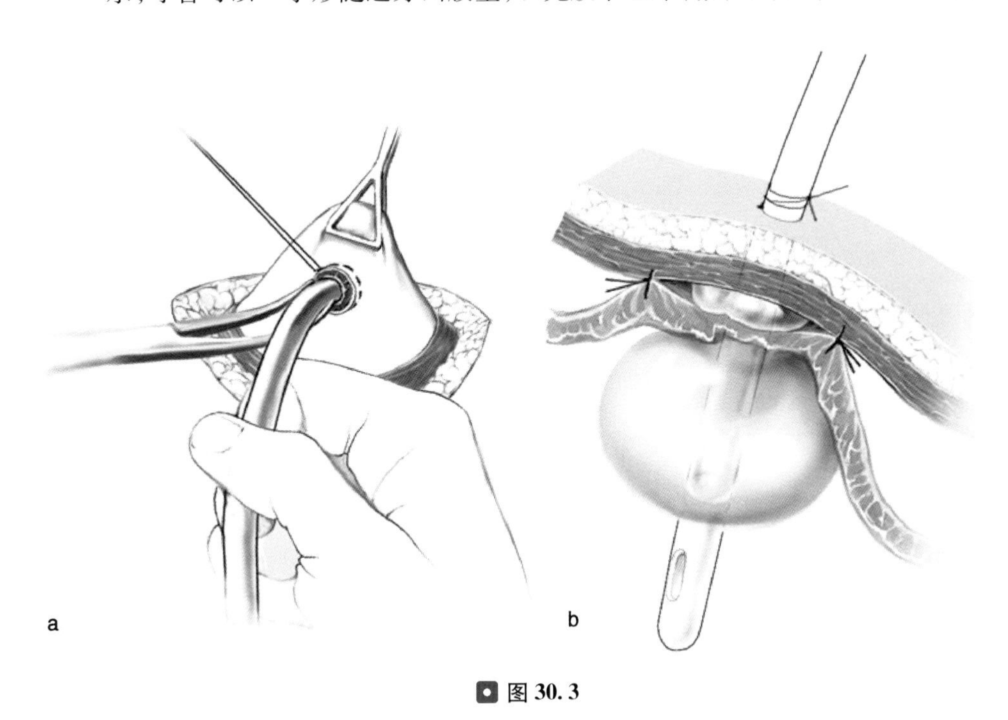

图 30.3

直线切割闭合器制作的永久性“角形”胃造口术(Janeway 胃造口术)

手术步骤一

路径

如前所述,进入腹腔,显露胃壁。

手术步骤二

制作“胃管”

利用胃大弯制作永久性反方向的胃管。胃网膜左血管代表胃管的血管蒂。在导管起始处结扎胃网膜右血管,之后,在距左侧血管蒂的安全距离处,横断胃结肠韧带,必要时,在不影响胃网膜血管弓血运的情况下,距离血管适当位置离断脾胃韧带。

导管顶端被置于胃大弯中 1/3 处。胃网膜左血管为胃造口的血管蒂。

根据胃壁的厚度,选择直线切割闭合器,通过 2 ~ 3 次操作,制作一足够长度的“胃管”。沿 GIA 切割缝合缘,进行浆肌层间断或连续内翻缝合(图 30.4)。

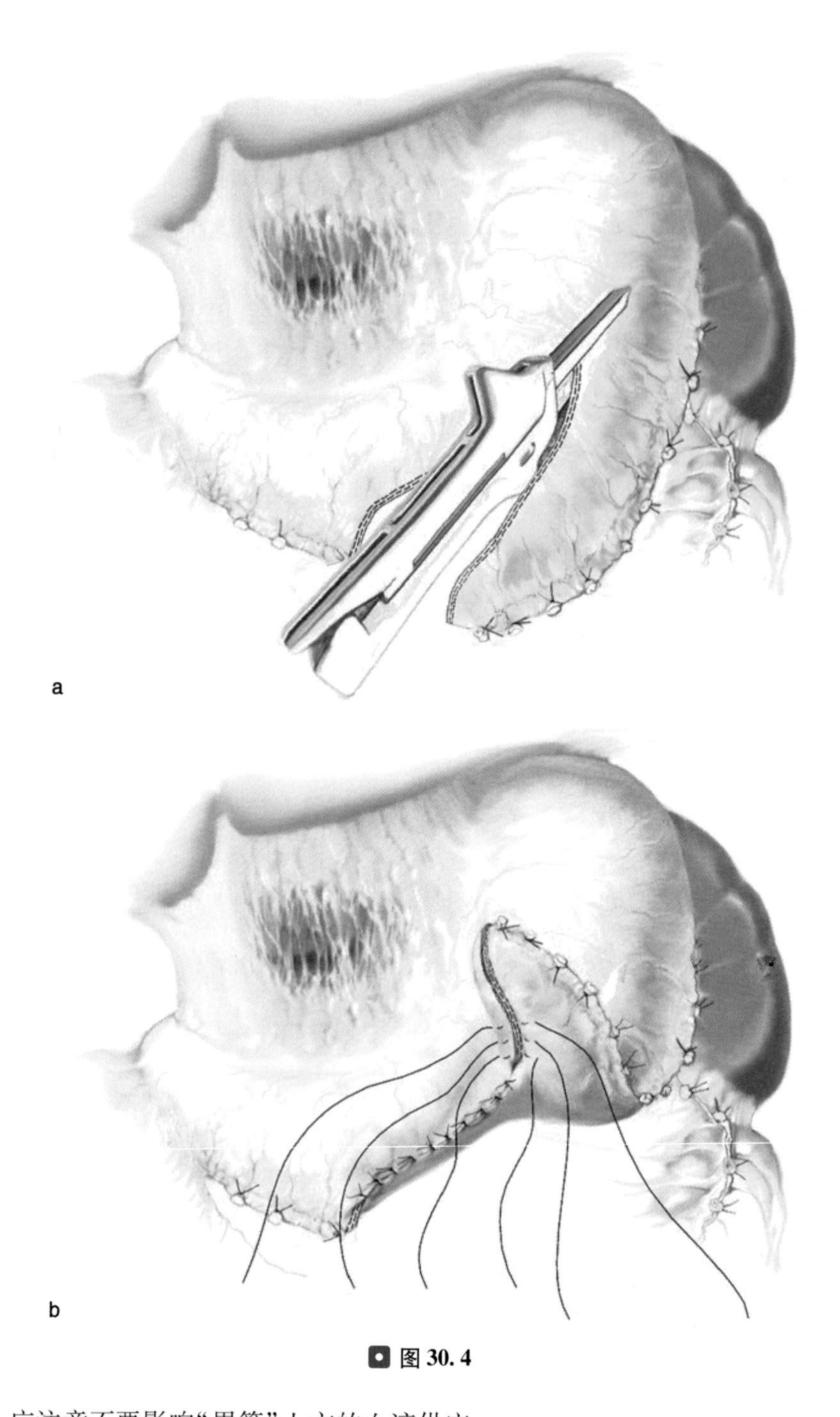

图 30.4

手术步骤三

应注意不要影响“胃管”上方的血液供应。

在左上腹壁做小切口，将“胃管”拖出，开放“胃管”，将胃黏膜与皮肤缝合，作为永久性造口，方式与回肠造口术类似。减少因胃分泌物引起胃造口周围皮肤发炎的几率。在造口周围套上造口袋，以保护皮肤，预防造口周围问题（图 30.5）。

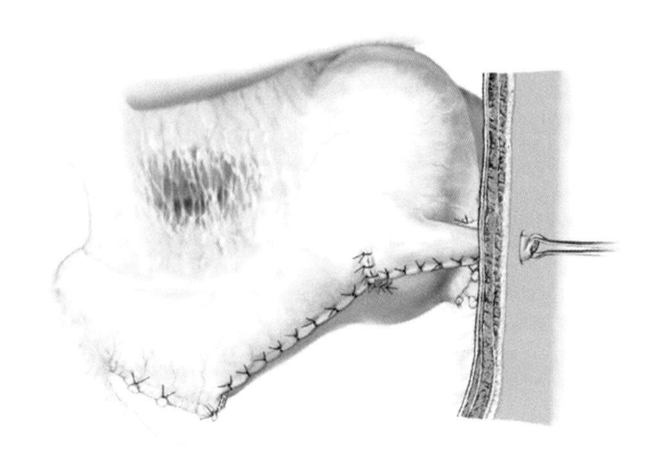

图 30.5

术后指导

(1) 手术后 6～12 小时进流食。
(2) 只要排除术后胃十二指肠排空障碍,即可开始糊状饮食。

术后并发症

(1) 造口水肿引起的术后梗阻。
(2) 胃造口或缝线崩开造成的漏。
(3) 腹膜炎。
(4) 胃内或腹腔内出血。
(5) 胃壁或造口坏死。

专家经验

◆ “角形”胃造口术有助于提升“胃管”到接近肋缘的腹壁表面。
◆ 避免链条样缩窄:应注意,在切割闭合线锁边闭合和/或缝线固定“胃管”于腹壁下时,不要缝合过紧。两种情况都可能影响胃造口来自胃网膜左血管的血供。

致谢
作者感谢 Asad Kutup 和 Emre F. Yekebas 对此前版本做出的贡献。

腹腔镜辅助胃造口术

腹腔镜辅助胃造口术是一种极好的微创手术,适用于不能吞咽或者无法进行 PEG 的病人。传统方法下的喂养管早在 1896 年由 Bronislaw Kader 设计,20 世纪 90 年代又以微创的方式加以改进。

适应证与禁忌证

适应证

详见传统胃造口术部分。

禁忌证

(1) 大量腹水。
(2) 既往胃或者上腹部大手术(这种情况可以行腹腔镜探查)。

术前检查和准备

详见传统胃造口术部分。

手术步骤

建立入路

(1) 3-trocar 技术(2mm×10mm 和 1mm×5mm)。
(2) 气腹(12mmHg)。
(3) 脐下:10mm trocar。
(4) 左下腹:10mm trocar。
(5) 右上腹:5mm trocar。

手术步骤一

显露

显露和探查,必要时行粘连松解(图 30.6)。

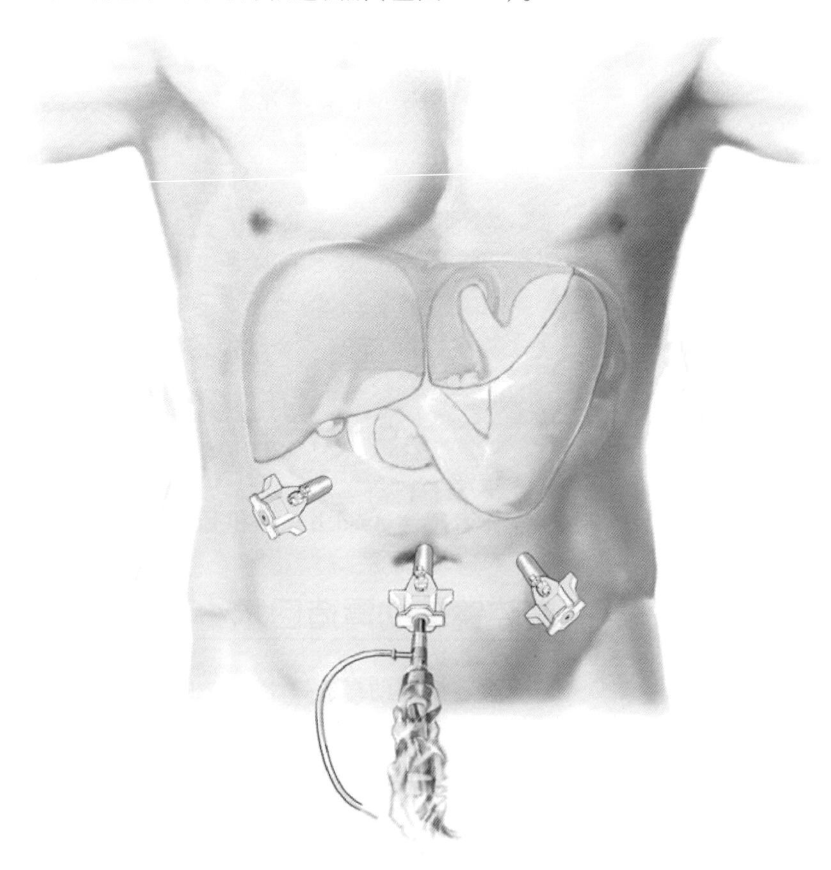

图 30.6

手术步骤二

三直针悬吊法

在左上腹壁,把直针全层穿透腹壁,进入腹腔,缝合胃前壁 3 针,构成一个三角形平面,以便腹腔镜置管(针脚:皮肤-腹壁-胃-腹壁-皮肤)(◘图 30.7)。

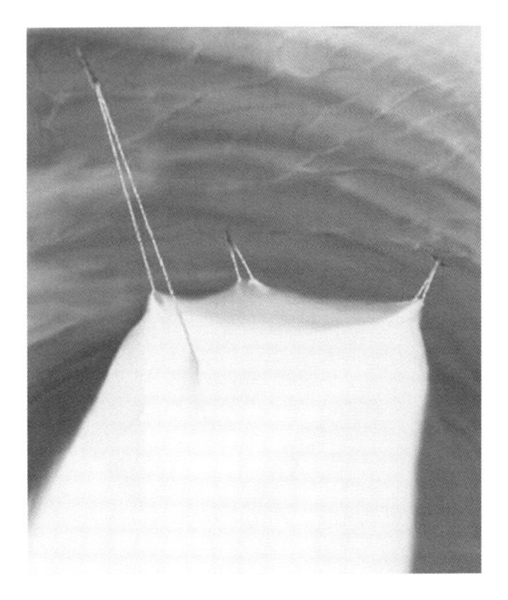

◘ 图 30.7

手术步骤三

插入导丝

在三针悬掉形成的三角形中央做一个 1cm 小切口。在腹腔镜视野下,用 18 号针管在三角形中心刺穿胃前壁。通过针管,将导丝插入胃内,同时经皮将一根带有可剥脱鞘的 26Fr 扩张器沿着导丝推进胃内(◘图 30.8)。

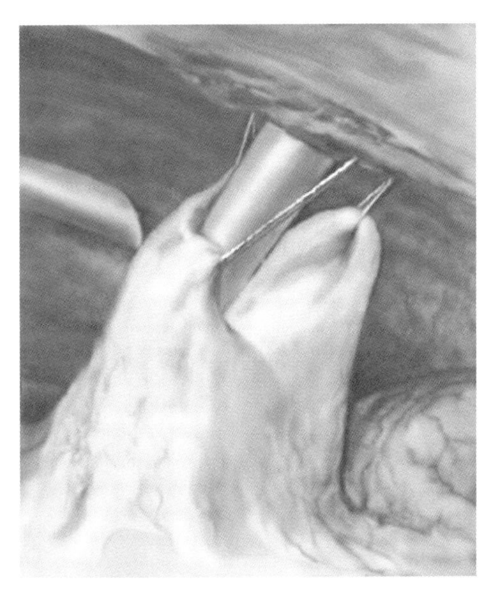

◘ 图 30.8

手术步骤四　置入导管系统

移出内置扩张器，将一根 24Fr 气囊导尿管沿着可剥脱鞘推进至胃内。移除可剥脱鞘。将球囊充气后，提起导管，使胃前壁和腹壁贴近，皮下缝合并固定，逐步放气减压。随后，轻轻牵引导管 24 小时(图 30.9)。可以选择进行腹腔镜下行荷包缝合，腹腔镜下行胃前壁浆肌层与腹膜间断缝合(Stamm 式)胃造口术，操作同开腹。

术后访视和并发症详见传统胃造口术部分。

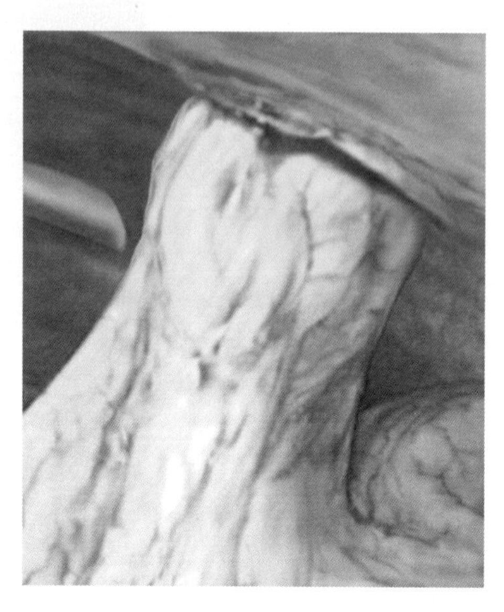

图 30.9

专家经验

- 术后 14 天应将 24Fr 导尿管更换为特殊胃造口的纽扣式装置(图 30.10)。
- 为了避免进食不足，病人应该有一位营养专家的监督指导。
- 如有全麻禁忌证，可以在局麻或者区域阻滞麻醉下进行手术操作。

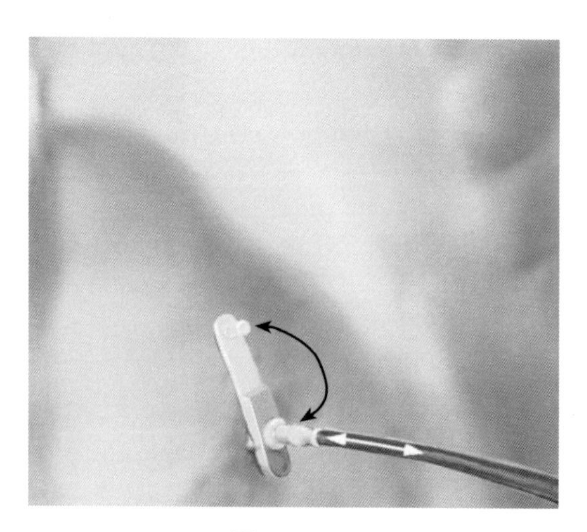

图 30.10

(于健春　李子建 译)

第31章　腹腔镜胃底折叠术治疗胃食管反流性疾病

Nathaniel J. Soper

腹腔镜抗反流手术(LARS)在胃食管反流性疾病(GERD)的治疗中发挥着至关重要的作用。过去20余年中,腹腔镜技术和器械的发展使得抗反流手术的数量有了大幅增加。虽然腹腔镜手术和传统开放性手术在手术方式上基本相同,但腹腔镜手术有着明确的优势。

1955年,Rudolf Nissen报道了通过上腹部切口行360°胃底折叠术改善反流症状的有效性。1991年,首次报道了腹腔镜Nissen胃底折叠术。从那时起,内科医生和病人开始逐渐接受外科手术治疗。尽管微创手术和传统开放性手术遵循同样的外科原则,但腹腔镜抗反流手术术后疼痛轻、住院时间短、恢复快,且术后功能恢复相比于传统手术相似或更好。

适应证与禁忌证

适应证

(1) 保守治疗无效的胃食管反流性疾病症状(烧心、反胃、吞咽困难、胸痛)。
(2) 大量反流。
(3) 合并食管裂孔疝(PEH)。
(4) 无法服用制酸剂(过敏反应、依从性差、经济原因)。
(5) 病人本人倾向于手术治疗(年轻、生活方式的选择)。

绝对禁忌证

不能耐受麻醉或者腹腔镜手术。

相对禁忌证

(1) 既往有上腹部手术史。
(2) 重度肥胖。
(3) 短食管。

术前检查及准备

(1) 病史:是否具有典型/非典型胃食管反流性疾病症状,服用制酸剂病史,胃肠道出血或吞咽困难的先兆。

(2) 胃镜检查及活检:诊断食管炎、胃炎、Barrett食管、食管裂孔疝、食管狭窄等情况。

(3) 食管测压:诊断食管运动障碍,测定食管蠕动、食管下括约肌的位置、长度及压力,区分食管下括约肌及膈肌。

(4) 24小时pH测定:停用质子泵抑制剂7天后测定。

腹腔镜Nissen胃底折叠术

应用于90%以上的胃食管反流性疾病病人,需要指出的是360°胃底折叠术通常不适用于伴有严重食管动力障碍的病人。

手术步骤

手术步骤一

手术室准备和病人体位

（1）病人取分腿平卧位（不屈曲髋关节及膝关节），留置胃管。

（2）主刀位于病人两腿之间，第一助手位于病人右侧，扶镜手位于病人左侧。

（3）显示器放置于病人头部的两侧，便于所有手术医生观看。

（4）手术器械包括电刀、冲洗吸引器（从病人右侧头侧接入手术台），特殊器械包括腹腔镜下 Babcock 抓钳、烧灼剪、弯形分离钳、施夹器、无创肝脏拉钩、5mm 持针器、超声刀（◘图 31.1）。

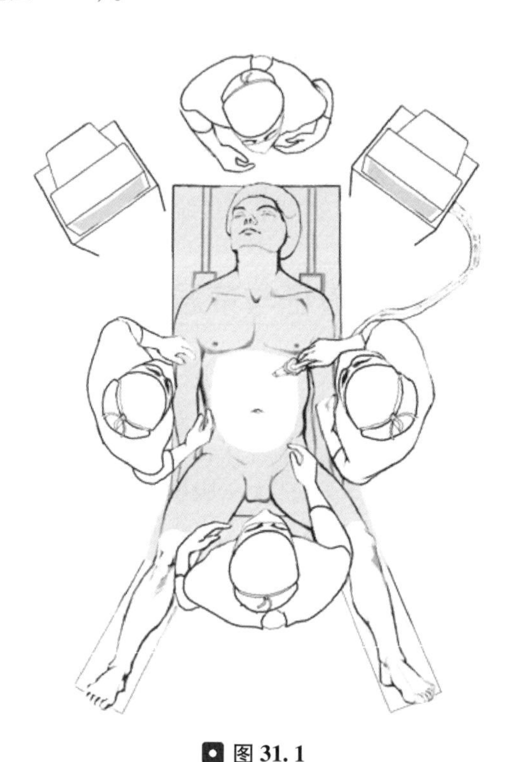

◘ 图 31.1

手术步骤二

trocar 的位置

trocar 的位置要便于主刀的器械触及膈肌食管裂孔，并能够将主刀的器械放置于画面中央以便进行缝合操作，可选择开放式或闭合式建立气腹。

第一穿刺孔位于剑突下方 12～15cm 的左侧腹直肌处，其余 4 个穿刺孔在腹腔镜直视下放置。其余穿刺孔根据以下位置 trocar 放置以确保良好的手术视野、便于手术操作及缝合：右肋弓下缘距离剑突 15cm、右侧腹直肌区内前 2 个穿刺孔连线的中点、左肋缘下缘距离剑突 10cm、右旁正中线与左肋缘下穿刺孔水平线的交点（通常位于剑突尾侧距离 5cm 处）。

胃食管交界处往往比较深在，距离剑突 15cm，此距离决定了只有一半的腹腔镜器械被推荐用于该手术，支点应位于器械的中点且牵拉组织时能最大限度地扩大活动范围。

得益于目前适用于 5mm 穿刺孔的手术器械及腔镜镜头，我们通常只使用一个 10～12mm 的 trocar 用于主刀右手的操作以便于 SH 针经过 trocar（◘图 31.2）。

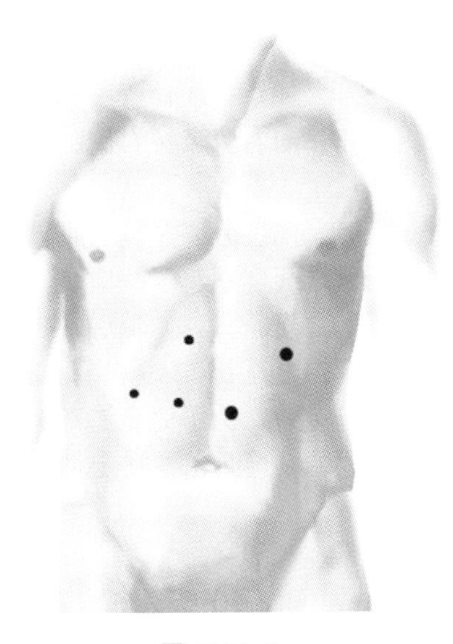

图 31.2

手术步骤三

显露

由助手协助显露膈肌食管裂孔。采用反 Trendelenburg 体位以使肠管和胃远离膈肌并使病人躯干尽可能靠近术者。

一个具有丰富经验使用 30°或 45°腹腔镜的扶镜手。

助手经右肋下缘穿刺孔置入肝脏拉钩，经右腹直肌穿刺孔置入 Babcock 抓钳向后牵拉胃和膈上脂肪垫，便于主刀使用超声刀分离肝胃韧带。注意保护迷走神经前干及其肝脏支，保留位于食管前壁的迷走神经前干。

不要离断左三角韧带，保留其结构以助于向前方固定肝脏。接下来打开膈肌食管膜便可找到迷走神经前干和膈肌脚（图 31.3）。

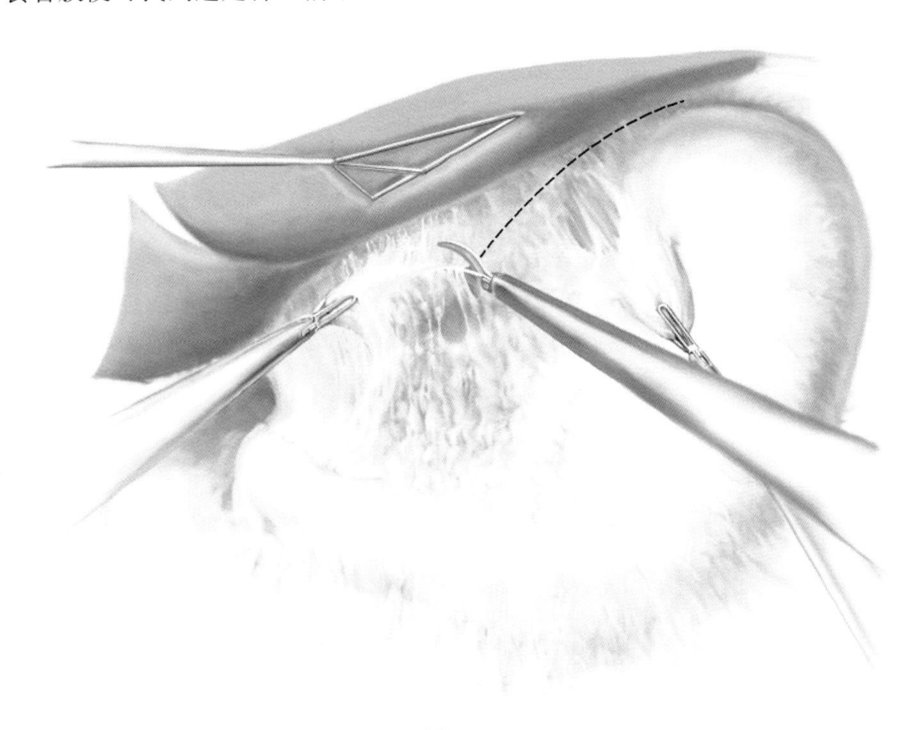

图 31.3

手术步骤四

分离

如果存在食管裂孔疝,分离疝囊周围的粘连后将胃轻柔地还纳入腹腔。

向右侧牵拉右侧膈肌脚,仔细分离食管右侧显露出主动脉食管沟及迷走神经后干。

同法分离左侧膈肌脚,在30°或45°腹腔镜的直视下在两侧膈肌脚和食管后壁之间建立起了一扇“窗”(■图31.4a)。

离断胃脾韧带后,胃底及近端胃就被完整地游离出来,开窗进入小网膜囊并牵拉显露出胃短血管,之后用超声刀或施夹器分离并结扎胃短血管(■图31.4b)。为了完全游离远端食管、胃食管连接部、近端胃,需仔细分离所有与后腹膜的粘连且保留迷走神经后干。

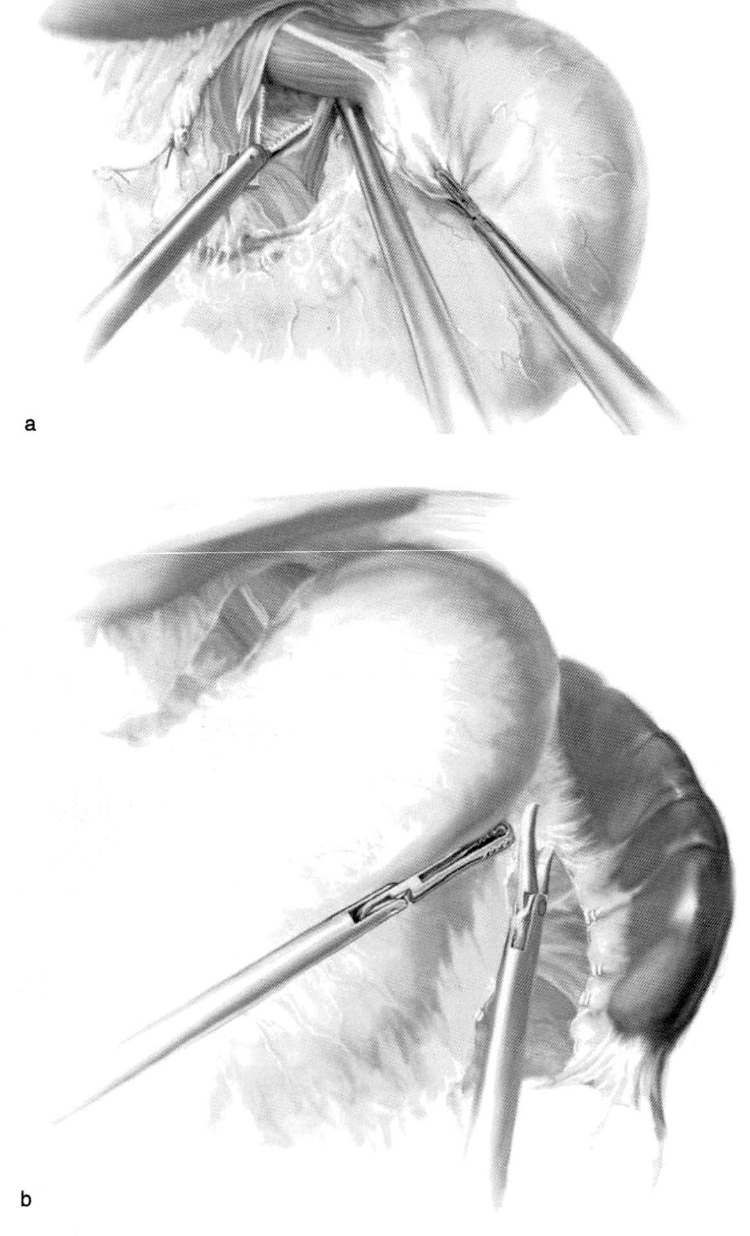

■ 图31.4

手术步骤五　关闭食管裂孔缺损

在游离完成食管和近端胃后，使用一把 Babcock 抓钳自右向左穿过食管后方（膈肌脚前方），并于靠近胃短血管根部处钳夹胃底并将其由左向右自后方包绕食管，采用“擦鞋子”手法牵拉，始终使胃底位于原位（◘图 31.5a）。如果胃底回缩，包裹处的食管将具有张力。

裂孔缺损用 0 号爱惜邦缝线间断缝合（◘图 31.5b）。借助于游离的胃底向前向右牵拉食管来显露食管后方的膈肌脚或于远端食管处放置烟卷式引流带以牵拉。膈肌脚的缝合通常在食管后方进行（尽管部分情况下可能选择在前方进行缝合），缝合两侧膈肌脚直到恰好接触食管边缘，关闭膈肌脚时不推荐使用扩张器因为它会限制食管后方组织的显露。

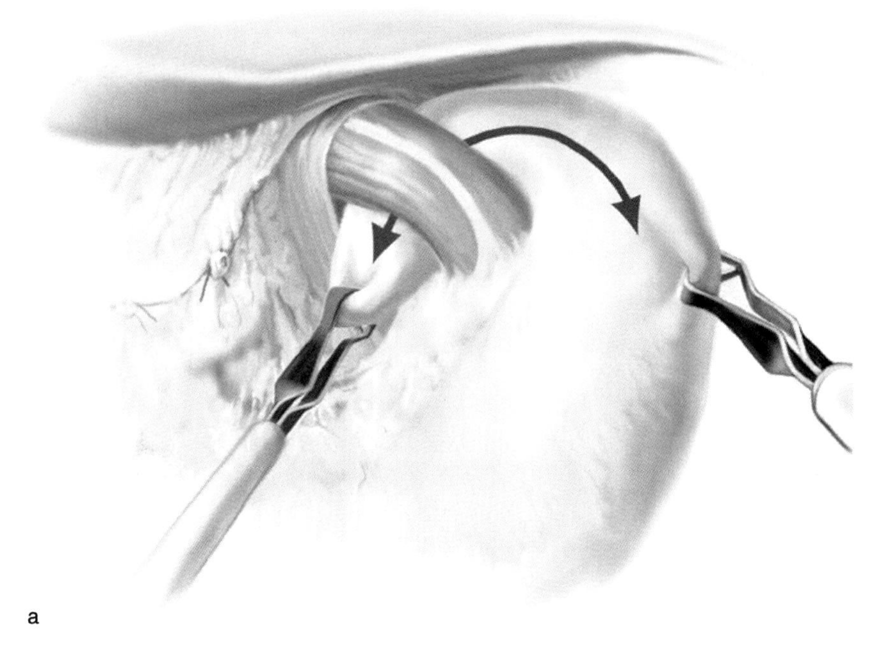

a

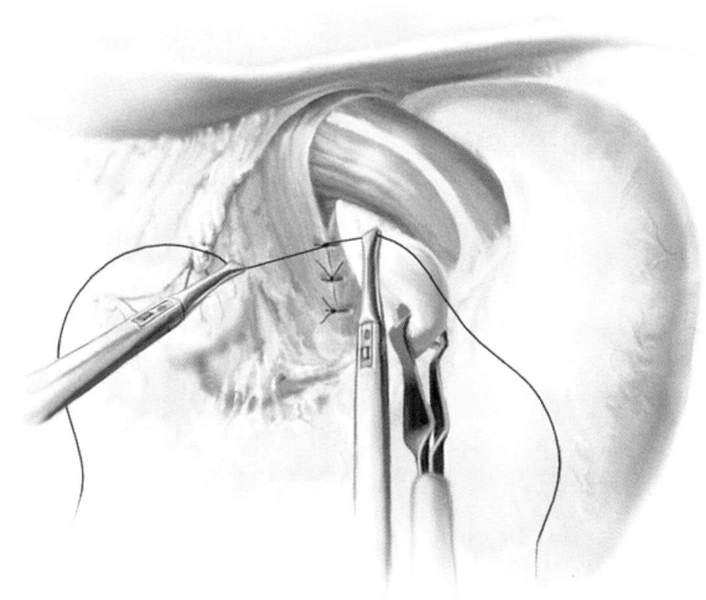

b

◘ 图 31.5

手术步骤六

胃底折叠

进行胃底折叠时在食管中放置一个50～60Fr的Maloney扩张器。扩张器可以用来固定折叠的直径并防止折叠时食管过度收缩。如果病人已有食管狭窄或者严重的食管炎,进行扩张时需格外谨慎。

主刀应直视扩张器的探针顺利通过胃食管连接部,如果见到探针嵌顿在胃食管连接部,主刀可以通过向前方或尾侧牵拉胃来减少成角。

扩张器在食管及胃底放置到位的情况下,用0号线或2-0多股聚酯缝线间断缝合三针以完成一个"长短软硬适中"的Nissen胃底折叠术。通常由位于食管左侧的胃底浆肌层入针,绕过食管前壁远离迷走神经前干处,与被牵拉至右侧的胃底完成一个360°的折叠,其中至少一针缝合于食管壁上,以防止折叠后的胃底向下滑到胃体或向上滑入胸腔。缝合时应包含尽可能多的组织及铺平胃壁以避免绞窄。理想的胃底折叠长度纵径不超过2cm。注意迷走神经前干应包含在胃底的折叠中,但尽可能不要包含迷走神经后干。

完成了胃底折叠的三针后,可以将胃底与膈肌脚进行一些缝合用于稳定加固(尽管我们目前不进行此步骤)。之后麻醉师拔出食管扩张器,至此,Nissen胃底折叠术已经全部完成(图31.6)。

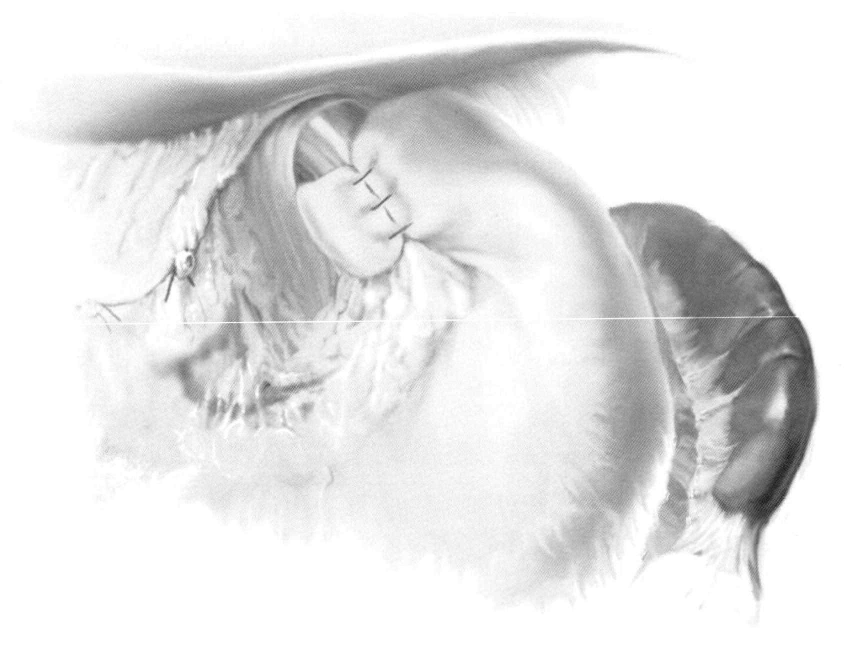

图31.6

腹腔镜部分胃底折叠术

术前伴有吞咽困难或者严重的近端食管动力障碍的胃食管反流性疾病病人可以采取改手术方式,以免加重术后吞咽困难或胀气症状(◘表 31.1)。

◘ 表 31.1 部分胃底折叠术

Thal	90°前包裹
Watson	120°前外侧包裹
Dor	150°~200°前包裹
Toupet	270°后包裹
Belsey Mark Ⅳ	270°经胸的前外侧包裹

适应证与禁忌证

(1) 原发性食管运动障碍。
(2) 贲门失弛缓症(肌肉切开术后)。
(3) 硬皮病。
(4) 继发性食管运动障碍。
(5) 慢性胃食管反流或 Barrett 食管导致的严重食管运动障碍。
(6) 不能耐受 360°胃底折叠术。
(7) 吞咽困难。
(8) 胀气。
(9) 长期呕吐。
(10) 吞气症。
(11) 修正 360°折叠引起的梗阻。

腹腔镜 Toupet 胃底折叠术

手术步骤

手术室准备、病人体位、穿刺孔位置、显露、分离、食管裂孔的关闭等参见前述“腹腔镜 Nissen 胃底折叠术”。

胃底折叠

手术步骤一

固定胃底于右侧膈肌脚

把胃底的前缘从食管的后方拉至食管右侧,将胃底与右侧膈肌脚和食管右侧进行缝合,缝合纵径长度至少为 2~3cm,注意保护两侧迷走神经(◘图 31.7a、b)。

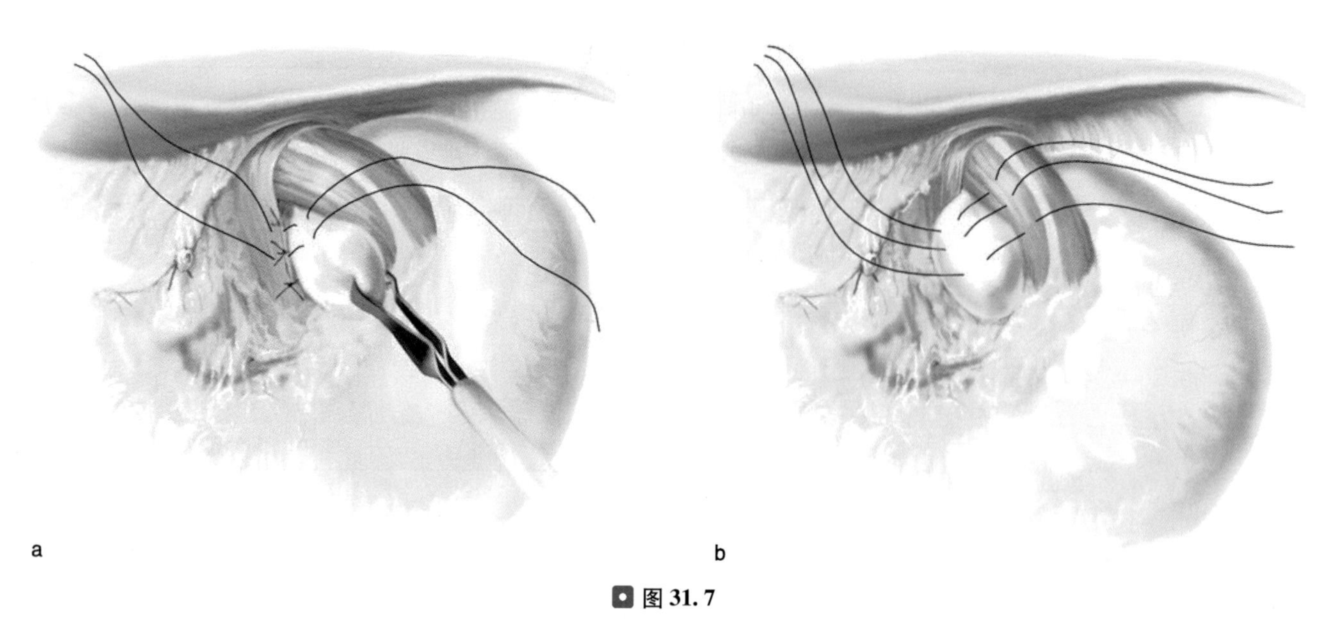

图 31.7

手术步骤二

固定胃底于食管及右侧膈肌脚

将超过 2cm 长度的胃底前壁缝合于食管左侧(图 31.8a)(译者著:原著为右侧)。

进行一个 270°的胃底折叠后与右侧膈肌脚缝合加固(图 31.8b)。

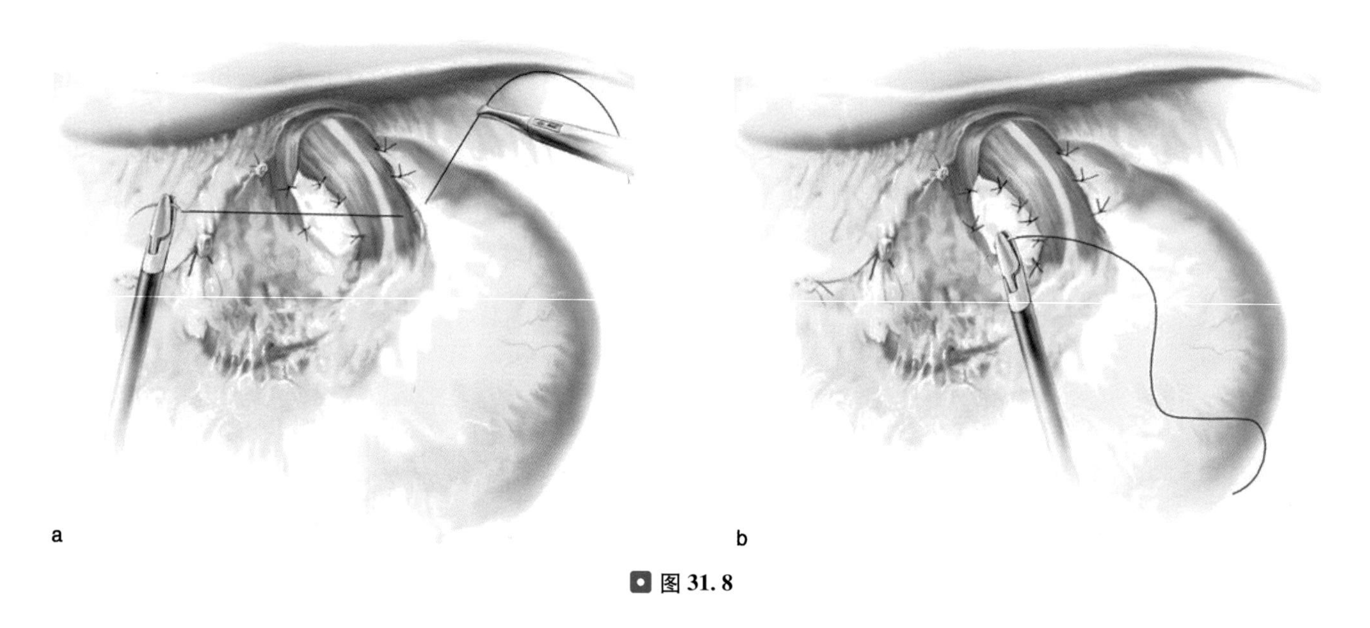

图 31.8

术后常规检查

病人主诉胸部或腹部不适、胃食管反流性疾病相关症状、吞咽困难等都要进行检查(胃镜、影像学检查和/或生理评价)。

术后并发症

(1) 吞咽困难。

（2）胃食管反流性疾病症状复发和/或食管炎。

（3）胃底折叠松脱/移位或急性食管旁疝。

（4）胀气综合征。

专家经验

◆ 以绑带固定病人，采用大角度的头高脚低位（反 Trendelenburg 体位），利用重力最大限度地移开肠管并显露胃食管连接部。

◆ 离断胃短血管将更易游离胃底。

◆ 缝合胃底折叠前充分检查胃底游离情况：放开胃底，观察其是否位于原位置或是否因张力而出现回缩。

◆ 进行食管裂孔成形时，不要使食管成角过大。

◆ 理想的“短而松”的折叠长度纵径不宜超过2cm。

◆ 如果5mm Babcock 钳不能轻易通过折叠处则表明折叠过紧。

（孙跃明　王勇　封益飞 译）

第32章 传统开放手术治疗胃食管反流性疾病

Karim A. Gawad, Alexandra M. König

1956年Rudolph Nissen介绍了用胃底包绕远端食管的抗反流作用。在药物治疗无效的情况下，传统开放性Nissen胃底折叠术及其各种改良术式开始被广泛应用于治疗各种中至重度胃食管反流性疾病(GERD)。自1991年的首例报道以来，腹腔镜抗胃食管反流术已经成为外科治疗胃食管反流症状的重要选择之一。如同其他腹腔镜下手术一样，相对于传统的开放性手术，腹腔镜手术的缺点和问题也随之而来。开放手术可能更适用于有上腹部开放手术史、复发或者多次复发的胃食管反流性疾病病人，尤其是在腹腔镜下手术不能给该类病人带来确切获益的时候。

适应证和禁忌证

适应证

(1) 严重的胃食管反流性疾病。

(2) "不适宜进行腹腔镜下手术"。

(3) 开放或腹腔镜下手术后复发性胃食管反流性疾病病人，腹腔镜下二次手术只应由具备丰富腹腔镜下手术经验的手术医生进行。

(4) 传统开放性上腹部手术后并发重度粘连。

(5) 保守治疗无效。

(6) 解剖学因素(如肝左叶牵拉显露困难，腹腔内脂肪过多)。

(7) 气腹导致生理功能紊乱。

禁忌证

(1) 全身麻醉手术的常规禁忌证。

术前检查及准备

详见本书▶第31章："腹腔镜胃底折叠术治疗胃食管反流性疾病"。

手术步骤

手术入路

(1) 上腹部横切口，如需要可加做上腹正中切口。也可选择行左肋缘下切口或上腹部正中切口。

(2) 离断三角韧带以显露胃食管连接部。

手术方式选择

(1) 单纯胃食管反流症(Ⅲ度及以下食管炎)：

(ⅰ) 胃底折叠术。

(ⅱ) 圆韧带成形术。

(2) 复杂胃食管反流症(Ⅳ度食管炎):

(ⅰ) 胃底折叠+食管扩张术(合并食管炎)。

(ⅱ) 胃底折叠+迷走神经切断术(合并胃酸过多)+如有必要行食管扩张术(合并食管炎)。

(ⅲ) 胃底折叠+壁细胞迷走神经切断术+狭窄成形术(合并瘢痕狭窄)。

(ⅳ) 胃食管连接部局部切除术。

手术步骤一

游离远端食管和胃底

充分游离食管下段并用血管阻断带环套作为牵拉以避免迷走神经的损伤。为了实现"松紧适中"的胃底折叠,需要通过离断胃短血管来充分游离胃底。

如果拟行圆韧带成形术,则不需要游离胃底。剖腹手术时应特别注意完全保留圆韧带。

合并食管裂孔疝时,使用不可吸收缝合线在食管后方行疝成形术(■图32.1)。

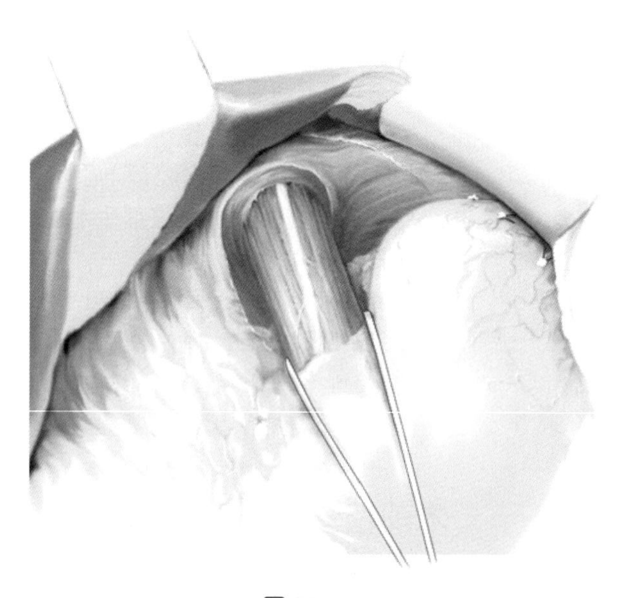

■ 图 32.1

Nissen 胃底折叠术

手术步骤二

牵拉胃底

将游离的胃底从食管后方牵拉至食管右侧,使右侧的胃底能轻松地经食管前与剩下的胃底前壁进行缝合(◘图 32.2)。

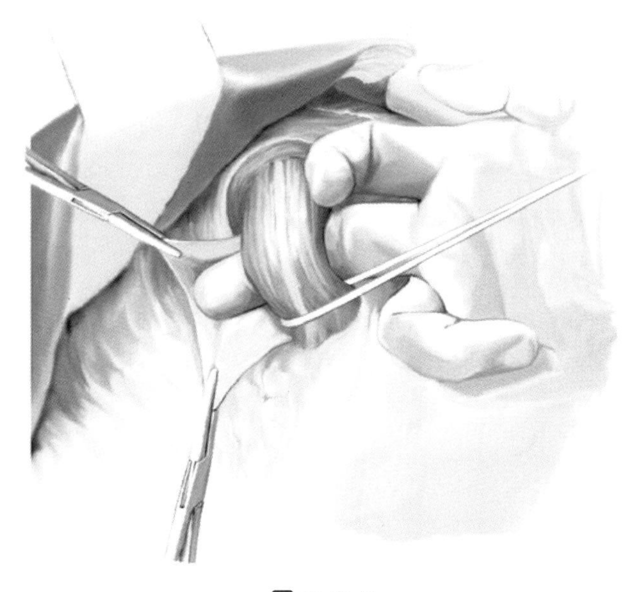

◘ 图 32.2

手术步骤三

形成胃底包裹

两侧的袖状皱褶用不可吸收线缝合 3 ~4 针。其中至少有一针应穿过食管壁以避免胃底折叠向近端或远端移位(◘图 32.3)。

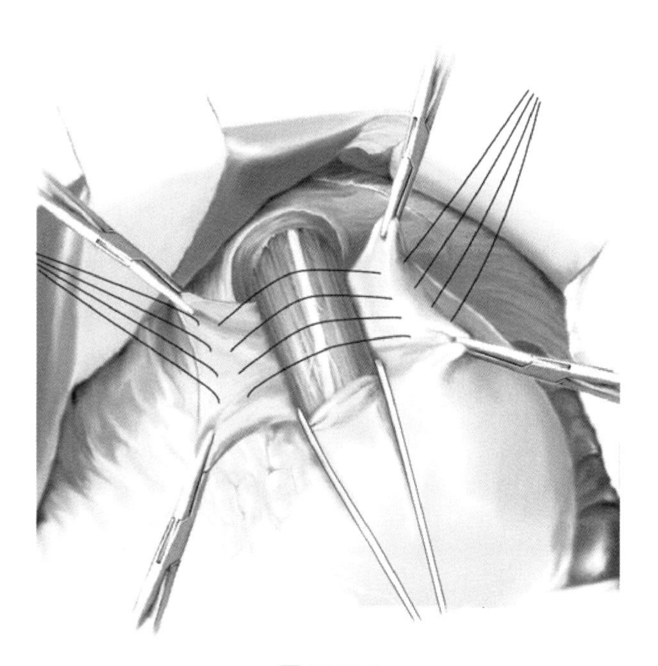

◘ 图 32.3

手术步骤四

固定胃底包裹

最后检查胃底包裹的松紧，胃底包裹与食管下段之间能够轻松地通过一指。

可将左侧皱褶的胃前壁与右侧膈肌脚缝合 1～2 针，防止胃底包裹移位（■图 32.4）。

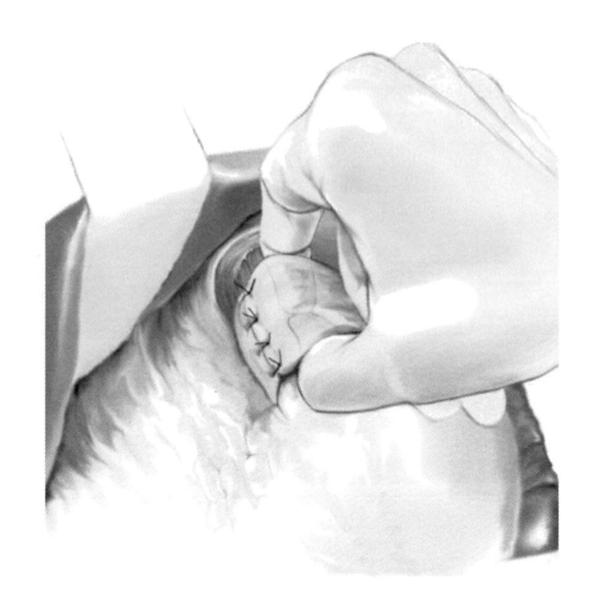

■ 图 32.4

圆韧带成形术

手术步骤一

见前文。

手术步骤二

圆韧带的离断

将圆韧带仔细从腹壁和肝脏上分离，将韧带断端由右侧从后方包绕食管（■图 32.5）。

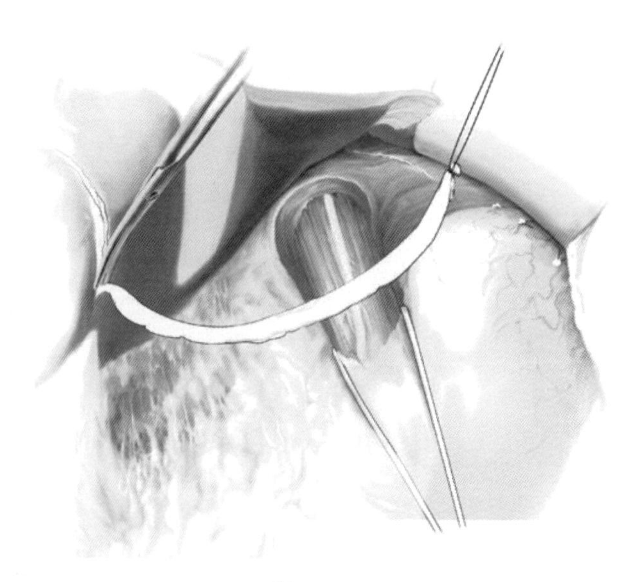

■ 图 32.5

手术步骤三

将圆韧带固定于胃前壁

用 3 ~4 针不可吸收线将圆韧带以适当的张力固定到胃前壁，图中展示的是将圆韧带固定于胃体前壁（◘图 32. 6）。

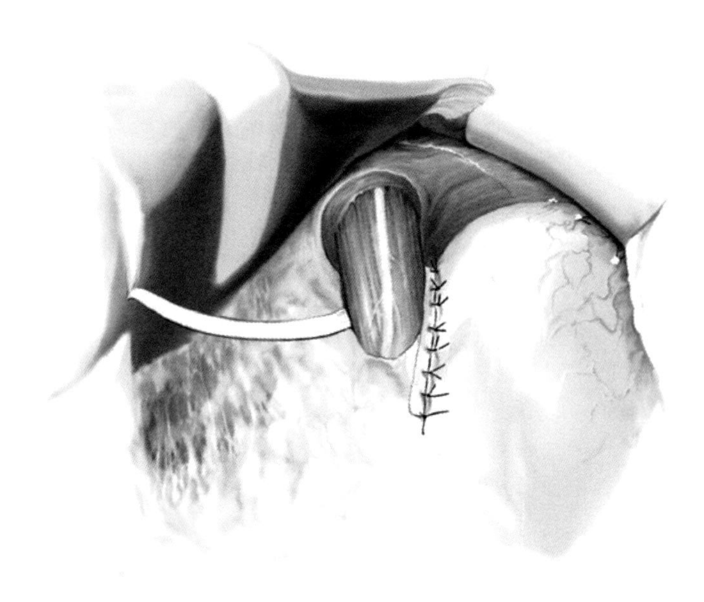

◘ 图 32. 6

术后常规检查

详见本书▶第 31 章："腹腔镜胃底折叠术治疗胃食管反流性疾病"。

术后并发症

早期并发症：
食管穿孔、吞咽困难。

后期并发症：
吞咽困难、胀气、反流症状复发。

专家经验

- 进行 Nissen 胃底折叠术时采用 45～60Fr 的探条便于形成一个“松紧适中”的胃底折叠。
- 使用自动拉钩便于显露食管胃底连接部。
- 离断胃短血管虽不是必需的，但可以保证相对宽松的胃底折叠，预防术后吞咽困难。
- 不要在剖腹时切断圆韧带。
- 对于食管动力较差的病人应考虑行部分后方胃底折叠术（Toupét 技术），唯一的区别在于第四步（如上述），把胃底分别缝合到左侧和右侧食管壁，从而形成后方 270°包裹而非 360°包裹。之后分别用 2 针将后壁固定于左右膈肌脚。

（孙跃明　王勇　封益飞　译）

第33章　食管裂孔疝修补术

Jean-Marie Michel, Lucas Krähenbühl

1889年，Postempski报道了第一例横膈创伤的修复。1926年，Ackerlund描述了食管裂孔疝的分型。首例食管裂孔疝修补术（胃底折叠术）由Nissen在1955年报道。从此，Nissen胃底折叠术被广泛接受，如今被认为是抗反流的一种术式选择。尽管技术难度大，腹腔镜手术仍已成为治疗食管裂孔疝的“金标准”。

食管裂孔疝修复的目的是把胃连同其他器官如结肠、网膜、脾以及食管下段恢复到腹腔内的正常位置，切除疝囊，收紧膈肌脚，然后做一个胃底折叠术防止胃食管的反流，最后做一个胃固定来预防胃扭转。

腹腔镜手术的适应证与禁忌证

适应证

有症状的或者无症状的Ⅱ、Ⅲ、Ⅳ型的食管裂孔疝

（1）Ⅱ型：单纯型食管裂孔疝；部分胃底及近端胃经膈肌裂孔由食管旁疝入胸腔，但胃食管连接处仍然处于原来的解剖位置。

（2）Ⅲ型：胃食管结合部和胃底经裂孔一同疝入胸腔。胃底处于胃食管结合部上方。

（3）Ⅳ型：特点是疝囊的内容物除了胃以外，还有其他脏器，比如网膜、结肠、小肠或脾。

禁忌证

绝对禁忌证

合并有胸腔内的胃穿孔的Ⅱ～Ⅳ型食管裂孔疝。

相对禁忌证

（1）胃嵌顿；

（2）部分固定的食管旁疝；

（3）短食管。

开放手术的适应证与禁忌证

禁忌证

Ⅱ、Ⅲ、Ⅳ型食管裂孔疝当出现胸腔内胃穿孔引起急性腹膜炎或纵隔炎症时。

相对禁忌证

无。

术前检查及准备

（1）病史：长时间的胃食管反流疾病（GERD）史，上消化道的梗阻症状。

（2）胸部正位片：观察心脏后的气液平面。

（3）影像学造影检查（钡餐）：术前定位胃食管结合部，评估疝的类型。

(4) 食管测压:排除食管动力障碍。

(5) 上消化道内镜:明确胃食管反流疾病(GERD)的诊断或者排除胃溃疡的可能。

(6) 24 小时 pH 监测和固定测压法:记录 GERD 和食管动力障碍。在Ⅱ型食管裂孔疝中有 70% 的病人有病理性的 pH 改变,Ⅲ型病人则达 100% 。

(7) 积极治疗脱水。

(8) 清空胃腔:放置鼻胃管或者术前即刻胃镜检查。

(9) 预防性使用一次二代头孢菌素。

手术步骤

病人取改良截石位。手术床摆成过度反 Trendelenburg 位(French 位),术者站在病人两腿之间,一助在病人的左侧,扶镜手在病人的右侧。

穿刺孔的位置

腹部正中脐上 5 ~ 8cm 取一个 10mm 的穿刺孔(使用开放 Hasson 技术)。建立二氧化碳气腹(12mmHg)。需使用 30°的腹腔镜镜头。在用腔镜探查后,其他四个 trocar 都在直视下置入。剑突一个 5mm 的孔用来挡住肝脏;两个操作孔:一个 5mm 的穿刺孔于右上腹,另一个 10mm 的穿刺孔位于左上腹;左肋下放置一个 5mm 的穿刺孔(■图 33. 1)。

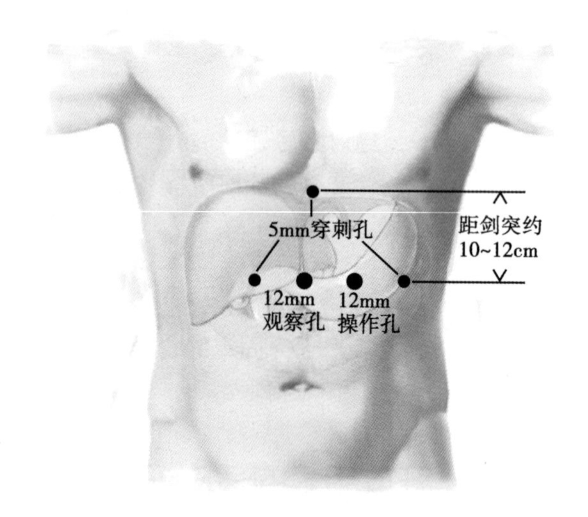

■ 图 33. 1

显露

为了显露食管胃结合部,方便对扩大后的食管裂孔疝进行操作,用肝脏牵引器将肝脏的左外叶提起(■图 33. 2)。

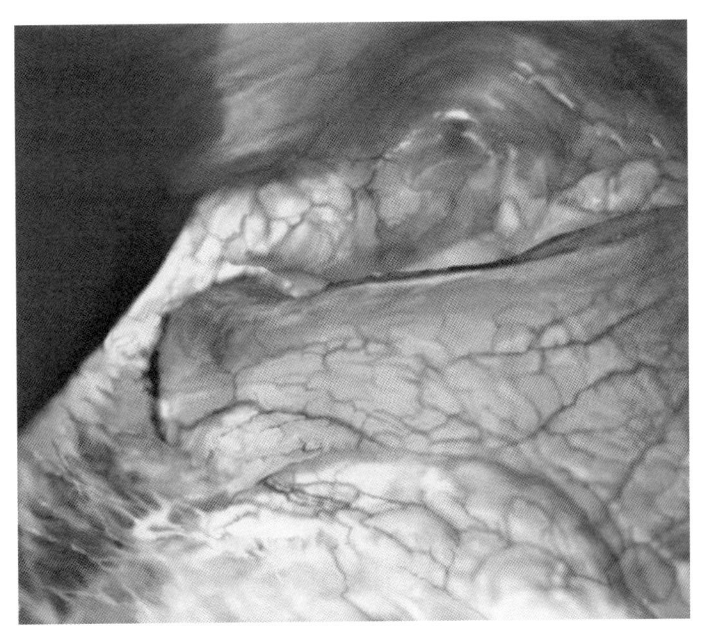

图 33.2

手术步骤一

回纳疝入的胃

（1）用两把抓钳把疝入的胃、大网膜拉回腹腔，置入鼻胃管减轻胃内压力。

（2）这一操作步骤具有一定风险，有可能导致胃穿孔，特别是在有胃嵌顿和胃壁缺血的机械性胃（肠）梗阻的病例中。

（3）脾、结肠和大网膜如果疝入到胸腔中也应将其牵入腹腔（图 33.3）。

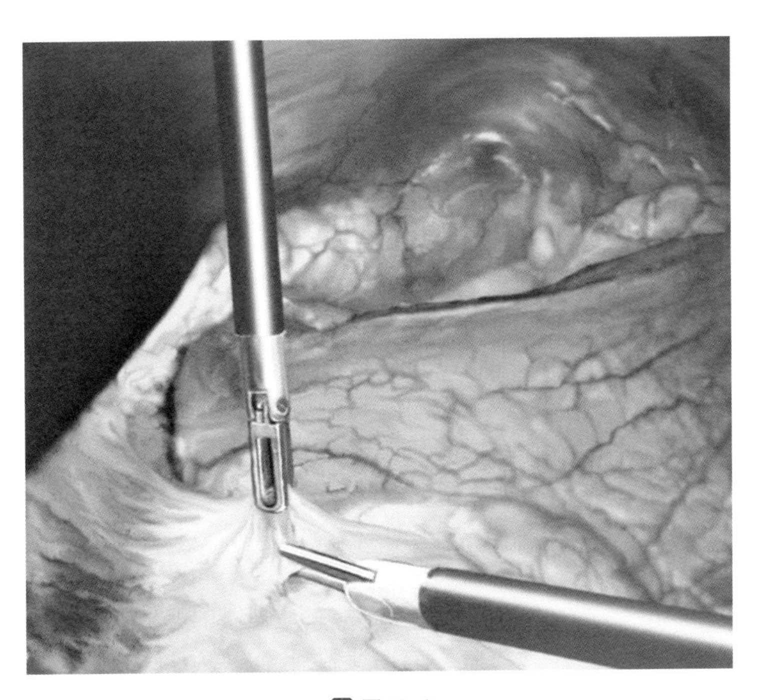

图 33.3

手术步骤二

食管裂孔疝的显露

把疝内容物回纳后打开肝胃韧带并显露出右膈肌脚，注意保护迷走神经肝支和变异的左肝动脉。裂孔和疝囊即清晰可见(◘图 33.4)。

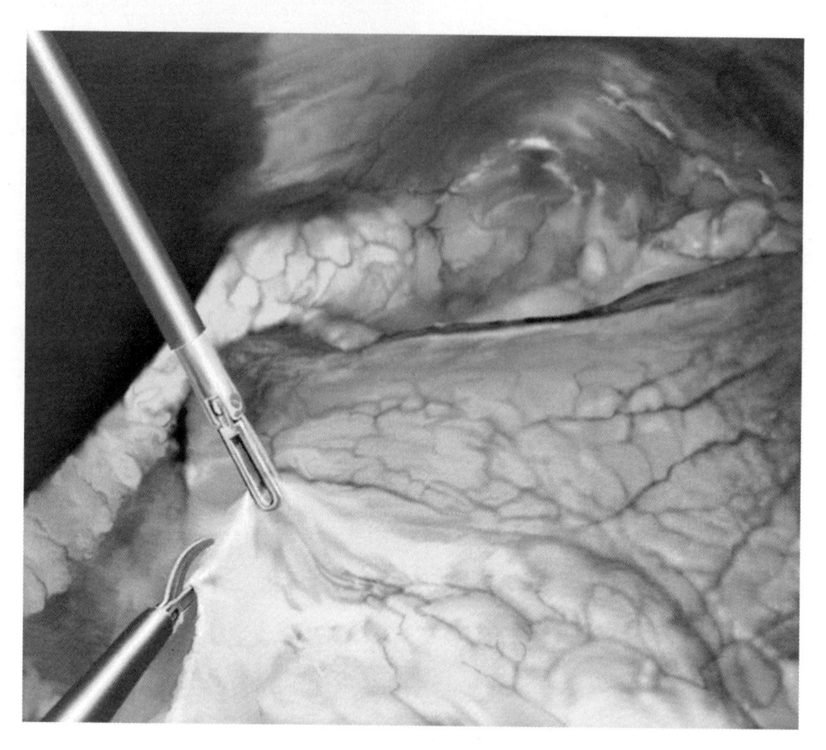

◘ 图 33.4

手术步骤三

环形分离疝囊

自右侧开始操作，用超声刀将疝囊从右膈肌脚的边缘分离下来。自下方完成分离。在左右膈肌脚之间可以充分显露食管胃结合部，然后从头侧切开膈食管膜直到越过左侧膈肌脚。这时左侧膈肌脚下后方的游离是很困难的，将疝囊完全从纵隔回纳有助于游离。

手术步骤四

钝性分离疝囊

(1) 在充分显露左右膈肌脚的情况下，应该从纵隔钝性分离疝囊(参见第三步)(◘图 33.5)。

(2) 在这一步要寻找并保护前方和后方的迷走神经，但如果有炎症则会造成一定困难。

(3) 钝性分离时常会造成左侧或右侧胸膜破损，但大多数时候不必放胸腔引流。

(4) 完善左侧膈肌脚的解剖分离。特别要注意寻找食管和左侧膈肌脚的解剖平面，有时要做到这一点会特别困难。没有必要切除疝囊。

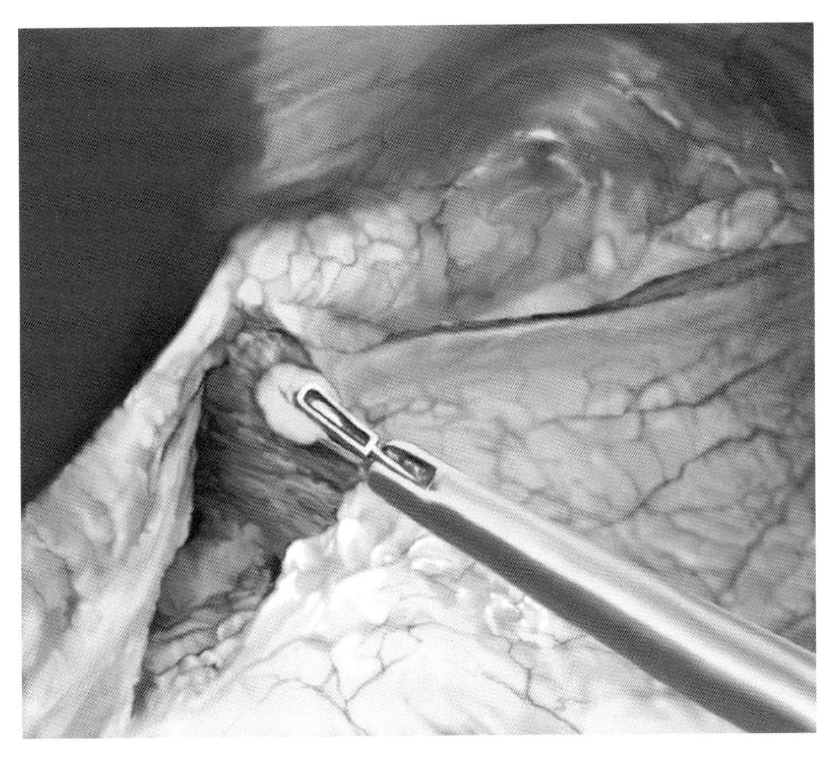

◘ 图33.5

手术步骤五

腹腔内回纳胃食管结合部

（1）远端食管已经完全游离，在胃食管结合部放置一个烟卷导管保证腹腔内更好的引流。

（2）据报道多达15%的巨大Ⅲ型食管裂孔疝有短食管和无法回纳的胃食管结合部。尽可能高的充分游离纵隔内食管。在这些操作之后，如果依旧不能回纳，大多数病人可通过Collis-Nissen胃成形术获益，这个手术可以经腹腔镜或胸腔镜完成。

手术步骤六

食管裂孔的关闭（后方膈肌脚成形术）

（1）用5～6针不可吸收2-0爱惜邦缝线在食管前方和后方关闭裂孔，以使胃食管连接处回纳入腹腔（◘图33.6a）。缝合线沿尾侧向头侧分布，以使食管裂孔恰当地包绕食管。

（2）裂孔疝的轴线在冠状位中顺时针约10°的前上方向和在矢状位中顺时针约70°的前后方向。因此，裂孔缺损的修补必须遵循（◘图33.6b）所显示的模式。

（3）有时须有一到两针的前方缝合，以避免食管远端形成“S”型。新缝合好的裂孔下缘可能会形成外部压迫导致吞咽困难。（◘图33.7）。

（4）一些团队使用聚四氟乙烯（PTFE）或人工合成瓣膜来完成膈肌脚成形术以降低术后疝入纵隔的概率。

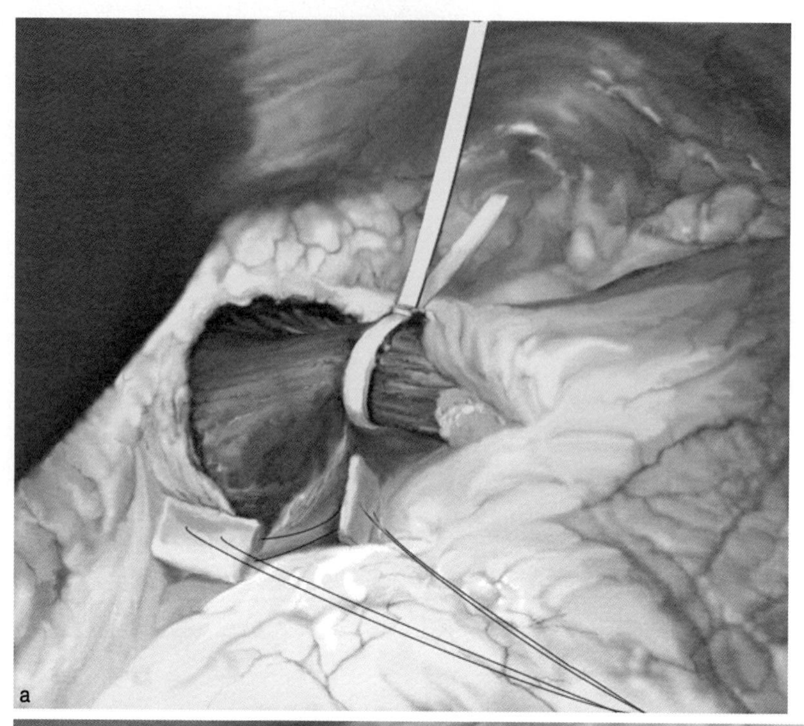

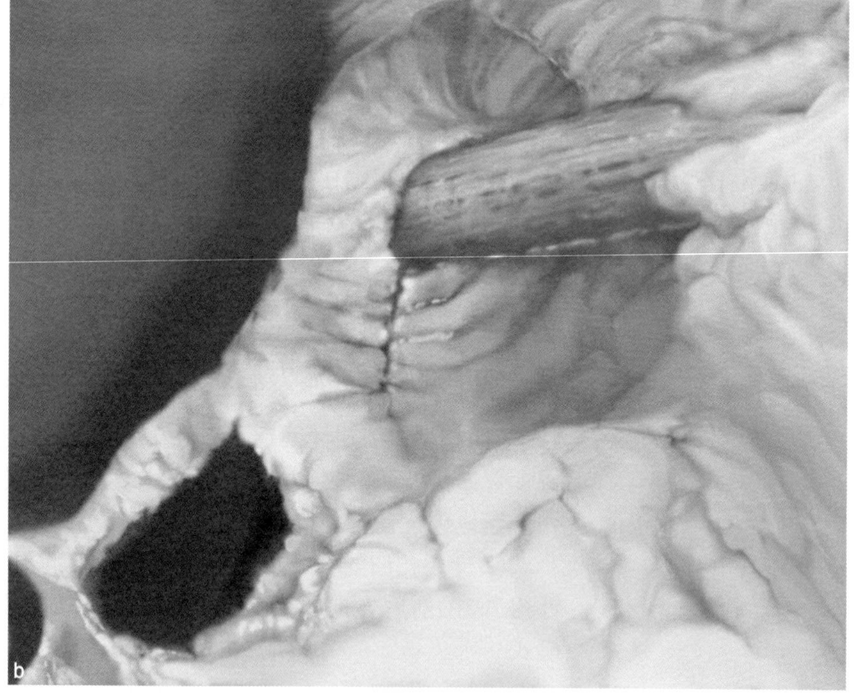

图 33.6

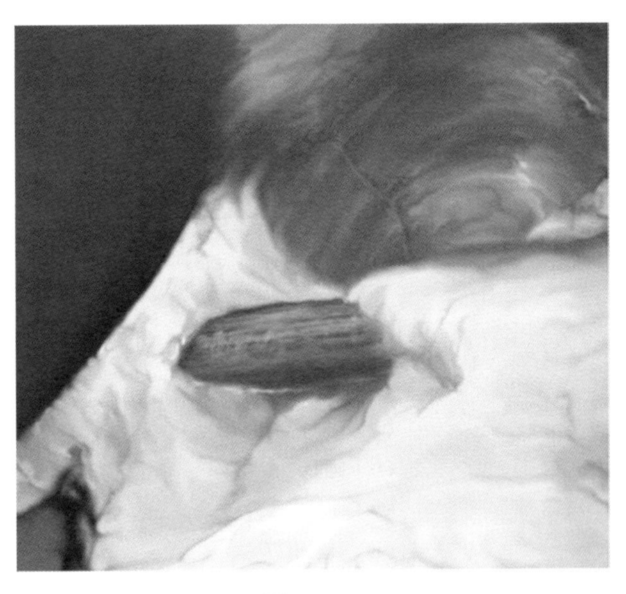

图33.7

手术步骤七

Nissen 胃底折叠术

在游离胃大弯后(我们切断胃短动脉),行2cm宽的三针缝合做一个宽松的Nissen折叠,折叠下方能够通过56F的探条。最头侧的一针或多针缝线需同时缝到食管壁以防滑脱(图33.8)。注意不要将迷走神经缝合进去。

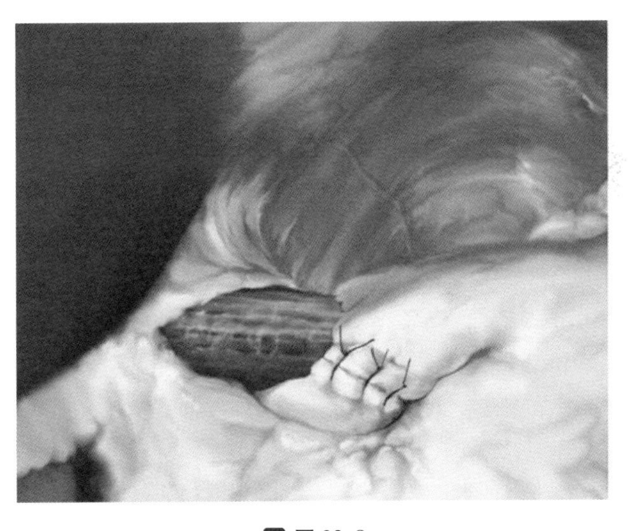

图33.8

手术步骤八

胃固定术

胃固定术是将近端胃的前壁与前腹壁进行较宽的缝合,这样有助于防止疝的复发。

术后检查

（1）手术后第一天恢复进食。
（2）在1个月内行食管钡餐造影检查(用于随访)。

术后并发症

（1）气胸；
（2）胸腔积液；
（3）迷走神经损伤(前后束)；
（4）心律失常；
（5）心包炎；
（6）肺炎；
（7）肺栓塞；
（8）胃扭转；
（9）吞咽困难。

专家经验

◆ 使用不可吸收缝线进行后路膈肌脚成形术。
◆ 在手术最后做一个前方的胃固定以避免术后胃扭转。

（孙跃明 王勇 封益飞 译）

第34章　十二指肠残端处理方法

Yogesh K. Vashist, Florian Gebauer, Jakob R. Izbicki

胃切除术后最严重的并发症之一是十二指肠残端漏。一直以来，十二指肠漏都是十二指肠溃疡穿孔急诊 Billroth Ⅱ式切除术后的严重致死性并发症。

十二指肠残端漏（破裂）原因：

（1）手术操作技术不佳。

（2）术后胰腺炎。

（3）十二指肠残端严重病变、瘢痕及水肿。

（4）十二指肠断端血栓形成致继发感染。

（5）缝合过密、过紧，导致残端缺血坏死。

适应证与禁忌证

适应证

（1）腹膜炎；

（2）败血症。

禁忌证

（1）无。

术前检查及准备

（1）腹腔引流管引流液分析（胆红素、淀粉酶、脂肪酶）。

（2）体格检查。

（3）腹部彩超。

（4）腹部CT。

手术步骤

手术入路

经原切口进入腹腔。

如果裂口很小或者几乎看不见，可以用网膜覆盖，并留置引流管（图34.1）。有些病人可以一期缝合十二指肠，通常采用手工缝合，但有些外科医师喜欢采用切割缝合器关闭。

如果技术允许的话，可以采用单层连续缝合法行十二指肠空肠端-侧吻合术。

如果十二指肠裂口过大且肠壁水肿明显，一期缝合往往因吻合口再次裂开而失败。建议在十二指肠内置入 Malecot 导管，并以荷包缝合固定（图34.2）。导管最好以大网膜完全覆盖，并经单独的切口引出体外。大多数瘘管会在3～4周后自行愈合。另一处理方式是采用 Roux-en-Y 吻合技术，将空肠袢盖在漏口作为浆膜面的补片，或者实施正规的十二指肠-空肠 Roux-en-Y 吻合术。

避免十二指肠漏导致致命性后果的最好方法是临时性胆汁分流（在胆总管中

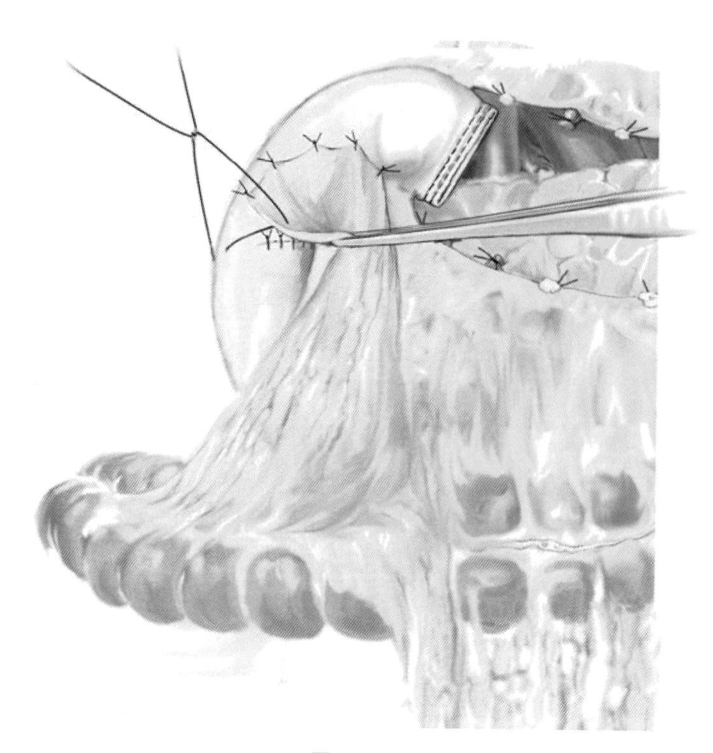

图 34.1

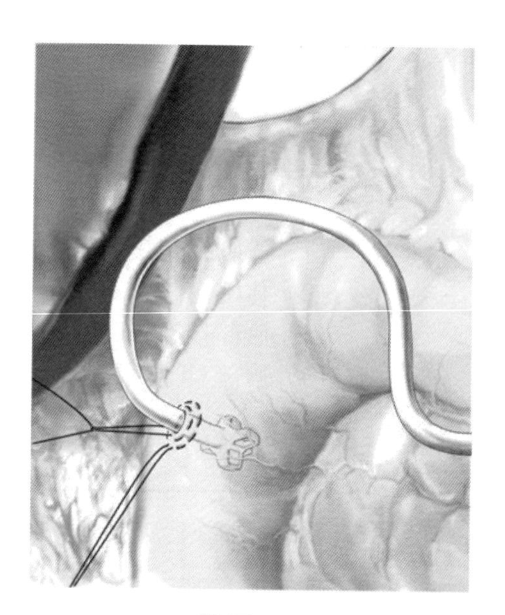

图 34.2

置入大口径的 T 管）和利用 Roux-en-Y 吻合技术后将空肠袢覆盖于漏口。十二指肠空肠吻合术可以采用端-侧吻合或者侧-侧吻合。

十二指肠周围充分引流也是很有必要的，因为所有的残端漏修补方式都有可能再次发生十二指肠漏。

远期十二指肠残端漏通常发生在胃（远端胃）切除术后 2 周。由于术后粘连使渗漏局限包裹，使其临床表现不典型。可表现为发热、疼痛、切口渗液。给予抗生素和全肠外营养支持，瘘管一般可自行愈合。如果病人出现症状，且 CT 发现腹腔积液，需在 CT 引导下放置引流管（如 Sonnenberg 导管）充分引流漏出的十二指肠液（图 34.3）。

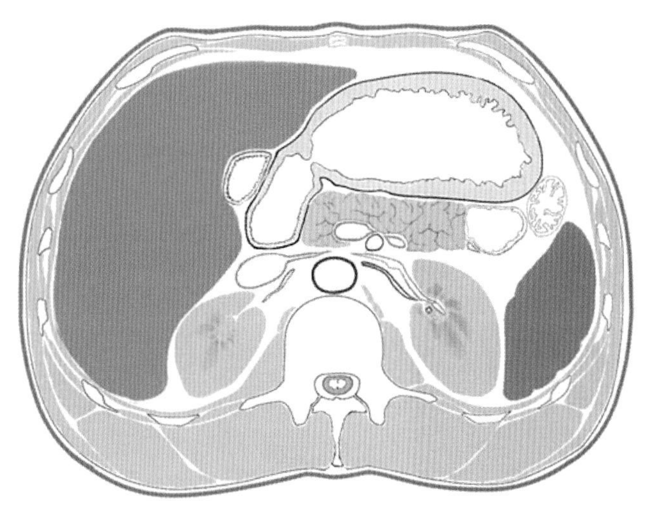

图 34.3

术后常规检查

每日检查腹腔引流情况。

术后并发症

（1）再次发生十二指肠漏或出现十二指肠空肠吻合口漏。
（2）腹膜炎。
（3）败血症。
（4）胰腺炎。
（5）瘘管形成。
（6）切口感染。

专家经验

◆ 组织不能过于肿胀。十二指肠残端漏一经确诊，应立即采取干预措施，如再次手术剖腹探查或者经皮穿刺引流。
◆ 所有外科医生都知道这类病人可能非常严重，积极的干预刻不容缓。在极其罕见的情况下，为了抢救生命可能有必要实施胰十二指肠切除术。

（郭俊超　卢军　译）

第35章　病态性肥胖的手术治疗

Stefan Wolter, Jakob R. Izbicki, Oliver Mann, Markus Weber, Markus K. Müller, Michael G. Sarr

过去的几十年来全球肥胖人口数量急剧增加,并呈流行趋势。在美国,肥胖人口达1/5,超重人口更是达到2/3。病态性肥胖的定义为体重指数(BMI)>40kg/m^2或BMI>35kg/m^2同时合并肥胖相关疾病,它可使多种疾病的发病率与死亡率增加,包括Ⅱ型糖尿病、高血压病、冠状动脉疾病、高脂血症、睡眠呼吸暂停综合征等,治疗这些与肥胖直接相关的疾病消耗了巨额医疗费用。

循证医学研究表明,减重手术是治疗重度肥胖唯一长期、有效的方式。

目前减重手术方式包括限制摄入型、降低吸收型以及混合型。

(1) 限制摄入型手术目的是减少经口摄入的食物量,包括腹腔镜可调节束胃束带术(LAGB),胃袖状切除术(SG)和垂直束带式胃成形术(VBG)。

(2) 降低吸收型手术通过减少有效消化吸收面积从而降低蛋白质及热量的吸收。目前常见手术方式为胆胰分流(BPD)和胆胰分流并十二指肠转位术(BPD/DS)。

(3) 混合型手术可同时限制摄入和降低吸收,主要包括Roux-en-Y胃旁路术(RYGB)(降低吸收的效果与食物袢的长度正相关)。

多数术式会引起肠道激素的变化,进而影响及调节饮食习惯及胰岛素分泌。术后代谢状态的改变,对代谢并发症的改善起了关键作用。

腹腔镜微创手术技术对于肥胖病人来说,具有腹部切口创伤小,术后恢复快等特点,因此在减重外科得以广泛应用。

本章介绍常见的主要减重手术方式:Roux-en-Y胃旁路术(■图35.1a),胃袖状切除术(■图35.1b)和可调节束胃束带术(■图35.1c)。胃旁路术被证实对于重度肥胖病人具有长期减重疗效,胃袖状切除术相对胃旁路术技术要求较低,因此近期在减重外科被广泛采用,可调节束胃束带术的数量在美国及欧洲则迅速减少。

胆胰分流术(Scopinaro术)(■图35.1d)和胆胰分流/十二指肠转位术(■图35.1e)具有极好的减重及减少代谢并发症的效果,但因其存在术后营养不良的风险而需密切随访。

垂直束带式胃成形术(VBG)(■图35.1f)因为越来越多的病人需要接受二次手术而值得关注。因为人造束带的应用可引起多种并发症,因此在过去的10年中,VBG很少被作为首选,然而仍有为数不多的中心开展该术式。

虽然减重外科也出现过许多其他术式,但以上所述术式被认为是减重外科标准术式。在胃刺激电极植入术、简易胃旁路术、空回肠转位术、内镜十二指肠空肠旁路套管植入术(Endobarrier;GIDynamics;Lexington,MA,USA)等新术式的广泛推广前,有待大型减重中心的大样本研究,以评估其长期安全性及有效性。

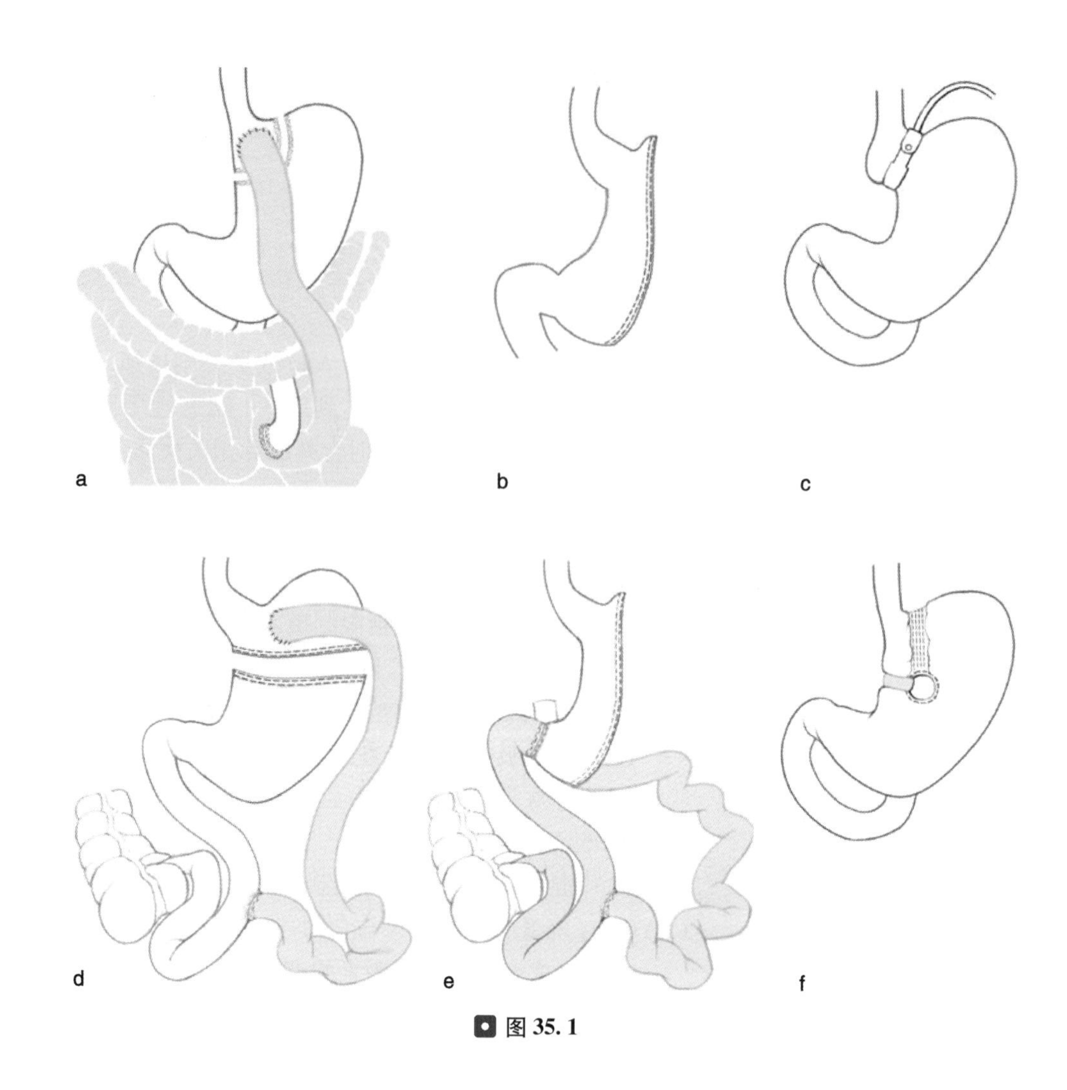

图 35.1

适应证和禁忌证

适应证

（1）通过饮食控制减重无效；
（2）BMI>40kg/m^2；
（3）BMI>35kg/m^2同时合并肥胖相关疾病。

禁忌证

（1）年龄<16 岁或>60 岁（相对禁忌证）；
（2）肥胖病史<3 年；
（3）手术风险过高；
（4）胃十二指肠溃疡活动期；
（5）炎性肠病活动期；
（6）中/重度门静脉高压症；
（7）妊娠期；
（8）未经治疗的内分泌疾病；
（9）不稳定的严重精神疾病（精神病、未控制的抑郁、药瘾）。

相对禁忌证

（1）缺乏家庭/社会支持；
（2）边缘型人格障碍。

术前检查及准备

临床检查

（1）体格检查（注意腹部疝、腹部手术史）。

（2）肥胖的类型：雄性肥胖（中心型肥胖）及雌性肥胖（周围型肥胖）（注：男性/雄性肥胖同时 BMI>50 者有较高术前及围术期并发症发生的风险）。

（3）心电图（ECG）、肺功能（如果需要）、睡眠呼吸暂停者应做睡眠呼吸试验、详尽的心脏功能评估（超声心动图、功能性心脏闪烁成像）。

实验室检查

（1）营养与代谢指标监测。
（2）激素指标监测。

上消化道检查

（1）特定病人进行胃镜检查，食管测压检查主要针对食管反流性疾病拟行限制性手术者（束胃束带术、胃袖状切除术）。

（2）影像学检查：上消化道造影检查主要针对二次手术的病人，尤其束胃束带术失败者（反流、食管运动功能障碍、胃囊扩张、束带侵蚀）。

人体成分分析（可选择）

（1）生物阻抗人体成分分析。
（2）热卡测定。

心理评估

（1）排除精神疾病（少见）、严重未控制的抑郁症、药瘾、边缘型人格障碍。
（2）予以必要的精神护理。

手术步骤

Roux-en-Y 胃旁路术

RYGB 是全球范围内开展最多的术式，其作用包括限制食物摄入、选择性限制吸收及对激素的调控。通常采用结肠前胃前途径，吻合方式分为环形吻合或直线型吻合。本文仅介绍胃空肠的环形吻合（$21^{\#}/25^{\#}$），当然直线型吻合或手工缝合技术也可采用。

手术步骤一

病人体位及 trocar 位置

病人体位:仰卧躯干抬高分腿位,双上肢外展,术者立于双下肢之间,第一助手位于病人左侧,第二助手位于病人右侧。两显示器置于床头,建立 7 枚 trocar(图 35.2)。

(1) 一枚 5mm trocar 位于身体正中线剑突下:挡肝器。

(2) 一枚 10/12mm trocar 位于右锁中线肋弓下 10cm:直线切割闭合器、抓持钳、持针器、超声刀(Ethicon;Cincinnati,OH,USA)。

(3) 一枚 10/12mm trocar 位于身体正中线剑突下 15cm:腔镜观察孔。

(4) 一枚 10/12mm trocar 位于左锁中线肋弓下:直线切割闭合器、抓持钳、持针器、超声刀。

(5) 一枚 10/12mm trocar 位于左锁中线距肋弓 15cm:直线切割闭合器、抓持钳、持针器、超声刀。

(6) 一枚 5mm trocar 位于右锁中线距肋弓 15cm:抓持钳、超声刀。

(7) 一枚 5mm trocar 位于左腋前线:抓持钳。

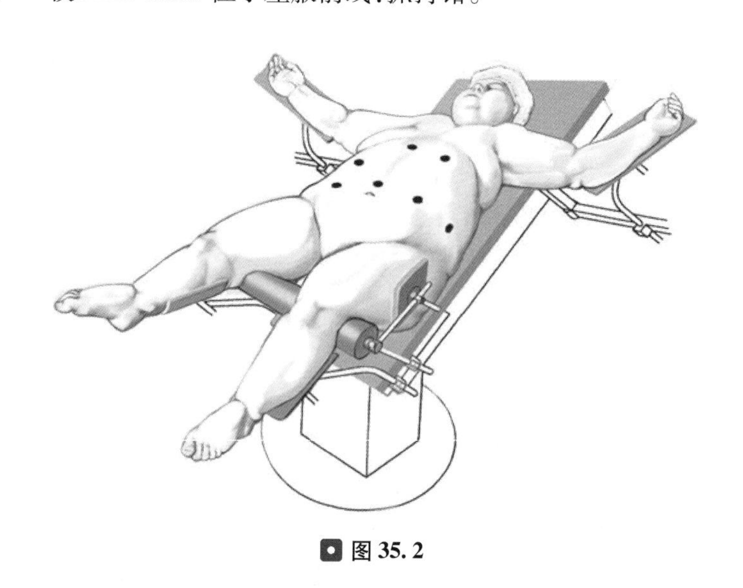

图 35.2

手术步骤二

游离胃及建立近端胃囊

经上腹正中 trocar 置入挡肝器将肝左叶牵开。某些特定情况下应用扇形挡肝器时,需经右上腹 12mm trocar 置入。在胃小弯侧距离食管胃结合部远端 3~4cm 小网膜用超声刀进行开窗,应紧贴胃壁切割从而避免损伤迷走神经。

以直线切割闭合器(蓝/紫色钉仓,钉高为 3.5mm)横断胃,第一枪切割方向应为水平横断,其后的切割应沿纵行方向垂直向上至近端的 His 角,将胃完全离断。不是所有病人均需离断 His 角处的脂肪垫,但在脂肪垫较厚显露较困难时,这种游离利于下一步操作。利用球囊内注入 20ml 盐水的球囊胃管来确定切割线的准确位置,以确保近端胃囊 20ml 的容积(图 35.3),切割前务必移除鼻胃管。

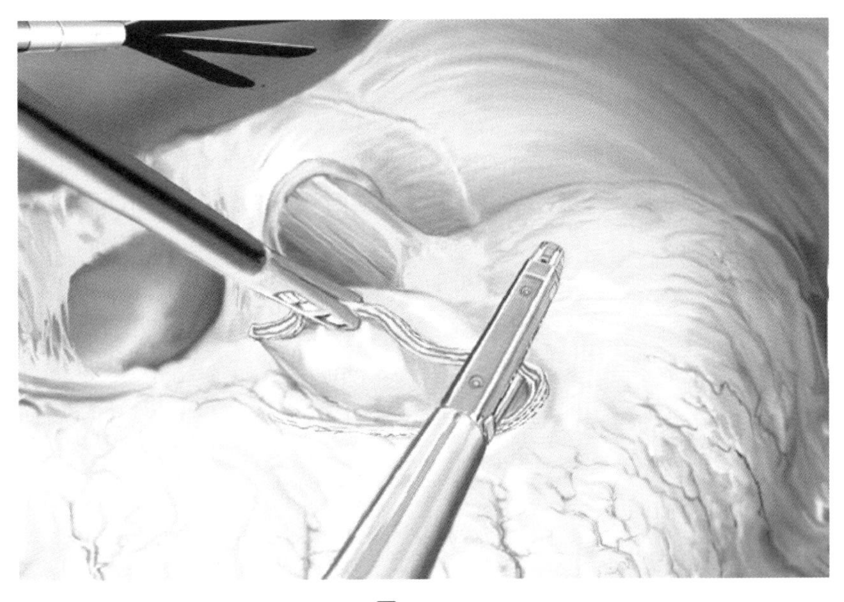

■ 图 35.3

手术步骤三

近端胃囊置入 25mm 端端吻合器抵钉座

经口置入 Orvil 管(Covidien;Dublin,Ireland)(■图 35.4a)的末端,经食管入近端胃囊,胃囊剪孔(■图 35.4b),将管末端穿入腹腔,抵钉座牵引入胃囊,剪断抵钉座上固定缝线,将该 Orvil 管取出腹腔(■图 35.4c)。

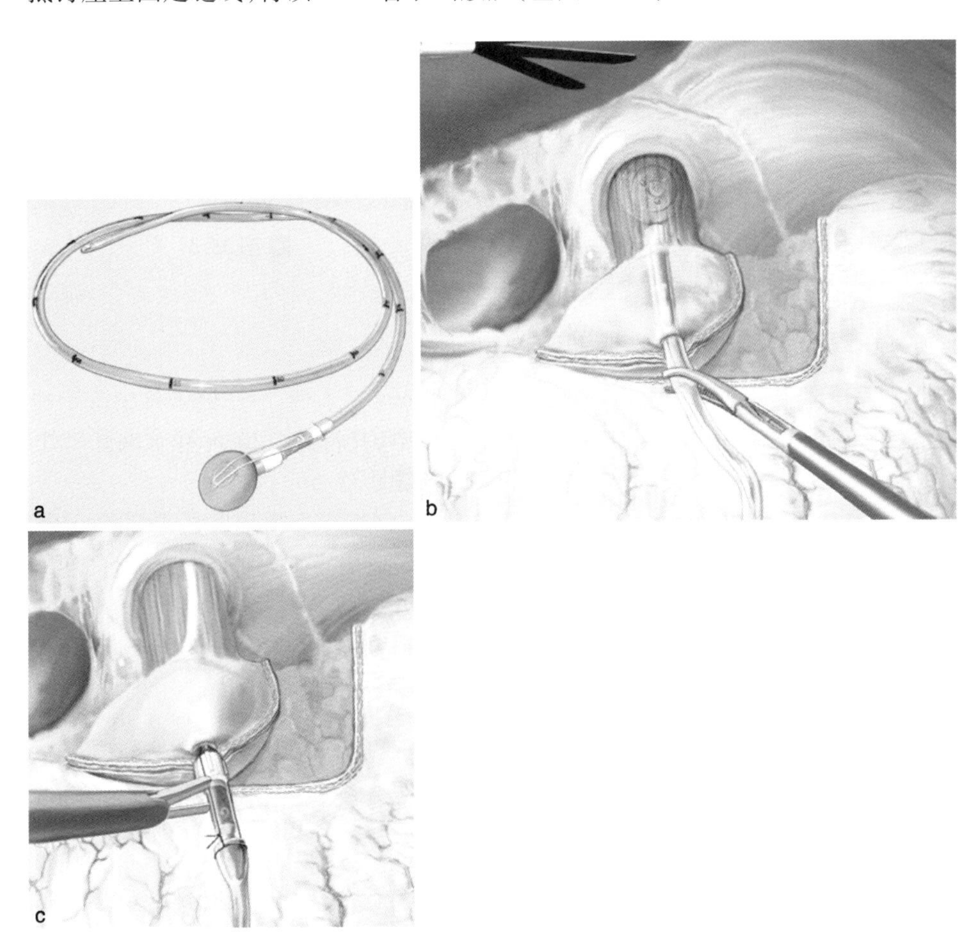

■ 图 35.4

手术步骤四

建立 Roux-en-Y 袢

病人取仰卧位，左肋下两把抓持钳将横结肠牵起，显露标志结构 Treitz 韧带，距 Treitz 韧带 50cm 处以 60mm 直线切割闭合器（白色钉仓，钉高为 2.5mm，以减少切线缘出血）横断空肠。随后，使用超声刀垂直于肠壁横断小肠系膜。

计数 Roux-en-Y 袢长度（80 ~ 150cm），将胆胰袢与 Roux-en-Y 袢标记固定缝合（缝合时应避免梗阻），以 60mm 直线切割闭合器白钉仓进行空肠-空肠的侧侧吻合（◘图 35.5a），枪体置入孔以 4-0 可吸收缝线连续缝合关闭。小肠系膜裂孔应以不可吸收线间断缝合完全关闭（◘图 35.5b），以防止内疝的发生。同样方法缝闭 Petersen 裂孔（结肠下区 Roux 袢与后腹膜间潜在的腔隙）及横结肠系膜裂孔。

Roux-en-Y 袢自结肠前上提至近端胃囊，避免系膜扭转，必要时（大网膜较肥厚），可劈断大网膜以利于 Roux 空肠袢的上提。

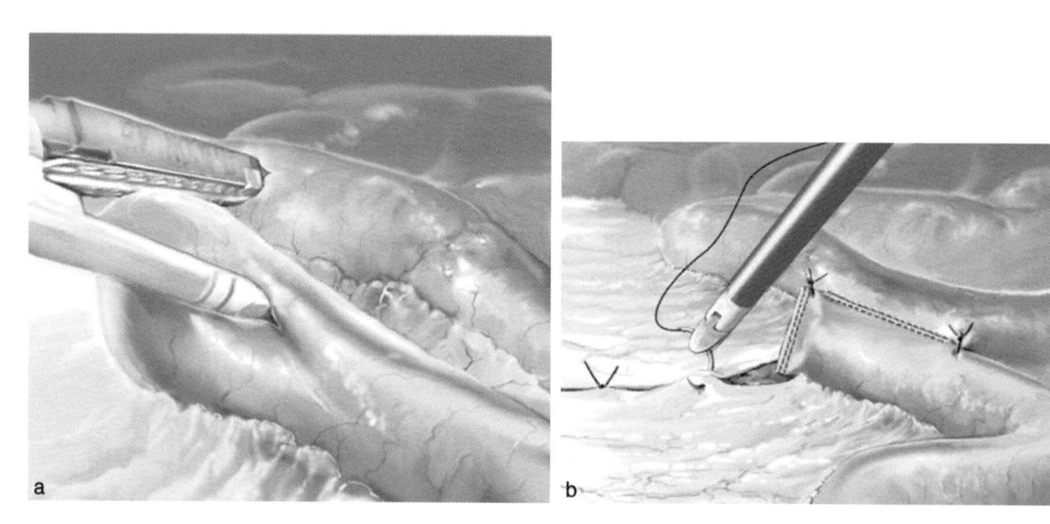

◘ 图 35.5

手术步骤五

胃空肠吻合

超声刀切开 Roux 袢末端，沿左侧锁骨中线于两 trocar 之间行一 3cm 切口，置入 25mm 环形吻合器，并将其经 Roux 袢末端开口处置入空肠（◘图 35.6a）与近端胃囊抵钉座对接（◘图 35.6b）。

吻合器击发后，仔细检查吻合口是否完整，内镜用切割缝合器白钉仓闭合空肠残端后，建议注入亚甲蓝测漏（150ml 稀释亚甲蓝溶液经鼻胃管注入近端胃囊），如渗漏需缝合关闭。

即使检测没有渗漏，也应加缝胃肠吻合口的前壁，以降低吻合口张力。部分医生也会在吻合口周留置引流管，术后造影检查证实吻合口完整后予以拔除。

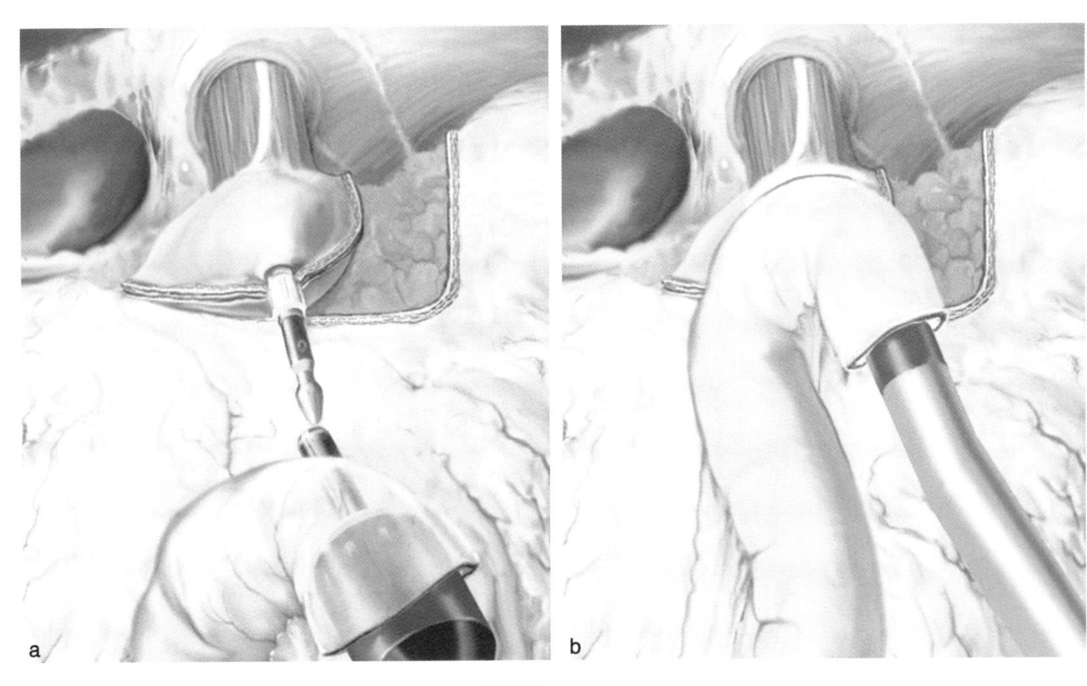

图 35. 6

胃袖状切除术（SG）

胃袖状切除术限制食物的摄入，同时通过切除胃大弯及胃底，而降低血浆中促进食欲的激素-胃饥饿素的水平。

手术步骤一

病人体位及 trocar 位置

病人体位及 trocar 的建立与上述腹腔镜胃旁路术相同，建立 6 枚 trocar。

（1）一枚 5mm trocar 位于身体正中线剑突下：挡肝器。

（2）一枚 15mm trocar 位于右锁中线距肋弓 10cm：直线切割闭合器、抓持钳、持针器、超声刀。

（3）一枚 10/12mm trocar 位于身体正中线距剑突 15cm：腔镜观察孔。

（4）一枚 10/12mm trocar 位于左锁中线肋弓下：直线切割闭合器、抓持钳、持针器、超声刀。

（5）一枚 10/12mm trocar 位于左锁中线距肋弓 15cm：直线切割闭合器、抓持钳、持针器、超声刀。

（6）一枚 5mm trocar 位于左腋前线：抓持钳。

手术步骤二

自胃大弯离断大网膜

确认胃窦部大网膜离断起始点的位置（大弯侧距幽门 4 ~ 6cm），以超声刀由胃大弯侧离断胃结肠韧带直至食管胃结合部（图 35. 7）。

首先经口置入法标 32/34 号支撑胃管（bougie），以两枚钉长 45 ~ 钉高 4. 5mm 直线切割闭合器开始，自大弯侧的预先游离起始点，纵行切割胃壁（图 35. 8a），随后采用钉长 60 ~ 钉高 3. 5mm 直线切割闭合器沿支撑胃管切割，但避免与支撑胃管距离过近，直至食管胃结合部（图 35. 8b）。食管胃结合部的最后一次切割，应与食管胃结合部距离 1cm 以上，避免造成食管腹腔段的切割损伤。切割线应加缝,一些医生应用带有生物可吸收覆膜的直线切割闭合器以加固切割线。

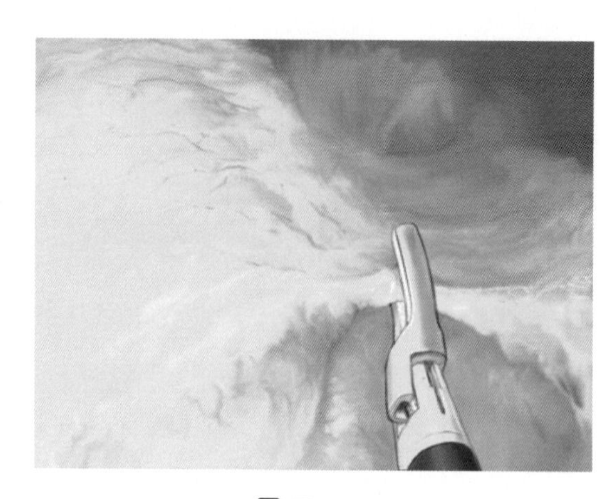

图 35.7

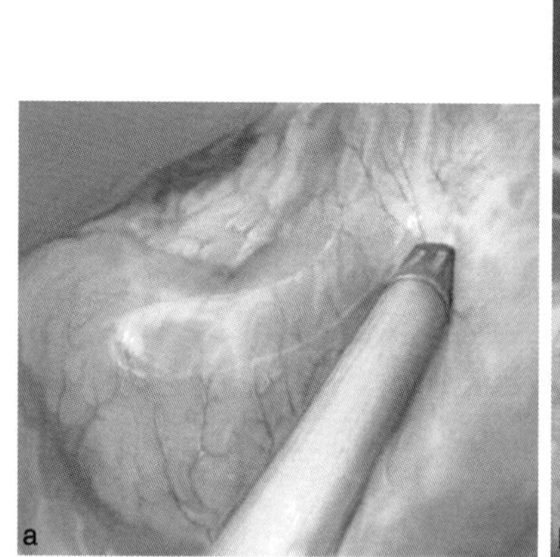

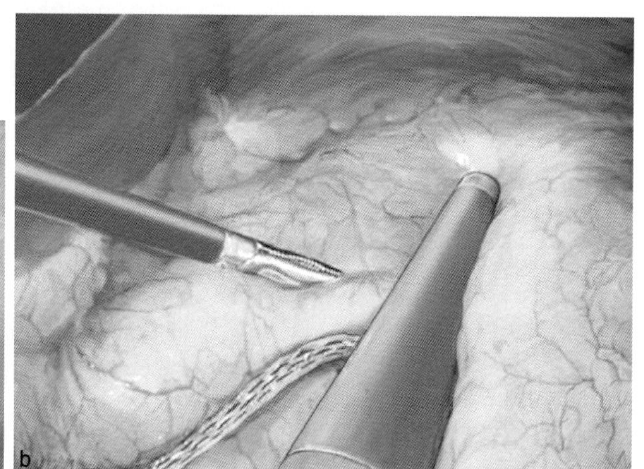

图 35.8

腹腔镜可调节束胃束带术(LAGB)

可调节束胃束带术可限制食物的摄入,其疗效依赖于病人较好的依从性,因为良好的减重疗效需要严格的饮食控制。束带、注水泵相关并发症及减重效果不良发生率较高,这也造成此类手术开展数量减少。

手术步骤一

病人体位及 trocar 位置

病人体位及 trocar 的建立与上述腹腔镜胃旁路术相同,腹腔镜可调节束带术不需要右侧低位的 5mm trocar。

手术步骤二

胃囊的测定与建立

经口置入特制球囊胃管,球囊注入 25ml 盐水,回拉胃管将球囊楔入食管胃结合部(图 35.9)。

游离沿球囊最大直径处,自胃小弯开始,胃后壁隧道技术减少束带滑脱的发生。

通过小网膜构成的无血管窗口,游离右侧膈肌脚。

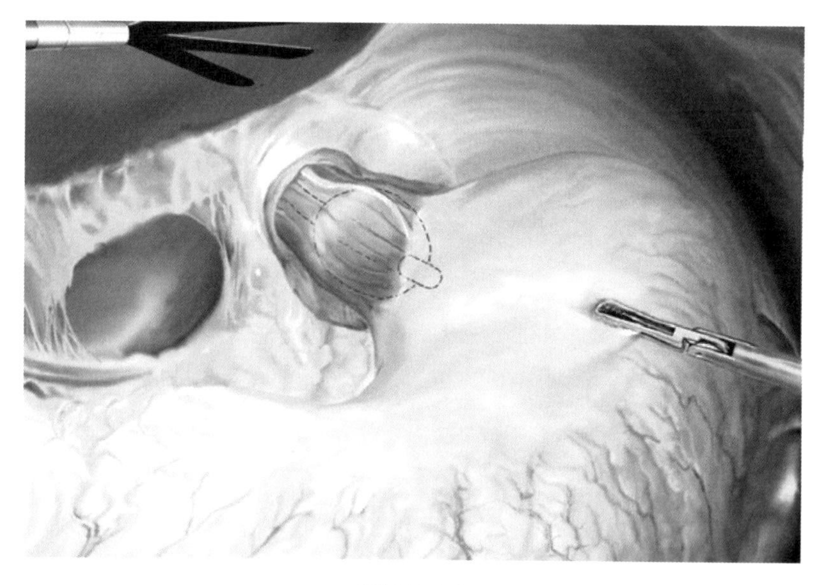

图 35.9

手术步骤三

胃后隧道建立与束带放置

自右侧膈肌脚至左侧膈肌脚的 His 角,通过“金手指”解剖器进行钝性分离建立胃后通道。游离过程中不应进入小网膜囊,如果进入说明胃后隧道沿胃小弯侧距离食管胃结合部过远,因而使束带更易滑脱。

硅胶束带通过胃后隧道后自左向右穿过,于迷走神经前方及小网膜的上份,环绕胃最近端(图 35. 10)。

硅胶束带注入 15ml 盐水的校准导管包绕锁定,固定于束带的近侧,以限定近端胃囊的容积,完成后在原位排空校准导管。

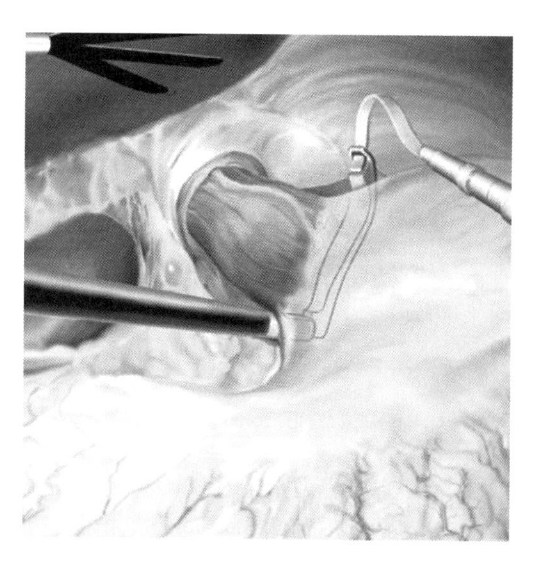

图 35. 10

手术步骤四

束带的固定

通过胃前壁浆肌层用不可吸收缝线间断缝合 3 ~5 针固定束带，靠拢束带近侧及远侧的胃壁，左侧胃壁束带的远端缝合固定于左侧膈肌脚(图 35.11)。

剑突下的皮下层植入注水泵，以便于水泵注射的定位。

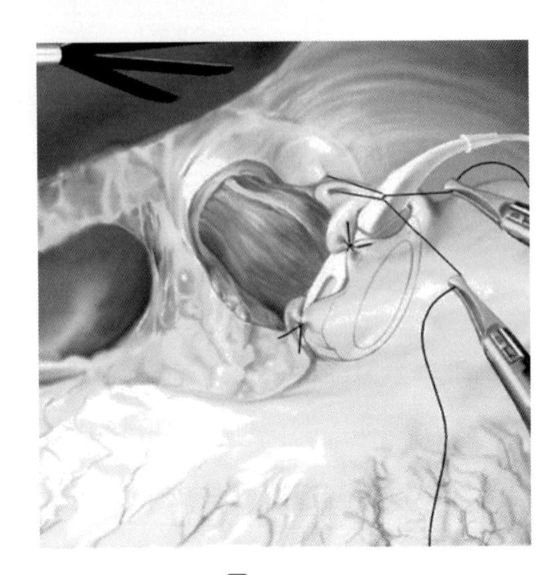

图 35.11

胆胰分流并十二指肠转位术(BPD/DS)

胆胰分流并十二指肠转位术作用与胃旁路术相近，但存在更多明显限制吸收的作用。相对胃旁路术(RYGB)及胃袖状切除术(SG)而言，实施 BPD/DS 需要更高的技术水平，同时存在相对高的并发症。十二指肠转位术后十二指肠残端漏是极其凶险的并发症，BPD/DS 手术可分两步实施，先期行胃袖状切除术，1 ~2 年后再进行十二指肠转位术。

手术步骤一

病人体位及 trocar 位置

病人体位及 trocar 位置同前述胃袖状切除术。

手术步骤二

胃袖状切除

胃袖状切除同前述。

手术步骤三

十二指肠离断

以超声刀仔细游离十二指肠球部远端的系膜，钝性分离十二指肠后方，游离距幽门远端 3cm 的十二指肠，以钉长 60mm 直线切割闭合器，白钉仓离断十二指肠(图 35.12)。

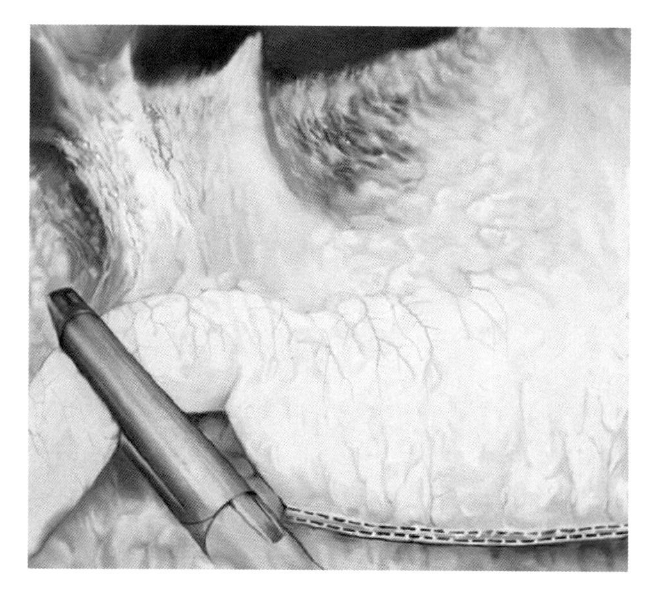

图 35.12

手术步骤四

空回肠吻合

距回盲部 250cm，以钉长 60mm 直线切割闭合器白钉仓离断小肠（相当于远端空肠与近端回肠的交界部），胆胰袢与距回盲部 50 ~ 150cm 的回肠行侧侧吻合，应用钉长 60mm 直线切割闭合器，白钉仓（图 35.13）。置入枪体的共同开口以 4-0 可吸收缝线连续缝闭。回肠远断端提至上腹腔行十二指肠回肠吻合。

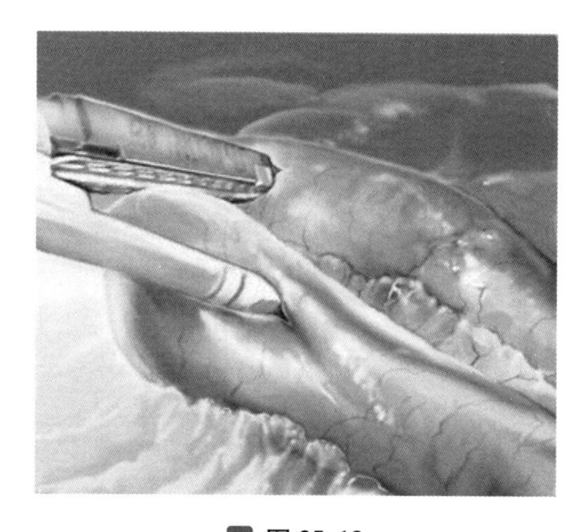

图 35.13

手术步骤五

十二指肠回肠吻合

如同胃旁路术（RYGB）的胃空肠吻合，25mm 端端环形吻合器的抵钉座可通过 Orvil 管置入十二指肠端，十二指肠离断后，经口置入 Orvil 管进入胃保留端，管的末端经胃十二指肠端穿出入腹腔，移除引导管，保留抵钉座于胃十二指肠腔内。

右锁骨中线切口 3cm，置入 25mm 端端吻合器枪体，自超声刀剪开的回肠断端进入，与胃十二指肠腔内抵钉座对接锁定完成吻合（图 35.14），吻合口浆肌层减张缝合。

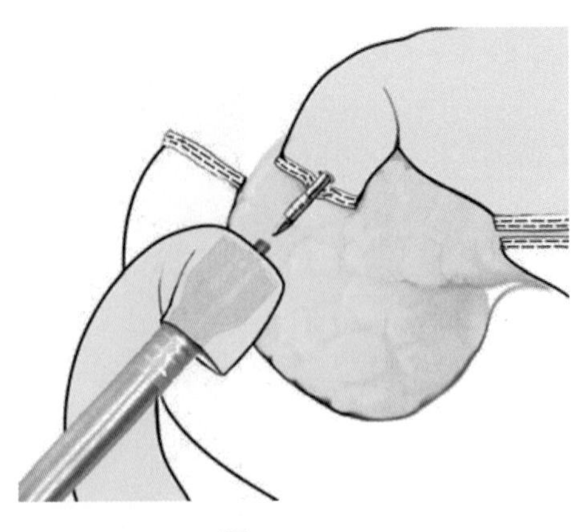

图 35.14

胆胰分流术(Scopinaro 术)

早期 Scopinaro 实施的胆胰分流术,首先行胃大部切除术,保留近端 250ml 胃囊,远端 200cm 回肠与胃囊行胃回肠吻合,近端回肠末端与 50cm 共同通道肠袢吻合。因其术后发生严重营养不良及腹泻,多数外科医生主张更长的共同通道肠袢。

手术步骤一 病人体位及 trocar 位置

病人体位及 trocar 位置同前述胃袖状切除术。

手术步骤二 胃大部切除

以超声刀沿大弯侧从距 His 角 15cm 起始游离大网膜直至幽门,十二指肠紧邻幽门的远端以钉长 45mm 直线切割闭合器切断。至此,胃小弯游离至胃左动脉水平。

以钉长 60mm 直线切割闭合器自胃小弯始离断胃(图 35.15),保留近侧胃容积约 200~400ml,切除的部分胃经右侧肋缘下切口取出。

一些外科医生主张做不切除胃的胆胰分流术,即远端的胃既不游离也不切除。

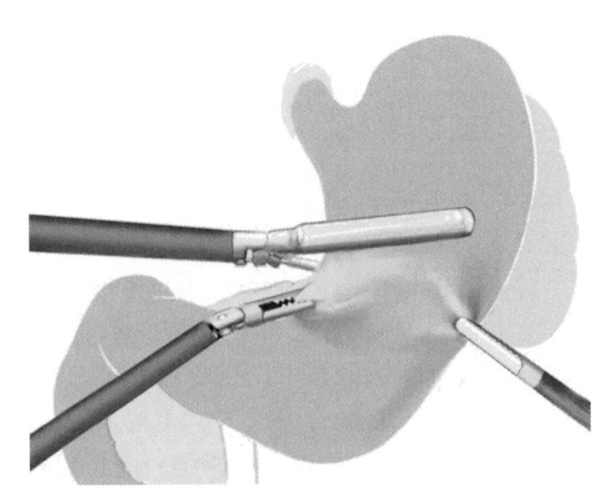

图 35.15

手术步骤三　空回肠吻合

计数共同通道肠袢(标定距回盲部 50 ~ 100cm 肠袢,推荐 100cm)及离断小肠的长度(距回盲部 250cm 的回肠作为食物袢肠管)。食物袢肠管与近端胃临时缝合固定,以标定正确的方位。

胆胰袢牵至上述标定位置(距回盲部 50 ~ 100cm 肠袢,推荐 100cm),以钉长 60mm 直线切割闭合器白钉仓行空回肠吻合(图 35. 16)。

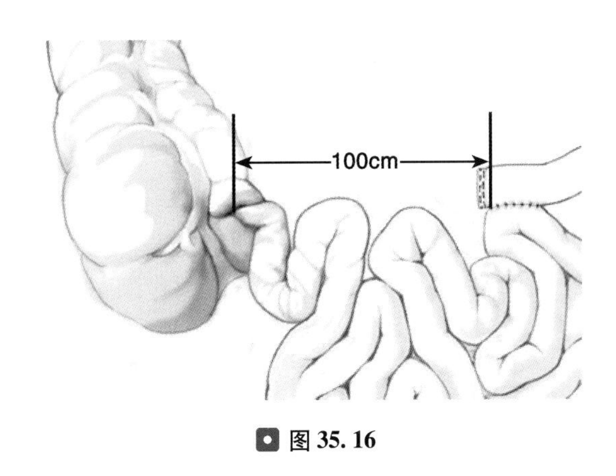

图 35. 16

手术步骤四　胃回肠吻合

于胃后壁行胃空肠吻合,小肠袢与胃囊并列切口(图 35. 17)。钉长 45mm 直线切割闭合器沿胃大弯侧置入行胃回肠吻合,置入枪体的共同开口手工缝合加浆肌层连续缝合。

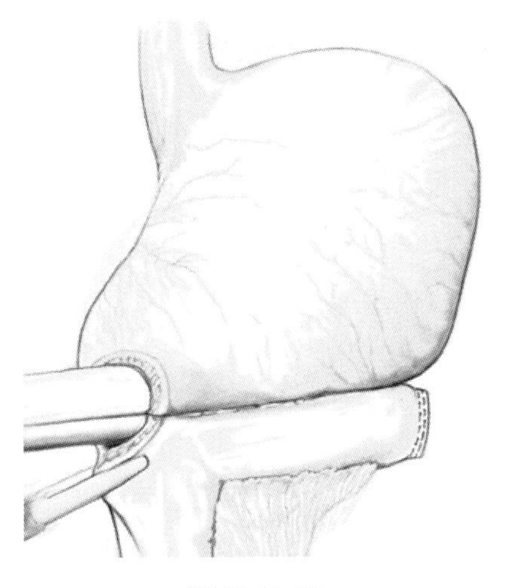

图 35. 17

垂直束带式胃成形术

垂直束带式胃成形术具有较高的后期并发症，在减重外科发展历程中，具有一定的历史背景（主要开展于 1980～2000 年），现今其作为首选手术开展很少。因为术后常常需要再次行修复性手术，所以这里仅介绍其主要步骤。

手术步骤一 置入环形吻合器抵钉座

以超声刀游离肝胃韧带无血管区，显露胃后间隙。环形吻合器抵钉座最佳置入位置为距食管胃结合部远端 6～7cm 的近胃小弯侧，胃小弯侧保留管腔应可置入法标 32 号支撑胃管为宜，抵钉座置入位置确定后，于该处自前向后垂直缝合胃壁，穿出的缝线固定抵钉座的穿刺钉尖端（图 35.18a）。以该缝线作引导将抵钉座穿刺钉穿过胃后壁及胃前壁，穿刺过程中需以抵钉座夹持器固定（图 35.18b），以电刀切割协助穿刺钉穿透胃壁。环形吻合器置入腹腔对接抵钉座，击发，建立透胃的环形“面包圈”样的胃壁缺损（图 35.18c）。

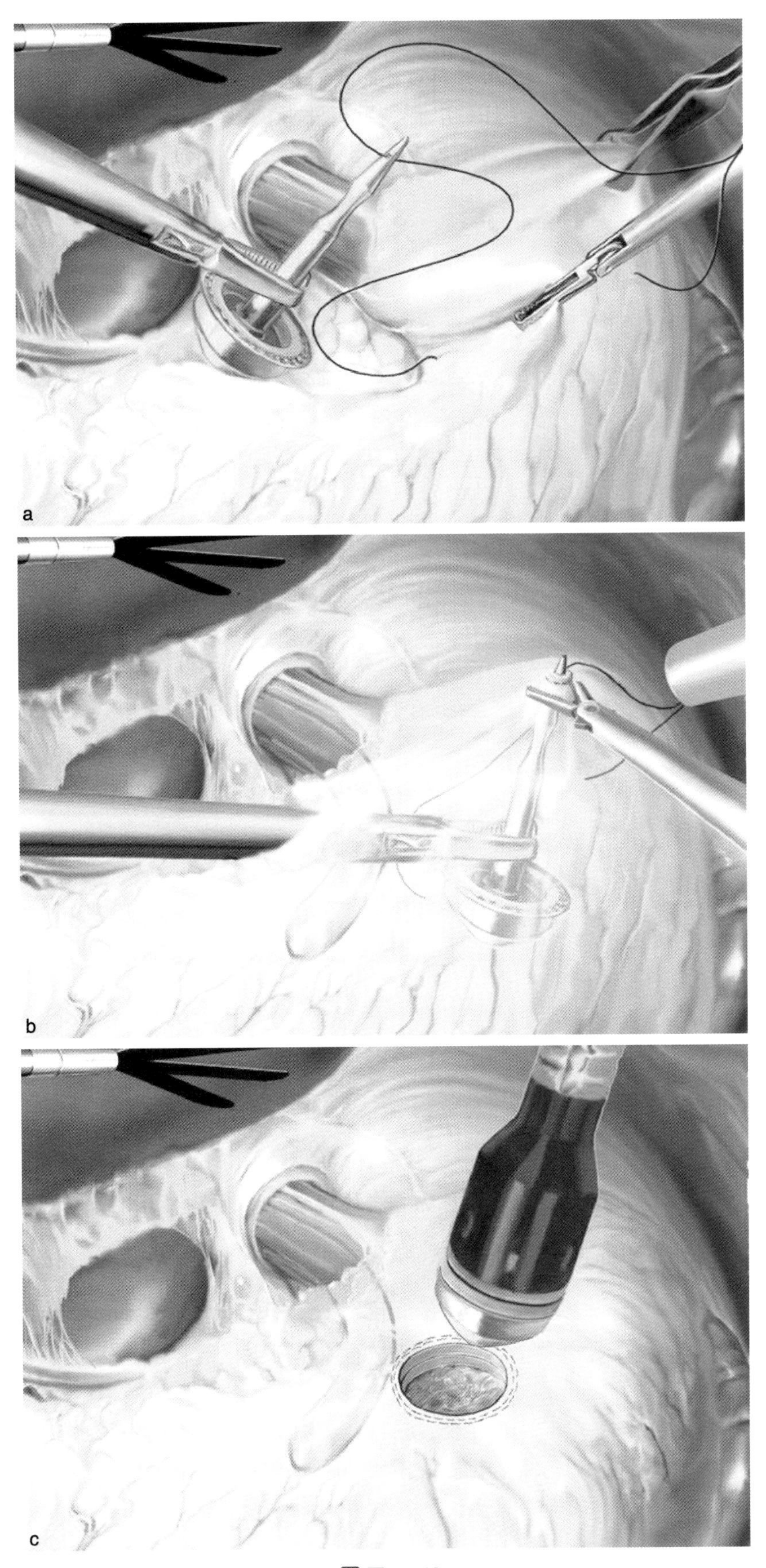

图 35. 18

手术步骤二

胃垂直离断和束带置入

自胃环形缺损开始，以钉长 60mm 直线切割闭合器(蓝钉仓)离断近端胃直至 His 角，保持贴近法标 32 号支撑胃管的左缘。7cm×1.5cm 大小复合材料网片沿胃小弯处环绕近端胃囊的流出道(◘图 35.19a)。

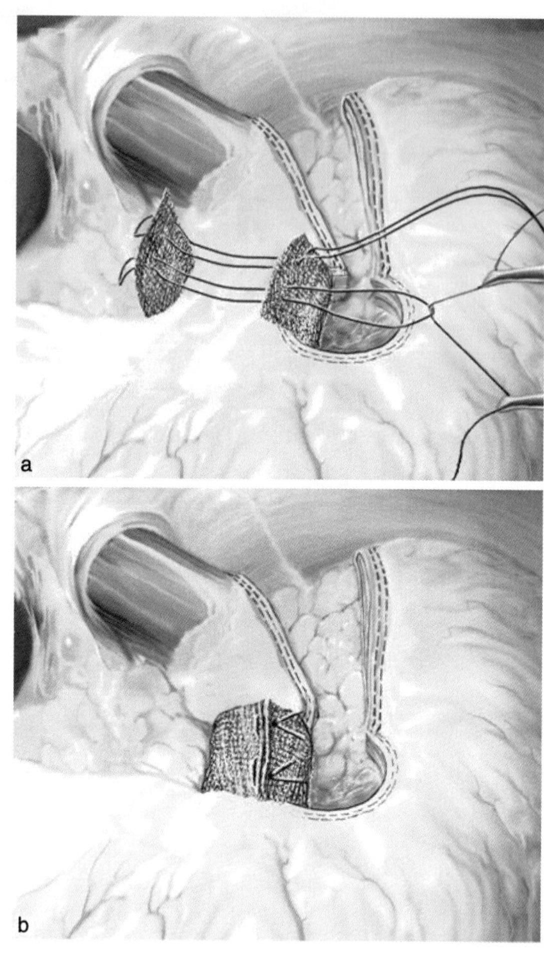

◘ 图 35.19

法标 32 号支撑胃管支撑的同时，网片的两末端使用不可吸收缝线间断缝合 3～4针，建立环形束带。环形束带的周长为 5cm(◘图 35.19b)，这种手术类似于一种称为垂直环胃成形术，后者使用的是硅胶管代替了束带。

机器人减重手术

机器人减重手术所占比例较低，但在一些专业减重中心有开展，机器人减重手术相比传统腹腔镜手术的优势包括 3D 手术视野、设备尖端的良好自由度、准确的定位、防抖稳定性。随着机器人手术在减重外科的推广及费用的降低，机器人辅助腹腔镜胃旁路术(RYGB)变得更加常见。

手术步骤一

病人体位及 trocar 位置

病人体位及 trocar 位置同前述腹腔镜胃旁路术(RYGB)，机器人平台置于病人头侧偏左 30°，医生控制台与病人保持适当距离(◘图 35.20)。

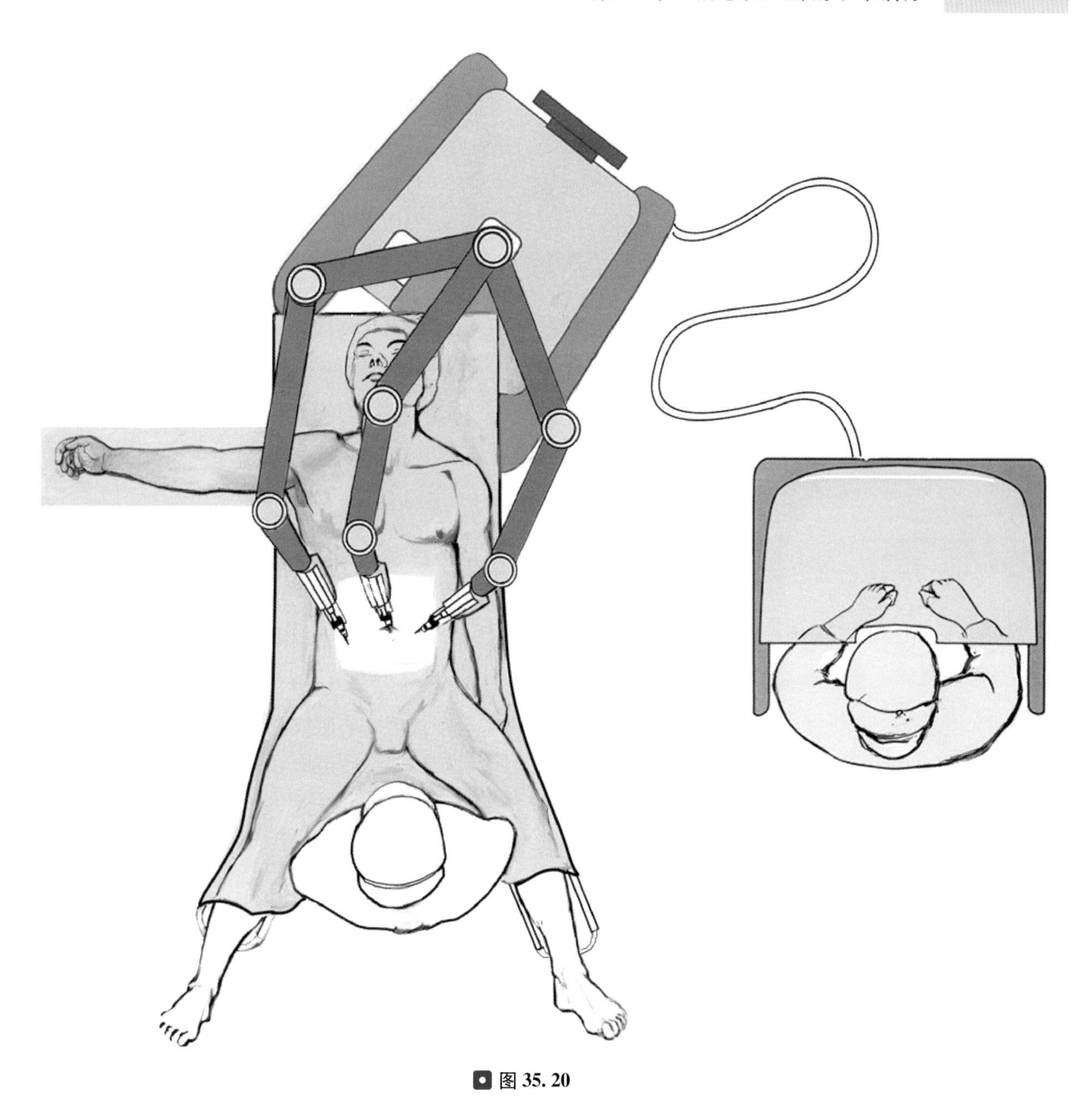

图 35.20

手术步骤二

建立 Roux-en-Y 袢

同传统腹腔镜胃旁路术(RYGB),确认 Treitz 韧带,以钉长 60mm 直线切割闭合器距 Treitz 韧带 50cm 横断空肠。

以超声刀垂直肠壁离断小肠系膜,计数 Roux-en-Y 袢(150cm)。

同腹腔镜胃旁路术(RYGB),以钉长 60mm 直线切割闭合器,白钉仓行空肠空肠吻合或手工缝合。4-0 可吸收缝线连续缝闭置入枪体的共同开口。系膜裂孔以不可吸收缝线间断缝合关闭。Roux-en-Y 袢由结肠前上提胃囊行吻合,大网膜应离断以建立结肠前 Roux-en-Y 袢上提的通道。

手术步骤三

建立胃囊及胃空肠吻合

同传统腹腔镜胃旁路术(RYGB),以三个直线切割闭合器建立胃囊。小肠袢与胃囊并列切口,吻合口可以前后壁连续缝合(图 35.21),这正是机器人手术的优势。

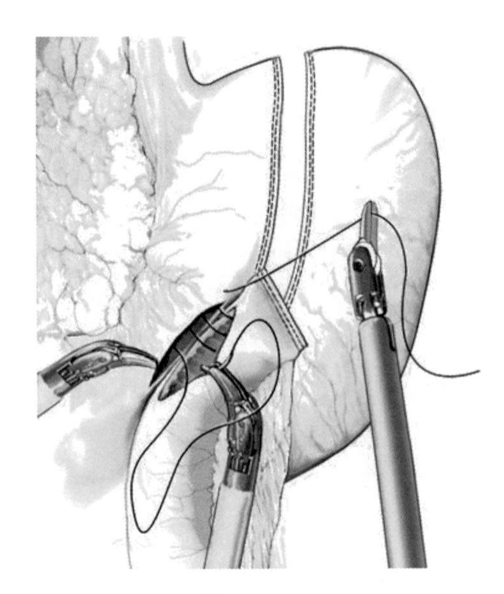

图 35.21

术后管理及监测

（1）如有睡眠呼吸暂停综合征或严重心脏疾患病史，术后需 ICU 监护。

（2）术后第 1 天/第 2 天，常规口服胃肠造影后，可进全流食。有经验的外科医生常不采用这种造影检查。

（3）临床及代谢状态的随访分别为术后 2、6 周，3、6、9、12 月，随后每年 1 次，以确保术后良好的疗效。

（4）常规应用多种维生素，胃旁路术（RYGB）、胆胰分流并十二指肠转位术（BPD/DS）和胆胰分流（BPD）术后，口服维生素 B_{12}，据血液检测结果判断是否需补充铁剂。

术后并发症

一般并发症

（1）腹腔内出血；
（2）切口感染；
（3）trocar 孔疝；
（4）深静脉血栓/肺栓塞；
（5）粘连性肠梗阻；
（6）蛋白/营养不良（取决于术式）。

手术特殊并发症

手术步骤一 胃旁路术（RYGB）、胆胰分流并十二指肠转位术（BPD/DS）和胆胰分流（BPD）

（1）胃空肠吻合口漏或十二指肠回肠吻合口漏（BPD/DS）、残胃漏、肠肠吻合口漏。

（2）内疝。

（3）胃空肠吻合口狭窄。

（4）吻合口溃疡及出血。

（5）输入袢（胆胰袢）梗阻。

手术步骤二　胃袖状切除术（SG）

（1）切缘漏。

（2）胃食管反流。

（3）袖状胃腔狭窄（常好发于小弯胃角处）。

手术步骤三　腹腔镜可调节束胃束带术（LAGB）

（1）胃囊扩张及束带滑脱。

（2）注水泵感染。

（3）束带侵蚀入胃腔（后期）。

（4）束带破损（后期）。

（5）注水泵/束带（水囊）失效。

手术步骤四　垂直束带式胃成形术（VBG）

（1）近端胃囊流出通道狭窄。

（2）胃食管反流。

（3）钉合线破裂引起胃瘘。

（4）束带侵蚀入近端胃囊流出道。

（5）不适应引起进食障碍。

专家经验

- ◆ 应用可视 trocar（FIOS；Ethicon）使 trocar 的建立更容易迅速，可视 trocar 的切口选择应紧贴左肋缘下（<1cm）。
- ◆ 通常 trocar 的建立尽量靠上部，尤其上部的两个位于剑突下及左肋缘下的 10/12mm trocar。
- ◆ 腹腔镜下环形端端吻合器的置入应以塑料保护套保护，防止置入肠腔或击发后，污染的钉仓会接触腹壁切口。
- ◆ 术前保守治疗，通过饮食控制使体重降低 5～10kg，实施“缩小肝脏体积”计划（译者注：术前 2 周的高蛋白、低脂肪、低碳水化合物的低热量饮食，可使肝脏的体积缩小。）以利于手术操作，尤其对于超级肥胖（男性）的病人。
- ◆ Brolin 防梗阻的缝合：空肠-空肠吻合（RYGB）及空肠-回肠吻合（BPD、BPD/DS）时，在共同通道肠袢的输出袢和胆胰袢之间做并行防梗阻的缝合可降低吻合口梗阻的发生。

（刘金刚　周勇　译）

第 36 章　保留胰腺的十二指肠切除术

Maximilian Bockhorn, Michael G. Sarr

保留胰腺的十二指肠切除术(PSD)适用于因病变较大或多发而不适合局部切除的十二指肠黏膜和 Vater 乳头来源的癌前病变。PSD 包括保留全部胰腺的十二指肠全切术或近全切除术。虽然十二指肠和胰腺有共同的血供,但仍旧有可能在不影响胰腺功能的情况下实现十二指肠切除,为此需要构建一个"新十二指肠"来重新植入胆管及胰管。

适应证与禁忌证

适应证

(1) 十二指肠黏膜(如家族性腺瘤性息肉病)以及 Vater 乳头(如绒毛腺瘤,绒毛管状腺瘤)来源的多发性癌前病变。

(2) 局限性的十二指肠良性肿瘤或癌前病变。

禁忌证

(1) 恶性肿瘤。

(2) 十二指肠、胃或胰头手术史。

术前检查及准备

(1) 胃十二指肠镜检查,并取活检。

(2) 超声内镜检查肠壁浸润深度。

(3) 内镜下逆行胰胆管造影(ERCP)或核磁共振胰胆管成像(MRCP)观察胰胆管解剖及形态。

手术步骤

手术步骤一

显露十二指肠

采用横切口或上腹正中探查切口。首先切除胆囊,以便接下来通过探针或胆道 Fogarty 导管定位壶腹部。游离结肠肝曲,打开小网膜囊,Kocher 手法充分游离、显露十二指肠第 1 ~3 段的左侧至腹正中线水平。

手术步骤二

十二指肠的处理及切除

松解 Treitz 韧带,紧贴十二指肠第 4 段及近端空肠肠壁切断并结扎肠系膜,以 GIA 切割闭合器断开近端空肠。此时,游离的近端空肠可置于右上腹肠系膜根部的十二指肠床,或穿过右侧横结肠系膜。

然后,将十二指肠的第 3 及第 4 段与胰腺小心剥离,并结扎肠系膜小血管,一直向近端游离至乳头水平。

乳头的精确定位对壶腹周围区域游离非常关键。定位方法是将胆道探针由胆囊管残端(胆囊切除术后)或者经切开的胆管插入十二指肠;通过十二指肠侧壁切开逆行胆管置管方法也有助于壶腹周围区域的游离。在该区域,应小心将十二指肠与胰腺分离,直至显露胆总管和主胰管的交汇处(图 36. 1a)。

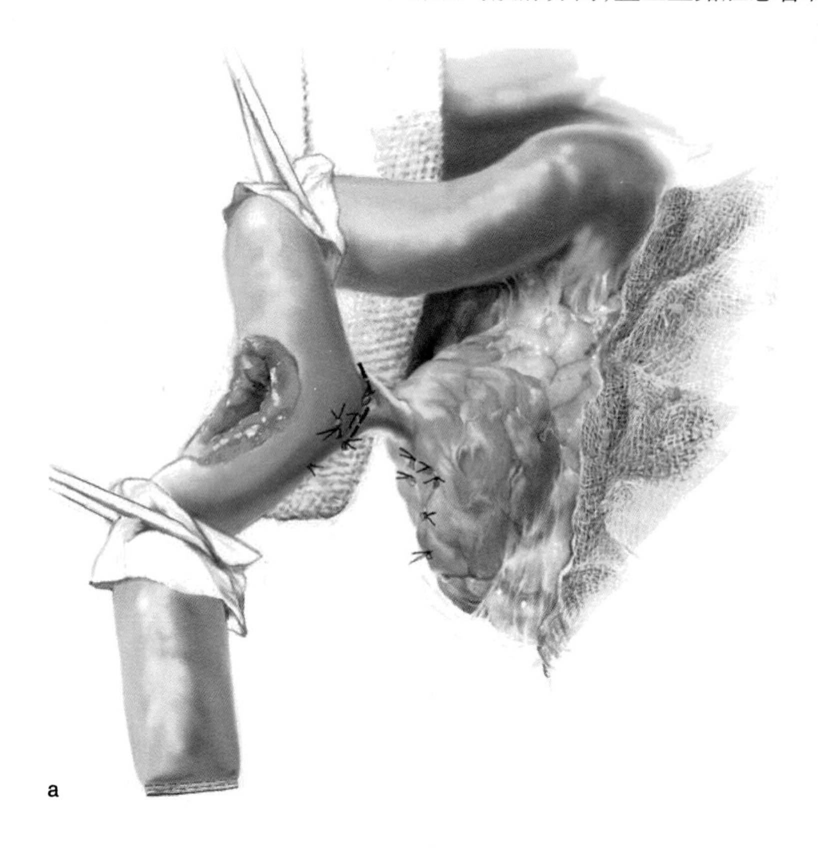

a

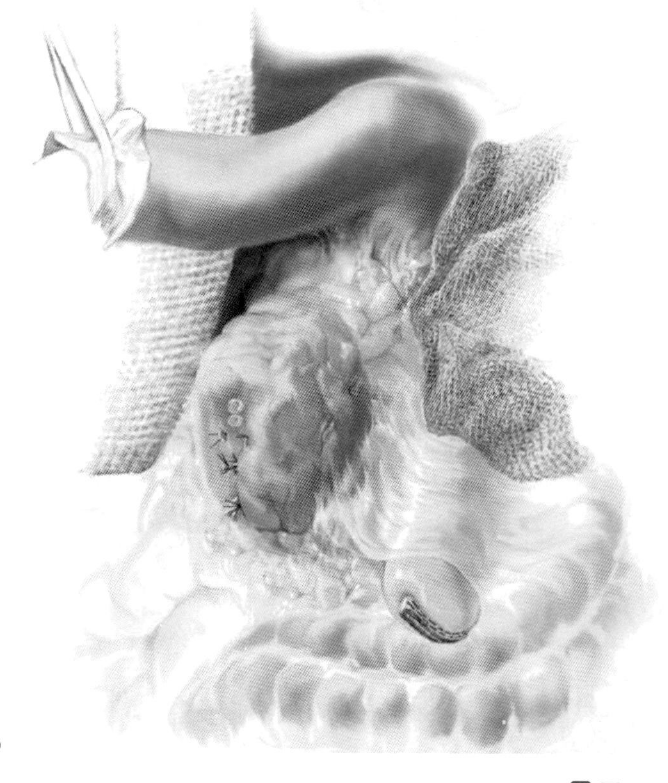

b

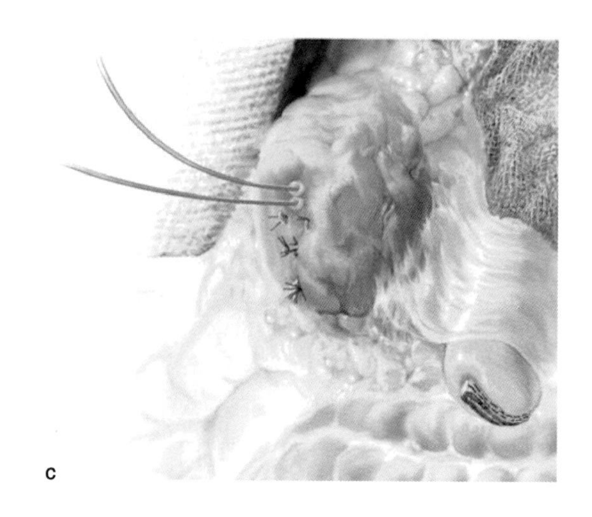

c

图 36. 1

接下来,在贴近十二指肠处横断胆总管及胰管。该步骤如图 36.1b 所示。若共同管道(胰管和胆管)较长,且十二指肠病变未累及壶腹区,则可横断该管道,仅留下一个"管道结构"用以与"新十二指肠"吻合。将 2 个导管分别插入胰管和胆总管(图 36.1c)。

在乳头近端,胰腺与十二指肠关系紧密,不易分离。一种方法是,游离十二指肠内侧壁固有肌层外侧,形成一个菲薄的浆膜下层平面,直至十二指肠第一段远端的"十二指肠系膜"。也可采取从近端十二指肠开始游离,并向远处延伸至乳头,分离过程中结扎小血管,同时应注意寻找副胰管开口;若发现,建议结扎副胰管。通常情况下无法找到副胰管开口,因而十二指肠第二段处所有的血管和"纤维样"组织都应结扎。

在幽门下方 1 ~2cm 处(若此处无病变)或贴近幽门远端横断十二指肠。切除的标本需送病理检查和术中冰冻切片,以排除侵袭性恶性病变。

手术步骤三

重建

此时,近端空肠成为了"新十二指肠";可由肠系膜上动静脉后穿过,也可通过右横结肠系膜上提。

与天然的乳头结构类似,胆管和胰管的吻合处应与幽门等距。一些中心通过打开新十二指肠行腔内吻合;另一些中心则采用腔外浆膜面吻合。在拟行胰胆管吻合的对侧新十二指肠处切开 2cm 大小肠壁,实施重建。吻合采用可吸收细线(6-0 或 7-0)进行间断、全层缝合(图 36.2)。术者应掌握多种管道重建技术。若保留了共同管道,则仅需进行一次吻合。相反,若病变累及远端管道和/或壶

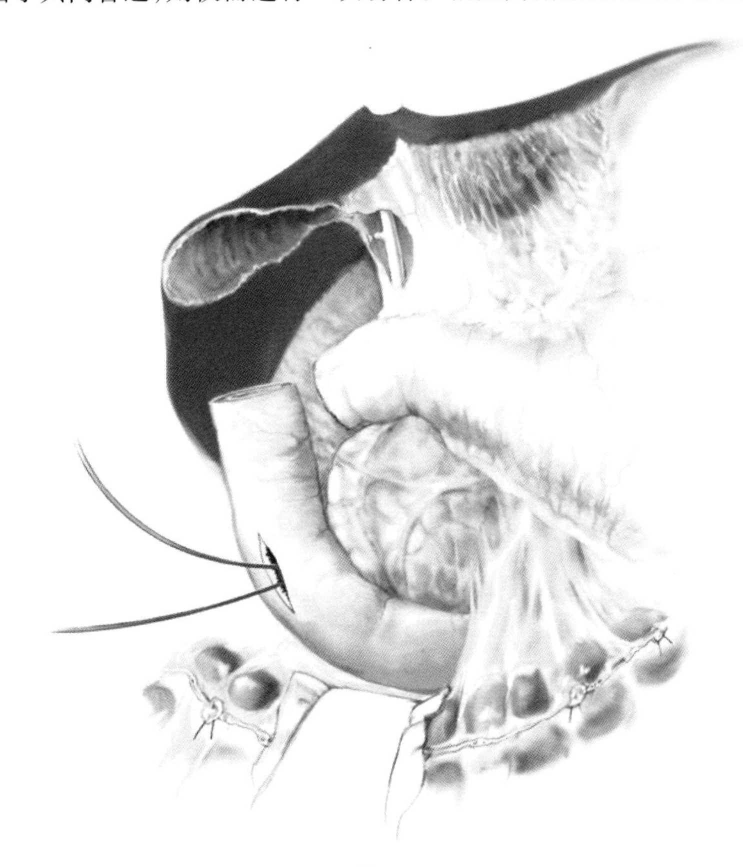

图 36.2

腹，横断之后则留下两个管道。若其间通过管间隔膜相连接，在这种情况下，若能小心地将两个管道进行成形，则可一次完成吻合(◘图 36. 3a)。如果横断之后未保留管间隔膜(此情况不常见)而两管道分开，则最佳的方法为使用 6-0 或 7-0 的可吸收缝线缝合两管道毗邻的侧壁，然后将汇合的管道结构作为一个吻合端进行重建(◘图 36. 3b)。

通过空心针在黏膜下穿刺，将胰管支架沿着长隧道置入新十二指肠，并经腹壁引流至体外。横向缝合(纵切横缝)、关闭用于置入胰管支架的肠管开口，胰管支架管可以在手术后 4 ~6 周拔除。

胃肠道重建采用单层间断缝合法，将新十二指肠与保留的十二指肠近端或幽门远端行端端吻合。可在胆总管内置入 T 管，或经由胆囊管残端置入引流管。在新十二指肠后放置软引流管。完整的重建方法如图 36. 4 所示。

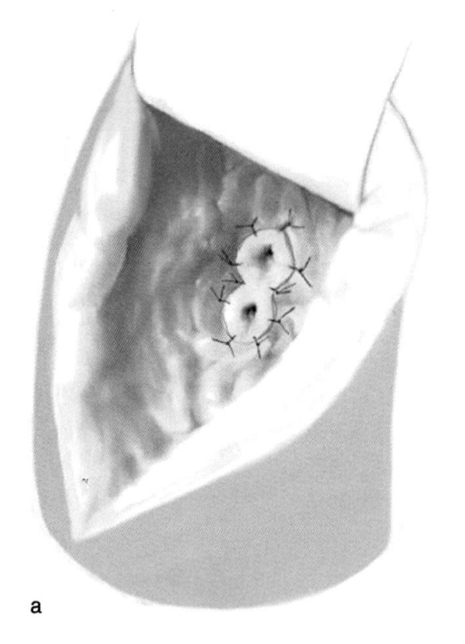

a

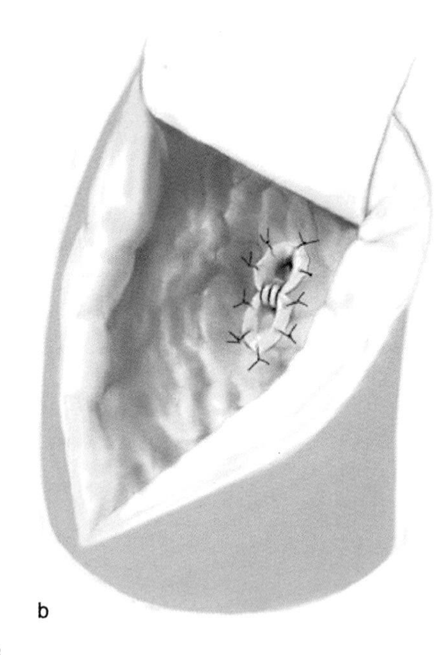

b

◘ 图 36. 3

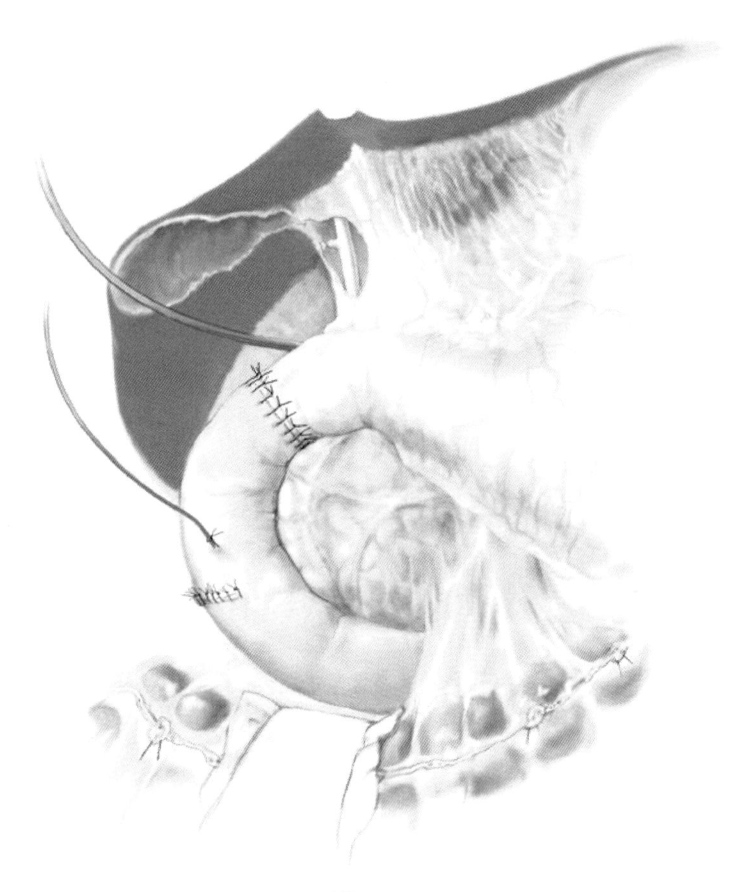

图 36.4

术后常规检查

（1）胆总管和胰管引流管需要放置 6 周。
（2）拔除引流管/支架前行胆管造影。

术后并发症

（1）胰管引流管或胆总管引流管移位。
（2）胰瘘和/或胆瘘。
（3）胃肠吻合口漏。
（4）胰腺炎。
（5）胆管炎。
（6）吻合口狭窄。

专家经验

- 在“新乳头”处使用可吸收缝线固定胰管引流管。
- 必须保证无张力吻合。
- 不要为了完成PSD术而牺牲病人的安全(脆弱的胰管及胆管吻合,术后并发症风险高)。

(郭俊超 张旭 译)

第37章 机器人胃切除D2根治术

Woo Jin Hyung, Yanghee Woo

机器人手术是治疗可治愈胃癌病人的有效方法。自1994年Kitano等报道第1例腹腔镜胃癌根治术以来，胃癌微创手术已受到许多专家的青睐。与开腹胃癌手术相比，微创胃癌根治术具有住院时间短，术后疼痛轻，肠道功能恢复快，出血量少等优点。然而，由于腹腔镜根治性胃切除术中淋巴结清扫技术的复杂性以及对腹腔镜手术过程中无瘤原则的担忧，限制了腹腔镜在胃癌手术中的广泛应用。

胃癌外科医师正在逐步采用达芬奇机器人手术系统来帮助降低胃癌根治术中淋巴结清扫的难度。更清晰的三维放大手术视野、更加精细的具有震颤滤过功能的机械臂以及对4个机械臂的自主控制等技术优势，使外科医生能够完美地控制整个手术过程。机器人胃癌根治术已被证实是安全可行的，且具有比预期更短的学习曲线。回顾性研究和有限的前瞻性对照研究表明，与腹腔镜手术相比机器人胃癌手术具有较好的短期疗效，与开腹手术相比同样具有微创手术的优势。此外，胃癌手术中的肿瘤治疗原则同样在达芬奇机器人手术中得以遵守，包括无触摸技术、阴性切缘和足够的淋巴结清扫等。

然而，由于达芬奇机器人手术的一些不足，包括手术时间较长、培训机会有限和机器人手术系统价格昂贵，使机器人胃癌根治术的有效性一直饱受争议。由于缺乏关于机器人胃癌手术并发症发生率、死亡率、远期疗效、生活质量和成本效益比等随机对照研究，外科医生决定是否行机器人胃癌手术很大程度上是基于对新技术优势的认知和对微创手术可改善病人预后的共识之上。

机器人胃癌根治术在胃癌的外科治疗方式上是一种非常微创的选择，对外科医生和病人均具有巨大的潜在益处。随着外科医生越来越纯熟地使用新兴机器人技术，机器人手术治疗胃癌将在未来几年得到发展。

自2003年机器人胃癌手术首次报道以来，在经验丰富的医学中心外科医生已经将机器人胃癌根治术作为一种微创手术方式来替代腹腔镜手术。同所有胃癌手术一样，机器人胃癌根治术必须遵循肿瘤治疗原则，包括多学科综合治疗策略、完整的术前评估和详细的手术方案。机器人胃癌手术和淋巴结清扫需要熟悉胃周血管解剖和日本胃癌协会(JGCA)定义的相应站别的淋巴结。手术操作步骤依照淋巴结D2清扫术。

适应证

机器人胃癌根治术的适应证与腹腔镜胃癌手术相同。目前，基于日本胃癌治疗指南，微创胃癌根治术推荐用于早期胃癌。但在临床实践中，根据外科医生的经验和专业知识，其手术适应证已扩展到局部进展期胃癌。

(1) 机器人根治性胃切除局限性淋巴结清扫术适应证：pT1a，pT1b，pN0。黏膜或黏膜下肿瘤不符合内镜切除标准或内镜黏膜切除或黏膜下剥离治疗失败者。

(2) 机器人根治性胃切除D2淋巴结清扫术适应证：pT1N1M0，pT2N0/N1M0，pT3N0/N1/N2M0。

(3) 机器人根治性胃切除D2淋巴结清扫术扩展适应证：pT4a。

机器人胃癌根治术相对禁忌证：

(1) 广泛淋巴结转移者。

(2) cT4a(肿瘤侵犯浆膜层)者。

机器人胃癌手术的绝对禁忌证与腹腔镜手术相同：

(1) 术前分期为 T4b 或有远处转移者。

(2) 不能耐受全身麻醉者。

(3) 难以纠正的凝血功能障碍者。

(4) 血流动力学不稳定者。

术前评估

病人的术前评估包括综合评价病人一般情况、明确病理学诊断、肿瘤部位和疾病严重程度。为制定术前手术计划，需行下列检查：

(1) 上消化道内镜检查及组织活检。

(2) 内镜下标记肿瘤近端边缘。

(3) 超声内镜检查。

(4) 腹部 CT 扫描。

病人体位，trocar 布局，机器人连接

在全身麻醉下，病人取仰卧位，双上肢固定于躯干两侧，手术床调整为 15°头高足低位(图 37.1a)。腹部消毒范围上至乳头水平，下至耻骨上区，范围可适当扩大。手术通过呈 V 形布局的 5 个 trocar(2 个 12mm 和 3 个 8mm)进行(图 37.1b)。trocar 布局根据病人体型进行调整，尤其是 2 号机械臂 trocar，应该放置于病人右锁骨中线与十二指肠水平段连线交点处。Cart(一种机器人手术车)应放置于病人头部正上方并平行于手术台，而后连接机器人各机械臂(图 37.1c)。

(1) 脐下 trocar(图 37.1b)连接镜头臂。

(2) 1 号机械臂为 Maryland 弧形双极抓钳。

(3) 2 号和 3 号机械臂为超声刀或单极器械和 Cadiere 钳，可相互转换。

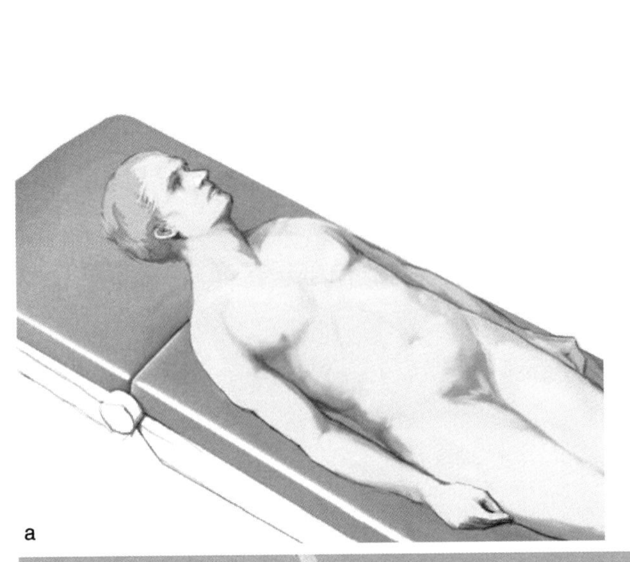

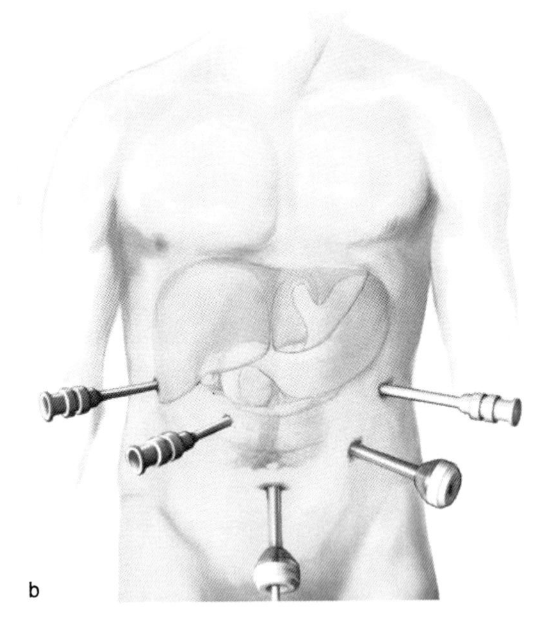

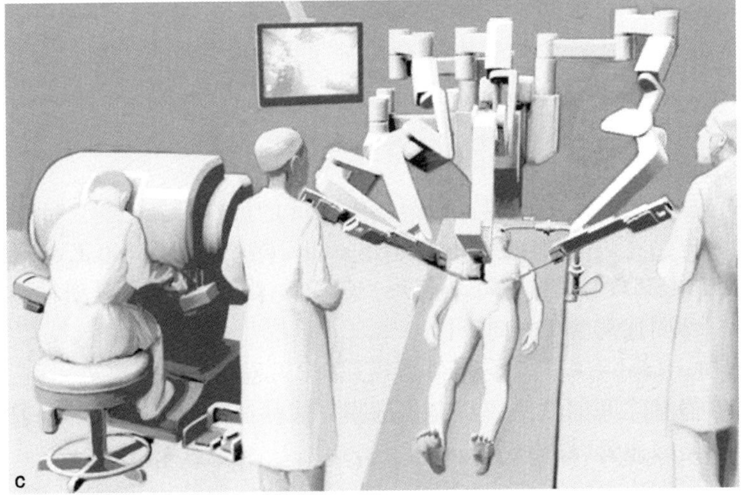

图 37.1

悬吊肝脏

悬吊肝脏有助于显露肝十二指肠韧带、胃小弯、胰腺上区和食管胃结合部。然而在多种肝脏自动牵引方法中，我们更习惯应用纱布悬吊法。

远端胃大部切除术D2淋巴结清扫步骤

五大基本步骤和相关的解剖标志

手术步骤一　左侧区域清扫

机器人3号机械臂的Cadiere钳将胃向头侧及前腹壁方向牵拉大网膜，使其远离横结肠，充分显露胃结肠韧带，以利于安全分离清扫第4sb和4d组淋巴结。

(1) 使用超声刀等能量设备自横结肠中部区域进入小网膜囊，向脾下极方向分离大网膜(图37.2a)。调整Cadiere钳位置和应用Maryland双极抓钳能更好的显露胃和胰腺之间的区域。然后分离胃后壁和胰腺表面之间的粘连。

（2）向近端分离过程中仔细辨别和裸化胃网膜左血管根部，并应用夹子或能量设备将其离断（◘图 37.2b）。因近切缘到胃短血管之间包含部分第 4sb 组淋巴结，故沿胃大弯清扫该区域脂肪组织。

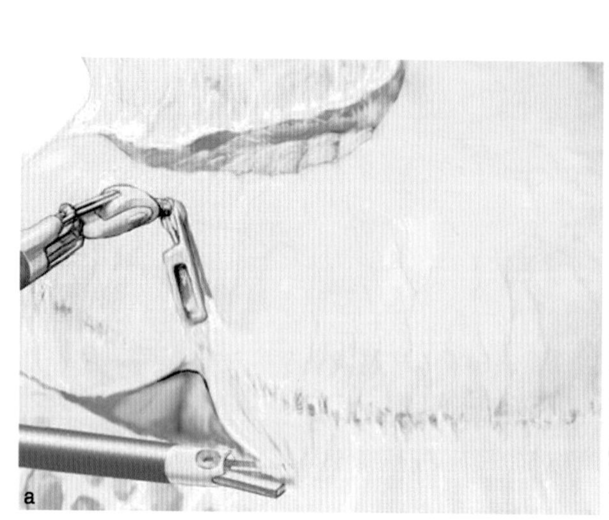

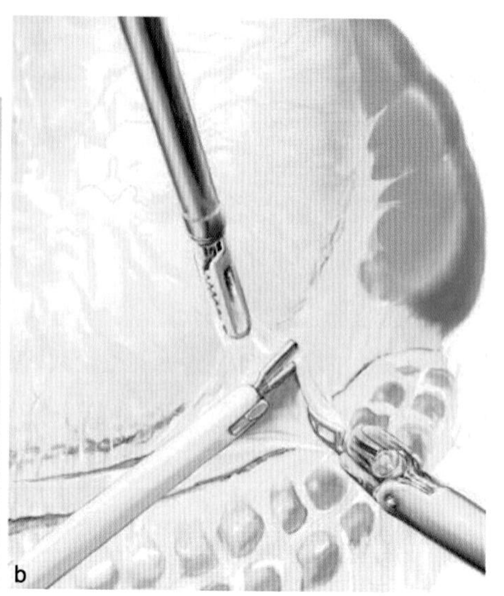

◘ 图 37.2

手术步骤二 右侧区域清扫

病人右侧区域清扫主要是游离远端胃和距胰头 2cm 的近端十二指肠。此时应清扫包含第 6 组淋巴结在内的软组织，由于此处紧邻胃网膜右静脉（RGEV）和胰十二指肠上前静脉（ASPDV），操作应小心仔细。显露该区域时应用 3 号机械臂沿大弯侧夹持胃幽门部向远离胰头方向牵拉。

（1）接着使用 Maryland 双极抓钳分离外层组织，应用超声刀边分离边止血，清扫胰头到胃网膜右静脉之间的软组织。自胃网膜右静脉汇入胰十二指肠上前静脉处裸化、结扎、离断该血管（◘图 37.3a）。

（2）继续分离该区域软组织，并在由胃十二指肠动脉分支处辨认、结扎、离断胃网膜右动脉（RGEA）。在清扫该区域时可能会遇到幽门下动脉，应使用夹子或能量设备将其结扎。

（3）然后，沿胃十二指肠动脉分离十二指肠后壁和胰腺之间的附着，直至肝总动脉（CHA）。

（4）在胰头前方放置一“4cm×4cm”大小纱块保护胃十二指肠动脉，以防清扫胰腺上区时损伤（◘图 37.3b）。

（5）游离距幽门约 2cm 的近端十二指肠，应用腔内直线型切割缝合器离断近端十二指肠（◘图 37.3c）。

手术步骤三 胰腺上缘区域清扫

在这个区域使用超声刀和 Maryland 双极抓钳结合沿血管仔细分离，整块清扫肝十二指肠和胰腺上缘区域软组织和淋巴结。必要时再次使用 Cadiere 钳行牵拉和显露。将胃牵向病人左侧并略向前腹壁倾斜，形成张力有助于辨认胃右血管。

（1）沿肝固有动脉（PHA）表面分离显露胃右动脉（RGA），并于其起始部离断清扫第 5 组淋巴结。

（2）沿肝固有动脉前方及内侧清扫第 12a 组淋巴脂肪组织，直到显露门静脉（PV）内侧缘（◘图 37.4a）。助手可轻轻地将肝固有动脉向病人右方肝总动脉下方牵拉以协助显露此区域。

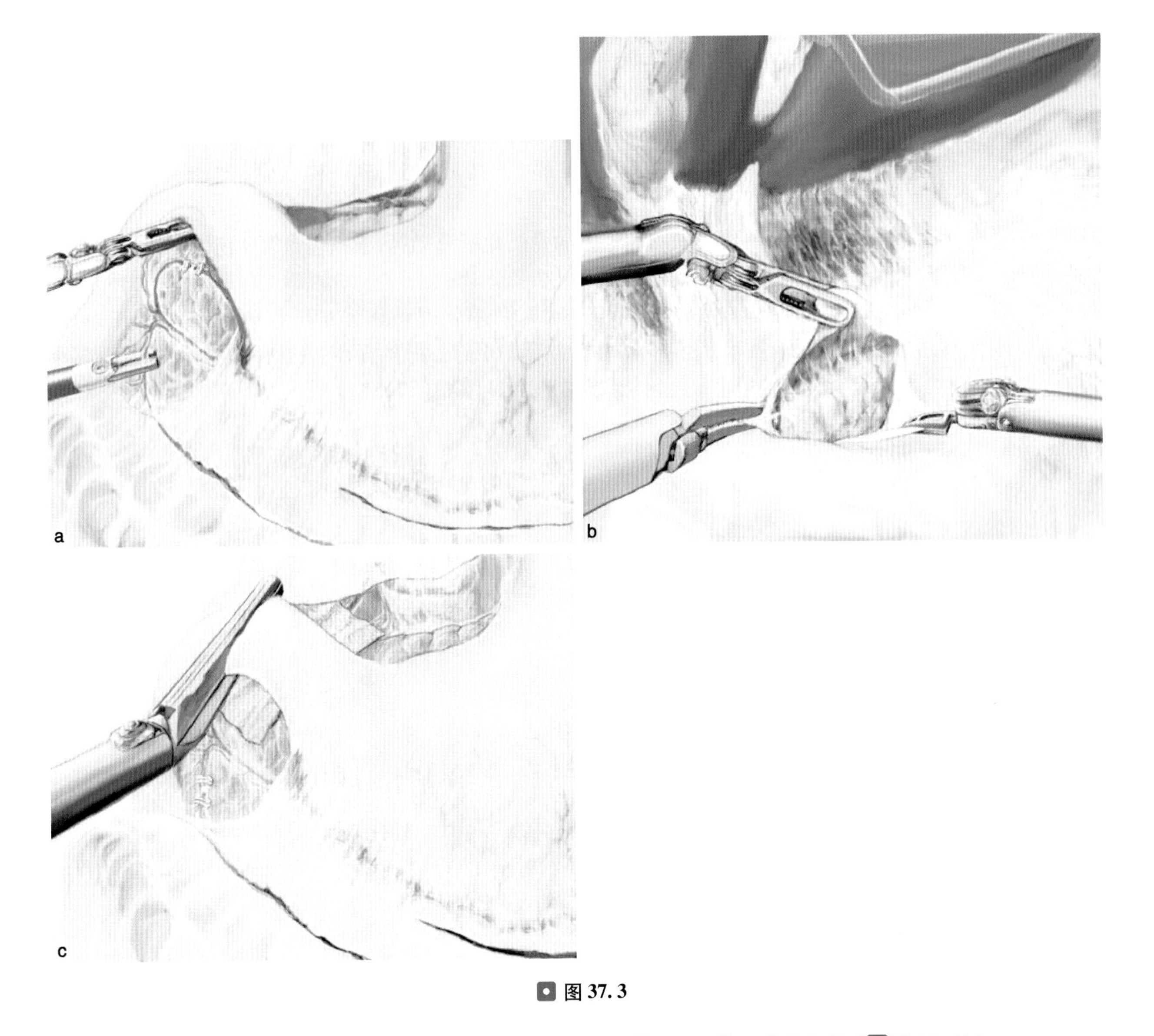

图 37.3

(3) 继续沿肝总动脉清扫第 8a 组淋巴脂肪组织(图 37.4b)。

(4) 牵拉胃以充分显露胃小弯,清扫此区域软组织时注意胃左静脉。于胃左静脉汇入门静脉处离断该血管(部分病人胃左静脉可能在肝总动脉前方汇入脾静脉)。

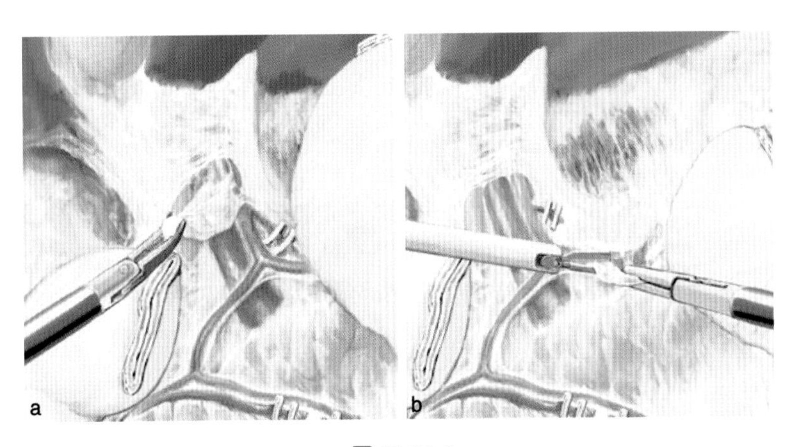

图 37.4

手术步骤四　胃左动脉周围清扫和骨骼化脾血管

沿胃左动脉(LGA)、腹腔干和脾血管清扫腹膜后软组织,包括第7组和11p组淋巴结(◘图37.5a,b)。

(1) 分离胃小弯与后腹膜的粘连以更好显露胃左动脉根部。

(2) 显露胃左动脉根部,于其近心端置2枚血管夹后将其离断(◘图37.5a)。

(3) 继续向腹腔干方向骨骼化肝总动脉,清扫包含第9组淋巴结的腹腔干动脉周围软组织(◘图37.5b)。

(4) 然后将胃移向左上腹,骨骼化脾动脉前方和上方。当动脉周围的软组织被清扫后,解剖脾动脉上方有助于脾静脉的显露(一旦到达脾血管中部或胃后动脉,则第11p组淋巴结清扫完成)(◘图37.5c)。

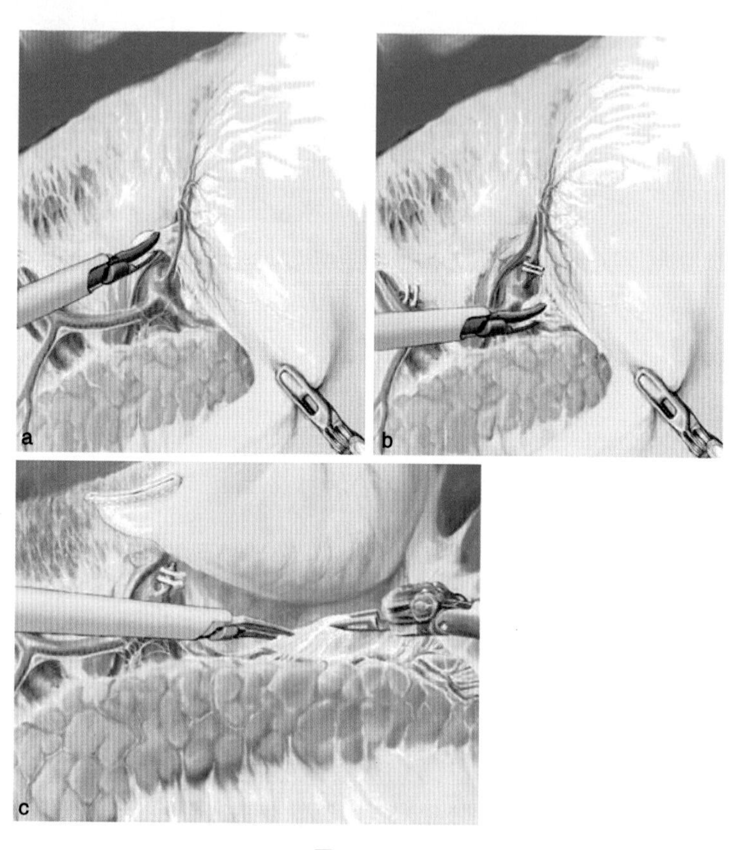

◘ 图37.5

手术步骤五　清扫胃小弯和离断近端胃

自腹膜后向上分离胃小弯直至食管裂孔(◘图37.6)。

(1) 为显露此区域,助手将胃牵向病人左侧,沿腹段食管、贲门右侧、胃小弯的右侧清扫软组织。

(2) 分离迷走神经前干和后干并将其离断,同时清扫第1组和3组淋巴结。

(3) 胃完全游离后,应用60mm蓝钉腔内直线型切割闭合器在确保足够近切缘后离断胃(可能需要额外钉仓)。

至此完成机器人远端胃大部分切除D2淋巴结清扫术。

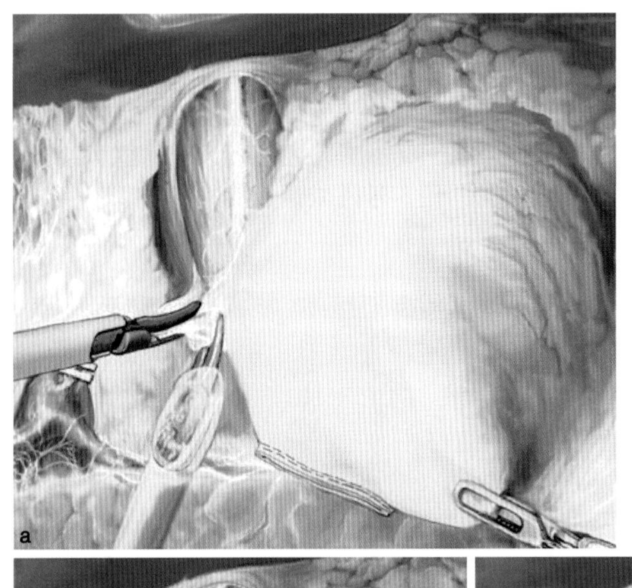
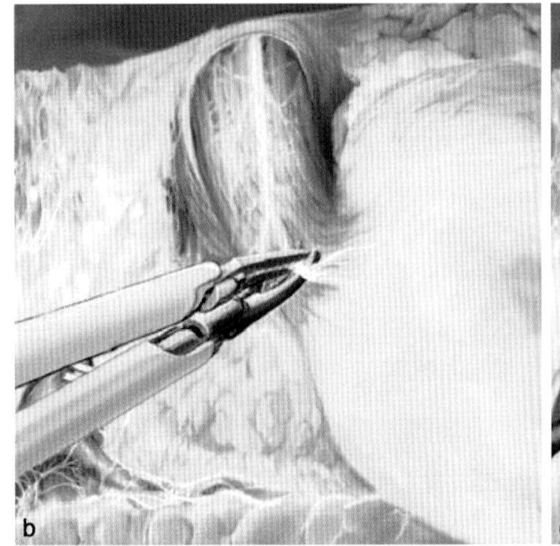
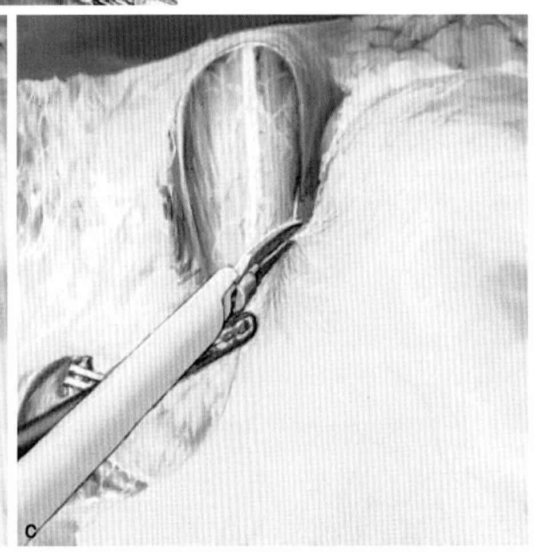

图 37.6

消化道重建

根据胃切除范围和外科医生习惯选择合适的胃肠道重建方式。根据残胃大小,机器人胃切除术常采用胃十二指肠吻合术、胃空肠吻合术或 Roux-en-Y 吻合术恢复消化道连续性。由于大部分远端胃切除术切除胃容积的三分之二,所以常需要行胃空肠吻合术。

胃空肠吻合术

肿瘤完整切除且获得满意切缘后,开始行消化道重建,重建前应检查残胃大小和用于重建的空肠袢的活动性。

(1) 游离距残胃 6cm 范围的胃大弯以备吻合。此时,可能需结扎离断第一支胃短动脉。如果这样,残胃可能过小而无法行胃空肠吻合术。

(2) 将距 Treitz 韧带 15～20cm 处空肠提起,近端空肠对残胃近端大弯侧(图 37.7a)。空肠袢既可以采用结肠前,也可以采用结肠后方式上提。

(3) 残胃和空肠分别开孔,由左侧助手 trocar 置入腔内直线型切割缝合器,自近端向远端方向插入胃肠腔内(◘图 37. 7b)。

(4) 自病人右侧 trocar 置入切割缝合器关闭共同开口。为完成此部分操作,需移走机器人 2 号机械臂,并将 8mm 机器人 trocar 更换为 12mm trocar,从而利于腔内直线型切割缝合器的置入(◘图 37. 7c)。

(5) 另一种方法是应用机器人辅助缝合共同开口。将超声刀和 Maryland 钳更换为针持。用 3 号机械臂固定共同开口,应用 2-0 薇乔线和 3-0 丝线缝合共同开口。

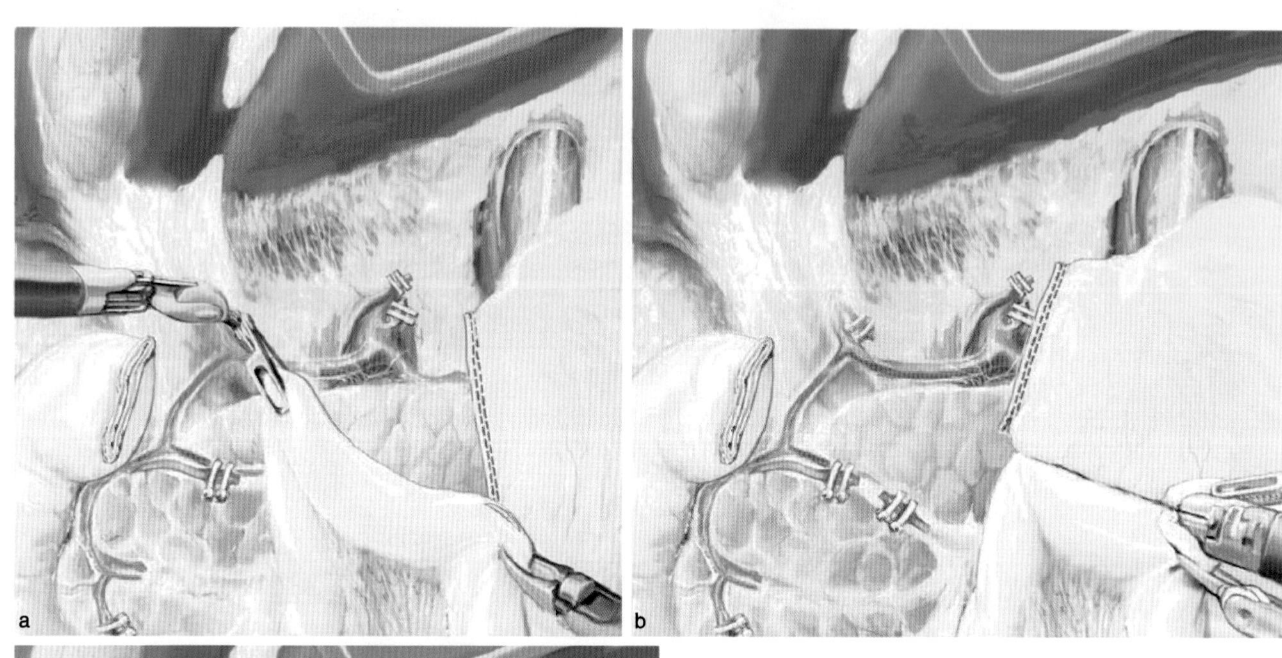

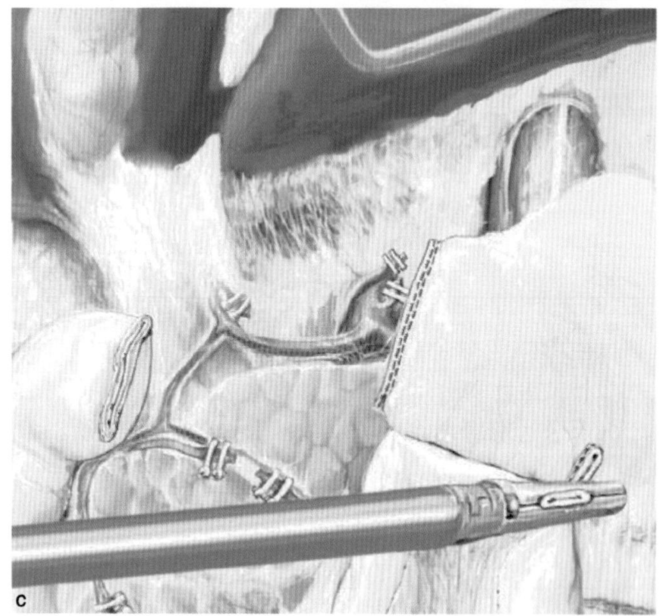

◘ 图 37. 7

Roux-en-Y 胃空肠吻合术

为减少迷走神经切断和远端胃大部切除术后胆汁性食管炎和胃炎的发生，部分外科医师倾向于应用胃空肠 Roux-en-Y 吻合术作为重建方式。

（1）应用腔内直线型切割缝合器在距 Treitz 韧带 15～20cm 处离断空肠，采用结肠前或结肠后方式上提远端空肠，空肠对系膜缘与残胃大弯平行，空肠残端朝向胃近端。

（2）于胃大弯近端和空肠近残端对系膜缘分别开口。

（3）小心置入腔内直线型切割缝合器，调整好两侧边缘后击发。机器人下分两层关闭共同开口。

（4）使用机器人抓钳和 Maryland 双极抓钳将胆肠支和距胃空肠吻合口 50～60cm 空肠排列好并分别开口，通过助手 trocar 置入腔内直线型切割缝合器行侧侧吻合。双层连续缝合关闭共同开口。

（5）检查重建后的小肠方向。

（余佩武　郝迎学　徐宪辉　译）

第 38 章　机器人辅助下的微创食管切除术：Ivor-Lewis

Inderpal S. Sarkaria，Nabil P. Rizk

目前，微创食管癌手术在肿瘤学和术后功能方面与开放手术对比效果相当这一观点已逐渐被认可。另外，越来越多的文献，包括一项前瞻、随机、对照研究证实微创手术在肺、伤口并发症及短期疼痛指数方面均优于开放手术。

尽管机器人辅助食管手术与标准的胸腔镜手术对比开展相对较少，但该术式正在为越来越多的人采用。已发表的文献报道了各种机器人辅助的手术方式，最常用的是辅助游离食管。少量文献报道了胸腹腔镜联合的机器人食管癌切除，食管胃胸内或颈部吻合手术。在我们中心，采用标准化基于四个机械臂机器人平台的手术方法，用于 Ivor-Lewis 和 McKeown（三孔）手术。Ivor-Lewis 手术最为常用，详细阐述如下。

适应证与禁忌证

适应证

机器人辅助下的微创食管切除术（RAMIE）的良、恶性手术指征与开放、微创手术相同。恶性疾病的指征取决于病变的位置和大小，这是食管癌切除的决定性因素。在北美，最常见适应证是下段和中段腺癌。对于下段鳞癌，可以考虑 Ivor-Lewis 手术；但是由于此类病人有较高的概率为黏膜多发病变，我们更倾向于采用 McKeown 术式。对于中段食管鳞癌或上段食管癌，不管病理类型，均采用 McKeown 手术。良性疾病的指征相对较少，多局限于晚期病变并伴有明确的功能异常。具有下列诊断的病人最适合 RAMIE 手术：

（1）下段的腺癌和鳞癌。

（2）中段腺癌。

（3）终末期贲门失弛缓症。

（4）中、下段顽固性狭窄。

禁忌证

RAMIE 的禁忌证（与开放手术相比）和标准胸腔镜微创手术相同。尽管这些禁忌证在不同的医学中心有所不同，我们对下列病人不采用微创手术：

（1）需要间置结肠的病人。

（2）上段食管肿瘤需要喉切除的病人。

（3）胸腔内广泛粘连不适合微创手术的病人。

RAMIE Ivor-Lewis 手术的相对禁忌证与标准胸腔镜和开放手术相同：

（1）中、上段食管鳞癌。

（2）上段食管腺癌。

术前准备

有活检病理证实的食管癌病人进行常规术前评估，以确定是否适合手术。术前分期包括胸、腹、盆 CT，超声胃镜，18F-FDG（氟代脱氧葡萄糖）正电子发射扫描（PET）检查。对于病变局限，肿瘤位于黏膜内（T1a 或更早期）的适合病人，可以进行内镜下的黏膜切除加残余 Barret 食管或不典型增生病变的射频消融治疗。对于不适合内镜治疗的或临床早期浸润性病变（T1b 或 T2，没有局部淋巴结转移证据）的病人采取手术治疗。对于局部晚期或有淋巴结转移的病人采取新辅助放、化疗，在完成新辅助治疗后 4 ~ 6 周进行手术治疗。

手术步骤

手术间的准备和病人体位

不管是腹腔或胸腔部分，机器人的主机均放置在病人右侧。我们使用四只机械臂的平台系统，两个操作控制台。所有手术均需要两位主治医师-一位在手术床旁，另一位在控制台，另外一位高级手术助理操作第二个控制台。胸腔镜操作时使用双腔插管，单肺通气。手术开始前行胃镜检查确认肿瘤位置。

腹腔部分：病人取仰卧位，安装挡脚板。双臂呈 45°角放置，为方便肝脏牵引器的使用，可以将手术床向右侧倾斜。为了防止与辅操作臂相互干扰，可以将左侧机械臂收起。为了将机械臂平台安放在病人头侧中线位置，可以将手术床旋转 90°（daVinci Surgerical Robot；Sunnyvale，CA，USA）（图 38.1a）。病人取头低脚高位（反 Trendelenburg 位），将各机械臂分别置入 trocar 中。胸腔部分，病人取标准的左侧卧位，适度弯曲（折刀位）。上肢放置在中立位。将手术床旋转 60°，机械臂平台放置在病人右肩的斜上方（图 38.1b）。

手术通道的位置

腹腔部分，脐上 12mm trocar 放置镜头，建立 CO_2 气腹，压力 15mmHg。使用 12mm 30°镜头。其余各通道在直视下放置，包括左侧肋缘下 5mm 通道，使用 5mm 无创抓钳（Schertl Grasper；Intuitive Surgical）；剑突下 13 ~ 15cm 平面，左侧锁骨中线 8mm 通道，使用超声刀（Harmonic Scalpel；Ethicon；Somerville，NJ，USA）；右侧肋缘下偏外侧 5mm 通道，放置肝拉钩（Diamind Flex；Snowden Pencer；SanDiego，CA，USA）；右侧锁骨中线，腹中线平面 8mm 通道，使用无创双极抓钳（Fenestrated Bipolar Grasper；Intuitive Surgical）；右侧脐旁 10mm 通道由床旁助手用于吸引，牵引，使用切割缝合器，以及进出缝合线（图 38.2a）。为了减少机械臂的碰撞，不同通道间应至少保证 9 ~ 10cm 的距离。

胸腔部分：隔离右肺，Veress 针置入胸腔建立 CO_2 人工气胸，压力 8mmHg。人工气胸可以压迫膈肌以便显露裂孔。腋后线第 8 或 9 肋间建立 12mm 通道以放置镜头。其余通道在直视下建立，包括腋中、后线之间第三肋间 5mm 通道，使用 5mm 无创抓钳；第五肋间 8mm 通道，使用超声刀；第 9 或 10 肋间外侧通道，使用双极抓钳；膈上外侧 12mm 通道，床旁助手用于吸引，牵引，切割缝合器使用以及进出缝合线（图 38.2b）。

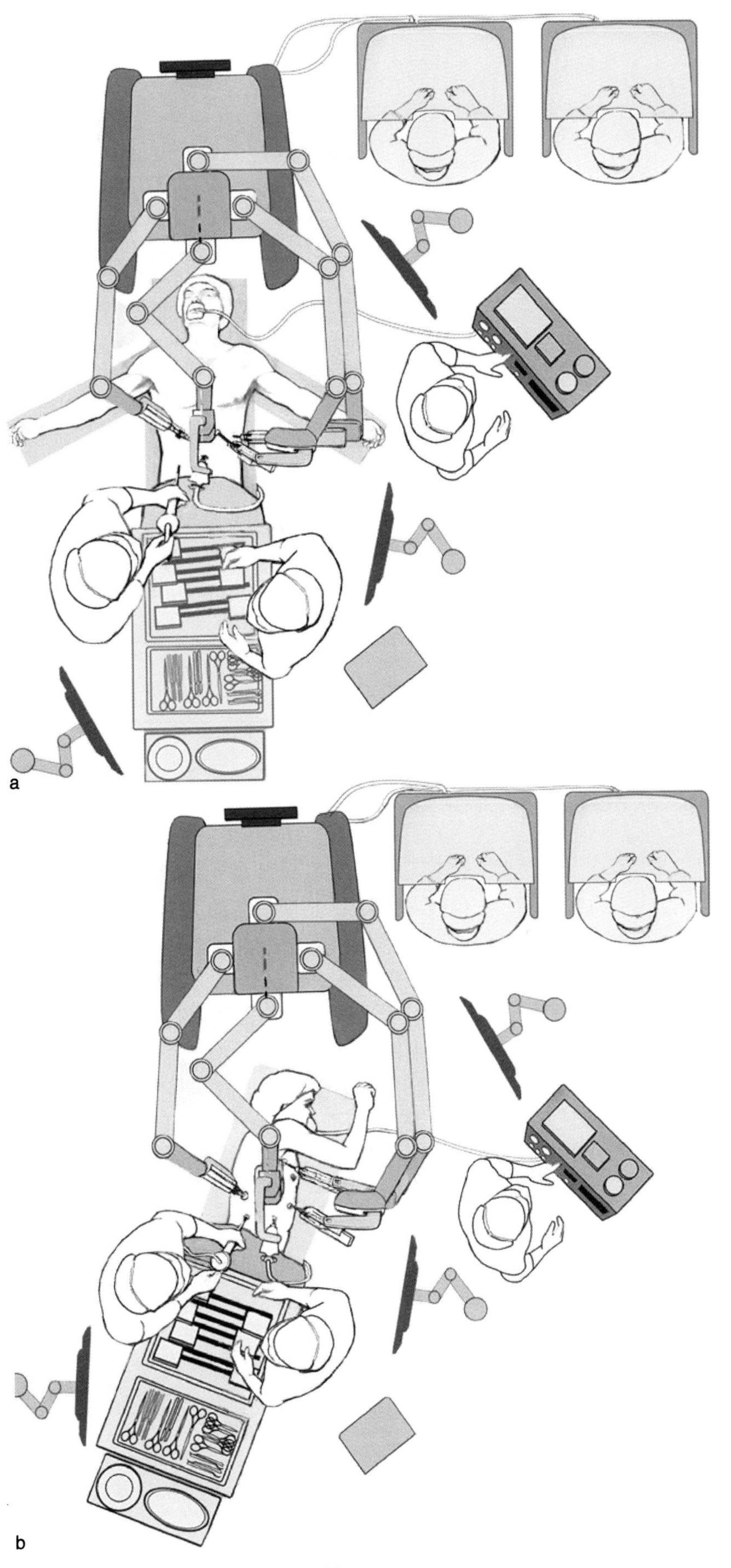

图 38.1

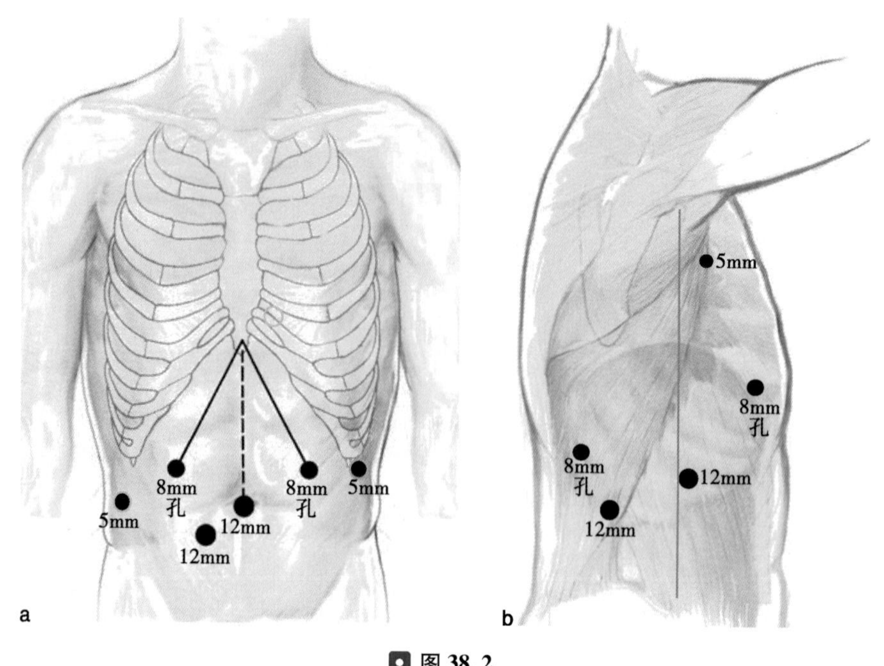

图 38.2

腹腔部分

手术步骤一

裂孔和胃后方游离

游离从打开小网膜囊，解剖左右侧膈肌脚开始（图 38.3）。当肿瘤位于食管下段时，如果发现肿瘤外侵时，可以将受侵的左右侧膈肌脚做部分切除。为避免破入胸膜腔，造成血流动力学不稳和腹腔失压，避免过多、过早地解剖该部位。如果已经发生上述情况，术者应尽早考虑放置胸腔闭式引流。

将胃用辅助机械臂向前牵拉，床旁助手向下牵拉，沿胃小弯显露胃左血管。将腹腔干动脉骨骼化，沿胰腺上缘及脾动脉走行解剖，将包括淋巴结的软组织一并切除，切除范围：后方至后腹膜，内侧至肝总动脉，头侧至裂孔。如果腹腔干动脉周围淋巴结肿大融合，不能切除时，列为手术禁忌。切除的淋巴结可以单独取出，或推向上方，待用内镜下血管闭合器切断胃左血管后与大体标本一并取出（图 38.4）。用辅助机械臂从小弯侧轻柔牵拉胃，显露并彻底游离左侧膈肌脚。

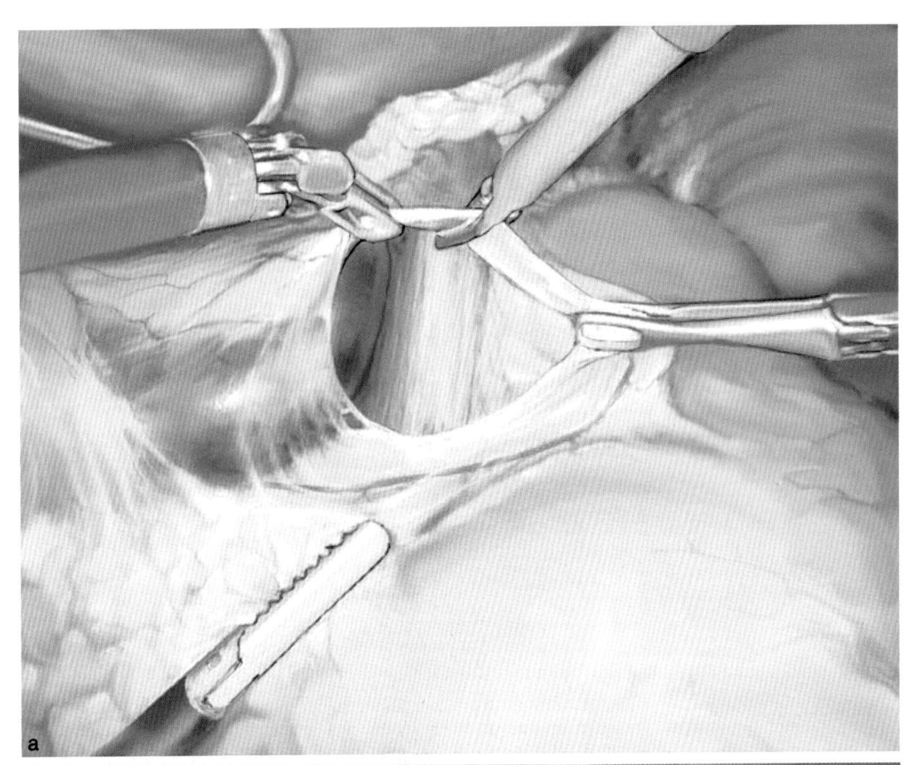

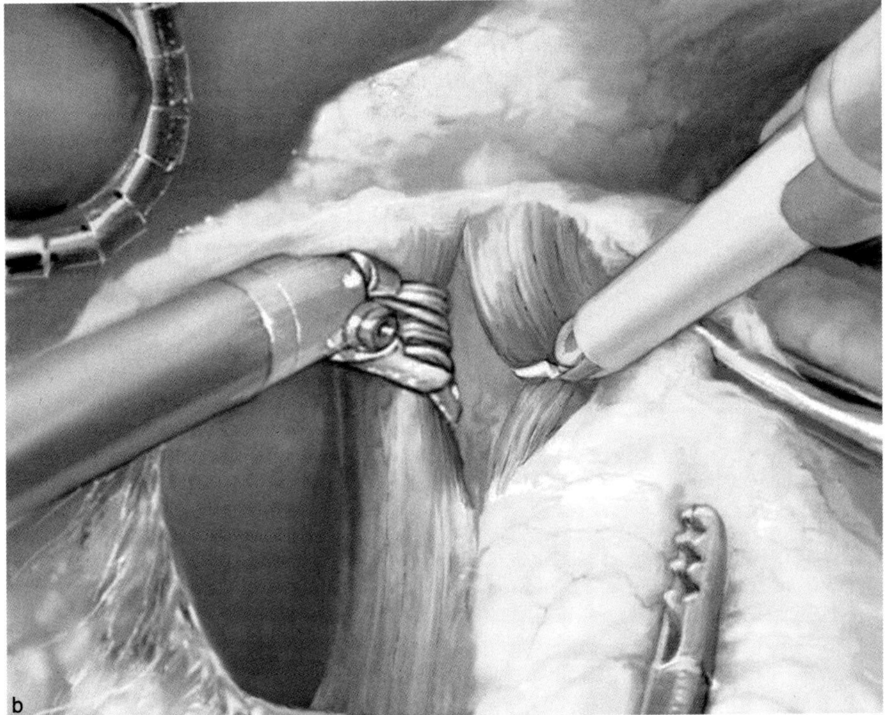

图 38.3

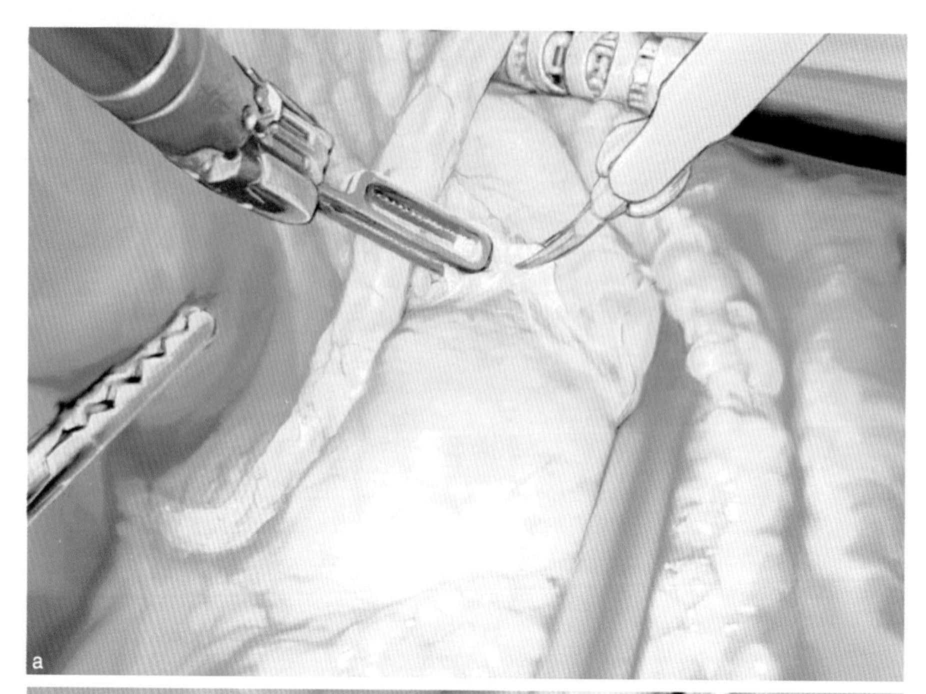

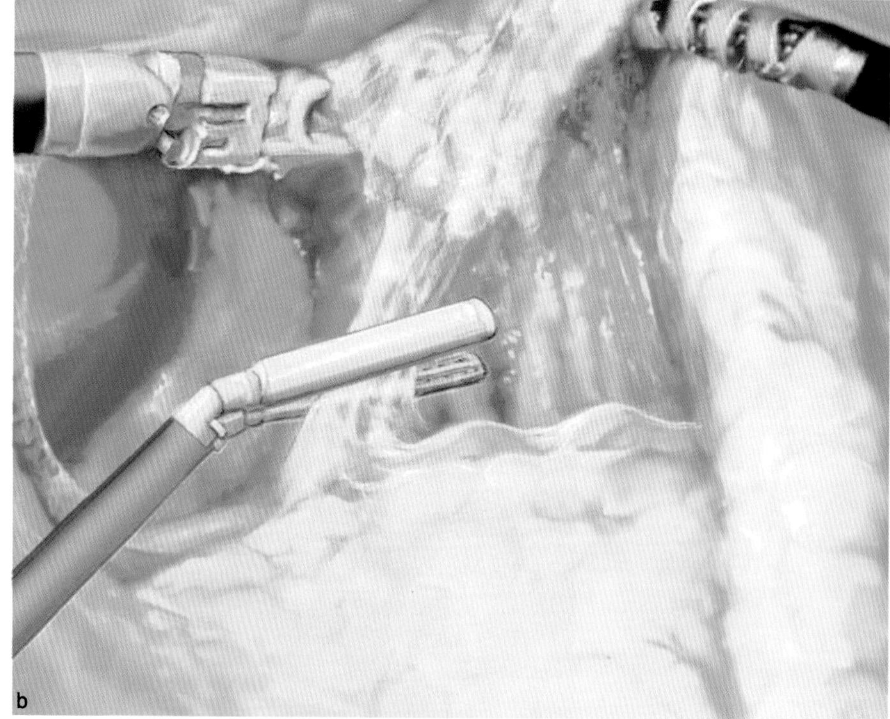

图 38.4

手术步骤二

胃游离

找到胃网膜右血管弓止点,用超声刀游离切断胃短血管。通过大网膜进入小网膜囊,沿大弯侧游离胃至幽门水平,注意胃网膜右血管弓的保护。可以用左侧辅助机械臂钝性将胃大弯向内侧和上方牵拉,以助于更好地显露胃网膜右血管,游离后腹膜及胃胰腺间的粘连(图 38. 5)。

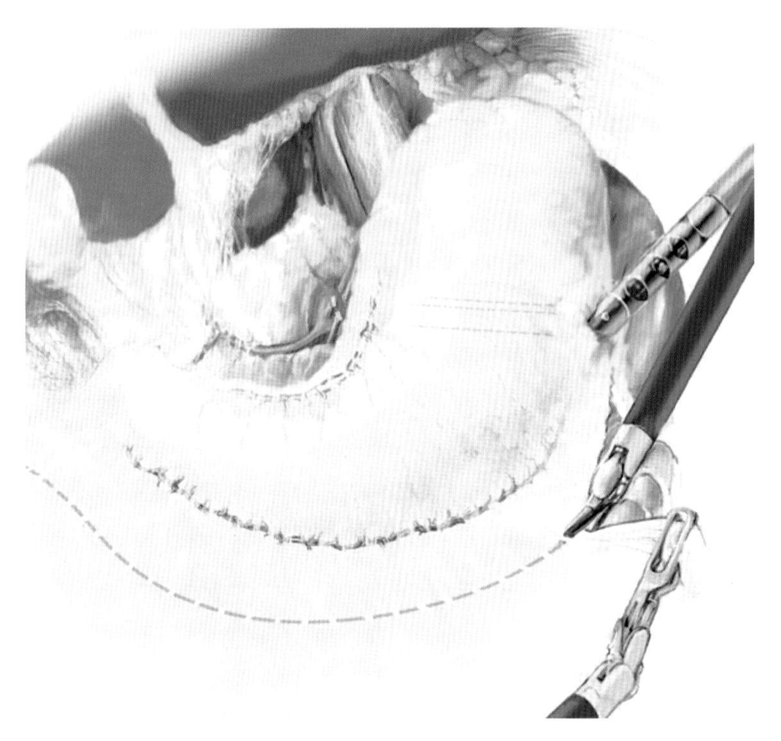

图 38. 5

手术步骤三

幽门成型

用辅助机械臂的无创抓钳将胃窦向左侧牵拉,显露幽门。在幽门外侧缝制牵引线,用超声刀纵行切开幽门,横行间断缝合切口(图 38. 6)。

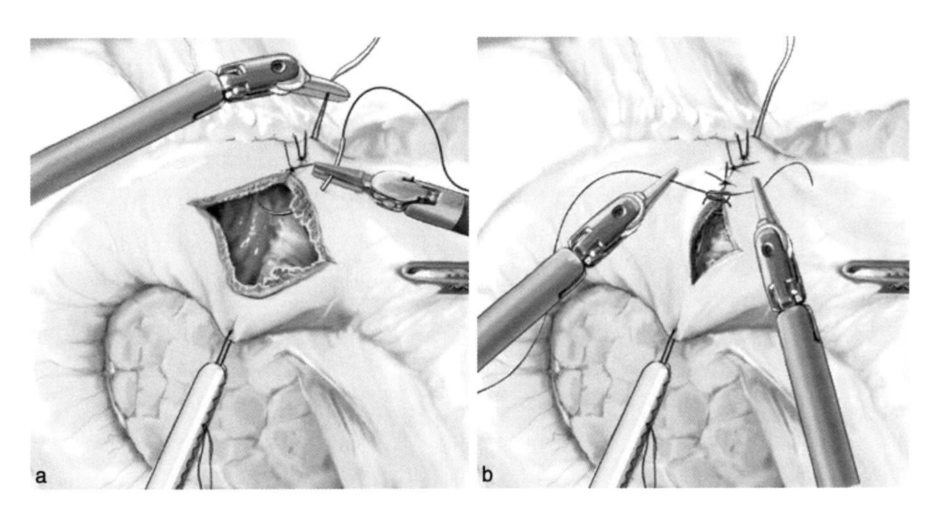

图 38. 6

手术步骤四

管状胃的制作

将胃管退入食管。用辅助机械臂将胃底向左上方牵引。右侧机械臂用另外一个无创抓钳(Cadierre Forceps;Intuitive Surgical)将胃窦向下牵拉,这样就可以将大弯侧拉直(◘图 38.7)。在靠近胃角切迹的位置用血管切割缝合器切断小弯侧血管。用数枚 EndoGI 切割缝合器裁制管状胃,操作过程中要始终注意剪裁方向。管状胃近端与标本残端牢固缝合以便在进行胸腔操作时可以将其沿正确方向提入胸腔。

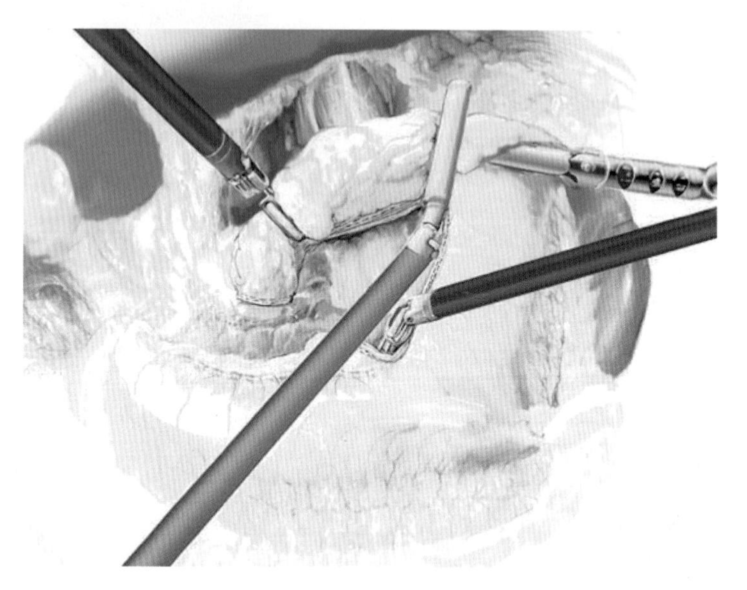

◘ 图 38.7

胸部操作

手术步骤五

整块(Enbloc)游离食管

完全整块游离食管是指将食管裂孔周围的包含淋巴结的软组织完整切除,范围包括降主动脉前,心包后,对侧胸膜内侧。

游离下肺韧带,用辅助机械臂将肺向头、外侧牵引,沿心包开始解剖,直至下腔静脉,并向内侧游离至对侧胸膜。用辅助臂将肺向前牵引,沿肺门后方继续向上游离。确认两侧主支气管位置后清扫隆突下淋巴结(◘图 38.8)。为避免超声刀对气道造成热损伤,隆突下清扫时建议经右侧臂使用双极分离钳(Intuitive Surgical)。床旁术者使用吸引器保持术野清洁并帮助显露。

用辅助臂将食管向前牵引,以便沿主动脉游离食管后侧。淋巴管穿支可以用 Clip 夹闭,食管穿支动脉用超声刀切断。胸导管可以在裂孔上方结扎。

远端标本通过裂孔提入胸腔,小弯侧切割缝合线朝向外侧。剪开标本和管胃之间的缝线,管胃临时与膈肌固定防止退回腹腔。将标本向头、外侧牵拉,沿对侧胸膜和左主支气管完成食管内侧游离。

切断奇静脉,继续向头侧游离食管至奇静脉上方。用右侧机械臂在奇静脉上方 2 ~ 3cm 锐性离断食管(Monopolar Scissor;Intuitive Surgical),在直视下将胃管退入剩余食管内。临时去除左侧 8mm 机械臂,并将切口延长至 3 ~ 4cm,放置切口保护套。移除标本,并送冰冻病理以确认远、近端切缘情况。

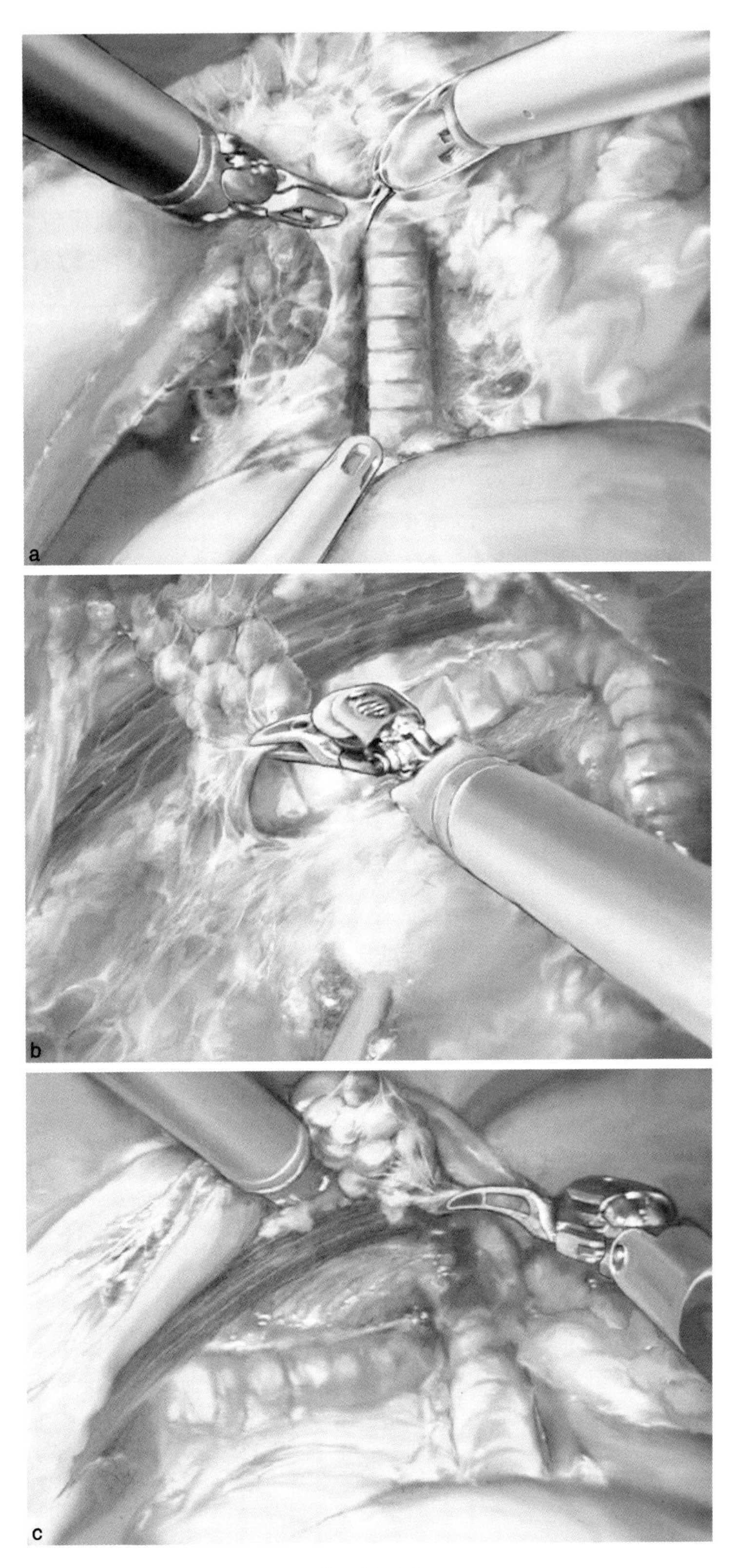

■ 图 38.8

手术步骤六

吻合

经切口放入 28mm 圆形吻合器钉砧(DSTEEA Stapler; Coviden Surgical; Dublin, Ireland)。少数情况下,病人食管较细时可以使用 25mm 吻合器。用右侧机械臂和辅助臂的抓钳将食管口稍做牵拉,左侧臂抓钳(Cadierre Forceps; Intuitive Surgical)将吻合器钉砧塞入食管内(图 38.9a)。经左右侧机械臂放入针持,用非编织的不可吸收缝线(0 Prolene SH Needle; Ethicon)缝制荷包,固定钉砧(图 38.9b)。也可以在塞入钉砧前缝制荷包。注意缝合时要始终贯穿食管全层。钉砧固定后再另做一层荷包加固缝合(图 38.9c)。

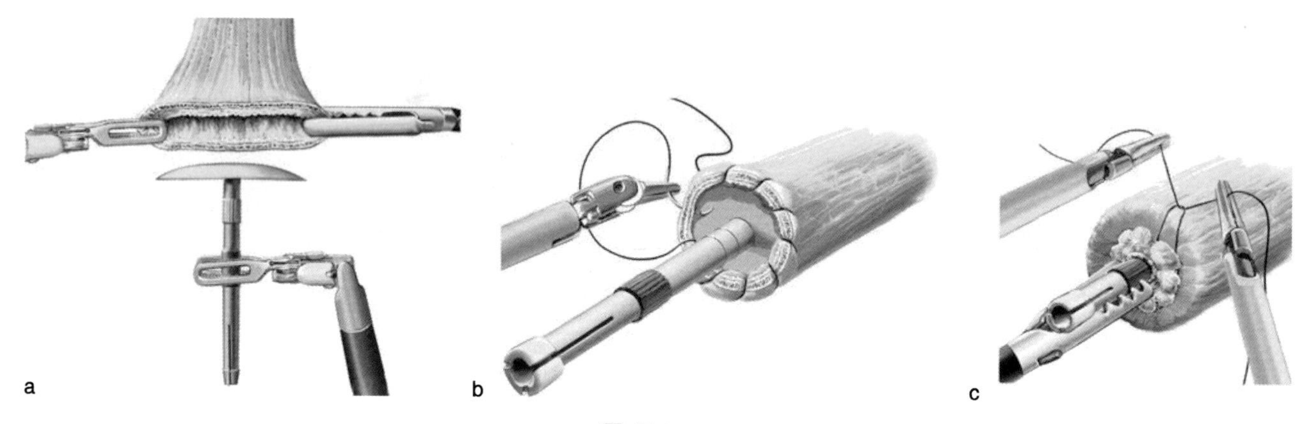

图 38.9

将管胃从膈肌上松开并提至胸内。胃近端切口并用右侧臂、辅助臂及床旁术者向三个方向牵开。吻合器枪身经胸壁小切口放入近端胃,导向针从大弯侧网膜血管弓上方穿出(图 38.10a)。导向针与钉砧相连接,完成吻合,检查食管和胃环是否完整。在直视下将胃管放入管状胃,用切割闭合器将多余的管胃及切口一并切除。在吻合口的后方放置达胸膜顶的胸管(10French flat Jackson-Pratt Drain),手术结束。管胃及胸内高位吻合的位置如图所示(图 38.10b)。

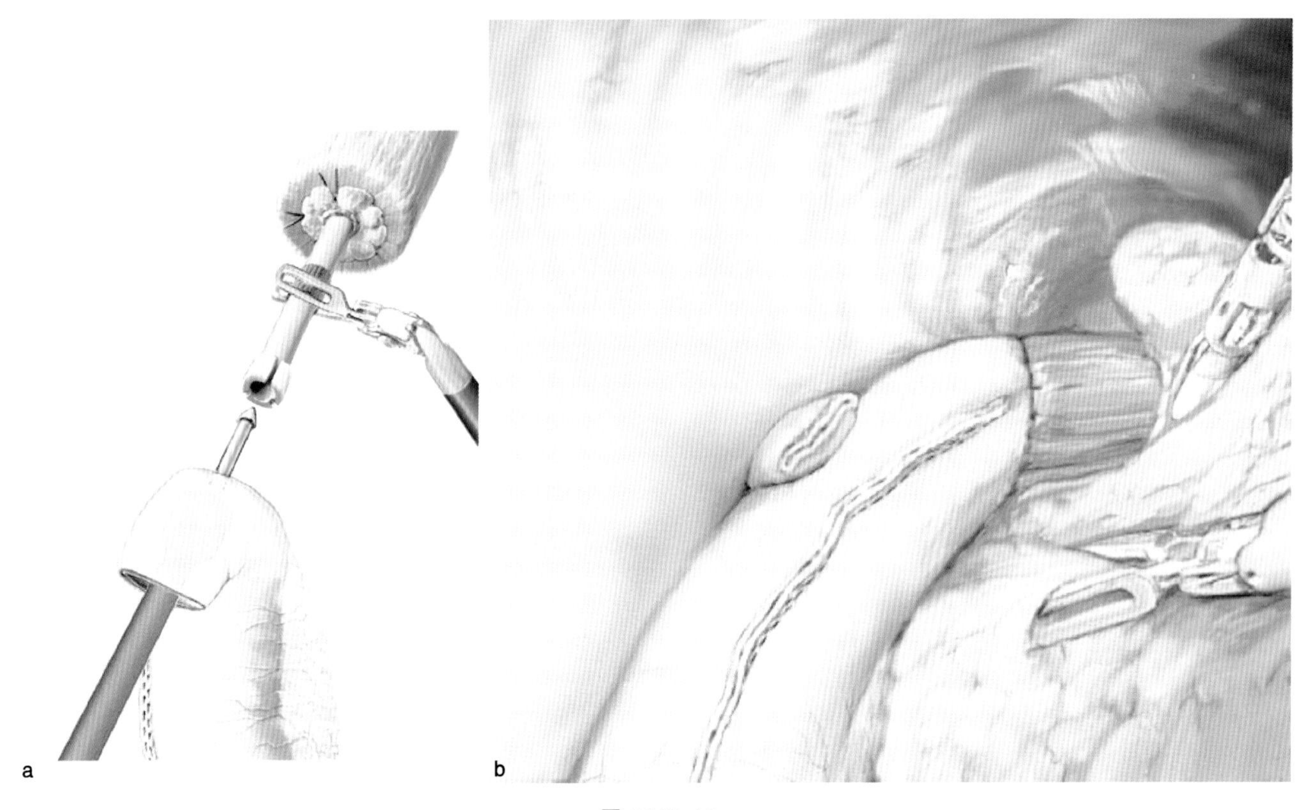

图 38.10

术后早期护理

术后在手术间拔除气管插管,在监护病房过夜。术后第一天常规早期活动。术后第二天开始肠内营养并逐渐加量。胃管保留 5 ~7 天。一旦拔除胃管,立刻进行食管造影检查以除外吻合口瘘,然后进流食。病人通常术后 7 天出院,逐渐由定期肠内营养向软食过渡,直至完全脱离肠内营养。吻合口旁的 Jackson-Pratt 引流管和空肠营养管在出院后 2 ~3 周,第一次术后随诊时拔除。

(李力 译)

第三篇　肝脏

Pierre-Alain Clavien,方耀民

第 39 章　概述:肝脏

Pierre-Alain Clavien,方耀民

20 世纪 80 年代初之前,肝脏外科被认为是一个“英勇”的医学领域,它常伴有大量出血,并且并发症率与死亡率都极高。在这样的声誉下,病人只有在生命受到威胁的情况下才会考虑肝脏手术。

随着外科医生更好地理解解剖学和生理学,更好地改进、处理及术中病人管理,更重要的是获得正式的肝脏手术训练,肝脏外科快速发展,得到越来越多医生及病人认可。今天,肝脏手术已成为最复杂和最成功的医学领域之一。各种成熟的手术术式得以建立并被应用于多种肝脏疾病的治疗,其中包括需要大量高度精细操作的复杂肝切除术和活体肝移植供肝切取手术。

与第 1 版相比,在这一版中,我们将分别论述非移植手术(参见第 40 ~ 58 章)和移植手术(参见第 59 ~ 65 章),并对其中大约三分之一的章节做了大量修订。我们特别更新了腹腔镜肝切除的内容,并引入了诸如微波消融、电穿孔消融(NanoKnife)等新技术。此外将有一个新章节专门讲述一项新兴并具有挑战性的二步法肝切除术,其英文缩写为“ALPPS”。在肝移植方面,我们全新介绍了(具有挑战性的)双活体供肝肝移植、尸肝原位或异位劈离式肝移植以及心脏骤停后供肝肝移植等手术。

第一章展示了一套肝脏解剖和手术切除的统一术语(布里斯班 2000 年术语),这套术语基于一项涵盖全球专家的国际合作的成果。之后三章展示了血管阻断、肝实质离断和可行的“悬吊”操作技术,这些技术可使解剖性肝切除时显露更好。肝脏外科医生必须熟悉所有的这些技术,在许多复杂的情况下,这些技术能给外科医生巨大的帮助。之后,关注点转向解剖性和非解剖性肝脏切除术,包括越来越流行的腹腔镜手术。对于肝脏状况较差(较差的肝脏储备或肿瘤的部位)或者全身情况较差的病人,肝切除并不一定可行,本章也介绍了几种替代技术,包括新的二步法肝脏切除术(associating liver partition with portal vein ligation for staged hepatectomy,ALPPS)、低温外科、射频消融、纳米刀技术和选择性动脉内化疗。良性和感染的囊肿需要特别的治疗策略,这些内容在两个单独的章节中会详细介绍。另一个章节全面介绍了“创伤控制损伤”这一新兴领域的肝脏创伤的可行治疗策略。新兴的机器人的肝脏切除术将在一个单独的章节中介绍。最后七章包括了肝脏移植的各个层面的内容,从器官获取,到部分活体或尸体原位肝脏移植,双供肝移植以及辅助性肝脏移植。

尽管通过复杂的外科手术所获得的经验无可替代,我们仍希望通过这一由全球专家编写的章节,使外科医生能在实施肝脏手术时对手术的准则和局限性有清楚的认识。

(蔡秀军 译)

第 40 章　肝脏解剖和肝切除术语：布里斯班 2000 年术语

Steven M. Strasberg

布里斯班 2000 年肝脏解剖和肝切除术语

1998 年 12 月，国际肝胆胰协会（International Hepato-Pancreato-Biliary Association，IHPBA）科学委员会在瑞士伯尔尼会议上成立了一个术语委员会，以处理肝脏解剖和肝切除术语的混淆。这样做的动力来自于 1997 年发表的文章，该文章挑战了现有术语。经过近 18 个月的工作，在 2000 年 5 月在澳大利亚布里斯班举行的一年两次的 IHPBA 会议上，术语委员会向科学委员会递交正式建议。这些建议包括新的术语，即布里斯班 2000 年的肝脏解剖和切除术语，被 IHPBA 的科学委员会一致接受，并作为 IHPBA 的官方术语提交给会员。这些建议于 2000 年在 IHPBA 的官方杂志上发表，最近已经表明它们已在全世界得到广泛采用。该术语是基于普遍接受的肝动脉和胆管分支的解剖学，并与 Goldsmith 和 Wood-burne 所述门静脉的分支走行相一致。虽然在原始描述中添加了基于根据 Couinaud 的门静脉分割的术语作为附录，但是这里不给出。

该术语以一组五个图示呈现。肝脏将被分为几个连续的结构。以下注释用作附图说明。

注 1：Couinaud 分段以简写形式表示为 Sg1 ~ 8（例如，Sg6）。选择“Sg”而不是“S”以避免“segment”与“section”混淆。选择阿拉伯数字而不是罗马数字，是因为许多非西方国家不使用罗马数字。

注 2：只要单词“**OR**”（大写，粗体）出现，它都表示同样可接受的术语：例如，“右半肝”**或**“右肝”。只要单词“**or**”（小写，粗体）出现，表示第一个术语是优选的，但第二个术语是可接受的：例如，“右三叶切除术”或“扩大右半肝切除术”。在这种情况下，“扩大”不太可取，因为一些外科医生使用形容词“扩大”来表明切除的范围要超过肝中平面，在一些情况下小于全切除。因此，包含单词“扩大”的术语没有那么精确。

注 3：当肝 1 段作为手术的一部分要切除时，应作如下所述：“左半肝切除术联合 Sg1 切除”或“左半肝切除术扩大至 Sg1”。为清楚起见，Sg1 的位置仅显示在图 40.1c 中。

注 4：任何段的切除说法是正确的。例如，“右肝切除术”和“Sgs5 ~ 8 切除术”一样可以接受。类似的，“肝左外叶切除术”和“Sgs2，3 切除术”也一样可以接受。

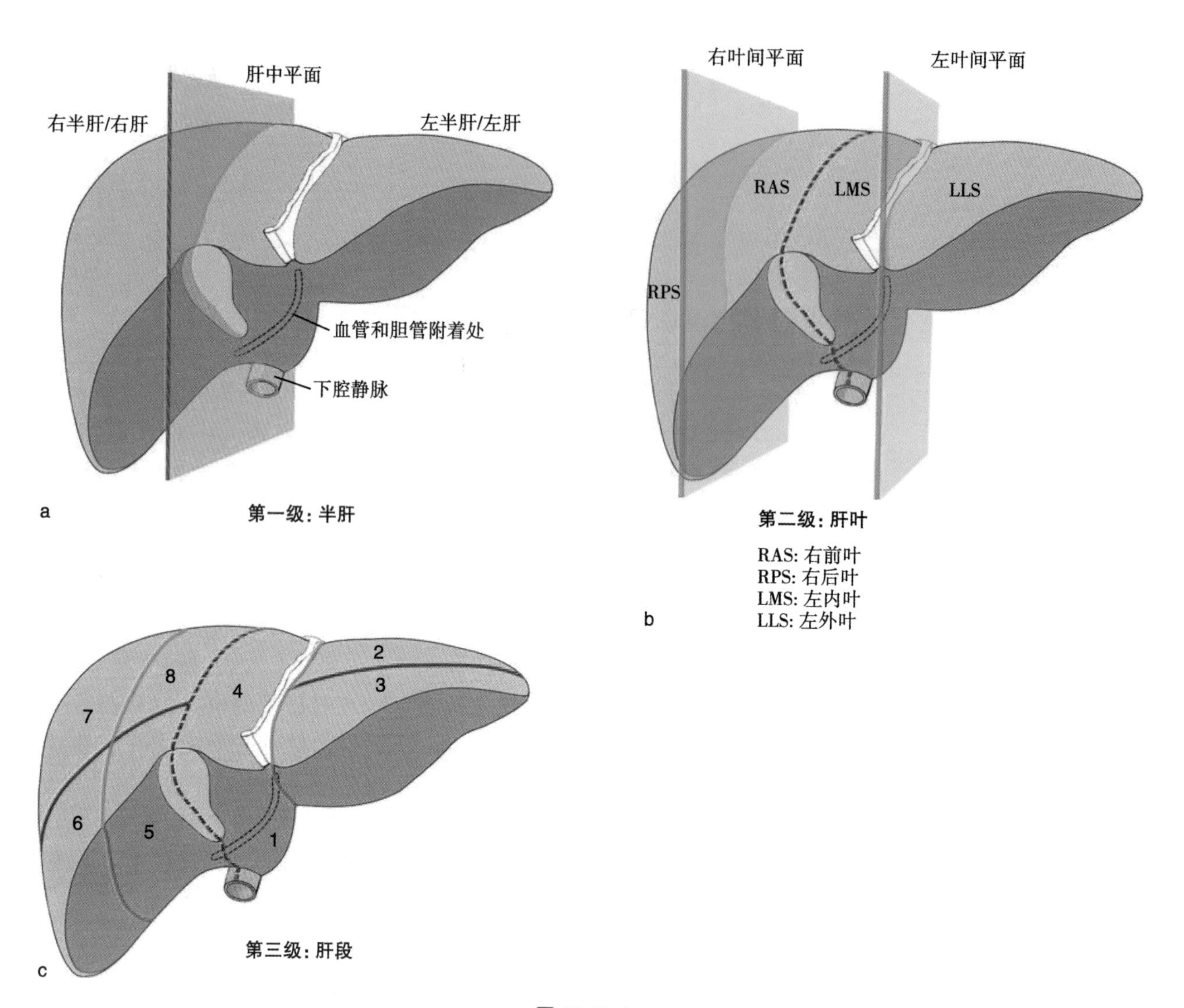

图 40.1

图 40.1 基于肝动脉或胆管的连续分段概览图。这参考了 Goldsmith 和 Woodburne 的门静脉分级。a 肝脏的第一级划分成半肝。肝中平面用红色显示。b 肝脏的第二级划分成叶。交叉平面用绿色显示。c 第三级划分为有编号的 Couinaud 分段。

表 40.1 半肝切除的切除术语

解剖学术语	Couinaud 分段	手术切除术语	图(相关区域彩色标注)
右肝 **OR** 右半肝	Sg 5～8	右肝切除术 **OR** 右半肝切除术	7 8 4 2 3 6 5
左肝 **OR** 左半肝	Sg 2～4	左肝切除术 **OR4** 左半肝切除术	7 8 4 2 3 6 5

■ 表 40.2 肝脏分叶切除的切除术语

解剖学术语	Couinaud 段	手术切除术语	图(相关区域彩色标注)
右前叶	Sg 5,8	右前叶切除术	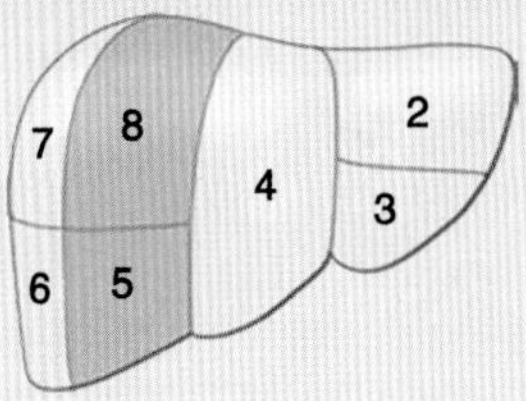 7 8 2 4 3 6 5
右后叶	Sg 6,7	右后叶切除术	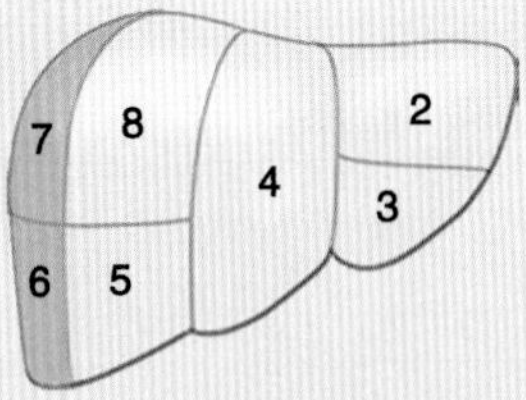 7 8 2 4 3 6 5
左内叶	Sg 4	左内叶切除术	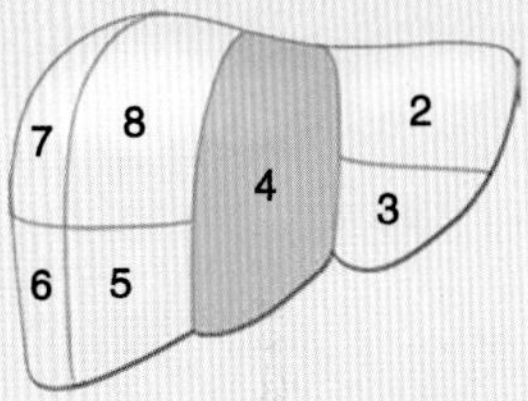 7 8 2 4 3 6 5
左外叶	Sg 2,3	左外叶切除术	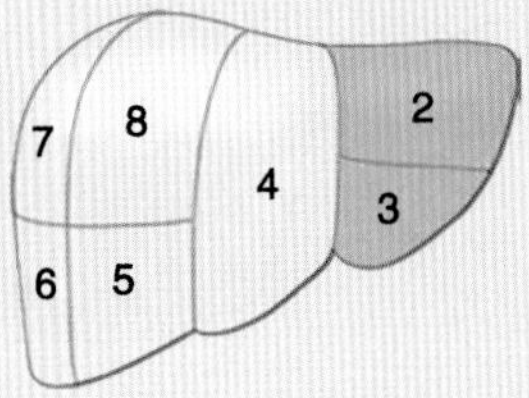 7 8 2 4 3 6 5

■ 表 40.3 肝脏分段切除的切除术语

解剖学术语	Couinaud 段	手术切除术语	图(相关区域彩色标注)
段 1~8	Sg1~8 任何一段	肝段切除术(例如，肝段 6 切除术)	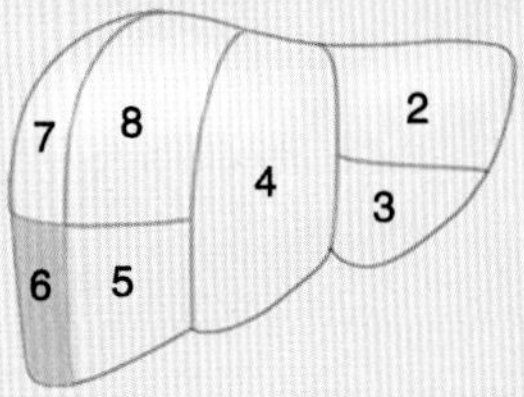 7 8 2 4 3 6 5
连续 2 个分段	Sg1~8 任何连续的 2 个分段	肝脏双段切除术(e. g.，肝脏双段 5,6 切除术)	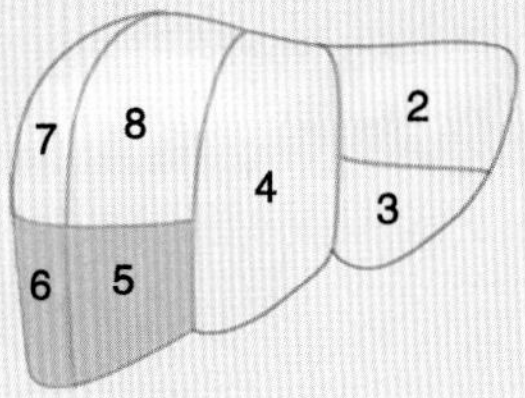 7 8 2 4 3 6 5

表 40.4 扩大切除术(三叶切除术)的术语

Couinaud 段	手术切除术语	图(相关区域彩色标注)
Sg 4~8	右三叶切除术(首选术语) **or** 扩大右肝切除术 **or** 扩大右半肝切除术	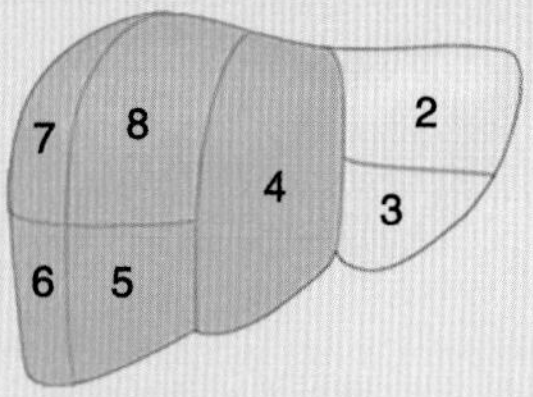 7 8 2 4 3 6 5
Sg 2,3,4,5,8	左三叶切除术(首选术语) **or** 扩大左肝切除术 **or** 扩大左半肝切除术	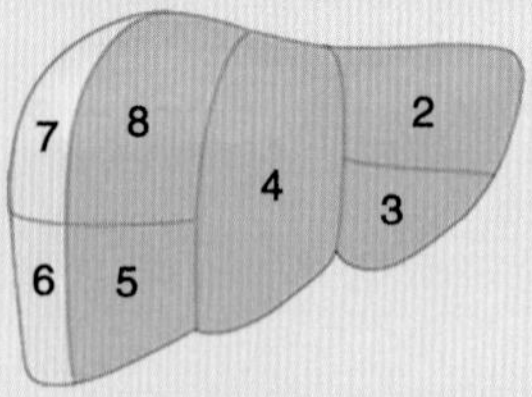 7 8 2 4 3 6 5

(杨扬　傅斌生 译)

第 41 章　肝脏手术中的血管夹闭、血流阻断和腔静脉切除技术

Përparim Limani, Mickaël Lesurtel

肝脏手术中的血流阻断技术包括连续血流阻断(图 41.1a)(1908 年由 J. H. Pringle 首次描述),间歇性血流阻断(图 41.1b)(由 20 世纪 70 年代末 M. Makuuchi 首次描述),缺血预处理(图 41.1c)和(连续性)全肝血流阻断。血流阻断技术的应用在不同中心之间有很大的差别:一些中心将其作为常规手段,而其他中心只用于特殊情况。使用血流阻断时,需要维持低中心静脉压(CVP)(<5mmHg)以减少来自肝静脉的回流引起的出血。Pringle 法引起的低中心静脉压相当于全肝血流阻断。另一方面,全肝血流阻断可以减少心脏预负荷导致心血管不稳定。因此,必须保持以高 CVP(>10mmHg)保持足够容量负荷,或者在这种情况下有时需要静脉转流。

表 41.1　不同技术的肝脏血流阻断最大安全持续时间(min)

	正常肝脏	肝硬化
连续性血流阻断	60	30
缺血预处理	75	?
间歇性夹闭	>90	>60

图 41.1

适应证与禁忌证

适应证

(1) 减少实质离断中的失血。
(2) 主要血管结构毗邻的解剖。
(3) 肿瘤侵入腔静脉或所有肝静脉,中肝切除术(全肝血流阻断时)。

禁忌证

(1) 技术原因(粘连等)。
(2) 心衰(全肝血流阻断时)。

术中并发症

(1) 脾脏破裂(例外情况):松开血管钳,尝试保守处理脾脏破裂,若失败实

施脾切除术。

（2）心血管不稳定（全肝血流阻断时）：确保足够的输液量，松开血管钳，考虑静脉转流术。

血流阻断技术

Pringle 手法（入肝血流阻断）

将直角钳在肝十二指肠韧带下通过，以允许在其周围放置 Mersilene 带（图 41.2a）。红色橡胶导管通过带子，然后将其作为止血带向下推，以阻断韧带，并在适当位置夹紧（图 41.2b）。应注意血流阻断的时间。一种替代技术是将血管夹放置在肝十二指肠韧带上（图 41.2c）。我们更喜欢使用止血带，因为它是移动的，在进行肝切除术时不会造成阻碍。另一种选择是当手术已经进行肝十二指肠韧带解剖时，可以选择性阻断门静脉和动脉分支，例如胆管癌手术。

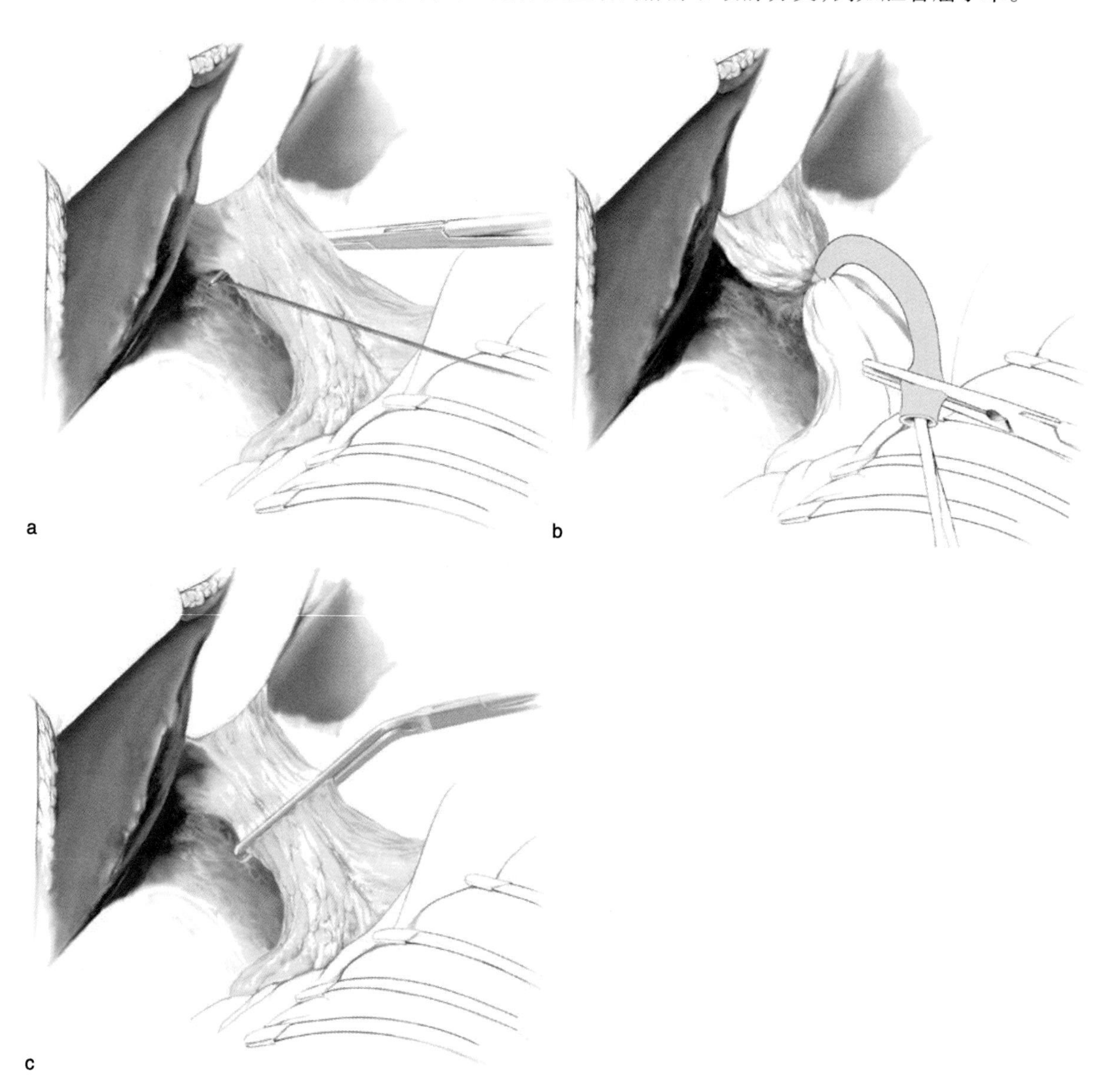

图 41.2

全肝血流阻断

在全肝血流阻断之前，肝脏需要完全游离，如肝移植（参见▶第 60 章“原位肝移植术”）。

手术步骤一

如入肝血流阻断中所述，解剖肝十二指肠韧带，将止血带放置在其周围而不闭合。

手术步骤二

肝下腔静脉分离至其右侧和左侧 2 ~ 3cm。确认右肾上腺静脉并结扎横断（◘图 41. 3）。

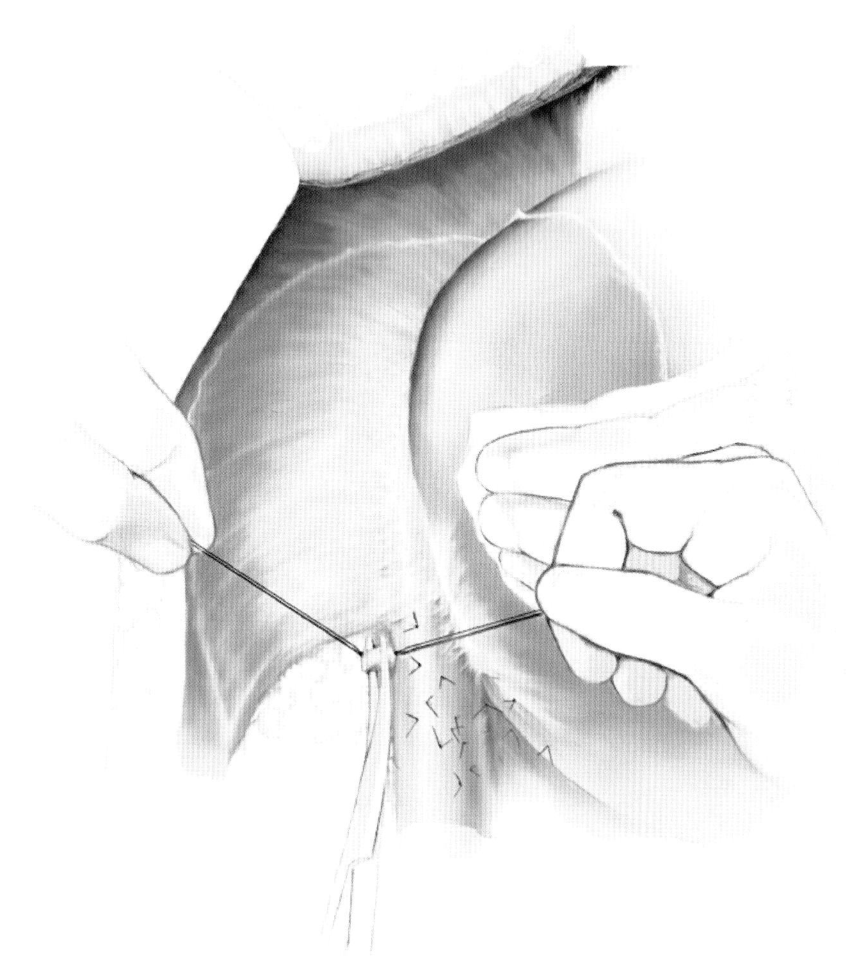

◘ 图 41. 3

手指在腔静脉下方从右侧到左侧穿过，电灼手指上结缔组织（◘图 41. 4a）。然后将大直角钳通过肝下腔静脉（◘图 41. 4b），并用 Mersilene 带（◘图 41. 4c）游离将其孤立，然后通过橡胶管拉紧，如同进行入肝血流阻断一样（Pringle 法的止血带技术在前面讨论过）。

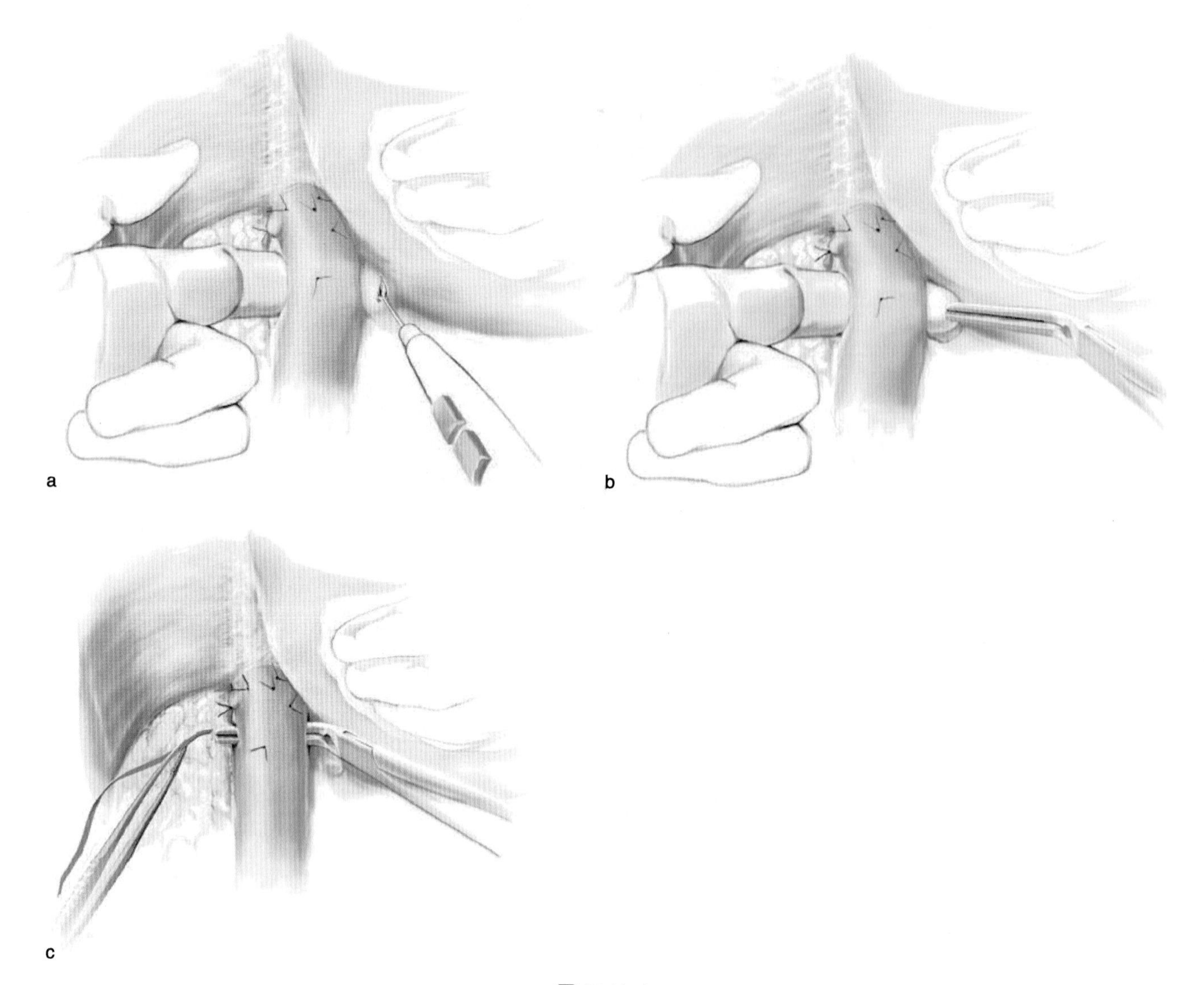

■ 图 41.4

手术步骤三

游离肝后和肝上下腔静脉至膈肌。可通过将手指放在下腔静脉后面并烧灼结缔组织来实现的(■图 41.5)。这个区域没有静脉分支。

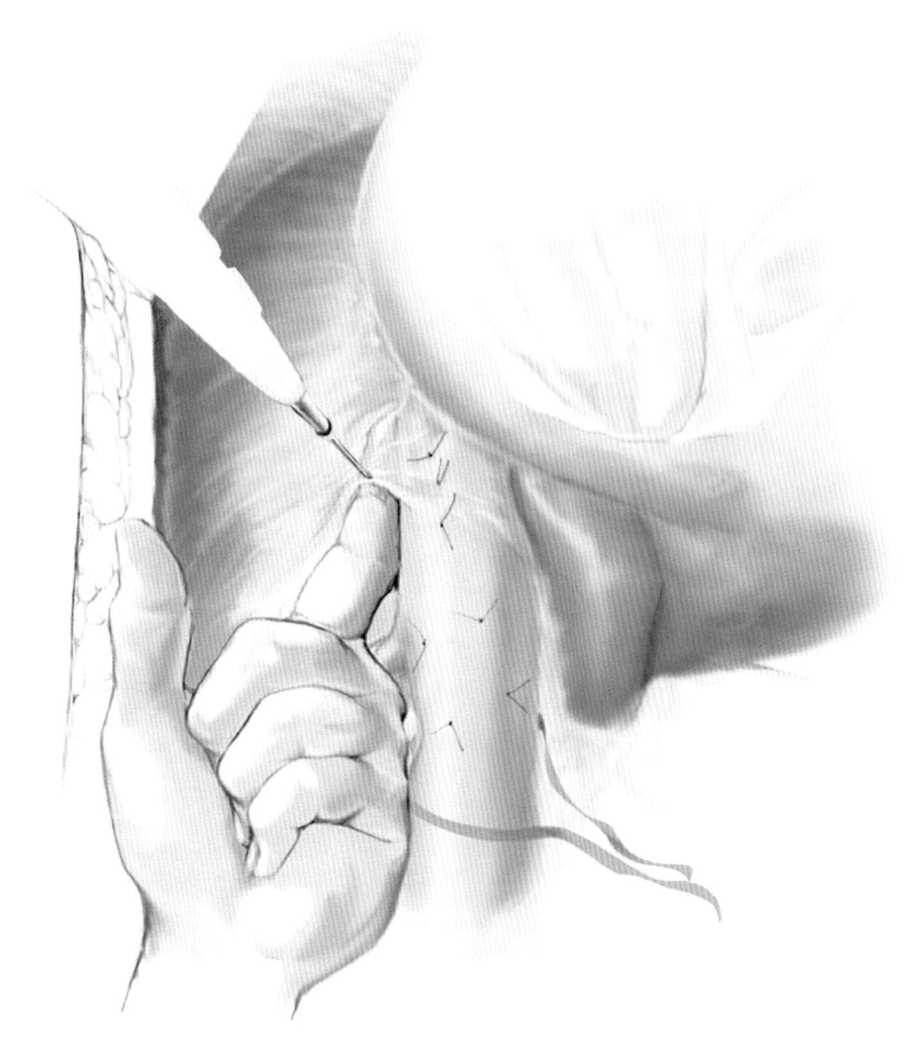

■ 图 41.5

手术步骤四

首先钳夹肝十二指肠韧带避免阻断流出道引起肝脏高压。用相应的止血带阻断肝下腔静脉。如果病人不能耐受，则不能进行全肝血流阻断。如果能耐受，抬起肝左叶，从左到右在肝上腔静脉尽可能高的放置一个大的弯曲的血管钳。检查是否可以关闭。如果可以，夹住肝上下腔静脉，可附带一点膈肌（◘图 41.6a）。肝脏此时处于全肝血流阻断（◘图 41.6b）。我们在这种情况下不常规使用静脉转流（参见▶第 60 章“原位肝移植术”中的静脉转流一节）。

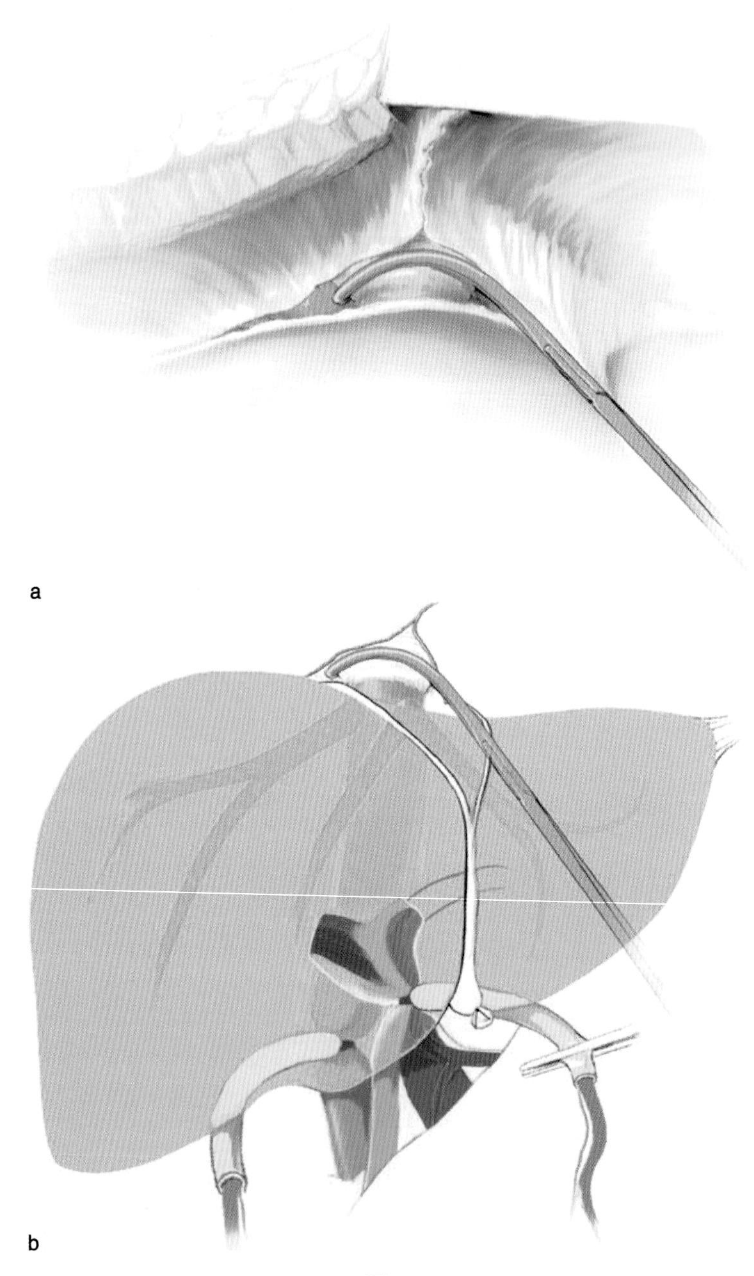

◘ **图 41.6**

保留腔静脉血流的肝脏血流阻断

保留腔静脉血流的肝脏血流阻断只是阻断了肝脏和体循环，从而避免了腔静脉阻断。这种方法是用钳夹肝静脉代替钳夹腔静脉。通过钳夹肝门实现阻断入肝血流，通过钳夹肝静脉（如果存在右下肝静脉应夹闭）实现阻断流出道（◘图 41.7a）。

该方法的优点是联合入肝与出肝血流阻断法，避免了全肝血流阻断引起的血流动力学和生化方面的异常，或单独采用 Pringle 法时发生静脉回流引起的出血。

血流阻断可以部分（选择性）用于左肝或右肝。

左肝部分血流阻断通过选择性钳夹肝左静脉和肝中静脉（阻断流出道）和全部钳夹肝门（阻断流入道）以避免肝中静脉充血（◘图 41.7b）。右肝部分血流阻断可通过选择性钳夹肝右静脉和右肝下静脉，如果存在流出道阻断，联合钳夹右门静脉蒂或肝门（◘图 41.7c）。

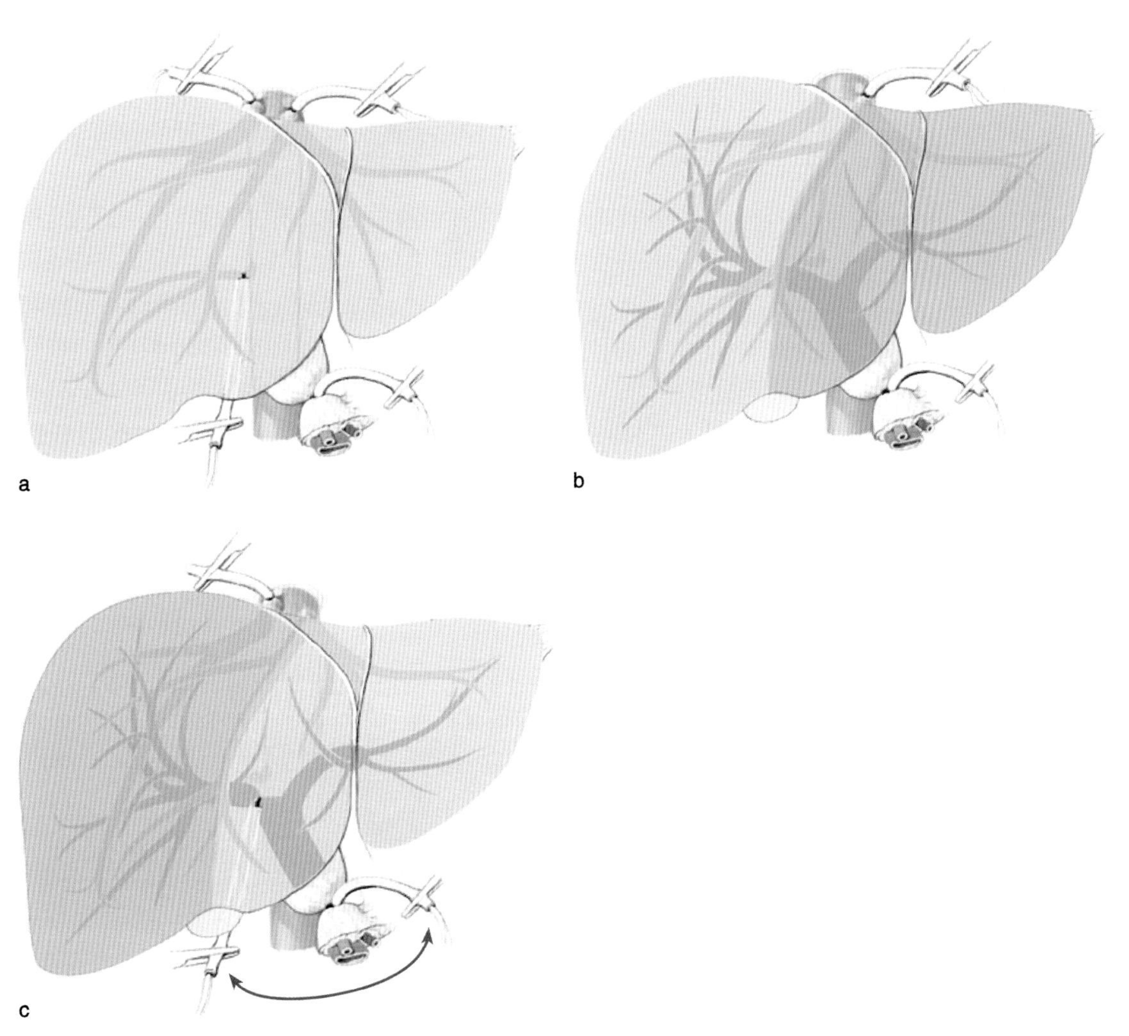

◘ 图 41.7

下腔静脉重建

这种技术是相关腔静脉重建的替代方法。当在下腔静脉上实施时可以恢复肝脏灌注。

手术步骤一

释放肝上下腔静脉上的夹子打开肝脏流出道,再次夹住肝静脉下方的下腔静脉(◘图 41.8)。

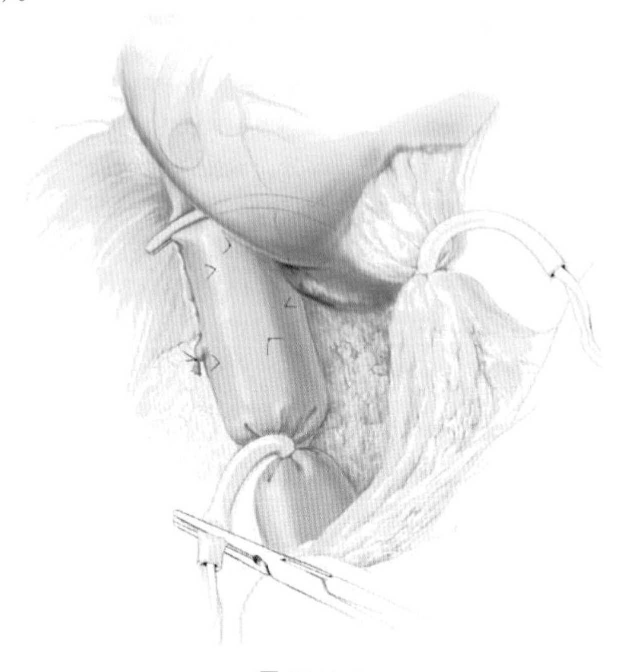

◘ 图 41.8

手术步骤二

释放在肝十二指肠韧带上止血带打开肝脏流入道。这个时候当肝脏灌注时,肝后腔静脉是阻断的。

手术步骤三

现在可以切除肝后下腔静脉。重建用 Gore-Tex 间置移植物以端对端方式完成。然后释放腔静脉钳和低位腔静脉的止血带(◘图 41.9)。

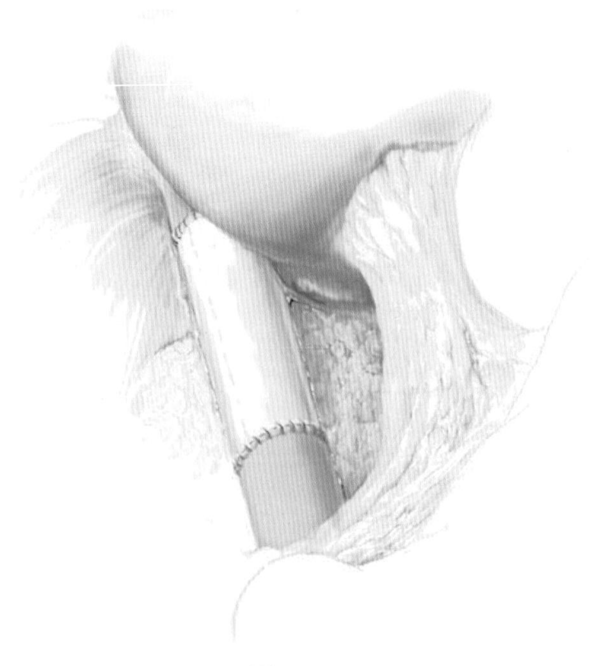

◘ 图 41.9

专家经验

◆ 时刻注意解剖变异，特别是异常的肝左动脉。除了阻断十二指肠韧带外，该动脉必须被选择性地钳夹。

◆ 最佳的入肝血流阻断方法是通过下压橡胶管并钳夹其正后方的止血带以保持张力，然后再轻轻下压，从而通过钳夹橡胶管和止血带将其固定。这可以重复几次（"挤奶技术"）。当流入道阻断不足时，特别是非常肥大的肝十二指肠韧带，可以放置和阻断第二个止血带。

◆ 在全肝血流阻断遇到出血时，最可能的原因是不完全阻断流入道。如果不能确定明显的原因，开放流出道（但保持阻断流入道和肝后下腔静脉），并要求麻醉师降低 CVP。

致谢

我们要感谢 FelixDahm 和 Pierre-AlainClavien，他们是 Atlas 第 1 版这个章节的作者。

（杨扬　傅斌生 译）

第 42 章　绕肝提拉法用于解剖性半肝切除术（包括活体肝脏移植术）

Jacques Belghiti

绕肝提拉法已得到广泛接受，这使得前入路方式易于进行，它可用于肝脏切除或活体肝脏捐献手术。

绕肝提拉法

手术步骤一

肝上准备

在肝门准备好后，解剖游离冠状韧带的前叶和右三角韧带的前部以显露肝右静脉和肝中静脉之间的汇合部。肝实质的被膜和腔静脉前表面之间的空间通过血管钳游离（图 42.1）。鼻胃管被轻轻地推向尾部用来打通腔静脉和肝脏之间的隧道。在打开腔静脉的肝后部分前面的腹膜后，可以看到鼻胃管。

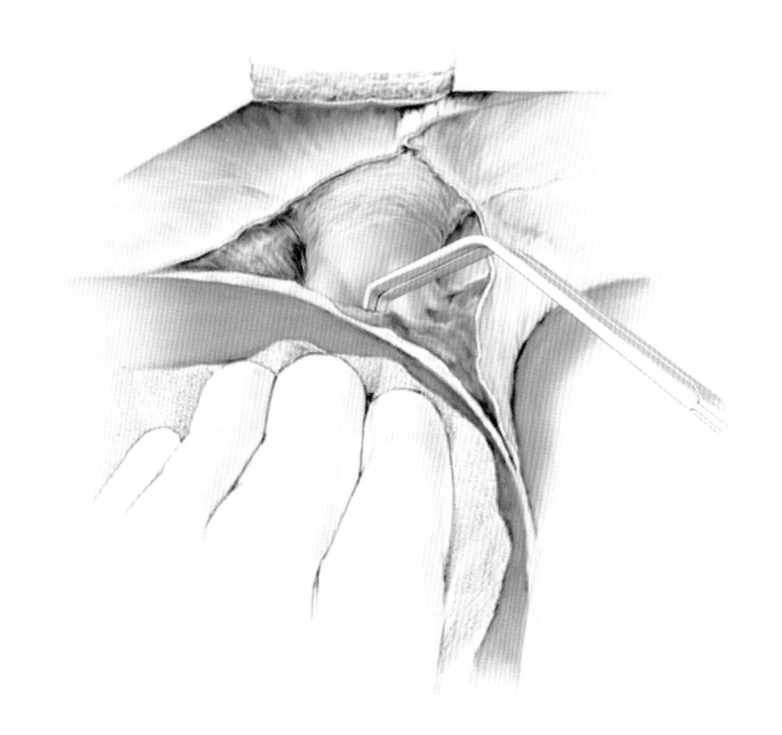

图 42.1

手术步骤二

腔静脉的肝下部分准备

以前的方法是必要时需要结扎一个或两个至尾状叶肝短静脉用以打通隧道。用剪刀小心地打开肝脏和腔静脉的前表面之间的无血管平面来制备隧道。使用主动脉钳从肝中静脉的右侧沿着肝后下腔静脉(inferiorvenacava,IVC)将止血带通过到肝脏1段的下方(图42.2a),其被分离以将止血带放置于右门静脉蒂附近(图42.2b)。

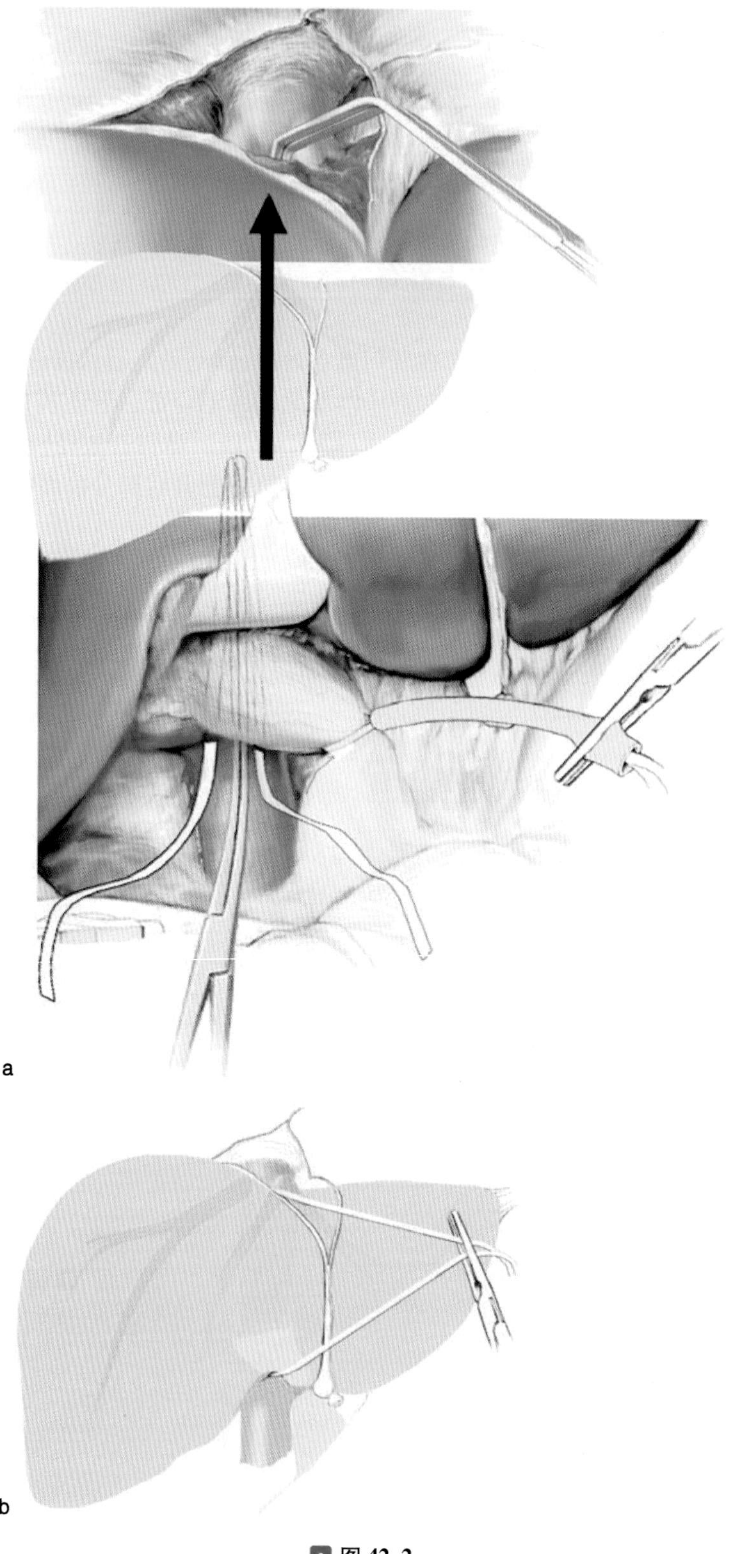

图42.2

手术步骤三

横断肝脏实质

轻微牵引止血带使得更容易地识别实质横断的平面。根据外科医生的偏好选择实质横断技术。提拉使得在腔静脉前面的肝脏实质隆起,便于识别血管。牵引减少了来自肝中和肝左静脉的流出。这表明牵拉到相关血管时引起了局部的完全的血流阻断。在活体供肝获取时,止血带通过右门静脉蒂后方。在横断结束时,左右半肝被完全分离,仅通过肝门血管和肝静脉连接在一起(◘图 42. 3)。

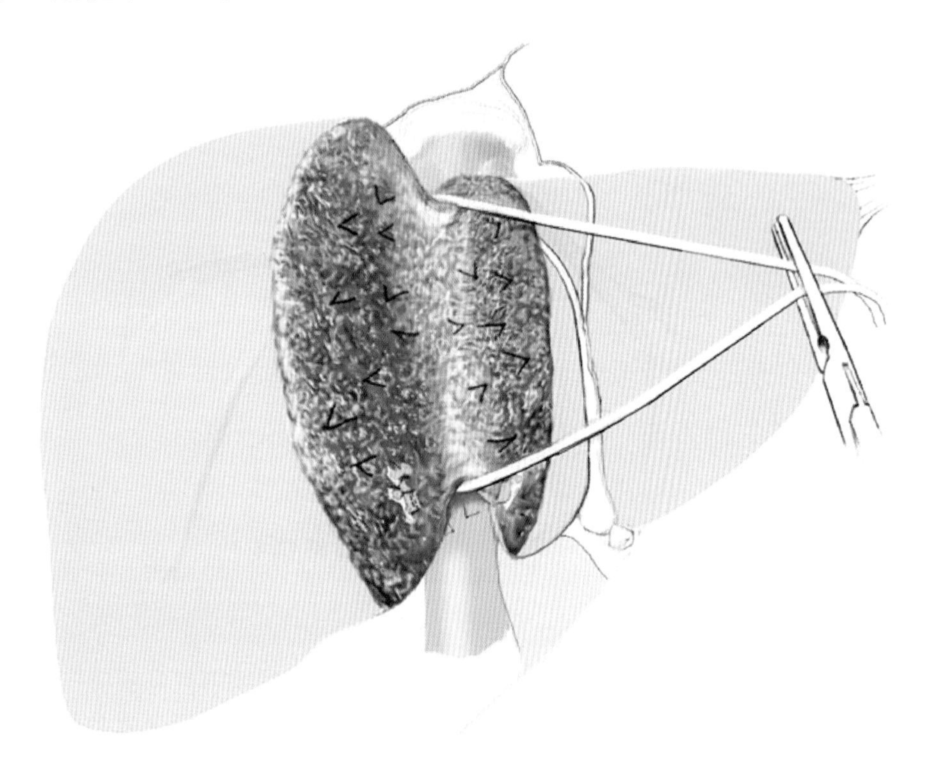

◘ 图 42. 3

改良绕肝提拉法用于肝中静脉获取

对于活体供肝手术或肿瘤扩大切除术中的肝中静脉的获取,绕肝提拉法便于沿着静脉的左侧进行切除。首先,肝切除开始于顶部,靠近肝静脉干中部,这样便于鉴别肝左静脉和肝中静脉(◘图 42. 4a)。一旦肝中静脉被游离,将止血带切换到肝中静脉的左侧(◘图 42. 4b),然后如步骤 3 所述继续该过程。

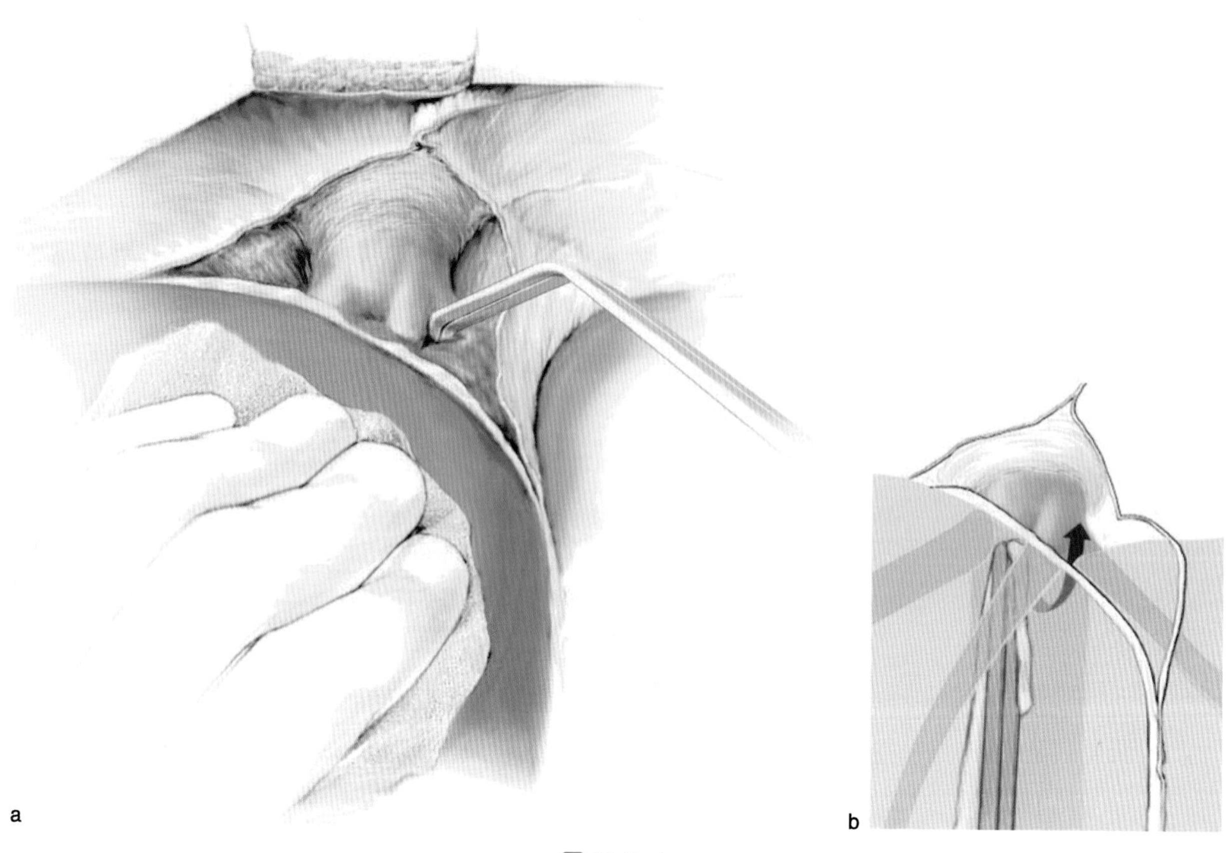

图 42.4

专家经验

◆ 绕肝提拉法操作的失败主要与肝脏被膜下止血带的错误放置有关，这可能导致出血。在有腔静脉分离史或炎症的情况下，可能存在粘连，提拉法应该中止并且出血也会自发停止。

◆ 更应采用从肝脏上部分离，因为这种方法有助于识别下腔静脉前面的正确平面。

（杨扬 傅斌生 译）

第 43 章　前入路肝切除术

See Ching Chan, Sheung Tat Fan

前入路肝切除是一项非接触性技术，这种技术可以防止医源性损伤和对肝脏肿瘤的挤压。对于肝右叶大肿瘤，前入路是十分必要的，因为翻转右半肝去分离肝短静脉非常不方便。这样的旋转也是不可取的，会影响剩余肝脏的流入道和流出道。避免挤压肿瘤也可以减少肿瘤细胞脱落进入血循环的机会，从而提高病人的生存率。

系统的进行肝门部的解剖及入肝管道的分离，随后应用 CUSA 行精准肝切除。较小的血管可用钛夹控制，较大血管用 Prolene 线缝合。右半肝切除应沿着 Cantlie 线进行离断，有时会因肿瘤位置而处理肝中静脉。处理靠近下腔静脉的肝短静脉时，应先在肝短静脉上下分别结扎，然后在两个线结之间切断肝短静脉。应用血管切割闭合器离断肝静脉即可移除切掉的肝脏组织标本。在扩大右半肝切除术中，肝中静脉应优先分离，之后分离肝右静脉和下腔静脉韧带，并且游离出右侧冠状韧带。右侧肾上腺紧邻肝右叶，应用 4-0 缝线阻断控制出血。为了阻止剩余的左半肝旋转至右侧膈下空间，镰状韧带应该使用不可吸收的缝线重建。

这一章节描述了前入路右半肝切除术，这种方法也可应用于左半肝。

手术步骤

手术步骤一

肝右叶入路

沿右侧肋下缘切口将腹部切开，将切口向上正中部延伸。在分离肝圆韧带后，用电刀切开镰状韧带，用 Bookwalter 拉钩会提供并显露良好的肝脏术野。实行剖腹手术应对任何肝外恶性肿瘤进行探查（图 43.1）。

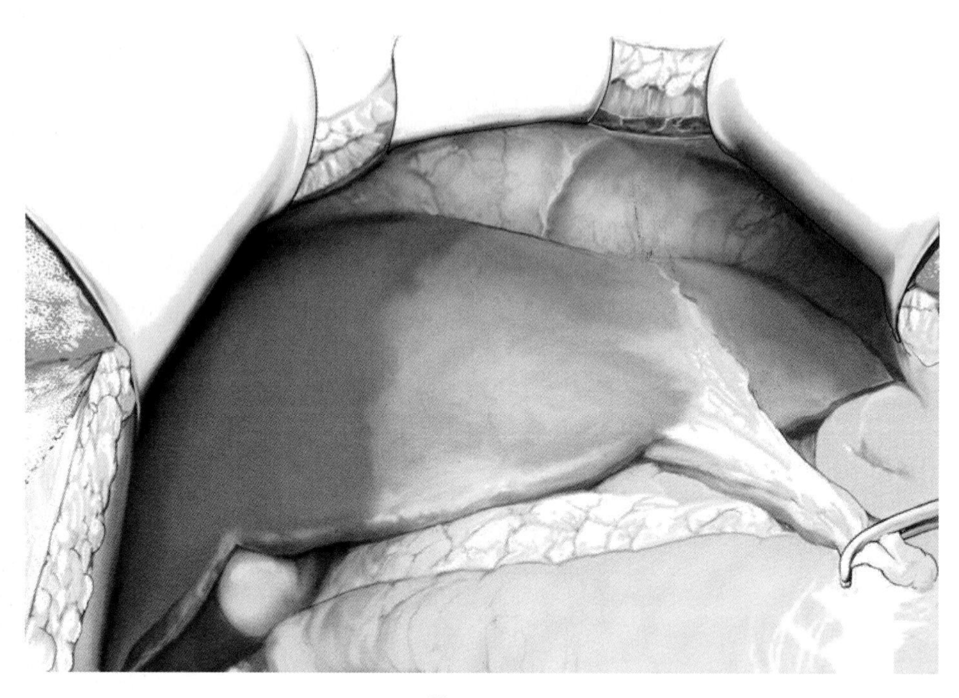

图 43.1

手术步骤二

利用术中超声评估可切除性

应用术中超声以描述肿瘤的范围,明确是否有多个肿瘤结节的存在,也可排除左半肝的肿瘤。应充分明确被肝细胞癌侵犯的门静脉和肝左静脉的范围。这种情形应在近端进行门静脉和肝左静脉的预阻断。多普勒超声也能够记录剩余左半肝脏血管的开放情况、血流情况以及搏动性,以上这些指标应该在完成右半肝切除后立即验证,以确保左半肝的活力(图 43.2)。

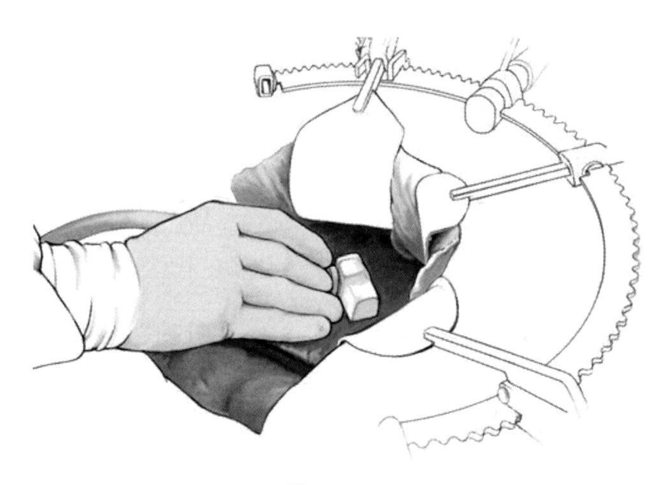

图 43.2

手术步骤三

分离肝右静脉和肝右动脉

右半肝内的肿瘤不能通过传统方式移动。应用 DEVER 拉钩或者(更好的)中号可塑性拉钩轻柔将肝脏拉向头侧。在结扎和分离胆囊动脉后,用电刀将胆囊通过灼烧从胆囊床上切除。胆囊管应用 Fr3. 5Argyle 导管引流。以上即为胆囊切除。

对肝门部进行解剖从而显露并且分离出肝右动脉和门静脉右支。暂时阻断这些血管可以展示出左右肝的界限(Cantlie 线)。通过术中超声检测证明门静脉和肝左动脉的开放。对于右半肝内部的肿瘤,Cantlie 线可作为肝离断线,并且可通过电刀标记。横跨肝中静脉并且累及第 4 肝段的肿瘤需要切除第 4 肝段,此时采用术中超声指导标出肿瘤左侧边界,进而画出肝离断线(◘图 43. 3)。

相应的,肝脏膈面的离断线也可以被标记出来。在分离门静脉右支根部时,设计好的离断线必须在肝总管的右侧以防止对肝总管的伤害。

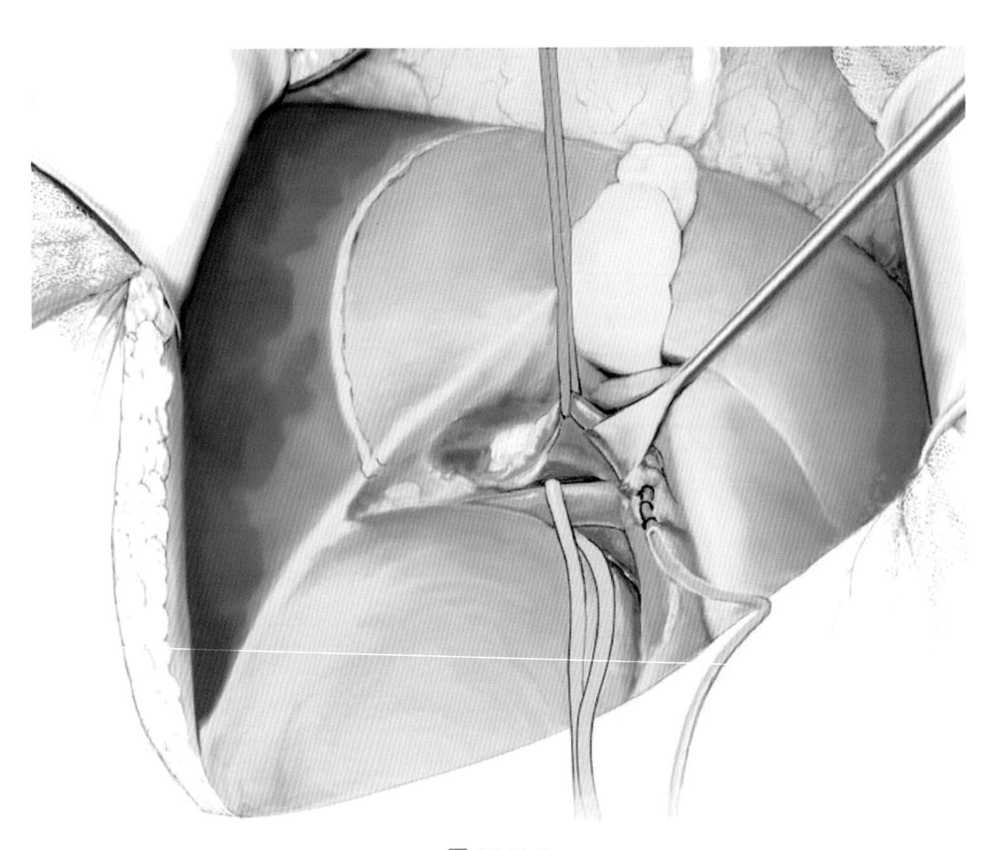

◘ 图 43. 3

手术步骤四

应用超声吸引刀对肝实质进行离断

应用 CUSA 进行肝离断(图 43.4a)。通常不用 Pringle 法进行阻断。用 4-0 Maxon 缝线缝扎在肝切除线的两边用来牵引,轻柔牵拉有利于肝脏的离断。从肝脏的边缘起,肝脏的离断沿着由肝脏前表面和膈面的标记的平面进行(图 43.4a)。微小血管可以烧灼止血,大的血管在应用钛夹钳夹后,再用剪刀离断。较低的中心静脉压能够减少出血从而有利于肝脏的离断,因此能够提供清晰的术野。对于保留肝中静脉的右半肝切除术,应当完全显露肝中静脉右侧至表面无肝缺血组织残留。肝中静脉可作为肝离断术的标记血管来指导肝切除。重复术中超声以保证离断时肿瘤有足够切缘。

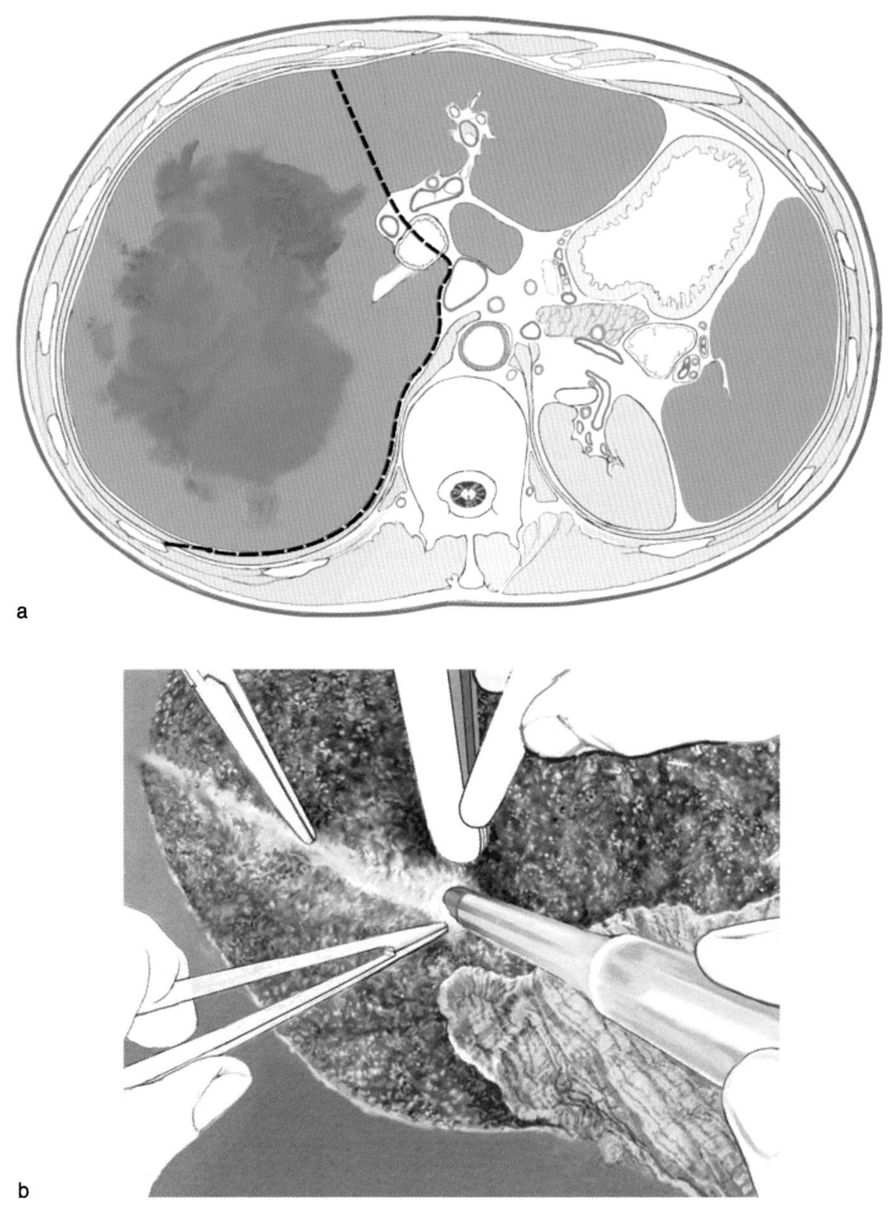

图 43.4

手术步骤五

分离右侧肝管

由于肝脏离断紧挨着肝门，环绕在肝门的右侧肝管将会出现于术野中，应避免使用电烧灼在这一区域的止血以免损伤肝门，另外缝合右侧肝管根部也极其不安全。门脉右支分叉部或门脉左支分叉部通常在胆总管右后方并与之伴行，分别进入左侧肝管处。如果肿瘤邻近右侧肝管并且需要更加精确的右侧肝管分离，进行术中胆管造影是比较有效的。右侧肝管分离的标记线应用大金属夹标记（图43.5）。

在正常解剖结构中，尾状叶分支从后方进入肝门板，因此在处理尾状叶分支之前分离右肝管通常不太可行，但从前方利用一对剪刀分离右肝管比较方便。在胆管分离过程中遇见任何动脉出血应使用6-0 Prolene缝线缝合。右侧肝管应用5-0 PDS缝线缝合。

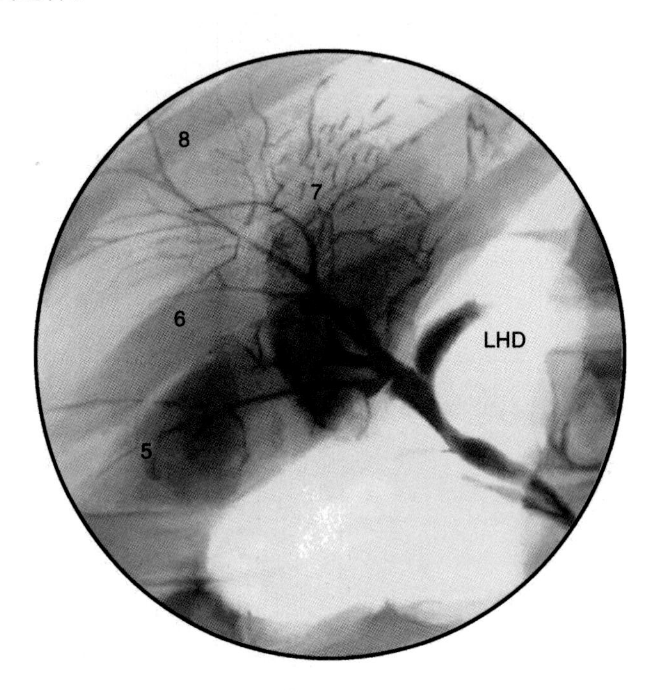

图43.5

手术步骤六

分离肝短静脉

在腔静脉旁的肝脏尾状叶应用 CUSA 离断,这样可显露肝下部分的下腔静脉。使用钝性解剖镊子分离下腔静脉和尾状叶之间的平面。通过分离钳提起肝组织,尾状叶即可快速离断。肝脏离断完成,下腔静脉的右侧也可显露。

如果肿瘤侵犯尾状叶,需要切除尾状叶和第 4 段,在游离出右侧肝管后,继续离断至左侧叶和尾状叶之间。在肝中静脉与肝左静脉连接处可显露肝中静脉,通过血管切割闭合器分离。尾状叶此时显露,通过分离肝短静脉分支和 Arantius 韧带把尾状叶从肝门处和下腔静脉左前表面分离。尾状叶可向右边收缩。

继续在尾状叶和下腔静脉右侧面之间的平面上分离将会显露肝右下静脉,肝右中静脉和肝右静脉主干。如果出现肝短静脉,肝右下静脉和肝右中静脉,必要时可结扎离断(图 43.6)。

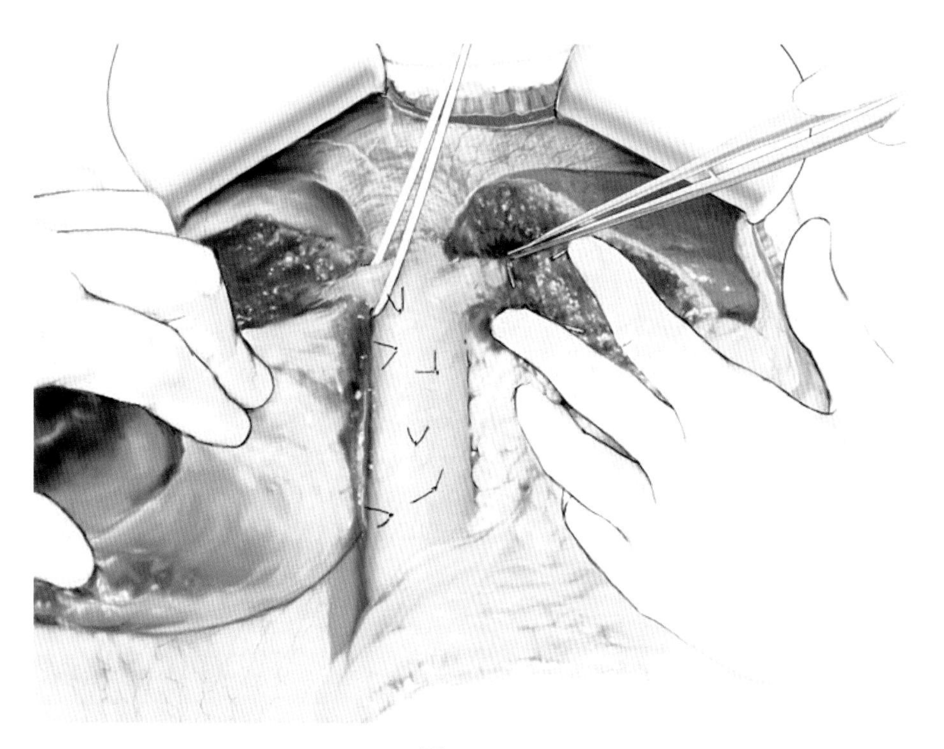

图 43.6

手术步骤七

分离肝右静脉

肝右静脉应用血管切割闭合器分离(ATW35,Ethicon EndoSurgery,Inc,Cincinnati,Ohio)。下腔静脉韧带在下腔静脉的右侧给予结扎和分离。应用5-0 Prolene缝线在下腔静脉的根部进行结扎是必需的以防止后期由于结扎移位而导致出血(图43.7)。

在右肝完全与下腔静脉分离后,通过离断右三角韧带可将右肝完全从右腹腔游离,随后可将标本取出。肿瘤侵袭或接近右侧膈肌需要切除右侧膈肌与右肝的连接处。

如果右肝存在较大肿瘤并且从膈建立了侧支血管供应,肿瘤在分离开肝右静脉后将会膨大。过于膨胀的肝脏可能会压迫下腔静脉,导致了静脉回心血流的减少与高血压。提起右肝,并且应用电刀迅速将其从腹膜后腔分离出是必要的。如果遇到困难,剪开膈肌有利于将标本取出腹腔。膈肌缺损应用2-0 Prolene缝线缝合,不一定要下胸腔引流。

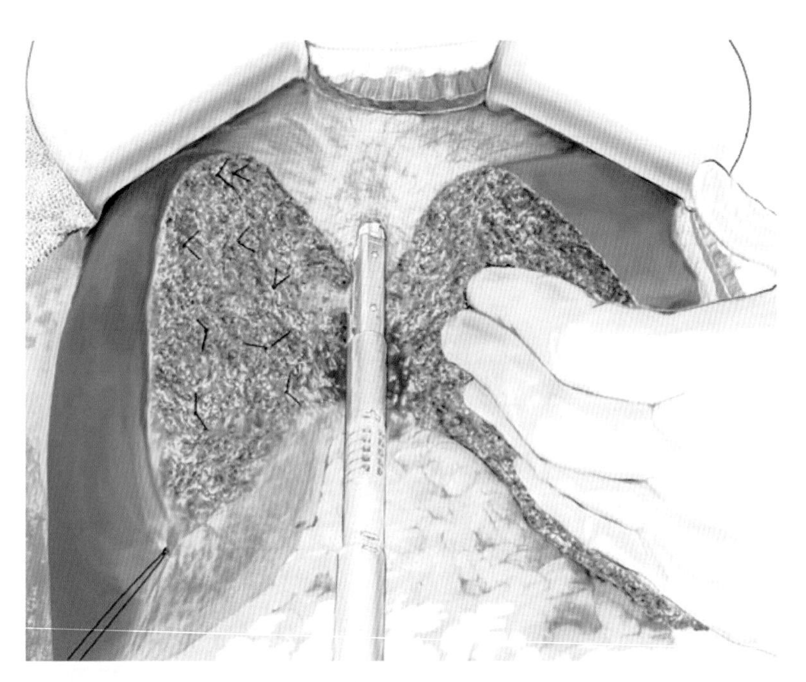

图43.7

手术步骤八

检查止血和胆漏

此时,可通过增加静脉输液量使中心静脉压恢复正常。这样,可使因中心静脉压较低而塌陷的小静脉恢复,用以识别是否有小静脉出血。可将靛红轻柔地通过 Argyle 导管注射入胆囊管以显示胆道系统任何的缺损(◘图 43.8a)。胆囊管应用 2-0 薇乔线缝合结扎。

使用术中超声以明确门静脉左支和肝左动脉的血供,并确定肝左静脉搏动良好。镰状韧带通过 5-0 Prolene 褥式缝合术重建(◘图 43.8b)。

关闭腹腔,腹腔引流管几乎不需要放置。

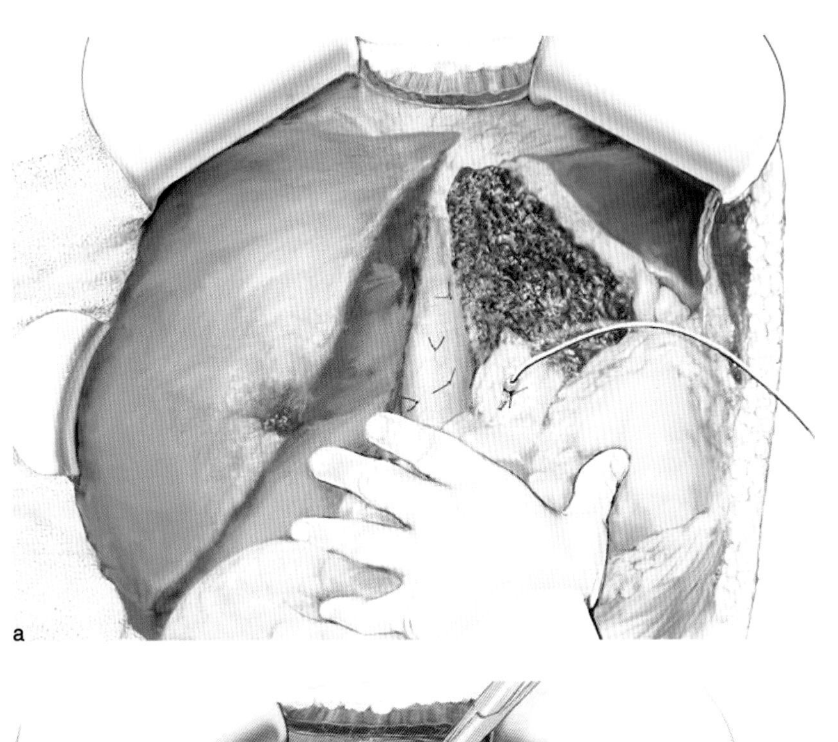

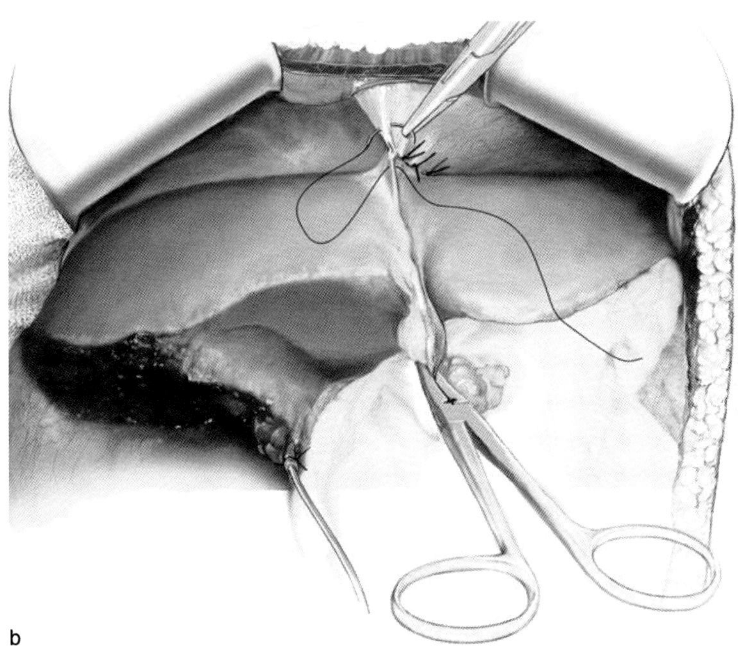

◘ 图 43.8

专家经验

- ◆ 低中心静脉压(通过限制液体,肌肉松弛,头高位和深麻醉)能够降低肝脏离断中的血液流失。
- ◆ 使用生理盐水对CUSA尖端足够的冷却可维持设备的良好性能以获得更有效的肝实质离断。

(刘连新 刘尧 译)

第 44 章　肝实质离断技术

Christoph Tschuor, Mickaël Lesurtel

肝实质离断可能导致的并发症包括:失血,血肿,感染,胆漏和肝衰竭。随着多种外科手术技术的提高,使得肝离断更加安全,也可预防术中和术后并发症的发生。

本章意在对肝离断常用技术和设备进行综述。

肝实质离断的准备

用电刀沿切割线切开肝被膜。为了更好的显露,可以将两根支持线(2-0 丝线)系在肝下缘切割线两侧。这两根支持线既可方便提起肝脏,又可更好的显露切割线。注意操作轻柔,避免由于牵拉和撕扯而导致肝实质出血。

为避免不必要的肝缺血,可根据术中情况决定 Pringle 法连续阻断或间断阻断入肝血流。实际上,除了用钳夹法进行肝离断,应用新技术进行肝离断都是为了避免使用 Pringle 法,以最大限度的减少肝缺血。

技术与设备

钳夹法和双极电凝

弯血管钳用来压榨肝实质,以便分离血管和胆管(◘图 44.1a、b)。较小的 Glisson 鞘分支或肝静脉(<3mm)可以用双极电凝处理后用剪刀离断(◘图 44.1c)。双极电凝需要连接水通道冲水以防止被电凝的组织粘连在双极电凝的尖端。肝脏保留侧较大的血管和胆管(>3mm)需结扎或应用止血夹后方可离断。应用止血夹可以保护血管和胆管。

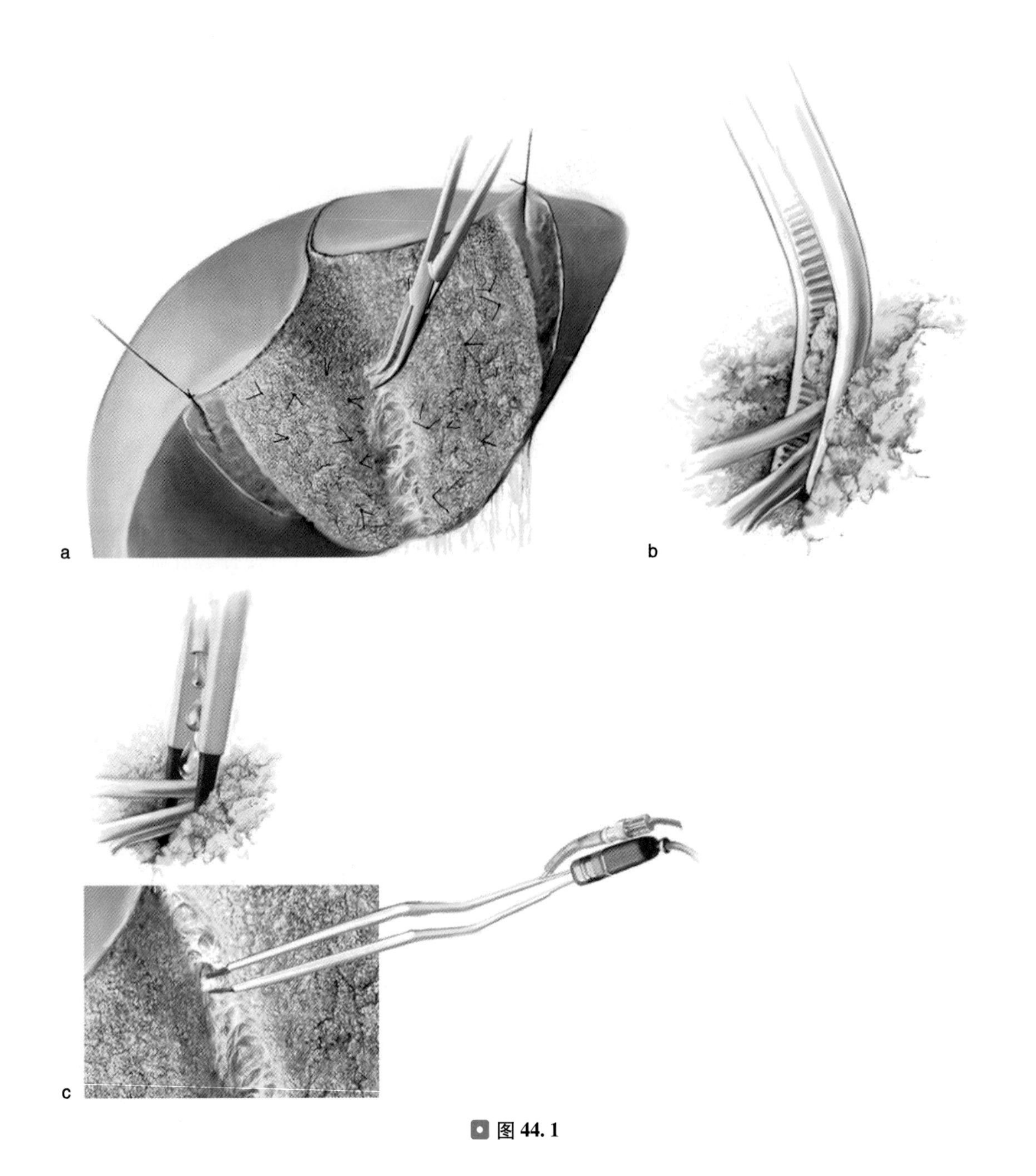

■ 图 44.1

螺旋水刀(ERBE)

螺旋水刀可以用水流冲击来切割肝实质(■图 44.2a)。盐水可以通过高压泵加压,然后由高压软管喷出,将压力转化为动能。推荐离断肝实质的压力为 30～50bar。水刀可以将柔软的肝组织冲掉,而保留血管和胆管(■图 44.2b)。刀头应与肝组织直接接触,像用画笔一样移动。可以与吸引器和电刀联合使用。如血管和胆管被分离出来,可用双极电凝,止血夹或者钳夹法进行结扎离断。

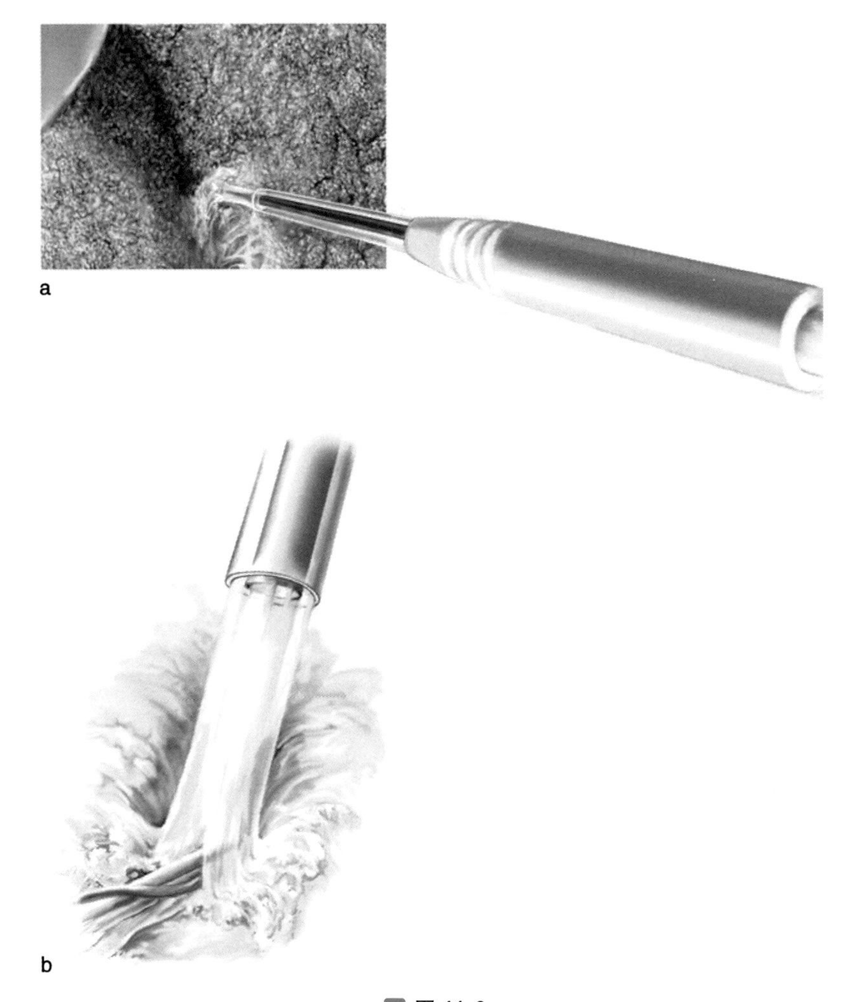

图 44.2

超声吸引刀(CUSA)

超声吸引刀的主要原理是利用发生在振动杆尖端的空蚀效应。手持端可以发出超声振动,并可同时提供抽吸和冲洗(图 44.3a)。超声探针可以利用空蚀效应区分含水分较多的肝实质细胞和含纤维组织较多的胆管及血管(图 44.3b)。通过此设备将肝实质进行骨骼化后,与其他技术方法一样,结扎和离断胆管和血管。超声吸引刀也可联合其他电凝设备。超声波和高频电流可以同时使用区分并电凝血管、胆管和神经。

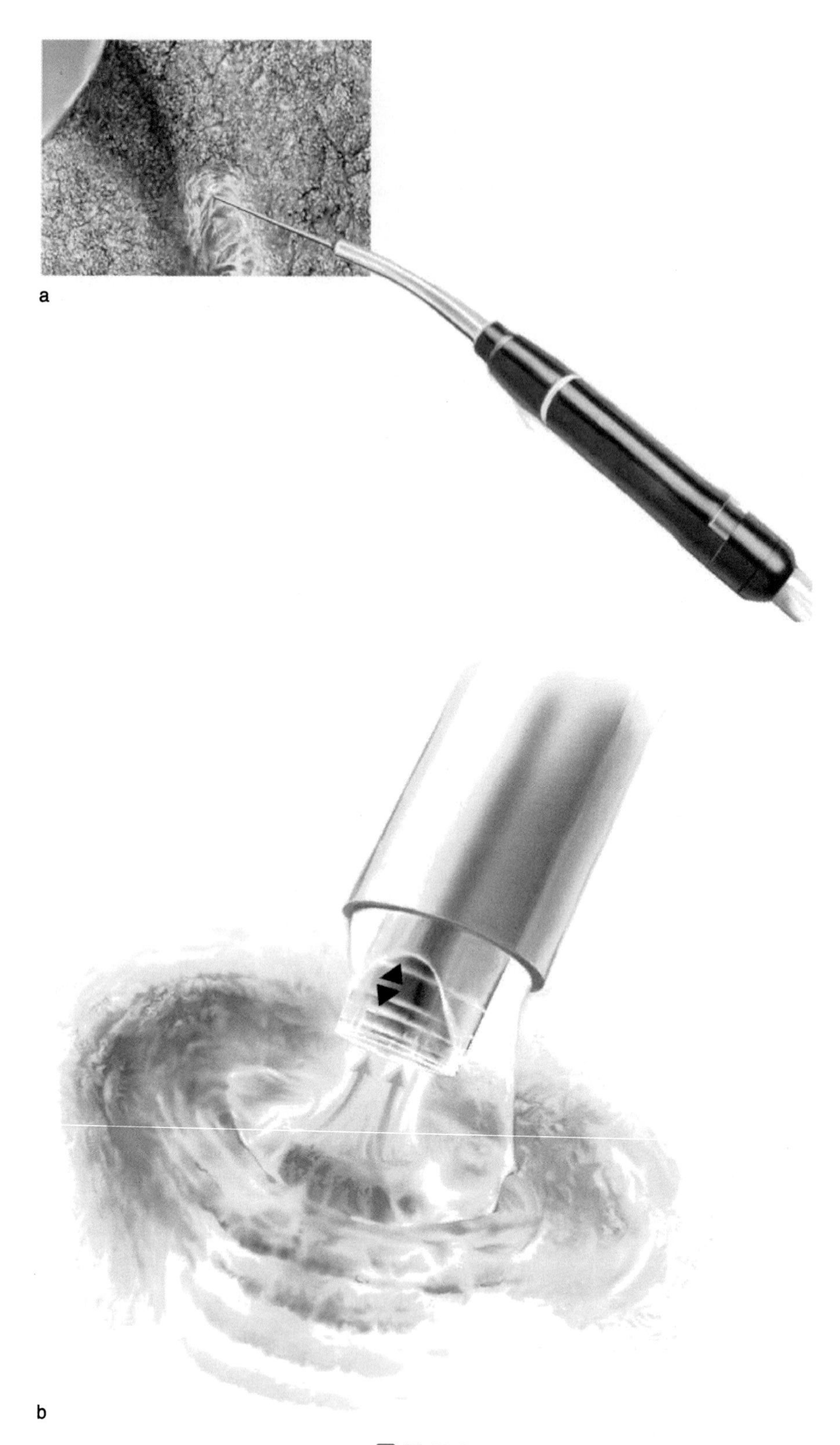

■ 图 44.3

超声刀

超声刀系统包括脚踏板开关超声波产生器,可重复使用的刀柄,和刀头切割装置。产生的电能可以通过电晶体系统转换成为机械能。刀头以 55 500Hz 的超声频率进行振荡(◘图 44.4)。通过调整功率,使振动可以在纵向延伸 25 ~ 100mm 之间进行五挡调节。切割力来自于类似锯机制一样的高频振动刀。胞内空泡(空化)的产生导致肝实质的正确横断。直径在 2 ~ 3mm 的血管可以在金属振动中与接触的组织凝住。如果遇到较大血管(3 ~ 5mm),保持合适的钳夹力度十分必要。在靠近肝边缘的切除中,超声刀可以更好的离断肝实质而不引起出血,胆漏或创伤。由于其速度快和操作方便,在腹腔镜肝切除术中应用广泛。但其在肝脏深部应用容易导致血管损伤,特别是损伤肝静脉。所以,深部大血管应用止血夹或缝线进行离断。

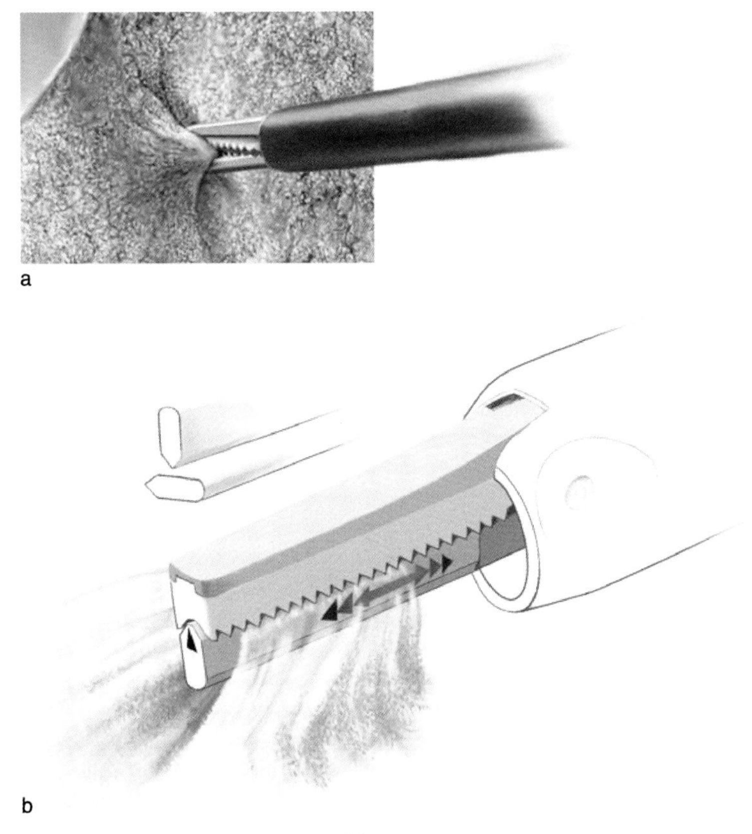

◘ 图 44.4

组织解剖/血管闭合系统(TissueLink 刀)

又称无血解剖刀,是美敦力专利,在离断前后凝固和封闭组织进行止血。它通过传导液体(生理盐水)提供射频(RF)能量以凝固和密封组织(◘图 44.5)。盐水既可以向组织提供射频能量,又可以降低组织温度使温度不超过 100℃。止血是通过胶原蛋白收缩,并非传统的电外科使组织烧焦结痂,且不产生烟。TissueLink 刀可直接用于目标组织。使用要点是与肝脏接触面维持恒定,移动设备像画画一样确保能量有效应用。直径小于 5mm 的血管可以在骨骼化显露的 10 秒内凝固并离断。直径较大的血管应该用止血夹或缝线确保安全离断。

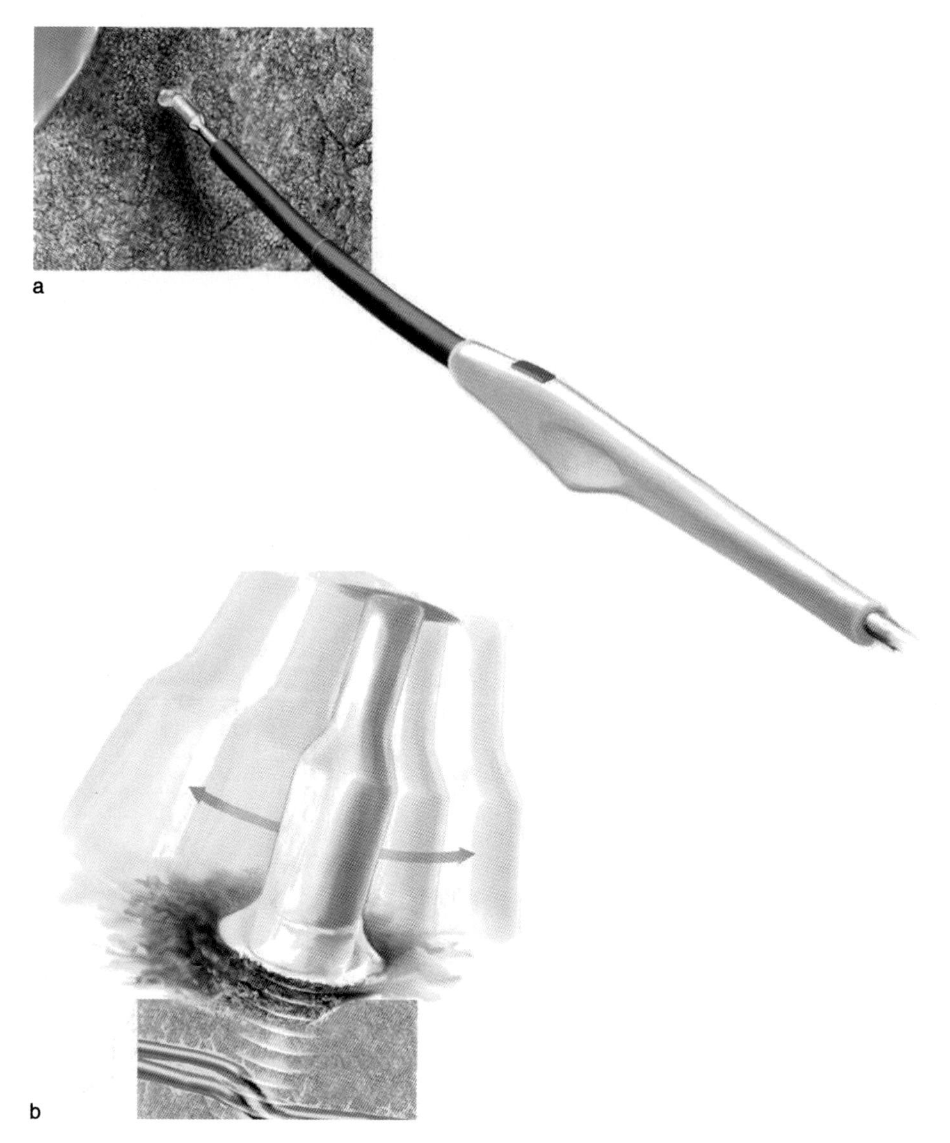

■ 图 44.5

双极射频止血切割器(Habib 4X)

Habib 4X 装置传递双极射频能量至四电极双极切除装置来提供术中组织凝固。通过加热细胞使细胞脱水发生凝固性坏死而沿着目标线进行切割。通过坏死区可以将组织用传统手术刀进行切割离断。双极射频止血切割器的优点是出血量少,手术时间短,避免采用钳夹法断肝和肝脏热缺血的损伤。腹腔镜下也有双极射频止血切割器(■图 44.6)。

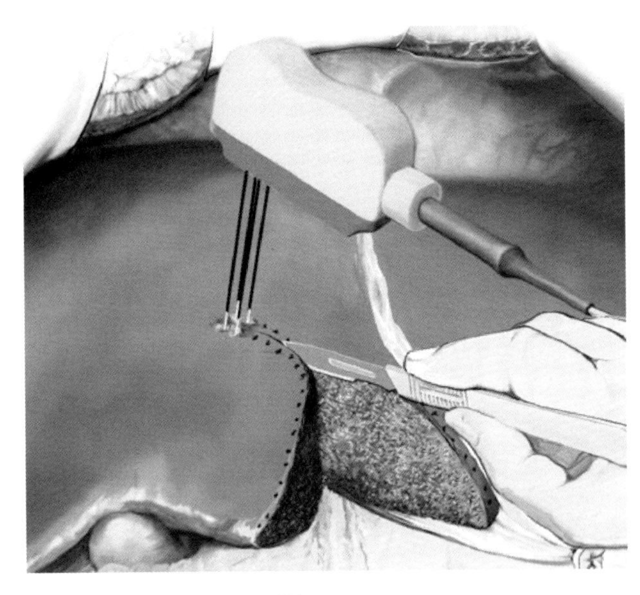

图 44.6

专家经验

- 可以联合应用不同设备进行肝离断，这样可提供不同的优势。
- 在腹腔镜肝切除中，超声刀是最实用的，其既可凝固又可分离肝实质，从而避免切换设备。
- 不管用何种设备和方法，在肝实质离断中必需保持低中心静脉压（<5mmHg）以减少血液丢失。
- 不管用何种设备和方法，必需预阻断入肝血流以防肝离断中产生的大出血。

（刘连新　刘尧 译）

第 45 章　肝切除术

Dimitri A. Raptis, Pierre-Alain Clavien

适应证与禁忌证

适应证

（1）原发性和继发性肝癌（例如肝细胞肝癌；肝内胆管细胞癌；结直肠癌肝转移；神经内分泌肿瘤）。

（2）良性肿瘤（例如腺瘤，巨大血管瘤）。

（3）多房棘球绦虫（棘球蚴病）。

（4）保守治疗无效的肝脓肿。

（5）其他良性疾病（例如 Caroli 综合征）。

（6）活体肝移植（改良技术；手术方法参见▶第 63 章“活体供肝移植术：左半肝供肝手术和植入手术”）。

（7）肝门部胆管癌，亦称 Klatskin 瘤（改良的胆管手术方式参见▶第四篇）。

（8）创伤性肝损伤。

禁忌证

（1）急性肝炎（病毒性或酒精性）。

（2）慢性重症肝炎。

（3）肝储备功能差（例如 Child-PughC 级的肝硬化）。

（4）严重的门脉高压（例如食管静脉曲张，腹水或肝静脉压力>10mmHg）。

（5）严重维生素 K 缺乏导致凝血障碍。

（6）血小板严重减少（血小板计数<30 000/mm^3）。

术前检查及术前准备

（1）既往病史：饮酒，肝炎，肝毒性药物，输血，吸烟等。

（2）临床评估：肝性脑病，腹水，黄疸，营养状况，门脉高压体征。

（3）实验室检查：谷丙转氨酶，谷草转氨酶，胆红素，碱性磷酸酶，白蛋白，凝血指标（凝血酶原时间，血小板），肿瘤标记物，必要时检测血清学指标（如肝炎，棘球幼虫等）。

（4）CT 扫描或者 MRI：评估肝脏体积和病变的可切除性。

（5）PET 扫描：寻找肝外病变（例如结直肠癌肝转移）。

术后检查

（1）术后在 ICU 监护。

（2）需至少在 48 小时内监测凝血指标和血红蛋白。

（3）每日检查病人是否有肝衰竭的临床症状，如黄疸和肝性脑病。

术后并发症

早期并发症

（1）胸腔积液；

（2）腹水；

（3）肝衰竭；

（4）腹腔内出血；

（5）胆漏；

（6）膈下脓肿；

（7）门静脉血栓。

后期并发症

（1）胆汁瘤；

（2）胆道狭窄；

（3）胆管-气管瘘。

（刘连新　刘尧 译）

第46章 右半肝切除术

Christoph Tschuor, Pierre-Alain Clavien

手术步骤

手术步骤一

入路、显露和探查

取右肋缘下切口进入腹腔后，离断镰状韧带及肝圆韧带。安放拉钩（如Thompson拉钩）以显露术野（图46.1a）。探查腹腔，行术中超声评估肿瘤数目、大小、位置及与毗邻血管的关系。明确病灶的可切除性（图46.1b）。

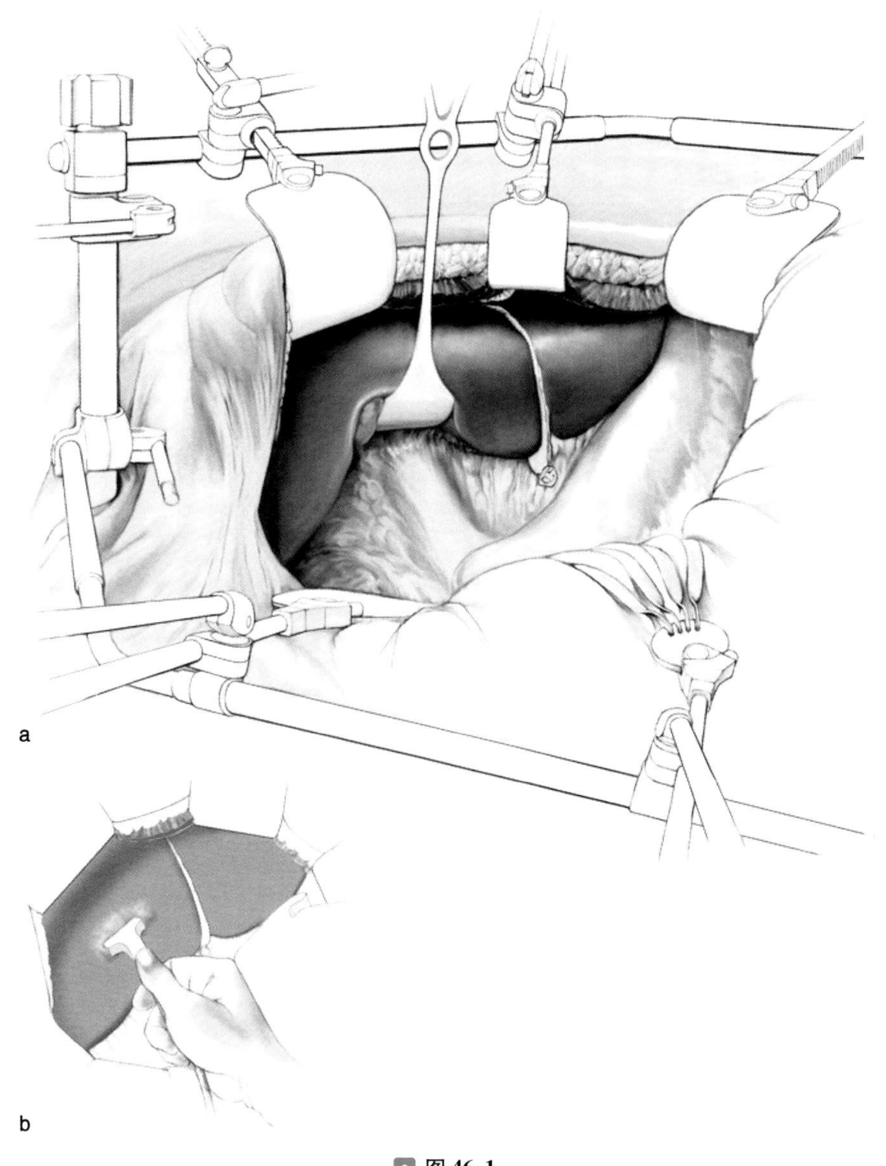

图46.1

手术步骤二

游离肝右叶

离断冠状韧带前叶及右三角韧带以游离右半肝。助手应垫着纱布将肝脏向前、向左牵拉显露视野。在此过程中，应移去牵拉胃和十二指肠的 Thompson 爪型钩。

接近肝上腔静脉时，可用直角钳或 Kelly 钳显露韧带（◘图 46.2a）。用手指穿过膈肌与冠状韧带间的空隙以显露韧带（◘图 46.2b）。注意保护膈血管并处理其侧支循环出血。

如▶第 41 章所述做好 Pringle 全肝门阻断法准备工作。之后如▶第 67 章所述离断镰状韧带、肝圆韧带及右冠状韧带，并切除胆囊。

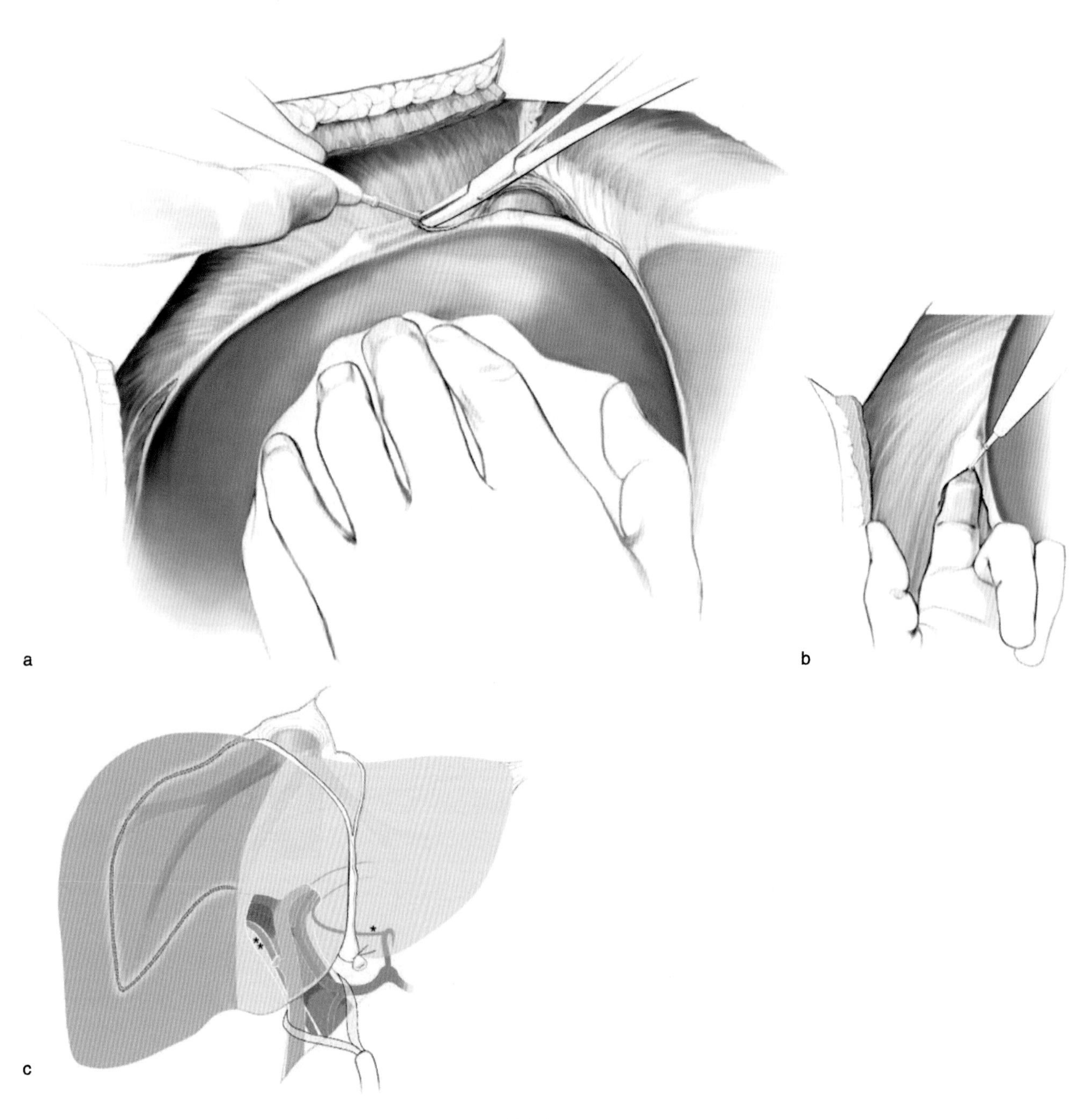

◘ 图 46.2

首先辨清肝上下腔静脉及肝右静脉。◘图46.2c展示了游离的肝脏及进行下一步前需辨认的结构：肝动脉、门静脉及胆管，20%～25%的病人中可见到变异的肝左动脉（图中单星标记）。应游离出该血管，以备可能需要的血流阻断。10%～15%的病人中会出现变异的肝右动脉（图中双星标记）。

手术步骤三

解剖肝门结构离断右肝动脉

肝十二指肠韧带需从胆囊管向左解剖以识别肝总管及肝动脉右支。此时不要试图显露或游离出右肝管（◘图46.3a）。

将“哈巴狗”置于肝动脉右支来评估左半肝动脉血供的通畅程度。此时可以通过触摸肝十二指肠韧带来简单地估计肝动脉左支是否畅通（◘图46.3b）。辨清门静脉右干前应常规检查门静脉右后方有无发自肠系膜上动脉的变异肝右动脉（◘图46.2c中的双星标记）。

动脉解剖清楚后即可结扎离断肝右动脉（◘图46.3c）。如果存在变异肝右动脉，需行相同方法处理。

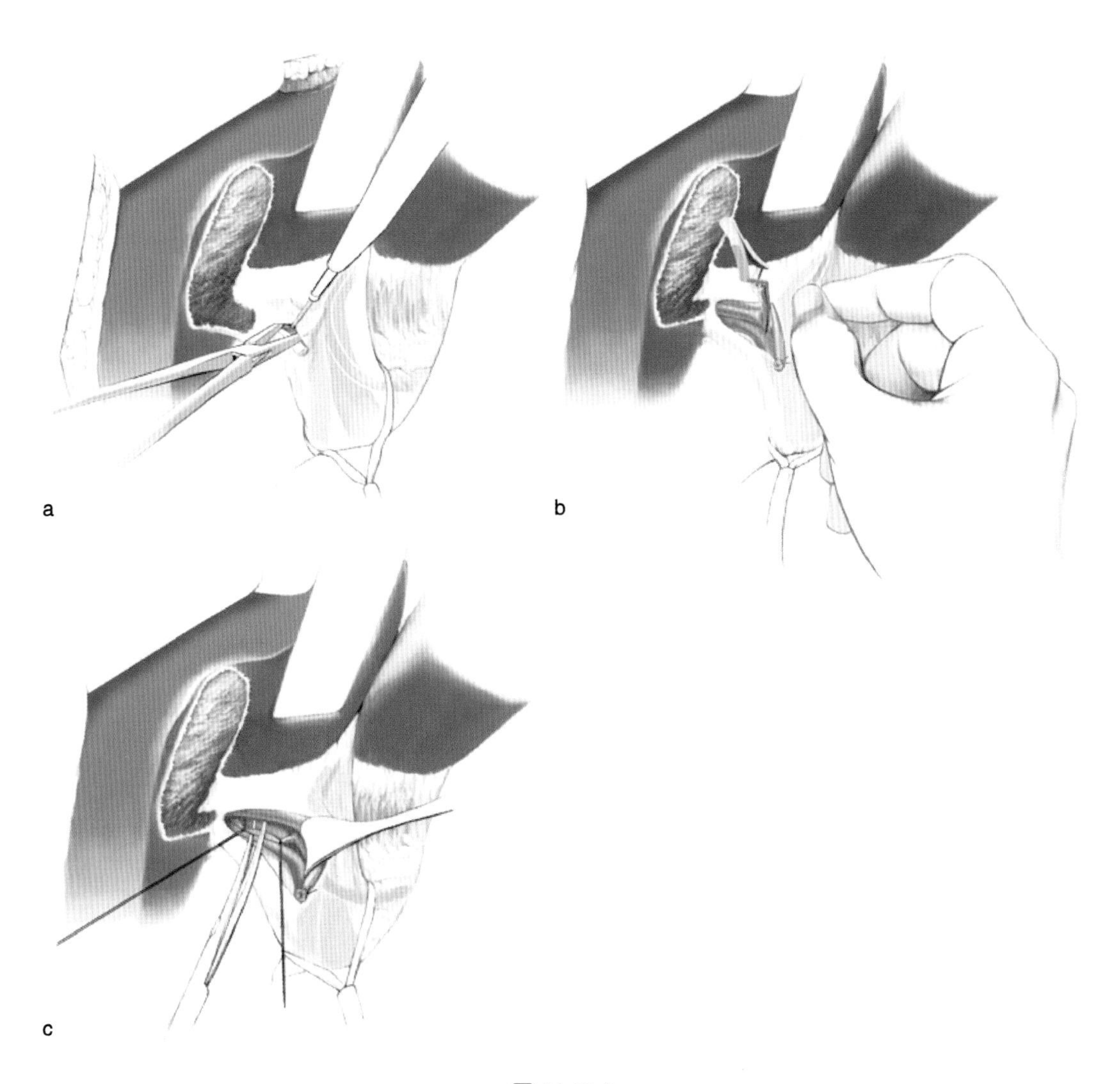

◘图46.3

手术步骤四

离断门静脉右干

首先要辨清门静脉左右干分叉部。门静脉右干常有一个小分支供应尾状叶，结扎离断该分支后，可以游离出 2cm 左右的右干，使其后续的结扎离断更安全（◘图 46.4a）。

将门静脉右干从周围组织中游离后用直角钳勾套右干（◘图 46.4b）。

用血管钳（如小的 Satinsky 无损伤钳）钳夹远端。以 1-0 丝线结扎门静脉右干（◘图 46.4c），距离分叉处应超过 5mm 以上以避免门静脉狭窄及血栓可能。为防止单道结扎线滑脱引起出血，断端应加以缝扎。此时可看到左右半肝的缺血分界线。

当门静脉右干较短时，可用小 Satinsky 钳钳夹门静脉右干后离断，近端用 6-0 Prolene 线连续缝合残端（◘图 46.4d）。也可使用血管切割闭合器离断门静脉右干，但肝门处狭小的解剖空间常使缝扎比使用切割闭合器更方便。

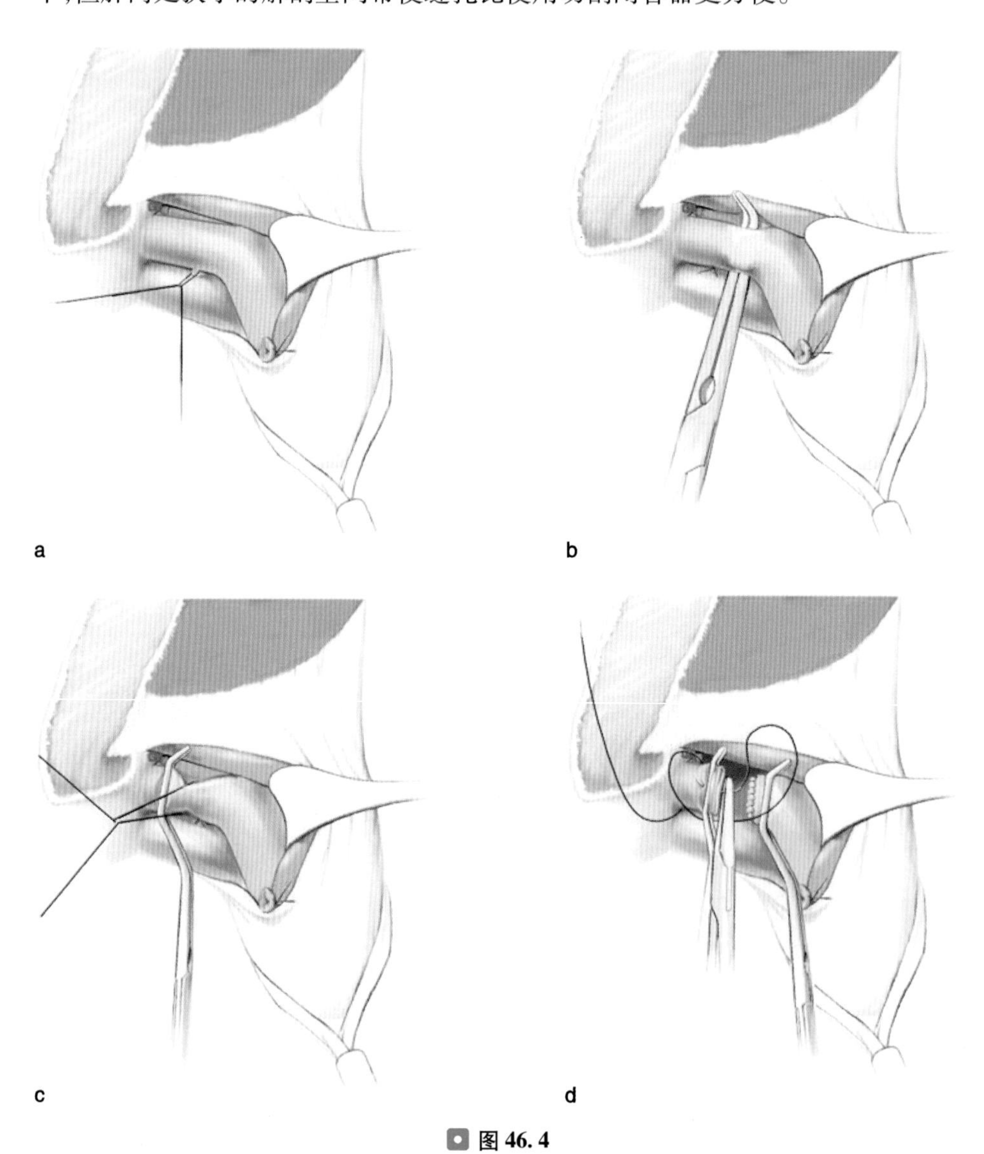

◘ 图 46.4

手术步骤五

离断肝短静脉

分离离断右侧的肝短静脉，结扎双侧断端。注意腔静脉侧的肝短静脉断端应避免使用金属夹闭合，因为术后中心静脉压纠正后金属夹可能会松动、脱落(图 46.5)。

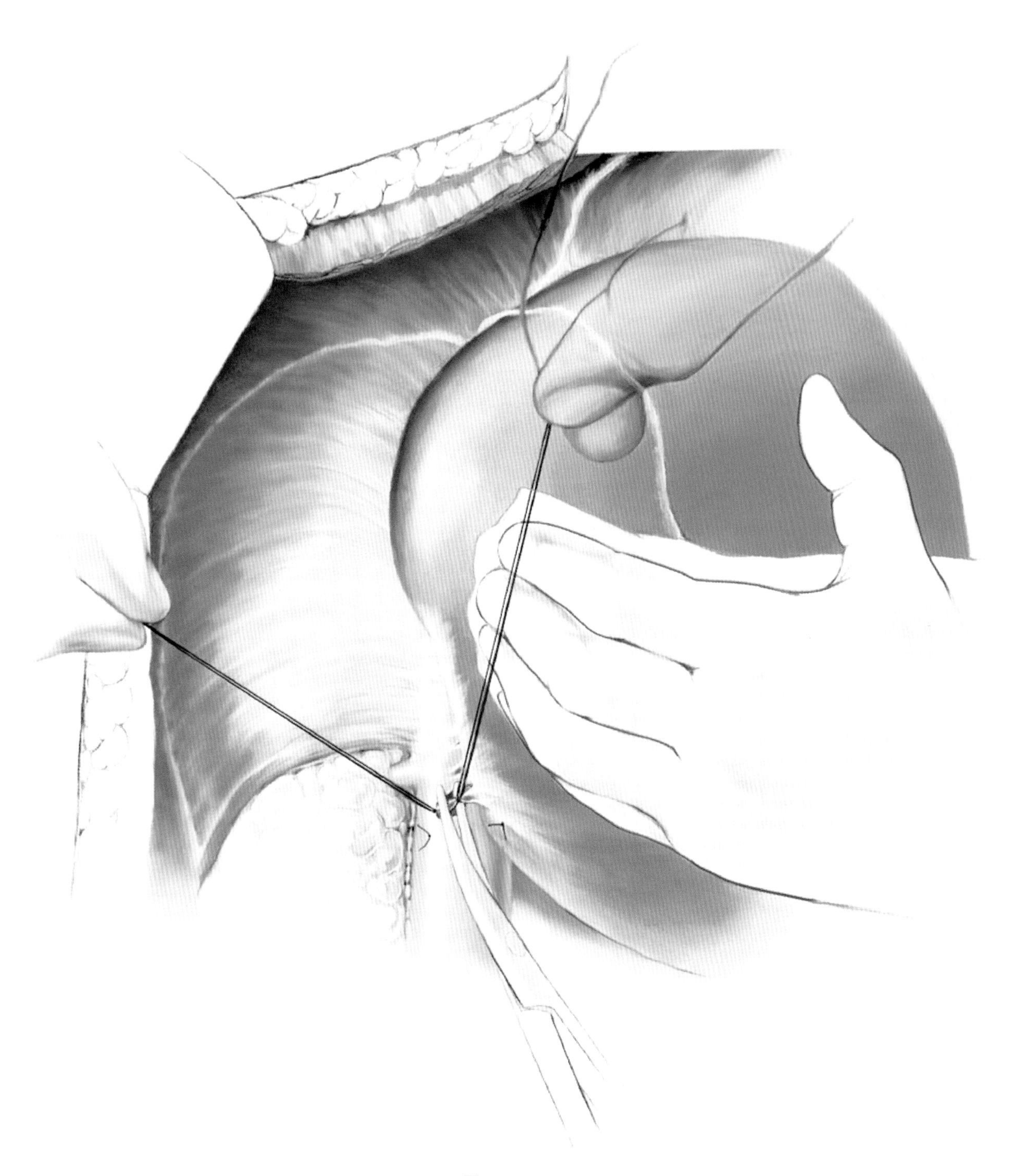

图 46.5

手术步骤六 切断右肝静脉

用 Kelly 钳从上方肝静脉表面和下方腔静脉表面解剖，游离出肝右静脉(与肝中静脉及肝左静脉分离)(图 46.6a)。

用 1-0 的丝线或血管悬吊带牵引肝右静脉，可用血管切割闭合器切断该静脉(图 46.6b)。

一种可选方式是以勺形血管钳阻断肝右静脉血流，近肝侧以 1-0 的丝线结扎后离断，同时再上大号金属夹(图 46.6c)。如果结扎加夹金属夹后还有出血，可以用手指按压控制出血。用 4-0 的 Prolene 缝线先对腔静脉侧断端进行连续缝合，然后对仍出血的近肝断端进行缝扎止血。

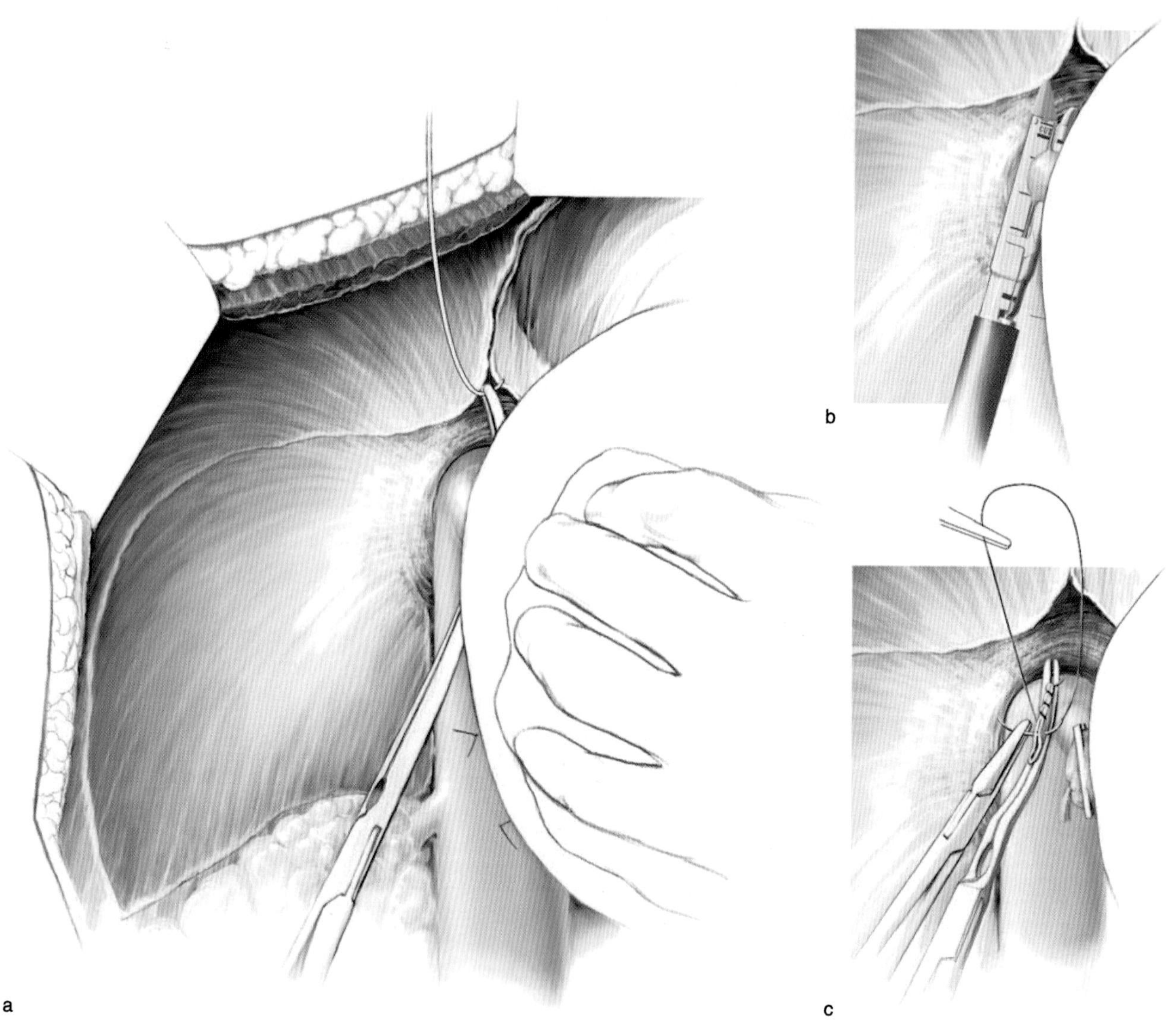

图 46.6

手术步骤七

分离肝实质

在肝下缘半肝分界线两侧各缝合一根缝线(2-0 丝线)悬吊作为牵引。此时要确认中心静脉压处于低水平(低于 3mmHg)。如果 CVP 高于此值,请麻醉医师纠正并等待达标。用电刀在缺血区侧距分界线数毫米处切开肝包膜(◘图 46-7)。

从肝脏下缘开始分离肝实质。分离肝实质的可用方法如▶第 44 章所述。根据需要用 Pringle 法进行连续或间断肝门阻断。分离肝实质应该先向后再向下进行,同时注意保留中肝静脉。

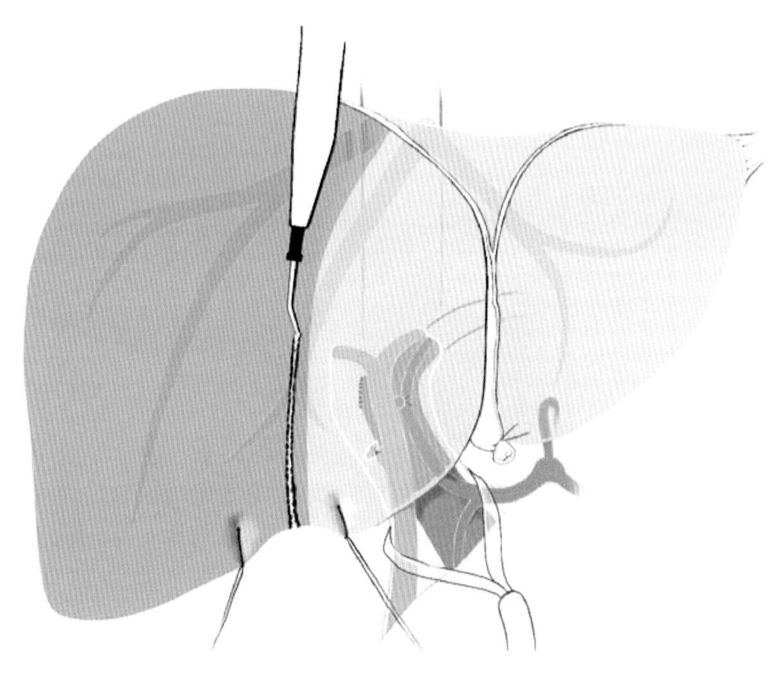

◘ 图 46.7

用双极电凝钳及 Kelly 钳分离肝实质的方法如◘图 46.8 所示。可在下腔静脉和肝脏之间置一悬吊带以更好地提拉和显露肝脏(参见▶第 42 章“绕肝提拉法用于解剖性半肝切除术”)。

术者也可将左手置于肝脏与腔静脉之间加强显露。所有辨清的胆管、血管(>3mm)都在左侧端结扎后离断。在肝门部,右侧肝管应在尾状突水平以上从主干离断。

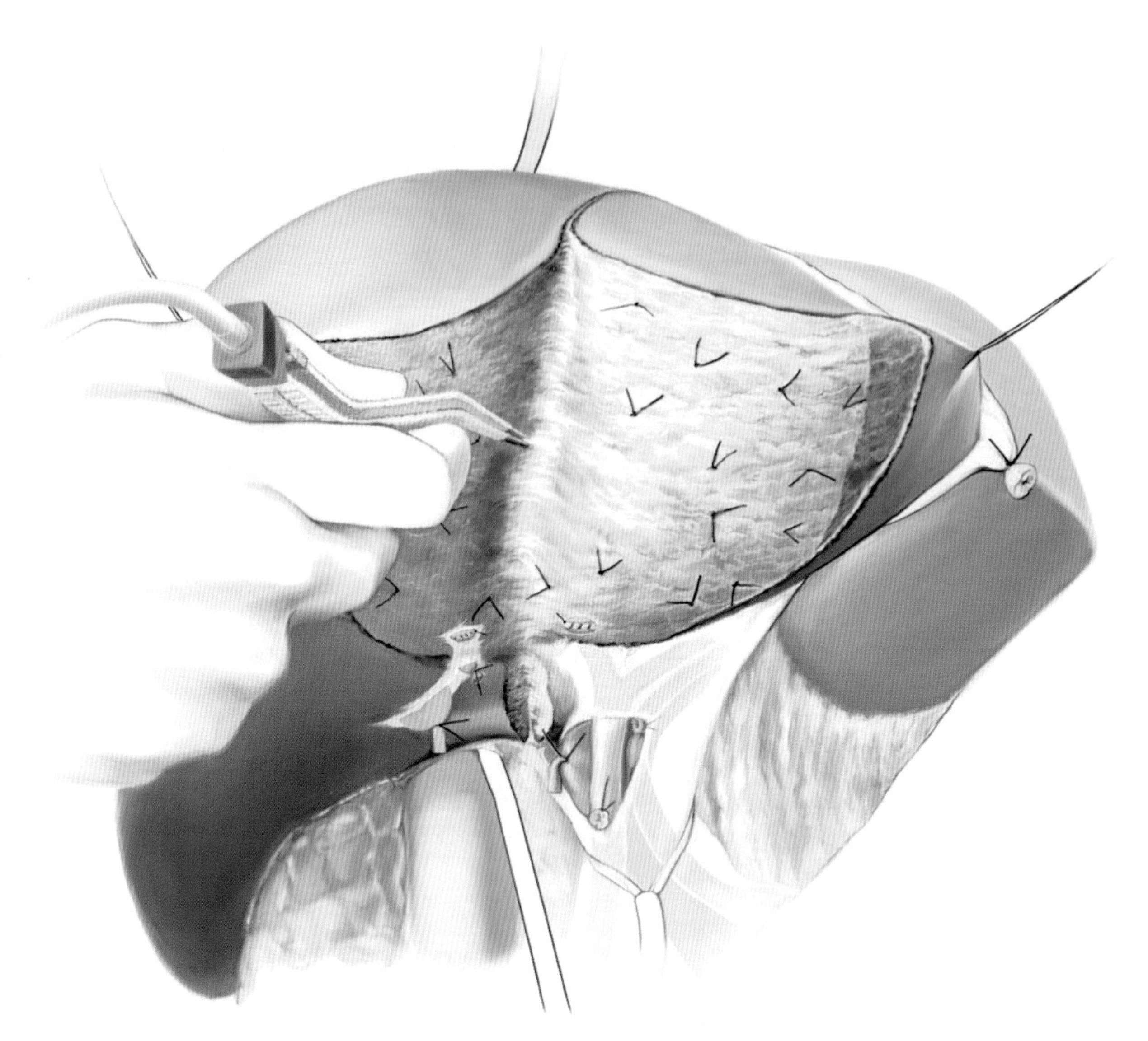

图 46.8

如果肝断面有渗血，可覆盖纱布并轻柔按压数分钟止血；如果断面有活动性血管出血，应进行缝扎止血。

最后，去除纱布并仔细检查纱布和术野。任何胆漏（会在纱布上留下黄色斑点）都应用 4-0 或 5-0 的 PDS 线缝合。部分术者常规在胆总管内注射亚甲蓝来明确有无胆漏。

为了防止左半肝的扭转，需要重新对合切断的镰状韧带（图 46.9）。

关腹，不需留置引流。

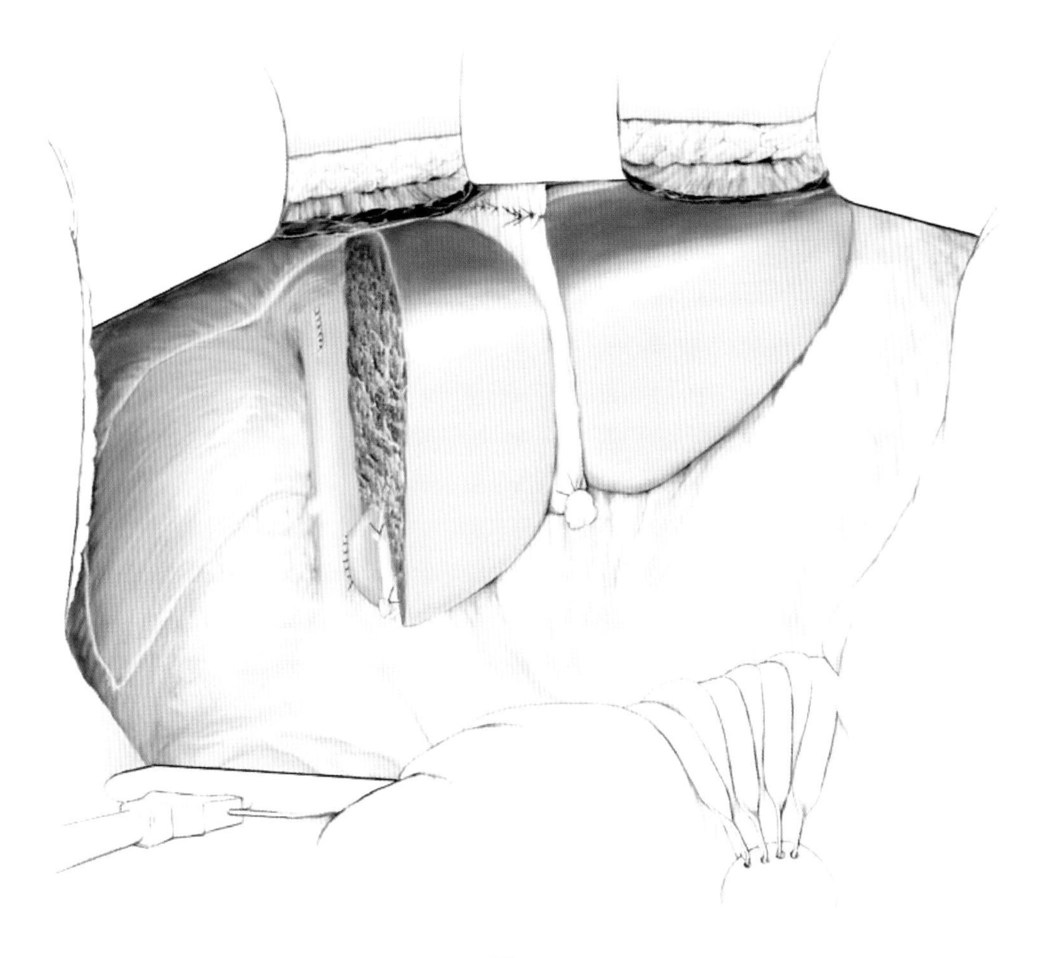

图 46.9

专家经验

- ◆ 用拉钩充分显露手术野对于评估、判断和手术成功至关重要。
- ◆ 提前请麻醉医师在切肝过程中保持低中心静脉压能显著减少总的失血量。
- ◆ 如果你结扎处理肝右静脉的肝侧断端，再加一个大号金属夹能防止出血！如果加了金属夹仍有出血，不要慌张，用手指压住止血并先行处理腔静脉侧肝右静脉残端。
- ◆ 在分离肝实质时，用你的左手或一根带子托住右半肝会有更好的显露并能保护腔静脉。

致谢

我们感谢共同作者 Panco Georgiev 在这一章的第 1 版的编写中所做出的工作。

（毛一雷　徐海峰 译）

第47章　左半肝切除术

Christopher Soll, Pierre-Alain Clavien

手术步骤

手术步骤一

手术入路和左半肝游离

经肋缘下切口进腹，离断肝圆韧带并分离镰状韧带。切开左三角韧带和左冠状韧带以游离左半肝(◘图47.1)。通过术中超声评估并确认可切除性后，打开肝胃韧带以备Pringle法肝门血流阻断(参见▶第41章“肝脏手术中的血管夹闭、血流阻断和腔静脉切除技术”)。若有变异肝左动脉存在，可在此时予以分离，备哈巴狗血管夹待夹闭。

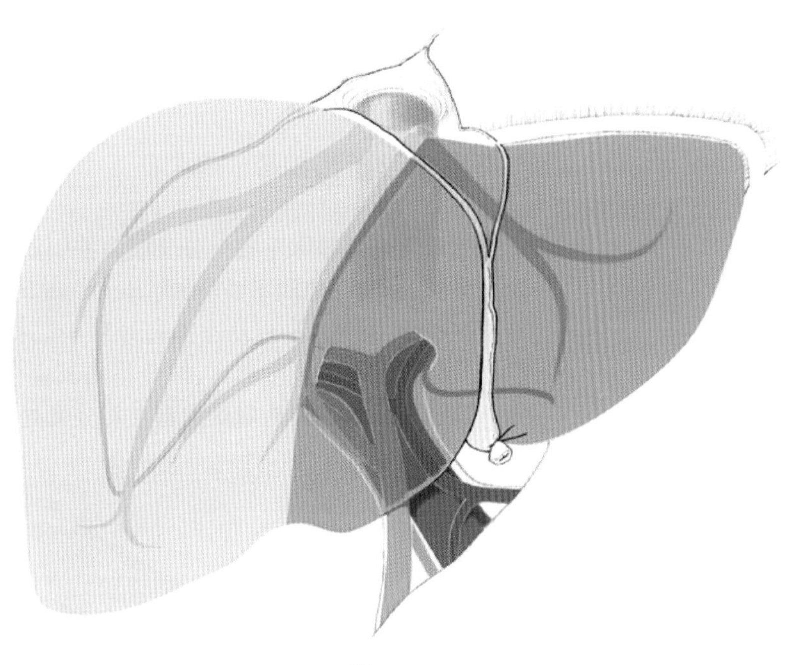

◘图47.1

左冠状韧带与右侧不同，其前叶和后叶是相连的，只在靠近下腔静脉处才前后分离。冠状韧带很容易用电刀切开，应使用湿纱布(或手指)垫在韧带后方以保护后方结构(脾、胃、食管)(◘图47.2)。也可使用直角钳撑起韧带后再行切开。

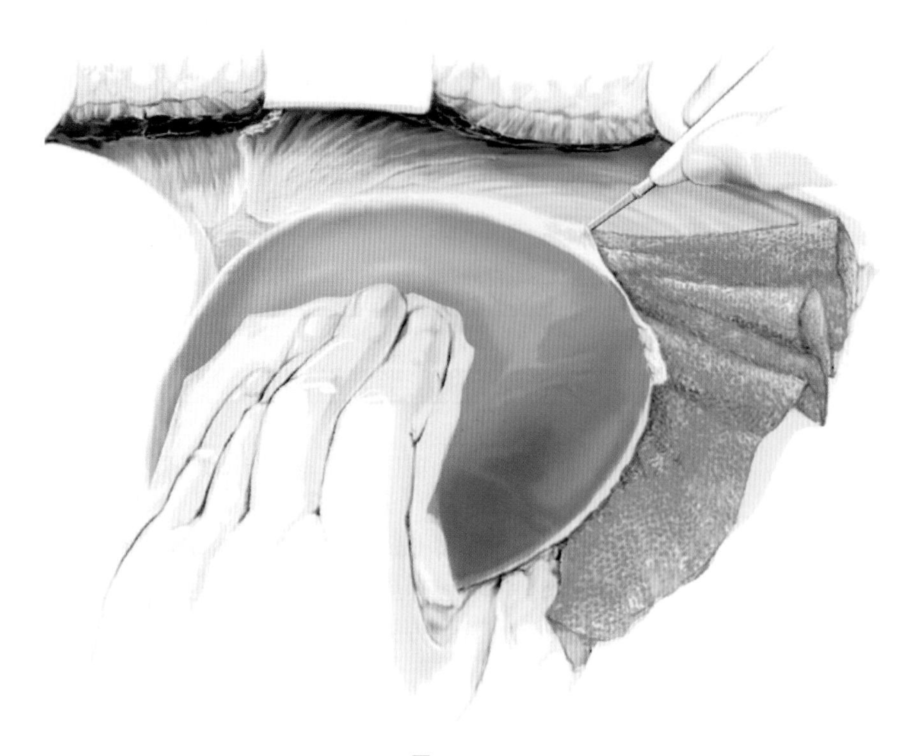

■ 图 47.2

手术步骤二

打开肝十二指肠韧带

胆囊床是门静脉左右干分叉灌注并引流至下腔静脉的分界线,因此通常会先切除胆囊,便于在中间平面(称为 Rex-Cantlie 线)上分离肝实质。用 Kelly 钳和电刀如图所示(■图 47.3)从左侧打开肝十二指肠韧带显露出胆总管、肝动脉和门静脉。胆总管不应过度剥离,以免损伤其血供。先行分离左肝管不是必需的,因为分离肝实质后更容易确认胆管左右分叉处和结扎左肝管(参见第六步)。

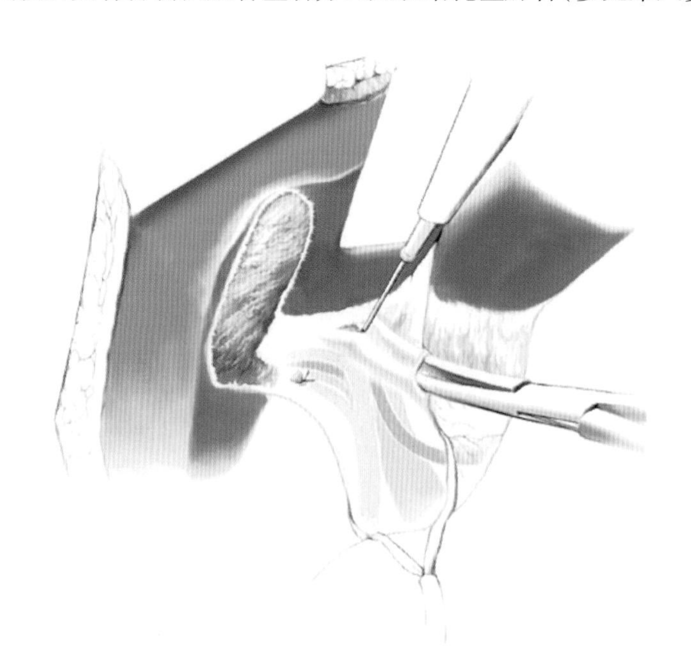

■ 图 47.3

手术步骤三

分离并切断左半肝的动脉血供

充分解剖以确认肝门处的动脉结构。可能出现的变异肝左动脉可用哈巴狗血管夹夹闭，而变异的肝右动脉可通过触摸肝十二指肠韧带右缘辨认。在肝总管和左肝管的左侧找到肝左动脉，分离后夹闭。此时右半肝动脉血供的通畅性很容易通过触摸肝右动脉和/或变异肝右动脉搏动得到确认(◘图 47.4)。

在确认入肝动脉的解剖结构后，结扎并离断肝左动脉(和通往左半肝的变异动脉)。

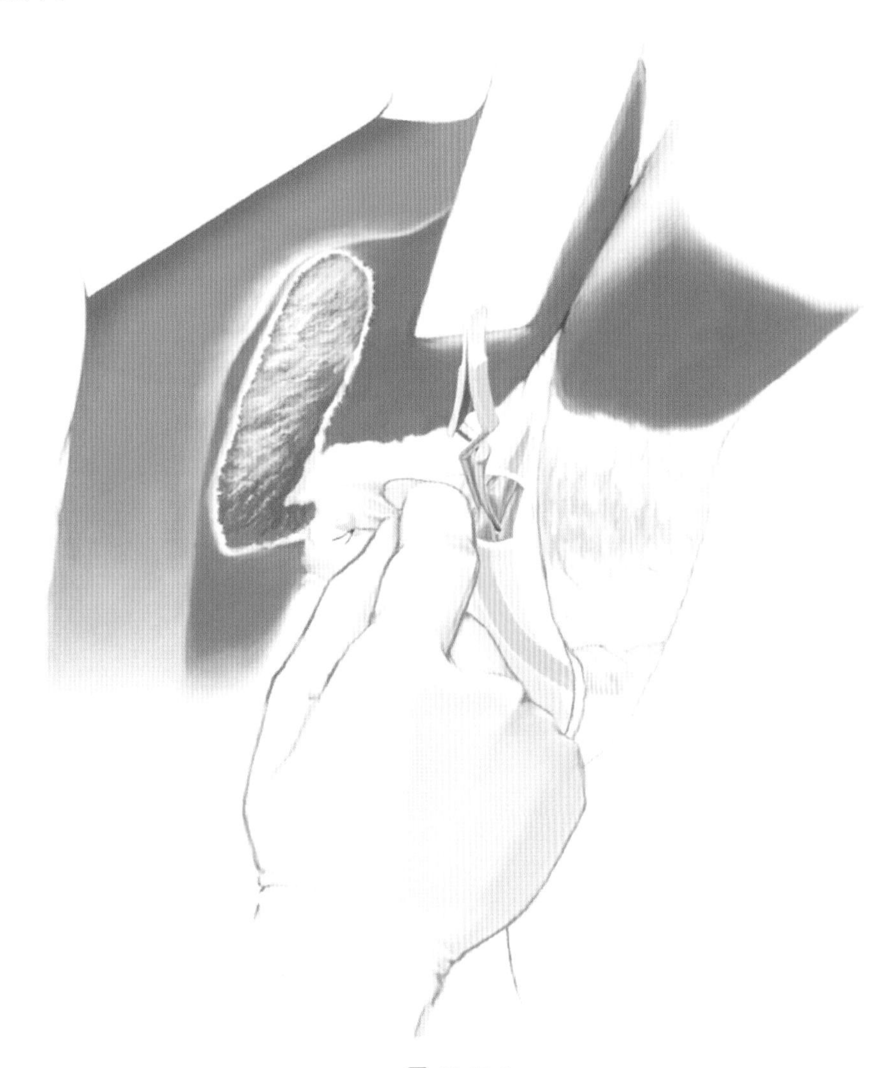

◘ 图 47.4

手术步骤四

解剖并离断门静脉左干

门静脉左干通常位于肝左动脉后方,较容易辨认。解剖并确认门静脉分叉部,然后将门静脉左干从周围组织中分离。在门脉左支的左后方,结扎并离断其供应 S1 段的门脉分支。由于 S1 段有左右门静脉双重血供,因此该分支两侧断端都应结扎。此后可用 1-0 号丝线结扎并离断门静脉左干(◘图 47.5)。离断处应距门静脉左右分叉部至少 5mm,以避免门静脉右干狭窄。使用 5-0 的 Prolene 线缝扎残端或使用血管切割闭合器横断门脉左干是更为安全的选择(参见▶第 46 章"右半肝切除术")

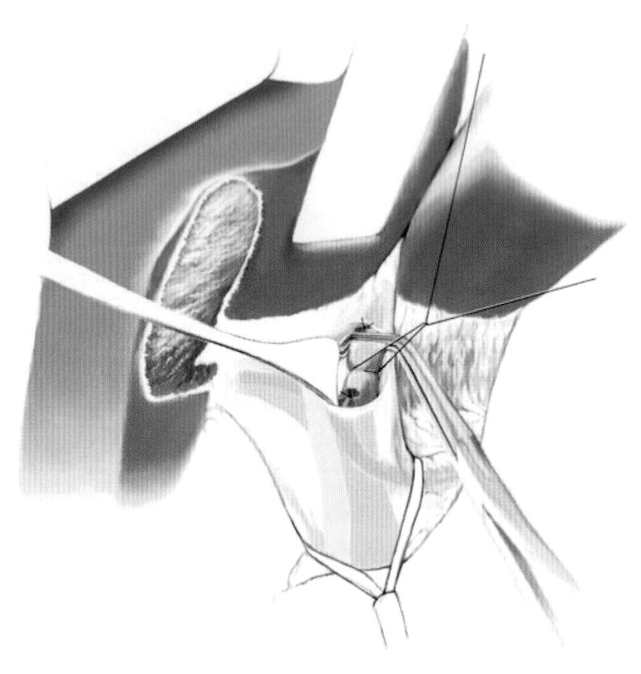

◘ 图 47.5

手术步骤五

解剖静脉韧带（Arantius'韧带）和显露肝左静脉

沿下腔静脉方向延伸分离镰状韧带和冠状韧带，以显露肝左静脉和肝中静脉前壁。为显露两者的后壁，需要提起左半肝并切开小网膜直至横膈，解剖位于左半肝和 S1 段之间的静脉韧带（Arantius 韧带）（图 47.6）。静脉韧带行走在门静脉左干和肝左静脉或肝左、中静脉汇合处之间，可以在其门静脉起始处分离结扎并离断（可能存在残留的静脉导管）。牵提静脉韧带残端沿下腔静脉向上分离，直至韧带变宽变薄连入肝左静脉汇入下腔静脉处血管外包膜。向左向上牵引静脉韧带残端，可在肝左静脉和 S1 段之间看到一个无血管的区域。用直角钳或 Kelly 钳分离出肝左静脉并离断。肝左静脉也可在肝实质分离的最后阶段显露后离断，如第 7 步所示。

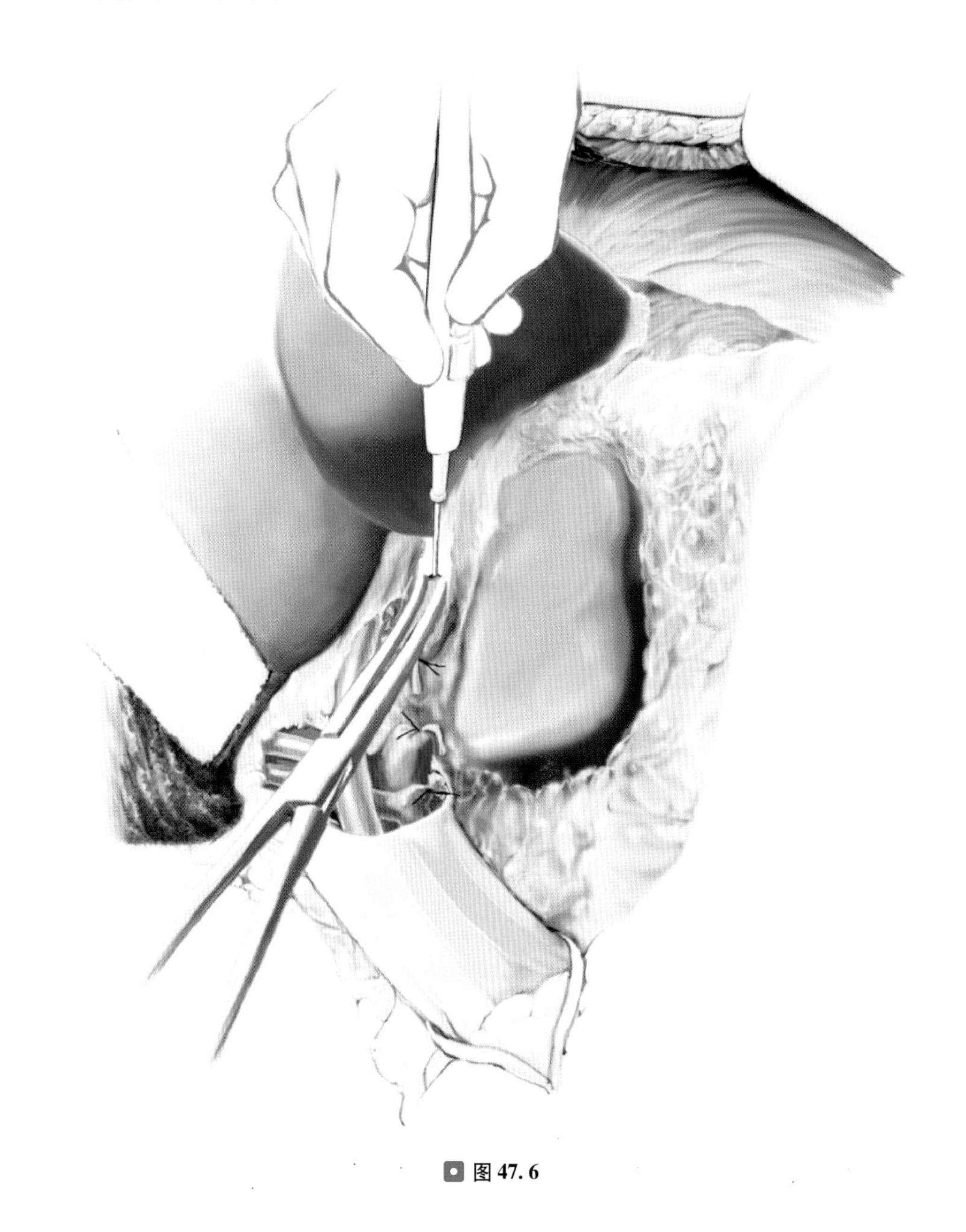

图 47.6

手术步骤六

肝实质的解剖分离

由于左半肝的血供已被阻断，左右半肝之间可见一条清晰的分界线，结合门脉主干入肝方位设计切肝路线，在分界线的缺血侧几毫米处用电刀标记切线。在肝下缘切线两侧各缝一针（2-0 丝线）作牵拉。切肝开始时应将中心静脉压控制在较低水平（低于 3mmHg）。根据需要用 Pringle 法间断或持续阻断入肝血流。以电刀切开肝包膜（图 47.7），从肝下缘开始进行肝实质的分离，先延伸至尾状叶，然后至下腔静脉表面。在肝实质分离中必须注意小心保护中肝静脉。在肝实质中游离左肝管并仔细结扎。在结扎分离出来的肝管之前，必须要除外其为右肝管发向左肝的分支的可能。为了避免这种胆管畸变导致的损伤，离断左肝管应尽量靠近脐静脉窝处。

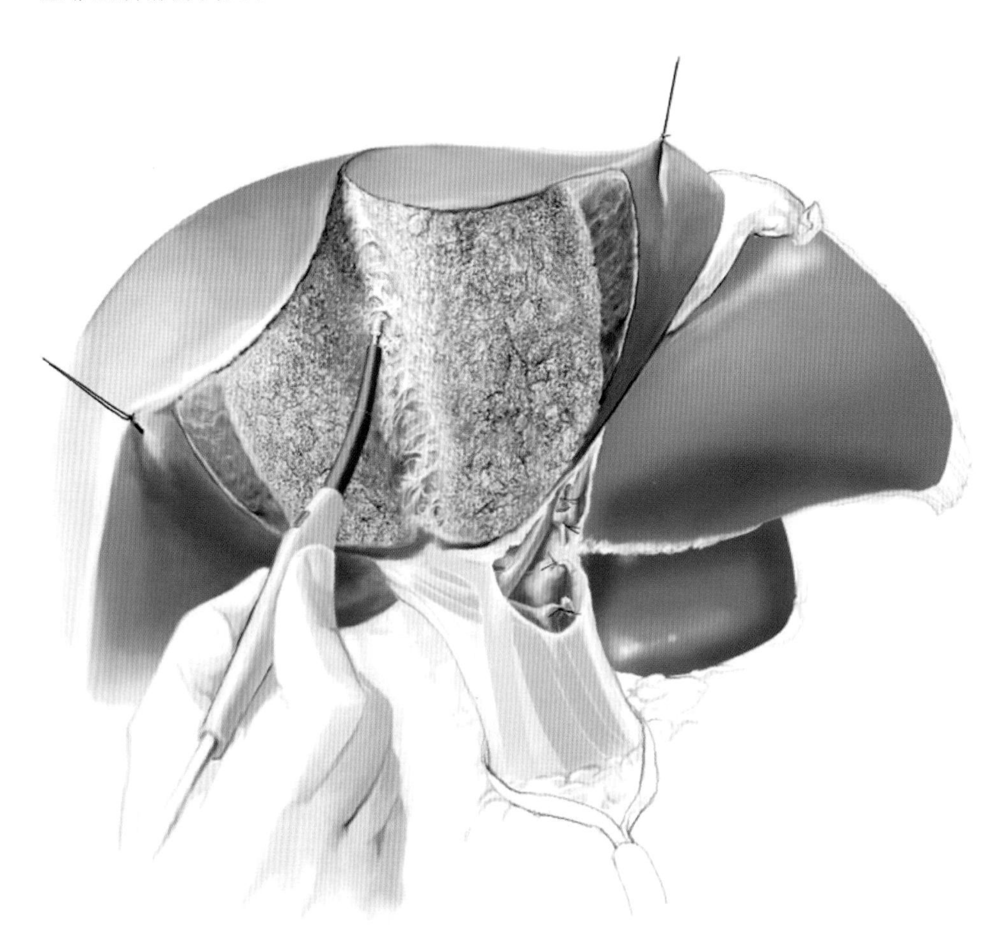

图 47.7

手术步骤七

离断左肝静脉

如果在分离肝实质前未断开左肝静脉,在分离肝实质接近肝顶部时(距顶部 2～3cm)要非常小心。此时可用血管切割闭合器横断左肝静脉。另一种选择是使用勺形钳钳夹(◘图 47.8)。如果需要更为准确的解剖显露(例如邻近肿瘤时),可利用手感或用 CUSA、水刀(HydroJet)等手段达到更好的静脉解剖效果(参见▶第 44 章“肝实质离断技术”)。

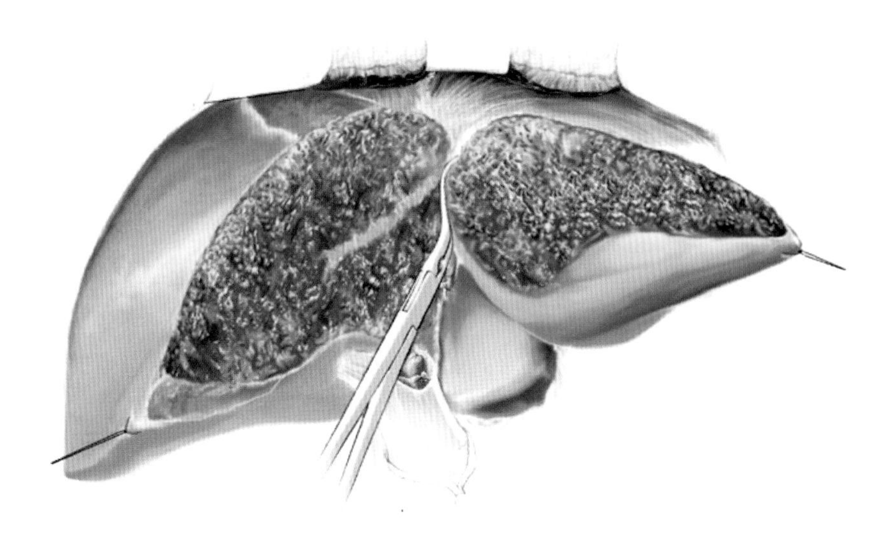

◘ 图 47.8

手术步骤八

保留Ⅰ段的左半肝切除的创面处理

如果有创面渗血,用一块纱布盖在断面上并轻轻压迫几分钟,根据渗血情况可以延长压迫时间。切面如果有活动性的血管出血,每一处都应缝扎止血。移开纱布后仔细检查,若纱布上有黄点表明创面存在胆汁漏,找到后使用 PDS 4-0 或 5-0 缝扎后再次纱布压盖检查。也可通过从胆囊管残端向胆总管注射美蓝检查肝创面的胆漏情况(▣图 47.9)。

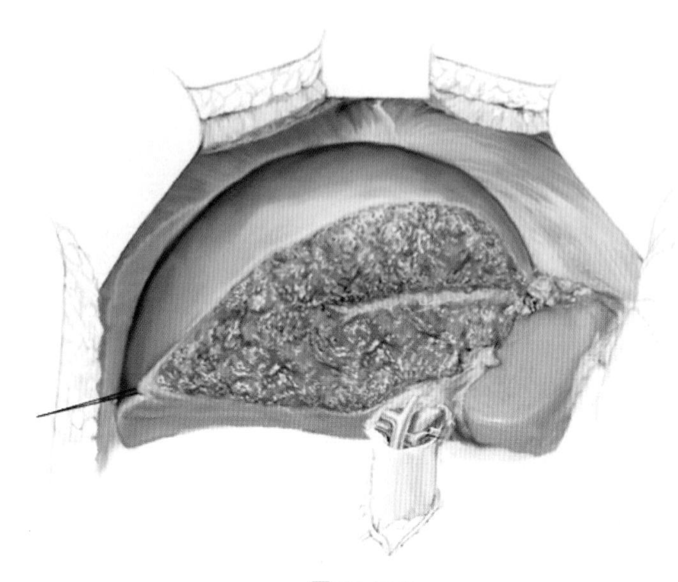

▣ **图 47.9**

专家经验

- 开始切肝时请麻醉师将中心静脉压维持在较低的水平,可显著减少总体出血量。
- 在肝实质分离前游离和横断左肝静脉不是必需的。暴力穿透肝实质或损伤肝中静脉可导致严重的出血。因此遇到困难时不要强行分离肝左静脉,应将其放在肝实质分离的最后阶段进行。如果能保持较低的中心静脉压,两者失血量是相当的。

致谢

我们感谢共同作者 PancoGeorgiev 在这一章的第 1 版的编写中所做出的工作。

（毛一雷　郑永昌 译）

第 48 章　扩大半肝切除术

Stefan Heinrich, Pierre-Alain Clavien

扩大右半肝切除术(右三叶切除术)

扩大右半肝切除术(又称右三叶切除术)包括 4 段和右肝的 5 ~ 8 段切除。对于肝门部胆管癌(Klatskin 肿瘤)或者胆囊癌,通常切除范围还包括 1 段和 9 段。当然这种手术只有在余肝(2 和 3 段)功能足够的时候才进行。因此在扩大右半肝切除术前,肝功能的评估,包括计算剩余肝脏的体积、除外肝纤维化或肝硬化是非常必要的。

依据血管解剖结构,5、8 段联合 4 段的切除有两种方法。经典的 4 段肝解剖性切除,是先选择性离断 4 段相关的肝蒂,再离断肝组织;另一种做法是先分离肝组织,然后在肝实质内逐步离断 4 段相关的管道结构。在本章中,我们将介绍经典的扩大右半肝解剖性切除(图 48.1)。

手术步骤一到七

同右半肝切除。

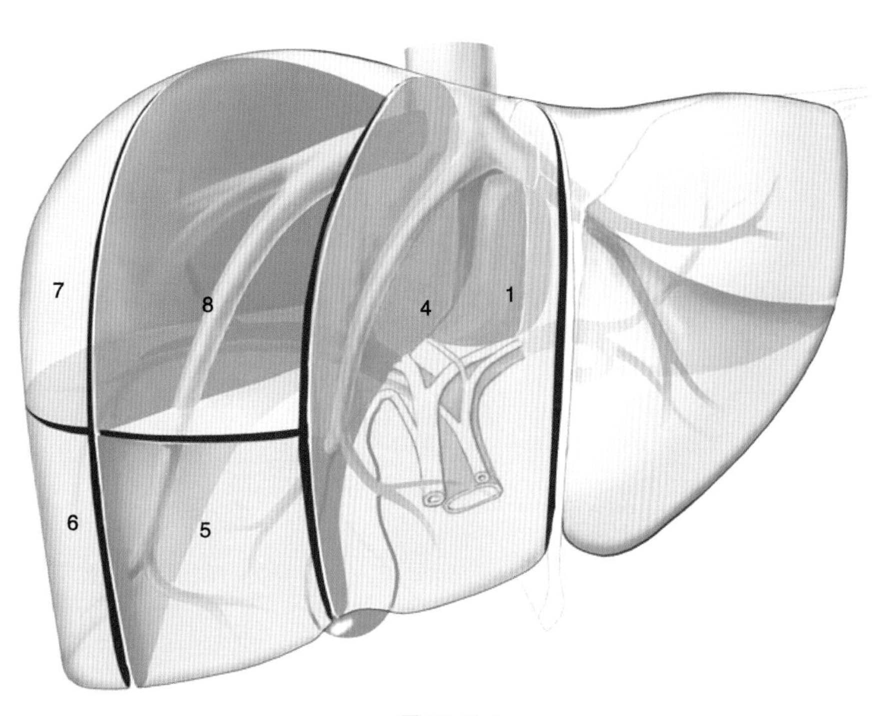

图 48.1

手术步骤八

选择性结扎离断 4 段肝蒂

在游离右肝、结扎肝右动脉和门脉右干后,沿着左侧肝门板仔细地钝性分离解剖(图 48.2a)。辨别并游离去往 4 段的肝蒂,逐一离断结扎(图 48.2b)。

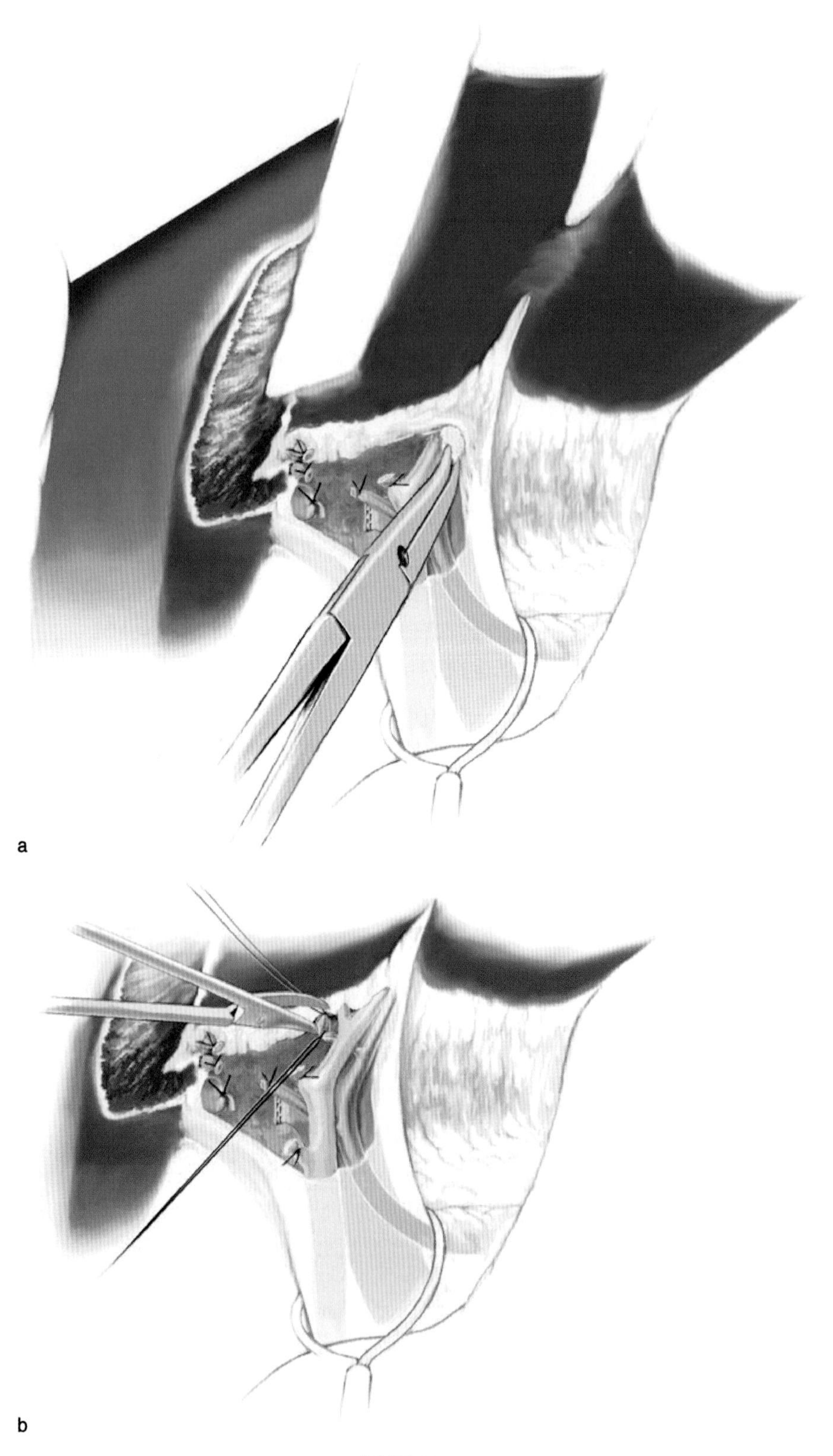

图 48.2

手术步骤九

显露右肝静脉和离断肝组织

同右半肝切除时一样，肝右静脉从肝右后下方游离，并预置橡皮带标记备用。如果采用悬吊法进行肝实质的分离，可以参见▶第 42 章“绕肝提拉法用于解剖性半肝切除术”中描述的方法解剖游离肝右静脉和肝中静脉。

扩大右半肝切除的切缘是镰状韧带的右侧缘。肝圆韧带连接胎儿时的脐带和门脉左支(Arantius 管)，因此可以作为一个标志。用 Kelly 钳向左侧牵拉肝圆韧带，右侧肝组织缝线向右牵拉(◘图 48.3a)。应常规使用术中超声以确定肝内肿瘤的实际范围和血管的解剖走向。

从肝圆韧带右侧缘开始离断肝组织。如果之前没有解剖性地离断去往 4 段的管道结构，此时须将这些从肝圆韧带右侧发出的管道逐一离断结扎(◘图 48.3b，这个方法在肿瘤累及左肝门板时有优势)。右肝管和去往 4 段的肝管在肝实质分离后可以被安全地显露和离断。

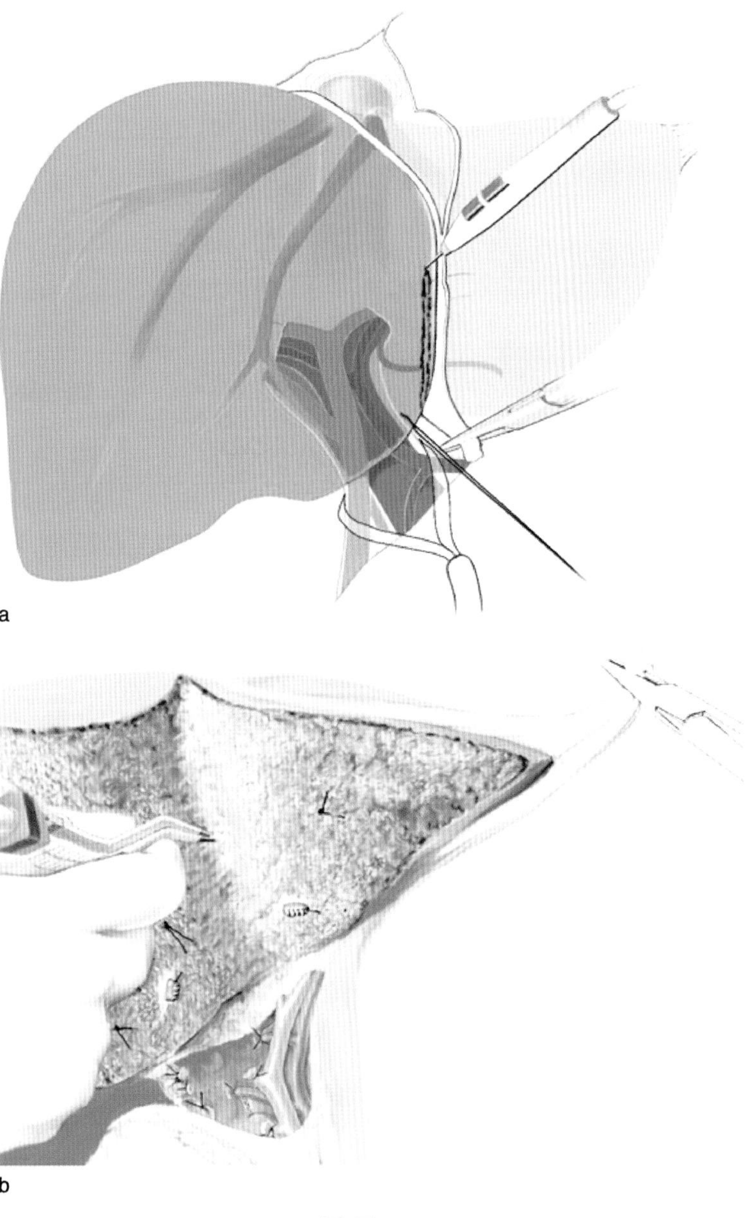

◘ 图 48.3

手术步骤十

肝右静脉和肝中静脉的结扎

分离肝实质逐渐接近并解剖游离出肝中静脉。肝右静脉之前已经游离显露，此时可以使用血管切割闭合器在紧邻肝实质处断面处离断肝中、肝右静脉(◘图48.4)。需要注意的是，肝中静脉和肝左静脉常常共干，一定要注意保护肝左静脉！

如果需要，在扩大右半肝切除的基础上，尾状叶(1段和9段)可以一并整块切除。

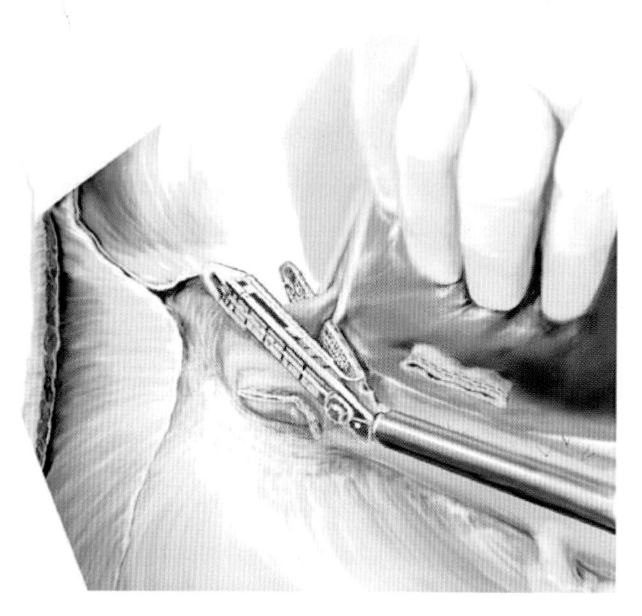

◘ 图48.4

手术步骤十一

镰状韧带的复位固定

肝脏切除后镰状韧带必须复位固定，以防止残肝的扭转(◘图48.5)。残肝的扭转会导致急性布加氏综合征(静脉流出道梗阻)，这是扩大右半肝切除的致命性并发症。

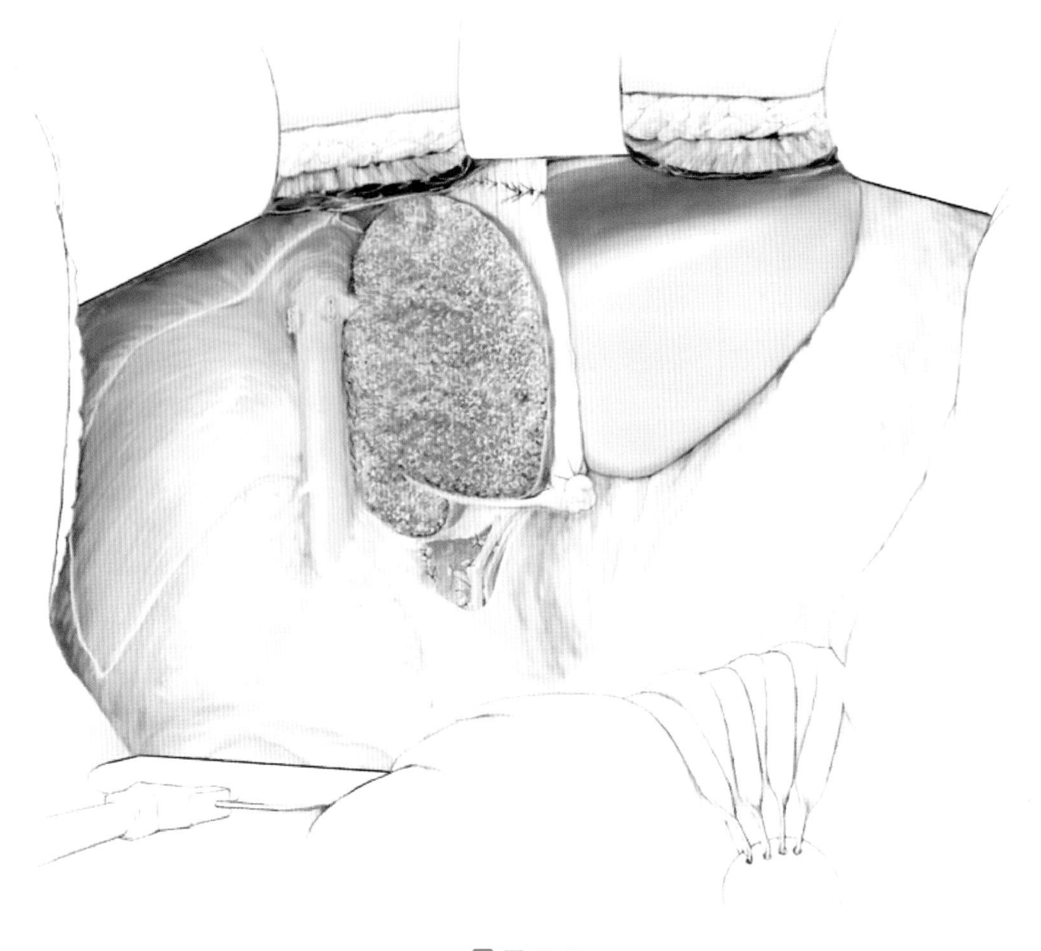

图 48.5

扩大左半肝切除(左三叶切除术)

扩大左半肝切除术,包括 2、3、4、5 和 8 段肝组织的切除(图 48.6)。这一手术只有在剩余肝组织(1、9、6 和 7 段)功能足够的时候才进行。因此,术前肝功能评估、影像学剩余肝体积的计算、同时除外肝纤维化或硬化是非常必要的。

依据血管解剖分布,可以应用两种不同的方法来解剖性切除左半肝外加 5、8 段肝。经典的 5、8 段解剖性切除可以在离断肝组织前选择性结扎此两个肝段的肝蒂。另一种方法是先离断肝组织,在肝实质内结扎通往 5、8 段的管道。在本章中,我们将介绍经典的扩大左半肝切除术。

手术步骤一到七

同左半肝切除术。为了进行扩大左半肝切除,右肝必须按照标准右半肝切除的方法游离,包括离断肝短静脉(参见▶第 46 章“右半肝切除术”)。

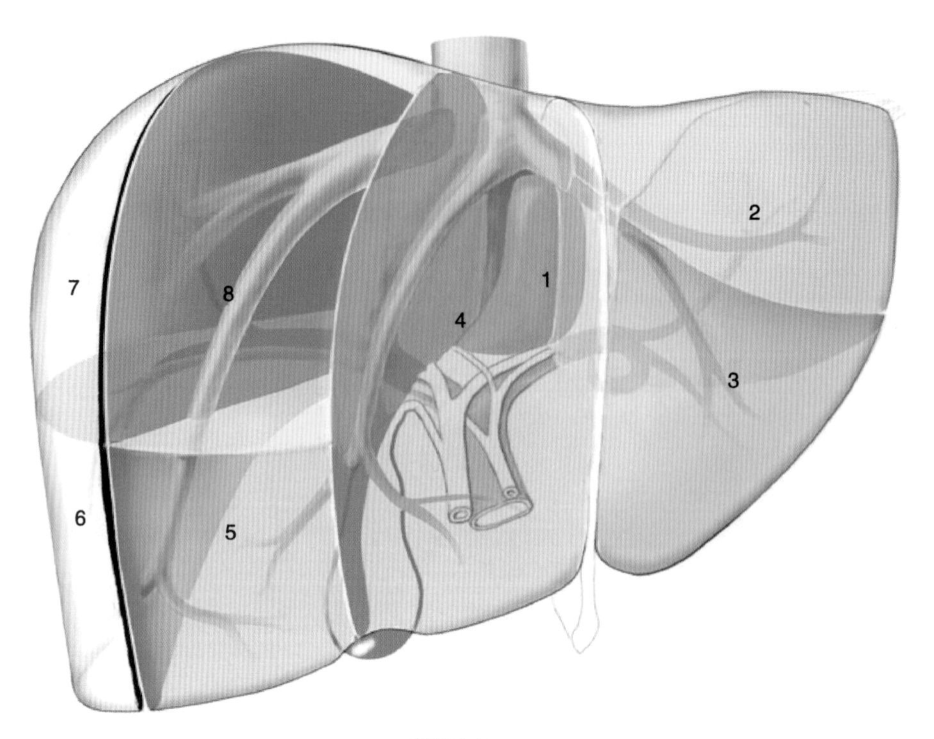

图 48.6

手术步骤八

选择性结扎 5、8 段肝蒂

通过右侧肝门板仔细的钝性分离解剖可以明确找出 5、8 段肝蒂(右前肝蒂)。各支血管被逐一结扎离断;右后肝蒂必须注意保护(图 48.7)。对于肿瘤累及右侧肝门板的病例,要避免在肝门处分离右前肝蒂,而应该在离断肝实质时进行结扎。术中超声是非常有用的工具,可以确定肿瘤的确切边缘和肝内血管的走行。

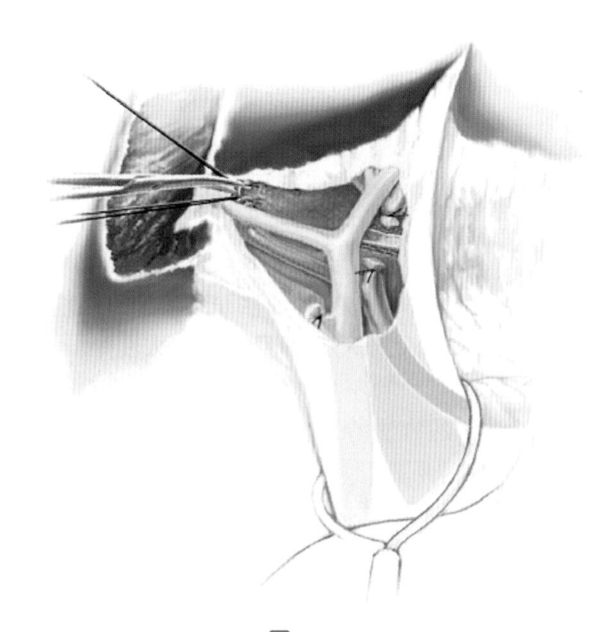

图 48.7

手术步骤九

显露肝左静脉和肝中静脉

肝中静脉和肝左静脉常常是共干的，可以从肝静脉窝上方仔细游离，并预置橡皮带标记备用（图 48.8）。右肝静脉需要辨明并保护。

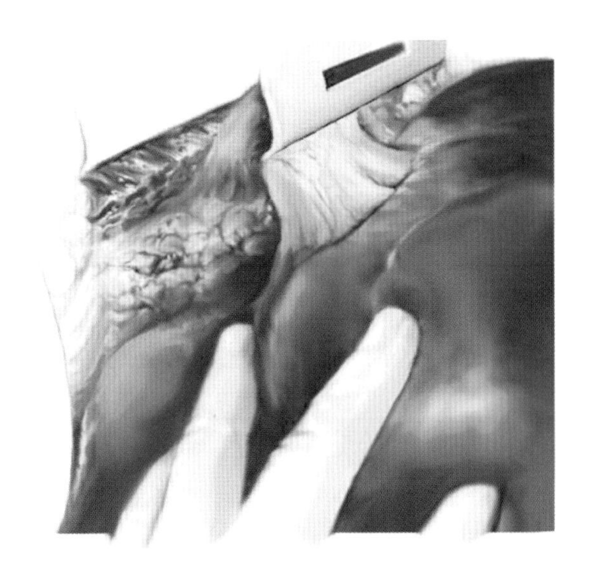

图 48.8

手术步骤十

离断肝组织

在 5、8 段肝蒂结扎后会出现肝组织的缺血界限，可以沿缺血线进行肝组织离断。在离断面的双侧用缝线轻轻牵拉造成张力（图 48.9）。如果肝蒂无法先行结扎，可在超声引导下将肝组织离断面设在肝右静脉左侧 1cm 处。在整个肝组织离断过程中，一定要严密注意保护右肝静脉。在肝组织离断最后，左肝管和通往 5、8 段的肝管可以显露并安全地结扎离断。

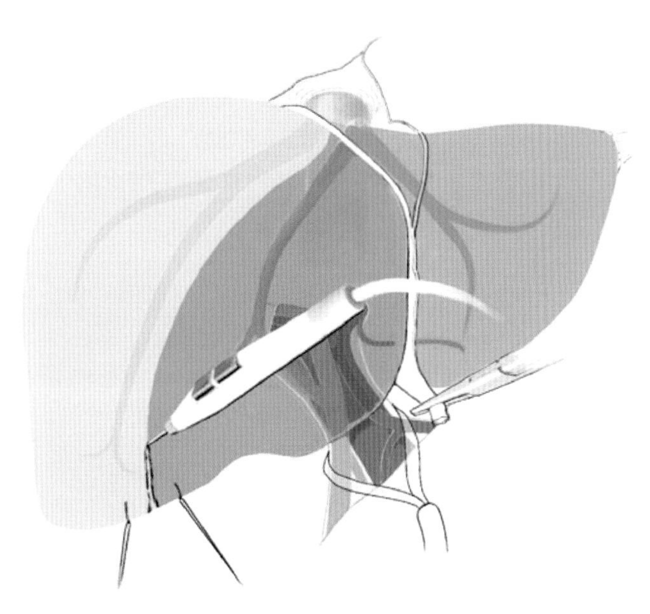

图 48.9

手术步骤十一

结扎和离断肝左静脉和肝中静脉

肝组织离断后，用血管闭合器离断肝左静脉和肝中静脉，移除切除标本，剩余6、7段和尾状叶肝组织（▣图48.10）。如果需要，在标准扩大左半肝切除时可连同切除尾状叶。

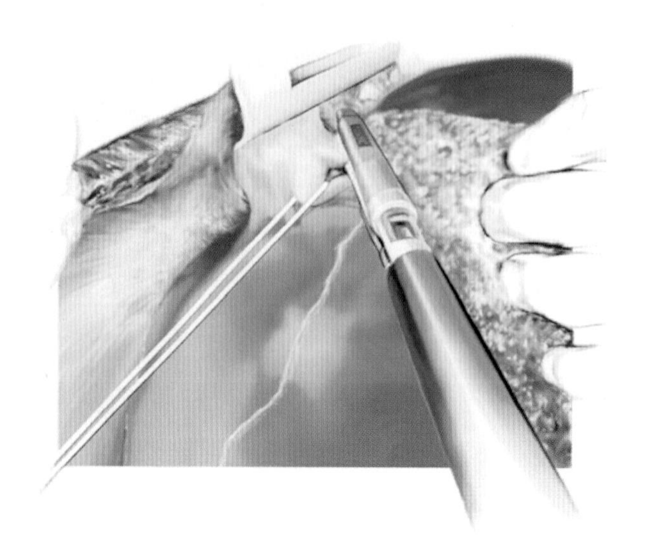

▣ 图 48.10

专家经验

- 扩大的半肝切除通常应用于巨大肿物，部分侵犯4段（扩大右半肝）或者5/8段（扩大左半肝），或者肝门部胆管癌。在这些病例中，我们并不选择性结扎4段或5/8段的肝蒂，而更倾向于在一个标准的半肝切除基础上向对侧肝组织扩大切除范围（扩大的楔形切除）。这一方法可以减少切除肝组织，缩短手术时间。
- 在肿瘤累及肝门时，肝蒂的选择性结扎建议在肝组织离断过程中进行。
- 类似地，在一些情况下肝静脉显露和离断可能有困难，可以参考两种策略：
  (1) 不预先游离肝静脉，在肝组织离断过程中离断肝静脉；
  (2) 全肝血流阻断。
- 如果剩余肝组织过小，可先行门静脉栓塞，延后（约4周）进行肝切除手术。

（毛一雷 杜顺达 译）

第 49 章　肝段、肝叶切除术及楔形切除术

Norihiro Kokudo, Masatoshi Makuuchi

肝细胞癌和胆管细胞癌经由肝内门静脉分支转移，完整切除肿瘤及所属门静脉支配区域或解剖性肝段、肝叶切除术是治疗肝脏肿瘤的基本手术方式。

本章主要叙述了解剖性 8 段、7 段切除及右前叶切除术，并将其作为典型术式介绍，其中包含大部分解剖性肝切除应掌握的基本技巧。简要叙述了诸如左外叶切除、左内叶切除、中肝切除及楔形切除术等其他肝切除术式。

解剖性 8 段切除

图 49.1 描绘了 8 段标准三维解剖图。

92% 的病人的 8 段门静脉支包括 2 个主要分支：背侧支（P8dor）与腹侧支（P8vent）。62% 的病人的 5 段门静脉一到三个分支与 P8vent 共干。P8dor 与 P8vent 之间有粗大的引流 8 段的中肝静脉分支走行。

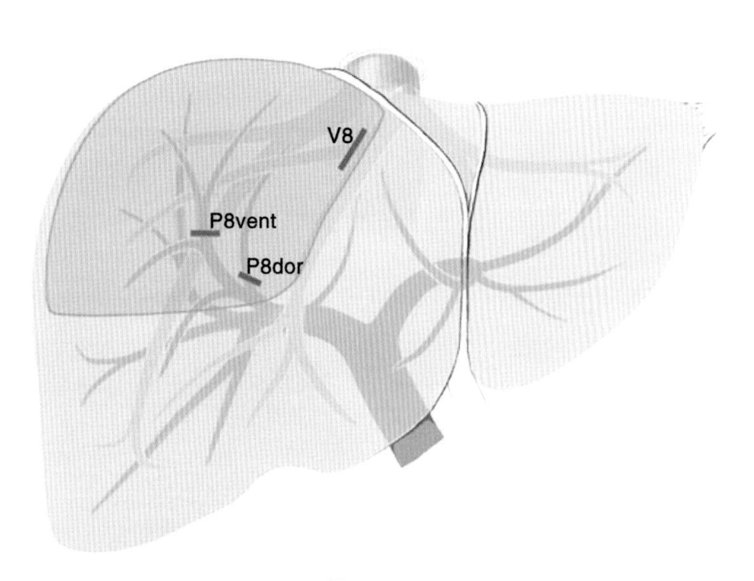

图 49.1

手术步骤一

手术入路及 8 段边界的确认

经右侧第 9 肋间行“J”形胸腹联合切口，术者左手托起右肝和膈肌，可获得右肝手术操作的良好术野（图 49.2a）。

用一把血管阻断钳阻断肝动脉后，在术中超声引导下用 22G 穿刺针穿刺 8 段门静脉腹侧支和背侧支，分别缓慢注射约 5ml 靛胭脂后（图 49.2b），8 段肝脏表面颜色变蓝，电凝标记染色区边界。如果在半肝血流阻断条件下进行肝实质离断，则需要切除胆囊并解剖肝门；运用 Pringle 法切肝时不需解剖肝门。

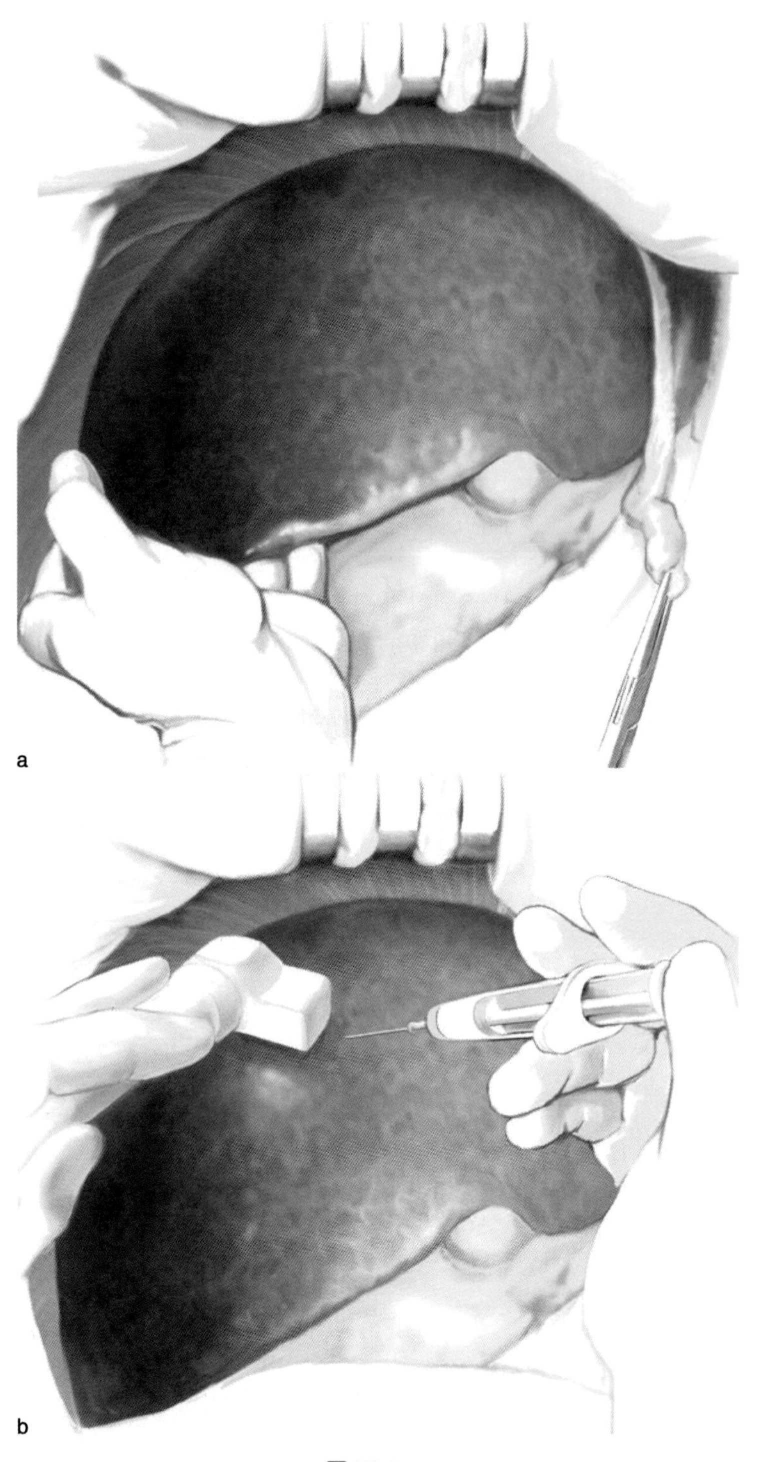

图 49.2

手术步骤二

沿正中裂离断肝实质

用弯血管钳沿肝脏表面标记的预切除线及肝正中裂离断肝实质(◘图 49. 3a)。

显露中肝静脉主干,仔细解剖分离并结扎其引流 8 段的分支(◘图 49. 3b)。

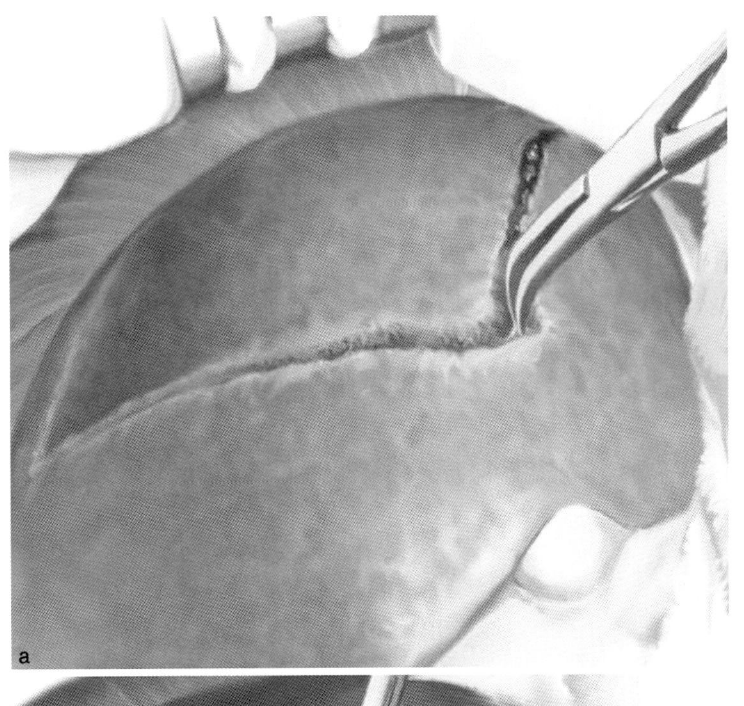

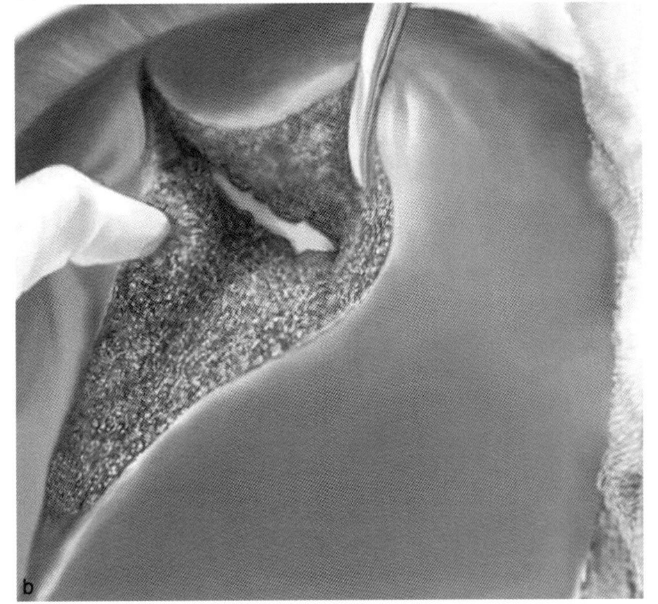

◘ 图 49. 3

手术步骤三

分离 8 段 Glisson 蒂

离断 5、8 段之间的肝实质,显露并离断 8 段腹侧支及背侧支,沿右叶间裂离断肝实质,显露肝右静脉(◘图 49. 4)。

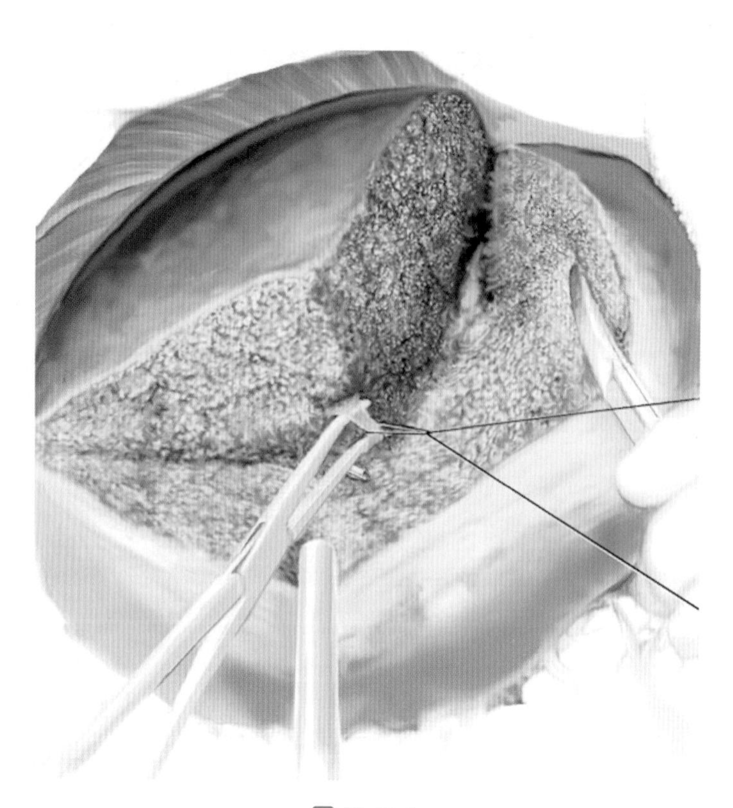

图 49.4

手术步骤四

显露肝右静脉主干

显露肝右静脉根部,仔细分离并结扎离断其引流 8 段的分支,移除标本,断面仔细止血及缝扎胆漏,手术结束。切除肝 8 段后,断面可见肝中静脉、肝右静脉、8 段腹侧支和背侧支 Glisson 蒂断端(图 49.5)。

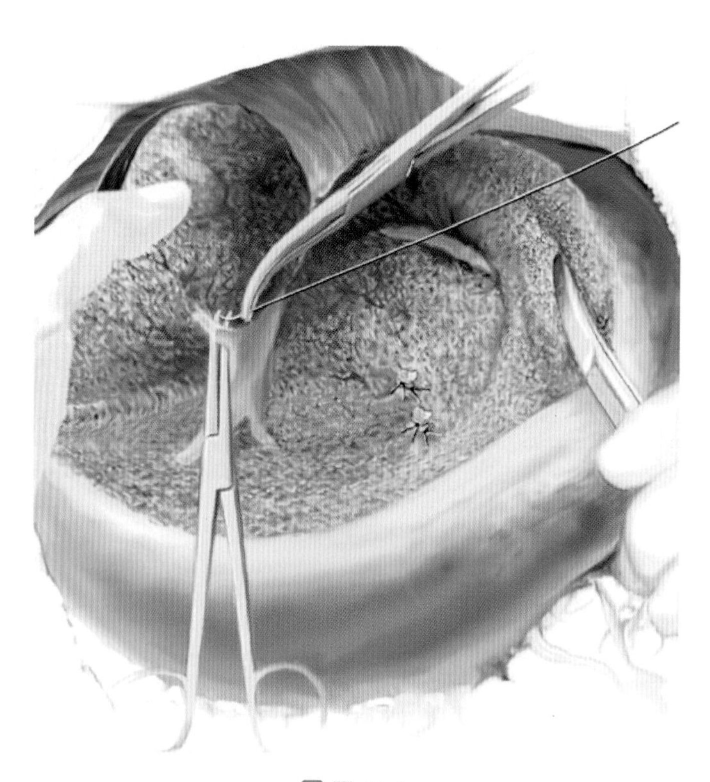

图 49.5

解剖性 7 段切除

左侧半卧位，经右侧第 8 肋间行胸腹联合切口，或右侧肋缘下切口均可显露 7 段。图 49.6 描绘了 7 段的重要解剖结构。

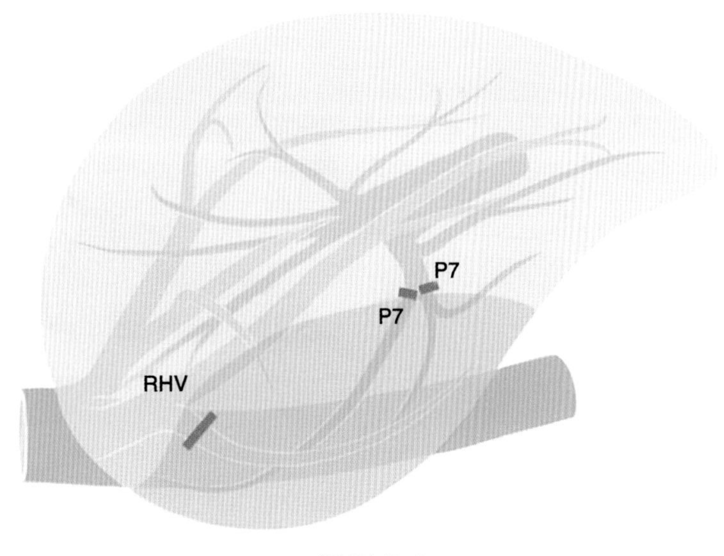

图 49.6

手术步骤一

确定段间平面，结扎肝静脉细小分支

从 6 段门静脉支注入染料后确定 6、7 段分界平面（反向染色法），以 Pringle 法阻断第一肝门入肝血流，钳夹破碎法离断肝实质。（图 49.7a）。

显露肝右静脉的分支，沿分支向近端仔细解剖分离直至肝右静脉主干。肝右静脉的细小分支用 4-0 丝线结扎（图 49.7b）。

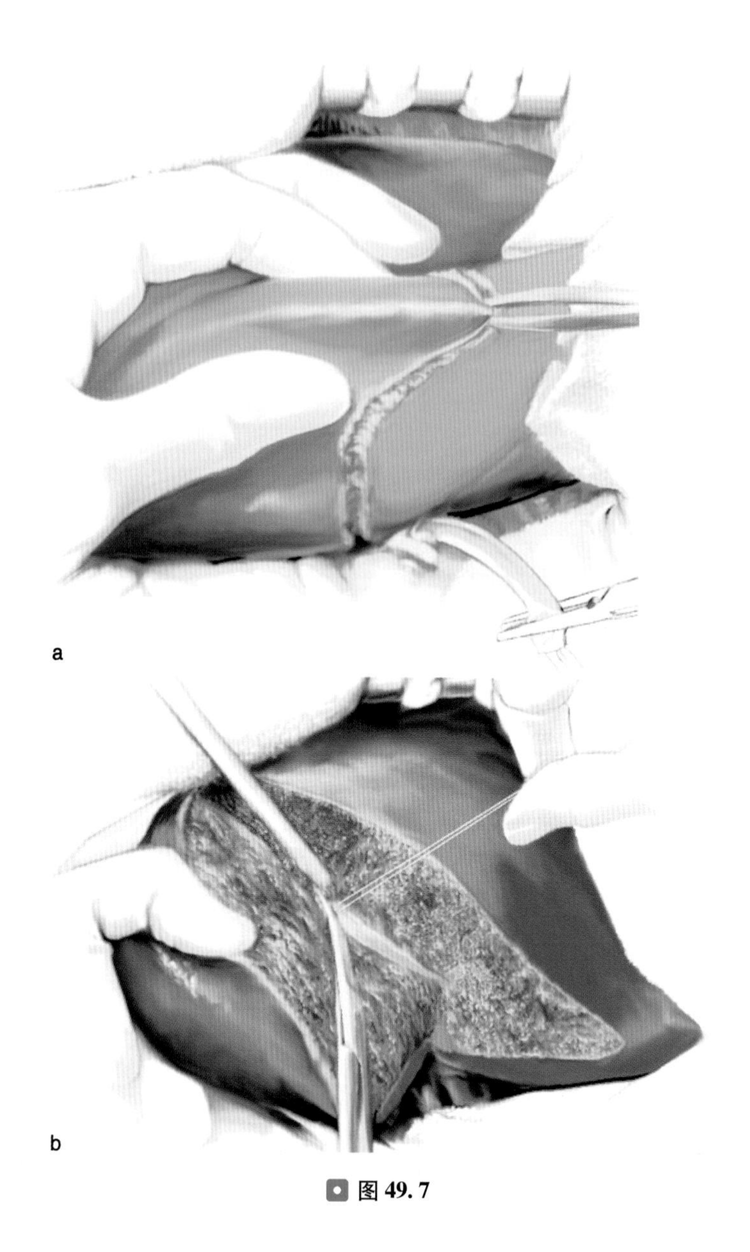

图 49.7

手术步骤二

离断 7 段 Glisson 蒂，显露肝右静脉

解剖显露 7 段的两支 Glisson 蒂（图 49.8a），分别予以结扎切断，显露肝右静脉，分离结扎其引流 7 段的较大分支（图 49.8b）。切除 7 段后，断面可见肝右静脉及 Glisson 蒂断端。

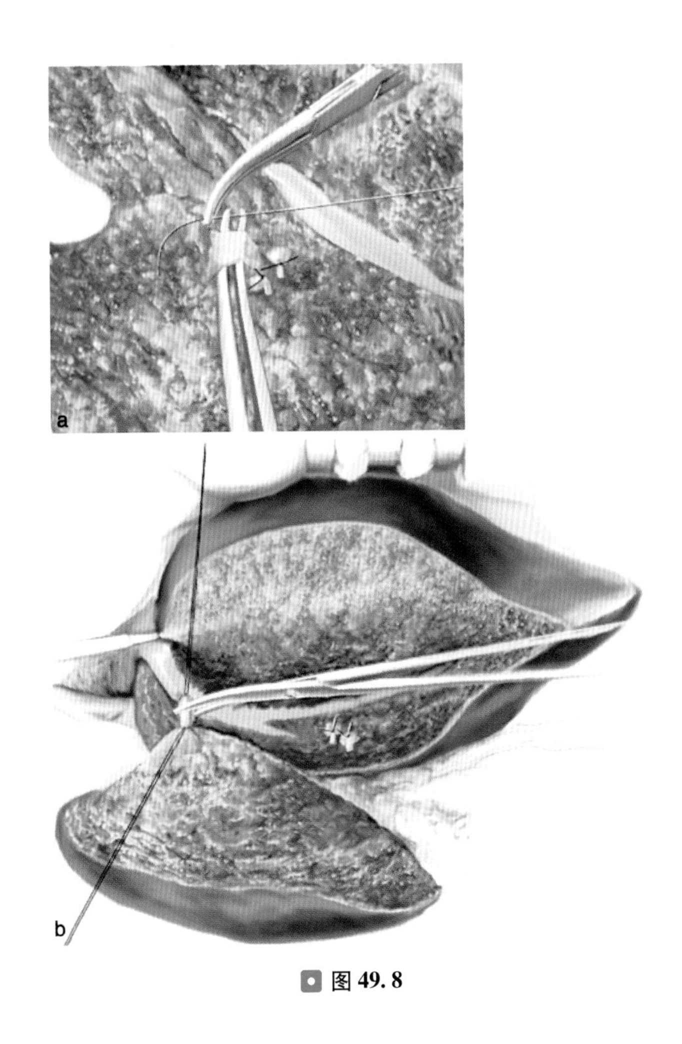

图 49.8

右前叶切除(右旁正中叶切除,解剖性 5、8 段切除)

该术式需要沿肝正中裂和右叶间裂两个平面完全离断肝实质,故此术式肝断面的面积是所有解剖性肝切除术中最大者(图 49.9)。

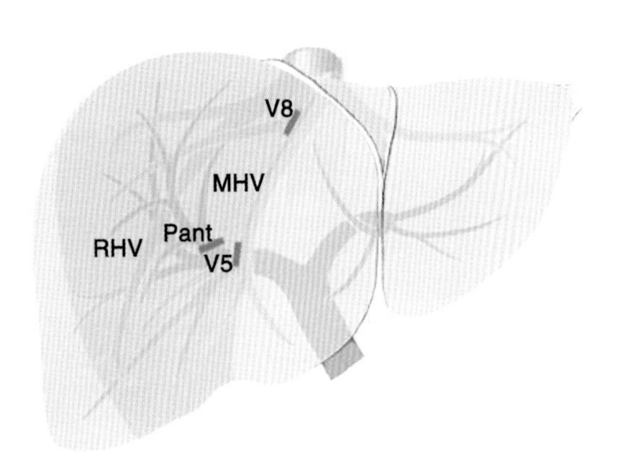

图 49.9

手术步骤一

解剖肝门，确认并标记右前叶，沿肝正中裂断肝

切除胆囊后解剖肝门，解剖出右肝动脉、门静脉右支，以及门静脉和右肝动脉前、后分支（图 49.10a）（肝门显露及门静脉右支和右肝动脉的解剖显露请参见▶第 46 章“右半肝切除术”及第 48 章“扩大半肝切除术”讨论部分）。

阻断门静脉右前支及右肝动脉前支，右前叶肝脏表面颜色变暗，用电刀标记缺血分界线。确认右前叶血管解剖后，分别结扎门静脉右前支及右肝动脉前支。

血管阻断钳选择性阻断左半及右前叶入肝血流后，沿肝正中裂按预切除线离断肝实质（图 49.10b）。显露肝中静脉，结扎切断其细小分支（图 49.10c）。

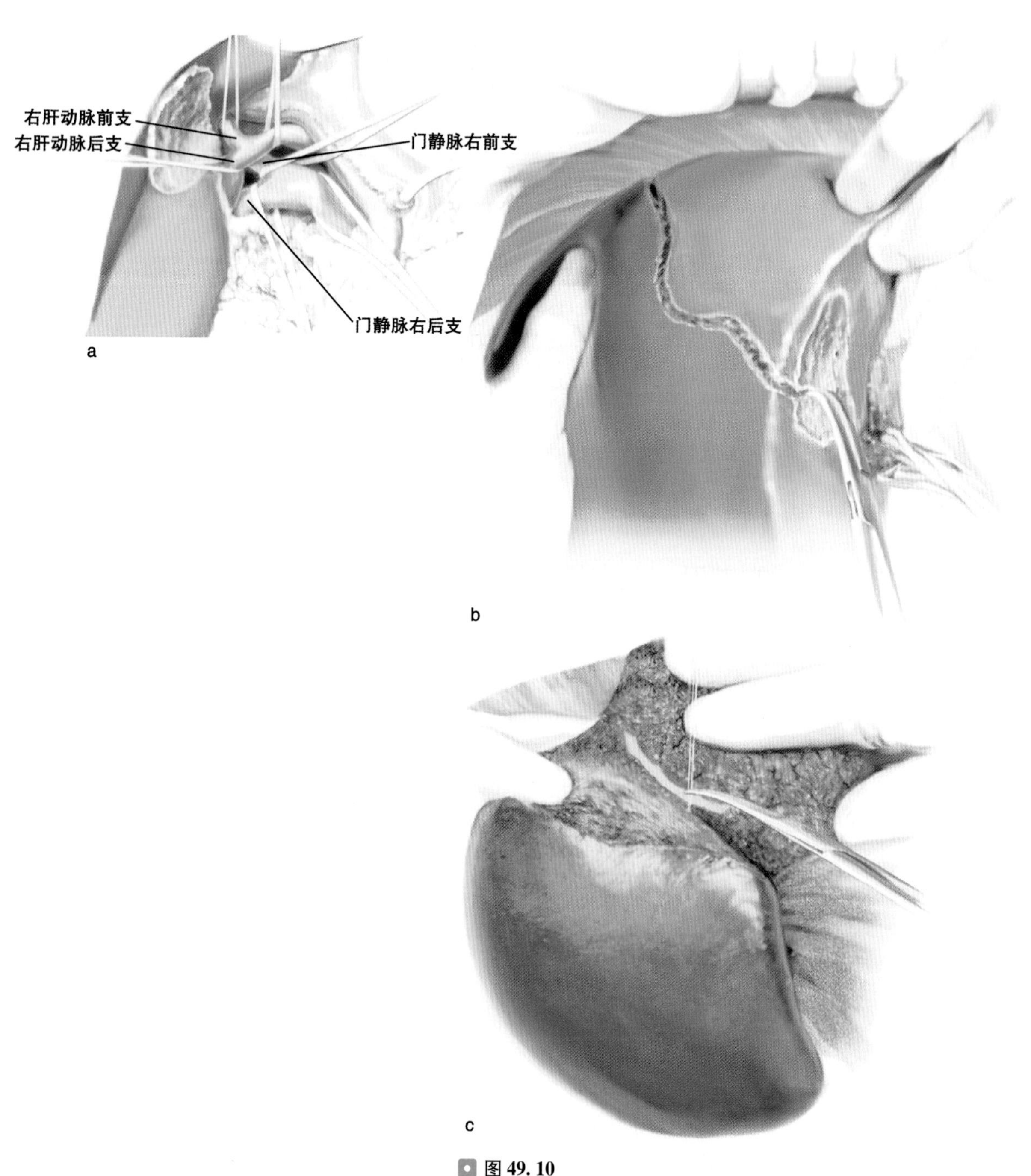

图 49.10

手术步骤二

沿右叶间裂离断肝实质

在右半肝入肝血流阻断条件下，沿右叶间裂离断肝实质(◘图 49.11a)。术者左手托起右前叶后，结扎并切断右前叶 Glisson 蒂(◘图 49.11b)。

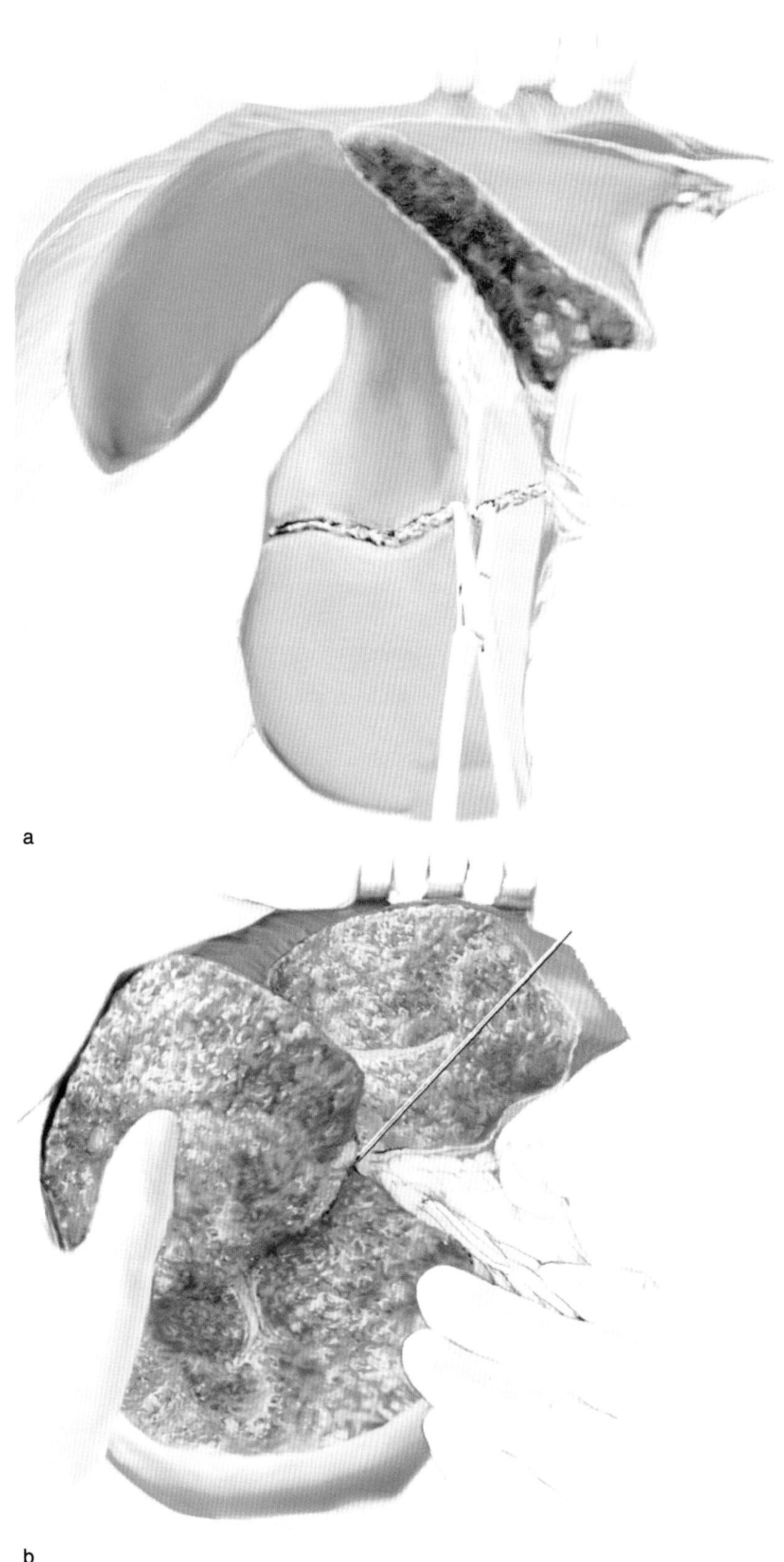

◘ 图 49.11

手术步骤三

离断肝右静脉分支

显露肝右静脉,结扎切断引流右前叶的较大分支。移除右肝前叶后,断面可见肝右静脉、肝中静脉及右前叶 Glisson 蒂断端等解剖标识(图 49.12)。

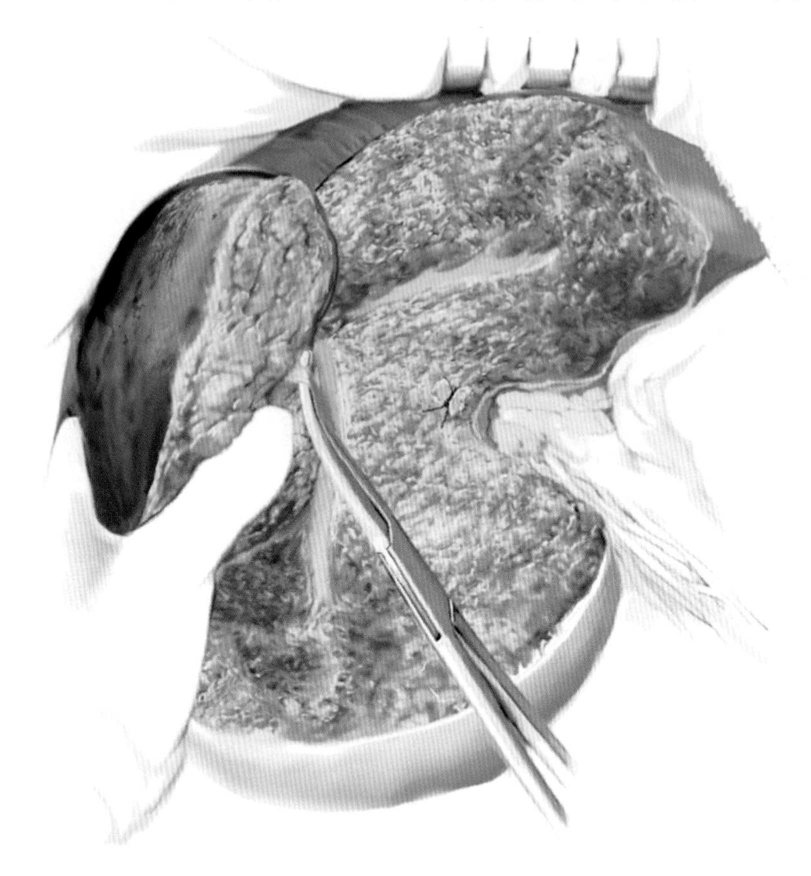

图 49.12

左外叶切除术(解剖性 2、3 段切除)

图 49.13 描绘了此术式的重要解剖结构。

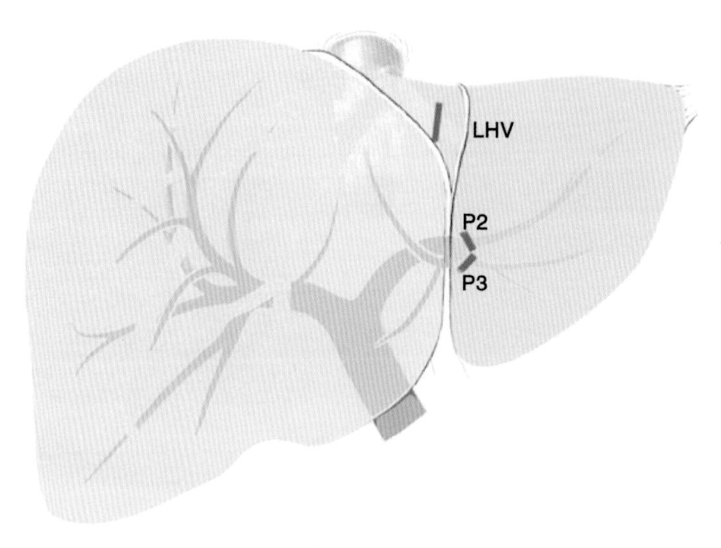

图 49.13

手术步骤一

沿镰状韧带左侧缘离断肝实质(左叶间裂平面)

通过圆韧带牵拉左肝,沿镰状韧带左缘离断肝实质,解剖显露门静脉矢状部的左侧壁,结扎切断从门静脉矢状部走向外叶的所有血管分支。门静脉矢状部脏面 3、4 段之间有桥状肝实质相连时,在肝实质离断时需同时将其离断。

手术步骤二

离断 2、3 段 Glisson 蒂

沿门静脉矢状部左侧壁可寻及 3 段的 Glisson 蒂,分别予以结扎切断。2 段 Glisson 蒂位于门静脉矢状部头侧缘,较 3 段肝蒂粗大,位于肝左静脉的尾侧,距离其根部仅 2 ~ 3cm,均需结扎切断。

手术步骤三

离断肝左静脉

在肝实质离断结束时,显露并离断肝左静脉根部,结扎或连续缝合关闭断端。图 49. 14 显示手术结束时的画面。

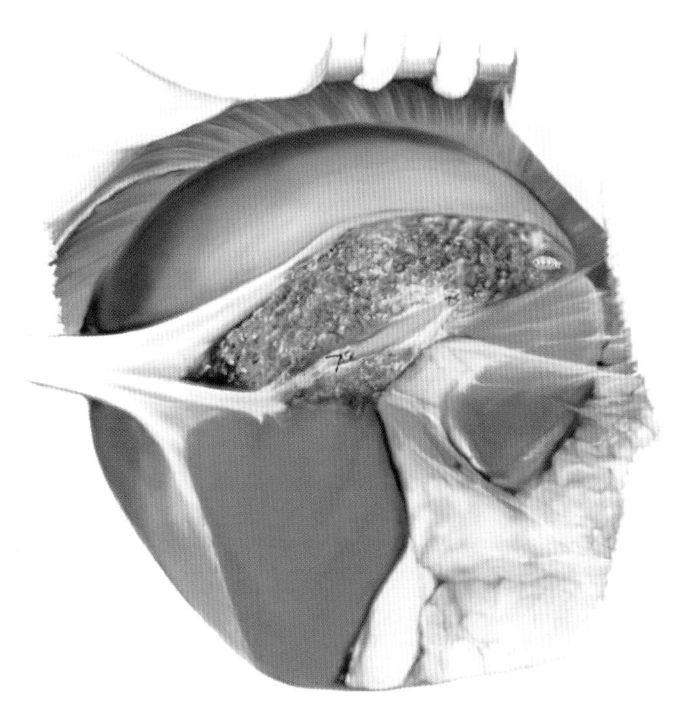

图 49. 14

左肝内叶切除术(解剖性 4 段切除术)

▣图 49. 15a 描绘了此术式的重要解剖结构。

沿肝正中裂及门静脉矢状部右侧平面(左叶间平面)离断肝实质,切除左内叶后,肝断面可见肝中静脉及 4 段 Glisson 蒂断端等解剖标识(▣图 49. 15b)。

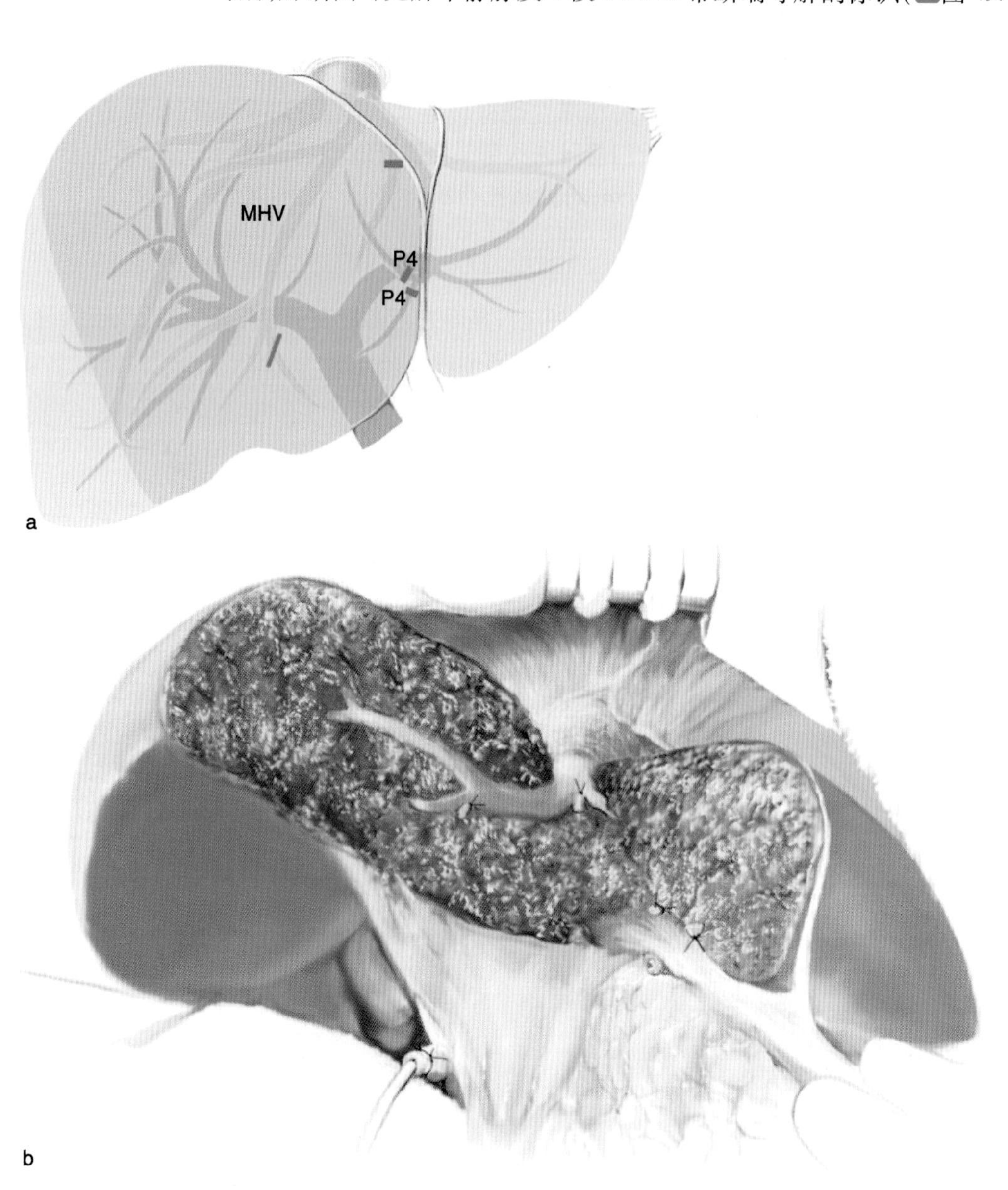

▣ 图 49. 15

中肝切除术(解剖性 4、5、8 段切除术)

◘图 49.16a 描绘了此术式的重要解剖结构。

沿右叶间裂平面及左叶间裂平面(门静脉矢状部平面)离断肝实质,显露并离断肝中静脉根部。切除 4、5、8 段后,肝断面可见肝右静脉及右前叶、4 段 Glisson 蒂断端(◘图 49.16b)。

解剖显露门静脉右前分支、右肝动脉前支及确认右叶间裂平面时也可参考右肝前叶切除术的操作步骤。

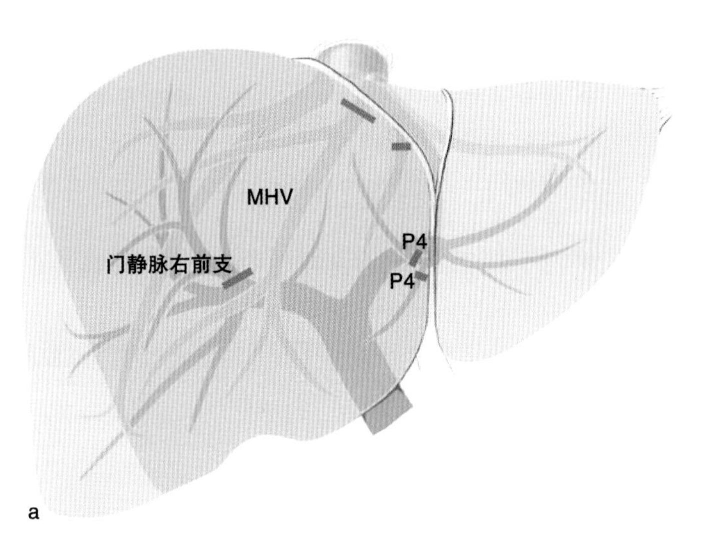

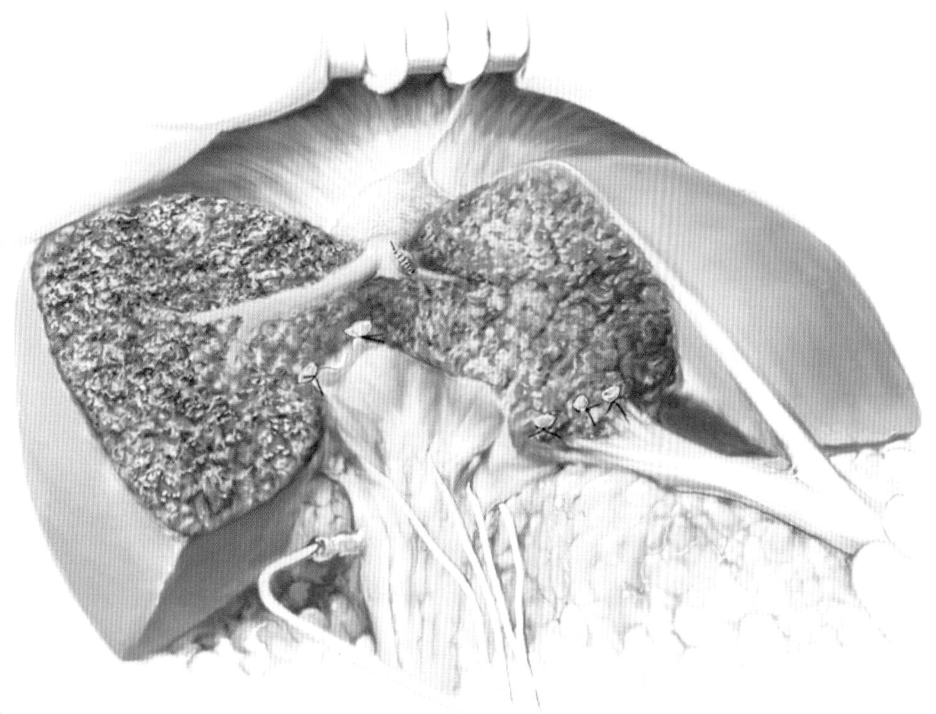

◘ 图 49.16

楔形切除术(局部切除术)

这是一种非解剖性完整切除肿瘤,并具有足够切缘的手术方式,不需要过大的切缘(比如1cm以上),但是要注意不能切到肿瘤的表面。

专家经验

- 全程显露作为肝段之间解剖标识的肝静脉主干是成功实施肝段切除术及肝叶切除术的关键;
- 所有病人离断肝实质之前,必须用术中超声探查确认肝静脉主干及其分支的走行;
- 首先显露肝静脉根部,并在肝断面显露其末梢支,然后分别从两端向中部解剖显露肝静脉中部;
- 精细组织剪(Metzenbaumscissor)有助于分离解剖肝静脉,大于1mm的静脉分支均需结扎;
- 对于非常细小的静脉分支可以使用血管镊将其从肝实质内解剖分离出来,而不能将其从静脉壁撕扯下来;
- 为了减少离断肝实质过程中的出血,将中心静脉压控制在3mmHg以下。

(郑树国 译)

第 50 章　腹腔镜肝切除术

Michael D. Kluger, Daniel Cherqui

不同的腹腔镜肝切除手术需要不同层次的专业知识,但都需要外科医师掌握肝脏病人的术前规划和围术期处理、开腹肝脏手术、肝脏解剖以及高级腹腔镜手术原则。2008 年,Louisville 宣言将腹腔镜肝切除术分为全腹腔镜肝切除术、手助腹腔镜肝切除术以及腹腔镜辅助肝切除术。全腹腔镜肝切除手术是指完全在腹腔镜下完成肝脏游离和切除,小切口仅用于取出手术标本。手助腹腔镜肝切除术是指手通过有选择的腹壁切口辅助完成肝脏游离或切除,此切口用于手术标本的取出。腹腔镜辅助肝切除术是指使用腹腔镜或手助腹腔镜进行部分手术操作,通过微型腹壁切口完成肝脏切除。历史上,约 25% 的肝切除术可考虑在腹腔镜下完成。

适应证与禁忌证

适应证

腹腔镜肝切除术的适应证与开腹肝切除术相同。术前应进行高质量的 MRI 或 CT 肝脏血管重建,以评估肝内动脉和门静脉异常,并确定该病变是否适合行腹腔镜切除术。

依据肿瘤大小及病变位置,以下情形适用于腹腔镜肝切除术:①直径小于 5cm 的非外生性病灶;②任何大小的外生性病灶,不影响进行腹腔镜下操作的安全性;③位于肝前段(第 2 ~6 段;◘图 50.1)的病变,特别是需要行左肝外叶切除术的病变。

禁忌证

禁忌证主要是解剖学相关的:①体积较大的非外生性肿瘤(直径>5cm);②病变位于主要肝静脉、下腔静脉或肝门附近;③肝门部胆管癌或无法确保足够切缘的任何病变;④因慢性疾病难以耐受开腹手术的病人。

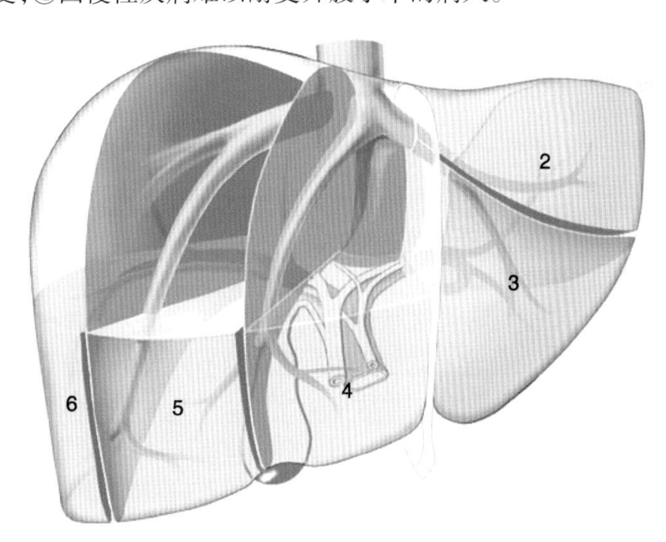

◘ 图 50.1

术中病人体位、操作孔选择及术前准备

（1）对于肝 2 ~ 5 段的非典型解剖性切除、右肝切除、左肝切除以及左肝外叶切除：仰卧位，下肢分开，并采用五孔法（图 50.2a）。

（2）对于肝 6 段部分切除：左侧卧位，采用三孔或四孔法（图 50.2b）。

（3）所有腹腔镜设备必须是最先进的：

（ⅰ）具有高清晰度摄像和显示系统及使用氙气照明的 10mm 30°腹腔镜，提高手术的视觉安全性。

（ⅱ）舒适且符合人体工程学的腹腔镜器械，包括带棘轮的无创伤抓钳、弯头和直角分离钳、剪刀、持针器以及肝脏拉钩。

（ⅲ）腹腔镜吻合器、超声解剖器，超声刀或血管闭合装置、施夹钳、冲洗吸引装置、双极电凝和单极电凝等装置都是至关重要的。

（ⅳ）B 模式和 D 模式超声及高频腹腔镜传感器探头。

（4）低中心静脉压麻醉。

（5）低 CO_2 气腹压（12mmHg），以防气体栓塞。

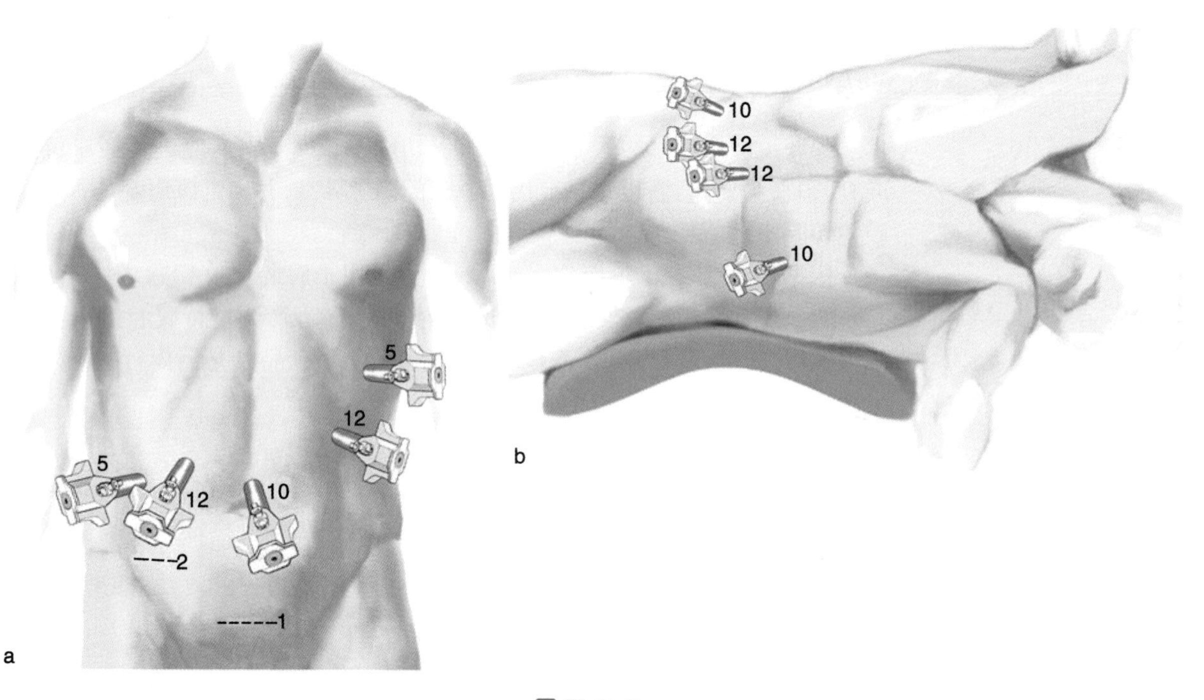

图 50.2

手术步骤

关于肝实质分离：简而言之，术者在分离肝实质时将依次经历三个层次，并需处理在此过程中所遭遇的不同大小的血管和胆管分支。第一层为被膜层，容易穿透，可使用单极电凝止血。第二层为厚约 2 ~ 3cm 的肝实质浅层，可以用超声刀及血管闭合器械。对于肝实质深层，最好用超声解剖器进行切割。处理分离深、浅层肝实质所遭遇的血管和胆管时，应根据其直径选择合适的器械进行结扎和离断。小于 3mm 的血管和胆管，可以使用超声刀、血管闭合设备或双极电凝进行结扎和离断。直径较大的血管或胆管，如肝动脉和胆管，可用塑料夹夹闭。对于 Glisson 纤维鞘、

门静脉分支和肝静脉可用 2.5mm 腔镜下直线切割闭合器进行离断。

左肝外叶切除术操作步骤

这是最常见的腹腔镜下解剖性肝切除术。这表明要进行更复杂的腹腔镜手术,仍需要更多先进技术。

手术步骤一　左肝外叶切除术的入路、探查和肝脏游离

在确定腹腔镜操作孔后,通过腹腔镜超声探查以确定肿瘤的大小和位置,并探查有无其他病变,评估肝脏组织的质量,确定腹腔镜切除术的可行性。首先,游离肝圆韧带,然后游离镰状韧带,显露下腔静脉肝静脉入口。最后,分离左三角韧带和冠状韧带,打开小网膜。如果存在额外的或者异位的源于胃左动脉的肝左动脉,应当分离并结扎。另外,跨过并覆盖肝圆韧带下方的肝实质应该被分离。

手术步骤二　Pringle 法肝门阻断及肝实质分离的准备

当进行肝门阻断时,首先游离肝蒂,从最右外侧操作孔送入无菌阻断带,穿过肝门三联结构,抓住阻断带末端穿过 4 ~ 5cm 长的 16Fr 橡胶管管腔(◘图 50.3a),并放置在腹腔内。当需要肝门阻断时,抓住阻断带末端,用力拉紧,同时用腹腔镜施夹器抓住橡胶管推向肝蒂,上夹固定,从而保持阻断(◘图 50.3b)。我们推荐每阻断 15 分钟,恢复血流 5 分钟。沿着肝圆韧带及镰状韧带的左缘,从左肝外叶的前缘到左肝静脉入口处分离肝实质。在分离过程中,抓住肝圆韧带向右上牵引,同时用无创伤的肠钳抓住左肝外叶向左上牵引,确保肝断面时刻显露在视野中(◘图 50.4a)。重要的是确保切除线始终在镰状韧带左侧,以免损伤肝第Ⅳ段的肝蒂。后方,切除线需沿着静脉韧带的前缘。肝实质分离技术包括步步相扣的肝实质分离和脉管组织的离断(◘ 50.4b)。左肝外叶切除术中,因为肝实质较薄,通常超声刀及血管闭合器足够应付肝实质分离。这些器械也可用于小于 3mm 的小血管闭合。大于 3mm 的血管或胆管在离断前需先用夹子夹闭。离断肝Ⅱ ~ Ⅲ段的肝蒂通常需要 2 ~ 3 枚直线切割闭合器(◘图 50.5),且必须在肝圆韧带的左侧进行。◘图 50.3、50.4、50.5 所展示的 Pringle 肝门阻断法主要出于示范考虑,在左肝外叶切除术中通常并不需要使用。

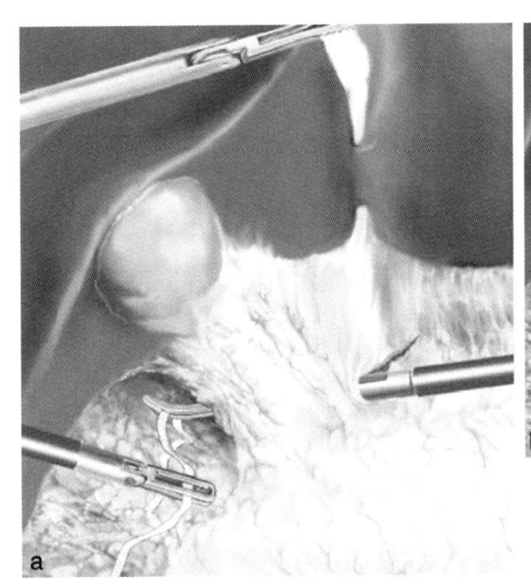

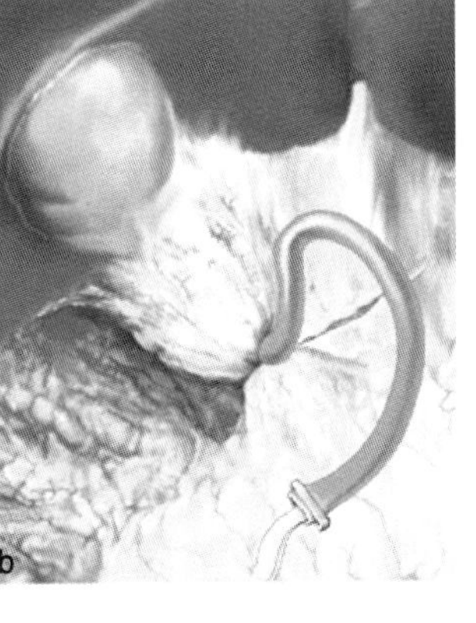

◘ 图 50.3

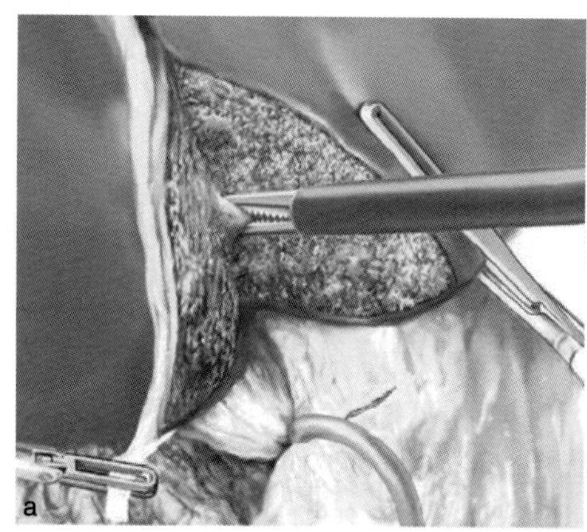

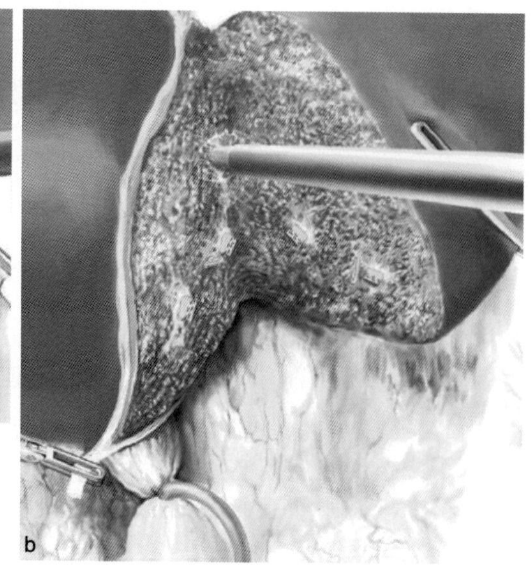

图 50.4

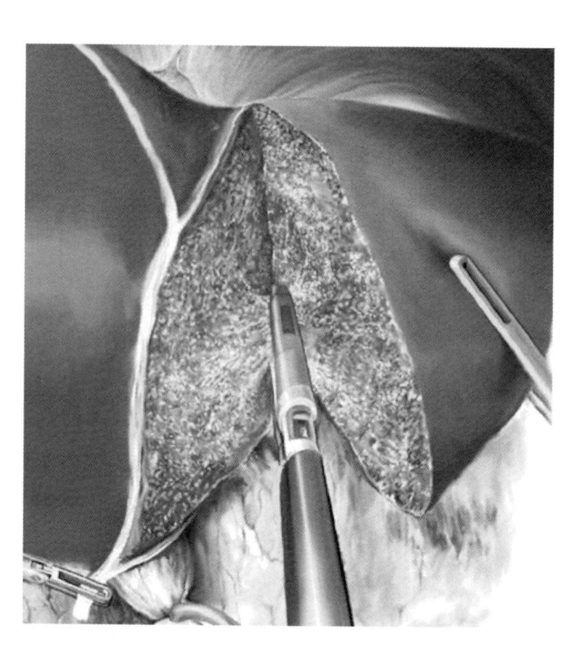

图 50.5

手术步骤三

左肝静脉离断及标本取出

离断Ⅱ、Ⅲ段肝蒂后,向头部方向游离直到显露肝左静脉,用直线切割闭合器离断肝左静脉,完成肝切除(图 50.6a)。随后用双极或单极电凝、夹闭、缝合等方式处理肝断面的渗血或出血。

标本可通过原本存在的疤痕或腹壁上新开的 5cm 左右横切口取出(图 50.6b)。不管选择何种切口,切割腹壁至筋膜层,并将 15mm 的套管针插入切口的中心,放入大容量内镜取物袋并装入标本(图 50.6c),将取物袋连同标本取出,筋膜及腹膜开口大小应恰好通过手术标本。闭合筋膜层,并重新建立气腹,再次检查有无渗血或胆漏。

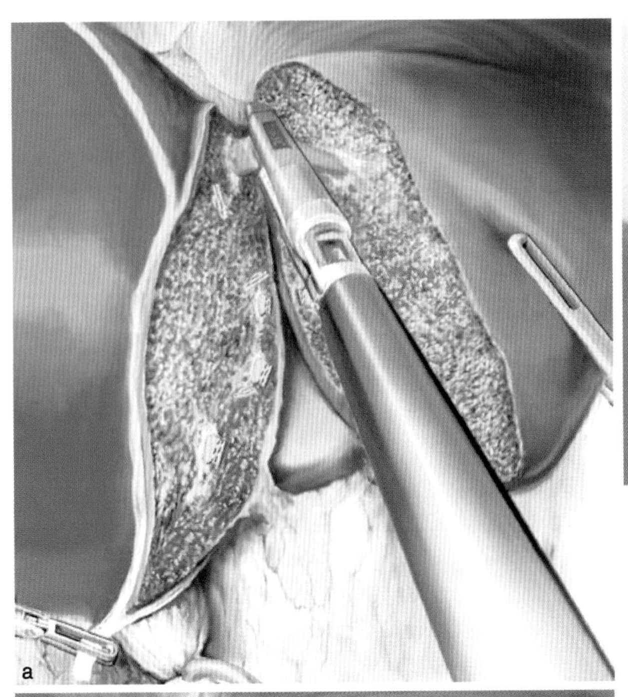

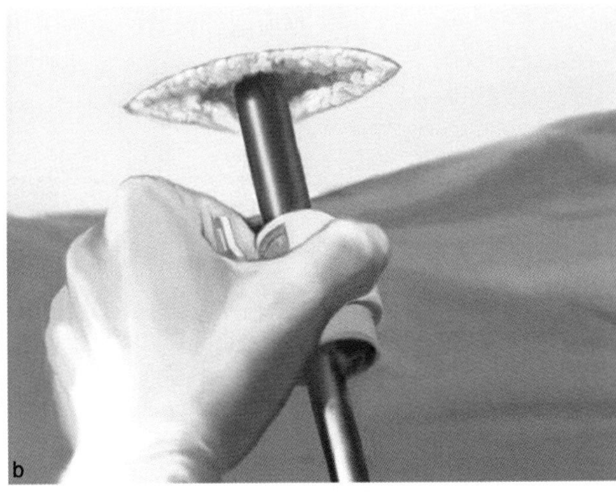

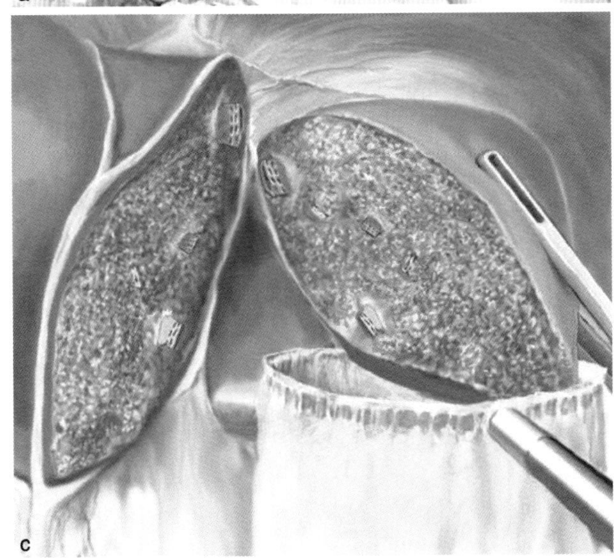

图50.6

非解剖性肝切除术操作步骤

非解剖性肝切除术适用于位于前外侧肝段的小病灶。显露并探查肝脏，方法与左肝外叶切除术相同，韧带只在为改善视野时才离断。尽管 Pringle 肝门阻断法在这些手术中往往不是必需的，但它可以作为一种应对出血的安全措施。切除范围可在超声探查后在肝脏表面用电凝标记（图50.7）。良性病变不主张扩大切缘，但对于肝脏恶性肿瘤，应确保切缘至少10mm。切割应环绕病变以同等深度进行，应避免在同一部位切割过深。因为这样做可能低估切割的深度，或意外损伤血管或胆管结构。病灶可用4-0 Prolene 缝线固定并牵引，显露与周边肝实质界限，以完成圆形的深度均一的肿物切除。

离断肝实质应沿着用电凝刀标记在肝脏表面的切除线进行。因为这是外周切除，所以超声刀或者血管闭合器械足以胜任。可使用双极电凝辅助止血，或根据所遇到管道的粗细采用合适的止血方式。一般不需要使用直线切割闭合器，但对于带蒂的病变可用直线切割闭合器离断。根据病变大小，标本可通过扩大腹腔镜操作孔取出，或者采用与左肝外叶切除术中相同的方法。

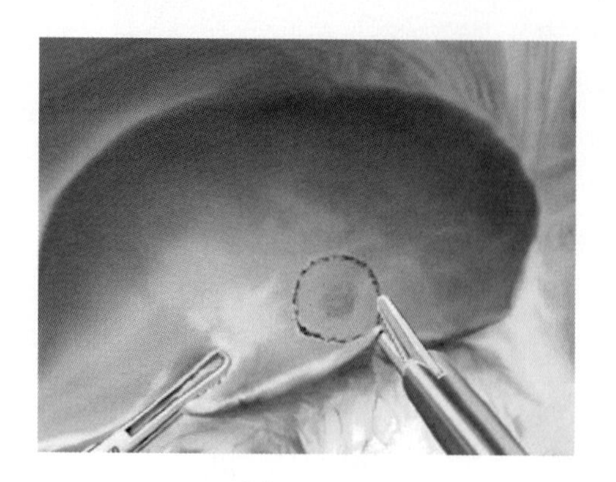

图 50.7

腹腔镜右肝切除术操作步骤

腹腔镜右肝切除术可采用前入路或经典入路。虽然两种方法对于肝门的处理是相同的，但经典入路在分离肝实质前强调充分游离肝脏以及肝外处理肝右静脉，在此手术中手助操作口也常常用到。另外，手助式腹腔镜可用于完全腹腔镜肝切除难以继续在腹腔镜下实施手术的情况或协助控制出血。此方法中气密口位于右下腹，切口也可用于取出标本（图 50.8）。完全腹腔镜前入路肝切除术将在下文阐述。

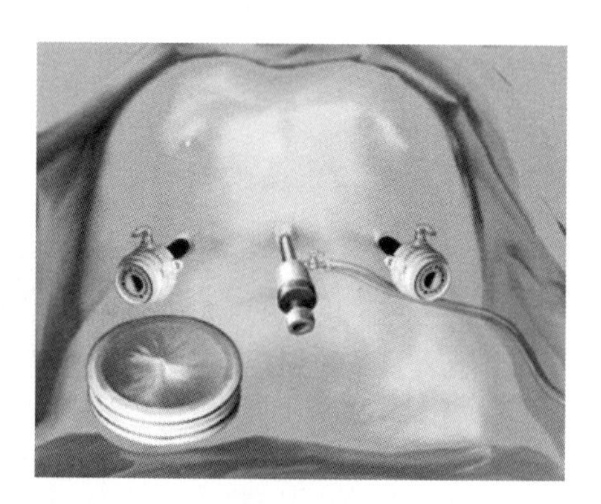

图 50.8

手术步骤一

入路、探查、肝脏游离及血流控制

如前所述安排操作孔及离断肝圆韧带、镰状韧带，并行术中超声探查。完成部分胆囊切除步骤后，胆囊管远端向病人左侧牵拉，胆囊向右侧牵拉，显露较短的肝外右肝蒂。若病人之前已经行胆囊切除术，可使用无创伤抓钳牵拉左右半肝。分离 1～2cm 的右肝动脉，套上阻断带并将其牵引到一边，以保护其他肝门结构。随后用止血夹夹闭并离断右肝动脉（图 50.9a）。在右肝动脉的后方可以见到门静脉右支，采用同样的方式游离并用阻断带环套。确保静脉分叉及门静脉左支充分显露在视野中(◘图 50.9b)。当用直线切割闭合器离断门静脉右支时,应将牵引带向病人左侧牵拉,使静脉分叉向左侧移位并延长显露的门静脉右支(◘图 50.9c)。在此过程中,可能需要先上止血夹。这可以预防门静脉左支狭窄。此外,通常需要使用电凝器械结扎通向肝 1 段右前侧的门静脉右支分支,以更安全地解剖门静脉右支。

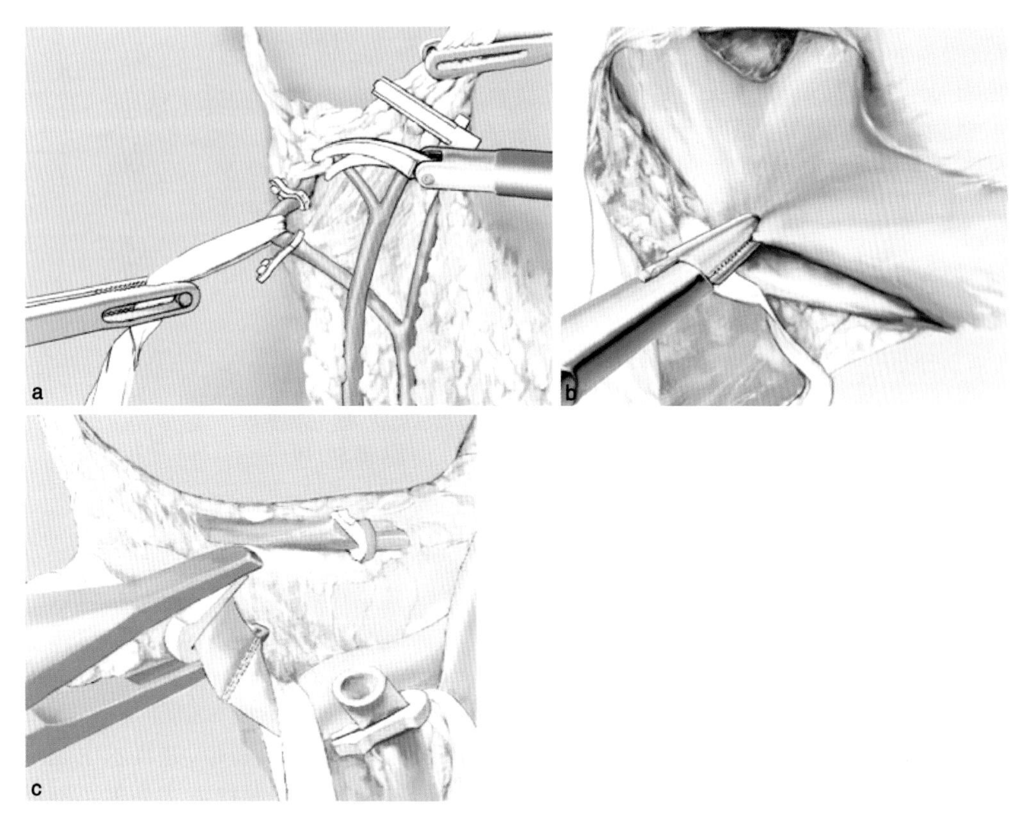

◘ 图 50.9

手术步骤二

肝实质分离

肝外血管结扎后可显示缺血平面,用单极电凝在肝包膜上标记切除线。然后沿着切除线,从肝下缘开始,由前到后,从人体尾端向头端逐步离断肝实质。至肝门板处,解剖游离右胆管直至显露其前、后分支,用可吸收夹夹闭或用直线切割闭合器离断右胆管。离断肝门板结构可充分打开切割平面,更易于分离肝实质。然后用电刀切断肝右叶与肝第 1 段间的结缔组织,充分显露肝后下腔静脉。离断其前方的 Glisson 鞘,然后继续深入分离,逐步夹闭并离断肝后下腔静脉发出的肝短静脉。

手术步骤三

右肝静脉离断及标本取出

随着肝实质离断的深入,显露、夹闭并离断从肝第 5 段及肝第 8 段分出并汇入肝中静脉的近端肝静脉。然后可看到肝右静脉汇入下腔静脉的位置,用阻断带环套并牵引到病人右侧,随后用直线切割闭合器离断(◘图 50.10)。近横膈离断三角韧带及冠状韧带,右肝向右牵拉,待离断静脉韧带后,右肝牵拉向左侧。标本的取出如前所述。右肝切除术后,在膈下放一根 10Fr 负压引流管。

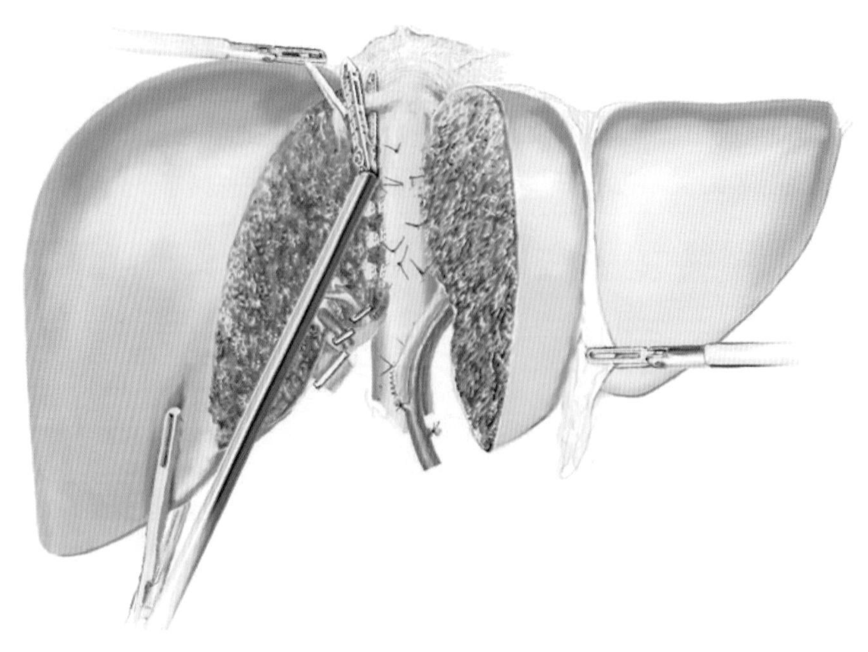

图 50.10

腹腔镜左肝切除术操作步骤

手术步骤一

入路、探查、肝脏游离及血流阻断

如前所述安排操作孔及离断肝圆韧带、镰状韧带，并行术中超声探查。从左侧到中间，靠近肝脏离断左三角韧带冠状韧带，同样方法处理小网膜。游离左肝后，清理肝上下腔静脉周围纤维组织，显露肝静脉入下腔静脉的位置。打开肝尾叶包膜，显露下腔静脉及肝左、肝中静脉入口。若存在异位或额外的左肝动脉，应将其夹闭离断。

显露左侧肝外 Glisson 蒂，并用内镜组织剪及双极电凝打开 Glisson 鞘。用直角钳游离左肝动脉及门静脉左支，用阻断带将它们提起，分别夹闭，然后离断(图 50.11)。

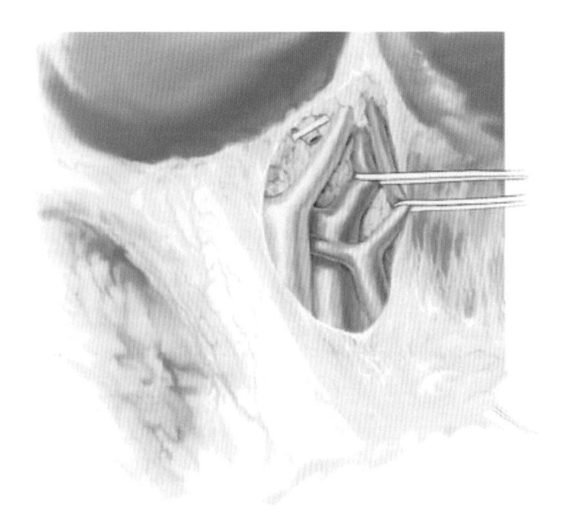

图 50.11

手术步骤二

肝实质分离

肝实质分离按照由前到后、从人体尾部到头部的顺序进行。分离至肝门板时,用直线切割闭合器或双重夹闭后离断左胆管。继续向头部切割肝实质,直至显露左肝静脉进入主干的位置,用直线切割闭合器离断,注意不要误伤肝中静脉。如前所述,继续完成肝实质分离并取出标本。

腹腔镜活体供体左肝外叶切除术操作步骤

在此手术中,行腹腔镜左肝外叶切除术时,为减少肝实质的缺血性损伤,不能早期阻断血流。病人准备、设备及肝脏游离等步骤及操作原则与左肝外叶切除术相同。

手术步骤一

左门脉血管的处理

游离肝十二指肠韧带中左肝动脉及门静脉左支,如在左肝切除术中所展示的,用血管套带牵拉,双重夹闭后离断通向肝第 1 段的动脉及门静脉分支(◘图 50.12)。

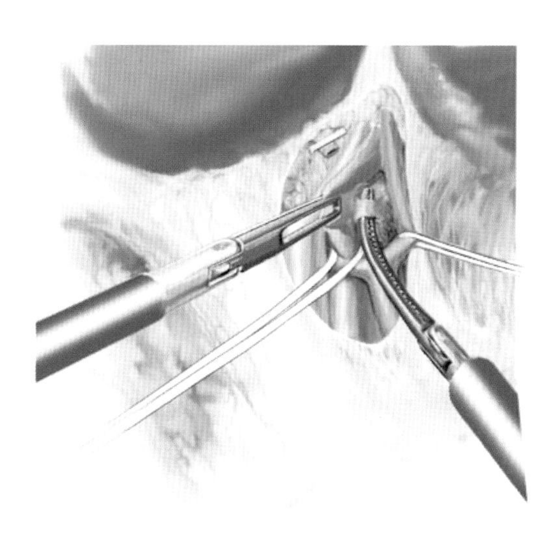

◘ 图 50.12

手术步骤二

肝实质分离

与传统左肝外叶切除相反的是,肝实质离断应沿着镰状韧带的右缘进行。用超声刀或血管直线切割闭合器离断浅层肝实质,用超声解剖器处理深层肝实质。因不能早期阻断血流,可用双极电凝及血管夹控制出血。在肝实质中,夹闭离断肝 4 段肝蒂。

手术步骤三

左胆管离断

当肝实质离断进行到肝门板时,显露左胆管,在靠近肝 4 段处用剪刀离断(◘图 50.13)。留下的胆管残端用 5-0 单股可吸收线缝合,移植用肝脏中的胆管不缝合。

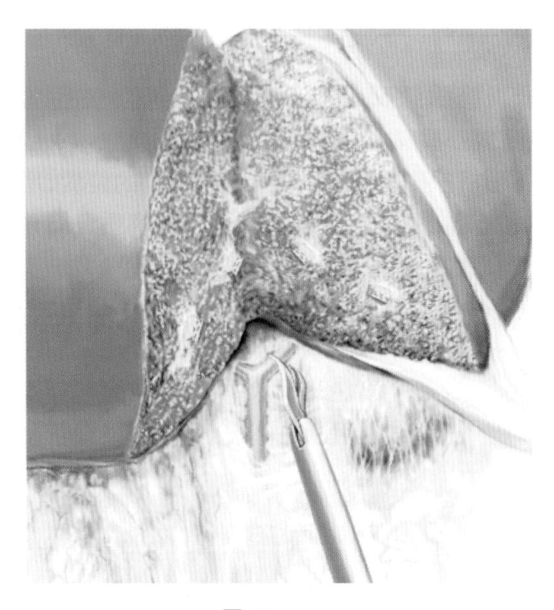

图 50.13

手术步骤四

完成肝实质离断及游离肝左静脉

离断左胆管后,继续沿着切除线向头部分离肝实质,显露游离肝左静脉。在此阶段,移植用肝脏只通过血管与剩余肝脏连接着(图 50.14)。

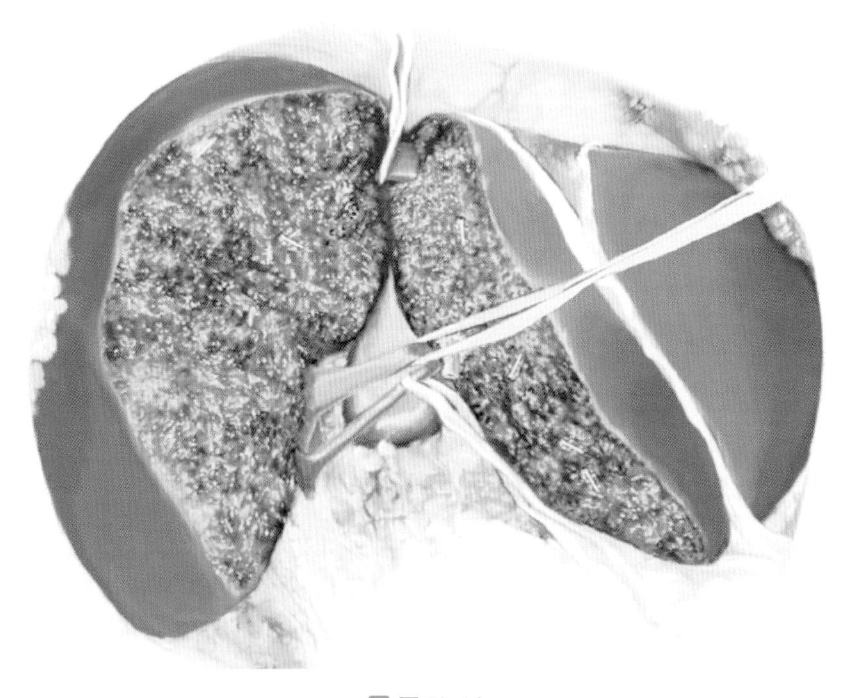

图 50.14

手术步骤五

移植肝获取

取出口处理如前所述,但需要更大的切口(大约 8~10cm),以防挤压标本。夹闭并离断肝脏左叶动脉。然后离断门静脉左支,此时热缺血开始发生。为了获得足够长的移植用门静脉,可使用血管内 TA 闭合器做近端离断,同时移植用肝脏上可用哈巴狗夹夹住血管以防出血。最后,用血管内 TA 闭合器离断肝左静脉。使用一次性取物袋伸入 15mm 操作孔,装入移植用肝脏,切开腹壁筋膜并取出。移植物交由另一个团队用冷的保存液灌注。热缺血持续时间应少于 10 分钟。

专家经验

- 腹腔镜肝切除是一项在技术上充满挑战的手术,但只要同时掌握肝脏手术及高级腹腔镜手术两方面的专业知识,它可以被安全用于切除肝脏良性或恶性病变。
- 必须严格评估病人及适应证。
- 先进的腹腔镜手术室及设备是必备的。
- 超声刀及血管闭合器械可用于浅层肝实质的分离(2~3cm 深度),但深层肝实质的离断必须采用超声解剖器,并避免损伤血管,特别是肝静脉分支。
- 如出现持续出血、显露不良、手术无法进展、肿瘤有破裂风险、无法获得足够切缘等情况,应中转开腹。中转开腹(与预后不良相比)并不意味着手术失败。

(蔡秀军 译)

第51章　冷冻手术

Keh Min Ng, David L. Morris

肝脏冷冻手术，作为肿瘤不可切除时的另一选择，能够完全破坏肿瘤细胞以达到治疗或姑息的目的。

适应证与禁忌证

适应证

满足以下条件的肝脏恶性肿瘤：

(1) 肝硬化，手术切除风险过高。

(2) 病变广泛，手术切除后残余肝不足。

(3) 神经内分泌肿瘤的减瘤。

(4) 作为手术切除的辅助(如手术切除一个病灶，冷冻消融另一病灶)。

(5) 当手术切缘有肿瘤浸润或肿瘤距切缘<1cm时，可行切缘冷冻消融。

禁忌证

(1) 不适合手术或消融的肝外病变(神经内分泌肿瘤除外)。

(2) 病变数目多(如9个以上，某些研究中心认为5个以上病变即为禁忌)。

(3) 大小超过3cm的肿瘤。

(4) 肠切除同期肝脏冷冻消融(肝脓肿风险增加)。

术前检查及准备

肝切除常规术前检查之外还需要：

(1) 神经内分泌肿瘤：术前48小时使用H1和H2受体拮抗剂以及生长抑素(有用药史者剂量为之前的两倍，无用药史者100mg每日两次)。

(2) 肠道准备(同期)。

(3) 明确手术仪器中存有液氮。

手术步骤

手术步骤一　肿瘤评估

为排除肝外病变，应首先行腔镜或小切口探查。经双合诊和术中超声评估肿瘤病灶数目、大小以及肿瘤距胆管和血管的距离。之后打开小网膜囊，送可疑淋巴结行组织学检查。加热温毯，避免低体温症的发生。

手术步骤二　刺入探针实施冷冻

行双侧肋下切口或人字形切口进腹腔。安全起见，探针需在水下灌注流动液氮检查有无泄漏。超声引导下(图51.1a)将探针(直径3～10mm)刺入肿瘤中央(图51.1b)。

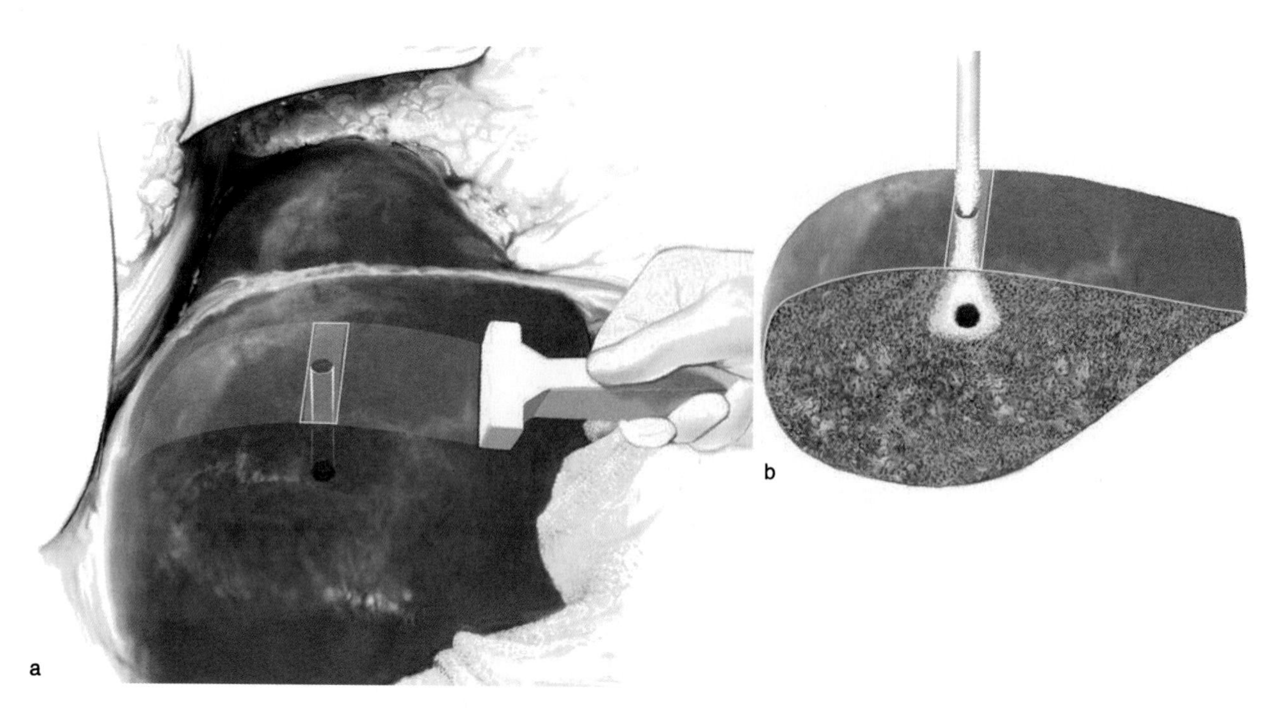

■ 图 51.1

对于较大肿瘤，可事先备好多探针组合进行治疗(■图 51.2a)。冷冻消融术亦可联合肝部分切除术，通过消融探条来灭活肝表面的残余肿瘤，而这种消融探条不需要插入肝实质(■图 51.2b)。

借助超声监测冷冻过程，应确保冷冻所形成的冰球范围至少距肿瘤周缘外1cm。由于透过冰球无法探测到消融后缘，因此需要通过超声探测肝后区域的冻融情况。

证实冷冻范围达肿瘤周缘外 1cm 后，被动升温至 1cm 范围解冻，再度冷冻。2 个冷冻-解冻的循环过程可降低局部复发率。每个循环耗时 7～10 分钟，用时主要取决于病变大小。

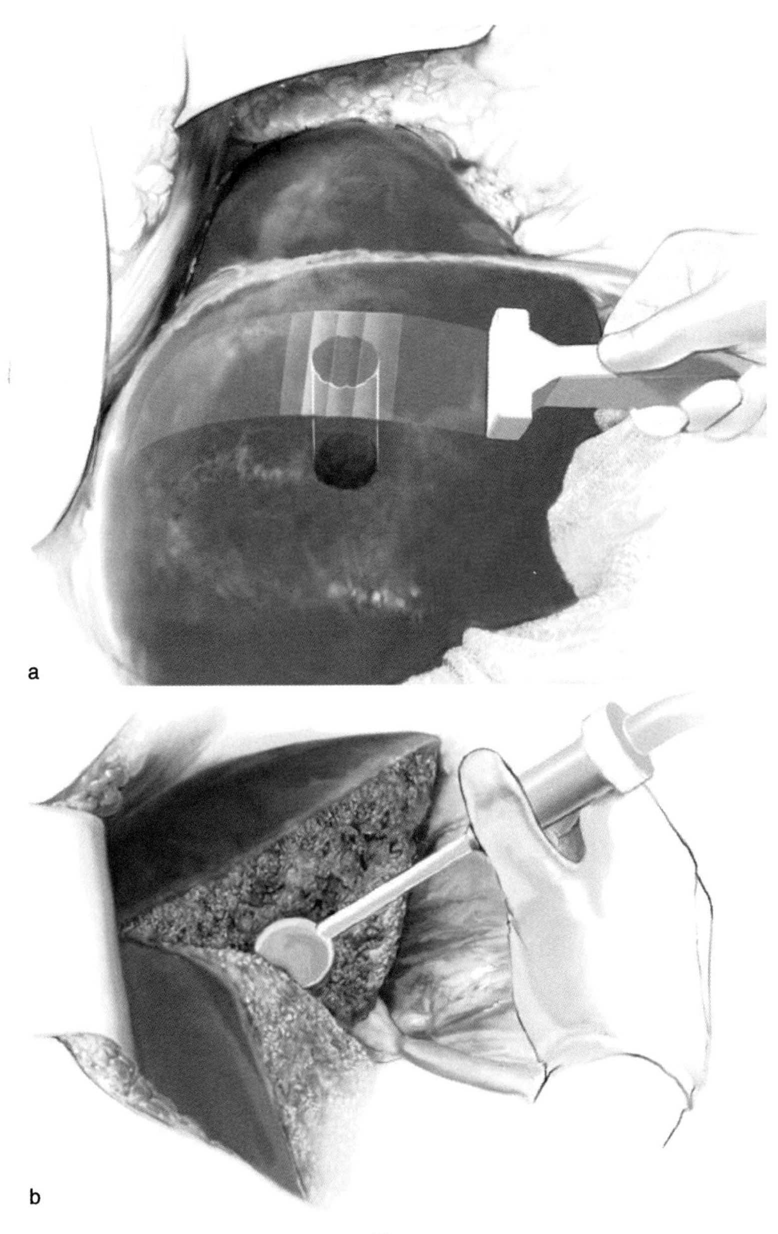

图 51.2

手术步骤三

拔出探针

拔出探针前必须采用温热氮气升温后，再轻柔拔出探针，针道填充止血海绵。

手术步骤四

破裂

温度的变化可导致肝脏破裂，引起出血，需对裂开的肝脏进行缝合压塞处理(图 51.3)。

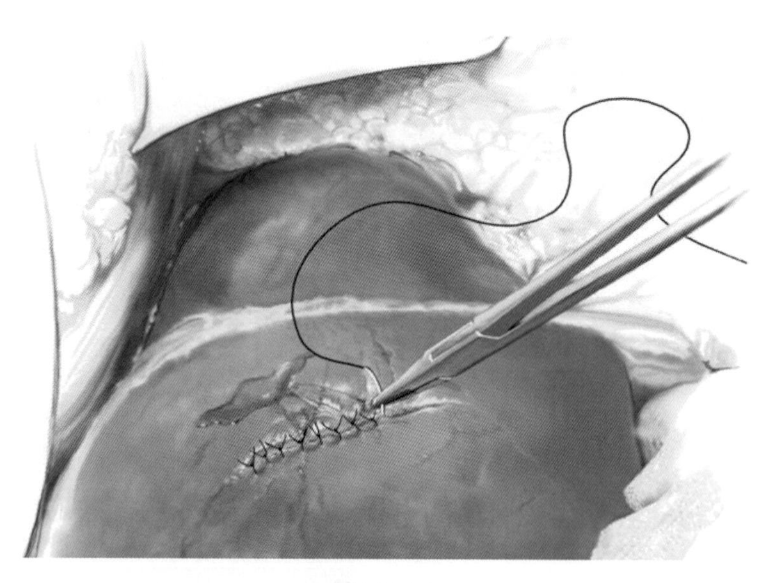

图 51.3

术后检查

术后需行以下化验检查以便及时发现冷休克情况:

(1) 全血细胞计数,特别是术后第 3 天关注是否发生血小板减少症。

(2) 肝功能(LFT),特别是谷草转氨酶(AST)(术后第 1 天达峰值)。

(3) 肾功能。

术后并发症

(1) 冷休克:为一种多器官衰竭综合征,包括肾损害、肺水肿、凝血功能障碍、弥散性血管内凝血。冷休克发病率为 1%,只见于冷冻范围过大、尤其是行完整的 2 个冷冻-解冻循环操作后发生。

(2) 肝脓肿:见于同期行肠切除及肝脏冷冻消融,除此之外非常少见。

(3) 胸腔积液:常见,尤其见于肝右叶冷冻消融术后。

(4) 胆汁瘤或胆漏。

(5) 胆道狭窄:术后可发生胆道狭窄,但肝内胆管狭窄相当少见。主要发病风险因素为较大病变位于Ⅳ段门脉分叉处。

专家经验

◆ 切勿使用温热的生理盐水冲洗病变部位或腹腔,这样做会导致肝脏破裂。

◆ 操作之前要确保仪器和探针管路中充满液氮。

◆ 同时使用多根探针对多部位病变进行冷冻可加快手术速度。但对于单一病变,使用单根较大探针优于多根细小探针,因为细小探针之间存在肝脏裂开的风险。

◆ 较大病变需一根以上探针进行操作。

◆ 关腹前需确保冰球已完全解冻且肝脏裂开处无出血。

◆ 确保术中及术后尿量充足以预防发生肾衰竭。

致谢

作者向 KoroushS. Haghigh 对第 1 版所做出的贡献致以衷心感谢。

（张忠涛　高国璇 译）

第52章　联合肝脏离断和门静脉结扎的二步法肝切除术

Erik Schadde,Pierre-Alain Clavien

适应证

（1）结直肠癌肝转移,由于剩余肝脏体积过小而无法一期切除。

（2）非结直肠癌肝转移,有手术切除肝脏肿瘤的指征,由于剩余肝脏体积较小而无法一期切除。

（3）原发性肝脏肿瘤,如肝细胞肝癌和肝内胆管细胞癌,位于特殊的部位,由于考虑到剩余肝脏体积和肝脏功能的问题,不能行一期切除。

禁忌证

（1）病人伴胆汁淤积。

（2）高龄和生理功能储备较差的病人,围术期死亡风险高。

在肝脏恶性肿瘤外科治疗领域中,可切除标准取得了显著的拓展。基于影像学计算的,术后维持病人生理功能的预期剩余肝脏体积(future liver remnant,FLR)的重要性已得到广泛认可。对于正常肝脏,为保持术后病人血流动力学稳定,满足代谢、合成功能的需要,至少应保留25%～30%的健康肝组织。在肝切除术前,各种方法被用来增加剩余肝脏体积(FLR)。门静脉栓塞后等待一段时间使肝脏生长,再行肝切除的方法在二十世纪九十年代较为流行(◘图52.1a)。二步法肝切除术在20年前被提出,应用这种方法,肝脏在两次手术之间增生达到要求的余肝体积。在两期手术之间加以门静脉栓塞(◘图52.1b)或第一期手术中联合门静脉结扎术(◘图52.1c)已有成功的报道。但是所有这些介入手段都存在两次手术之间时间间隔长达数周及1/3的病人因为两次手术之间肿瘤进展而未能实施第二期手术的情况。

2012年,一项来自德国的多中心研究介绍了一种新型的二步法肝切除术,能在需要右肝扩大切除的病人中获得显著而快速的剩余肝脏的增生。该项新的技术在二步法肝切除的第一期手术中实施门静脉结扎联合肝实质离断分隔。应用这项新技术,两期手术间隔时间减少至大约1周(◘图52.1d)。在研究的开始阶段,作者报道了这项新技术在25例病人中的结果。仅仅1周,CT评估肝体积增长中位数达74%。这项复杂的技术被命名为"联合肝脏离断和门静脉结扎的二步法肝切除术"。其他中心已经能重复这样的结果,这种采用二期手术的方法相对于早期的门静脉栓塞能实现肝脏体积更快增加,其价值引起了学术界一系列的讨论和研究。

本章将展示来自苏黎世的团队实施的ALPPS术。并说明在ALPPS第一期手术中如何处理肝十二指肠韧带和肝静脉以及如何保留肝动脉和胆管的肝实质离断的方法,同时也将介绍在第二期手术中如何移除已经游离的肝脏。

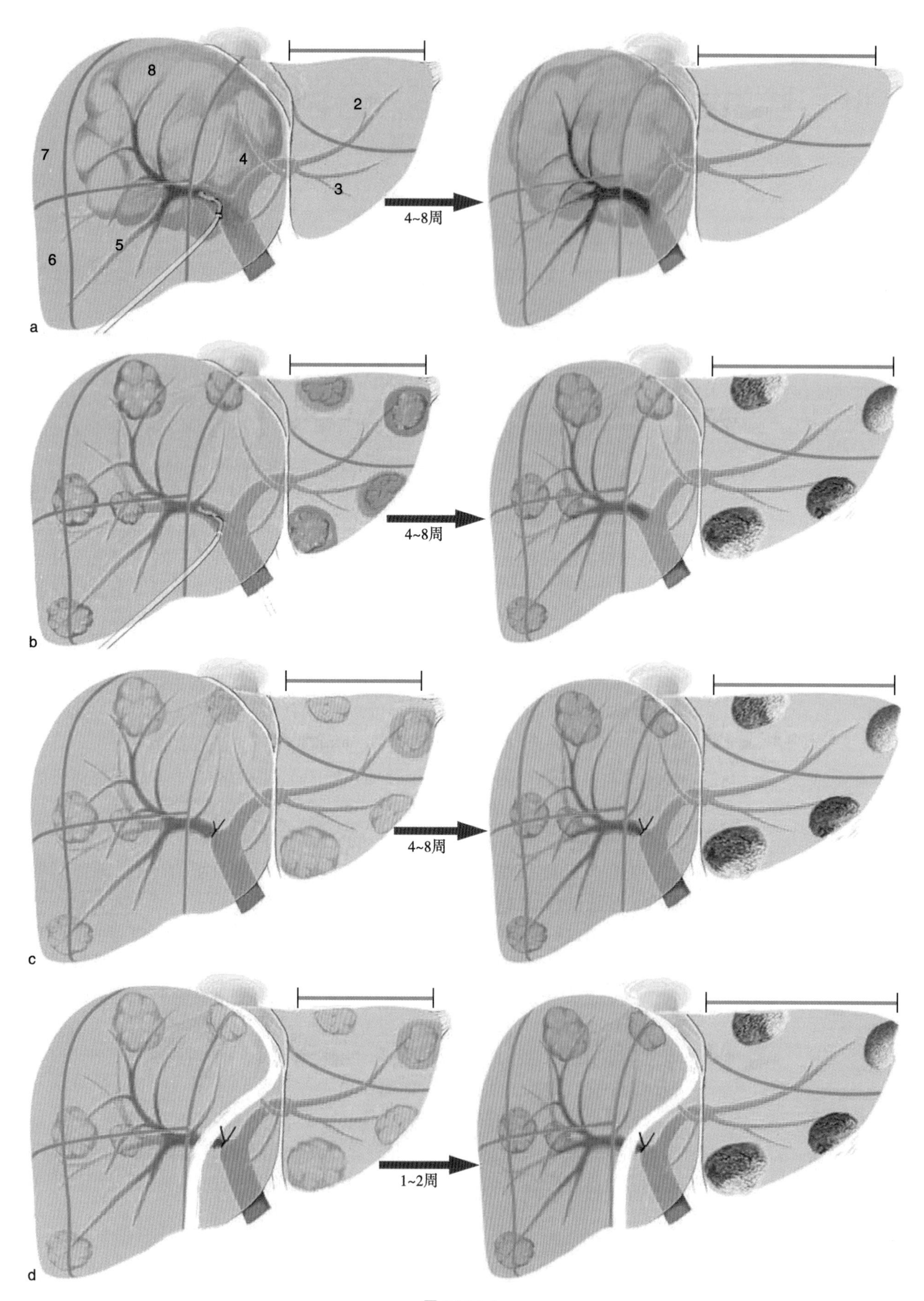

图 52.1

ALPPS 的概念

ALPPS 包括门静脉结扎和沿着门静脉被阻断部分肝脏的分界线行肝实质切断。应用这种方法，肝脏体积增长更加迅速，并且通常在 1～2 周后第二期切除门静脉已结扎的肝叶。这项手术需要仔细解剖肝十二指肠韧带内的血管、胆管，离断切除侧肝脏的门静脉分支并保留双侧的肝动脉分支和胆管分支，以尽可能避免胆漏的发生。

ALPPS 肝脏体积的计算

为了 ALPPS 手术的成功，仔细计算肝脏体积是很重要的。剩余肝脏是指在切除包括肿瘤在内的门静脉被结扎的部分肝脏后留下的肝脏。剩余肝脏体积可以用不同的方法表示（表 52.1）。对于没有肝硬化或胆汁淤积的健康肝脏，剩余肝脏小于 30% 或者剩余肝脏和体重的比率低于 0.5，术后发生肝衰竭的风险增高。对于患有疾病的肝脏，剩余肝脏体积需要更多（表 52.2）。表 52.3 中是三例 ALPPS 术后肝脏增生的情况。我们观察到肝脏体积在一周内增长 50%～80%，在 14 天后增长 120%～200%。第二期手术前应明确剩余肝脏体积已增长到 30% 这个安全界限，另外第一期手术后应估算达到这个体积所需要的时间。

表 52.1　定义

FLR	剩余肝脏
	术后剩余肝脏的体积减去其中切除的肿瘤负荷（FLR）除以测得的肝脏总体积的比例
sFLR	标准化剩余肝脏
	术后剩余肝脏的体积减去其中切除的肿瘤负荷（FLR）除以根据 Vauthey 标准计算获得的肝脏总体积的比例
FLR/BW 比	剩余肝脏与体重比
	以立方厘米为单位，术后剩余肝脏的体积减去其中切除的肿瘤负荷（FLR）与以 kg 为单位的体重的比率

表 52.2　完成二期手术需要剩余肝脏的体积

正常肝脏中需要的体积	受损肝脏（纤维化、肝硬化、肝窦阻塞综合征、化疗相关脂肪性肝炎）需要的体积
FLR/TLV>0.3	FLR/TLV>0.4
sFLR/TLV>0.3	sFLR/TLV>0.4
FLR/BWratio>0.5	FLR/BWratio>0.8

表 52.3　预期剩余肝脏体积的增长

第一期手术前 FLR	需要的额外 FLR（TLV%）	需要增生率（%）	第二期手术前 FLR	预计体积增长的时间（天）
0.2	0.1	50	0.3	6
0.15	0.15	100	0.3	10
0.1%	0.2	200	0.3	14

通常,剩余肝脏位于左肝叶外侧第Ⅱ段和第Ⅲ段内(◘图 52.2a)。这时,只要第Ⅰ段中没有肿瘤而且该段的门静脉入肝血流被保留,则第Ⅰ段可能被完整地保留(◘图 52.2b)。在某些情况下,Ⅳa 段(◘图 52.2c)和Ⅳb 段(◘图 52.2d)也能被保留。尽管肝切除病例剩余肝脏位于左叶的频率相对更高,但由于肝脏右叶总体较大,所以多数 ALPPS 手术病例的剩余肝脏位于右叶。

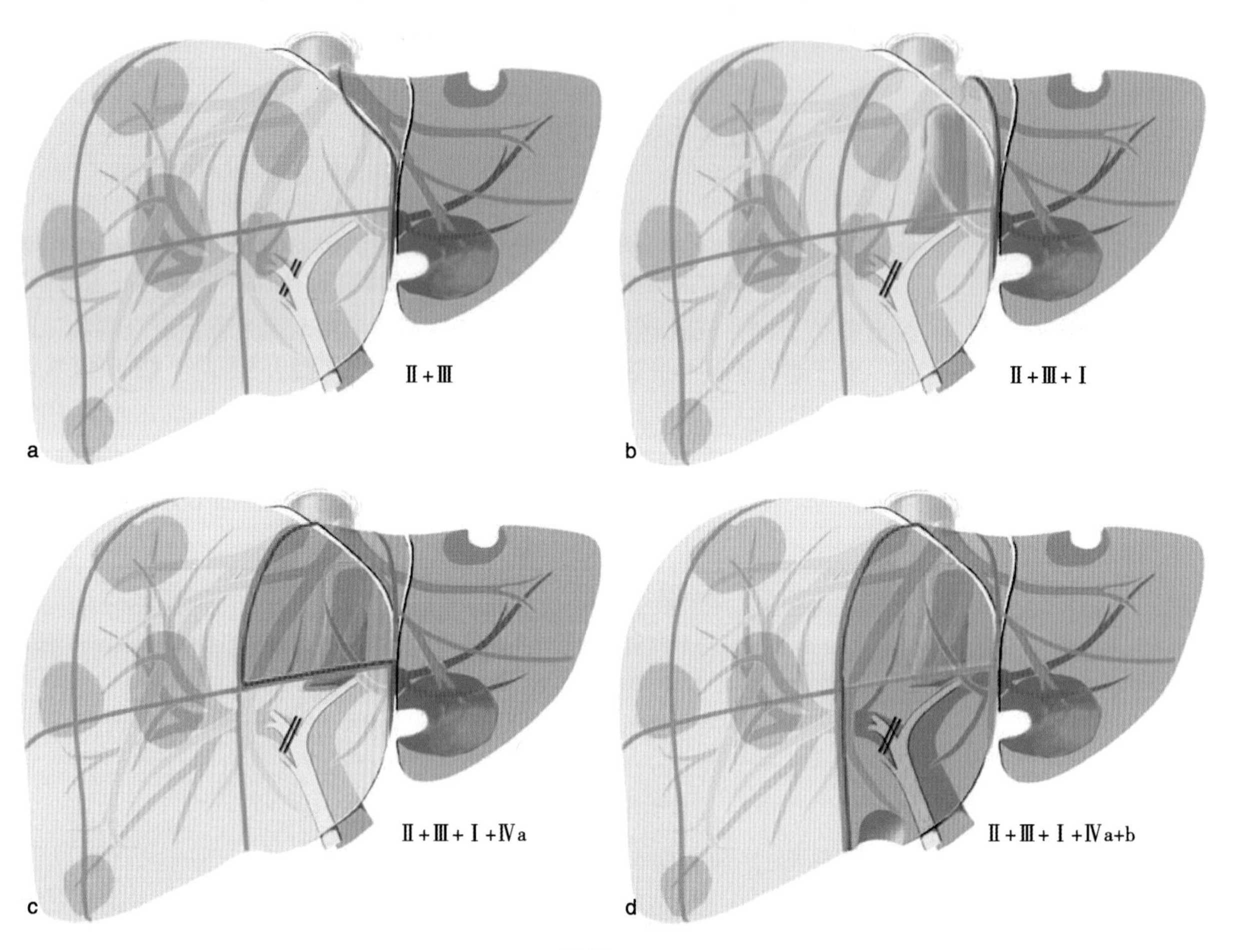

◘ 图 52.2

手术步骤　ALPPS 第一期手术

手术步骤一

术中超声和手术计划

做两侧的肋缘下切口,和之前章节中描述的一样离断肝圆韧带和镰状韧带。肿瘤范围、数量和与肝内血管结构的关系通过术中超声来确定。剩余肝脏中需要被非解剖性切除的病灶用电刀在肝脏表面标记出来(◘图 52.3a)。标记肝切除线,注意保证肿瘤切缘(◘图 52.3b)。

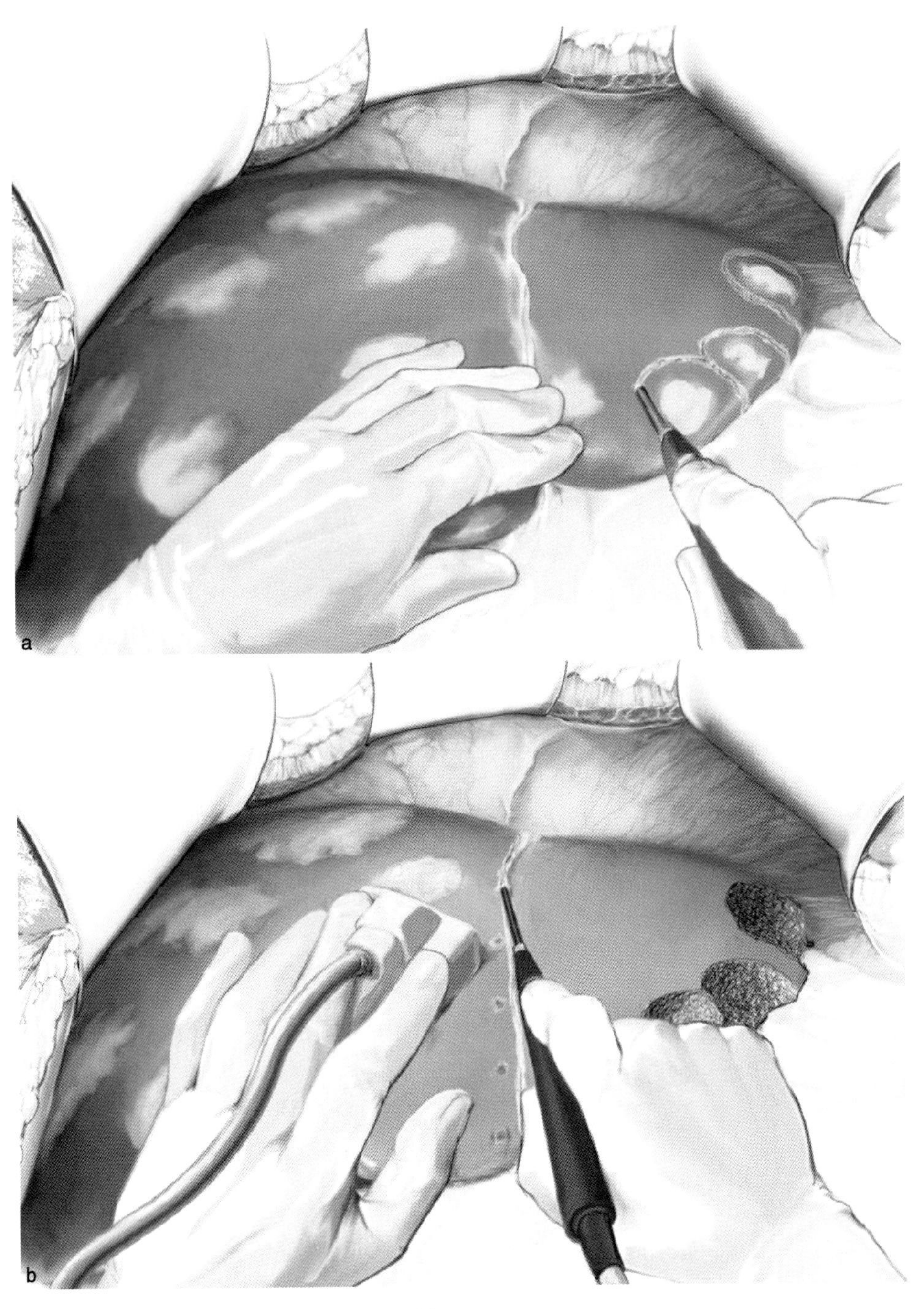

■ 图 52.3

手术步骤二

门静脉结扎

行右侧门静脉结扎时，沿胆囊壶腹部寻找胆囊管和胆囊动脉。如▶第46章“右半肝切除术”中描述，将胆囊管和胆囊动脉结扎后，便可辨认出右肝动脉和肝总管。用牵引带小心牵拉肝动脉，解剖肝门部分叉处。游离右门静脉，并结扎近端和远端（◘图52.4）。

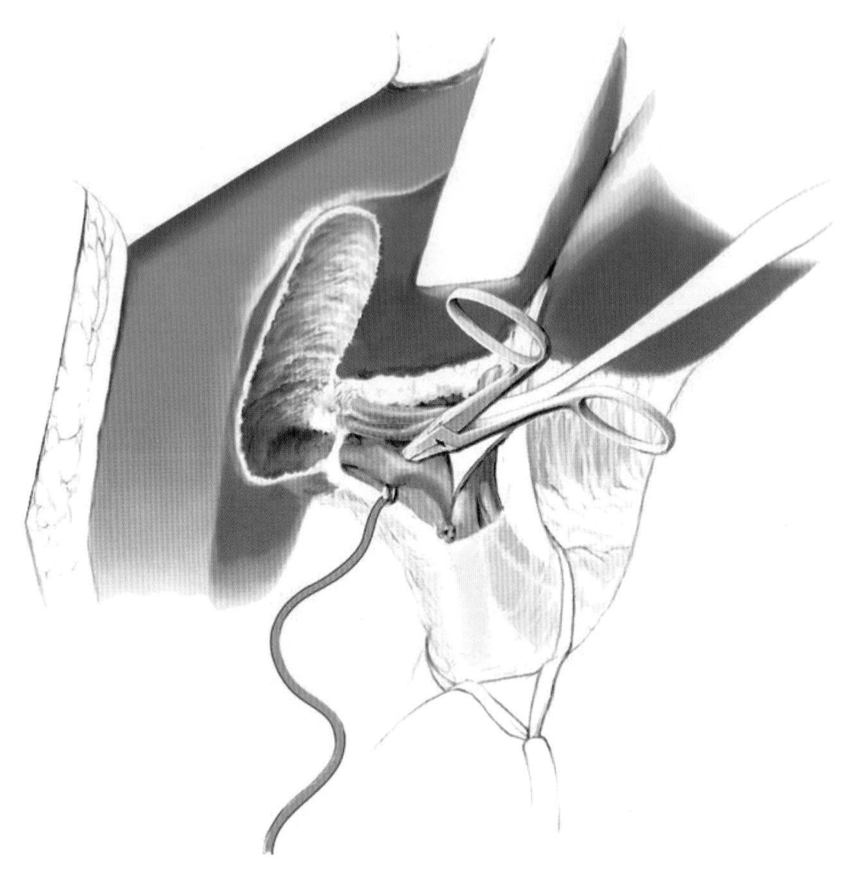

◘ 图 52.4

手术步骤三

肝静脉的准备

如果肝右和肝中静脉被整体游离，为保留剩余肝脏肝中静脉的出肝血流，如▶第46章“右半肝切除术”中描述一样，需要从膈肌上游离右半肝，同时需要从下腔静脉旁游离第Ⅰ段。用直角解剖钳解剖肝中静脉和肝右静脉之间的空隙。如果使用悬吊法的话，用直角钳的尖端在尾状叶和下腔静脉之间进行分离，并使绕肝带通过，以建立悬吊法的上半部分。然后将这条绕肝带拉至肝门部（◘图52.5）。如果肝中静脉需要从剩余肝脏中分离出来，需要解剖肝中静脉和肝左静脉之间的间隙以实施肝脏悬吊。

前入路行ALPPS术。实施ALPPS术也可以采用前入路，此时可以联合或不联合悬吊法。游离右肝和解剖三角韧带在前入路中不是必需的。

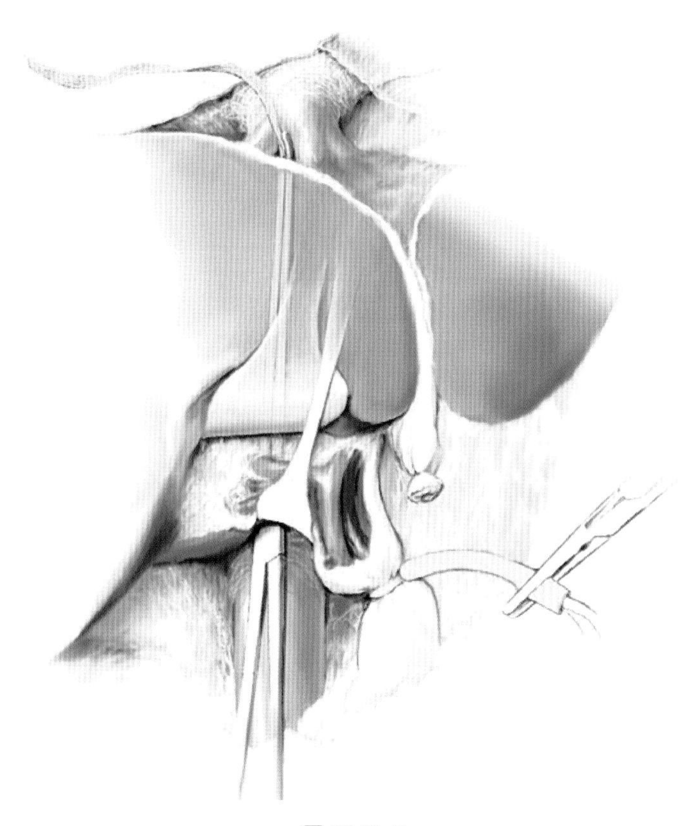

图 52.5

手术步骤四

离断肝实质

沿上一步超声探查下做的切除线，用电刀进行切割，可采用任意一种在▶第 44 章“肝实质离断技术”中描述的方法对肝实质进行离断。在苏黎世，我们使用钳夹法。可采用▶第 41 章中描述的 Pringle 法间断或持续阻断入肝血流。离断肝实质，直到到达绕肝带处，即完成原位肝脏离断（图 52.6a）。

在早期 ALPPS 中，许多团队常常将一个塑料膜缝合于剩余肝脏上（图 52.6b）。现在我们多使用可吸收止血片替代。手术往往需要放置引流管，然后关闭腹腔。

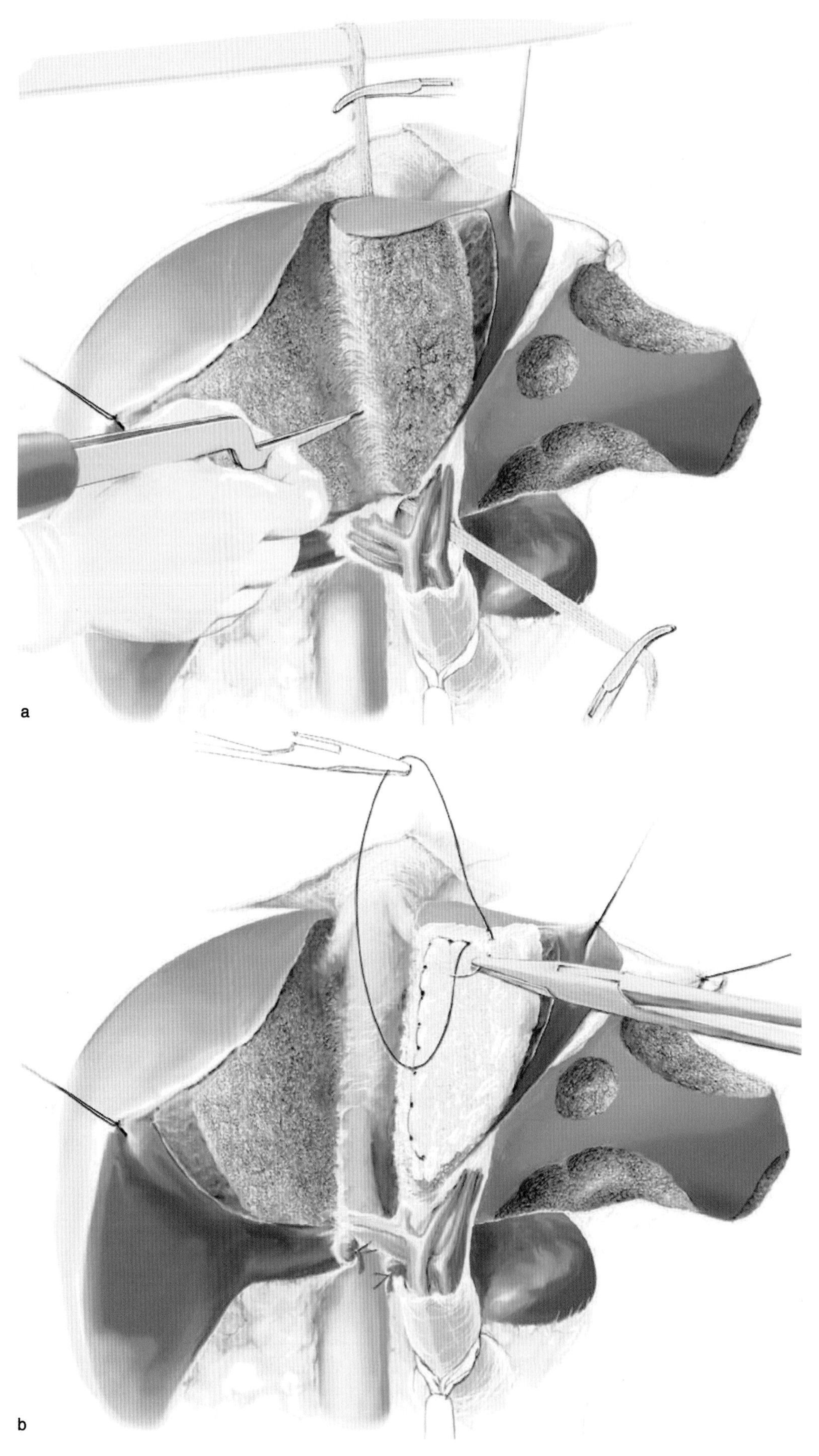

图 52.6

手术步骤　ALPPS 第二期手术:切除门静脉已离断的肝脏

术后第 6 天起每周行 MRI 或 CT 检查,观察剩余肝增生情况,直到体积足够行第二期手术。当剩余肝脏体积超过 30% 时,可以进行 ALPPS 第二期手术。打开上一次手术的肋下切口,放置拉钩。找到切除侧肝脏的动脉和胆管,并缝扎(◘图52. 7a)。然后使用腹腔镜下血管直线切割闭合器离断肝右静脉(◘图 52. 7b)。如果第一期手术中,右肝已充分游离,并且肝短静脉已经被结扎,这时肝脏即可被移除。

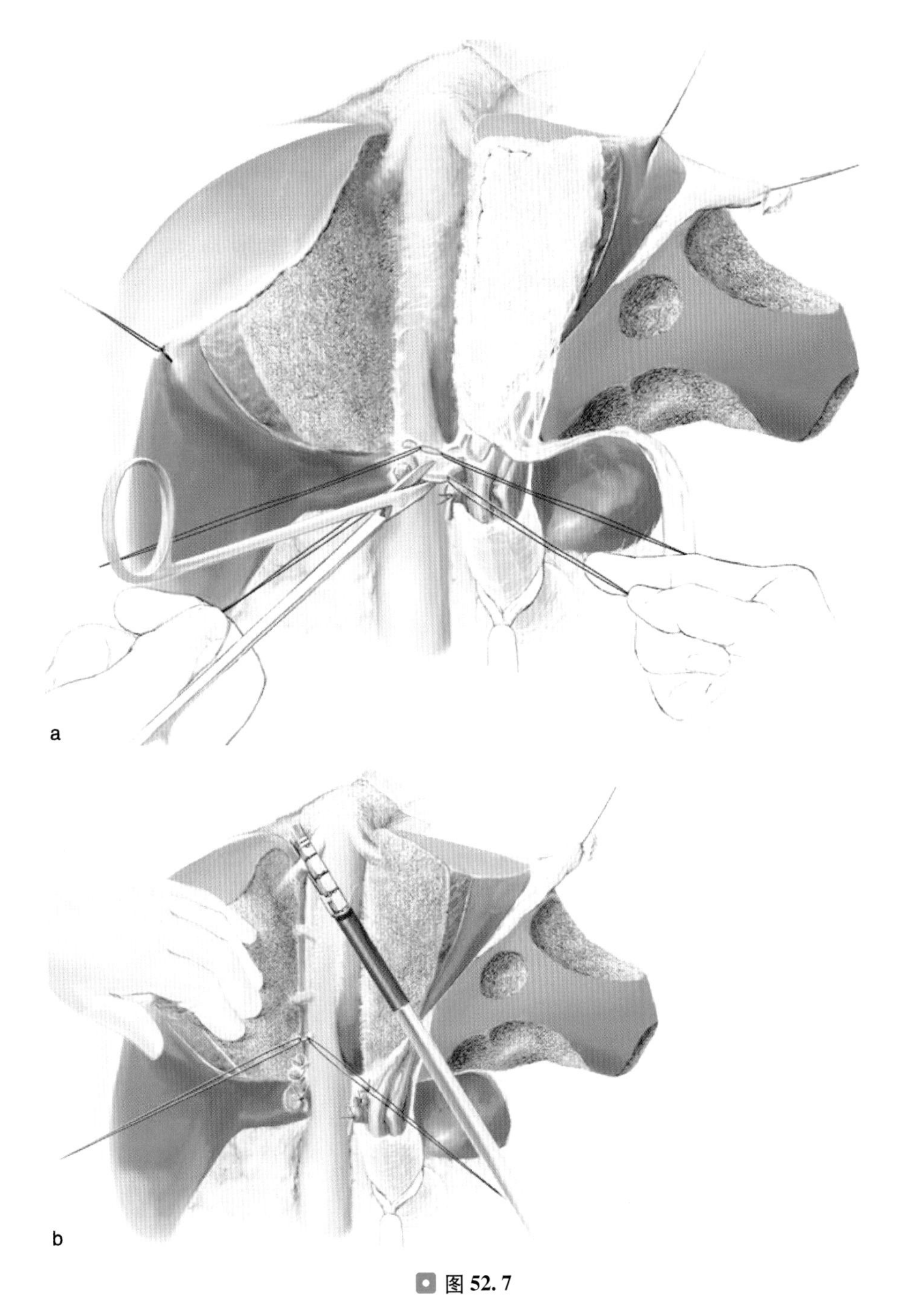

◘ 图 52. 7

如果使用了前入路的方法,在第二期手术中,可以从肝实质断面缝扎离断肝短静脉,夹闭和缝合肝静脉。之后切断右三角韧带,即可移除肝叶,然后关闭腹腔。我们在第二期手术后不放置引流管。

专家经验

- ALPPS 是一个有效促使余肝增生的手术方法,因为其具有有效且确切的促使肝脏增生的作用,它在两步法肝脏切除术中可行性最高。但如果病例选择不合适时,并发症率和死亡率都比较高。
- 当病人存在经典 ALPPS 术禁忌证时,应考虑替代的手术方法,如部分离断(对比完全离断),延期门静脉栓塞(对比门静脉结扎)或绕肝带 ALPPS 术。
- 在实施 ALPPS 手术前,应熟悉肝移植中的离断技术。
- 当胆红素和国际标准化比值(International Normalized Ratio,INR)不正常时,第二期手术应延迟。只有当终末期肝病模型(model for end-stage liver disease,MELD)评分低于 10 时,才可行手术。
- 第一期手术后检测肝功能,如吲哚菁绿试验(ICG)、放射性核素扫描(HIDA)及其他检查,直到肝功能恢复后,再行第二期手术。
- 如果对剩余肝脏的体积或功能存在顾虑,都不要强行实施第二期肝切除术。

(蔡秀军 译)

第 53 章　热消融

Michael A. Choti, Michelle L. de Oliveira

适应证与禁忌证

适应证

（1）不可切除的肝脏恶性肿瘤（如肝细胞癌，结直肠癌肝转移，神经内分泌肿瘤，其他肿瘤的肝转移灶）。

（2）肿瘤<5cm（病变<3cm 疗效最佳）。

（3）对有症状的肿瘤行姑息治疗（如神经内分泌肿瘤肝转移）。

（4）作为肝移植的过渡（肝细胞癌）。

a. 开放路径

（1）联合手术切除。

（2）计划手术切除，但开腹后发现不可切除。

（3）病变部位手术困难或某些需要进行多次消融的复杂病例。

b. 腔镜路径

（1）病人情况满足手术条件。

（2）病变满足腔镜路径需求。

c. 经皮路径（本书未探讨）

禁忌证

（1）肝外病变（除非肝外病变可切除或症状方面有姑息治疗的指征）。

（2）肝门周围病变。

（3）严重的凝血障碍或血小板减少。

（4）腹水。

（5）既往接受过胆肠吻合术，例如胰十二指肠切除术（相对禁忌，可能增加消融术后肝脓肿风险）。

术前检查及准备

CT 或 MRI：排除可切除病变，并评估是否适宜接受消融术。

可考虑行 PET-CT：评估是否存在肝外病变（如结直肠癌转移）。

手术室中需准备：

（1）必要时使用负极板（用于射频消融）。

（2）术前常规准备。

（3）操作过程中能在手术室看到病变的断层影像资料，更有利于手术的进行。

影像引导方法

通过影像引导定位病变、引导探针、监控消融过程。以下几种影像引导方法是最为常用的：

a. 超声

(1) 是所有术式中最常用的影像手段。

(2) 术中超声(IOUS)常用低/中频探头(4～8Hz)。

(3) 实时成像反馈。

(4) 有时难以清晰成像。

(5) 热消融过程中产生的微泡可能引起回声增强。

(6) 微泡并非凝固性坏死区域的确切表现。

(7) 回声改变可能影响进一步的布针。

b. 替代选择:CT 或 MRI(经皮路径)

(1) 同轴定位针。

(2) CT 透视是良好辅助手段。

(3) MRI 辅助时,则需使用 MRI 专用消融针。

消融方法

射频消融

射频消融(RFA)是目前使用最为广泛的消融方法。通过交流电流使探针尖端周围区域的活性组织受热后凝固坏死。

目前市场上可用于射频消融的探针多种多样(图 53.1a-d)。常用探针为 14～17.5G,15～25cm 长,针状电极外附绝缘套管或集束多极探针可伞状展开。某些探针配有尖端冷却系统(Convidien;Mansfield,MA)或可进行局部生理盐水注射(angiodynamics)。

射频消融劣势在于病变靠近脉管系统时,消融易受热沉效应影响。此外,单独应用射频消融对于 3cm 以上的肿瘤效果不佳。

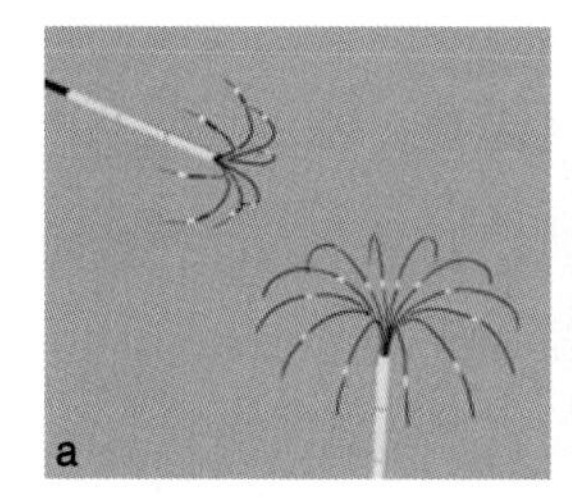

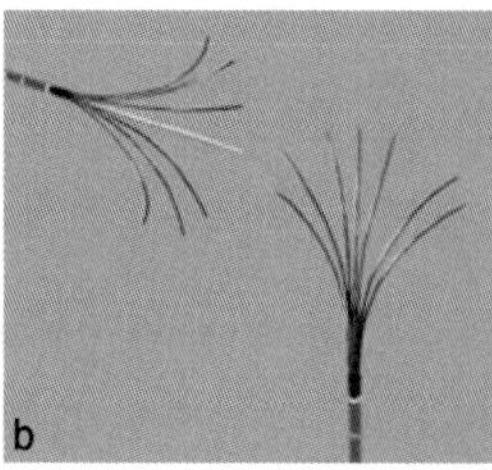

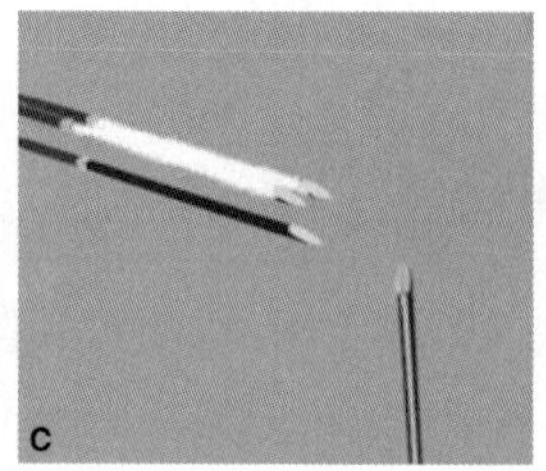

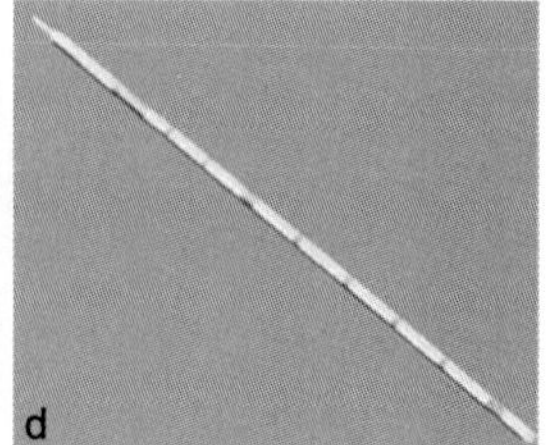

图 53.1

微波消融

微波消融(MWA)是一种最新的热消融技术,且愈发受到临床青睐。通过微波诱发周围活性组织生热,进而造成凝固性坏死。微波消融的优势在于消融时间更短且无需使用负极板。且微波消融肿瘤时更少依赖热传导原理,因而受热沉效应影响更小、消融更为可控。

微波消融有两套系统:915MHz 和 2.45GHz。前者通过 1~3 根 13G 的微波天线分别同微波生成器独立连接。后者通过单天线连接微波生成器,能够传导 100 瓦特的能量进行消融。两套系统均可通过开放、腹腔镜或经皮路径实现射频消融。尽管二者可达到相同的肿瘤消融效果,但 2.45GHz 系统因使用单一天线,在缩短消融时间的同时,其消融区域也更为可控。

微波天线的尖端为一个可发射微波的针状电极(acculis-angiodynamics, evident/emprint-covidien)。同时具有一个绝缘的不锈钢杆,一个 16mm 金属陶瓷尖端和位于消融中心的发射窗。在术中超声/CT 成像中,发射窗显示为暗区。2.45GHz 系统可根据功率(30~100W)和设定的时间(8 分钟以上)对消融的范围和体积进行估测。

一旦瘤体确定(▶手术步骤一),则在影像引导下将探针刺入,直到发射窗位于瘤体中心。根据计划消融的体积来设置微波生成器。超声下消融区域表现为低回声区伴声影。对于较大病变,可通过消融区域重叠覆盖以获得足够的消融范围。

微创操作的更多细节可见图 53.4。

其他消融方法

(1) 乙醇注射:使用乙醇代替高温来消融肝细胞癌(2~3cm)等肿瘤。其疗效劣于射频消融或微波消融等热消融手段。

(2) 冷冻消融:通过使探针周围组织冻融诱发肿瘤细胞坏死。最主要的并发症为肌红蛋白尿、急性肾小管坏死和胸腔积液。冷休克在经治病例中发病率为 1%,死亡率为 18%。因此,冷冻消融所造成的破坏范围不应超过器官全部组织的 30%。

(3) 不可逆电穿孔术:通过不可逆地增加细胞膜通透性来诱发细胞凋亡。因其不依赖于热损伤原理破坏组织,因此不易受到热沉效应影响。

手术步骤

开放入路

手术步骤一

进腹及评估肿瘤

切口、评估、触诊、游离肝脏等操作与开放性肝切除相同。腹腔探查判断是否存在肝外病变,完全通过术中超声来发现/明确病变的位置及大小(图 53.2a)。之后确定消融的可行性并明确需消融的病变数量。

手术步骤二

放置探针和消融肿瘤

探针对齐集成一束,使其能够在超声扫描的平面内显示,同时避免损伤血管胆管等重要结构。在术中超声引导下根据探针型号将尖端调整至合适位置,既不靠近近端边缘也不贴近远端边缘(图 53.2b)。调整探头,使展开后的探针尖端能够在垂直平面的声像图中完整显示,以确定尖端的位置和展开程度是否恰当(图 53.2a)。根据说明书展开探针及应用热量(图 53.2c,d)。

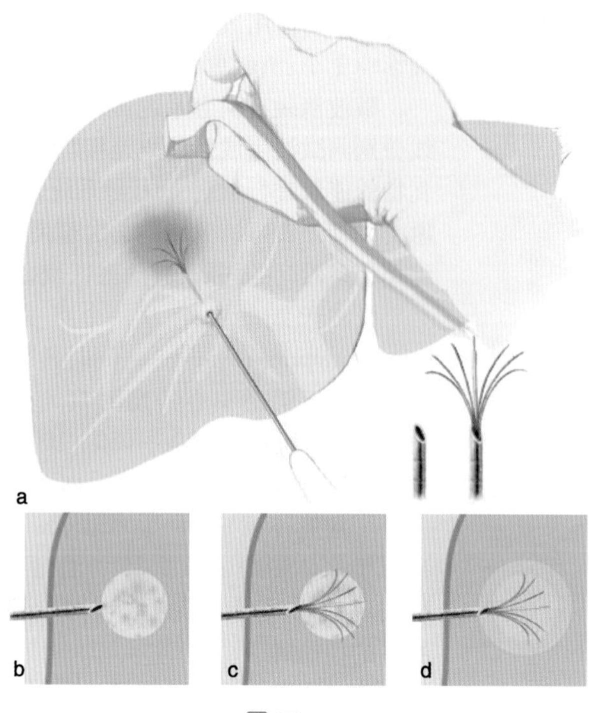

图 53.2

手术步骤三

较大或不规则病变的消融，以及针道消融

对于较大或不规则病变可能需要多次消融（必要时重复步骤二）。当需要消融足够范围时，可选择球形或柱形重叠式消融法来覆盖病变。

某些设备可以通过针道消融最大限度降低种植转移的风险。选择微波生成器处于针道消融模式，探针以每次 1cm 的距离向外撤出，每次停顿时的温度可达 70℃以上。这一步骤可重复操作直到探针完全撤出肝脏（图 53.3）。

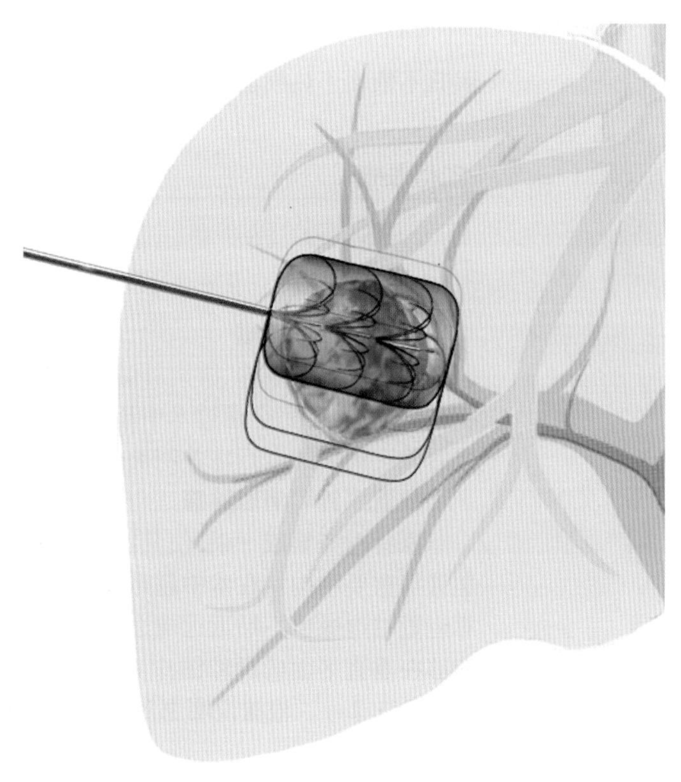

图 53.3

腔镜入路

手术步骤一

病人体位及操作入路

根据肿瘤病变的位置，可将病人置于仰卧位或左侧卧位。最少放置2枚trocar：一枚12mm脐周trocar作为光源及摄录端，另一枚12mm trocar置于右侧作为超声端。射频或微波消融探针可在套管保护下经皮穿刺，或通过右侧肋下5mm trocar穿入。若进行其他操作步骤，必要时可留置更多trocar（如游离肝脏，行肝部分切除术等）（图53.4）。

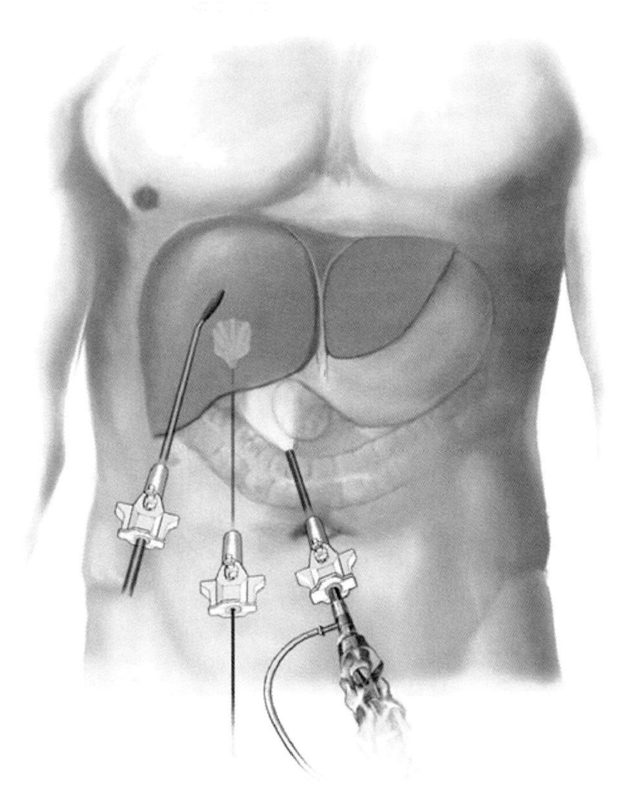

图53.4

手术步骤二

评估肿瘤及消融操作

腔镜入路的腹内超声，需通过不可调节或可调节的术中超声探头来探查/明确病变的位置和大小。因移动范围有限，此步骤在腔镜入路下较开放路径更为困难。

腹腔探查有无肝外病变。后续步骤和开放入路的操作相同，调整探针使其平行于超声探头便于引导方向（图53.5a和53.5b）。消融及监控的操作与开放路径中所描述相同。

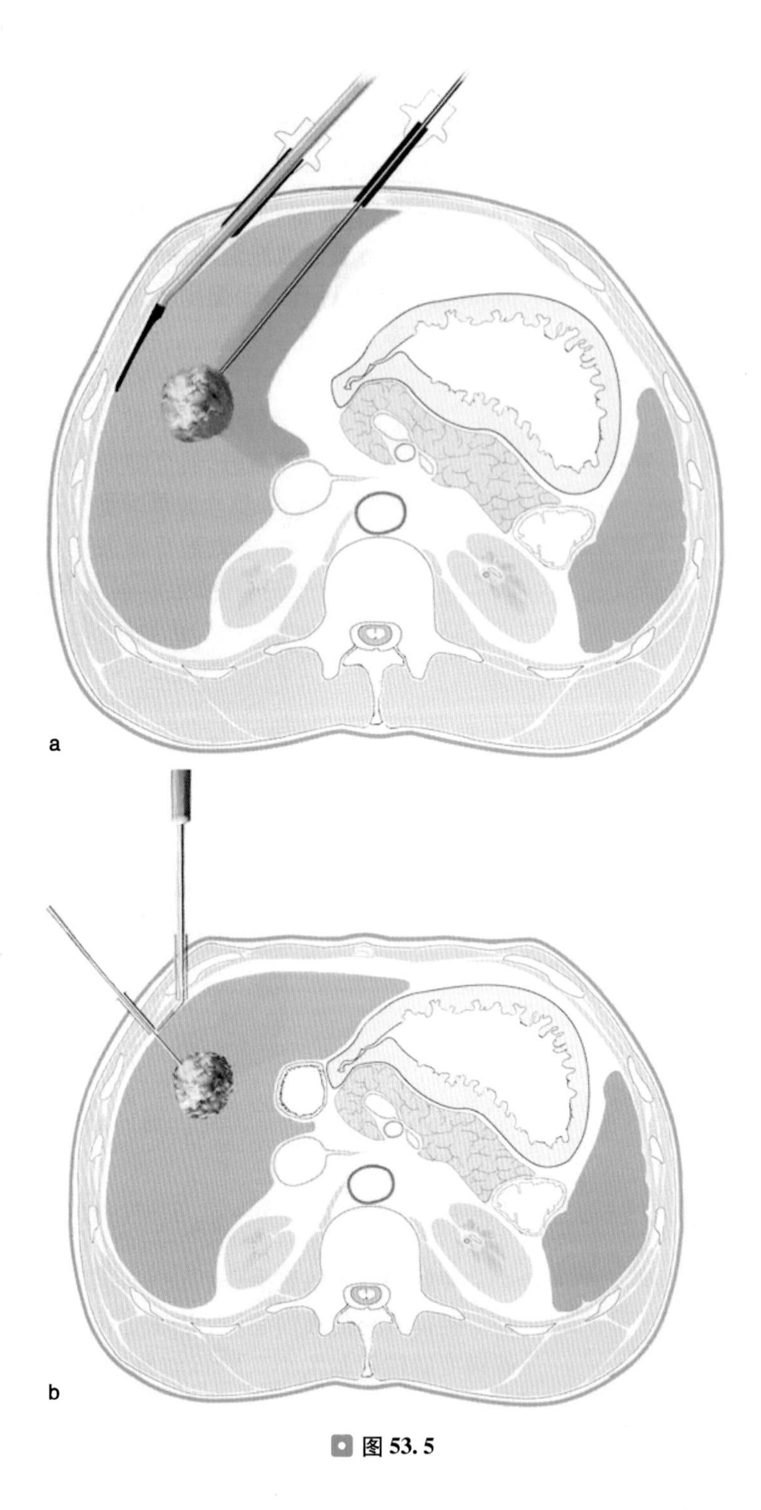

图 53.5

术后检查

消融术后 3～30 天，行相关影像学检查（CT 或 MRI）评估消融的完成程度。

术后并发症

早期并发症

（1）胸腔积液。

(2) 穿刺针道或射频消融病变部位的局部出血。
(3) 发热。
(4) 肝脓肿(常见于胆肠吻合术后)。
(5) 主要胆管周围的病变进行消融后可继发胆道狭窄。
(6) 负极板相关灼伤。

后期并发症
(1) 胆脂瘤。
(2) 胆漏。
(3) 腹水。
(4) 肝功能不全。
(5) 动静脉瘘。

非热能依赖的消融方法:不可逆电穿孔术(IRE)

这项新技术为肝脏、肝门部位及胰腺组织中不可切除的肿瘤提供了一种非热能依赖的消融方法。通过产生电场来改变细胞膜的电化学电位,在细胞膜上形成纳米孔,破坏细胞膜的稳定性,进而诱发细胞死亡。此技术通过高能量短脉冲(1500～3000V)在探针之间产生电场实现消融。可通过腔镜或经皮入路实现。

适应证与禁忌证

适应证

不可逆电穿孔术适用于消融肝静脉或肝门周围不可切除的恶性肿瘤(图 53.6)。

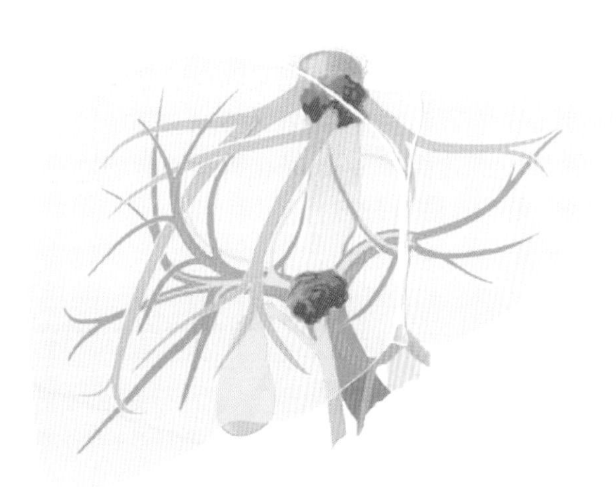

图 53.6

不可逆电穿孔术不损害结缔组织,因而可保留血管及胆管结构,这是相较于其他消融技术的最大优势。值得注意的是,非肝门或肝静脉毗邻的肿瘤仍推荐通过热消融进行治疗(微波或射频消融)。

入路
(1) 开放路径:需在术中超声引导下完成。
(2) 腔镜入路:术中超声引导下多针穿刺的操作要求严格,因为穿刺针经常弯曲进而需要重新穿刺。

(3) 经皮入路:需在 CT 引导下完成。

禁忌证

禁忌证则同射频和微波消融的相似:凝血障碍,腹水,化疗后肿瘤进展。由于会产生电脉冲,因此必须除外心律失常(心房纤颤)、近期心梗病史,确保消融区域附近无任何金属。

术前检查及准备

MRI、多排螺旋 CT 和 PET-CT:与热消融术的术前影像检查相同。

操作步骤

手术步骤一

全麻

所有的不可逆电穿孔术都必须全身麻醉(不论腔镜入路抑或经皮穿刺),使神经肌肉的阻滞程度达到 0 级,以避免电脉冲释放时诱发病人移动。手术开始前,需放置体外心电同步设备,相关线路必须在铺单及放置除颤电极贴片之前准备好。

手术步骤二

制定消融计划

根据术前对肿瘤的评估制定治疗计划,术中还需通过术中超声进一步明确。肿瘤的宽度、长度、深度以及预期的肿瘤切缘等信息都需要被输入程序以计算消融区域。发生器则会自动计算出消融肿瘤所需探针的数目及排布阵列。

手术步骤三

探针选择

选择表面带有深度回声显像的 19G 单极探针。探针能够产生电场的有效长度为 0.5～4.0cm,可根据肿瘤进行调整。肝脏肿瘤消融的有效长度通常为 2cm (图 53.7)。

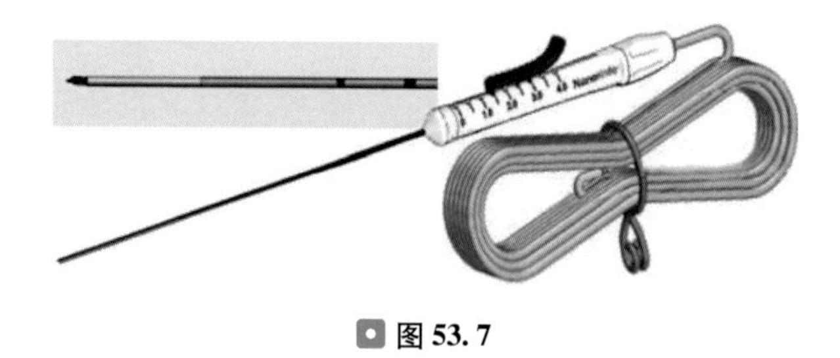

图 53.7

手术步骤四

放置电极针

探针的放置需在超声或 CT 引导下进行。所需单极探针的数目则根据肿瘤大小、足够切缘、消融区域共同决定。图 53.8 显示了四根探针可形成的消融区域。

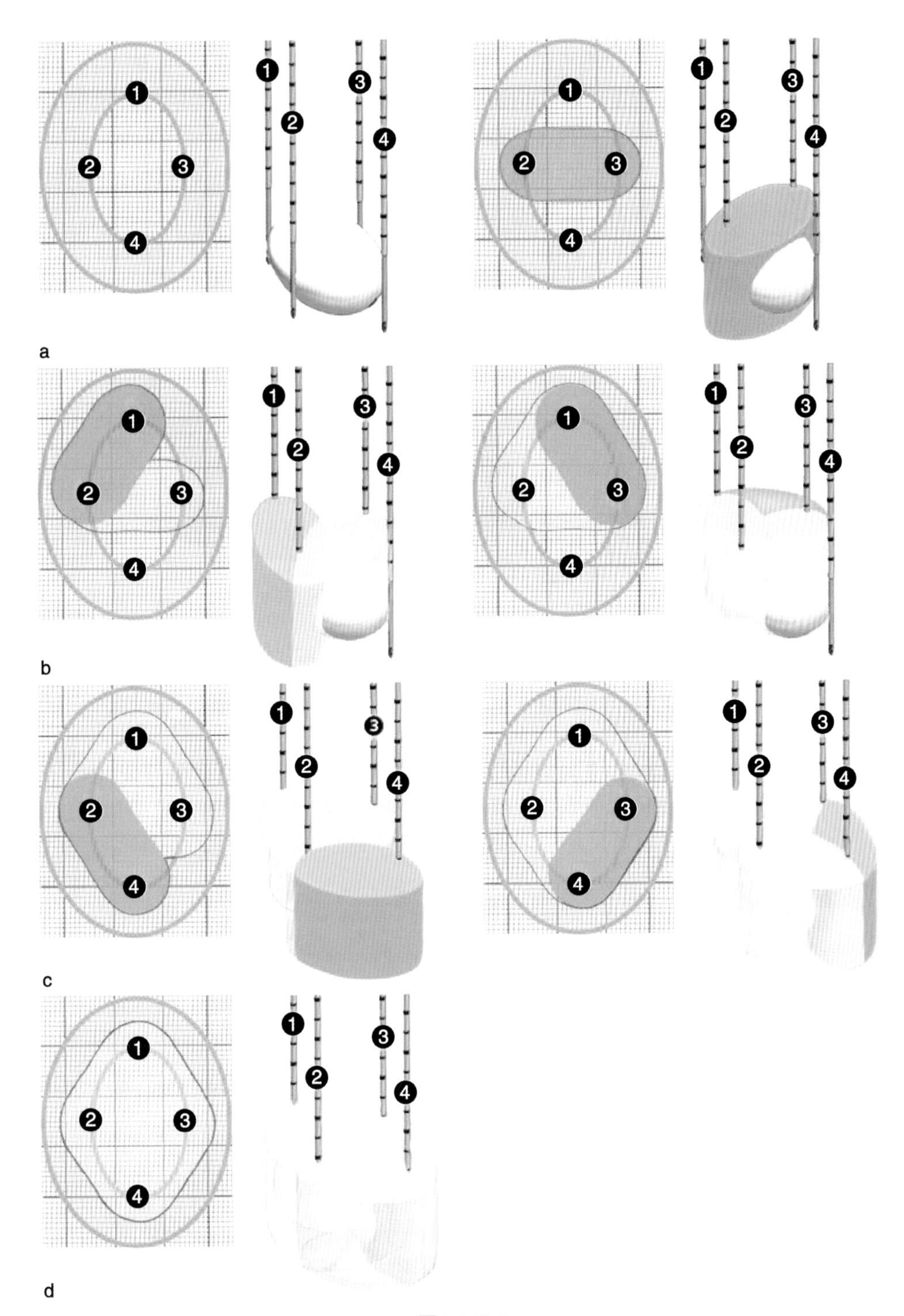

图 53.8

布针对于能否获得理想的不可逆电穿孔效果十分重要。探针之间必须保持平行，避免出现尖端汇聚或发散。

操作步骤小结

（1）所有病例都需全身麻醉使肌肉完全松弛。

（2）通过肝脏影像学手段测量肿瘤的三维径线。

（3）设计探针的摆放阵列（图 53.8）。在肿瘤周围插入探针。若肿瘤大于 4cm 需要进行重叠式消融，则可将探针插入肿瘤中央。病灶大于 3cm，则需进行回调。

(4) 需通过术中超声或CT图像进行引导(经皮消融)。

(5) 行不可逆电穿孔:所有探针同时输送10脉冲,通过深度松弛的肌肉发生收缩的强度来估测组织的阻抗,之后输送80脉冲实现消融效果。

(6) 检查电流图确认操作功效。

(7) (经皮)消融术后行超声多普勒或CT检查血管结构是否完好(图53.9)。

(8) 放电前需行CT/MRI扫描排除并发症。

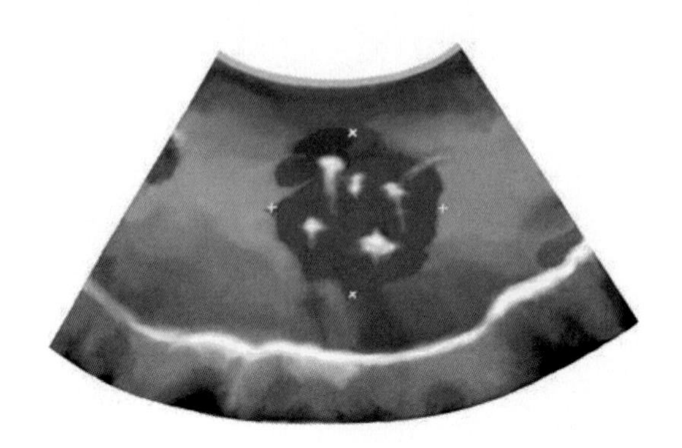

图53.9

术后检查

(1) 放电时需行多排螺旋CT或MRI扫描以排除并发症。

(2) 术后每3个月行PET-CT(增强CT)或MRI或多排螺旋CT评估消融完成度。

术后并发症

早期并发症

(1) 心律失常。

(2) 心脏骤停。

(3) 出血。

(4) 发热。

(5) 门静脉血栓。

(6) 若探针接触金属支架则可发生瘘或狭窄。

后期并发症

(1) 肿瘤复发。

总结

(1) 不可逆电穿孔(纳米刀系统)比射频或微波消融更为昂贵。

(2) 使用的是电脉冲能量。

(3) 可应用于胆管或大血管。

(4) 尽管疗效处于调查研究中,仍有望成为广泛普及的新技术。

专家经验

热消融

- 病变毗邻大血管时，探针产生的热能会流失减弱，影响靶向区域的消融效果，即“热沉效应”。但血流阻断技术（如肝蒂阻断）或重新排布探针阵列，可削弱这一效应。热沉效应对射频消融的影响大于微波消融。
- 选择伞状展开型探针时，需在皮肤或肝脏表面维持探针的稳定性，避免尖端展开造成探针后退。
- 依靠相关设备实时监测阻抗图像，通过超声监控探针尖端展开情况，能够为消融的顺利实施提供保障。
- 通过某些设备对温度分布进行监测有利于确保消融的顺利进行，包括监测探针尖端是否维持温度稳定，以及降温过程是否足够缓慢。

非热能依赖的消融方法：不可逆电穿孔

- 探针间距过远可导致低电流甚至消融无效。理想针距为1.5～1.8cm。
- 若发生器不能有效识别心电信号，则需调整导线，并检查线缆是否连接完好。
- 排除故障后需重新对探针位置及间距进行成像。

（张忠涛　高国璇 译）

第 54 章　选择性肝动脉内化疗

Diane Goéré, Dominique Elias

在肝动脉内置入输液泵(HAIP)可实现肝脏特异性、持续性的化疗药物输注。用于 HAIP 的化疗药,应具有显著的首过效应,进而使药物的全身毒性最小化。此类化疗药物包括氟脱氧尿苷(FUDR)、奥沙利铂、顺铂、5-氟尿嘧啶、丝裂霉素 C 以及阿霉素。

适应证与禁忌证

适应证

(1) 不可切除的结直肠癌肝转移(目的是使病变转化为可切除)。

(2) 结直肠癌肝转移切除术后、具有肝脏高复发风险的病人(≥4 个肝转移灶或疑有未被明确发现的转移灶),需行肝脏特异性辅助化疗。

(3) 某些特殊情况下的肝细胞癌或其他转移癌。

禁忌证

(1) 门脉高压(门静脉压>12mmHg)。

(2) 明确有肝外恶性肿瘤。

(3) 肝脏储备功能差(如 ChildB 或 C 级的肝硬化)。

(4) 严重的凝血障碍(如血小板计数小于 30 000/ml)。

(5) 肝炎活动期。

术前检查及准备

(1) 病史采集:尤其注意肝功能相关病史(如饮酒史,肝炎史)。

(2) 临床评估:排除明确的肝外恶性病变(检查淋巴结),及时发现潜在肝功能不全的表现(腹水,营养状况差,门脉高压)。

(3) 影像学检查:

(ⅰ)三期 CT 扫描:明确肿瘤及动脉解剖。

(ⅱ)动脉 CT 或腹部 MRI。

(ⅲ)胸部 CT 扫描:除了结直肠癌的病例,排除肺转移。

(ⅳ)FDG-PET:结直肠癌转移的病例。

(ⅴ)肝动脉造影:若需通过腔镜置入 HAIP,但之前未行 CT 或 MR 血管成像,则必须行肝动脉造影。若为开腹手术置入 HAIP,则非必需(但可能会延长手术时间)。

手术步骤

手术步骤一

切口和显露

可选右侧肋缘下切口或正中切口,离断镰状韧带,轻柔向上牵拉肝脏,进一步显露肝门。通常同期行胆囊切除术，以免术后因化疗药物的灌注引发化学性胆囊炎等并发症。若导管已通过影像手段辅助置入，则无需再行胆囊切除术。小心离断肝胃韧带以免损伤可替代胃左动脉的血管（如果存在的话）。所有十二指肠及胃窦血管都必须结扎以避免化疗药物反流至这些区域，造成化学性十二指肠炎或化学性胃炎。解剖胃十二指肠韧带，分离出肝总动脉、胃十二指肠动脉及肝固有动脉，并用血管带子标记（◘图 54.1）。

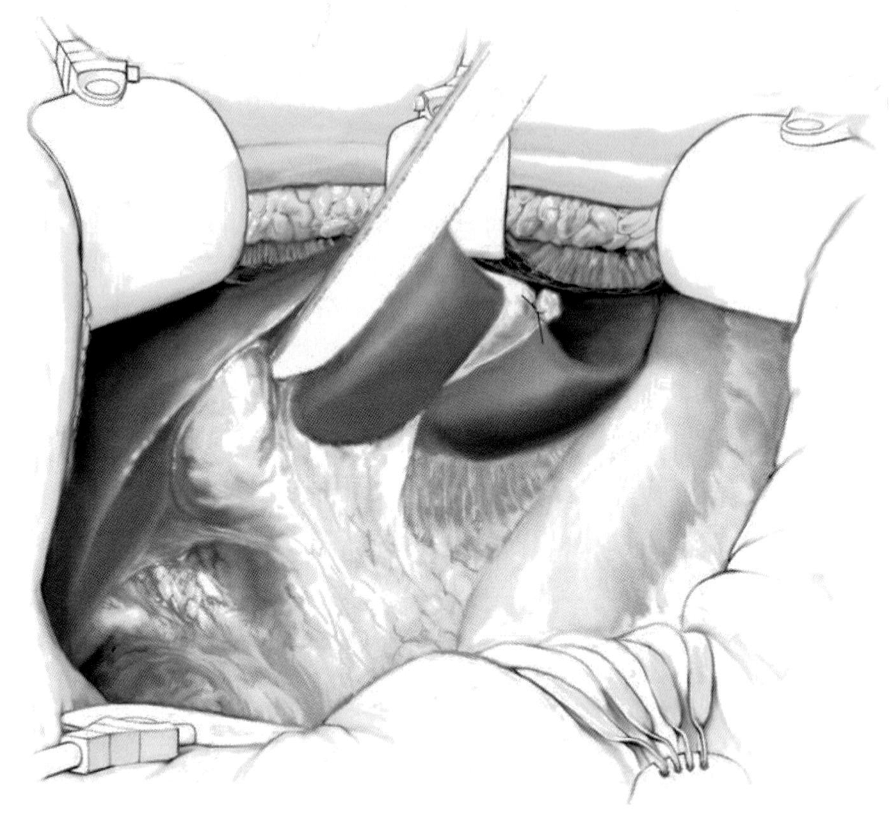

◘ 图 54.1

手术步骤二

决定动脉解剖方案

若术前未行动脉造影，则必须精确了解肝动脉的解剖情况。下图中展示了较常见的肝动脉解剖变异：

（1）肝总动脉起自腹腔干（典型）（◘图 54.2a）。

（2）肝右动脉直接起源自肠系膜上动脉（◘图 54.2b）。

（3）肝左动脉直接起源自胃左动脉（◘图 54.2c）。

（4）肝右动脉、肝左动脉及胃十二指肠动脉起点相同（◘图 54.2d），常被称为“三分叉”。

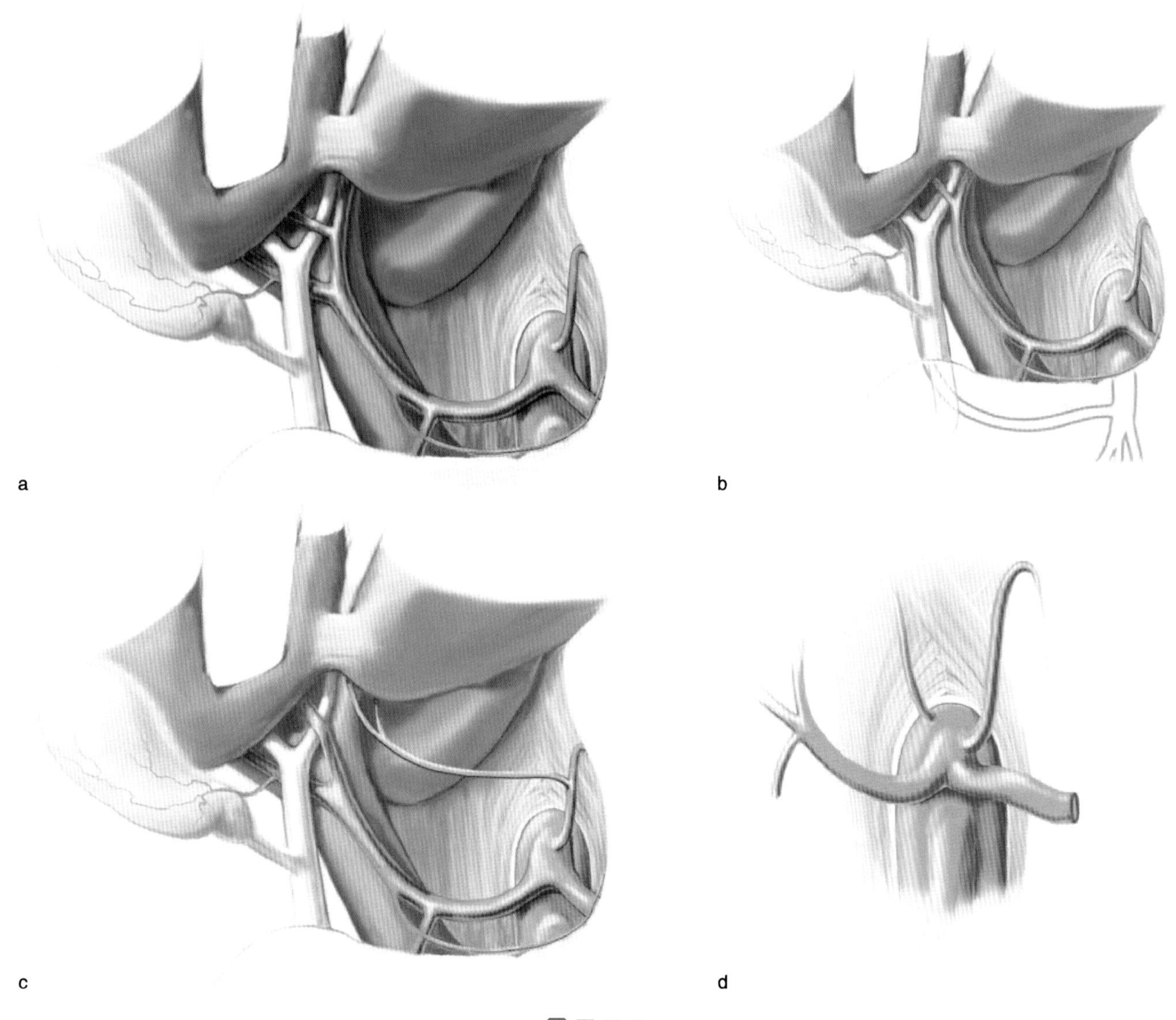

■ 图 54.2

手术步骤三

置入输液泵或置入皮下输液港导管

若置入输液泵，则在腹部右下象限平脐水平做一横切口，解剖至腹直肌前鞘和腹外斜肌腱膜，借此形成一个放置输液泵的口袋，口袋向外延伸至髂嵴附近、向下延伸至腹股沟韧带上缘。若置入输液港，则在插入导管后（决定性步骤），将皮下输液港置于右胸前，导管同港体连接。

在使用 2-0 不可吸收线将输液泵固定于筋膜层之前，需将肝素化生理盐水充满泵并检测泵的功能。而动脉导管则直接刺入口袋连接港体（■图 54.3）。

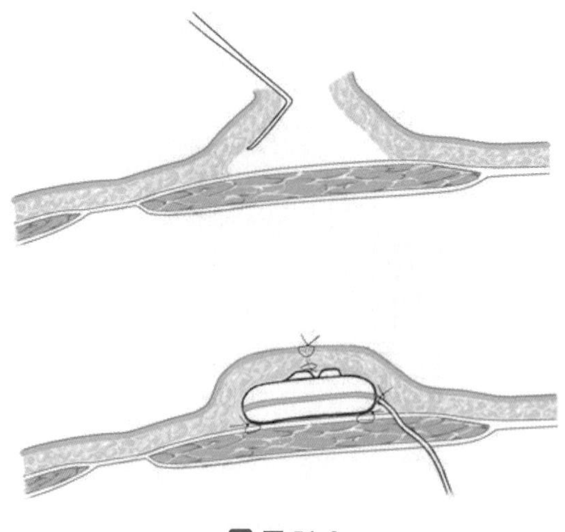

■ 图 54.3

手术步骤四

置入动脉导管

通常选择单根导管经由胃十二指肠动脉(GDA)插入。确认胃十二指肠动脉起自肝总动脉后,骨骼化解剖从胃十二指肠动脉至肝脏之间的动脉。任何通向肠道的分支血管都应单独分离结扎,这一步骤是为了避免误灌注引发的肠道损伤。进一步骨骼化解剖胃十二指肠动脉至起点远端2cm,靠近胰腺处结扎。于胃十二指肠动脉起始处用无创血管钳夹闭,距起点1.5cm处行横向动脉切开术。导管为串珠形状,目的是为了不进入肝总动脉,至少留置一个圆珠结构在胃十二指肠动脉中。导管尖端不应进入肝总动脉,以降低肝总动脉血栓的风险。胃十二指肠动脉包裹在导管外,通过4-0不可吸收线固定近端和远端,防止导管前进或后撤(■图54.4)。为了确保灌注效果,将1~5ml的荧光染料注入导管,通过荧光灯观察肝脏。或者可注入1~5ml亚甲蓝来确保肝脏足够的灌注,这一方法对于腹腔镜置入HAIP十分有用。

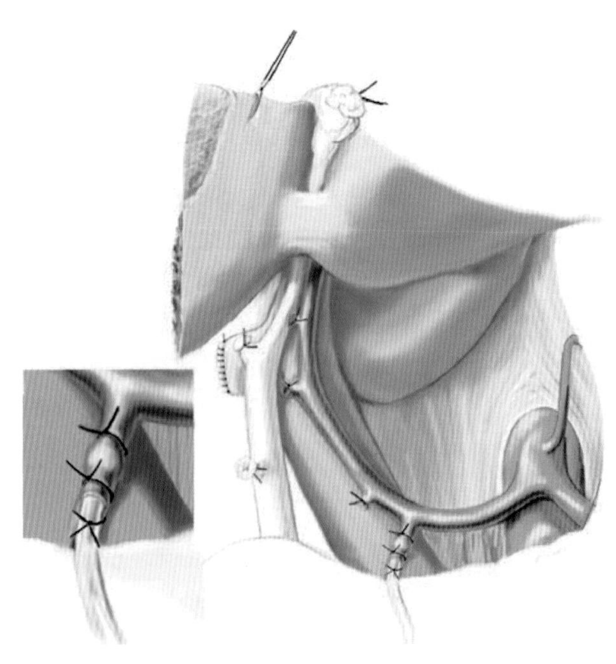

■ 图 54.4

手术步骤五

对于动脉变异的处理

每支主要的肝动脉只能置入一根导管。一旦必须结扎肝动脉分支，则应立即行肝内分流，使流经残余动脉的血液能够重新分布。多数情形下，导管置于胃十二指肠动脉的起始部位，其余附属或替代血管则被结扎。

若肝切除术后，对于变异血管的处理则视剩余肝脏的血供情况而定。

若未行肝切除术，最常见的动脉变异则是替代血管（副肝右动脉起自肠系膜上动脉，或副肝左动脉起自胃左动脉），这些血管通常可结扎。之后通过置入的导管实现肝脏灌注（图 54.5a）。

若是三分叉结构，可将导管置入胃十二指肠动脉，结扎左侧分支以预防血栓形成和单侧优势灌注（图 54.5c）。

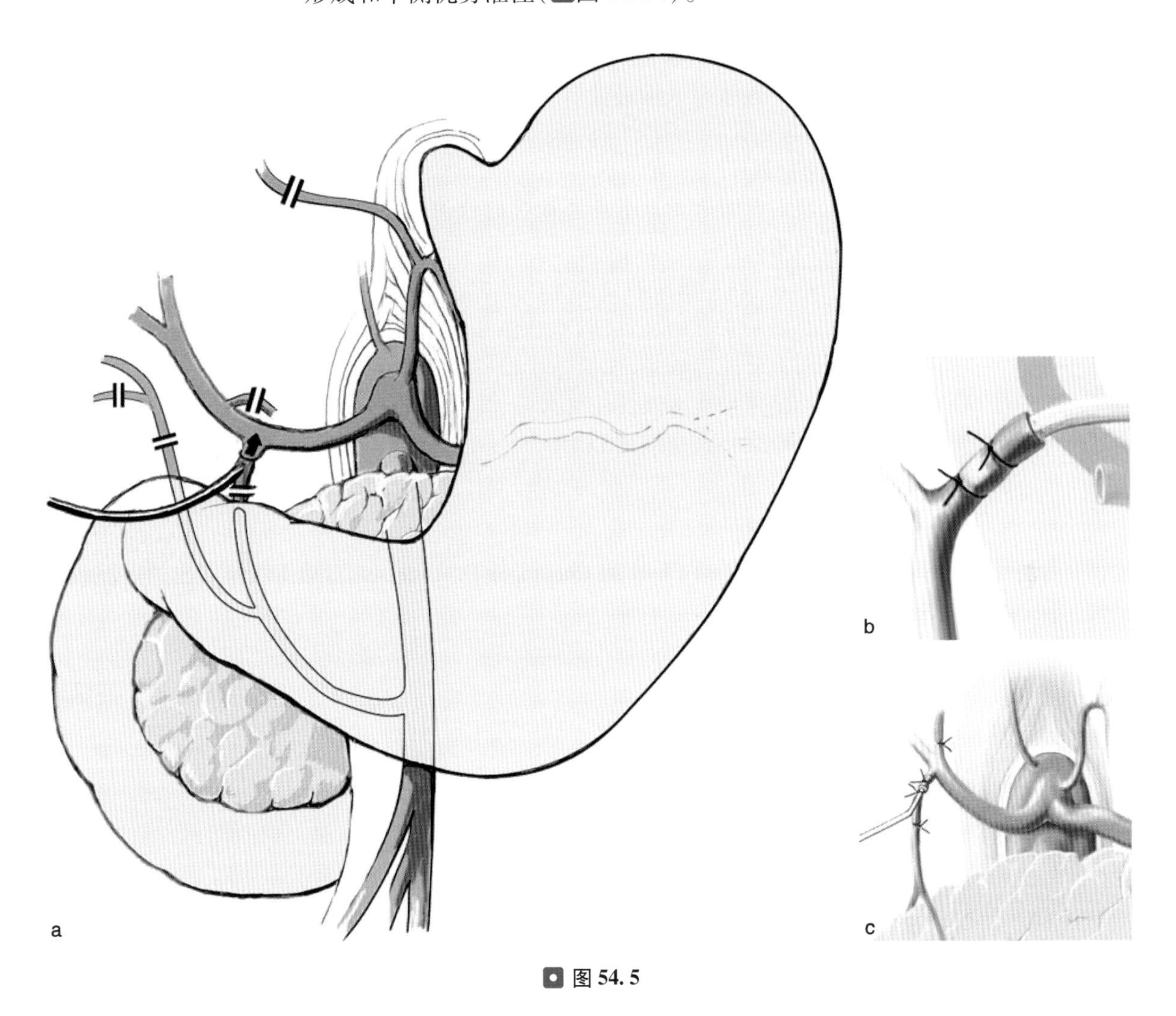

图 54.5

术后检查

某些中心通常在术后 3～5 天行核医学检查以明确是否存在肝外灌注。这项检查通过含硫胶体勾勒肝脏轮廓，然后快速推注锝标记的微量蛋白聚合体（MAA）显像。两份图像叠加以明确肝脏灌注是否充足，同时排除肝外脏器灌注。

推注过程中一旦发生腹痛和/或肝外灌注,则必须行血管造影术栓塞相关副血管。

并发症

早期并发症:

(1) 内脏误灌注。

(2) 动脉损伤和术后出血。

(3) 输液泵口袋的血肿或皮下积液。

后期并发症:

(1) 胆道狭窄。

(2) 肝动脉栓塞。

(3) 导管闭塞或移位。

(4) 假性动脉瘤。

(5) 输液泵或输液港口袋处感染。

专家经验

- 提前做好肝素盐水充泵及功能检测。熟悉各种泵的细节,以及注射/充泵所用的针。
- 术后 MAA 灌注的检查并非必需,若术中已明确证实肝脏灌注良好且无十二指肠或胃的反流,则可忽略这一检查。首次灌注化疗前应行 MAA 灌注或血管造影检查,以确保肝脏实质灌注均匀。
- 可使用输液港灌注任何药物,其常见的并发症为输液港移位或动脉栓塞。而输液泵只能灌注 FUDR。

致谢

作者向 Ravi Chari 和 Christoper D. Anderson 对第 1 版所做出的贡献致以衷心感谢。

(张忠涛 高国璇 译)

第55章　开窗术及非寄生虫良性肝囊肿的切除术

Juan M. Sarmiento, David M. Nagorney

肝囊肿根据是否由寄生虫引起进行分类。大多数肝囊肿不会引起临床症状，且很少影响肝脏功能。因此，肝囊肿往往需要根据其病因和症状进行个体化的治疗。选择开窗术还是手术切除取决于囊肿的部位、数量、恶性潜质（囊腺瘤/囊腺癌）以及寄生虫感染情况（见下一章）。肝囊肿很少恶变，并不是需要重点关注的问题。

适应证与禁忌证

适应证

（1）影响生活的疼痛。

（2）黄疸。

（3）感染。

（4）出血。

（5）门静脉高压。

（6）腹胀或腹部肿块。

禁忌证

（1）无临床症状。

（2）病人能够进行超声或CT引导下经皮囊肿穿刺和/或酒精注射（包膜无外凸或轻度外凸的单纯囊肿，或肝7、8段囊肿）。

术前检查及准备

（1）病史：多囊肾病史。

（2）临床评估：腹痛、黄疸、门静脉高压的表现。

（3）实验室检查：ALT、AST、碱性磷酸酶、胆红素、肿瘤指标（CEA、CA19-9）和血清学指标（包虫病相关）。

（4）CT扫描：部位、适宜腹腔镜还是开腹、残余正常肝的体积。

（5）超声检查：部位、压迫主要血管的情况（尤其是肝静脉），胆道扩张情况。

（6）MRI：肝脏多囊性疾病或复杂病例。

手术步骤

腹腔镜单纯囊肿开窗术

手术步骤一

显露与探查

通常采用三个穿刺孔，分别用于镜头、牵拉囊壁的抓钳和切开器械（电刀、超声刀或剪子)。根据囊肿的解剖部位决定穿刺孔位置。主 trocar 应采用 10mm 穿刺孔,以利于剪切操作(◘图 55.1)。

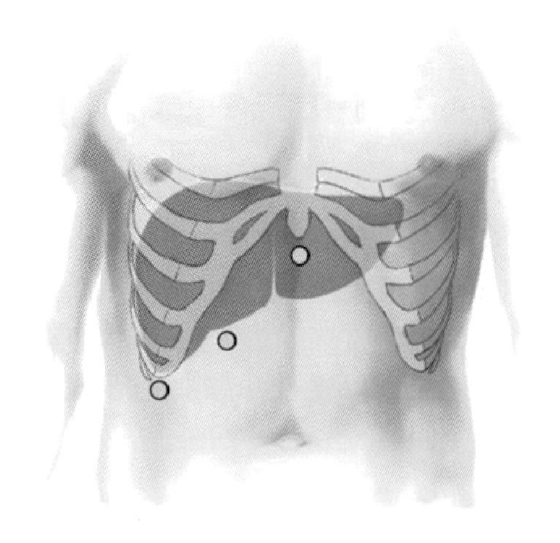

◘ 图 55.1

手术步骤二

开窗

用抓钳向上牵拉囊肿顶部。切开囊肿并吸净囊液,使囊壁张力减低,易于抓取(◘图 55.2)。用电刀切除囊肿壁,切口应尽量靠近囊壁与肝脏的交界线。切除尽可能多的囊壁非常重要,这样可以使囊壁边缘回缩更加明显,从而通过张力防止残留的囊壁因互相接近而造成囊肿复发。如果需要或者囊肿复杂,伴有囊壁结节,可对囊液行细胞学检查。囊肿与肝脏交接处的胆管或血管需要夹闭或切断。切除后,囊肿壁应送组织学检查。

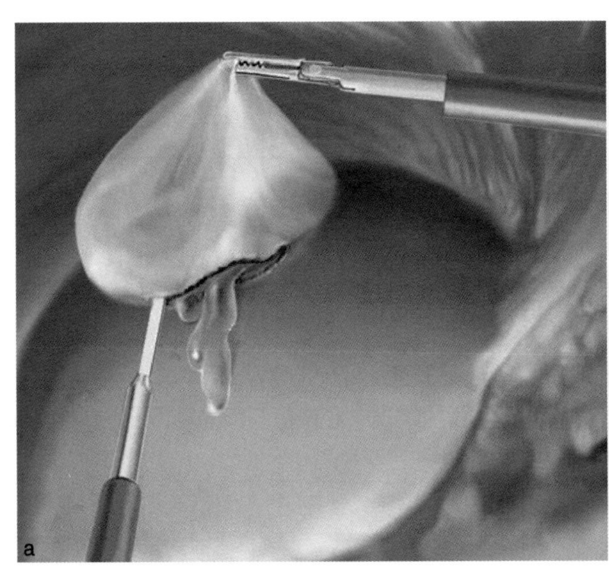

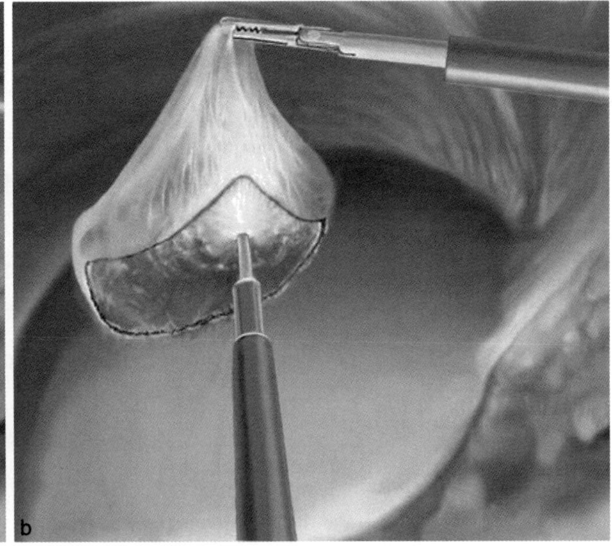

◘ 图 55.2

手术步骤三

检查囊肿

开窗后,残余的囊肿壁需要仔细检查。如果囊肿凹面存在不规则增厚,则需进行活检。如果囊肿壁切除面积小于 50%,则需要用电刀、氩气刀或局部硬化剂处理残余的囊肿壁，以减少复发的风险。可将大网膜置于囊肿残余部位，以预防复发。

开腹单纯囊肿开窗术

手术步骤一

显露与入路

位于肝 7、8 段的囊肿通常进行开腹的开窗术治疗。取右侧肋缘下切口，分离三角韧带和部分冠状韧带以翻动肝脏（参见第 46 章“右半肝切除术”）。用左手将肝脏向中线牵拉，从而完全显露囊肿。其余处理方法同腹腔镜手术，将囊肿进行开窗处理。另外，囊肿也可以进行摘除处理。

手术步骤二

检查囊肿

肝实质水平以上不应残留囊肿壁。有时囊腔内壁可见血管或胆管。囊肿切开术后不需留置引流管（图 55. 3）。

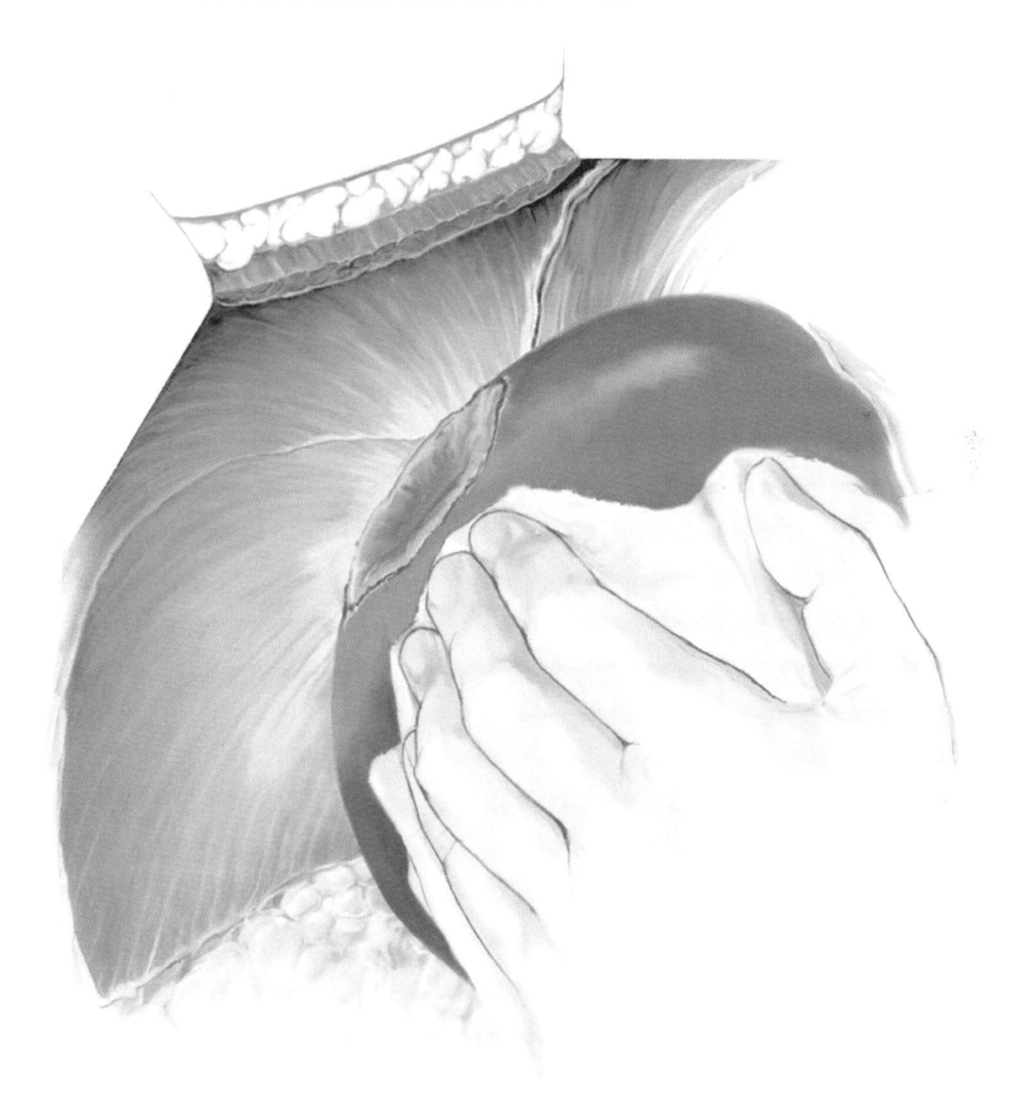

图 55. 3

胆管囊腺瘤摘除术

手术步骤一

摘除囊肿(◻图 55.4a)

游离肝脏后,术者左手牵拉肝脏(◻图 55.4b),充分显露囊肿与肝实质的边界,并沿此边界进行分离,囊壁通常较厚,很少发生破裂。继续向深部解剖分离可显露出被压迫的血管和胆道,两者均应保留。完整剥除囊肿后,标本应送组织学检查以排除囊腺癌。完整的剥除囊腺瘤十分重要,能够降低复发的风险。

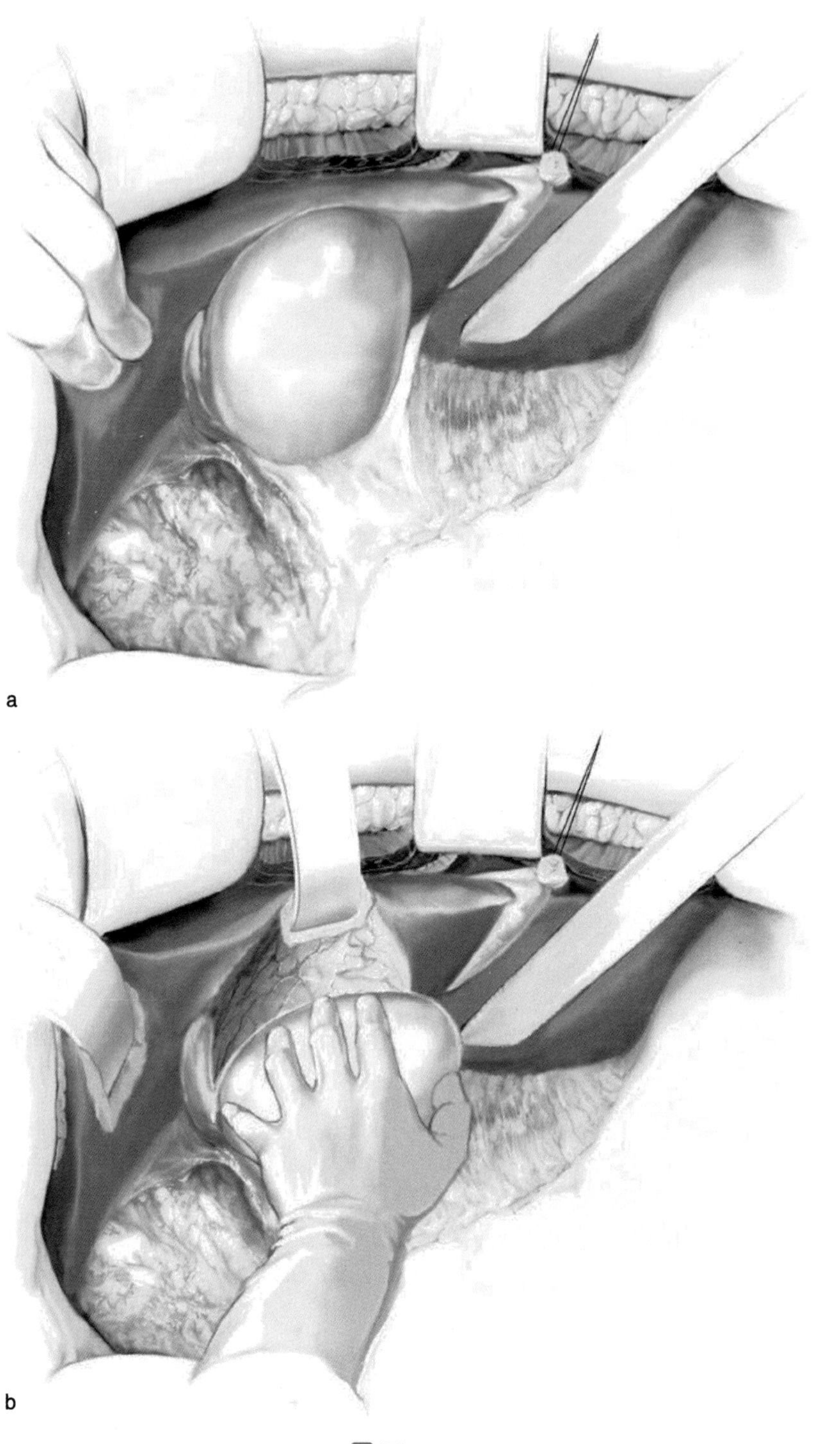

◻图 55.4

手术步骤二

修补血管、胆道的损伤

如果术中不慎损伤了胆管，则需要用 4-0 或 5-0 可吸收线行间断缝合修补，并可选择放置腹腔引流（图 55.5）。

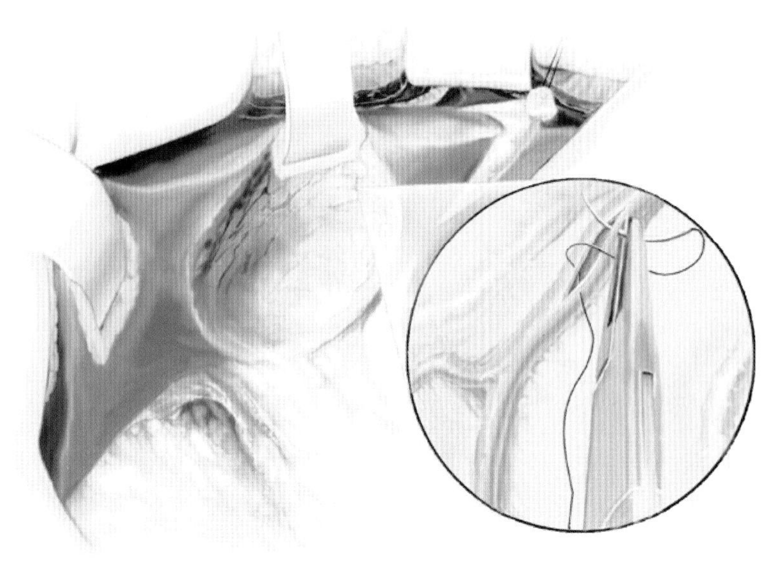

图 55.5

腹腔镜囊肿切除术

手术步骤一

显露、入路与切肝

腹腔镜通常用于切除位于肝脏周边的囊肿，尤其是位于左肝外叶（肝 2、3 段）或位于前部的肝段（肝 4B 段、5 段、6 段）。如 CT 检查提示一个单纯囊肿位于肝 3 段。入路方式同前所述，通常采用 3 个穿刺孔，其位置根据囊肿的部位决定。

此时最常用的器械为超声刀、TissueLink 电刀、CUSA 和切割闭合器。术者应决定最合适的主 trocar 位置，以便于能够完整的切除囊肿并保留正常的肝组织。由于这些囊肿常位于周边，肝实质较薄，因此闭合器能够保证切离线上下的肝组织均得到安全的切割吻合，取得几乎无血的切缘。这种情况下则没有必要明确显露血管和胆管（图 55.6a）。如果组织较厚，不适合采用闭合器，则开始可以采用超声刀（图 55.6b）或其他器械打薄肝实质，之后用闭合器处理肝蒂。这种切除一般不需要采用 Pringle 手法。

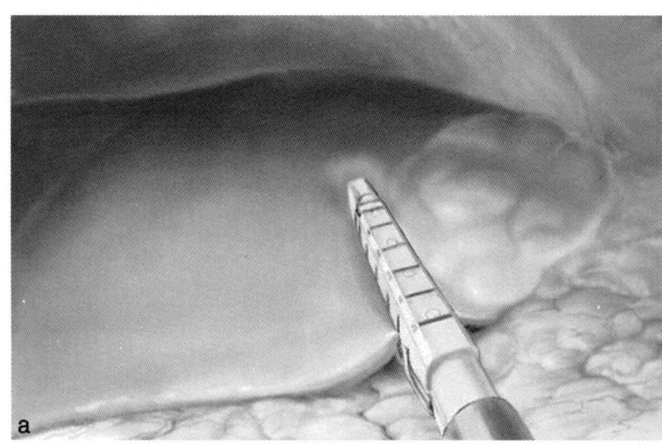

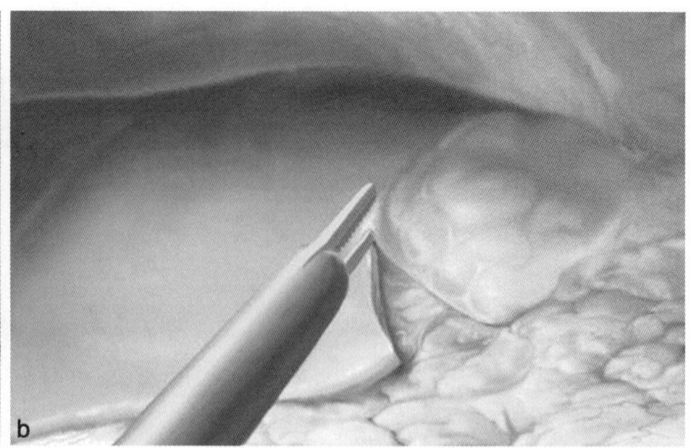

■ 图 55.6

手术步骤二

切除标本

完整离断肝实质后，应探查创口，彻底止血。有时碰触或擦拭断面能够有效的发现一些暂时止血的血管，这些血管容易在去除气腹，腹内压恢复正常后发生再出血。如果明确了这种血管，则需要用电刀、手术夹、止血材料或器械进行确切止血(■图 55.7)。

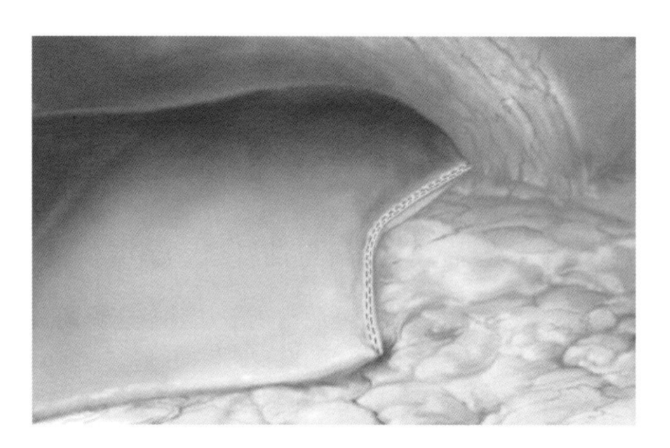

■ 图 55.7

术后检验

(1) 对于大多数病人，进行常规的术后监测即可。
(2) 对于肝脏多囊性疾病等复杂病例应进行中等监护或 ICU 监护。

术后并发症

参见▶第 46 章“右半肝切除术”。

专家经验

- 开窗术较简单，而剥除则存在一定的出血风险。需要解剖好第一肝门并备好肝门阻断带，以备必要时进行 Pringle 手法处理。
- 摘除囊肿后仔细寻找小胆管断端，进行修补或缝扎。与之相比，引流并非好的选择。
- 腹腔镜切除肝囊肿时，需要牢记较大的肝蒂不适于用超声刀等处理，这时最好用切割闭合器切断这些结构。
- 在任何腹腔镜操作中，一旦出现严重出血，应果断的中转开腹。安全永远比自尊更重要。

（蔡建强　毕新宇　张业繁 译）

第 56 章　肝包虫囊肿的外囊摘除术

Lucas McCormack

肝包虫囊肿的治疗曾经是一大挑战。虽然手术技术不断发展,然而这种疾病的外科治疗仍存在很大的争议。其手术的主要原则是去除寄生虫并防止术中囊液溢出,以避免腹膜播散。外囊剥除术是一种根治性的治疗方法,能够完整的移除整个囊肿(包括外膜),而不切除正常肝组织。

术前治疗

需在术前 2 ~4 周以及术后 2 ~4 周口服阿苯达唑[10 ~14mg/(kg · d)]。

适应证与禁忌证

适应证

（1）位于肝周的包虫囊肿。

禁忌证

（1）侵犯肝内大血管。
（2）侵犯左肝管或右肝管。
（3）肝实质内深在的囊肿(距离肝表面大于 2 ~3cm)。
（4）肝切除常规禁忌证。

手术步骤

手术步骤一

切口、显露与探查

入路可参照肝切除术相关章节。仔细进行腹腔探查以除外肝外播散的可能。需要像大范围肝切除一样彻底游离肝脏。在游离过程中随时可能会因为囊肿意外破裂而造成囊内容物溢出,因此要时刻准备一杯碘伏或浓盐水,以备术中使用。

仔细探查肝脏两叶,使用 5-MHz T 型探头进行术中超声,以明确囊肿的数量和位置。需要格外注意囊肿与门静脉、重要的肝静脉以及下腔静脉的关系。另外,细心检查囊肿及其周边的肝实质有时会发现囊肿与胆管间存在交通。

手术步骤二

明确手术方式

大多数位于肝右叶的囊肿容易从横膈处分离。如果难以安全的进行分离,则需要切除一部分膈肌。当囊肿侵犯大血管或左右肝管时,则需行解剖性肝切除。当囊肿位于肝脏深部时,也推荐进行肝切除。如果囊肿距离肝表面小于 2 ~3cm,可切开表面肝实质到达囊肿,再行标准的外囊剥除术。当囊肿位于肝 6、7 段接近下腔静脉时,需像右半肝切除那样充分游离肝脏。

手术步骤三

外囊剥除术前的准备

开始断肝前应控制中心静脉压(CVP)小于3mmHg。在肝门留置阻断带,以备出血时阻断入肝血流。肝脏周围放置纱垫,以预防术中囊内容物意外溢出。在肝右叶后方置一纱垫可获得更好的显露。在切除前,不可吸出囊内容物。以2-0丝线缝合于囊肿周围的肝组织,作为牵引,以在切除术中更好的显露囊肿(◘图56.1),此处切不可在囊肿壁缝牵引线。

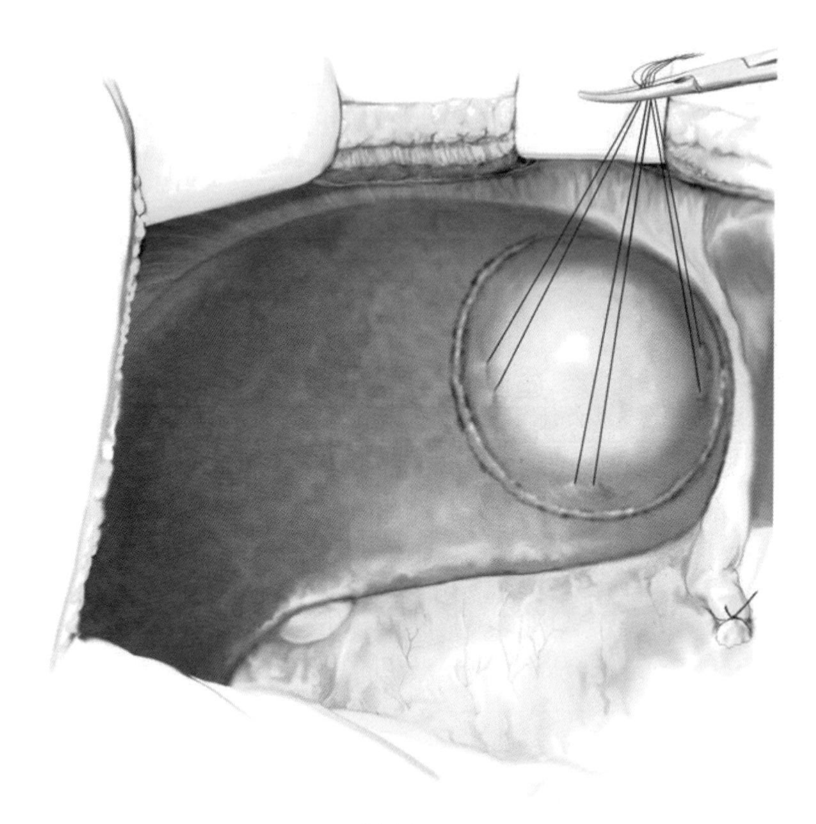

◘ 图 56.1

手术步骤四

切除囊肿

采用电刀切除肝包囊。仔细的找到正确的切离面是预防出血或囊内容物外溢的关键(◘图 56.2a)。肝内血管通常根据其直径大小,采用双极电凝、金属夹、结扎或缝扎进行处理。虽然有多种切肝的方法可以采用(参见▶第 44 章“肝实质离断技术”),我们推荐使用水刀,其能够精确并安全的分离囊壁和肝组织(◘图 56.2b)。术中需仔细分离出小胆管并结扎。肝创面可用氩气刀或局部纤维素止血材料进行进一步的止血。

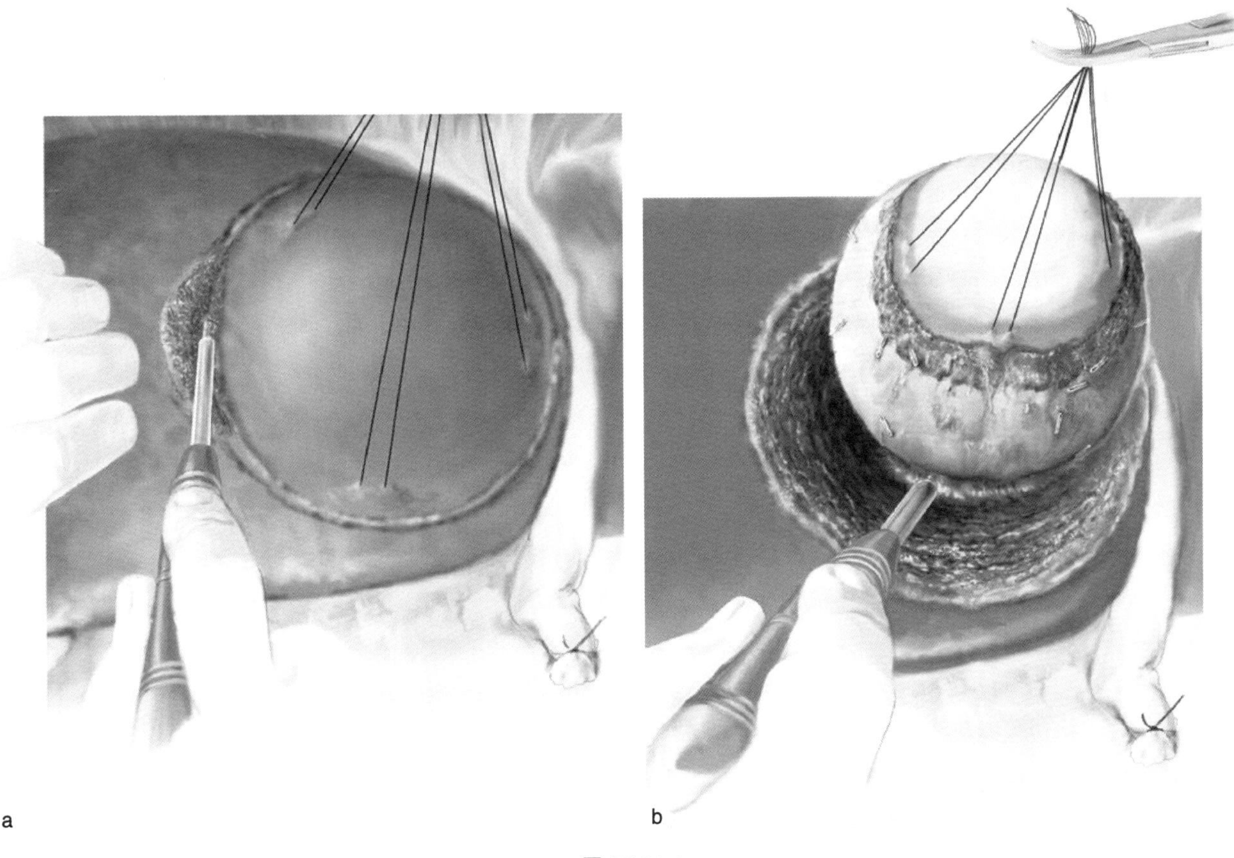

◘ 图 56.2

术后并发症

可能的术后并发症与肝切除相似，参见▶第45章“肝切除术”，但是胆漏的发生率要低于部分肝切除术。

专家经验

- 外囊摘除术后应仔细检查是否存在胆漏，并用4-0或5-0 Prolene线缝扎进行修补。
- 若术中囊肿破裂，应放置至少两根强力负压引流管，以预防腹膜播散。
- 时刻准备一杯碘伏或浓盐水，以备术中囊内容物溢出时使用。
- 当出现术中出血或操作困难时，可随时改变手术策略，进行保守性的手术切除（比如囊肿的部分切除）也可获得很好的效果。

（蔡建强　毕新宇　张业繁 译）

第 57 章　肝外伤的特殊处理

Denis Castaing, Olivier Scatton, Antonio Sa Cunha, Marius Keel

肝损伤常合并其他脏器损伤（发生率>90%），如合并同侧肋骨骨折，肺挫伤，其他腹内脏器损伤，或四肢、骨盆和头部的损伤。肝损伤可根据美国创伤外科协会的器官损伤评分（AAST-OIS）进行分级（表 57.1）。

表 57.1　根据美国创伤外科协会的器官损伤评分（AAST-OIS）的肝损伤分级

分级	损伤描述	发生率[%]	死亡率[%]
Ⅰ	被膜下血肿，占肝表面积<10%	20	0
	被膜撕裂，深度<1cm		
Ⅱ	被膜下血肿，占肝表面积 10%～50%	55	<10
	肝实质血肿，直径<10cm		
	实质撕裂，深 1～3cm，长度<10cm		
Ⅲ	被膜下血肿，占肝表面积>50%，面积扩大或破裂出血	15	25
	肝实质血肿，直径>10cm 或面积扩大		
	实质撕裂，深度>3cm		
Ⅳ	肝实质断裂，累及 25%～75% 半肝或 1～3 个肝段	7	45
Ⅴ	肝实质断裂，累及>75% 半肝或>3 个肝段	3	>80
	肝旁静脉受损		
Ⅵ	肝撕脱	<1	100

由于对意识不清或丧失的病人进行腹部查体是不可靠的，所以应当将超声下创伤重点评估（focused assessment with sonography for trauma，FAST）作为重要的辅助诊断手段。若 FAST 在血流动力学不稳定的病人中发现腹腔游离液体，无需其他检查即可行诊断性剖腹手术。在血流动力学稳定的病人中，腹部的 CT 扫描是发现腹腔积血和肝实质损伤的金标准，动脉，门静脉和静脉期成像也可发现潜在的动脉栓塞。钝性肝损伤经 CT 扫描后选择手术或非手术治疗取决于肝损伤的程度以及是否合并其他腹部脏器损伤。对于穿透性腹部损伤，手术探查仍然是标准治疗。

非手术治疗适应证

Ⅰ级至Ⅲ级的肝损伤应该进行非手术治疗。在活动性出血（通过 CT 扫描诊断）的情况下，应当对具有Ⅰ至Ⅳ级损伤的病人进行血管造影栓塞。但是，应满足以下条件：

（1）意识清醒。

（2）血流动力学稳定或在初始液体复苏后迅速稳定。

（3）排除低体温，酸中毒或严重的凝血障碍。

（4）确认无其他腹部脏器损伤。

（5）重症监护病房提供持续脉搏和动脉血压监测；反复测量血红蛋白，血细胞比容和凝血参数；仔细监测症状体征和超声。

（6）外科团队待命。

（7）可行动脉造影，并有经验丰富的放射科医生。

剖腹探查的适应证

（1）血流动力学不稳定。

（2）腹膜炎体征。

（3）发现其他腹部损伤。

（4）非手术治疗失败。

手术步骤

手术步骤一

切口和腹部探查

常规正中切口，根据损伤的类型延伸切口行胸骨正中切开术或左、右侧开胸术。在进入腹腔后首先填塞压迫腹部的四个象限，以便尽可能快地控制出血。下一步通过探查整个腹部来确定出血和损伤的部位，特别注意胰腺和右腹膜后区域。每次从一个象限中移除压迫纱布，从非损伤区域开始到受伤最严重的区域结束。逐步修复小肠或大肠以及胆道的损伤。

此外，快速输注加温后的血液制品和晶体液是非常重要的。排除空腔脏器损伤后，应收集腹腔内的血液进行自体回输。大量输血可能导致稀释性凝血障碍，因此需要输注血小板、新鲜冰冻血浆和/或活化因子Ⅶ。

一般来说，在开腹后可能出现三种情况：

（1）开腹后发现严重的弥漫活动性出血或心跳骤停：需要夹闭主动脉和/或下腔静脉（IVC）控制大量出血。在心脏骤停的情况下，可以通过胸骨切开或左侧开胸行胸内主动脉交叉夹闭及心内按压来控制主动脉。当需要对垂死的高腹压病人进行胸外按压时，开胸及心内按压几乎无可避免。此外，肾上腹主动脉可以通过打开肝胃韧带或向内侧旋转结肠脾曲（Mattox 手法）后显露。膈下 IVC 出血可通过 Kocher 手法或由右侧至内侧内脏旋转（CattelBraasch 手法）之后，直接手指压迫或夹闭控制。

（2）无肝活动性出血：简单的肝损伤，如Ⅰ、Ⅱ或Ⅲ级无活动性出血，不需要进一步的手术探查或治疗。

（3）肝脏活动性出血：手术步骤二。

手术步骤二

手法压迫肝脏

在肝脏活动性出血的情况下，外科医生（或助手）进行简单填塞，并手法压迫至少 10 分钟（◘图 57.1）。之后，可能出现两种情况：

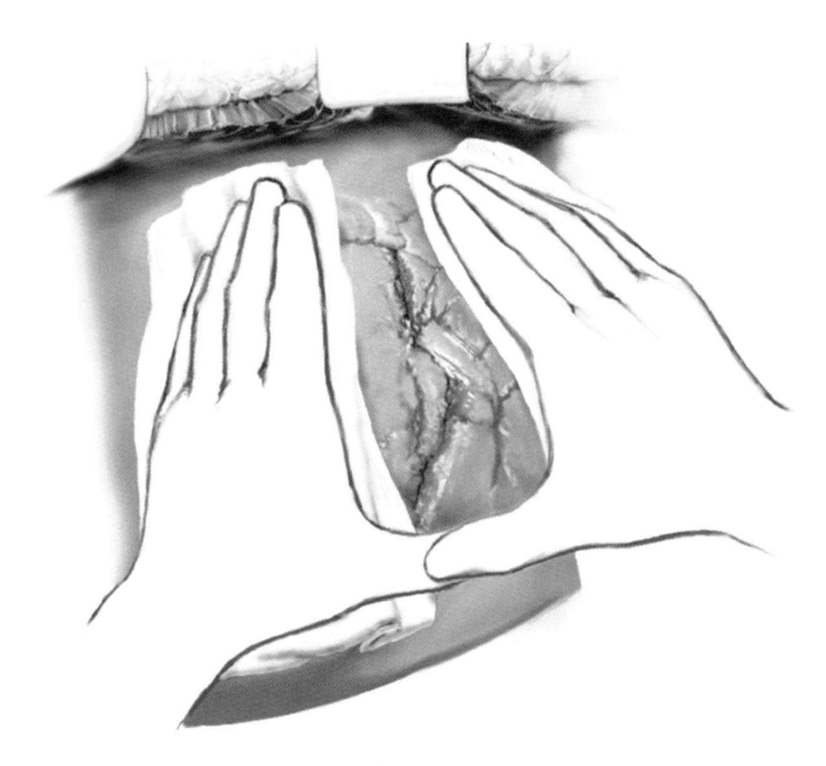

◘ 图 57.1

（1）当出血可以通过压迫控制时，一个有经验的团队可以进行适当的评估。如果病人血流动力学稳定、无低体温或酸中毒，可行确切的外科修补（参见手术步骤三）。

（2）当出血不可控且血流动力学不稳定，出现低体温、酸中毒或凝血障碍时，必须行联合或不联合血管控制（参见手术步骤十）的肝脏压塞（参见手术步骤九）。

手术步骤三

游离肝脏

完全游离肝脏，以便探查肝脏后面和下腔静脉。游离必须小心，以避免肝静脉损伤。切开镰状韧带后，助手通过手法压迫来控制出血，术者则离断右侧三角，冠状和左侧三角韧带（◘图 57.2）。

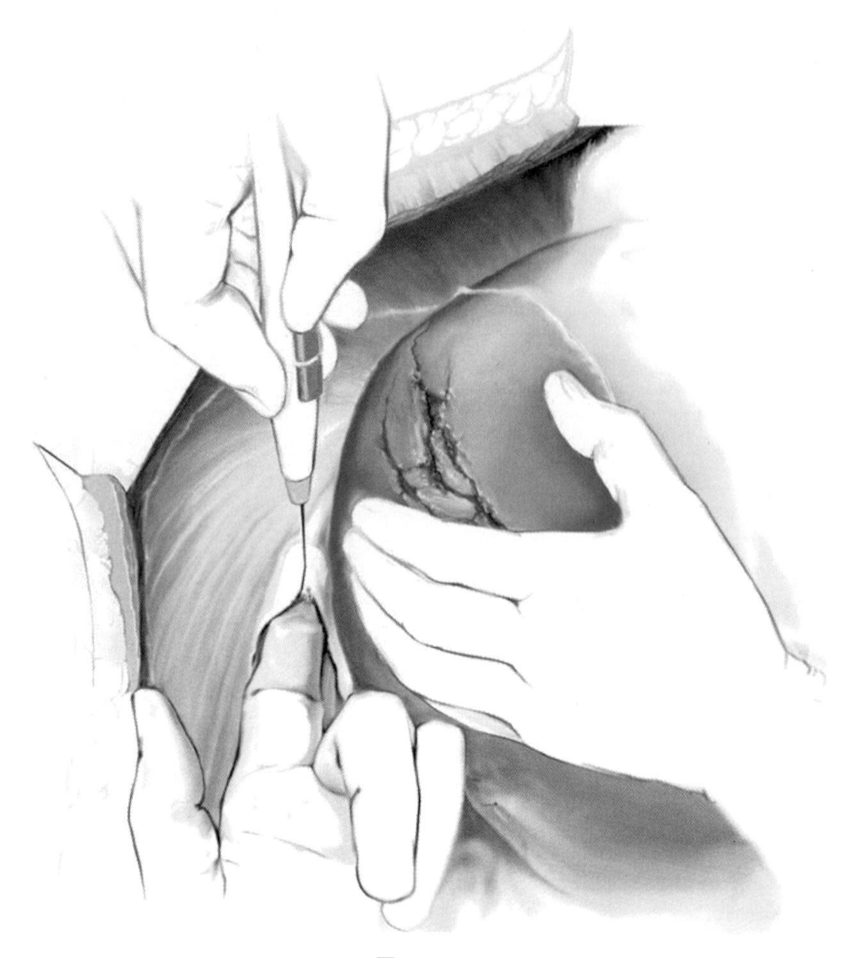

图 57.2

手术步骤四

游离肝脏时肝静脉损伤的风险

当需要压塞肝脏(参见手术步骤九)时,不推荐游离肝脏,因为这种操作增加肝静脉损伤的风险并加重肝损伤。

严重的肝损伤通常由减速创伤引起,通常导致肝组织沿右肝静脉断裂至右三角韧带水平。这个位置通常很难探及。为了止血,助手应将手放在断裂面上来闭合断裂;此时应避免牵拉(图 57.3)

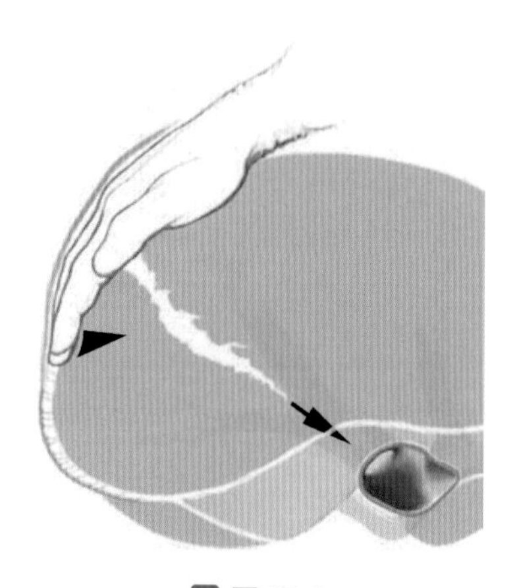

图 57.3

手术步骤五

血管结扎

可能需要通过指捏法及拉钩(肝切开术)扩大肝脏伤口,以显露出血点。出血血管可以使用缝线、手术夹和电刀处理。缝合应避免过深,以防出现肝脏局部缺血(图 57.4)。

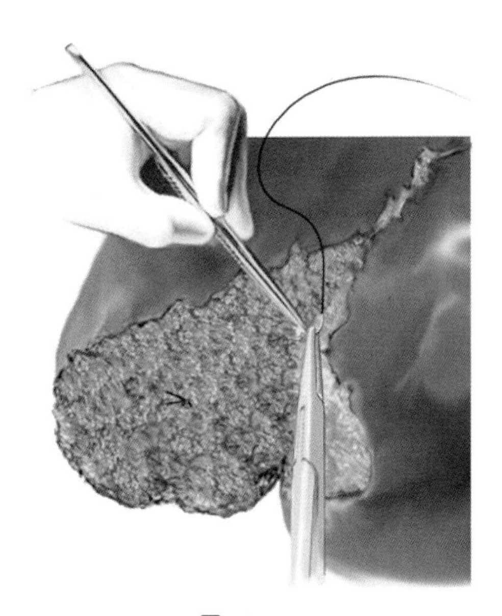

图 57.4

有时可能需要肝门阻断,但是必须尽可能避免长时间的阻断,因为它可能加重由低血压引起的缺血性损伤。如果需要超过 30 分钟的肝门阻断,建议行间歇性阻断(每阻断 15 分钟,放开 5 分钟)。

肝脏缺损可采用含有血管的网膜填充修补。这有助于消除死腔,减少静脉渗血,并且可以显著降低胆漏的风险。

手术步骤六

清创性肝切除术

因为有肝脓肿的风险,失活的肝组织必须被切除。使用解剖刀背部,沿失活肝组织和存活肝组织之间的平面离断肝实质。当遇到阻力时,表示下方存在含有血管或胆管的弹性组织,应将其双重钳夹后切断、缝扎(◘图 57.5)。在大多数情况下,应选择非解剖性切除,而不是标准解剖性肝切除。即使在存在广泛肝损伤的情况下也不建议实施大范围肝切除术。

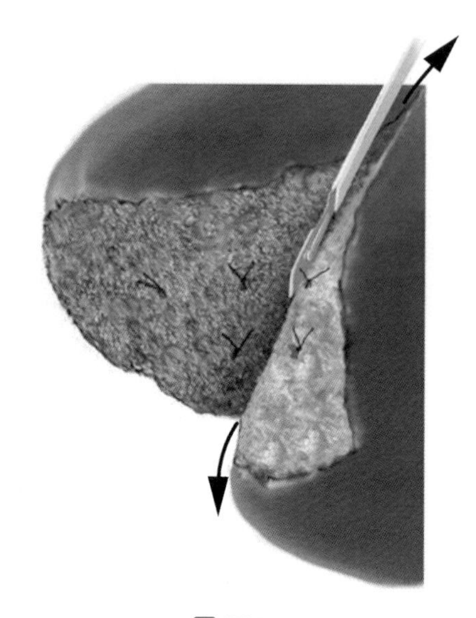

◘ 图 57.5

手术步骤七

破裂后的被膜下血肿

在肝破裂后出现被膜下血肿时,可使用氩束电刀进行止血,并将被膜黏附在出血的肝实质上。可以将生物胶注射在被膜和 glisson 鞘之间(◘图 57.6)。也可以使用 Tissue Link 切割封闭器。

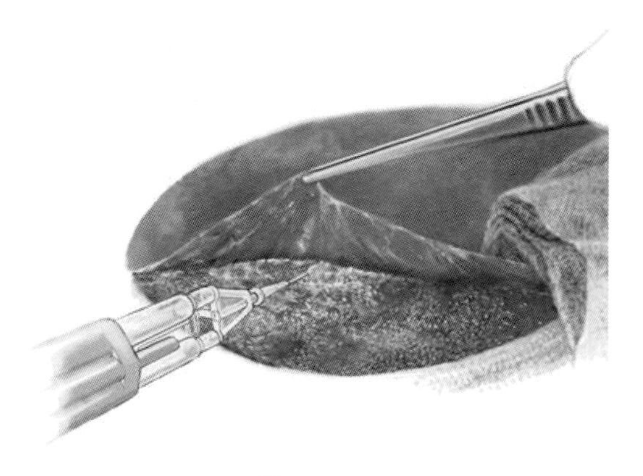

◘ 图 57.6

手术步骤八

亚甲蓝试验和胆管造影

完全止血后,通过亚甲蓝试验评价胆道的完整性。该试验通过胆囊穿刺及挤压胆总管来进行。胆漏可通过选择性结扎进行修复(◘图 57.7)。

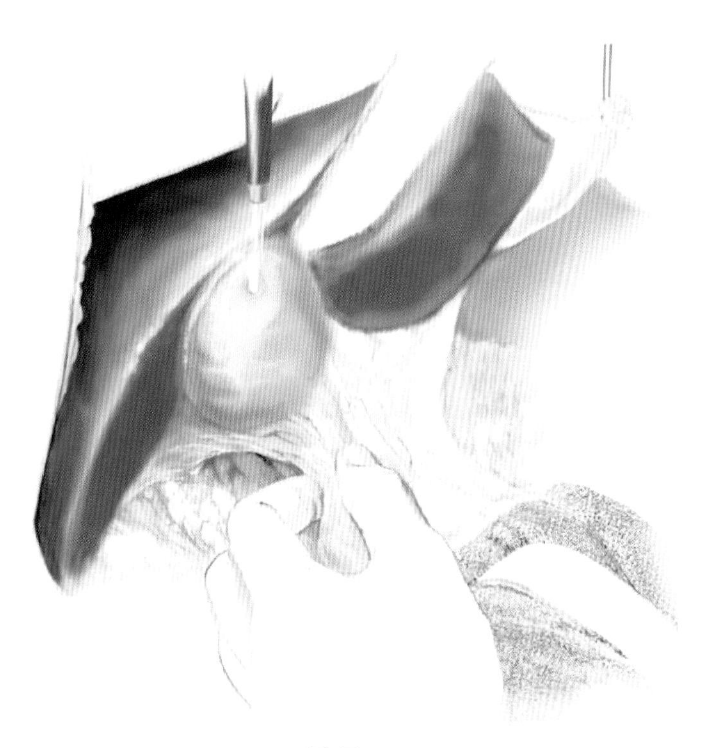

◘ 图 57.7

胆囊壁的开口必须仔细封闭(胆囊缝合术)。对于肝创伤局限的情况,建议切除胆囊,并行胆管造影术,以检测是否有胆汁渗漏到断裂面中。

手术步骤九

压塞

压塞是控制损伤的主要手段。其原理是形成肝脏对膈的压迫(上方和后方),这对于处理静脉出血非常有效。纱布放置在肝脏周围而不是在病变内,以压迫断面并保持对膈的压力(◘图 57.8)。然而,肝和横膈间不应放置任何纱垫,以避免压迫肝静脉和腔静脉,影响静脉回流并导致回心血流减少和肝静脉血栓形成。然而,纱布压塞可导致膈肌抬高,从而引起高气道压力及肺通气量不足,这点在术后护理中必须注意。

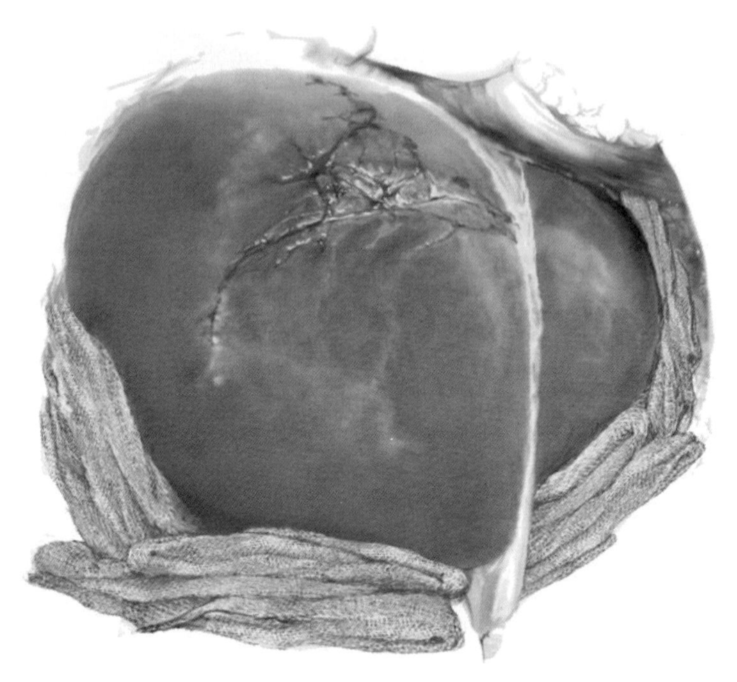

◘ 图 57.8

为保持填塞的压力,腹腔内不留置引流管,并在有张力的情况下进行关腹。腹腔内压增加是腹腔间隔室综合征的主要风险因素,因此需要定时检查。

如果出血未能控制,则需再次进行手法压迫,并再次压塞肝脏。如果该步骤仍无法控制出血,则需要进行肝脏的部分或全部血管阻断(参见手术步骤十)。

手术步骤十

血管控制

如果压塞无法控制复杂肝损伤中的出血,则需通过第一肝门阻断(Pringle 手法)来控制肝动脉和门静脉系统的出血。该技术还有助于排除其他出血部位,例如肝后静脉和腔静脉。如果不能控制出血(Ⅵ级病变),则需胸骨切开术后夹闭膈下 IVC 进行全肝血流阻断(参见▶第 41 章“肝脏手术中的血管夹闭、血流阻断和腔静脉切除技术”)。适当和早期使用血管控制有助于明确损伤和控制出血。

手术步骤十一

肝静脉阻断

肝后下腔静脉损伤时,除了手术早期肝门阻断外,还应当采用心房-上腔静脉分流术或肝静脉-静脉旁路术,以便在修复肝静脉损伤时保留静脉回流。可以使用胸管通过右心耳置于肾静脉远心端的 IVC 中,从而进行心房-腔静脉分流。在心房处的胸导管需切开额外的侧孔。分别于膈上、肾上腔静脉水平和心耳水平放置腔静脉止血带并收紧。

手术步骤十二

肝内气囊压塞

可以通过肝内气囊控制穿透性肝损伤的出血,避免广泛的肝切开术(肝蒂切断术)(▣图 57.9)。肝内气囊由烟卷式引流管(Penrose 管)制成,起到气囊和中空导管的作用。膨胀的气囊肝实质内形成压塞。或可以采取简单的导尿管(Foley 导管)代替气囊。压塞物需保持 48 小时。

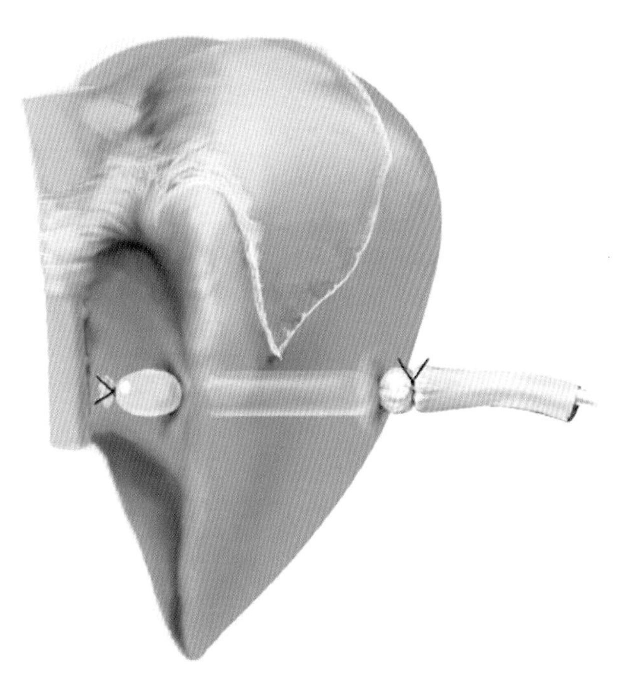

▣ **图 57.9**

术后处理

(1) 在重症监护病房的术后护理需要纠正血容量不足和“死亡三联征”:低体温、酸中毒和凝血障碍。

(2) 在腹部初步闭合后,应通过 Foley 导管在膀胱中频繁测量腹内压,以发现腹腔间隔室综合征。

(3) 如果行肝脏压塞,在复苏期后,需有计划地进行二次探查,内容包括移除压塞物、再次压塞、确切止血、最终关腹或负压封闭辅助关腹。第二次探查的时间点取决于复温以及酸中毒和凝血障碍纠正的时间,通常需要 24 至 48 小时。

术后并发症

早期并发症

（1）出血。

（2）腹腔间隔室综合征。

（3）胆漏。

（4）肝衰竭。

（5）酸中毒、凝血障碍和低体温，多器官功能衰竭。

后期并发症

（1）胆汁瘤。

（2）胆道瘘。

（3）胆道狭窄。

（4）脓肿和血肿感染。

专家经验

- 及时果断呼叫肝胆胰（HPB）外科医生以获得帮助。
- 请教有经验的麻醉师。
- 定期询问输血温度和输血量。
- 充分补液后再游离肝脏。
- 夹闭主要血管前告知麻醉师，因为低血容量病人对静脉回流突然减少耐受性差。
- 在复杂的情况下，压塞止血往往是最好的选择。

（蔡建强 毕新宇 张业繁 译）

第 58 章　机器人肝脏切除术

Hari Nathan,方耀民

腹腔镜肝脏切除术是目前切除肝脏外周部位肿物的标准术式。腹腔镜肝楔形切除术、肝段切除术及左外叶切除术是许多医学中心目前常规开展的术式,腹腔镜半肝切除术在许多大型专业医学中心开展。近期机器人手术新器械的产生和发展,使机器人肝胆手术的安全性得到保证。机器人手术有双眼视野、便于缝合及减少人手震颤等优势,带有关节可旋转手术器械、血管器械、切割闭合器使得肝脏外科医生可以很好地利用这些优势。有数据表明相比于传统腹腔镜,利用机器人更容易完成半肝切除。

在本章节中,以左半肝切除术为例,我们介绍了机器人肝脏切除术的标准体位摆放和手术步骤。但显然这个专业领域是在不断变化的,随着手术器械的不断变化及专业水平的不断提升,机器人肝切除术在未来几年内会产生重大改变。

适应证与禁忌证

适应证

(1) 肝脏原发性恶性肿瘤;
(2) 肝脏转移性恶性肿瘤;
(3) 肝脏良性肿瘤;
(4) 有症状的肝囊肿;
(5) 肝脓肿。

禁忌证

(1) 心肺并发症;
(2) 晚期肿瘤;
(3) 年龄大于 75 岁(相对禁忌)。

术前检查及准备

(1) 胸部影像学检查:肿瘤为恶性时,除外转移。
(2) CT:评估手术可切除性;计划操作孔位置。
(3) MRI:确定脂肪肝病人的肿瘤及其位置。
(4) 风险分析:心肺功能、肝功能。

手术步骤一

体位及显露

对于大多数左、右半肝切除术,取平卧位最佳(图 58.1)。病人床旁推车(床旁机械臂系统)的摆放应该能使推车、肝脏断面及镜头孔大体处于一条直线上。因此,行左侧切除时,推车一般位于病人左侧;行右侧切除时,推车位于病人右侧。对于双侧切除来说,床旁机械臂系统应放置于主要切除侧或直接放置于病人头侧。

手术台向目标肿物所在半肝的反方向稍倾斜,便于显露拟切除侧肝脏的三角韧带。除此之外,不同于开腹手术,机器人手术一般采用反 Trendelenburg 体位。在重力的牵拉作用下,肠与肝脏、肝脏与膈得以分离。

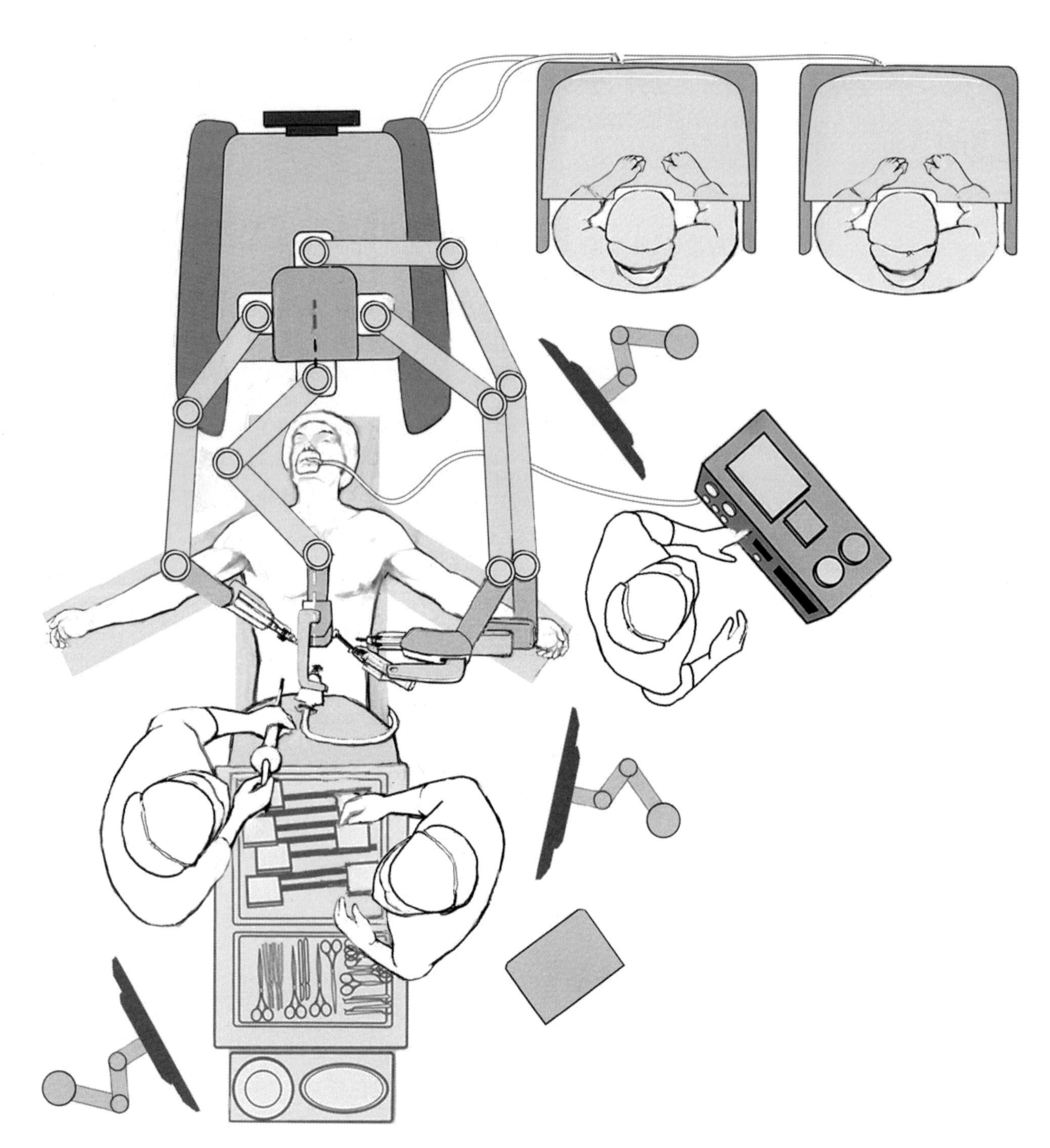

图 58.1

标准左半肝和右半肝切除术的布孔位置如◘图 58.2 所示。镜孔一般建立在脐部(图中黑点位置)。用带气囊穿刺套管用于建立镜头孔及辅助操作孔效果较好(脐部或更多中间孔位)。8mm 直径穿刺孔一般用于机器人器械操作孔。另外一种选择是在右锁骨中线操作孔采用 5～12mm 穿刺套管。7mm 机器人减肥手术长套管可置入常规腹腔镜 12mm 直径套管内与机器人对接。这种方式具有更好的灵活性,右锁骨中线 12mm 的操作孔既可用作镜头孔,也可以作为助手操作孔,用于吸烟、吸引、牵拉及切割闭合器的使用。对于小范围切除,四个操作孔位已经足够,但对于大范围肝切除,可能还需要额外建立一个助手操作孔(◘图 58.3)。

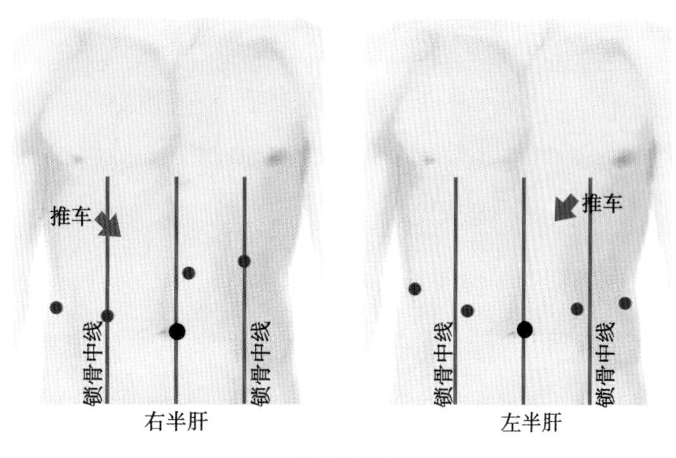

◘ 图 58.2

右后叶病变切除体位摆放

病变位置位于右后叶(6 段、7 段)的病人应采取左侧卧位(◘图 58.3)。病人应在手术台上进行体位摆放,使肋缘与髂嵴之间的间隙位于手术台中部抬高处。手术台的调整方式可参照肾脏手术或腹膜后手术的体位摆放。手术也应采用前述的反 Trendelenburg 体位。镜头孔、机械操作孔和助手操作孔的位置如◘图 58.4 所示。肋缘与髂嵴间隙最后方的戳孔位置应尽可能靠后和靠下(◘图 58.4)。脐部孔和锁骨中线助手操作孔都应为 12mm 穿刺孔,以便于两个孔位都可以进入镜头与切割闭合器。

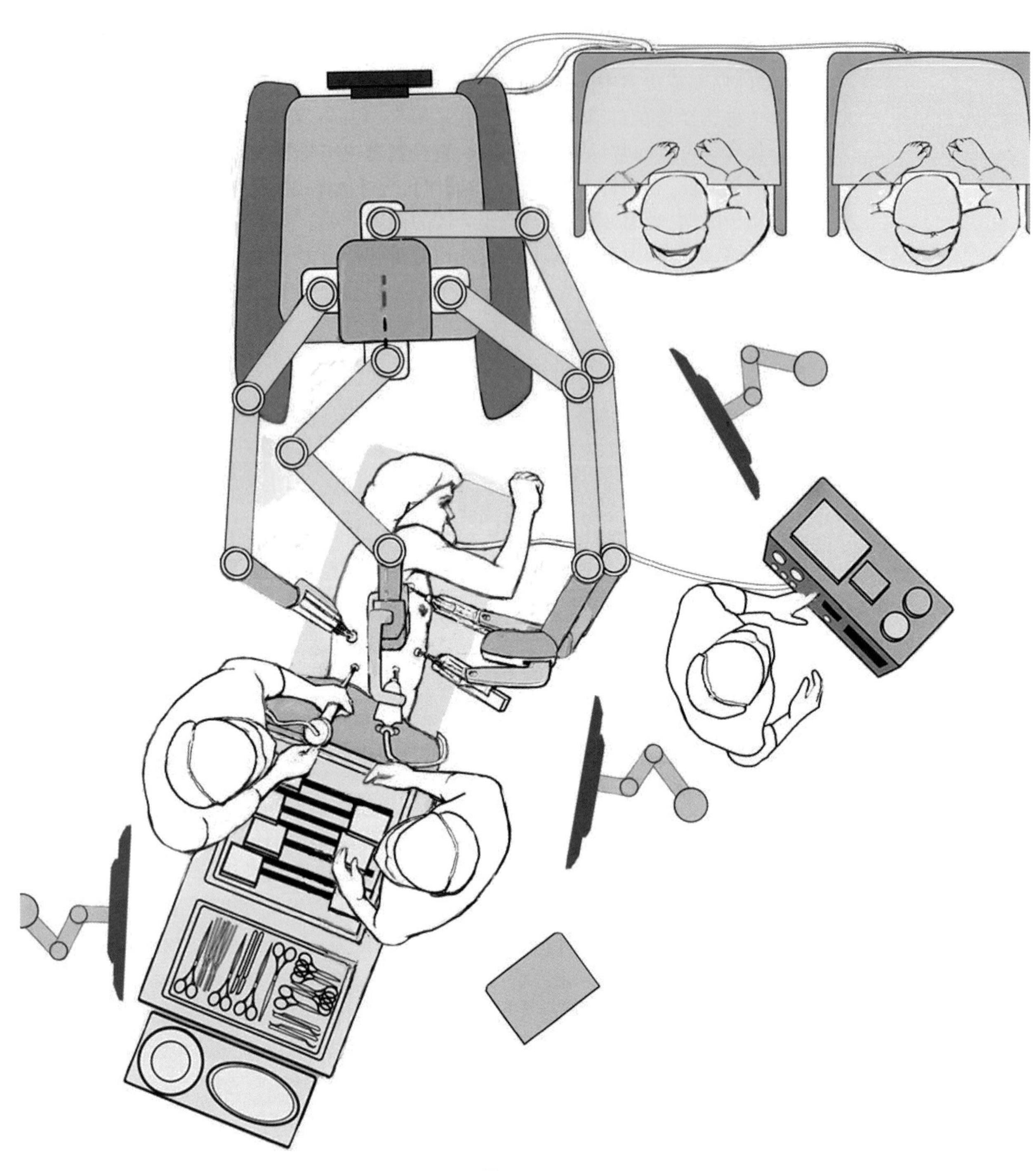

图 58.3

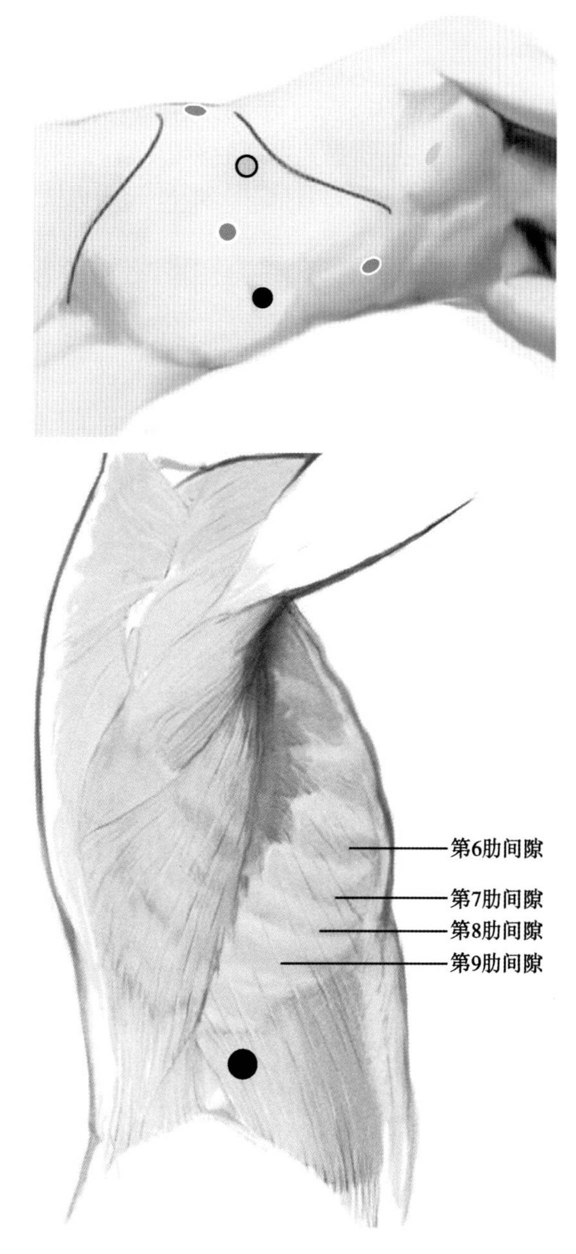

图 58. 4

手术步骤二 评估与制定手术方案

机器人装机完毕后，需探查整个腹腔，明确腹水情况、病变位置及其他器官位置，从而确定手术方案。镜头的方向应尽量接近肝脏离断线，可用单极电凝器械进行肝脏离断线的标记（图 58. 5a）。下一步用术中超声探查明确肿瘤的位置和主要血管（图 58. 5b），用机械臂控制的对接式超声仪器效果最佳。

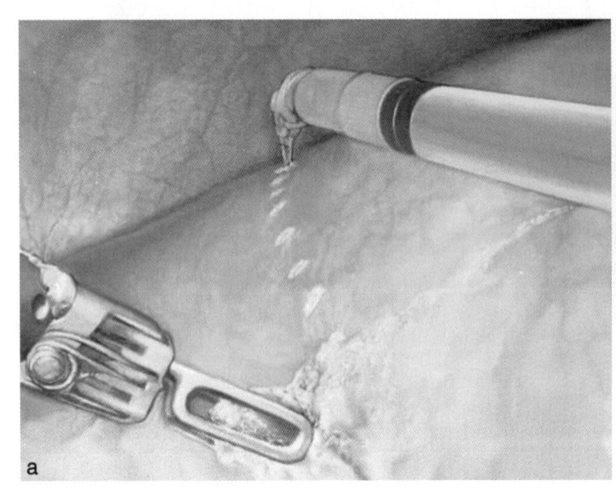

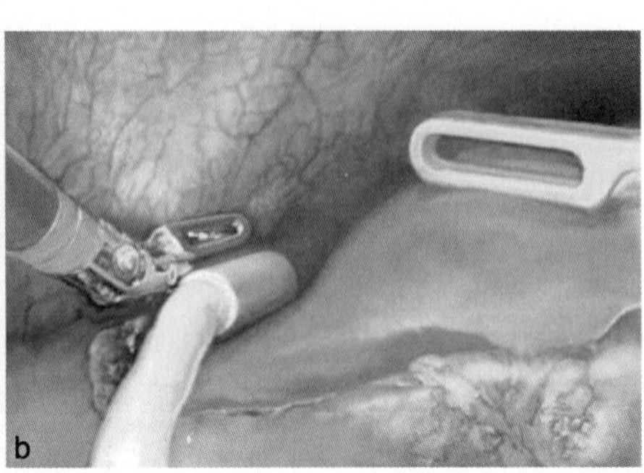

图 58. 5

手术步骤三

肝实质的离断

肝脏表浅区域的离断可以采用单极电凝剪。在离断深部组织时有多种选择，可以使用双极电凝设备如 PK 分离钳(◘图 58.6a)，肝实质的离断可以在止血后利用剪刀离断(◘图 58.6b)。另外还可以使用带有钝性切割刀头的血管闭合器(◘图 58.6c)，可以单独使用，也可以与心包抓钳(Cadiere 钳)这种钝性分离器械配合使用。在手术视野内仅存在直径小于 5mm 的血管时，先以血管闭合器处理血管，之后以钳夹法夹碎离断肝组织。较大的血管可以行结扎、夹闭或用切割闭合器处理。这种离断方法类似于开腹肝切除术中常用的 Kelly 钳精细钳夹断肝技术。

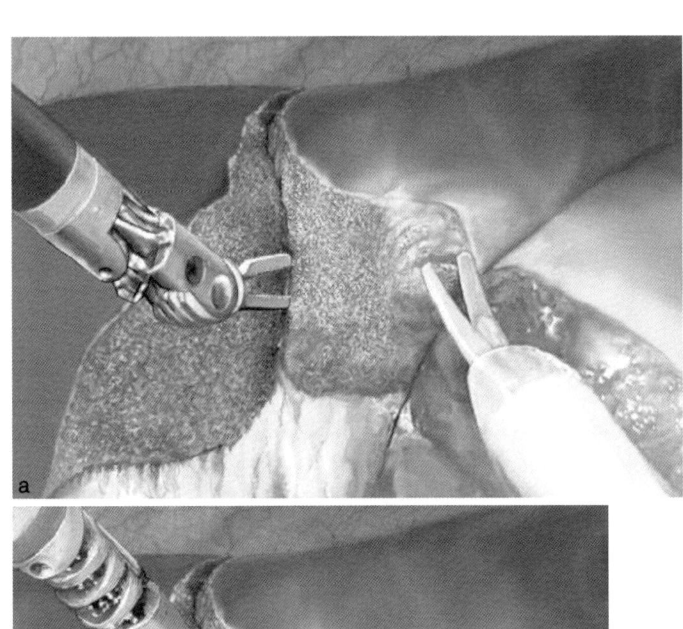

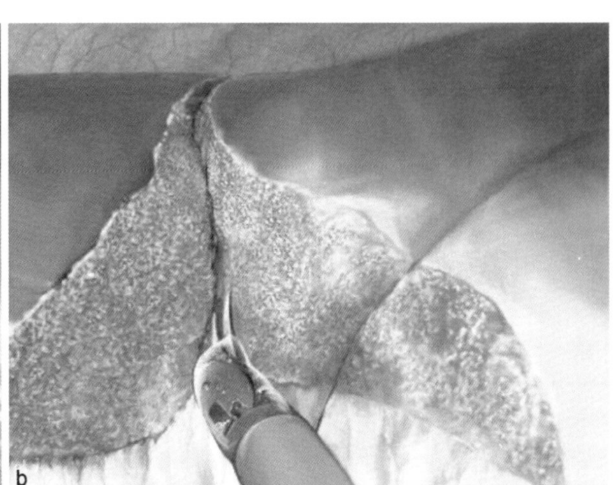

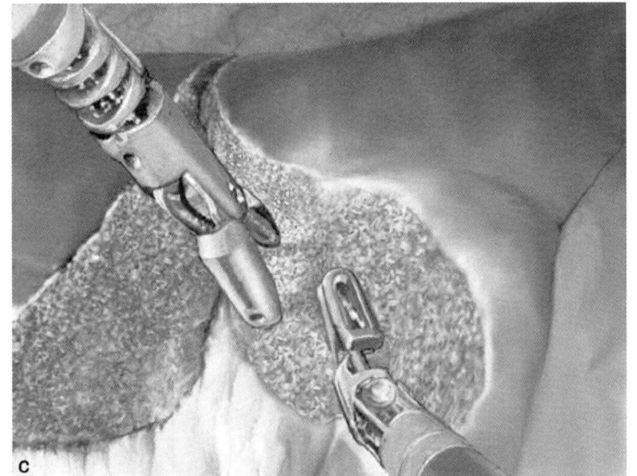

◘ 图 58.6

手术步骤四

入肝管道的控制与结扎

入肝肝蒂内的各个管道应分别进行游离与结扎。

但如果是良性病变切除或肿瘤位置距左右肝门蒂汇合部位2cm以上，阻断入肝管道的最简单的方法是不打开肝蒂的Glisson鞘，以切割闭合器直接离断。

图58.7所示为左半肝切除术中左肝门蒂的结扎。将左肝门蒂游离后用线环绕，游离时可采用血管闭合器，因其外形光滑、圆钝、对组织损伤小。采用棉质脐带线环绕肝蒂，用于牵引肝蒂，便于下一步使用闭合器离断。牵拉脐带线的器械最好采用比较牢固的抓钳如Pro-Grasp。采用棉质脐带线的原因是因为其弹性比血管牵引带更小，能保证更好的牵拉效果，以避免右侧的血管和胆管分支被误扎。最后使用切割闭合器离断肝蒂。

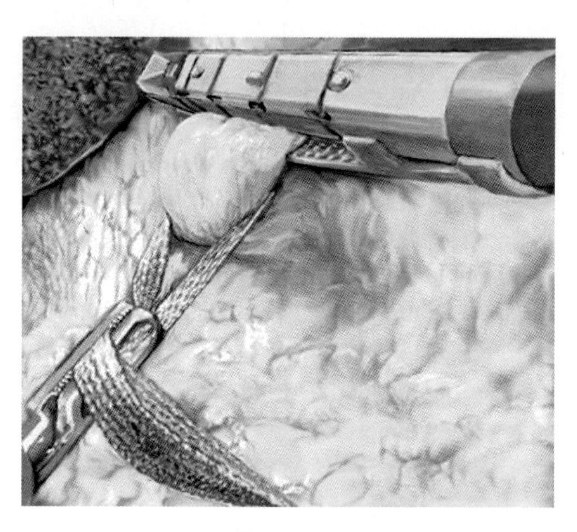

图58.7

手术步骤五

出肝血管的控制与结扎

当显露肝中静脉与肝左静脉的汇合部时，停止离断肝实质。仔细游离肝左静脉，避免损伤肝左静脉与肝中静脉的汇合部（图58.8a）。决定是否保留肝中静脉后，将拟结扎肝静脉用切割闭合器离断或缝合结扎（图58.8b）。

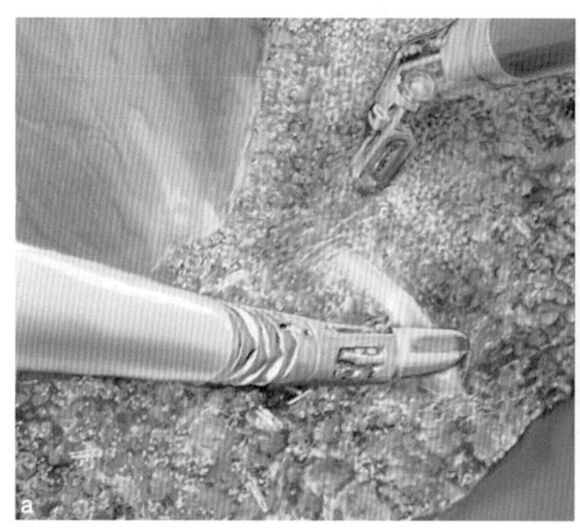

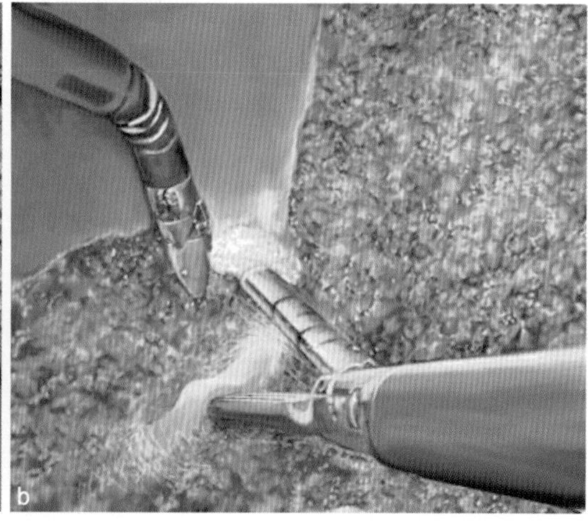

图58.8

手术步骤六

三角韧带和镰状韧带的游离

一般来说,大部分的三角韧带和镰状韧带可以保留待手术最后进行游离(■图58.9),因为韧带在术中可以起到牵引作用,这是牵拉肝脏最无创的方法。

在手术最后进行韧带的离断。将切除标本放入一次性取物袋中取出。

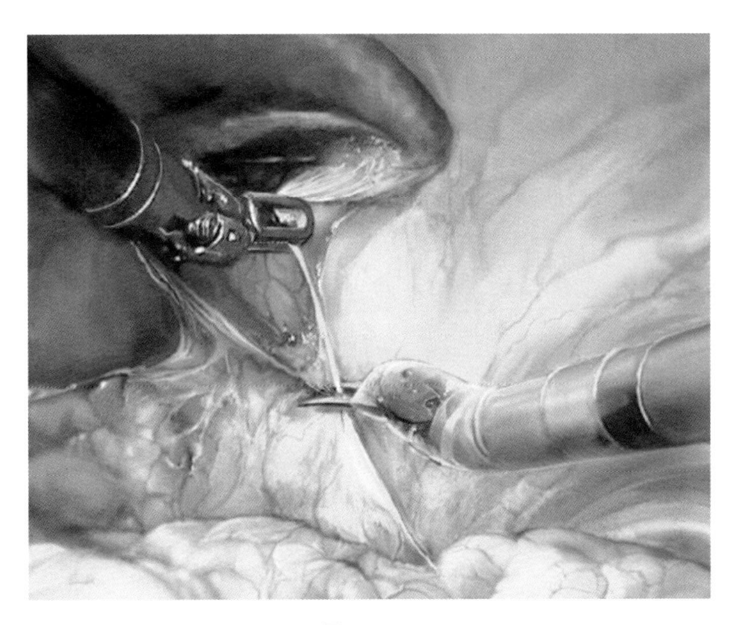

■ 图 58.9

常规术后检查

（1）血细胞计数;
（2）血磷水平;
（3）凝血指标。

术后并发症

（1）出血;
（2）因胸腔积液或气胸导致的肺功能不全;
（3）肝衰竭;
（4）体位相关性损伤。

专家经验

- 手术结束前尽可能保留较多的肝脏附着韧带。
- 一旦遇到不可控制出血或失去视野，应及早中转开腹。
- 准备好血管缝线及闭合器以备出血时进行修补止血。
- 多数情况下不需要使用 Pringle 法阻断肝门，但必要时可用腔镜哈巴狗止血夹或 Rumel 止血带进行阻断。
- 如果预计标本取出口较大时，布孔时可布置一个 Gelport 套管。
- Gelport 套管中可放置 2～3 个穿刺套管作为机械臂器械孔或助手操作孔。
- 可以采用经腹壁缝线悬吊肝脏，便于术中显露。
- 多数小血管出血可以采用缝扎法或血管闭合器止血。

（刘荣 常振宇 唐文博 译）

第59章　多器官获取技术(肝脏、胰腺和肠)

Jan Lerut, Michel Mourad, Tom Darius

肝移植的日益成功导致了由Starzl在1984年引入的多种尸体器官获取技术的进一步改进。胰腺、多器官和肠移植的进一步发展需要对最初的技术进行改良和提高。在20世纪90年代,从不同的腹部器官的单独获取到全腹腔脏器的获取技术都有记载。

作为增加捐献器官数量的手段,始于21世纪初的循环死亡后的捐献(donation after circulatory death, DCD)被重新实施(应该注意,术语“非心跳捐献[non-heart-beating donation, NHBD]”最近已被废除)。在这些捐献者中,死亡的诊断建立在心跳和/或血液循环的停止上。根据1995年Kootstra提出的Maastricht分类,DCD分为四个类别:Ⅰ类,在到达医院时已经死亡;Ⅱ类,复苏不成功后的心脏骤停;Ⅲ类,撤除器官支持后的心脏骤停;Ⅳ类,在脑死亡供体中发生心脏骤停。DCD捐赠主要限于Maastricht分类Ⅲ类和Ⅳ类捐赠者。

由于心脏死亡后捐献(donation after cardiac death, DCD)与脑死亡后捐献(donation after brain death, DBD)器官获取的手术方法略有不同,两种器官获取方法应分别描述。不可控型DCD(Maastricht分类1和2)和可控型DCD(Maastricht分类3和4)的不同的临床背景也需要一些更具体的获取信息。

重要的是在DCD供体中,第一热缺血时间(定义为从“循环停止”到开始冷灌注的时间)必须保持尽可能短(最好小于30分钟),减少获取器官的缺血再灌注损伤。

每个多器官尸体获取的目的应该是最大限度地利用器官,最小限度地分离其主要结构,并充分利用其血管。联合器官的原位切取,快速安全重新分配的技术和易于获取的技能应成为今天器官移植实践的标准。

脑死亡后器官捐献(DBD)的手术技术

胰腺肝脏联合获取

手术步骤一

进入腹部血管

采用正中剑突至耻骨切口。在探查先前无病理诊断的腹部器官之后,切开Toldt白线,将右结肠移动到左边,十二指肠等肠腔脏器广泛行Kocher处置,将肠系膜的腹膜根从右髂窝分开到Treitz韧带(图59.1)。

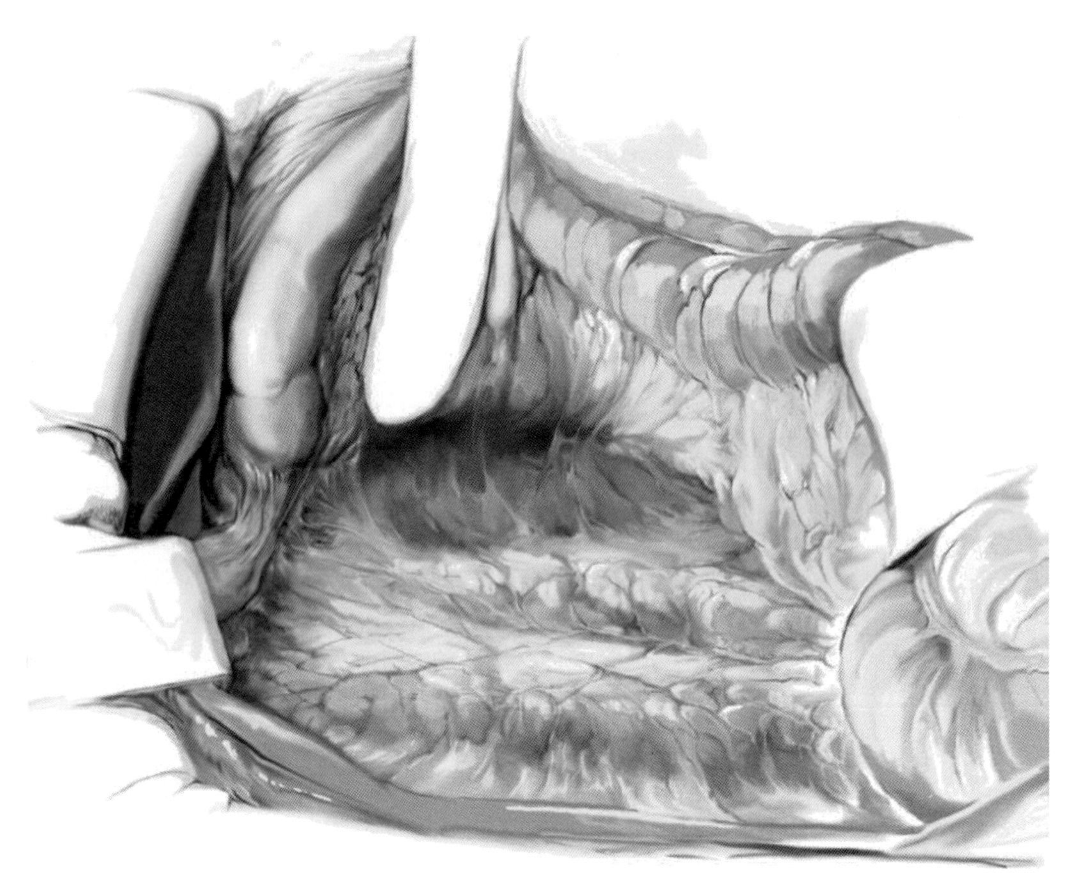

图 59.1

手术步骤二

腹部大血管的处理

游离远端腹主动脉和下腔静脉（inferior vena cava，IVC），从其分叉到左肾静脉的水平。由助手在远端十二指肠上轻微牵引让获取医生识别位于左肾静脉正上方的肠系膜上动脉。周围的腹腔神经丛在其左侧纵向切开，以便看到肠系膜上动脉的前2cm～3cm。这种操作可以发现异常的肝血管变异（例如，来源于肠系膜上动脉的右肝动脉）（图 59.2a）。

接下来，检查肝十二指肠和肝胃韧带的解剖变异（例如，源自胃左动脉的肝左动脉）。血管吊带在膈上或膈下平面环绕腹主动脉，准备用于随后的阻断。（图59.2b）

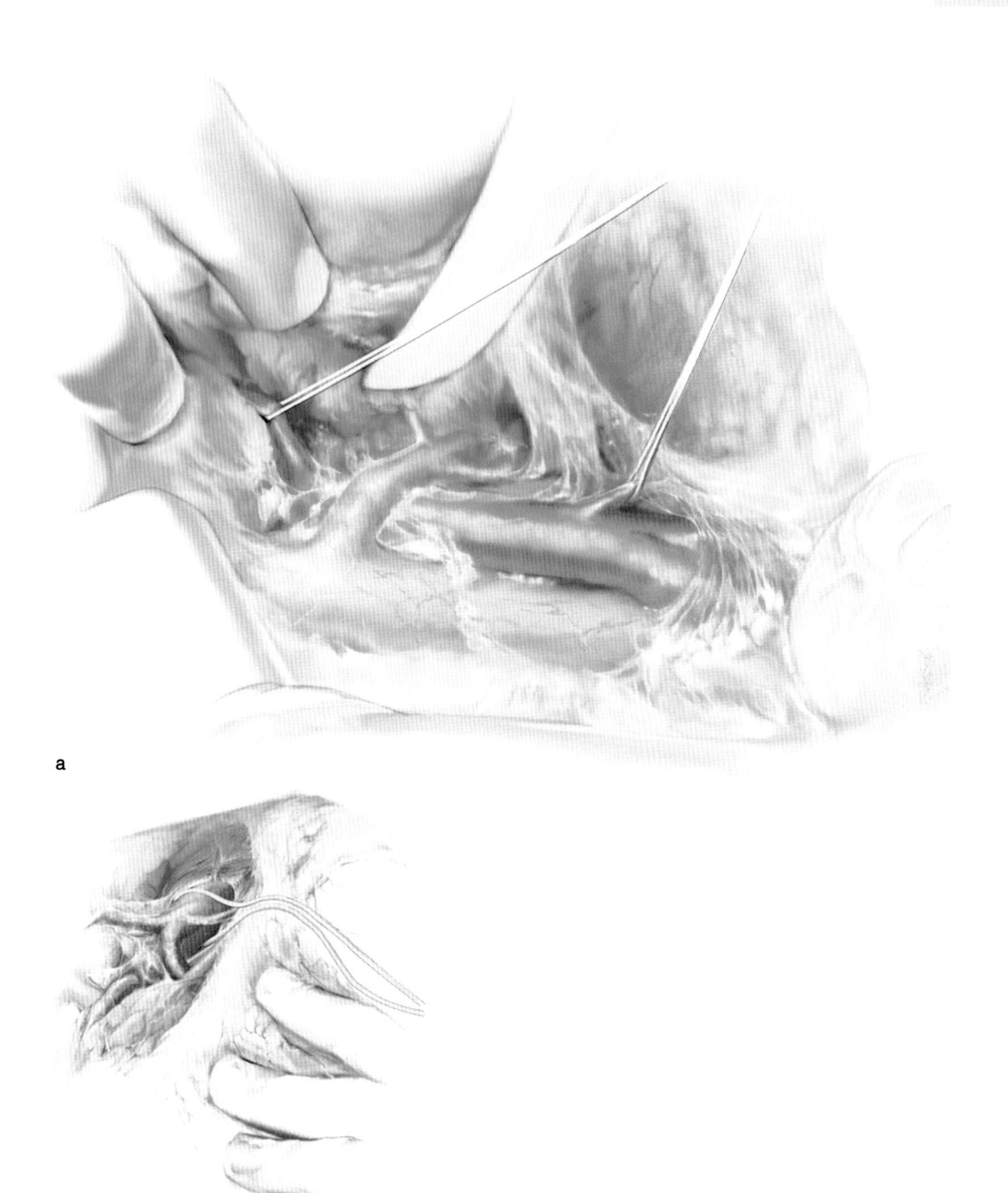

图 59.2

手术步骤三

进入胰腺

通过分离胃结肠韧带将胃与横结肠轻轻分离。这样即可看见整个胰腺。脾动脉可以血管吊带吊起并标记靠近其来自腹腔干的起点;这个标记在胰腺、肝脏的后期分离是有帮助的(◻图 59.3)。

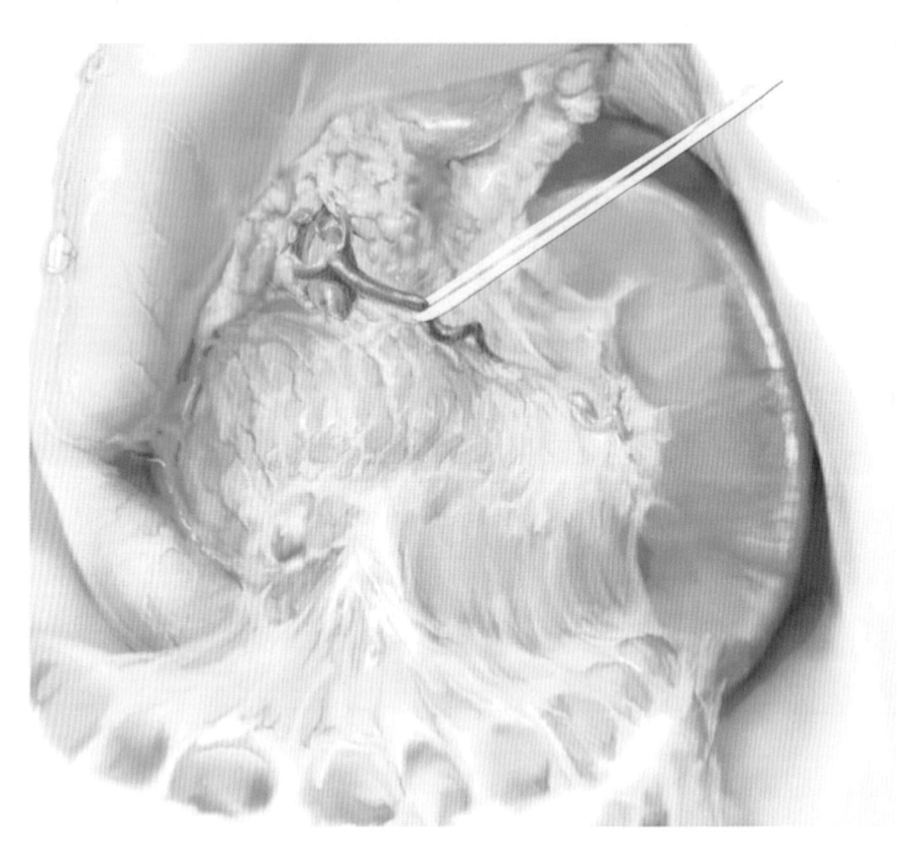

◻ 图 59.3

手术步骤四

腹部器官的准备和灌注

胆囊底部用电刀切开,胆囊和胆管用盐水冲洗。远端胆管的手动压迫使得更好的清洁近端胆管,一旦胆管横断应当通过插入小导管完成胆管的冲洗(◻图 59.4a)。

当胸科团队准备获取时,给予肝素(500U/kg 体重),主动脉导管插入主动脉分叉的正上方。如果胸科团队在获取时更喜欢夹住肝上下腔静脉,可以将 IVC 插管在与主动脉相同的水平,以获得更好的减压和清洁放血。对于主动脉和下腔静脉,都可以使用胸部引流管(◻图 59.4b)。门静脉不需要在原位灌注,但仅在修整期间灌注。

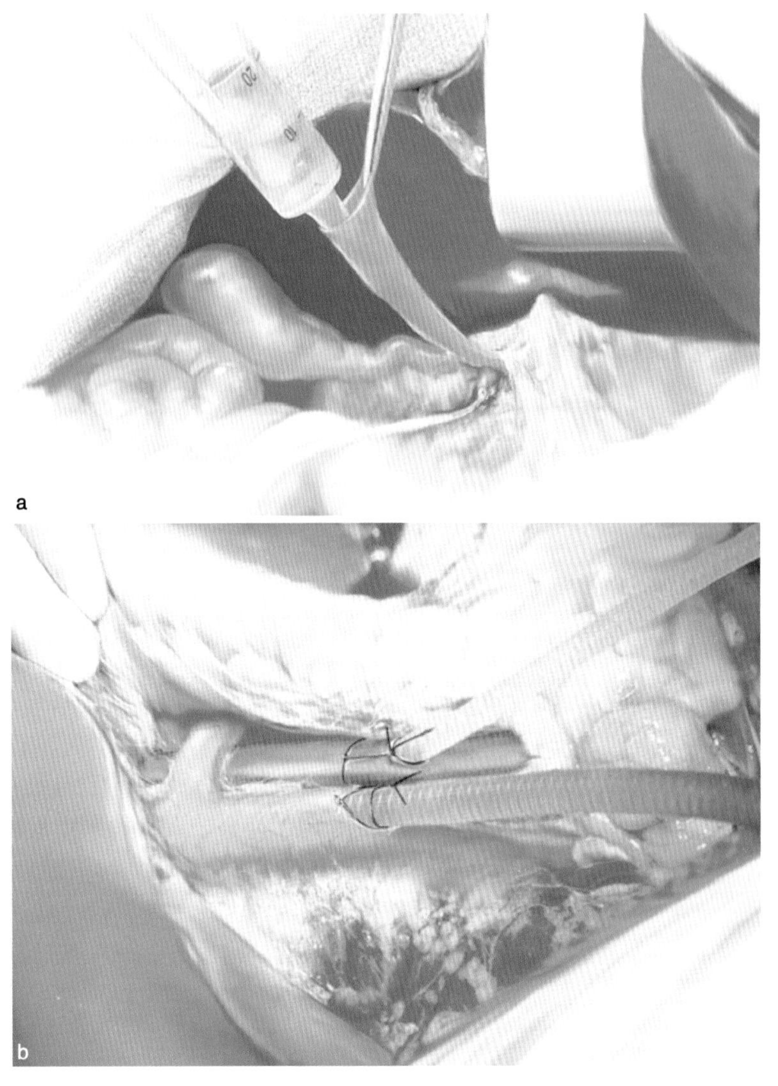

图 59.4

在用保存溶液(例如 60ml/kg 体重的 UW 溶液)进行腹主动脉灌注开始时夹住或结扎腹主动脉,并且通过使用冷盐水充分地冲洗局部血管以冷却腹部器官。胆管在十二指肠弓的正上方横断,需要用盐水通过小导管再次冲洗一次。

手术步骤五

动脉的准备和获取

一旦腹部器官变色和胸部获取完成,整个肝脏-胰腺可以开始获取。肠系膜上动脉干的解剖在腹主动脉的前侧完成。从左肾静脉到 Winslow 孔切开下腔静脉和腹主动脉之间的腹膜后组织和腹腔神经丛,以完全显露腹主动脉右侧和肠系膜上动脉。接下来,腹主动脉的前侧切口刚好在肠系膜上动脉起点的远端。可以看到肾动脉后,切取包括肠系膜上动脉和腹腔主干两者开口的腹主动脉 Carrel 袢。同时切除组织块的血管根是整个肝脏-胰腺获取的关键步骤。

之后,结肠和小肠重新放回腹腔。胃左动脉的所有分支都靠近胃部横断,允许保留可能源自胃左动脉的肝左动脉(图 59.5)。

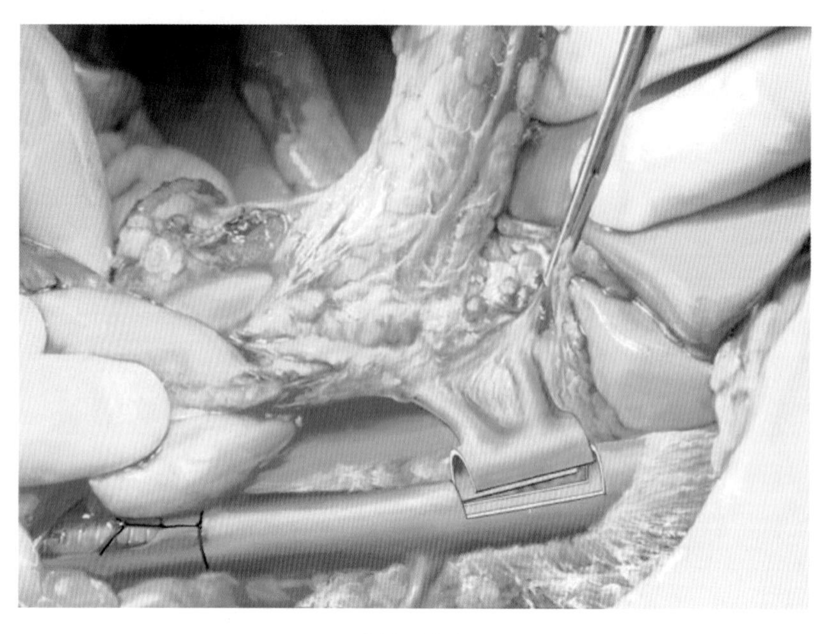

图 59.5

手术步骤六

十二指肠和胰腺的准备

在通过胃管滴注 betadine 溶液后，十二指肠和空肠分别在幽门和 Treitz 韧带远端闭合。使用 GIA 缝合装置将肠系膜根在胰腺的远端切断。切断脾结肠韧带，并在腹膜后游离脾脏和胰腺。最后，下腔静脉在右肾上腺水平横断，横断镰状韧带游离肝脏，切除肝脏-胰腺块，包括大的膈肌补片（图 59.6）。

在识别血管解剖结构后，在修整时进行肝脏和胰腺的分离（见修整工作）。

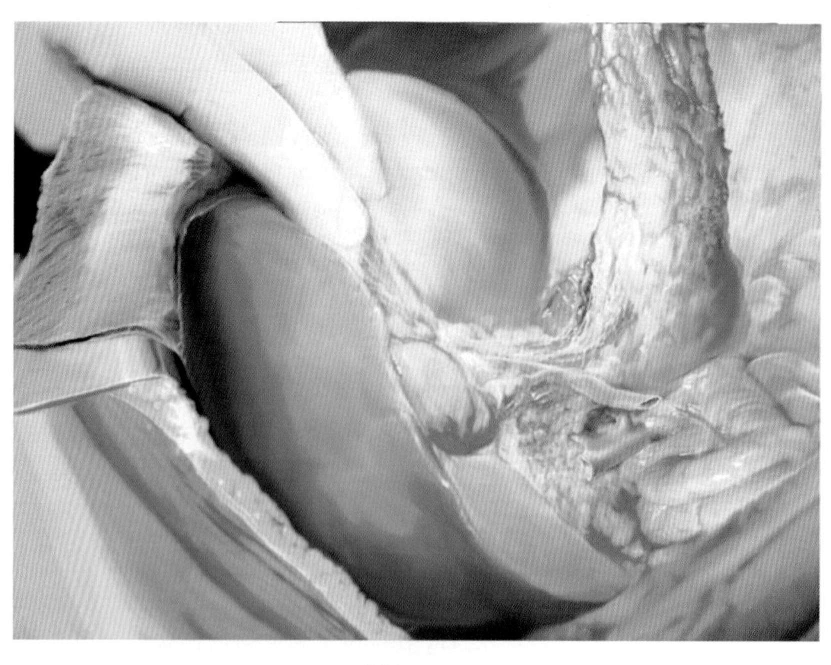

图 59.6

肝脏-胰腺联合获取的改良

胰岛移植的胰腺切除术

对于胰岛获取,胰腺是与肝脏一起切除的,从胰头处切除十二指肠。

移植肠道的获取

在肠系膜上动脉和腹腔干的初始准备之后,肠道被重新放置于腹腔中。使用GIA闭合器将第一空肠环横切到Treitz韧带的远端约10cm(图59.7)。横断的空肠环由助手提起,以便更好地识别化肠系膜根。第二个助手将肠保持在适当位置以避免肠系膜上静脉和肠系膜下静脉的牵拉,因为牵拉不当会减少内脏灌注。

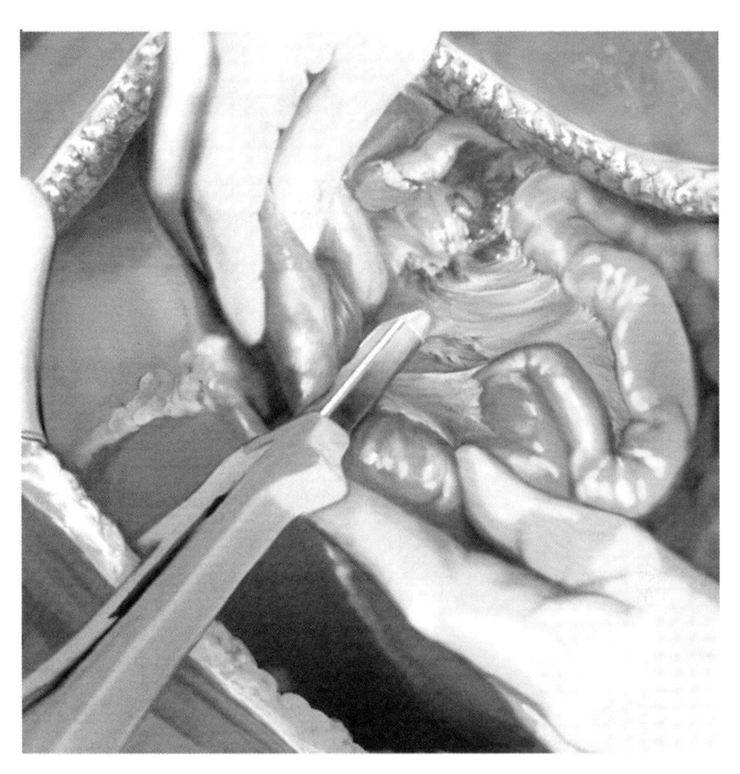

图59.7

空肠系膜的几个小分支在靠近浆膜处切断(如通常在十二指肠切除术中所做的那样)。肠系膜血管的近端部分游离约2cm,因此连接肠系膜上静脉(superior mesenteric vein,SMV)的右侧部分的小胰腺静脉以及引流胰腺峡部的SMV的分支被结扎。一旦SMV被游离,便可以开始腹部器官灌注。

灌注完成后,肝脏-胰腺-小肠块可以获取。如果是单独的肠移植的情况下,可能需要使用游离髂静脉和髂动脉移植物来延长肠系膜上静脉和肠系膜上动脉。

循环死亡后器官捐献手术技术

可控型循环死亡后器官捐献(Maastricht 分类 3 和 4)供体的获取步骤

在负责管理供者医生的同意下,在循环停止前给予 20 000IU 肝素以优化获取状态。在停止循环之前应该准备好手术区域。在获取团队之外的三个医生确认循环死亡后,供体手术团队进入手术室。在皮肤切开之前,遵守 5 分钟的"no touch"时间。

快速行联合胸-腹部切口,远端腹主动脉插管要求建立在刚好在主动脉和髂动脉分叉的水平之上。为了避免肝脏的静脉瘀血,主动脉灌注在右心房切开后立即开始,并且在夹闭刚好在隔膜下方或上方的主动脉之后开始。同时使用冷盐水和碎冰进行充足的局部灌洗。如果肝脏适合移植,肠系膜下静脉插管同时开始门静脉和主动脉灌注。主动脉灌注加压进行,使用 1 升含有 1 500 000IE 链激酶的常温 Hartmann 溶液,随后冷灌注 5 升组氨酸-色氨酸-酮戊二酸溶液(Custodiol HTK)和 2 升 UW 溶液。门静脉灌注需要 3 升 UW 液。在器官灌注期间,切开胆囊底部,在十二指肠弓上方横断胆总管,以便使用盐水充分冲洗胆道。

如脑死亡后器官捐献部分中所述那样切除肝脏-胰腺块。游离左结肠和乙状结肠便于肾的整体获取。两个器官将在修整时分开。

不可控型循环死亡后器官捐献(Maastricht 分类 1 和 2)供体的获取步骤

该获取通常在复苏不成功后在急诊科开始。为了优化器官获取质量,通过静脉或心内注射给予肝素。

在股血管上方切开腹股沟,然后分离股静脉和动脉。不需要结扎大隐静脉丛。

通过股动脉插入三腔二囊管(double-balloon triple-lumen,DBTL)。首先,腹部气囊填充 10ml 盐水溶液(造影剂混合液)。轻柔向下牵引导管,将腹部气囊固定在主动脉髂动脉分叉的水平上方。然后,近端胸部气囊填充 15ml 盐水(造影剂混合液)。股静脉插管做静脉流出道。此后,通过 DBTL 导管使用 Custodiol/HTK 或 IGL1 溶液对腹部器官进行冷灌注。最终可以通过放射学检查控制导管的正确位置。

在家属知情同意后,将病人转移到手术室。两个肾脏按照可控型 DCD 供体所描述那样获取。持续通过 DBTL 导管进行冷灌注,直到进行双侧肾切除术完成。

动静脉血管移植物的获取

游离血管移植物的使用在肝移植以及肿瘤学领域中变得越来越重要。当发生广泛的静脉内脏血栓形成、局部或区域肿瘤治疗对动脉树的损伤以及活体供体和多米诺肝移植,只要有可用的血管移植物都是可以挽救生命。这些血管,特别是较大的腔静脉和主动脉移植物的使用,在肿瘤外科医生的手术中也是非常有用的,尤其是在治疗侵袭性腹膜后或肾肿瘤时。

因此,每个器官获取应该包括切取颈动脉,颈静脉和肺静脉(在没有肺脏获取的情况下);主动脉-髂动脉和下腔静脉-髂静脉分叉应从肾静脉和动脉下方的水平取至腹股沟韧带。此获取不需要额外的皮肤切口。应当知晓腹股沟韧带水平处的髂骨血管的直径与肝同种异体移植物的腹腔干的直径完全相同。获取的血管可以安全地保存在与抗生素混合的保存液中达 14 天,或者它们可以冷冻保存以备后用。

修整工作

由于缺血性胆管问题占肝移植手术并发症的 15% ~20%,应遵循标准化的胆管处理原则。首先,胆囊和胆管必须在修整时再次冲洗,以避免由于冷的胆汁盐沉淀导致的黏膜坏死。提倡在加压下的体外动脉冲洗以便充分冲洗胆管周围动脉丛。应当将锥形插管谨慎地插入腹腔干和/或肠系膜上动脉中,以避免内皮细胞损伤。一些研究表明,在修整时高压冲洗动脉有一些优点。接下来,通过插入 SMV 中的套管进行离体门静脉冲洗。门静脉导管的尖端用轻微的指压来定位。

肝脏-胰腺块按正常解剖结构放置;游离包含腹腔干和肠系膜上动脉的主动脉袢。脾动脉、腹腔干、肝动脉和胃左动脉均应仔细鉴别包括肝左右动脉。胆管、门静脉和脾门静脉汇合也需要解剖。所有血管轴的最终重新分配由它们的解剖变异而定:

在标准动脉解剖存在的情况下,腹腔干应保留在整个胰腺移植物中。这样做可以避免 Y 移植物的重建,因为肠系膜上动脉可以直接连接到肝总动脉的开口(参见▶第 60 章“原位肝移植术”)如果受体门静脉横切靠近肝实质,静脉血管的重新分配也很少存在问题。

如果肝脏-胰腺块含有源自胃左动脉的肝左动脉,则腹腔主干应该留给肝脏移植物。在这种情况下,脾动脉和肠系膜上动脉之间的血管重建是必要的,可以使用游离的髂动脉移植物(参见▶第 96 章“胰腺移植术”)

如果存在具有完全胰腺外的异常肝右动脉的情况下,可以决定在胰腺头部与异常肝右动脉的起源之间分隔肠系膜上动脉(参见◘图 59.8)。有三种不同类型的重建方式(参见▶第 60 章“原位肝移植术”),如图所示:

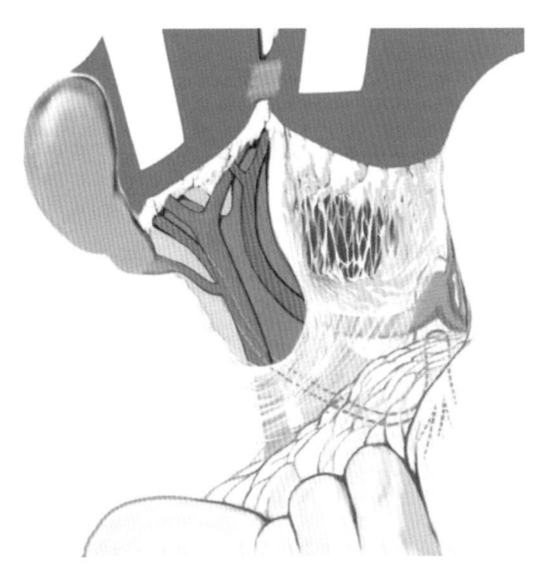

◘ 图 59.8

（1）肠系膜上动脉的残端与脾动脉口吻合

（2）腹腔干或肝总动脉与肠系膜上动脉的近端开口吻合

（3）变异的肝右动脉与胃十二指肠动脉吻合

胰腺内右肝动脉的分离应当在与胰腺和肝脏团队讨论之后进行。如果该动脉在胰头附近横断，则肝外科医生应该能够将动脉植入胃十二指肠或脾动脉的端口中。两个受者团队必须最终决定同时移植两个器官在技术上是否存在困难。

对于同时移植整个胰腺和肝脏唯一的解剖绝对禁忌证是存在源自异常肝右动脉的重要的胰十二指肠动脉。在这种情况下，胰头的血供不能保证，因为胃十二指肠动脉和胰十二指肠上动脉被保留在肝脏移植物的肝总动脉上。

专家经验

- 髂血管、肠系膜上血管、颈动脉和颈静脉血管的正确获取是至关重要的，因为在植入期间可能需要复杂的血管重建。因此，必须向下切取整个髂血管直到腹股沟韧带。
- 胆管应当通过小的饲管通过残端进行常规冲洗，因为残余的胆汁盐沉淀可能损害胆管上皮。通过胆囊冲洗胆管树只能清洁远端胆管，是不充分的！
- 必须保证修整时的浴温。溶液的加热和与冰的直接接触都是有害的，可以通过冷盐水缓冲液将移植物与碎冰分离而轻松地避免伤害。

（杨扬 傅斌生 译）

第 60 章　原位肝移植术

Jan Lerut, Robert J. Porte, Philipp Dutkowski

自从 Starzl 等人在 1963 年将原位肝移植手术引入临床后，原位肝移植技术在逐渐地改良。最开始的手术方式包括受体下腔静脉切除和体外静脉-静脉旁路术。随着对移植技术信心的增加和在小儿肝移植过程中越来越多的运用改良手术方式，促进了保留下腔静脉的肝切除技术的发展，无论受体解剖情况和全身状况如何都不再常规使用静脉-静脉旁路术或门腔静脉分流术。如果不考虑确切的手术方式，原位肝移植大体可以分为三个部分：无肝前期、无肝期、无肝后期。本章所讨论的原位肝移植，不论是否保留受者下腔静脉，都分成这三个部分。

适应证与禁忌证

适应证

a. 以下因素导致的肝衰竭（肝硬化）

（1）慢性乙型肝炎，乙肝丁肝共感染，丙型肝炎。
（2）酒精肝。
（3）非酒精性脂肪肝。
（4）隐源性肝硬化。
（5）自身免疫疾病。
（6）原发性和继发性胆汁性肝硬化。
（7）原发性和继发性硬化性胆管炎。
（8）自身免疫性肝炎/肝硬化。
（9）肝外胆管闭锁。
（10）先天性肝纤维化。
（11）代谢性肝脏疾病（见下文）。

b. 以下因素导致的急性肝功能衰竭

（1）病毒性肝炎（甲、乙、丁［共感染］、戊）。
（2）中毒（例如对乙酰氨基酚、NSAID、鹅膏蕈）。
（3）广泛的肝外伤。
（4）肝切除术。
（5）妊娠。
（6）budd-chiari 综合征。
（7）急性失代偿性慢性肝病（慢性肝病急性转化）。

c. 代谢性疾病

（1）致肝硬化性代谢性疾病
（ⅰ）Wilson 病。
（ⅱ）α1-抗胰蛋白酶缺乏症。
（ⅲ）血色素沉着症。

（ⅳ）囊性纤维化。
（ⅴ）酪氨酸血症。
（ⅵ）Alagille 和 Byler 综合征。
（2） 非致肝硬化性代谢性疾病
（ⅰ）家族性淀粉样多发性神经病（FAP）。
（ⅱ）原发性高草酸尿症。
（ⅲ）糖原贮积病。
（ⅳ）原卟啉症。
（ⅴ）高胆固醇血症。
（ⅵ）血友病（常有病毒性肝硬化背景）。
（ⅶ）凝血障碍（蛋白 C 和 S、因子Ⅴ、Ⅷ缺乏症）。

d. 血管性疾病

（1） 遗传性出血性毛细血管扩张症（Rendu-Osler-Weber 病）。
（2） 上皮样血管内皮瘤。
（3） Budd-Chiari 综合征。
（4） 静脉阻塞性疾病。

e. 肝脏肿瘤

（1） 原发性恶性肿瘤
（ⅰ）肝细胞癌
1）符合米兰标准：单个肿瘤直径<5cm，或多发的肿瘤少于 3 个并且最大直径<3cm。
2）超出米兰标准或扩展标准（各中心特异）。
（ⅱ）肝门部胆管癌（参见 Mayo 协议）。
（ⅲ）肝胚细胞瘤。
（2） 继发性恶性肿瘤
（ⅰ）神经内分泌瘤肝转移。
（ⅱ）结直肠癌肝转移（Oslo Seca 协议）。
（3） 良性肿瘤。
（4） 多囊肝。
（5） 肝包虫病（泡型和囊型）。
（6） 胆管囊性疾病（Caroli 病/综合征）。
（7） 肝腺瘤病。
（8） 肝巨大血管瘤。

禁忌证

（1） 全身感染或败血症。
（2） 肝外恶性肿瘤。
（3） 不可逆的多器官衰竭。

术前检查及准备

（1） 病史与体格检查。
（2） 实验室检查：肝功能、出凝血、肾功能、电解质、肝炎病毒和 HIV 血清学检查。

（3） 超声多普勒：检查肝血管的血流及通畅性（门静脉、肝动脉、肝静脉）。

（4） CT 或 MRI：检查有无肿瘤、血管侧支循环、脾动脉瘤、内脏血栓。

（5） MRCP 或 ERCP：原发性硬化性胆管炎时可能需要。

（6） 血管造影：对门静脉血栓形成、择期的二次肝移植或做过经动脉化疗栓塞术（TACE）的肝细胞癌病人应考虑。

（7） 分级：根据 Child-Pugh-Turcotte（CTP）标准（胆红素、白蛋白、凝血酶原时间/INR、腹水、肝性脑病）和/或根据终末期肝病模型（MELD）评分（肌酐、胆红素、INR）。

（8） 病理检查：移植物活检以防供体脂肪变性或潜在肝脏疾病。

手术步骤

无肝前期

手术步骤一

开腹、显露、探查和肝十二指肠韧带的解剖

先做一个 J 型或双肋缘下切口，分离镰状韧带和离断结扎肝圆韧带。在门静脉高压情况下，脐韧带处会出现侧支循环和再通的脐静脉，必须小心处理。放入拉钩（比如 Thompson 拉钩），先对肝脏左侧进行仔细地游离。然后用电刀或间断结扎缝合离断肝胃韧带。如有副肝左动脉或肝左动脉的变异需要仔细结扎。所有的步骤必须非常仔细的完成，因为门静脉高压造成的血管床扩张使血管变得容易破裂，有很高的出血倾向。

下一步，触摸检查肝十二指肠韧带是否有异常的动脉解剖，比如从肠系膜上动脉发出的异常的肝右动脉或副肝右动脉会走行在胆总管的后部。在肝十二指肠韧带近肝侧腹面打开腹膜，找到肝固有动脉。向肝脏方向仔细解剖肝固有动脉，在分叉点的远端结扎和断开左右肝动脉（◘图 60.1a）。分离胆总管至肝门处胆囊管水平以上尽可能高的位置，游离时保留胆总管周围适量的组织防止损伤血供。再次检查是否存在变异的肝右动脉，然后离断胆总管。如果存在变异的肝右动脉，予以结扎和离断（◘图 60.1b）。沿着肝十二指肠韧带完全游离门静脉。在完全解剖肝十二指肠韧带后，分离右侧三角韧带以游离出右半肝。在肝硬化的病人中，因为横膈膜上有许多扩张的小血管侧枝，此过程中容易出血。

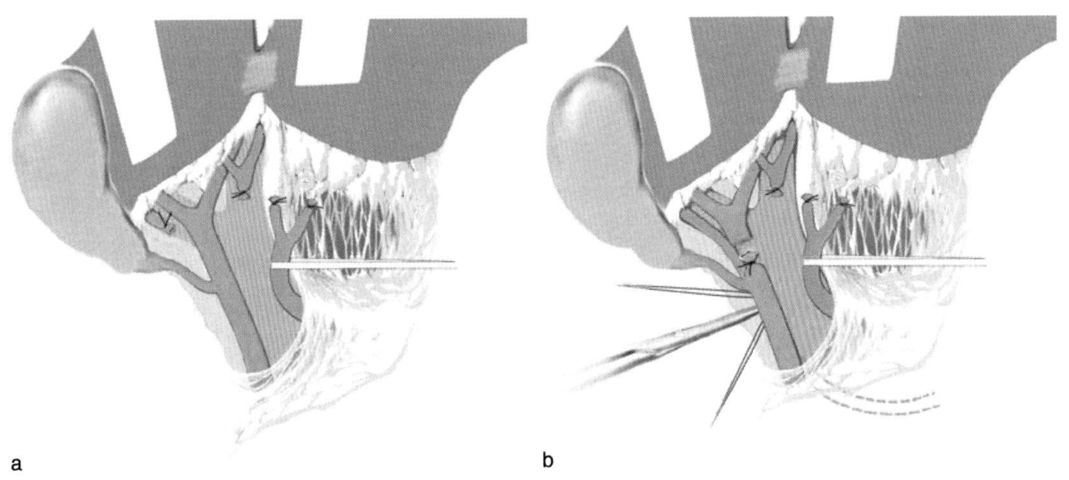

◘ 图 60.1

手术步骤二

游离肝下下腔静脉

在手术的这个部分，经典的术式（下腔静脉切除）和下腔静脉保留术式的解剖平面是不同的。下腔静脉保留术式因为只有一个下腔静脉吻合口而非两个，因而要求较高，但是有避免阻断下腔静脉回流和移植时缺血时间更短的优点。这两种术式将会分别叙述。

经典的下腔静脉切除术式：把肝脏翻向左边，显露肝下下腔静脉，游离后用脐带结扎线环套标记。找到右肾上腺静脉结扎离断。然后用电刀切开下腔静脉左侧腹膜返折，游离下腔静脉。同法游离下腔静脉右侧到肝右静脉（◘图 60.2）。

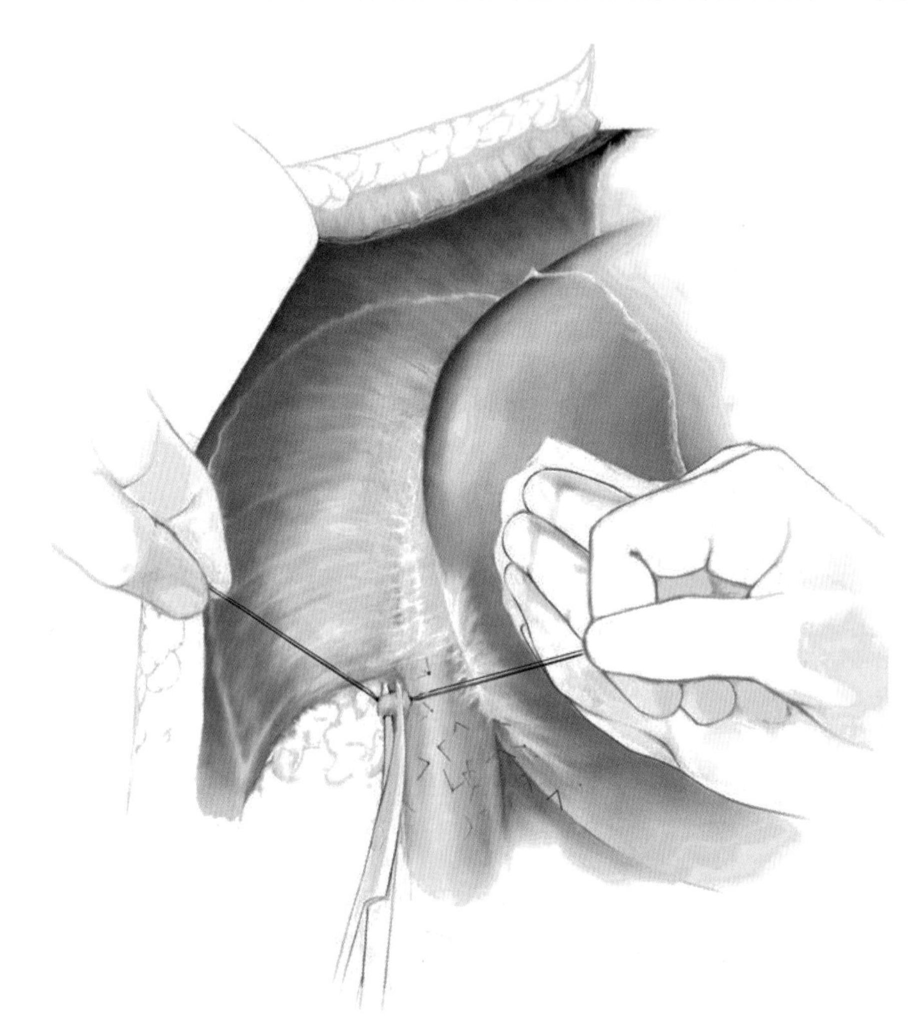

◘ 图 60.2

下腔静脉保留术式：右半肝被旋转至左上象限以便充分显露肝后下腔静脉的右侧面和前侧面。分离肝脏和肝后下腔静脉之间的组织。将引流肝右叶和尾状叶的较大的副肝右静脉和较小的肝短（spigelian）静脉结扎和离断。自下而上游离，逐渐接近肝静脉。分离出肝右静脉用血管切割闭合器离断，离断应尽量靠近肝实质以防下腔静脉狭窄。肝右静脉离断后使肝中和肝左静脉的游离变得更容易。肝中和肝左静脉游离作离断还是暂时钳夹取决于植入方式的不同。

一些外科医生会建立临时的门腔静脉端侧分流（未展示）来降低门脉系统压力和减少出血以便更好地分离肝脏。

在进行过下腔静脉切除的经典肝移植后进行二次移植的例子中，先前移植物的下腔静脉可以考虑保留。假如先前行的是背驮式移植，肝实质和先前供体下腔静脉之间的平面应该没有游离过。假如是侧侧吻合植入术，下腔静脉夹闭水平应放在早先的吻合口下方。如果进行的是腔静脉保留移植术后的二次移植，可以在不阻断下腔静脉血流的情况下移走供体(◘图 60. 3)。

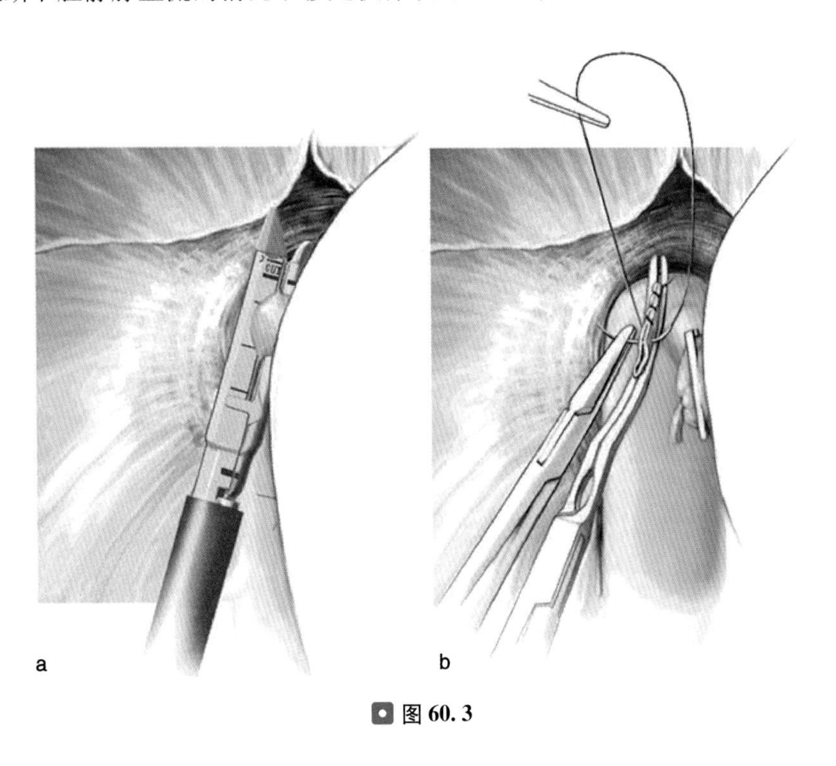

◘ 图 60. 3

无肝期

手术步骤三

切除受体肝脏

在完全切除病肝前，先用氩刀对腹膜后裸区进行止血。为了给移植物保留最大空间，裸区不进行常规缝合。

切除下腔静脉的经典肝移植：在肝门处尽可能靠近肝脏钳夹和离断门静脉(◘图 60. 4a)。随后依次钳夹并离断肝下下腔静脉和肝上下腔静脉(◘图 60. 4b)。

保留下腔静脉(背驼式)肝移植技术：在第一肝门尽量靠上钳夹和离断门静脉后，钳夹和切断肝中和肝左静脉，通常可以使用血管切割闭合器或血管钳钳夹离断(取决于接下来的种肝方式)。随后移除受体肝脏。

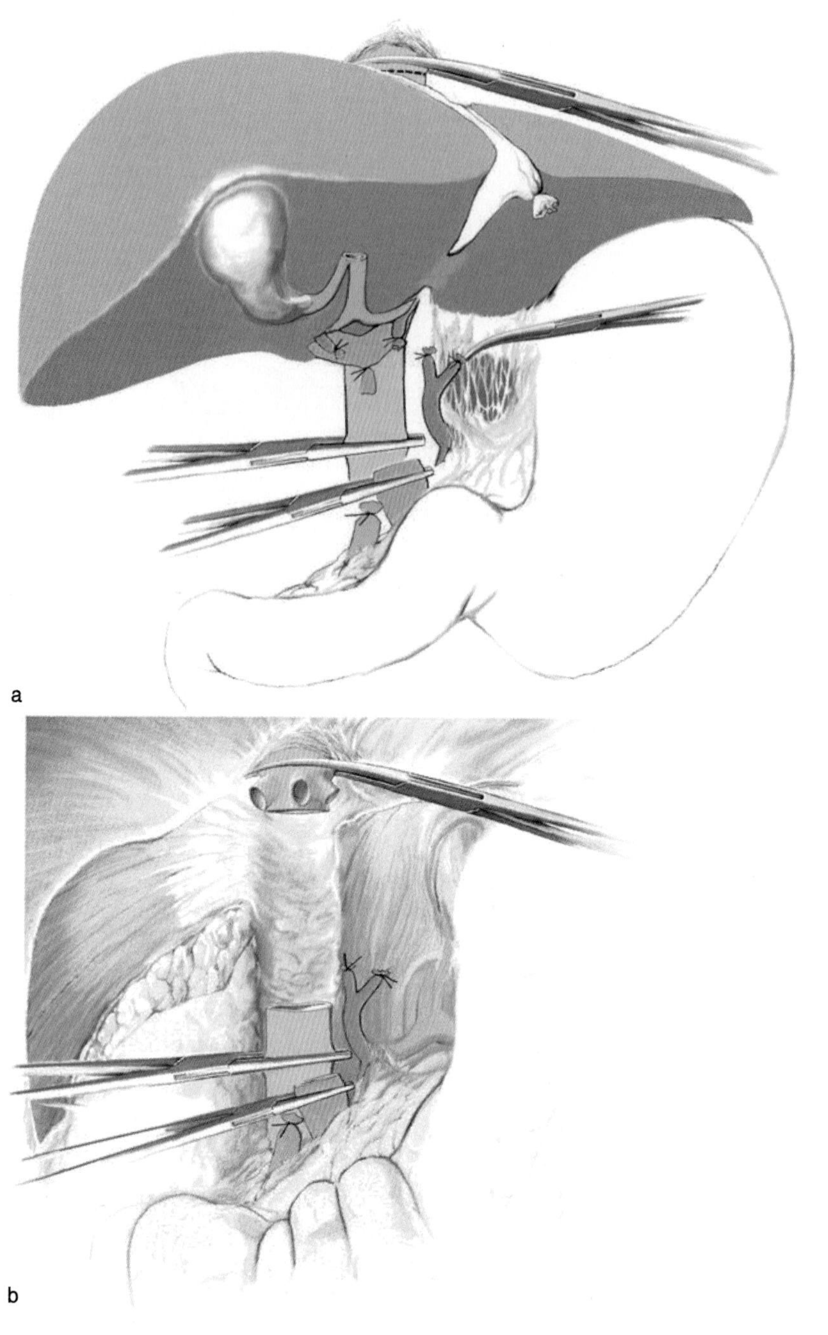

图 60.4

手术步骤四

下腔静脉吻合

切除下腔静脉的经典肝移植：受者的下腔静脉肝上段和供肝的下腔静脉肝上段行端端吻合，用4-0缝线作连续缝合。缝合的每一步，都要使血管壁外翻以保证血管内皮的良好对合。

下腔静脉肝下段使用相同的操作。可以在下腔静脉肝下段吻合口内放置一根引流管用以后面的排气操作，暂时不要将肝下的吻合口闭合（图60.5）。

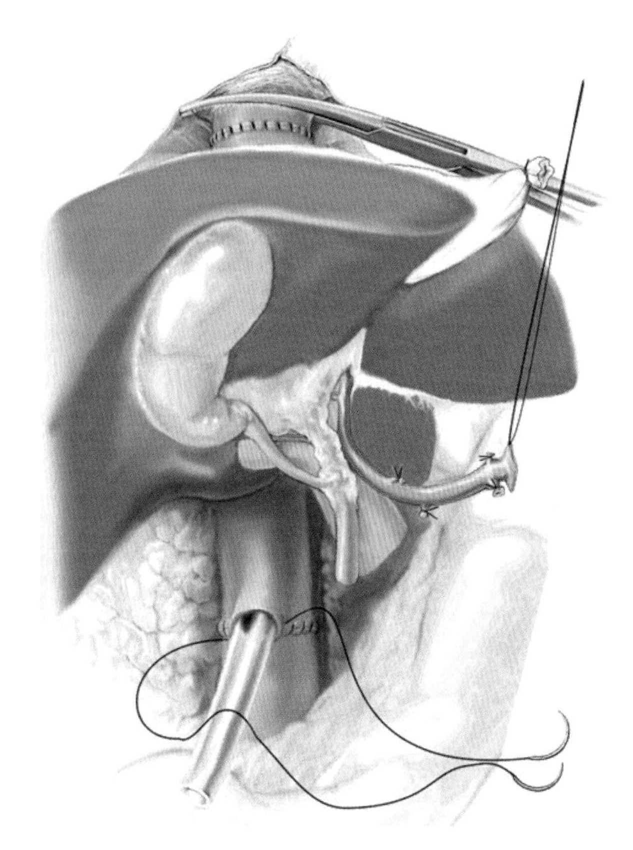

图 60.5

保留下腔静脉(背驼式)术式:供肝的肝后下腔静脉需在台下仔细处理准备。下腔静脉上段开口需修剪至肝静脉水平。下腔静脉下端开口需修剪至肝尾叶(第 1 肝段)引流静脉水平然后用 5-0 缝线连续缝合关闭,可以放置一根吸引管以便在再灌注过程中方便冲洗肝脏(见下文)。

这时,可以有三种方式吻合供肝和受体的下腔静脉。

(1) 端端吻合。修剪三条肝静脉的开口使之相互连通形成一个大的开口(图 60.6),然后和供肝的下腔静脉肝上段进行端端吻合(图 60.7)这个技术目前越来越少用,因为容易造成吻合口的相对狭窄导致静脉流出道梗阻。

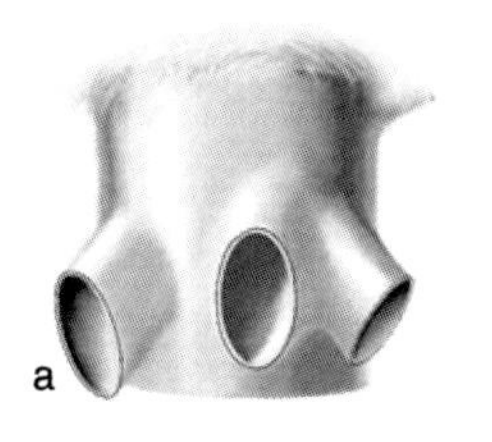

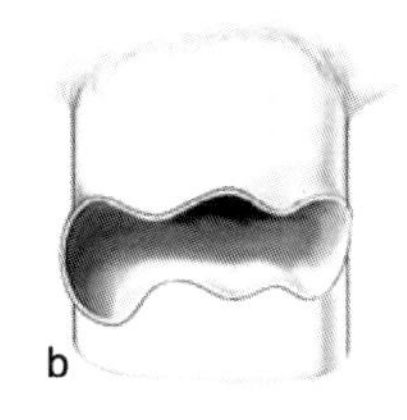

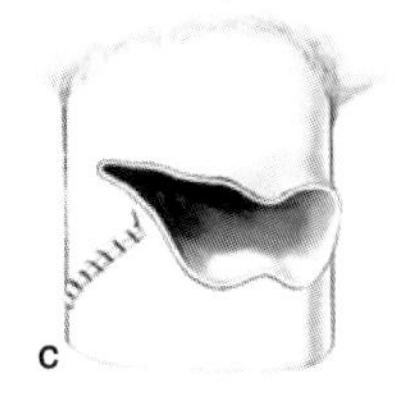

图 60.6

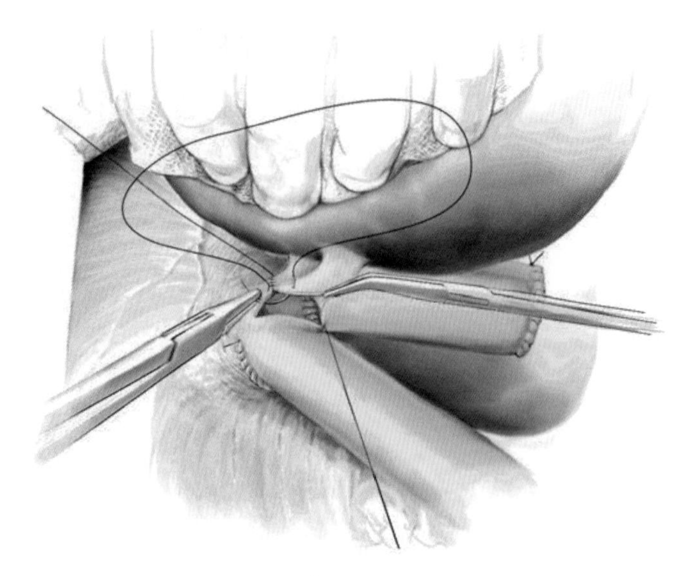

图 60.7

（2）下腔静脉侧侧吻合。供肝的下腔静脉肝上端开口用4-0缝线闭合，然后在其左后侧方做一个6cm长的切口。这个切口需要涵盖主要肝静脉的开口以获得最好的移植物的静脉引流和满足后续操作比如经颈静脉穿刺活检或经颈静脉肝内门体分流术（TIPS）的完成。部分钳夹受体下腔静脉，缝合供肝下腔静脉的左后侧壁和受体下腔静脉前壁的两边（图60.8a）从右边（或左边）开始用两条4-0缝线行连续缝合。要避免供体下腔静脉出现长的盲端以免血栓形成。如果使用特殊设计的腔静脉钳（Lerut-Satinsky clamp，Ulrich CH）会使缝合过程更简单。

（3）下腔静脉端侧吻合。在供肝下腔静脉肝上段的背面将末端约4cm长那部分修剪成铲状，以产生一个宽大的吻合口。如前述所示钳夹受体下腔静脉的前壁，随后用两条4-0缝线以连续缝合的方式在供肝的铲状下腔静脉和受体下腔静脉之间做一个斜的端侧缝合（>6cm）（图60.8b）。与侧侧吻合相比，这个术式的优势就是吻合口能做得尽可能的大，血流能更直接地流入下腔静脉。

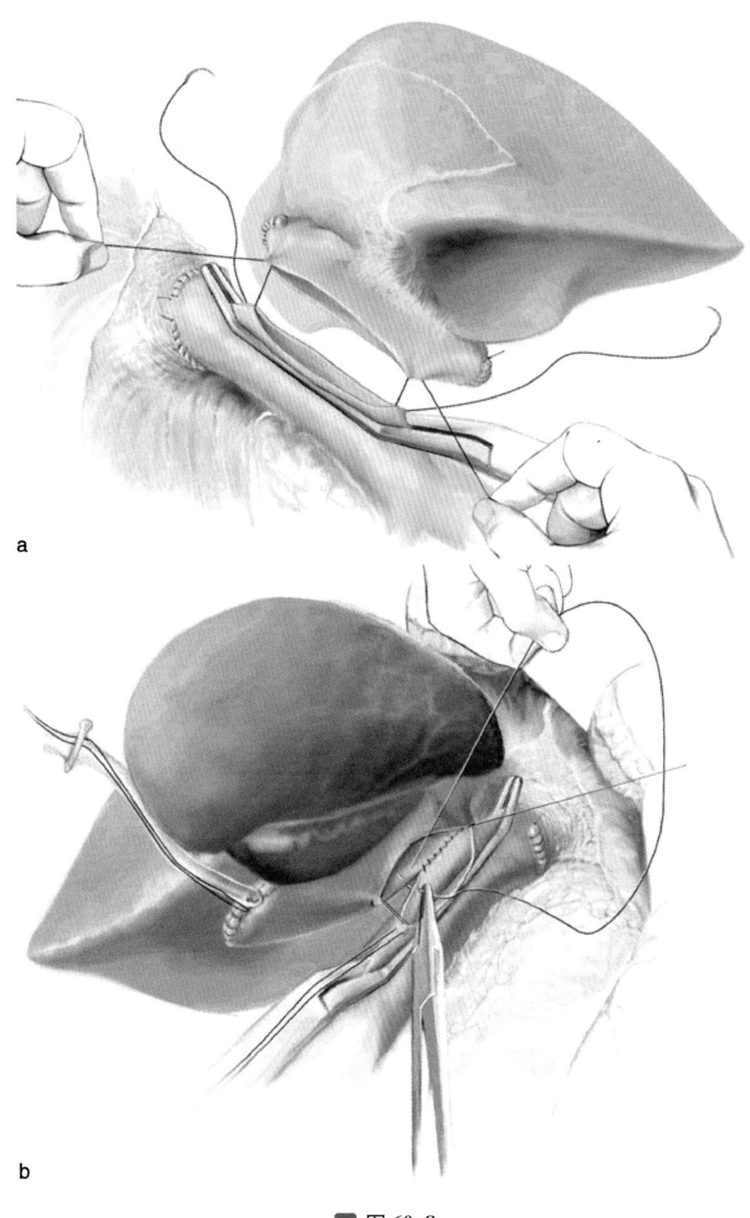

■ 图 60. 8

手术步骤五

门静脉吻合术

这一部分，经典术式和保留下腔静脉术式的基本过程是相同的。

修剪供肝门静脉至合适长度，简单地冲洗受体门静脉以去除血凝块，用 5-0 或 6-0 的缝线行端端连续缝合。应避免门静脉出现扭曲和旋转。缝线打结时留出长度约等于四分之三血管直径的"生长因子"以防止吻合口狭窄（■图 60. 9a）。也可以选择在开放门静脉血流时在吻合口上方暂时夹闭一下，使门静脉缝合线能扩展到最大后再打结。

当受者的门静脉不适合吻合（长期的血栓形成），或者双侧门静脉残端太短时，可以从供者处取一段髂静脉用于延长供肝的门静脉或者直接用之桥接供肝门静脉和受者的肠系膜上静脉（■图 60. 9b、c）。大部分门静脉血栓可以通过取栓再通。如果取栓不合适或不成功，可以使用供体髂静脉桥接供肝门静脉和受体肠系膜上静脉。

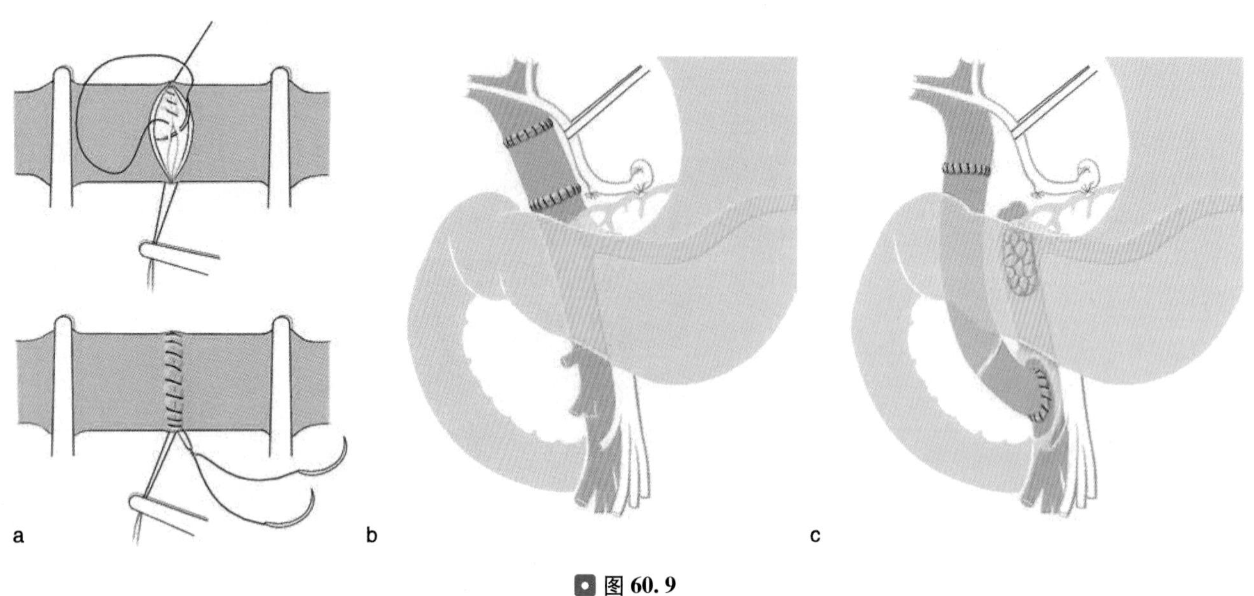

■图 60.9

无肝后期

手术步骤六

供肝再灌注

再灌注可以以不同的方式进行：

（1）移除门静脉处的血管夹对肝脏进行再灌注，通过预置在肝下下腔静脉吻合口处的引流管引流出 200～300ml 的血液来排出供肝中的空气、保存液和钾离子。然后拔除引流管结扎吻合线，然后依次缓慢移除肝上和肝下下腔静脉的血管钳夹（经典术式）或者下腔静脉前部的血管钳夹（下腔静脉保留术式）。

（2）当吻合门静脉时，供肝可以通过下腔静脉进行逆行灌注。这个技术的优点之一就是在供肝再灌注前就能完全恢复下腔静脉的回心血流。

（3）当肝脏再灌注后，局部用热生理盐水冲洗有利于肝脏的复温。

（4）一些中心在肝脏再灌注前使用冷白蛋白溶液灌洗肝脏（■图 60.10）。

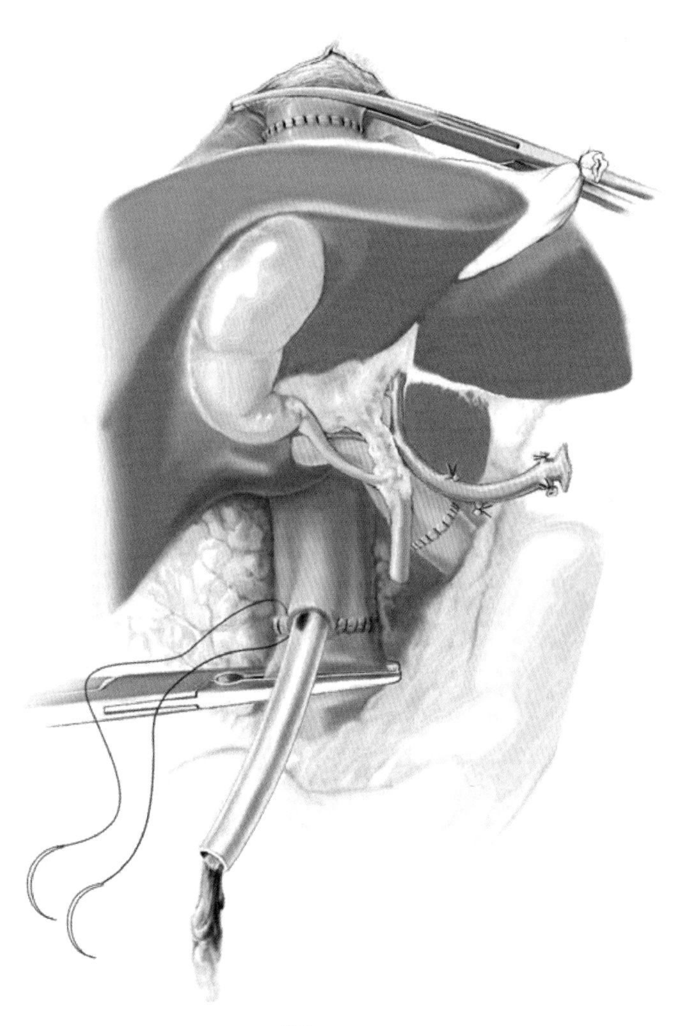

图 60.10

手术步骤七

动脉吻合

动脉吻合有多种方案,大部分情况下用端端吻合方式将供者的肝总动脉或腹腔干和受者的肝总动脉或左右肝动脉的交叉处吻合,用 7-0 或 8-0 的缝线行连续或间断缝合(图 60.11)。根据血管长度和口径的不同,也有一些其他的吻合选择。吻合开始之前,需要将受者的动脉内的血栓冲洗干净。

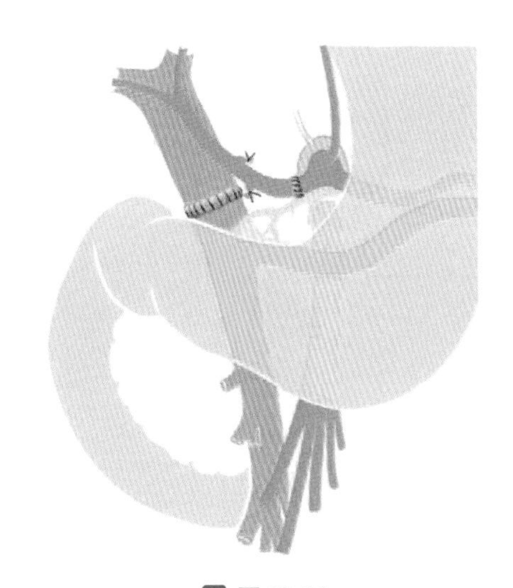

图 60.11

变异或副肝动脉也应进行吻合，可以直接与受体动脉相吻合或和供肝的胃十二指肠动脉或脾动脉的残端相吻合（图 60.12）。

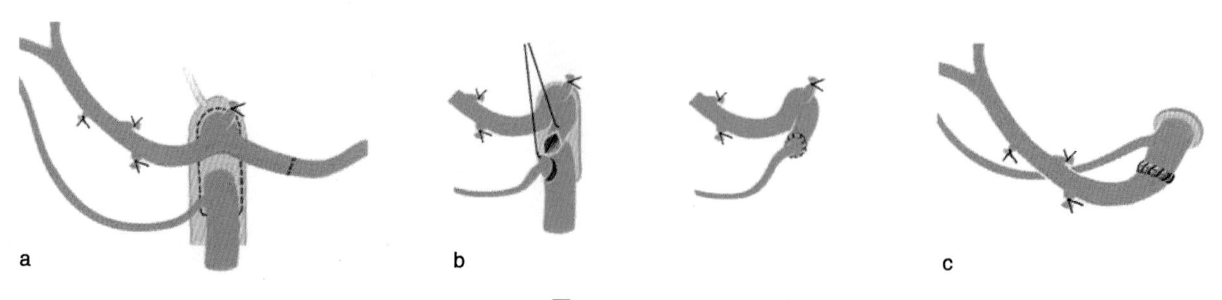

图 60.12

当受者的动脉不适合利用的时候（肝动脉血栓或严重的腹腔干狭窄），可以从供者取一段髂动脉在供肝动脉和受体肾动脉以下腹主动脉水平进行桥接。当供肝动脉足够长时也可以直接将供者的腹腔干在受者的腹腔干水平以上和其主动脉做端侧吻合（图 60.13a）。当使用供体髂动脉与受体主动脉通过端侧吻合作桥接时，可以选择于病肝移除后在主动脉腹腔干水平之上进行（图 60.13b），也可选择在肾动脉下方、肠系膜下动脉上方之间进行，这些吻合需要在供肝植入之前完成（图 60.14）。

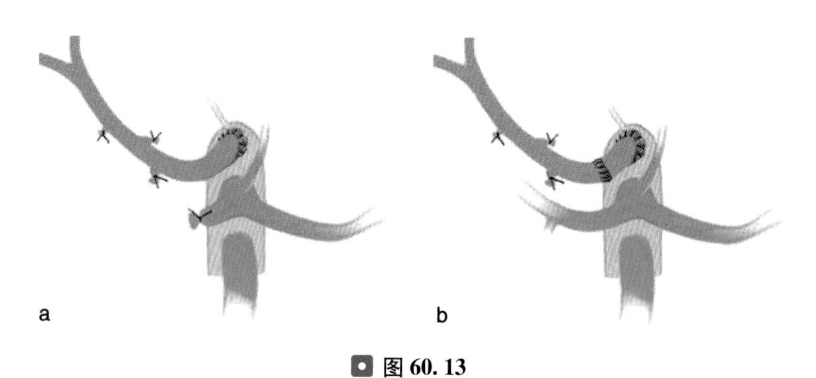

图 60.13

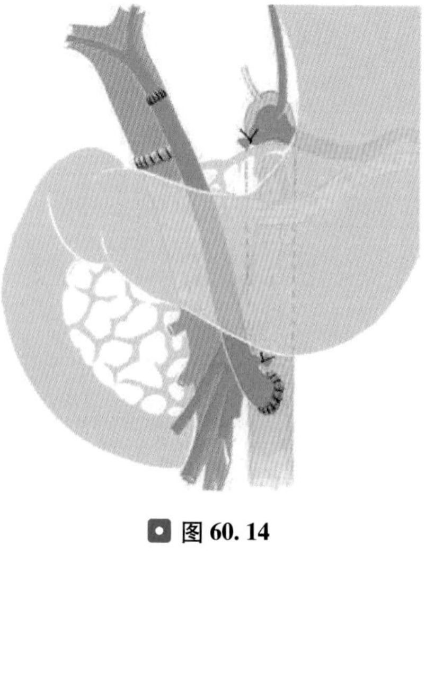

图 60.14

手术步骤八

胆道重建

供肝和受体的胆道都要修剪以保证断端有足够的血供。胆道缝合可以用5-0至7-0的PDS或prolene缝线行端端间断缝合。也可以用侧侧吻合（在胆道吻合章节中有介绍）。可以通过受者的胆总管放置一根T管越过吻合口作为支撑及引流。在胆道疾病为原发病的病人中，比如原发性硬化性胆管炎，常常需要通过Roux-en-Y胆管空肠吻合术重建胆道。但是对于一些状况较差的受者，为了避免额外的肠道缝合，在排除肝外胆管狭窄和炎症的情况下，直接行胆管-胆管吻合是非常有效的，或者甚至可以直接和十二指肠进行吻合。

如果手术野干燥，手术完成后可以不放置腹腔引流。但是，如果有大量腹水形成或大量的术中液体输入，建议放置一根右上腹的腹腔引流管便于病人术后护理（图60.15）。

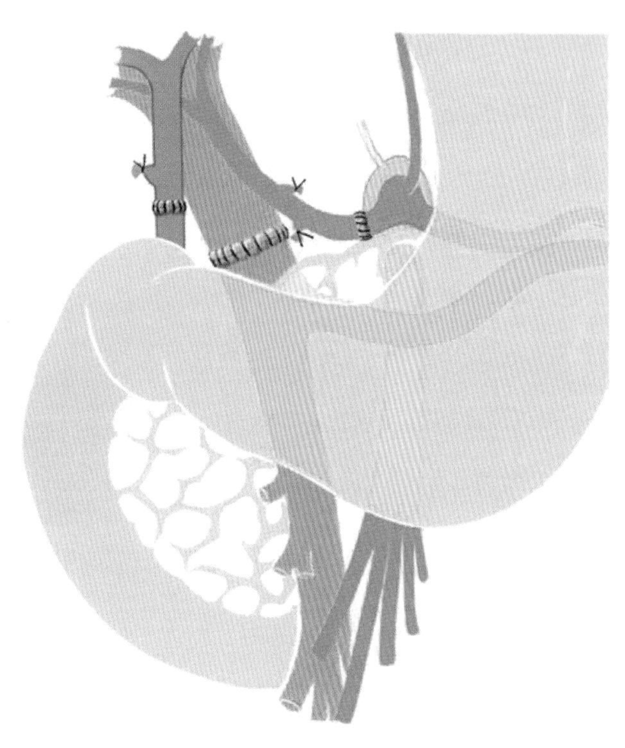

图60.15

静脉-静脉分流术（可选）

随不同的医学中心而异，静脉-静脉分流术可以是常规的、偶尔的或从不使用。在无肝期使用的静脉-静脉分流术，主要是引流门静脉和下半身大隐静脉的血液进入左腋静脉、左肱静脉或左颈内静脉。门静脉残端可以直接插管，也可以在肠系膜下静脉进行插管。带肝素涂层和臂式套管的向心生物泵是最常用的设备。使用之前，套管需要用生理盐水或平衡液预处理。

在左侧腹股沟处做一个6cm长的纵行切口，紧靠腹股沟韧带下方游离大隐静脉，结扎远端后，在其近端做切开，插入导管并深入股静脉。门脉系统插管可以直接插入和固定于病人的门静脉残端或插入到肠系膜下静脉。腋静脉的插管和大隐静脉插管的步骤相同,通过左侧腋静脉小切口插入。当然也可以经皮在颈内静脉插入一个大口径导管。

一些中心会采用暂时性的门体分流术;此术式不包含在本章讨论范围内(图60.16)。

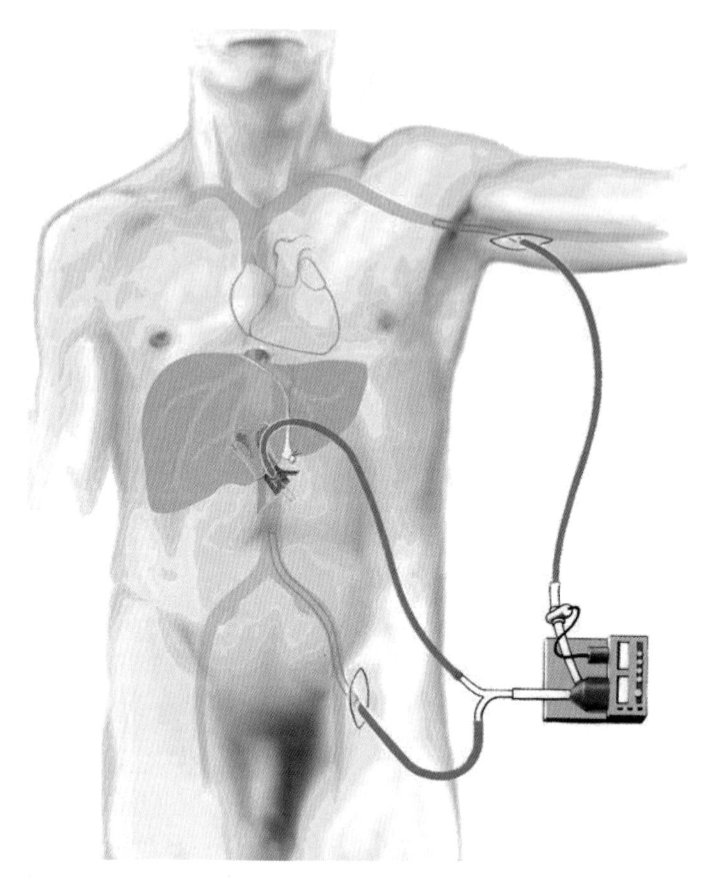

图 60.16

术后检查

(1) 实验室检查:肝功能(乳酸、INR、AST、ALT),出凝血(INR 和Ⅴ因子),肾功能,免疫抑制药物水平监测。

(2) 多普勒超声:检查相关血管是否通畅(每天一次至术后 5 天)。

(3) 临床怀疑排斥反应时的肝活检。

手术后并发症

早期并发症(<14 天)

(1) 出血。

(2) 肝动脉血栓形成或狭窄。

(3) 肝动脉盗血综合征。

(4) 原发性无功能(不进行再次移植病人将死亡)。

(5) 初始功能不良(各医学中心定义不同)。

(6) 急性排斥反应。
(7) 大量腹水。
(8) 门静脉血栓形成。
(9) Budd-Chiari 综合征。
(10) 胆漏。

中/后期并发症(>14 天)

(1) 急慢性排斥反应。
(2) 腹腔感染:腹腔脓肿、感染性腹水。
(3) 全身性感染。
(4) 细菌。
(5) 病毒(如巨细胞病毒或人类疱疹病毒)。
(6) 真菌。
(7) 血管并发症。
(8) 肝动脉血栓形成或狭窄。
(9) 门静脉血栓形成。
(10) 腹水。
(11) 静脉流出道梗阻。
(12) 胆道并发症。
(13) 肝内和/或肝外胆道狭窄和/或胆泥沉积形成。
(14) 肝外胆管狭窄。
(15) 肝内胆管缺血型胆道病变(ITBLs)。
(16) 复发性疾病。
(17) 恶性肿瘤:
新发肿瘤。
(18) 移植后淋巴增殖性疾病。
(19) 皮肤癌。

常见并发症的管理

(1) 原发性无功能(1% ~2%):早期二次移植。

(2) 排斥反应:提高免疫抑制剂剂量或更换种类。

(3) 肝动脉血栓形成(1% ~5%):立即手术取栓(伴或不伴肝内溶栓)。如果发生严重的缺血性胆管狭窄和肝脏坏死,需要考虑行二次移植。

(4) 肝动脉狭窄或盗血:介入治疗。

(5) 感染性并发症:同常规治疗(如适当抗感染治疗、外科或经皮引流)。

(6) 腹水/水肿:移植后第 1 周避免液体超负荷;如有必要使用利尿剂。

专家经验

- ◆ 无论是经典术式还是下腔静脉保留术式，都应该把中心静脉压控制在尽可能低的水平，否则会使导致肝下下腔静脉和肝短静脉的解剖变得更加困难和增加出血量。
- ◆ 在供肝再灌注的过程中常常会出现短期的低血压。这可能是因为出血或者代谢的改变（如再灌注后综合征）。此时若有下腔静脉肝段或肝脏背面静脉出血，宜行肝后间隙填塞止血直到血流动力学稳定，在这之前不要尝试缝合操作。
- ◆ 当门静脉存在血栓或既往有右上腹手术史和再次移植的时候，预估病肝切除时间后合理安排供肝获取和修整时机，以尽量减少供体缺血时间。
- ◆ 在将供肝植入之前，需要先确定门静脉的重建方式。

（周俭 译）

第61章　部分尸体肝移植术:供体操作和移植

Massimo Del Gaudio, Xavier Rogiers, Daniel Azoulay

1989年,Pichlmayr等人最先报道将一个尸体来源的肝脏劈离成两部分分别移植给一个成人和一个儿童。同年,Bismuth等人将一个供肝劈离后移植给两个患急性重型肝炎的成人。今天,受体为一个成人和一个儿童的劈离式肝移植已经很常见,受体为两个成人略少见。

适应证与禁忌证

一般供体标准

(1) 年龄<55岁。
(2) 体重>70kg。
(3) 血流动力学稳定。
(4) 肝功能正常。
(5) 无大体可见脂肪肝。
(6) 移植物与受体重量比>1%。

供体手术

体外和体内原位劈离方式比较

一般而言,供肝可以在获取的时候劈离(即原位劈离)或者以传统方式摘除后在体外劈离(即体外劈离)。

体外劈离,器官获取过程参见▶第59章“多器官获取技术”,移植物随后被送往移植中心进行相关准备操作。另一种就是体内原位劈离手术,其技术来源于活体供肝获取手术。

体外劈离是同时为两个病人获取移植物时使用最多的方法。但是和一般的供肝修整术相比,由较长的后台操作时间导致的冷缺血时间延长和供肝复温会增加移植后器官功能障碍的风险。体内原位劈离术可能会消除这个问题,但由于供肝获取过程难度更高、更花时间而使得其使用受到限制。

体外劈离供肝的后台操作

在后台肝脏劈离过程中,必须注意保持肝脏的低温。按标准操作获取供肝后,使用金属探条插入门静脉明确左右支分叉部。通过分离解剖、探条探查甚至X射线造影的方式确定肝动脉和胆管的解剖构造。门静脉、肝动脉、胆道系统和肝静脉的最终解剖分离都在台下进行。

成人及儿童作为受体的原位供肝劈离操作

本方法目标是获得以下移植物：

(1) 成人供肝：肝Ⅳ-Ⅷ段。

(2) 儿童供肝：肝Ⅱ和肝Ⅲ段。

手术步骤一　左外叶的游离和解剖

肝Ⅱ和肝Ⅲ段的游离和准备的操作与活体供肝的操作相同。游离肝左动脉和门静脉左支，必须尽可能小心保护供应肝Ⅳ段的动脉分支。分离出肝左静脉，用血管阻断带勾套标记用以引导肝脏离断(◘图 61.1a)(参见▶第 42 章“绕肝提拉法用于解剖性半肝切除术”)。

如有需要可以行胆管造影，具体操作参见活体供肝流程。

肝实质的分离沿镰状韧带进行(◘图 61.1b，切割线 1)，分离各支肝静脉。肝左静脉划归肝左叶，肝右静脉和肝中静脉连同下腔静脉(IVC)划归右叶。

当肝脏实质分离行进到肝门部的时候，用手术刀略微偏向左侧方向做一直接的切割，如此盲法切断左肝管可以避免不必要的胆道游离，保护胆道动脉血供。

假如供肝的右叶过大，或者肝Ⅳ段的血供不理想；在供肝植入后可以将肝Ⅳ段切除(◘图 61.1b，切割线 2)(肝Ⅳ段常会有一些变色，这是正常的，不必因此切除)。

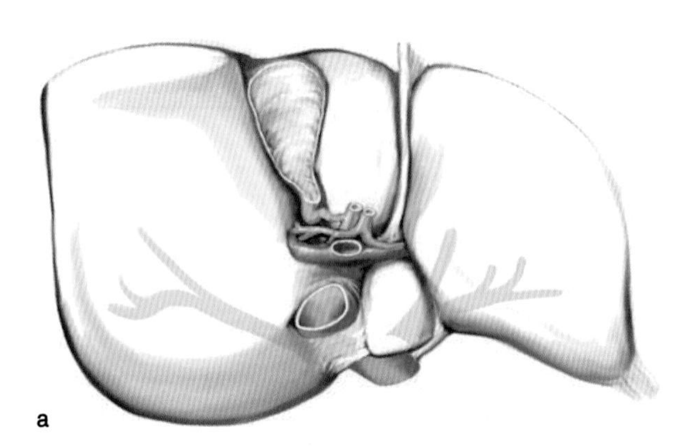

a

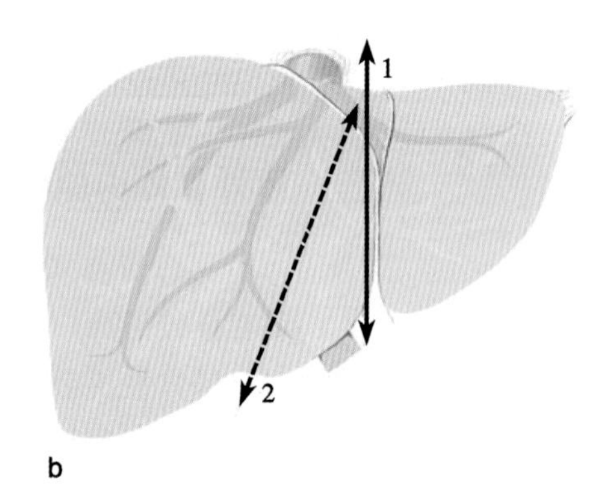

b

◘ 图 61.1

手术步骤二　取出供肝

上述准备完成后，参照标准多器官获取方法灌洗供体，从根部切断门静脉左侧分支或右侧分支，主干处的残端用 7-0 缝线连续缝合。如果门静脉在门静脉左侧分支根部被切断，注意在左支分离出距起始处 1cm 左右的去往尾叶的小分支并妥善结扎离断，这样可以使左支保留足够的长度和受体的门静脉进行吻合。

一般情况下，在肝右动脉根部切断肝动脉，留下肝左动脉与腹腔干相连，接着切断肝左静脉，取出左半肝并保存。然后取出右半肝(◘图 61.2)。

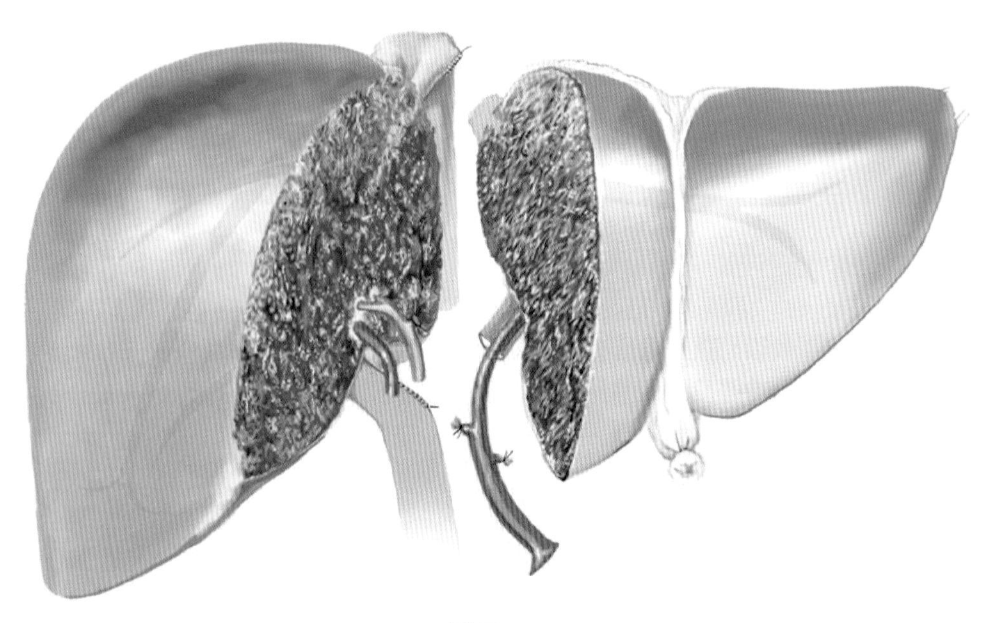

图 61.2

双成人受体供肝原位劈离方法

本方法目标是获得以下移植物:

(1) 右半供肝:肝Ⅴ段到肝Ⅷ段。

(2) 左半供肝:肝Ⅱ段到肝Ⅳ段。

首先将右半肝完全游离,包括分离出肝右静脉并用丝带勾套标记以引导的肝脏实质分离。保留直径大于 5mm 的副肝静脉,在右肝移植过程中它们需要重新吻合并引流右肝血液。

门静脉和肝动脉的处理方法和在成人儿童作为受体的劈离式肝移植部分描述的方法相同。一般情况下,动脉腹腔干保留在左半肝。对于门静脉,如果是双分叉,主干保留在左半肝;如果是三分叉,主干保留在右半肝。肝实质分离平面位于肝中静脉的右侧,因此整个肝Ⅳ段被包含在左侧供肝。这个术式产生的两部分供肝如(图 61.3)所示。与成人和儿童作为受体的劈离式肝移植供肝相比,这种情况下,下腔静脉包含在左供肝中。

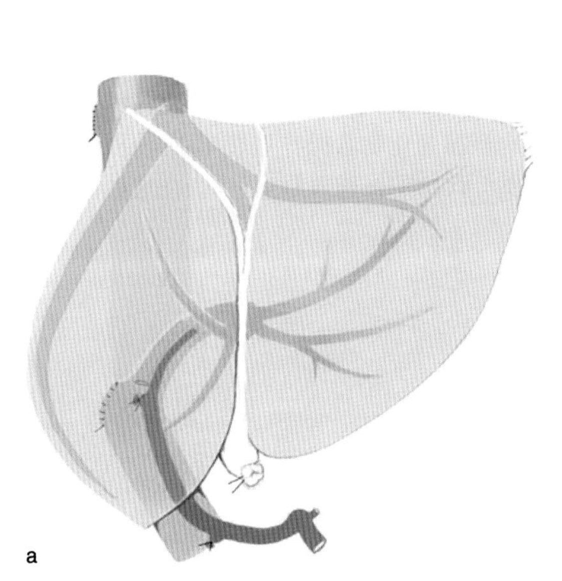

a

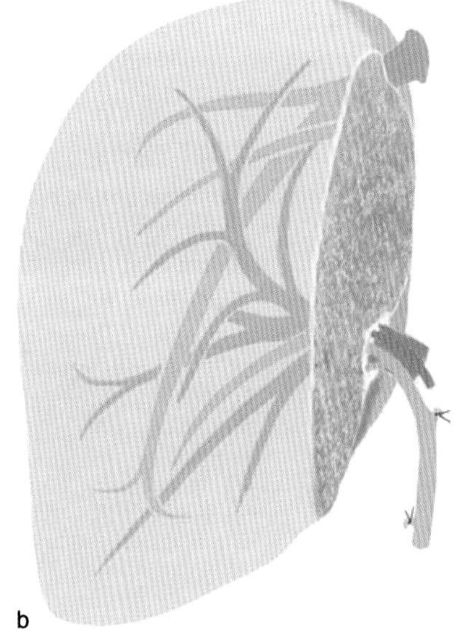

b

图 61.3

植入方法

成人-儿童劈离式肝移植右半肝植入方法

手术步骤一

供肝准备

下腔静脉保留在右半供肝,所以可以使用侧侧吻合并能达到一个较好的引流效果。供肝的准备包括修剪下腔静脉上端至主要肝静脉开口水平,下端至在引流第1肝段肝短静脉水平。在下腔静脉右后侧壁切开约6cm长作为吻合口,涵盖主要肝静脉开口(◘图61.4)。

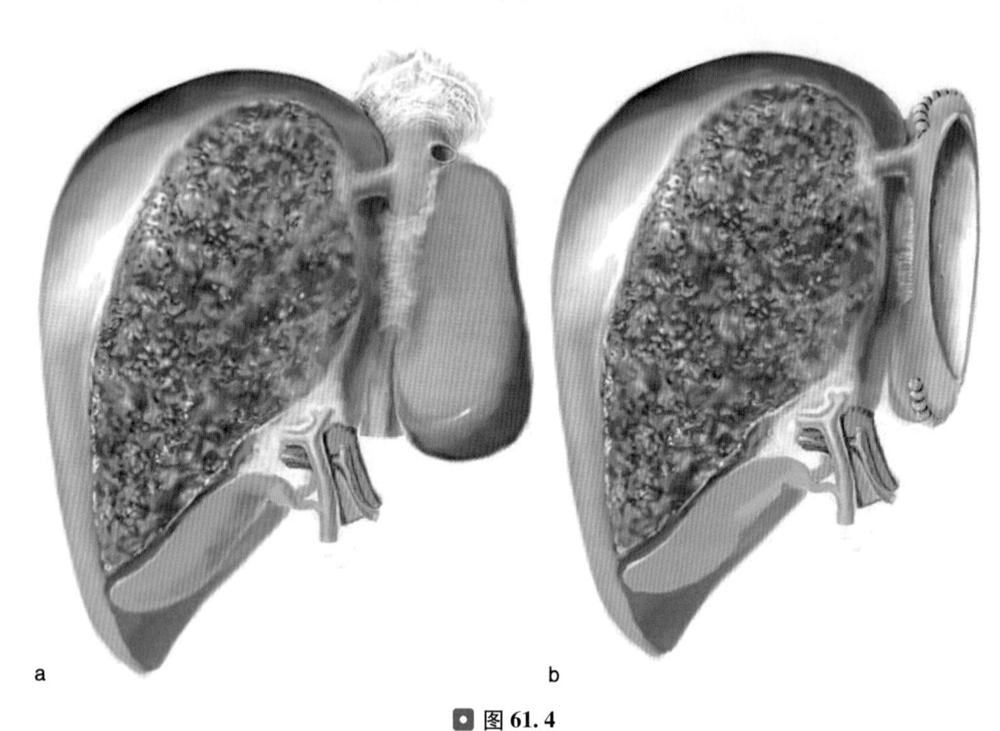

◘ 图 61.4

手术步骤二

腔静脉侧侧吻合

部分钳夹受体下腔静脉后行侧侧腔静脉吻合(参见▶第60章“原位肝移植术”)。可选:在后台操作的时候切除第一肝段(尾叶)腔静脉后部和左侧部,使得供体下腔静脉能更充分地显露而让吻合操作更简单。同样的操作可以用在成人-成人劈离式肝移植左侧供肝移植的操作过程中,因为在这种情况下下腔静脉保留在左侧供肝(◘图61.5)。

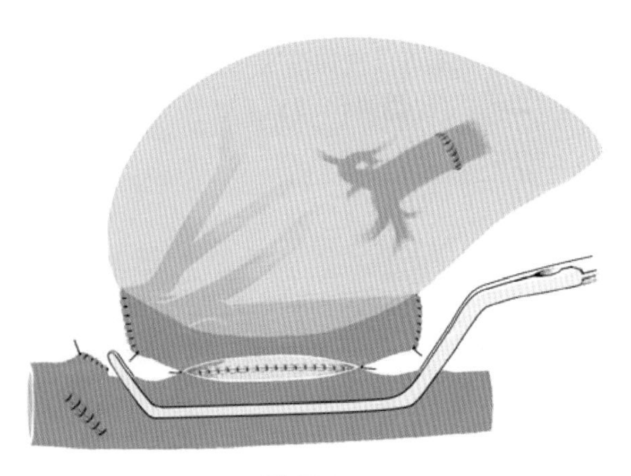

◘ 图 61.5

手术步骤三

门静脉、肝动脉、胆管的吻合

采用端端方式吻合供肝门静脉右侧分支和受者门静脉主干。如果足够长，供肝肝右动脉可以和受者的肝动脉在胃十二指肠动脉分叉处进行吻合。如果不行，就和受者的肝右动脉或肝总动脉吻合。最后将右肝管和受者的胆总管相吻合，操作方法与原位肝移植中的方法相同（◘图 61.6）。

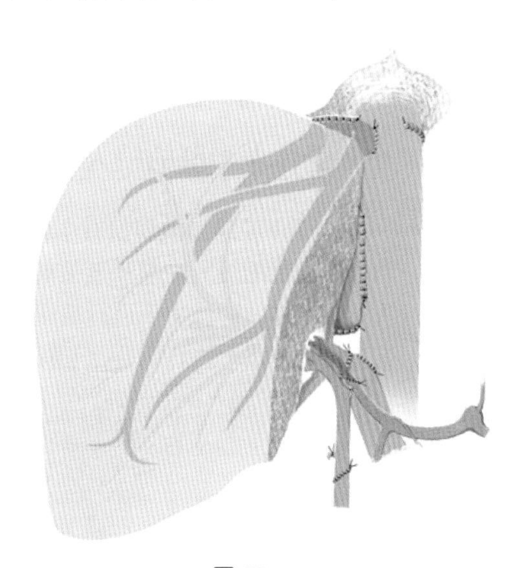

◘ 图 61.6

双成人受体劈离式肝移植或亲属活体供肝右半肝移植方法

双成人受体劈离式肝移植左半肝移植方法将在▶第 63 章描述。

在活体供肝的情况下，下腔静脉保留在供体体内；在双成人受体劈离式肝移植的情况下，下腔静脉保留在左侧供肝。因此，静脉回流的重建通过吻合供肝的肝静脉和受体的下腔静脉实现。受体肝切除的操作过程与保留下腔静脉的原位肝移植时操作过程相同。肝中静脉和肝左静脉的开口被闭合，肝右静脉直接与受体肝右静脉的残端相吻合或与在受体下腔静脉上开设的更大的开口相吻合。任何直径大于 5mm 的次级肝静脉也需要与下腔静脉相吻合。肝Ⅴ段或肝Ⅷ段的主要的肝静脉属支必须被有效的引流，可以通过使用大隐静脉构建桥接或者根据解剖情况，利用肝右静脉创建一个共通道而实现。

门静脉和肝动脉的吻合方式与成人-儿童劈离式肝移植的吻合方式相同。胆道可以按如图所示的胆肠吻合来重建,或将供肝的右肝管和受者的胆总管直接吻合(图 61.7)。

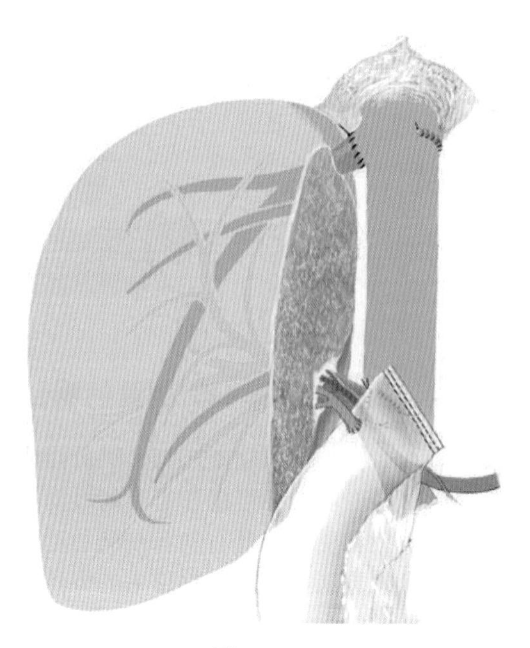

图 61.7

小儿受体左半肝的植入(第 2、3 肝段)

由于下腔静脉被划归右半供肝,左肝供体使用肝左静脉直接与受体下腔静脉吻合。尽可能缩短肝左静脉至关重要,因为过长会导致吻合口发生扭转。将供体门静脉左支与受体门静脉主干进行端端吻合。最后,将左半肝腹腔干与受体的肝动脉在胃十二指肠动脉水平进行吻合,胆道则通过 Roux-en-Y 胆肠吻合的方式重建(图 61.8)。

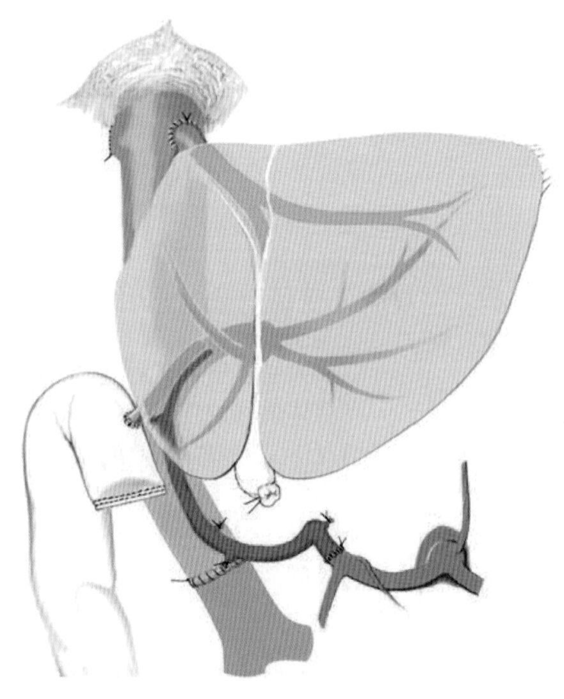

图 61.8

双成人受体劈离式肝移植肝静脉引流可选方案

在双成人受体劈离式肝移植手术中,最大限度修复静脉回流对于最大化的保存肝实质是非常重要的。除和活体右侧供肝相同的静脉重建和吻合,包括肝Ⅵ段静脉的吻合和粗大的肝Ⅴ或肝Ⅷ段静脉的重建以外,有两种额外的但并不适用于活体供肝的手术方法能在保证静脉回流的情况下简化移植过程。

(1) 下腔静脉劈裂法:这个手术方法既能用于体内原位劈离术,也能用于体外劈离术。纵切下腔静脉的前壁和后壁,这样两半供肝都能得到一部分下腔静脉袖片,既包含相应的肝静脉,同时也可能在右边包含一根肝Ⅵ段的静脉,左边包含肝Ⅰ段的静脉。在移植的时候,供体下腔静脉袖片可以和受者保留的下腔静脉的前壁缝合(◘图 61.9)。

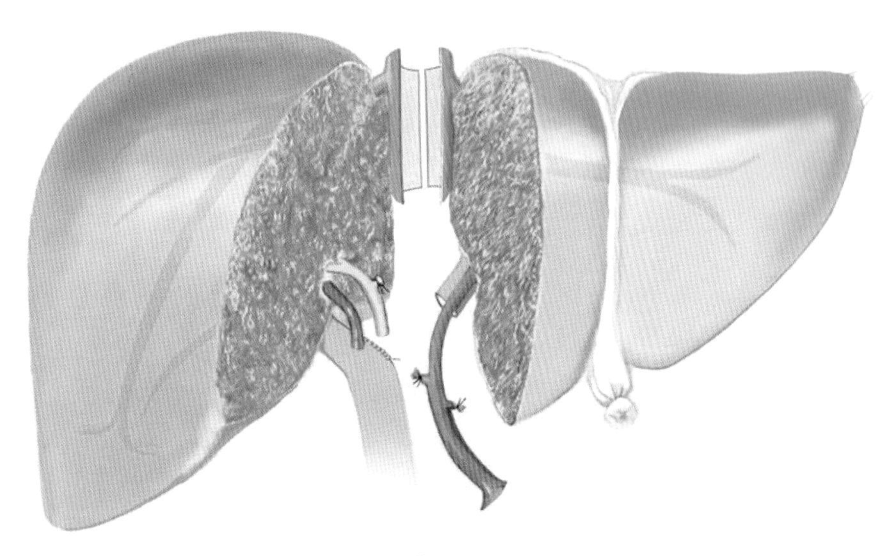

◘ 图 61.9

(2) 肝中静脉分裂法:这个手术方法只能用于体外劈离术。在后台分离的过程中,肝中静脉被从中间断开,但是它的开口还是和下腔静脉相连(◘图 61.10a),然后两边都用髂静脉修补重建。用这种方式,不用过多的重建或吻合,较大的肝Ⅴ或肝Ⅷ段静脉就可以获得良好的引流(◘图 61.10b、c)。

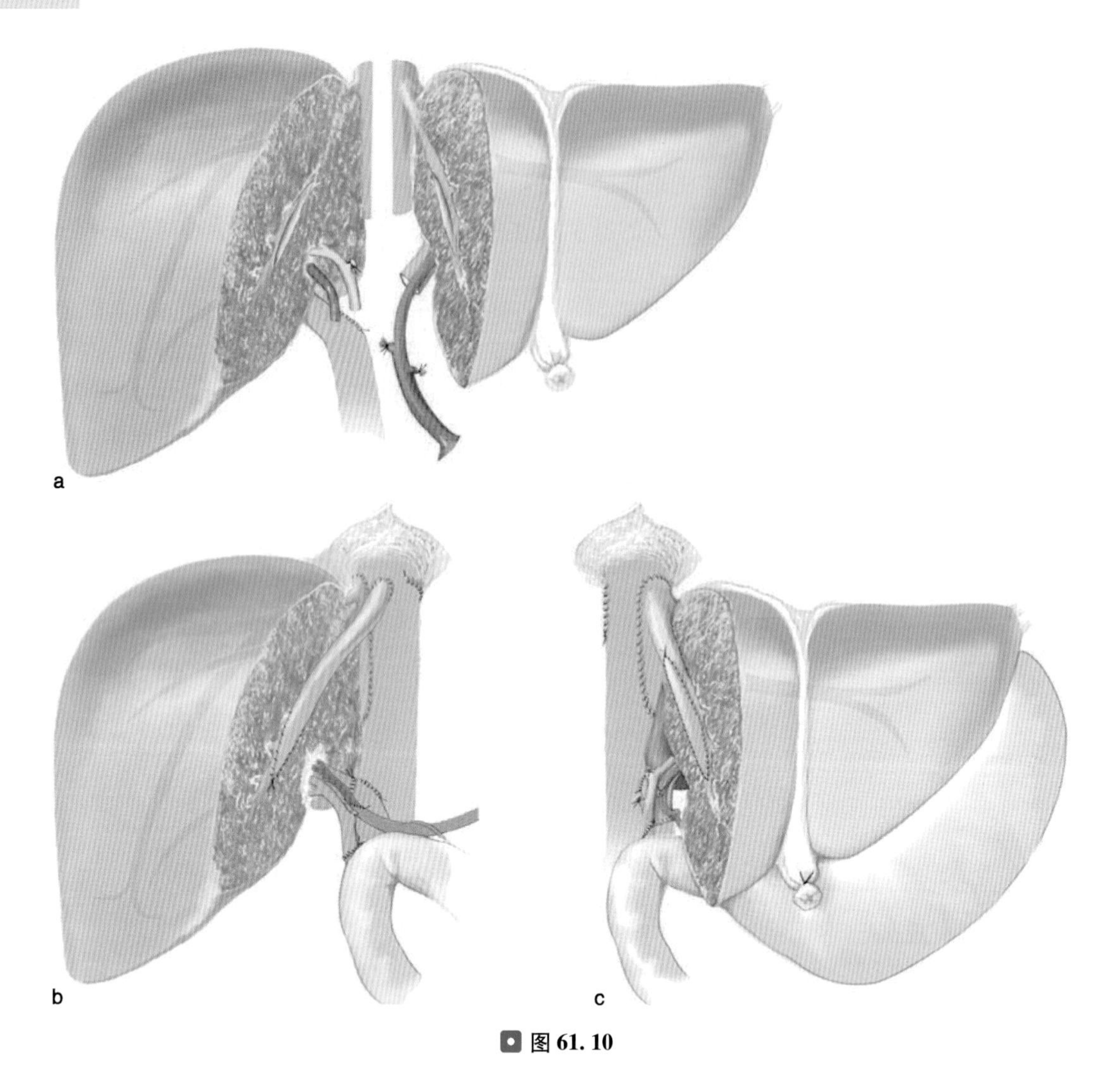

图 61.10

常规术后检查

（1）在重症监护病房时每天行多普勒超声检查，普通病房每周检查一次直至出院。

（2）实验室各项常规检测。

术后并发症

（1）断面的胆漏一般通过经皮引流解决。

（2）其他并发症治疗方式同原位肝移植或活体供肝移植。

专家经验

- 要尽可能保持肝实质切面的平整，因平整的切面可最有效地止血。
- 夹子在移植过程中易脱落。因此，切面上每个管道应用缝线结扎。在该操作过程中，注意通过使用冷纱布覆盖肝脏避免复温，只显露操作面在保存液外。

（周俭 译）

第 62 章　成人活体肝移植供体右半肝切除术

Gregory Sergeant, Pierre-Alain Clavien

适应证与禁忌证

供者的一般状态需满足:

(1) 年龄介于 18～60 周岁之间。

(2) 供体与受体 ABO 血型相匹配。

(3) 无重特大疾病。

(4) 与受体长期保持良好的感情与融洽的关系,自愿捐赠器官。

(5) 已被告知具体治疗过程,充分理解并同意承担相关风险。

供者禁忌证

(1) 年龄小于 18 周岁或大于 60 周岁。

(2) 供者与受体 ABO 血型不匹配。

(3) 既往上腹部手术史。

(4) 病理证实,供肝脂肪肝病变比例达到 30%(依据移植中心情况酌定临界值)。

(5) 显著的腹主动脉粥样硬化。

(6) 解剖变异(依据移植中心情况酌定)。

(7) 如无法进行肝脏活检,建议供者 BMI 指数不大于 28。

右半肝活体供肝手术前的必要检查

(1) 必要的心理评估和临床体格检查。

(2) 化验检查,用以评估肝功能及潜在的肝脏疾病,包括 AST、ALT、总胆红素、碱性磷酸酶、INR-PT 等。

(3) 非侵入性影像学检查,用以评估肝脏解剖、肝脏体积,制定手术方式。

(ⅰ)CT 或 MRI 观察肝脏血管的解剖变异,评估肝剩余体积,核磁胆道成像(MRCP)或胆道 CT 评估胆道解剖变异情况(依据移植中心情况酌定)。

(4) 侵入性检查(依据移植中心情况酌定)。

(ⅰ)肝脏活检。

(ⅱ)内镜逆行性胰胆管造影(ERCP)。

手术步骤

手术步骤一

进入腹腔及探查

采用双侧肋缘下切口，安装拉钩显露术野，分离肝圆韧带和镰状韧带后，进行腹腔探查。分离镰状韧带时应注意远离肝脏，以留出足够的韧带在手术结束前将其缝回膈膜上。保留左侧的三角韧带以固定剩余的左肝。术中可使用超声（■图62.1a）确定肝中静脉的位置，并使用电刀在肝表面灼烧加以标记（■图62.1b），并认真探查是否有术前检查遗漏的病变。

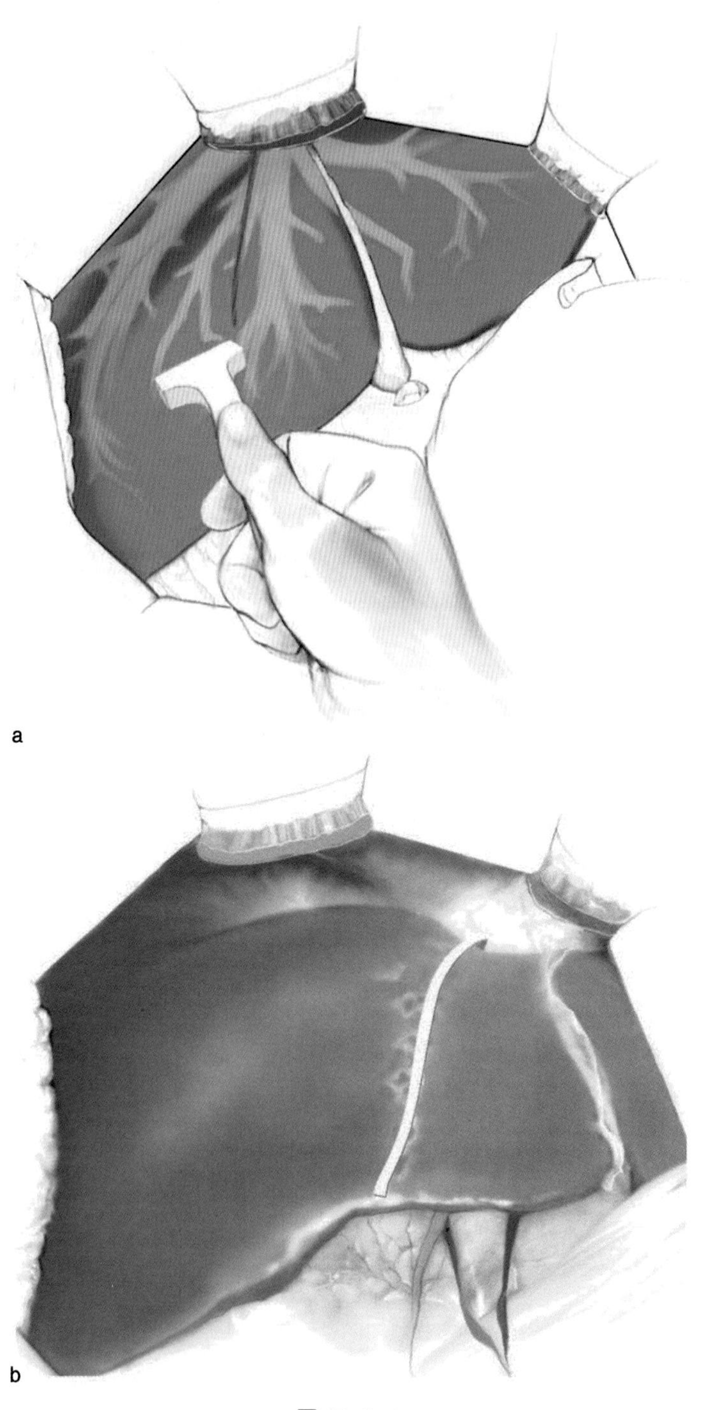

■图62.1

手术步骤二

肝门解剖

胆囊切除后,可以使用金属夹在左右肝管分叉处标记右肝管,然后经胆囊管导管进行胆道造影,以明确胆道解剖及变异情况(◘图62.2)。胆囊管开口还可以在手术结束之前进行胆漏测试。若术中探查及胆道造影明确供体无手术禁忌证,即可让受体病人进入手术室准备手术。解剖供者肝门,触摸探查肝门后方,以明确供体肝右动脉是否起源于肠系膜上动脉。解剖肝门脉管时,应尽量保留肝门右侧的腹膜及淋巴组织,因为过度剥离使胆总管"骨骼化"可能会造成胆道狭窄。找到位于胆管后面的肝右动脉后,可以轻轻地循着肝右动脉向远端探查深入右肝前段和后段的血管分叉,向近端探查肝右动脉的起始处。

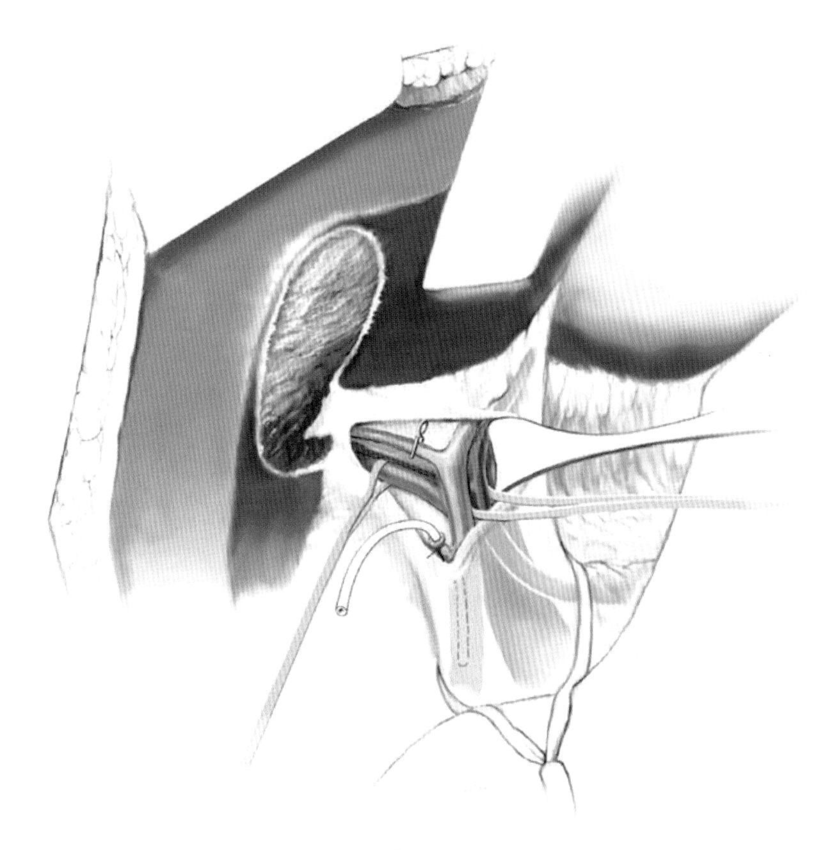

◘ 图62.2

获取供肝时必须充分考虑到肝右动脉近端起始处的解剖结构,并保留足够长度的肝右动脉。有时右肝动脉的近端恰位于肝Ⅳ段供血血管的起始处(这时应谨慎操作,避免损伤Ⅳ段血管)、胃十二指肠动脉或左肝动脉起始处。右侧门脉分支通常位于右侧肝门胆管的后方。当分离右侧门脉时,必须明确地辨别门脉左支、右支和主干。如有进入尾状叶的门脉右支分支,应注意在韧带之间仔细鉴别分离以避免撕扯损伤后出血。围绕门脉右支放置一血管牵引带备用。

如果门脉存在三分支,则应该分离右前分支和右后分支并分别阻断。在金属夹标记进行胆道造影确认右肝管位置后,自左右肝管汇合2~3mm处分离右肝管前壁,进而分离后壁将右肝管游离。应保留足够的袢给胆总管侧,后期使用5-0或6-0的PDS或Maxon连续缝合线封闭供者残端时可以避免胆总管或左肝管狭窄(◘图62.3)。如果术者使用悬吊法分离肝实质,那么也可以在肝实质分离最后阶段再分离右肝管。如供者有右肝的胆管汇入左肝管的变异的胆道，应在肝实质分离过程中进行游离和离断。

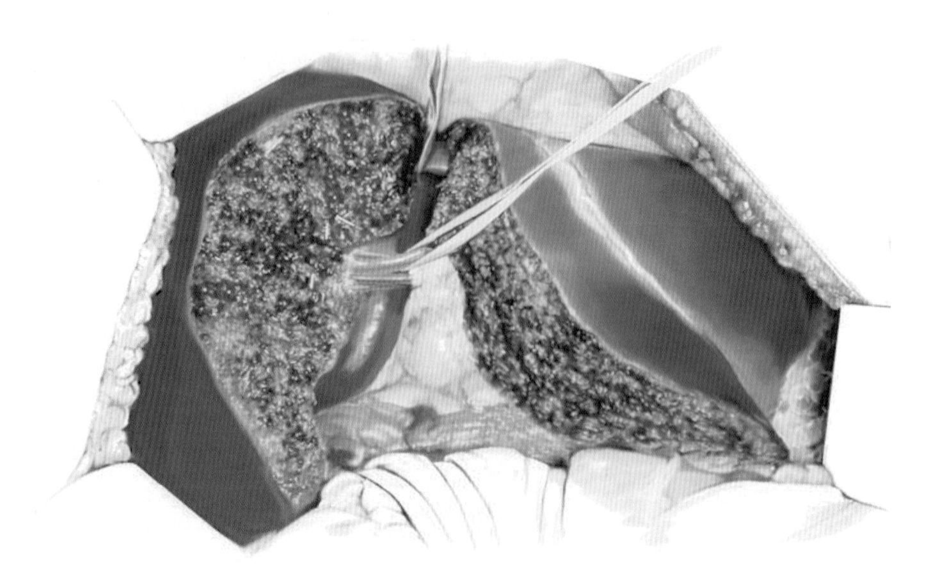

图 62.3

手术步骤三

游离右半肝和肝右静脉的准备

右肝游离过程与常规肝切除类似，重要的区别在于直径大于 5mm 的副肝静脉应保留，在植入受体时需进行静脉重建(图 62.4)。

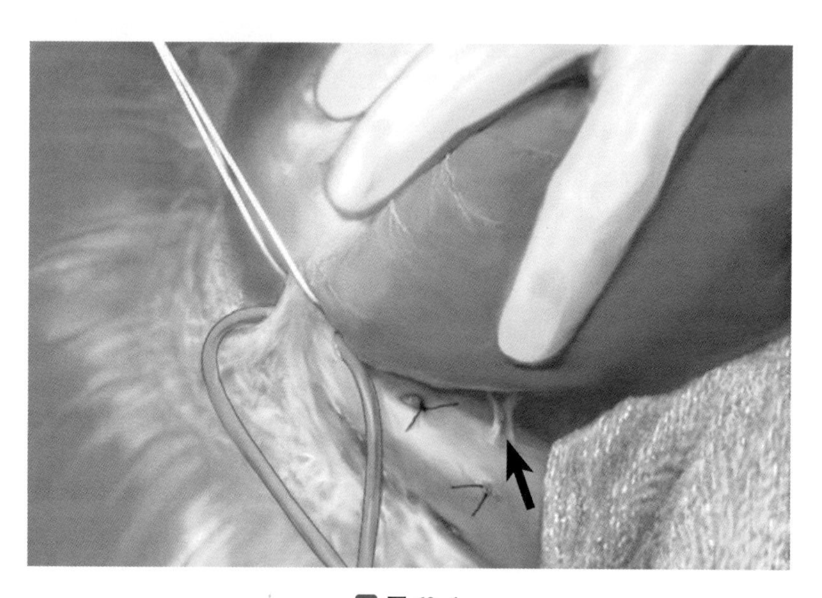

图 62.4

手术步骤四

分离肝实质

于肝中静脉右侧 1cm 处标记肝切线，此线可以通过术中超声定位并使用电刀标记。使用血管夹夹闭右肝动脉或门脉右支，或用 Pringle 肝门阻断法临时阻断左肝动脉和门脉可以显示缺血界限协助定位标记。依据技术不同，划线的实际情况可能略有差别。接着同右半肝切除术一样在肝脏下缘切线两侧各缝扎一道 2-0 的丝线用于牵拉。麻醉师应保持中心静脉压在 3mmHg 以下。如果使用悬吊法切取右半肝，此时应在肝右静脉和肝中静脉之间将悬吊带放置好（参见▶第 42 章“绕肝提拉法用于解剖性半肝切除术”）。尽管可以使用不同的切肝技术，但是大多数中心会选择不阻断入肝血流的 CUSA 和 Hydrojet 法。在标准的右肝供肝切除术中，肝中静脉应保留给供者，以保障左肝正常血供。应保护好第 5 和第 8 段血管粗大的肝静脉，尽量靠近肝中静脉根部侧处离断，右侧断端使用金属架夹闭，左侧残端用 2-0 丝线结扎。这些 5 段和 8 段肝静脉属支其后应进行重建以保障血液回流。在完成肝实质分离后，要对双侧断面充分止血并检查是否有潜在的胆汁漏。

手术步骤五

右侧供肝取出

当肝实质分断结束后，右肝与余肝仅有肝右动脉、门脉右支、肝右静脉相连，还可能有一些副肝静脉和下腔静脉相连。右肝管在分离肝实质前或分离中也已断开。

右侧供肝取出通常有两种方式：一种是原位灌注冷保存液，另一种是离断后在体外进行灌注。有些中心会在供体取出前 5 分钟静脉推注肝素。

体外灌注技术：在近心端结扎肝右动脉后离断。使用血管钳分别依次夹闭门脉右支和肝右静脉后离断。取出供肝，用冷保存液进行灌注。尸肝移植时，还要进行胆道冲洗。

原位灌注技术：将血管夹夹在门脉右支靠近分叉处而不阻断门脉左支，将导管（14～20Fr）插入门脉右支，用 2-0 丝线结扎固定。在开始灌注的同时切断肝右静脉和肝右动脉。移植物取出后在操作台上进一步灌注（图 62.5）。

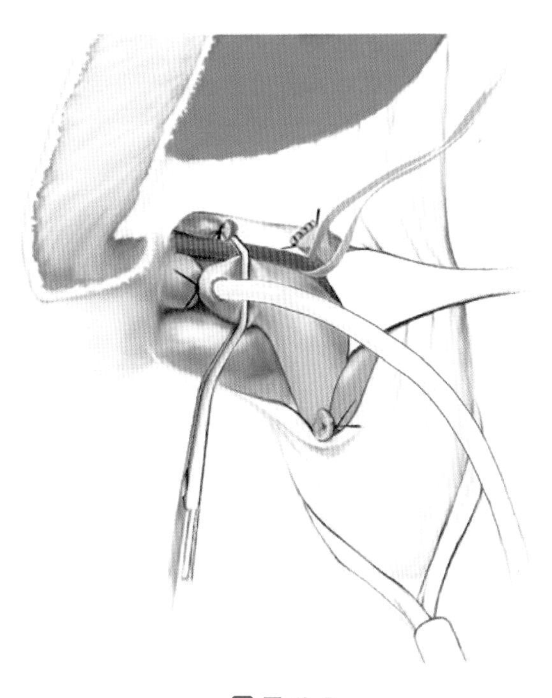

图 62.5

手术步骤六

供者侧血管和胆道处理

切取右肝供体时要离断门脉右支和肝右静脉，供者侧的血管断端应保留足够长，尤其是门脉右支，要极尽可能地避免医源性狭窄和扭曲。在门脉三分支变异的情况下，右前分支和右后分支应分别处理，不要尝试获得共同开口，以避免供者门脉发生狭窄。使用4-0 Prolene连续缝合闭合肝静脉残端，使用5-0 Prolene闭合门脉残端。再次检查左肝断面是否有出血、胆漏，可用湿纱布或纱垫贴在肝断面表面5～10分钟后查看有无胆汁染色，或通过胆囊管残端进行胆漏测试。如发现任何区域出现胆漏，应用5-0 PDS线缝合或钛夹夹闭并重新检查。重新缝合镰状韧带固定左半肝，以防止余肝术后扭转及医源性Budd-Chiari综合征。关腹，无需放置引流管。

供体并发症

术后可能出现的并发症与常规右半肝切除一致，包括：

（1）胆汁漏。

（2）急性肝功能不全。

（3）胆道狭窄。

（4）术后出血。

专家经验

- 发现门脉解剖结构变异时，应注意是否同时存在胆道解剖结构变异。
- 进行肝门解剖，分离门脉右支和肝动脉时应从右侧开始，以避免过度分离组织，造成右肝管和胆管“骨骼化”。
- 手术进行初期即应进行术中胆道造影。用小金属夹标记右肝管，并使用无损伤狗头夹夹闭远端胆管，避免造影剂进入。
- 术中超声定位肝中静脉有助于明确肝实质分离面。
- 麻醉师应严格控制中心静脉压水平，降低中心静脉压有助于减少出血。
- 悬吊法可以简化肝实质分离过程，尤其是后半段。

（周俭 译）

第 63 章　活体供肝移植术：左半肝供肝手术和植入手术

Hiroto Egawa, Masakazu Yamamoto

部分肝移植的一个关键问题是体积匹配。左外叶肝移植常常用于小儿受体。小儿肝移植最常见的适应证是胆道闭锁。胆道闭锁儿童肝移植常常会碰到移植物体积过大，门静脉硬化性狭窄和相对较粗的肝动脉问题。移植物体积过大问题可以通过单肝段或进一步减小体积单个肝段移植解决，门静脉和肝动脉粗细不匹配问题可以在吻合时通过形状调整解决。

左半肝用于成人受体常常体积过小。然而，近来出现的一些预防小肝综合征的措施使得左半肝活体供肝肝移植正在逐渐增加。连带尾状叶一起获取可以使左半肝的体积增大，腔静脉成型和门静脉血流调控措施也可以有效预防小肝综合征。

这些在活体供肝肝移植手术中的技术也可以用于劈离式肝移植。关于腹腔镜左半肝供体切取手术请参见▶第 50 章“腹腔镜肝切除术”。

开腹左半肝活体供肝切取手术

手术步骤一

探查和游离

选用上腹部人字形切口，离断肝脏镰状韧带时保留足够长度在肝脏上面用于在受体手术时固定肝脏。然后安装腹壁切口拉钩（例如 Takasago 拉钩）（◘图 63. 1a）。

向前拉起侧韧带然后将纱布垫放在脾脏上方以保护脾脏。将另一块纱布垫在左三角韧带后方然后将侧韧带放回原位。将左肝向下牵拉，电刀离断左冠状韧带和左三角韧带（◘图 63. 1b）。

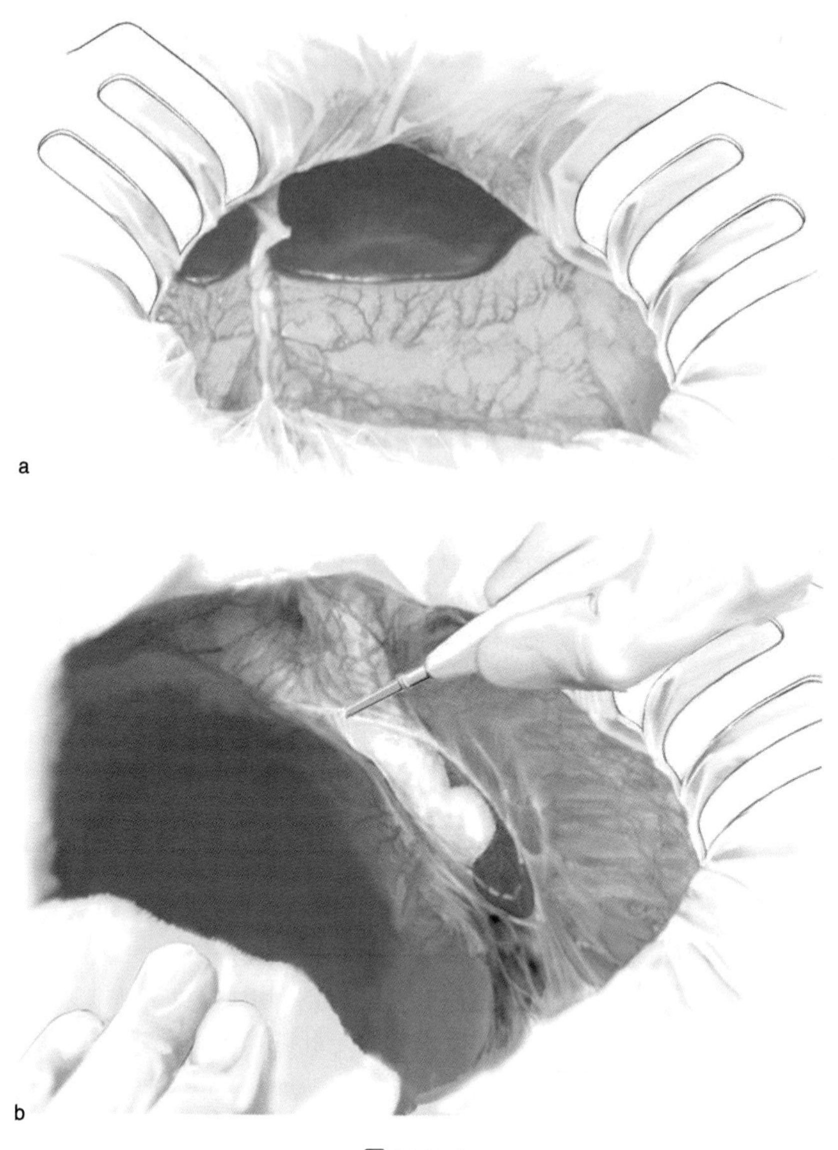

图 63.1

手术步骤二

显露左肝静脉和腔静脉左侧壁

肝左外叶向右翻转，游离静脉韧带，绕线，结扎后在近下腔静脉（IVC）（图 63.2a）处离断。将尾状叶前方结缔组织游离显露下腔静脉左侧壁和左肝静脉后侧壁（图 63.2b）

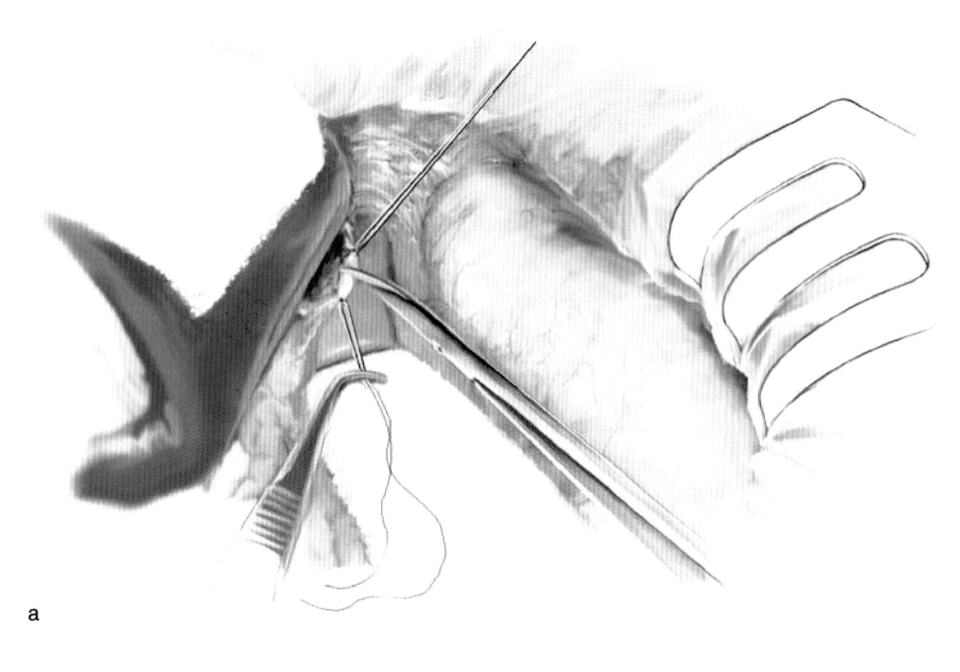

a

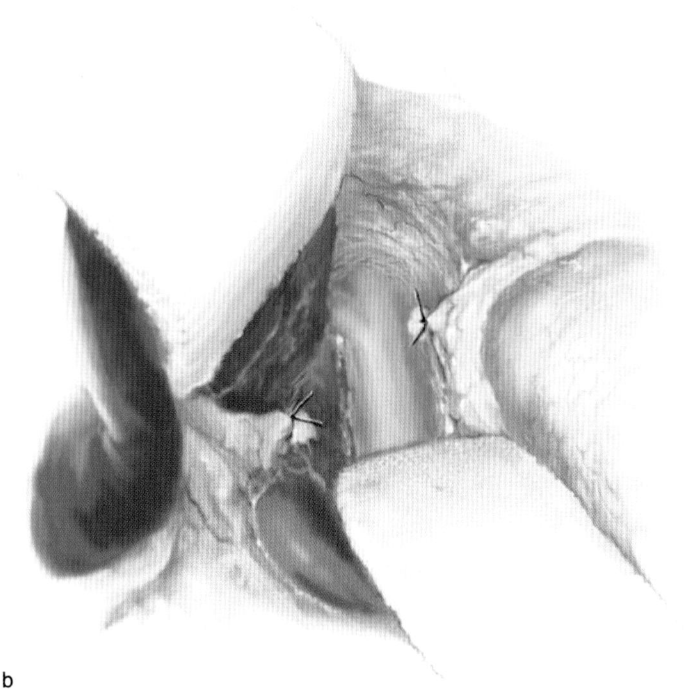

b

图63.2

手术步骤三

游离肝十二指肠韧带

从胆囊管部位游离肝十二指肠韧带腹侧浆膜显露确认肝动脉。将左肝和中肝动脉由左右肝动脉分叉处游离至肝门(图63.3a)。中肝动脉如果明显较左肝动脉细,可以直接切断。

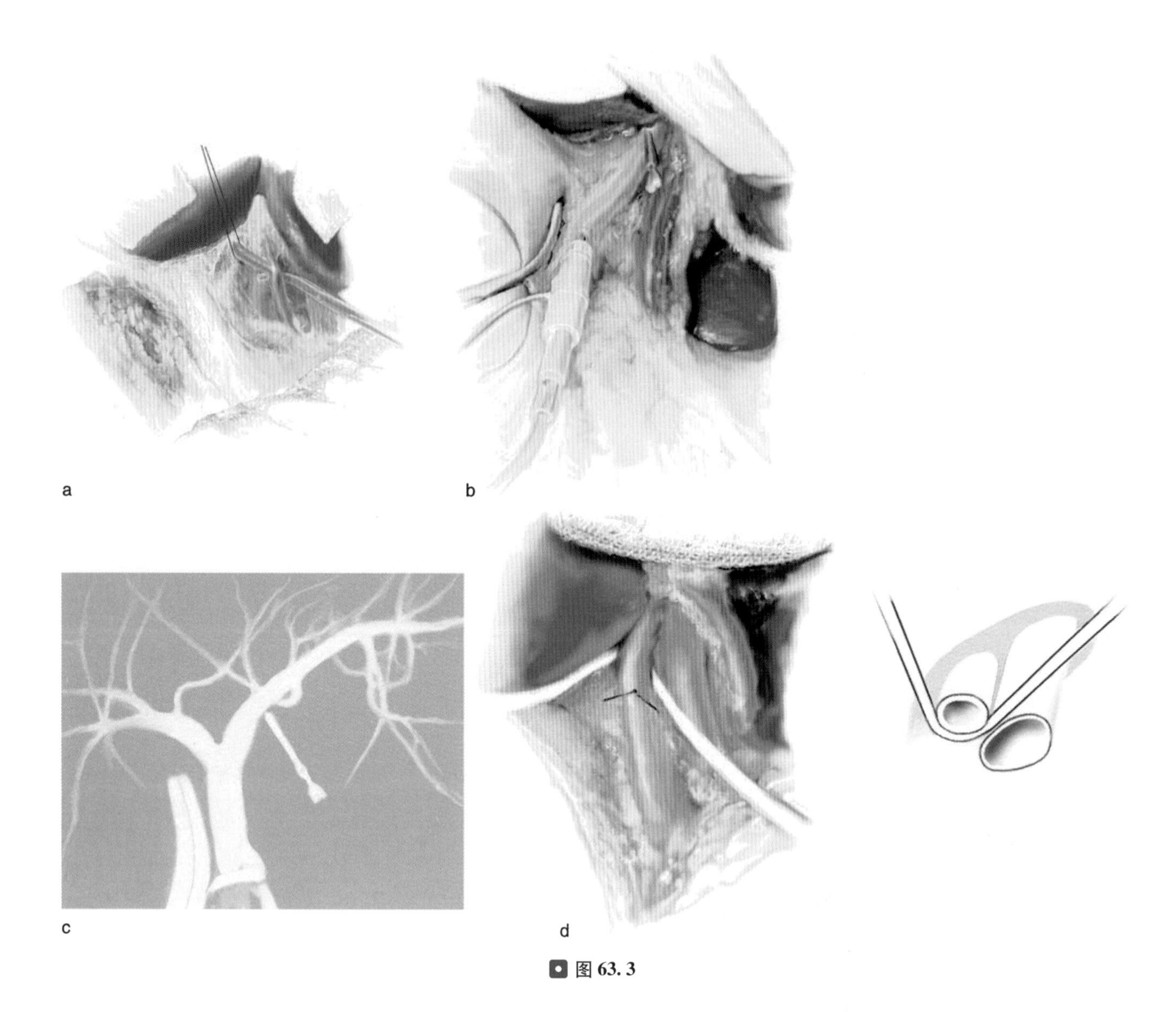

■ 图 63.3

对于左外叶供肝，由于需要保留胆囊，可以通过胆管穿刺的方法行胆道造影检查。肝十二指肠韧带前方游离完成后可以看到胆总管。确认左肝管后将一个小的血管夹放在胆管预计切除部位。用一个带鞘的 24G 穿刺针插进胆总管行胆管造影（■图 63.3b）。有些情况下，左肝管可能会陷在肝实质内而比较难以辨认。这时，左肝管可以在离断肝实质时确定。

在完整左半肝移植时，胆囊需要切除，这时可以通过胆囊管插管做胆道造影。胆道造影可以提供胆道解剖情况帮助确定左肝管切断部位（■图 63.3c）。胆道造影完成后，移走穿刺导管，穿刺部位可以通过 6-0 Prolene 缝线缝合一针。这时，左肝管可以在预切断部位完整游离一周（■图 63.3d）。

手术步骤四

肝实质离断

对于左外叶移植（肝脏第 2 和第 3 段）：用电刀在肝脏表面肝镰状韧带右侧约 1cm 处做一个切除线标记（■图 63.4）。做肝实质离断过程中不阻断任何血管，肝被膜用电刀切开，肝实质离断用 CUSA（cavitron ultrasonic surgical aspirator）结合滴水双极电凝系统止血。

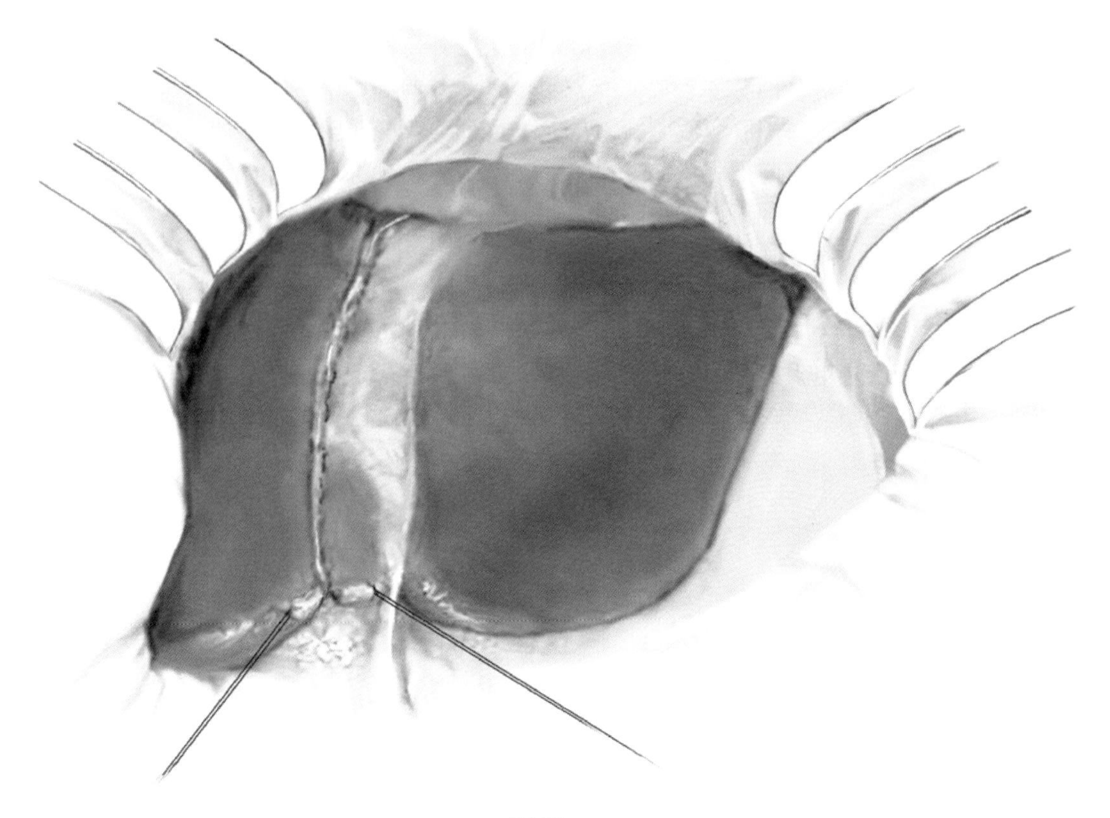

■ 图 63.4

小管道可以通过电刀切断,大管道(直径超过 3mm)需要结扎或者夹子夹闭。大的管道需要夹闭后切断并用 5-0 或者 6-0 Prolene 缝合线缝扎。

当肝实质离断到肝门区(左门静脉右侧部位)时可以发现左肝管(■图 63.5a)。在先前预计拟切断的部位切断左肝管。电刀切断肝门板和致密结缔组织。6-0 Prolene 缝线缝合供体侧胆管断端。

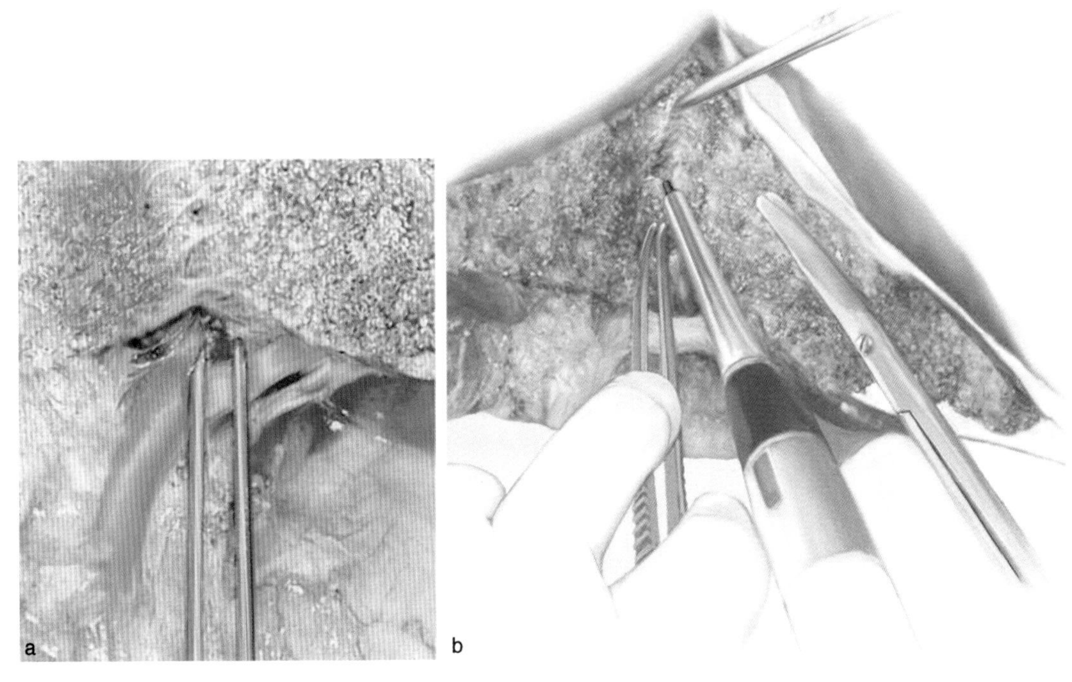

■ 图 63.5

左外叶供肝手术时，不需要重建第4段胆管，可以在确认其走行方向后直接关闭。第4段胆管也可以在供体侧直接关闭。游离和结扎来自于尾状叶到左侧门静脉的分支非常关键。这些分支从左门脉起始部到水平部分都有存在。

对于肝实质离断，弯头的DeBakey钳可以作为一个指引。钳子尖端从门静脉头侧方向插到尾状叶和左外叶之间。抬起并固定住钳子。离断线正好位于肝表面标记和钳子尖端之间(图63.5b)。

包含尾状叶的左半肝供体手术：对于包含尾状叶的左半肝供体手术，肝实质离断平面是直接离断到下腔静脉前壁。可以采取悬吊提拉技术。

不包含尾状叶的左半肝供肝手术(第2到4段)：从肝中静脉右侧到胆囊肝床用电刀在肝表面标记切除线。开始肝实质离断前用超声确认中肝静脉位置。后侧离断线是从胆囊到左肝管拟切断部位的右侧(图63.6)。

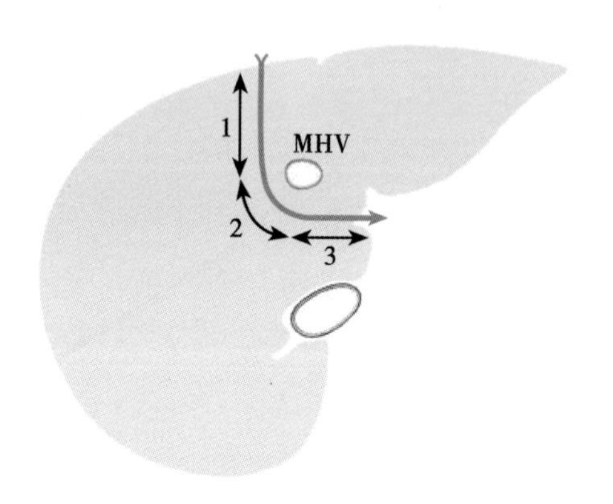

图63.6

由肝表面到中肝静脉平面开始矢状方向离断肝实质(线1)。当整个肝中静脉完整游离到供肝一侧后，改变为斜向的肝实质离断(线2)。为避免损伤中肝静脉及其分支，需要将部分肝组织保留在中肝静脉上。离断左肝管后，肝实质离断方向改为朝向左外叶和尾状叶夹角方向(线3)。同左外叶切取手术一样，弯形的DeBakey钳对于指引方向非常有用。

手术步骤五

肝静脉准备

清理围绕肝静脉的肝组织，使用CUSA显露左肝静脉和中肝静脉形成的共干。用6-0 Prolene血管缝线缝合后离断围绕共干的细小肝静脉分支。为避免影响血管阻断钳的使用，不要使用止血夹。游离左肝静脉根部头侧包绕下腔静脉的肝组织，进一步显露肝静脉根部(图63.7)。

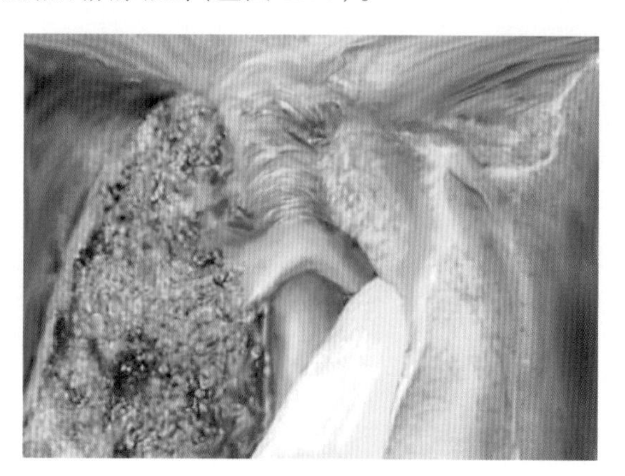

图63.7

手术步骤六

灌注和移出移植物

完成肝实质离断后,给予肝素 1000U 进行供体全身肝素化。用两个血管夹夹闭左肝动脉后离断。打开左门静脉前壁,插进灌注用导管尖端。随后离断左门静脉(◘图 63.8a)。使用弯头血管阻断钳阻断左肝静脉后剪断。离断开左肝静脉后(◘图 63.8b)马上开始灌注保存液(HTK 或者 UW 液(◘图 63.8c)。肝动脉不需要灌洗。胆管需要用保存液灌洗。

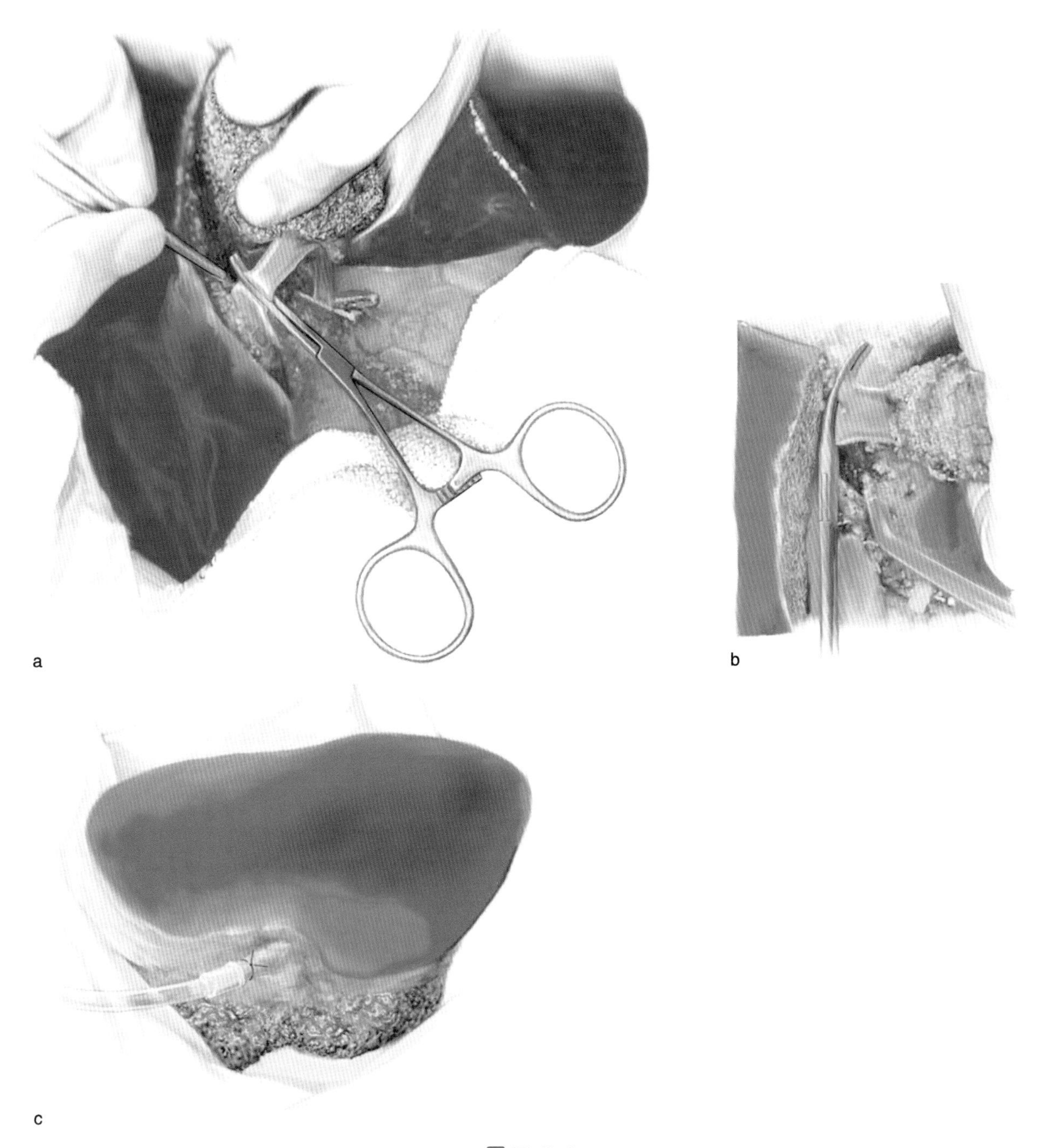

◘ 图 63.8

5-0 Prolene 血管缝线缝扎或 3-0 丝线双道结扎关闭供体肝静脉残端。如果左肝静脉近开口处有隔膜,可以用剪刀锐性剪开然后缝合成型变成一个带足够长围领的大的开口(◘图 63.9)。

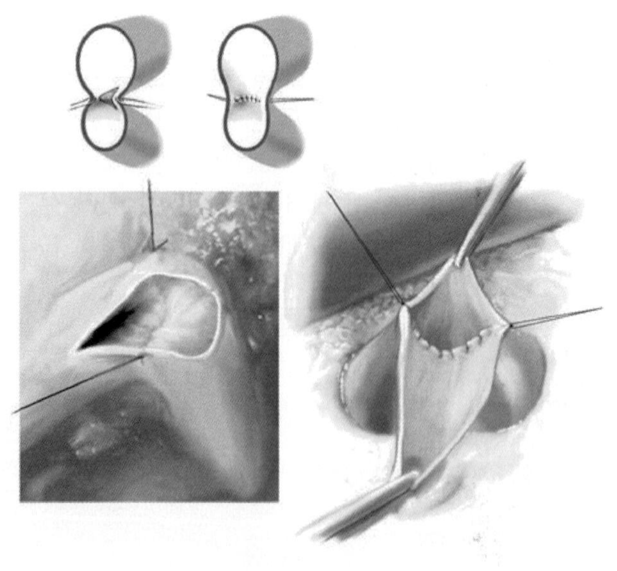

图 63.9

图 63.9 用于肝静脉的静脉补片：为使肝静脉吻合时有一个较大的开口和柔软的壁，将一块来源于受体门静脉分叉或肝静脉的补片缝在肝静脉前壁。将补片修剪成腰果状。

左半肝供肝活体肝移植植入手术

手术步骤一

探查和游离肝门

双侧肋下人字形切口入腹。由于活体供肝肝移植手术时，供肝血管和胆管比尸体供肝短得多，在受体肝门游离时最重要的一点是保留尽可能长的血管和胆管。仔细游离并靠近肝脏离断肝动脉，这样可以使肝动脉重建有足够长度和更多的选择。患有胆道闭锁儿童的肝动脉常常比预想的粗大。这时，需要在受体肝脏实质内游离离断肝动脉以便使供受体肝动脉吻合的大小匹配。建议在肝动脉近心端双道结扎以避免损伤动脉内膜。第一道结扎用 4-0 丝线，不要勒紧，刚好闭合住管腔即可。第二道在紧靠第一道丝线的远心端扎紧。

游离门静脉足够长至肠系膜上静脉和脾静脉汇合处。清除门静脉周围的淋巴结可以使得门静脉走行更加顺畅。短暂放开阻断钳以确认门静脉血流正常。常规离断胃左静脉以增加门静脉的血流量（图 63.10）。

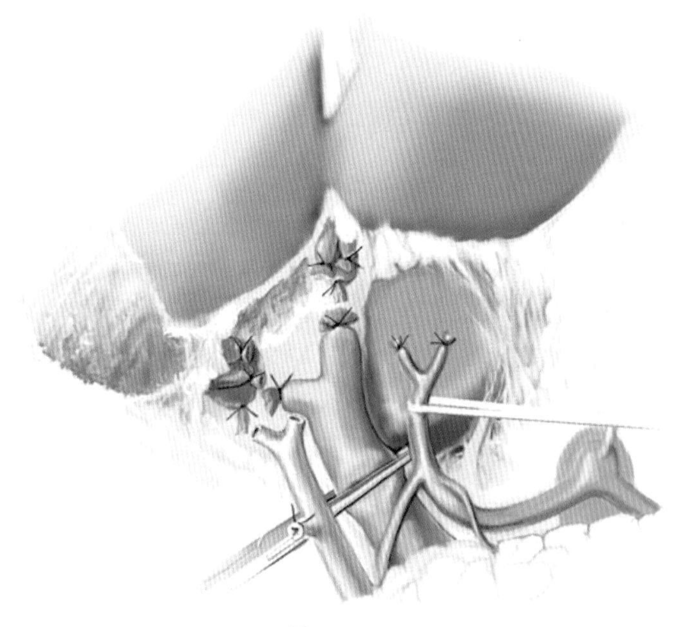

图 63.10

手术步骤二

肝静脉重建

在左侧肝脏植入手术时有三种肝静脉的重建方式(图 63.11):使用所有肝静脉形成的一个开口;中肝静脉和左肝静脉形成的共同开口并向下腔静脉做延长切开;右肝静脉开口并向下腔静脉做延长切开。

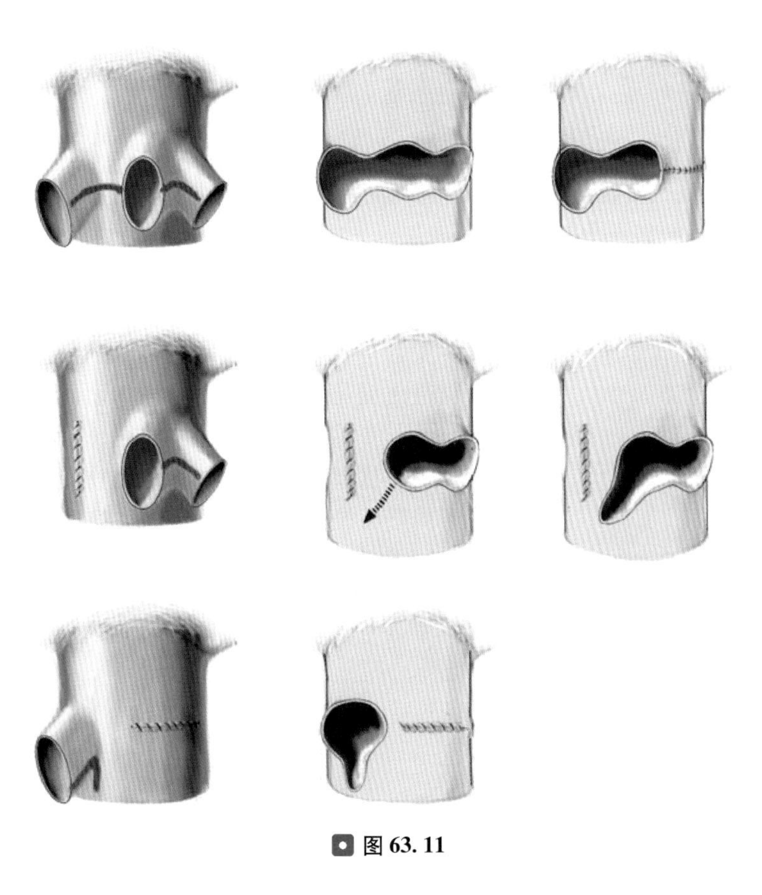

图 63.11

使用所有肝静脉共同开口的准备见下图：阻断下腔静脉并包含所有肝静脉的残端（◘图 63. 12a）。打开所有分隔形成一个共同的开口（◘图 63. 12b），测量一下其大小（◘图 63. 12c）。如果其比供肝大很多，可以用 5-0 Prolene 缝线将其左侧缝合缩小开口。用双针 5-0 Prolene 缝线或 PDS 缝线分别缝合在开口左右两侧（◘图 63. 12d）。腔内缝合的方法缝合后壁。吻合完成后，将另外一个较小的血管阻断钳放在吻合口近心端，移走较大的阻断钳开放下腔静脉血流。

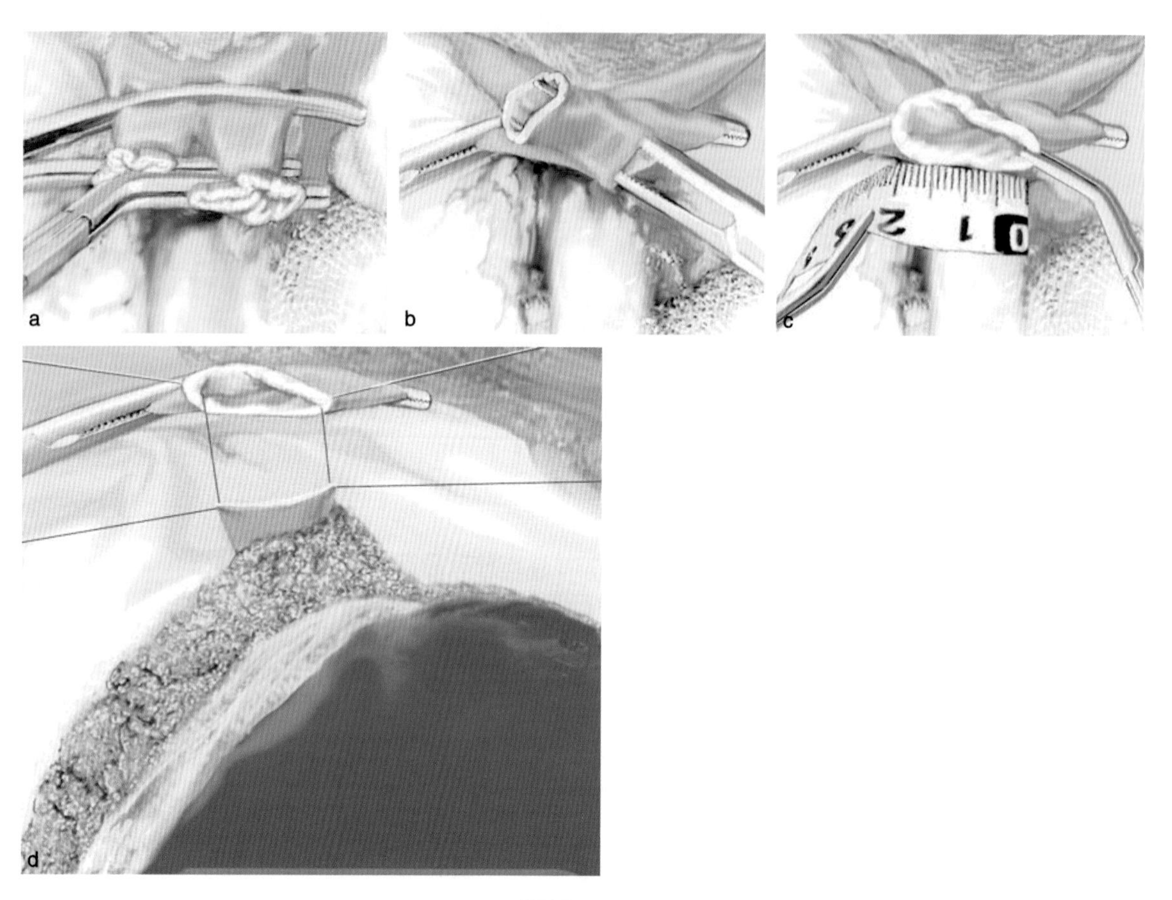

◘ 图 63. 12

手术步骤三

门静脉吻合

胆道闭锁儿童常常伴有门静脉硬化狭窄。口径和角度调整对于保证门静脉血流充分非常重要。有多种方法用于门静脉准备（◘图 63. 13），包括：使用将分支剪开成片状，斜行修剪，血管移植物间置和血管补片。前两种是最容易和常用的用于调整口径大小的方法。如果门静脉壁已经受损或者狭窄，应该采用静脉移植物。如果可利用的静脉移植物太小，可采用补片移植物技术（使用将较细的静脉壁沿长轴切开的静脉补片）。

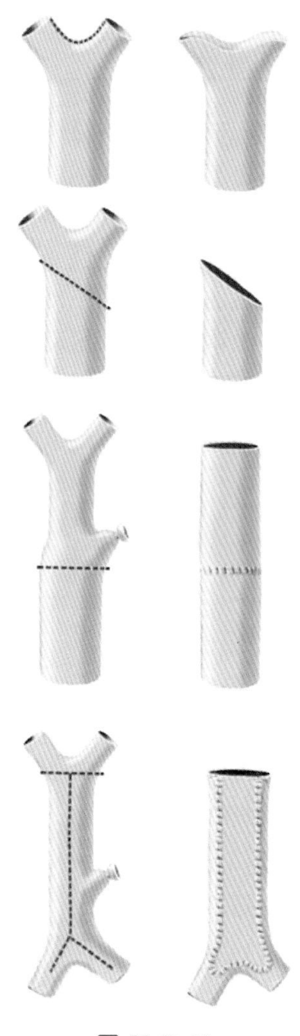

图 63.13

在开始门静脉吻合前,应该松开血管阻断钳一小会儿,并用肝素盐水冲洗门静脉以检查门静脉血流和放掉可能形成血栓。在门静脉左右两侧各缝一根双针 6-0 Prolene 或者 PDS 缝线,然后开始吻合门静脉。首先从内侧开始连续缝合后壁。缝合时,缝线应该不要抽拉太紧以免吻合口狭窄(图 63.14)。使用这种方法,可以不需要生长因子。

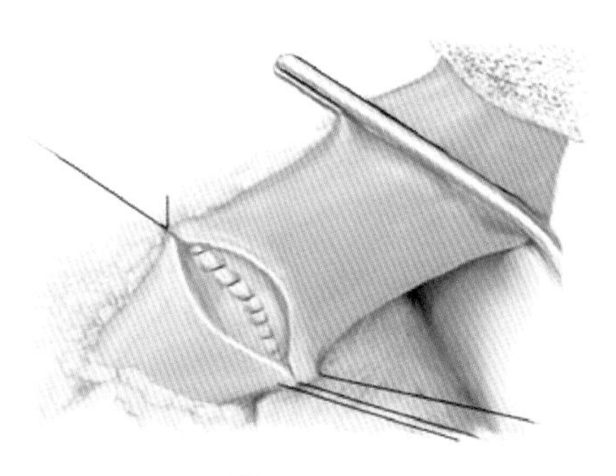

图 63.14

我们多数情况下,这种连续缝合的方法是我们采用的标准方式。然而,当口径不匹配或者直径较小的时候,我们用 7-0 Prolene 或者 PDS 缝线在后壁连续缝合后，前壁缝合采用间断缝合的方法。

手术步骤四

动脉吻合

应该在外科显微镜和放大镜下完成动脉吻合。首先，应该确认良好的受体动脉血流。使用精细的血管夹夹闭供受体动脉，使用显微剪刀游离血管周围结缔组织，显露出光滑的血管外膜。使用 8-0 Prolene 缝线间断缝合。

经常会碰到供受体动脉大小不匹配的情况。多数情况下，可以用血管钳通过机械的方法将较小动脉扩张一下处理。当不匹配比较明显的时候，可以采用多种方法调整。在多根动脉的情况下，首先选择较大的一支进行吻合，较小的一支可以结扎(◘图 63.15)。

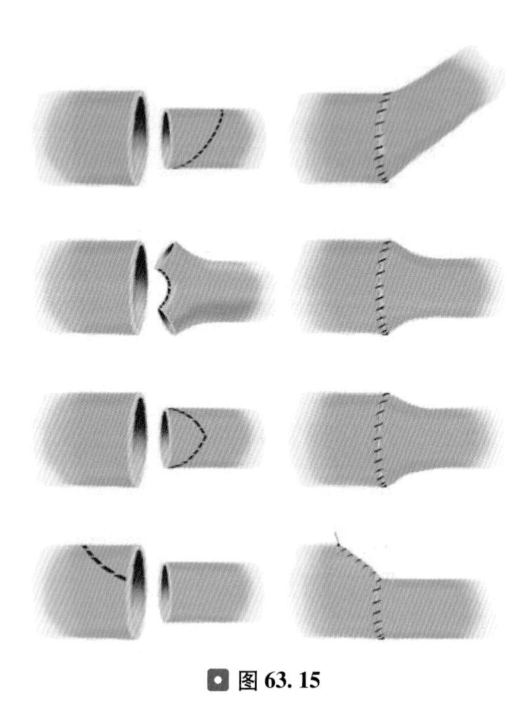

◘ 图 63.15

手术步骤五

胆道重建

胆道闭锁的病人，特别是胆管较细的儿童病人或者伴有胆总管硬化的原发性硬化性胆管炎的病人，应该进行肝管空肠吻合。其他情况下，可以采用和原位肝移植或者右半肝活体肝移植相似的胆管对胆管的端端吻合。

在 Roux-en-Y 空肠壁靠近断端处打一个小孔。将一根 4F 聚乙烯醇管通过这个小孔插进空肠作为外引流支撑管，然后再引出空肠壁。两根双针的 6-0 PDS 缝线缝在供肝胆管的左右两角。用一个小血管夹牵拉右侧角缝线以扩大胆管口。首先用左侧角的缝线连续缝合后壁(◘图 63.16a)。后壁缝合完成后，右侧角缝线中里面的一根针由内向外穿过空肠。支架管尖端插进空肠后，用左角缝线的另一根针开始前壁的连续缝合，也可以间断缝合(◘图 63.16b)。如果肝管直径较小，也可以在胆管前壁纵行切开以扩大口径。

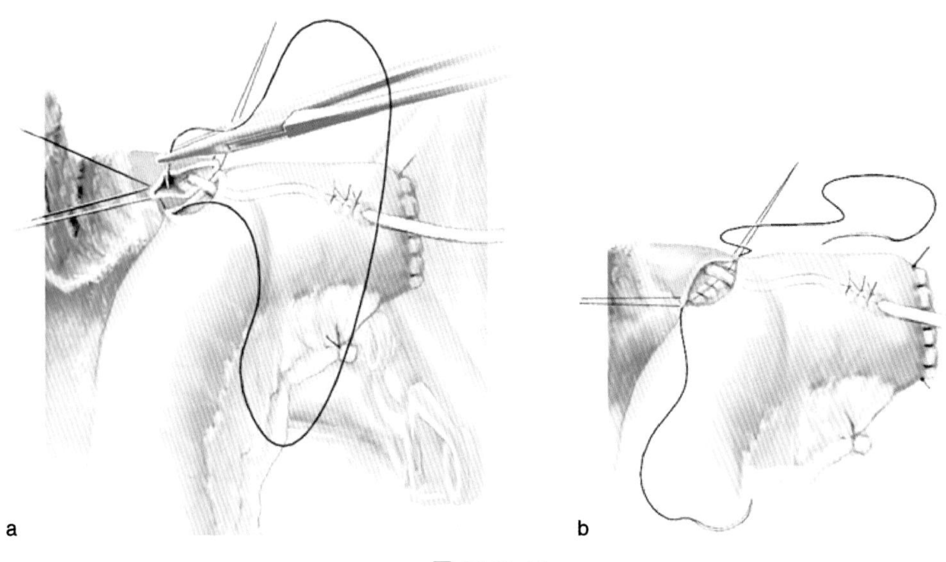

图 63.16

如果采用完整左半肝的成人肝移植，建议采用间断缝合的胆管端端吻合方式。三根双针的6-0 PDS 缝线分别缝在12 点，5 点半和六点半的位置。首先数根6-0 PDS 缝线缝合在十二点和六点半之间。一根 4F 聚乙烯醇通过吻合口插进并从胆总管引出。然后在十二点和五点半之间的胆管壁完成间断缝合。所有线结打在外面。

专家经验

- 左外叶活体肝移植的肝动脉准备：如果一支较小的中肝动脉影响肝门的游离，在确认左肝动脉足够大以后可以切断中肝动脉。反之，即使中肝动脉似乎很小，也应该保留，直至完成左肝动脉和中肝动脉的解剖显露。
- 左外叶供肝肝移植的胆管准备：如果为了将第 4 段肝管保留给供体而将左肝管在第 4 段的胆管分出以后切断，常常会有两个分别开口的胆管（第 2 段肝管和第 3 段肝管），这会使得胆管吻合复杂化。所以，我们建议将胆管在一个开口处切断，为达到这个目的，甚至牺牲第 4 段的胆管也是值得的。因为到第 4 段的入肝血流有限，这常常会导致其萎缩，而其他残肝可以增生代偿。这样，第 4 段胆管的梗阻将不会对受体产生后果（译者注：应该是不会对供体产生后果）。
- “单肝段肝移植”：如果左外叶太大，可以将移植物切除外侧的一半甚至三分之二来减小体积。如果仍然太大，可以将尾侧的三分之一再切掉。
- 为避免因移植肝移位到右肾上间隙而导致肝静脉扭曲，应该在关腹前将镰状韧带固定好。

声明

感谢该书第 1 版的共同作者 Koichi Tanaka 对这一章节的贡献。

（修典荣 译）

第 64 章　辅助肝移植术

Karim Boudjema, Laurent Sulpice

辅助肝移植的主要原则就是将一个右半或者左半肝植入在腹腔内以起到短暂替代肝脏的功能,同时原来的肝脏功能逐渐修复。一旦原来肝脏功能恢复,移植肝脏可以取出,或者不取出而停用免疫抑制剂使其萎缩。

适应证与禁忌证

适应证

根据 King College 或者 Clichy 标准诊断的急性暴发性或者亚急性暴发性肝功能衰竭(大约占所有肝移植病人的百分之五)。

急性暴发性肝功能衰竭时(不是亚急性重肝功能衰竭)(黄疸到肝性脑病发生间隔小于两周)

最好是急性病毒性肝炎(A 和 B),蘑菇中毒或者已知可以引起可逆性急性肝功能衰竭的药物(例如扑热息痛)所致急性肝功能衰竭。

排除标准

肝移植的一般的禁忌证。

术中冰冻病理切片显示有纤维化(或者肝硬化)。

需要特别考虑事项

由于腹腔内没有足够大的空间容纳两个完整的肝脏,移植物需要减小体积。

减小体积后的移植物可以植入在异位(比如在原肝的下方),但是这种方法有可能会引起门静脉盗血而影响移植物的血流供应。

原位植入移植物更符合生理情况而被广泛认为是标准方法。这种方法需要切除原肝的一半。随后,根据供肝的类型有两种同种异体辅助原位肝移植方法可以采用。

右侧同种异体原位辅助肝移植(■图 64.1a):原肝的右半肝切除后植入一个右半肝的移植物(第 5 ~ 8 段和尾状叶的右侧部分)。

左侧同种异体原位辅助肝移植(■图 64.1b):原肝的左半肝切除后植入一个左外叶(第 2、3 段)或者左半肝(第 2 ~ 4 段)。

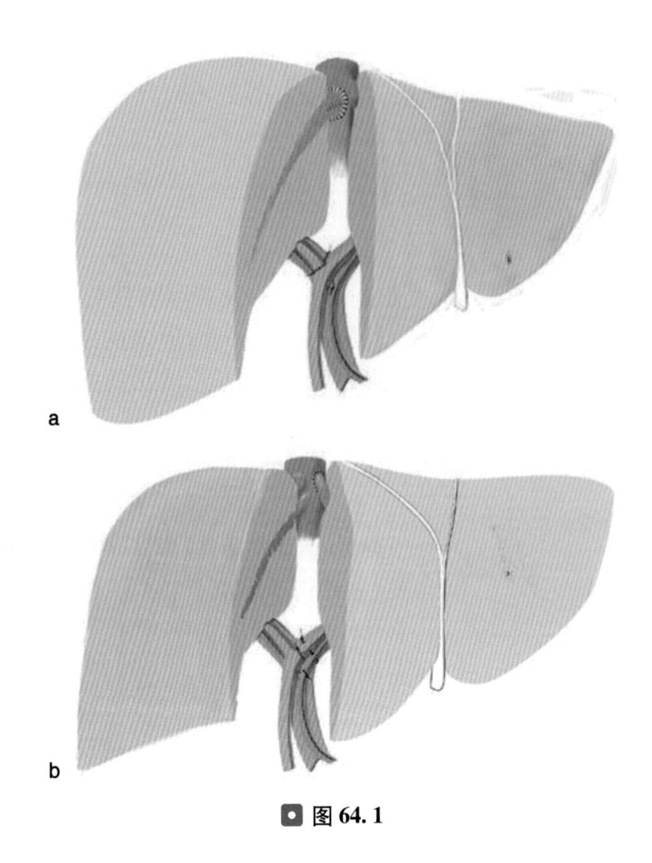

图 64.1

肝脏移植物可以来自活体供肝或尸体供肝。如果来自于尸体供肝,肝脏可以原位劈离或者离体后劈离。

必须有两个手术组同时开始:供体手术组负责获取和劈离移植物,受体手术组负责将移植肝植入受体腹腔完成移植手术。

右侧原位辅助部分肝移植

为使移植肝占病人体重比超过百分之一,对于成人病人建议进行右侧原位辅助部分肝移植。这一部分手术类似于活体供肝的右半肝切除手术,只是可以在选择性右半肝的门静脉三联阻断情况下完成。

手术步骤一

探查,游离和切除原肝的右半肝

在观察和触摸探查肝脏以及整个腹腔后,术中超声探查肝脏的管道结构(肝中静脉及其来自第5和第8段的分支),特别需要注意有无像右门脉缺如这样一些可能造成手术困难的解剖变异。然后,楔形切取一块儿肝组织活检评估有无纤维化。纤维化或者肝硬化是辅助肝移植的禁忌证。肝实质常有坏死,但是,坏死程度并不能预测肝脏恢复情况。

胆囊切除后,游离右半肝。右肝静脉可以从下方显露游离后绕一根细绳,但是,此时先不要离断。

打开肝十二指肠韧带右后侧腹膜,在肝总管后方显露右肝动脉并轻轻游离直到动脉分叉处,绕一根血管带标记。仔细将门静脉右支从肝门板上游离开。完成这一步常常需要处理一到两根去尾状突的分支。同样用血管带标记一下门静脉。

用阻断钳短暂阻断一下右肝动脉和右门脉以显示左右半肝之间的缺血线。

然后在尽可能远心端位置结扎切断这两根血管。

不要在肝外游离切断右肝管，在离断肝实质过程中离断右肝管非常容易。

在正中裂右侧 1cm 开始离断肝实质，保留中肝静脉。肝实质离断向后到达肝后下腔静脉，在右后和右前肝管汇合后离断右肝管。小心保留来自第一段的肝管。然后，使用直线切割闭合器离断右肝静脉（或者另一种方法，参见▶第 71 章“包括右肝切除（肝 5、6、7、8 和 1 段切除）的胆管癌根治术”）。最后，充分显露肝后段的下腔静脉，准备植入右半肝移植物（◘图 64.2）。

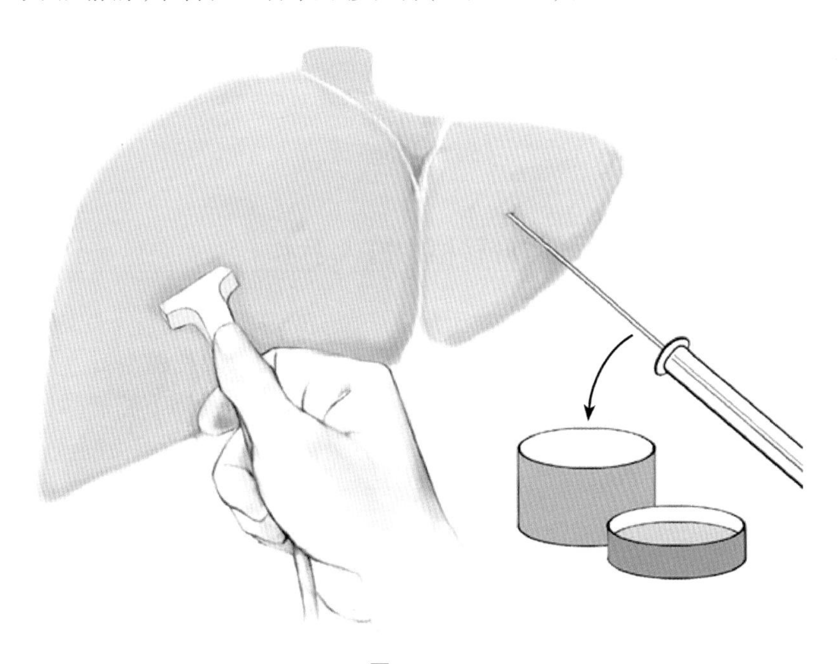

◘ 图 64.2

手术步骤二

准备右半肝移植物

尸体来源右半肝最好是在原位劈离。如果是在离体劈离，中肝静脉应该保留在右半肝上，以避免移植血管开通后淤血和切面出血。参见◘图 64.3a，移植物包括：

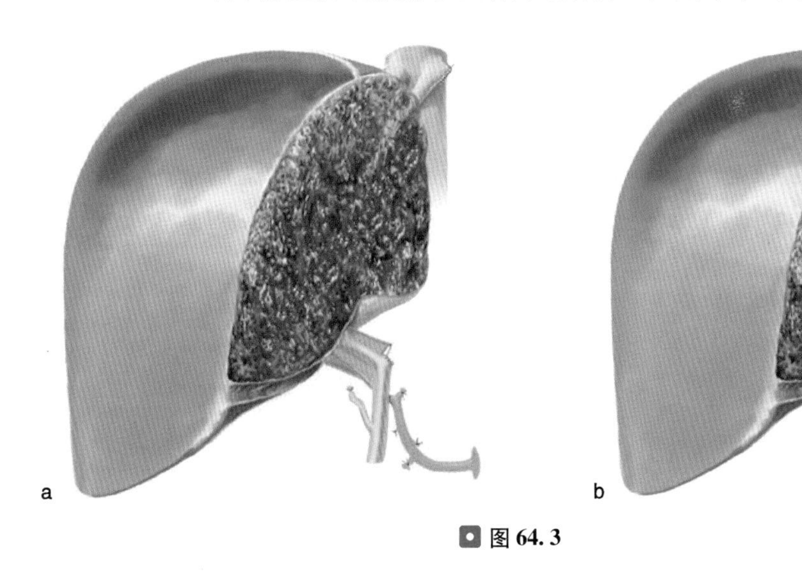

◘ 图 64.3

（1）第 5 至 8 段肝脏。

（2）肝动脉右支。

(3) 门静脉右支。

(4) 右肝管各分支共同开口和肝总管。

附着在肝后下腔静脉上的右肝静脉和中肝静脉。由于左肝静脉离断后仅留有一小片在共干上,需要横行缝合关闭。

对于活体供肝的右半肝移植物(参见▶第 62 章和第 63 章),肝后下腔静脉,中肝静脉和肝外胆管必须保留在供体一侧。此时的移植物如图 64.3b 所示包括:

(1) 第 5 至 8 段肝脏。

(2) 肝动脉的右侧分支。

(3) 门静脉的右侧分支。

(4) 右肝管。

(5) 右肝静脉。

手术步骤三

右肝移植物植入手术

对于尸体来源右肝移植物,进行下腔静脉的吻合。受体下腔静脉侧壁阻断后切开一个包括右肝静脉开口的长约 5cm 左右的开口。移植物下腔静脉的左侧壁敞开后用 4-0 prolene 缝线与受体下腔静脉连续缝合做侧侧吻合。后壁吻合完成后,用林格液或百分之四的白蛋白溶液灌洗移植物。

对于来自于活体供肝的植入手术只有这一步与尸体来源右半肝植入手术有区别。因为下腔静脉保留在来供体上,需要将供肝的右肝静脉与受体下腔静脉行端侧吻合(◘图 64.4)。

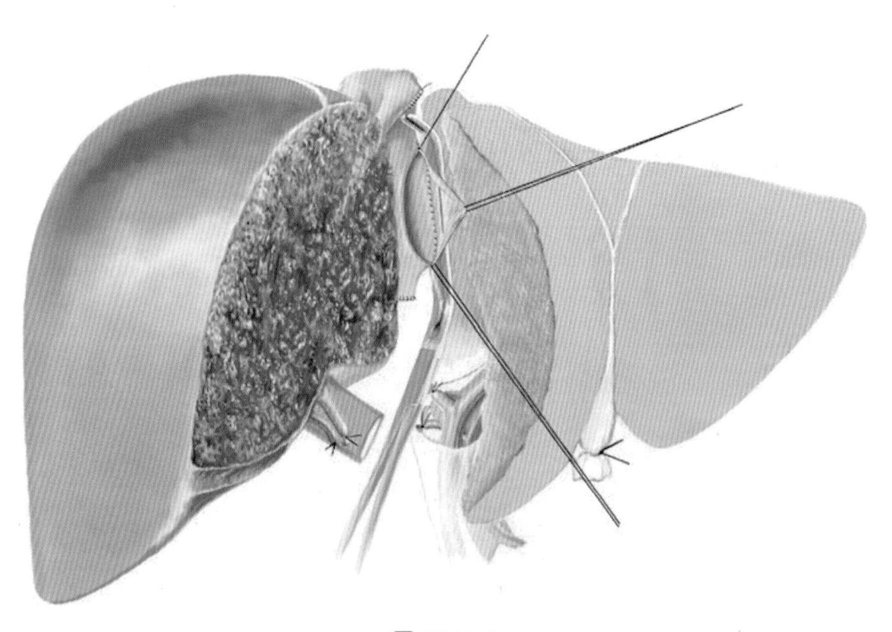

◘ **图 64.4**

手术步骤四

植入手术中门静脉和动脉吻合

在根部阻断受体右门静脉残端,充分打开。移植物门静脉仔细精确调整好长度以避免吻合后的张力过大或扭曲。用 5-0 或者 6-0 Prolene 缝线连续缝合行供受体门静脉端端吻合,需要留有大约 5mm 左右的生长因子。然后开通血管,仔细止血。

使用 8-0 Prolene 缝线间断缝合完成供受体间的右肝肝动脉重建。为将移植物肝动脉吻合在更靠近腹腔动脉干的位置,有时需要供体的大隐静脉间置搭桥(■图 64.5)。

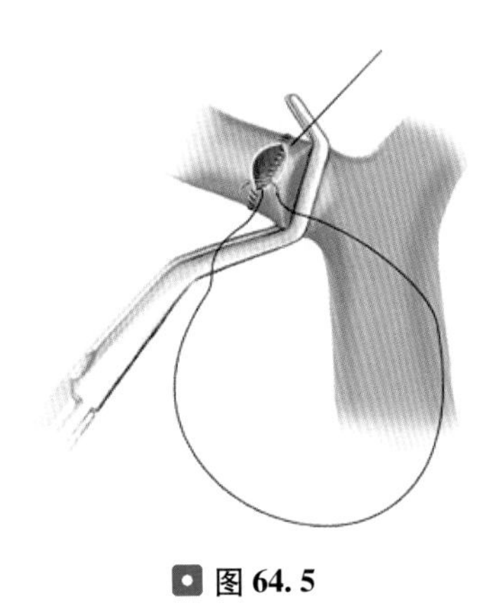

■ 图 64.5

手术步骤五

胆道重建

仔细止血后,用6-0 PDS 缝线间断缝合完成标准的胆管直接端端吻合,放置 T 管。如果无法完成标准的胆管端端吻合,可以采用肝管空肠 Roux-en-Y 吻合(■图 64.6)。

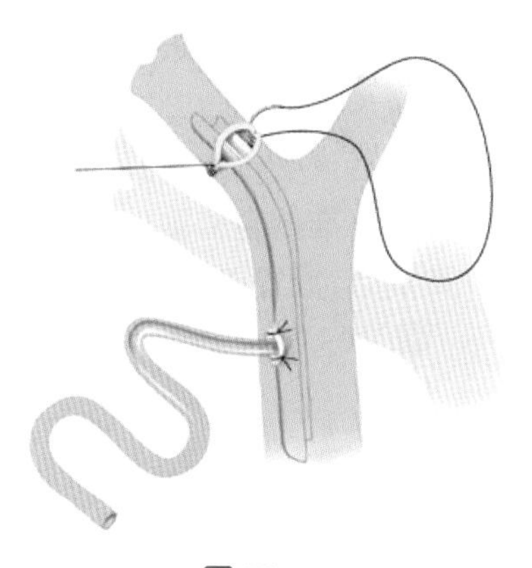

■ 图 64.6

左侧辅助性原位部分肝移植手术

由于成人的右半肝体积体太大,因此,建议儿童采用左侧辅助性原位部分肝移植。成人的左外叶或者左半肝足够保证移植物体重比超过百分之一。

手术步骤一

切除受体的左半肝和移植物的准备

可以在选择性阻断左侧肝门管道的条件下完成包括第 1 段在内的受体左半肝的切除(参见▶第 49 章"肝段、肝叶切除术及楔形切除术"),将中肝静脉保留在右半肝。肝后下腔静脉的左侧壁充分显露以便左肝移植物植入。

不论移植物是第 2、3 段还是左半肝,也不论移植物是来源于活体供体或者尸体供肝,都建议在移植物准备时切除掉第 1 段。左肝移植物包括左肝动脉(来自于活体供肝时)或者包括腹腔动脉干的肝动脉(尸体来源供肝时);门静脉左支,左肝管,完整的第 2、3 肝段,流出道包括左肝静脉和中肝静脉(左半肝移植物)

(图 64.7)。都不需要将肝后下腔静脉保留在左肝移植物上。

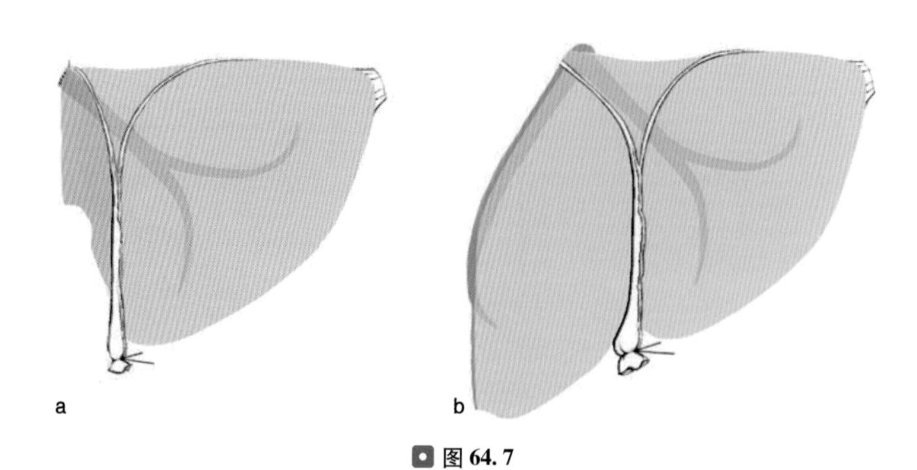

图 64.7

手术步骤二

左肝移植物植入手术

受体下腔静脉前壁侧方阻断,通过左肝静脉残端显露下腔静脉。受体肝后下腔静脉从左肝静脉开口处纵行切开 2cm。用 4-0 Prolene 缝线连续缝合做供肝左肝静脉或者左肝静脉中肝静脉共同开口与受体下腔静脉侧壁的端侧吻合。同右侧移植物植入手术,调整门静脉长度,植入生长因子,完成吻合。标准的动脉重建方式为移植物腹腔动脉干对受体肝总动脉或者脾动脉的端侧吻合。活体供肝时需要行供受体间左肝动脉的端端吻合。

标准的胆道重建是直接胆管对胆管端端吻合,使用 6-0 或者 7-0 PDS 缝线间断缝合,放置 T 管。如果无法完成端端吻合,可以采用胆管空肠 Roux-en-Y 吻合(图 64.8)。

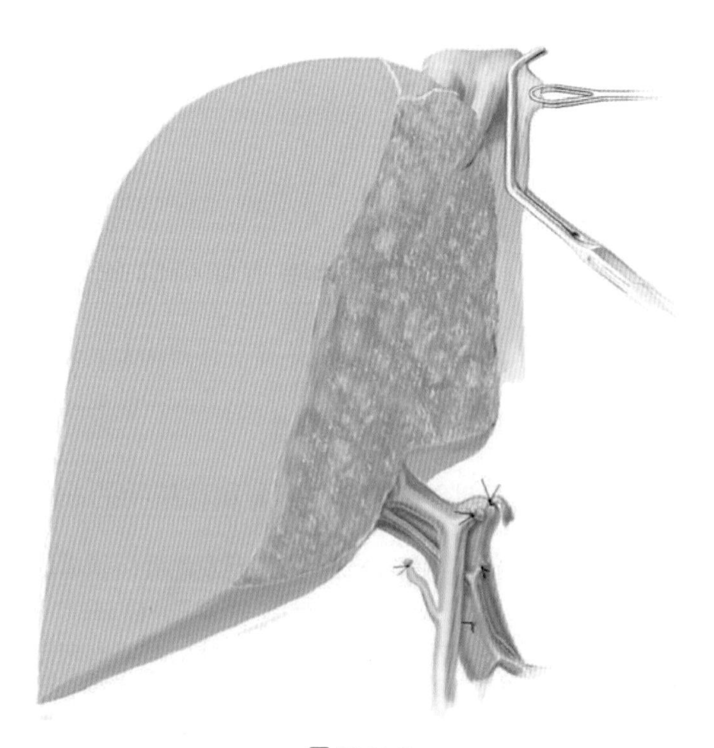

图 64.8

特殊的术后并发症

（1）移植物原发性无功能。
（2）来自于供肝或者受体肝断面的出血。
（3）门静脉吻合狭窄导致的门静脉盗血以及随之发生的移植物无功能。
（4）肝动脉血栓和随之发生的移植物萎缩基础上的胆道坏死。

专家经验

- 永远不要在劈离手术确定供肝解剖结构没有问题前开始受体手术。
- 需要由两个有经验的肝脏外科医生领导的两个手术团队协同进行手术。
- 永远不要在受体肝脏活检前开始手术。纤维化或者肝硬化病人应该进行同种异体原位肝移植而不是辅助肝移植。

致谢

感谢该图书第 1 版的共同作者 Philippe Compsagnon 和 Jean-Pierre Campion 对于该章节的贡献。

（修典荣　译）

第 65 章　双供肝肝移植术

Sung-Gyu Lee, Jung-Man Namgoong

尸体来源供肝的缺乏激发了像活体供肝移植这样先进的外科技术的发展，这些技术产生了和尸体供肝肝移植一样的效果。然而，如果移植物仅仅来自于左肝则体积不足问题大大阻碍了进一步开展成人到成人的活体供肝肝移植手术。为了开展成人受体的活体供肝肝移植手术可以采用右半肝活体供肝，但是，供体的风险仍不十分清楚。右半肝切除的安全性差别较大，主要取决于残留左肝体积的大小。尽管供体较大的右半肝供肝适合较大块头的受体，在很多情况下左侧残肝对于维持供体正常生活体积不足。在这种特殊情况下，无法接受供者捐出其左或者右肝给一个较大的受体。作为一种替代方法，来自于两个供体的两个左肝移植物给一个受体可以解决体积不足问题同时保障供者的安全。

手术步骤

手术步骤一

全肝切除后处理

受体方面，门静脉和肝动脉的左右分支均需尽可能充分游离其周围结缔组织以获得尽可能长的长度用于术后双侧的血管吻合（◘图 65.1a）。

整个肝脏切除后，右肝静脉开口整形扩大，中肝静脉和左肝静脉共干也需要进一步扩大开口（◘图 65.1b）。

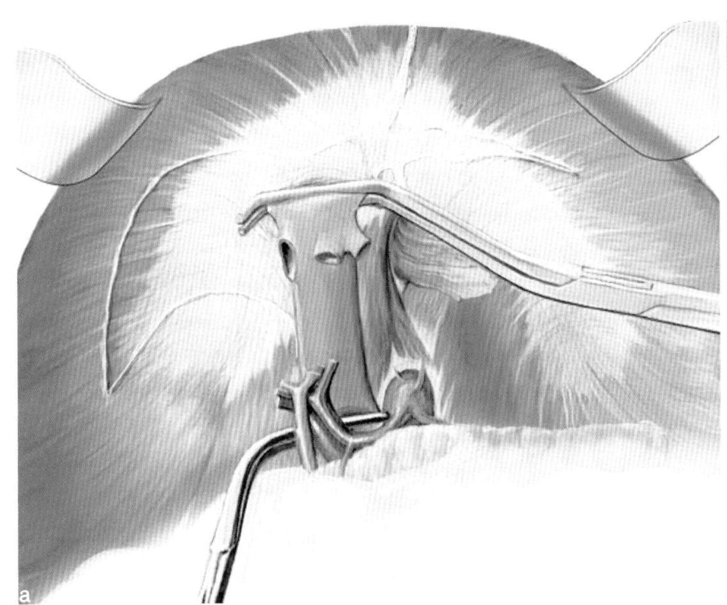

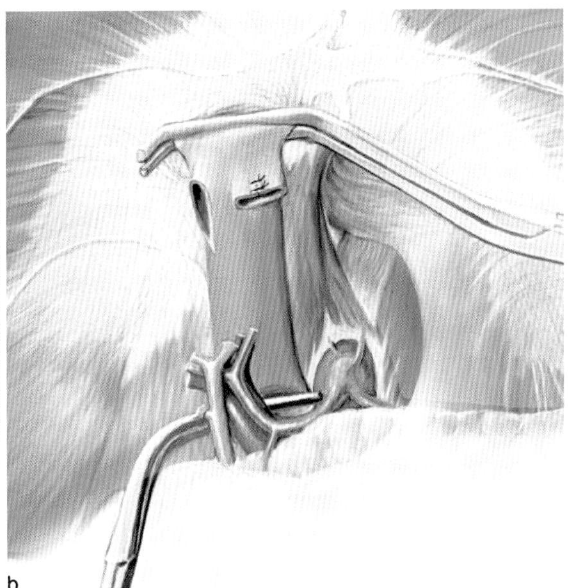

◘ 图 65.1

手术步骤二

植入第一个移植物

在原来左肝的位置原位植入第一个移植物(■图 65. 2a)。
左肝静脉吻合采用 5-0 Prolene 缝线。门静脉吻合使用 6-0 Prolene 缝线。
原位移植物肝静脉吻合完成(■图 65. 2b)。

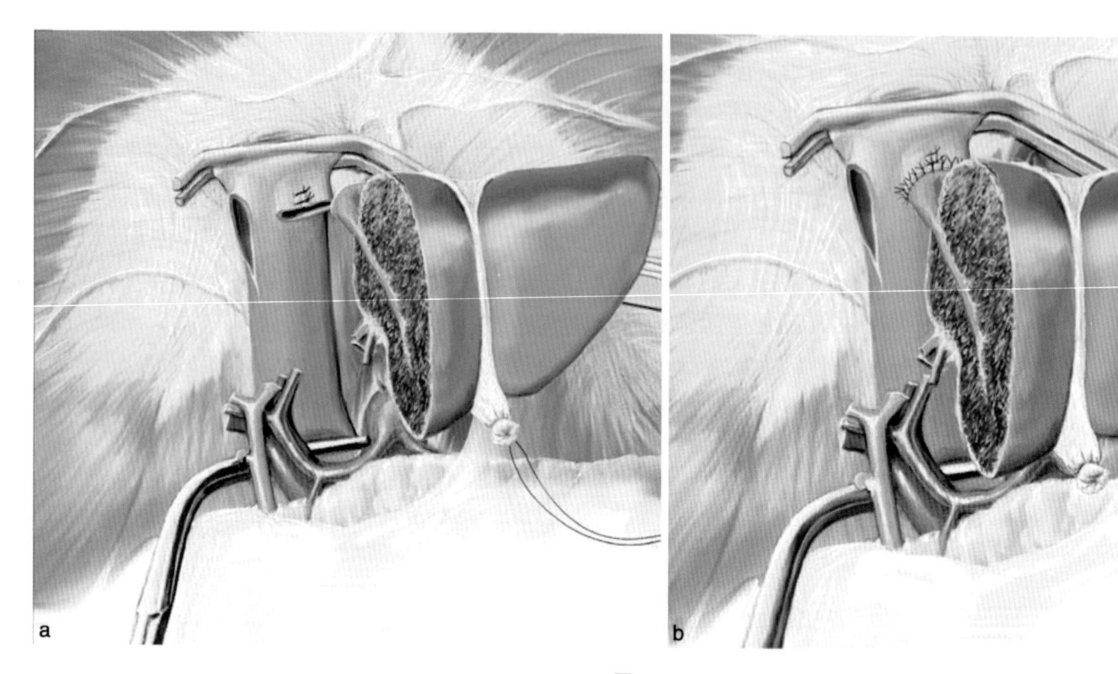

■ 图 65. 2

手术步骤三

摆放第二个移植物

第二个移植物旋转一百八十度以后异位放置在右上腹。矢状方向旋转一百八十度后的第二个异位放置的移植物其肝门结构与正常时相反。此时,胆管在门静脉和肝动脉的后方(■图 65. 3)。

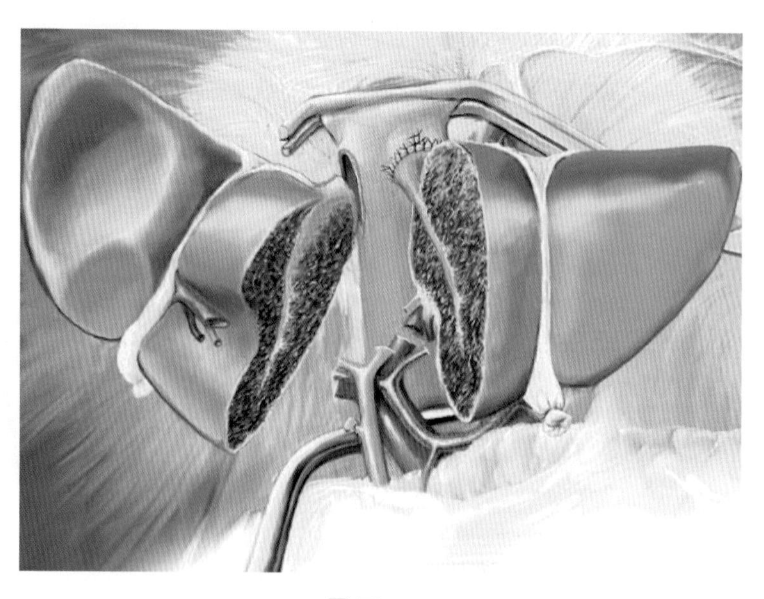

■ 图 65. 3

手术步骤四

静脉重建

行异位左肝叶肝移植物肝静脉重建(图 65.4)。

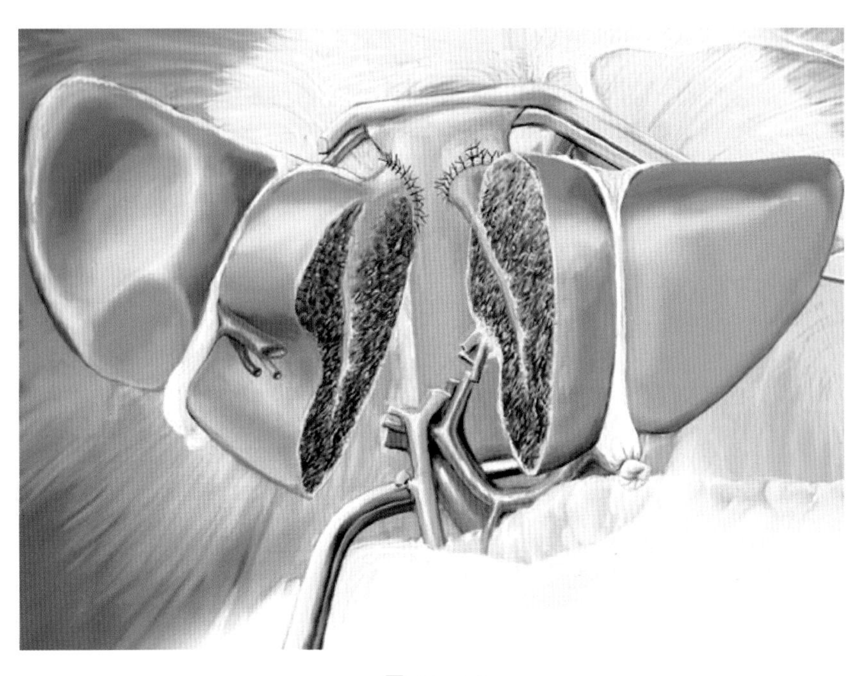

图 65.4

两个左肝移植物的肝静脉重建完成后行左门静脉重建。移走静脉静脉转流管后行左侧移植物的门静脉分支与受体左门静脉分支的重建(图 65.5)。

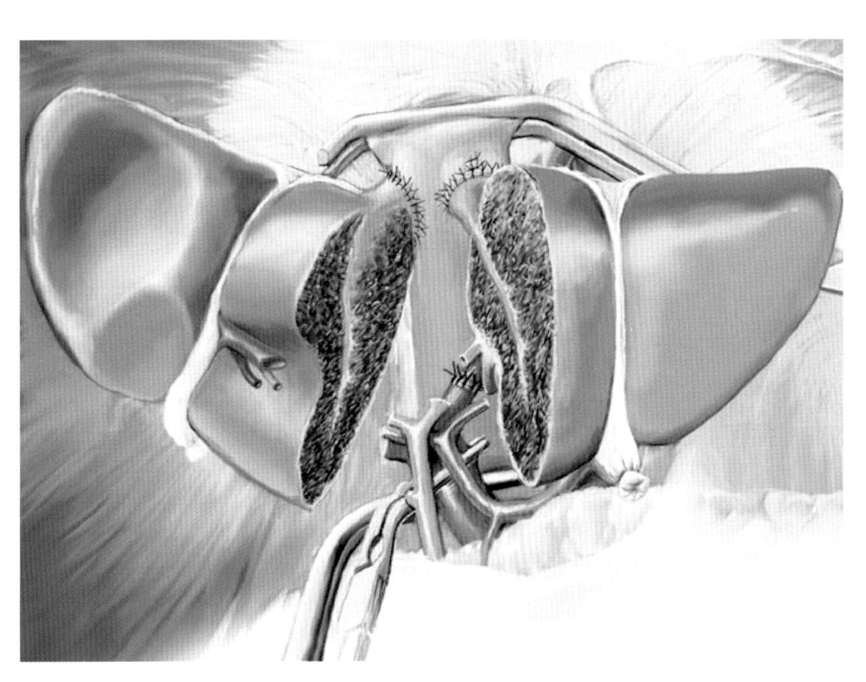

图 65.5

手术步骤五

开放灌注原位移植的肝脏

在开放下腔静脉阻断钳前阻断右肝静脉以避免下腔静脉血液逆行灌注进放在右侧的移植物内。然后重新放置受体右侧门静脉的阻断钳。移走下腔静脉阻断钳,开放受体门静脉主干的阻断钳进行移植物灌注。左门静脉吻合后左侧的原位左肝移植物灌注开始(图 65.6)。

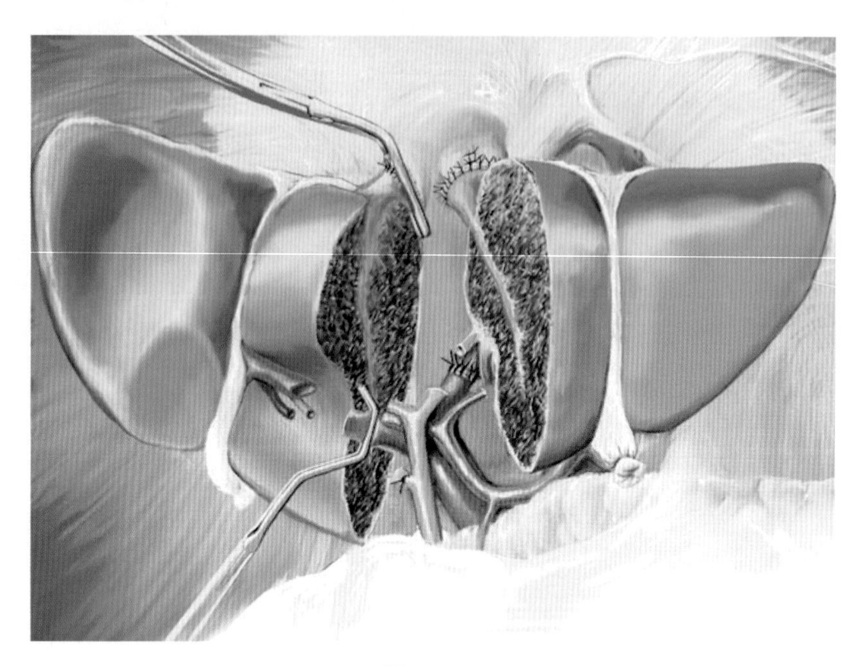

图 65.6

手术步骤六

异位移植物的开放灌注

对于旋转摆放的肝脏移植物在其门静脉重建后再在其狭窄有限的空间内行肝管空肠吻合将非常困难。所以,第一个技术改进就是先行胆管胆管吻合然后进行腹背方向走行的门静脉吻合(图 65.7a)。

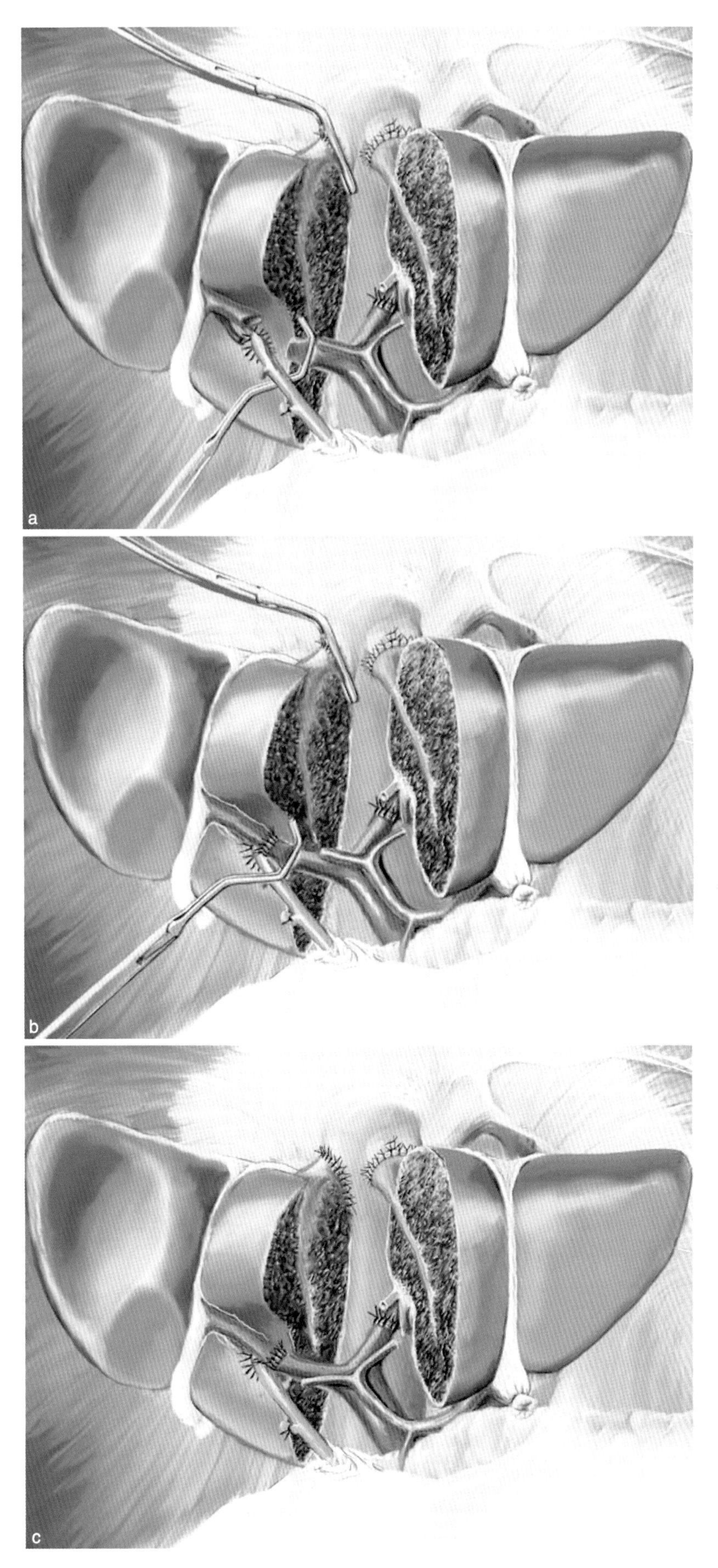

图 65.7

移植物的门静脉吻合到受体的门静脉右侧支上(◘图 65.7b)。

异位肝脏移植物灌注(◘图 65.7c)。

手术步骤七

肝动脉重建

两个移植物的肝动脉重建均在显微镜下完成(◘图 65.8)。

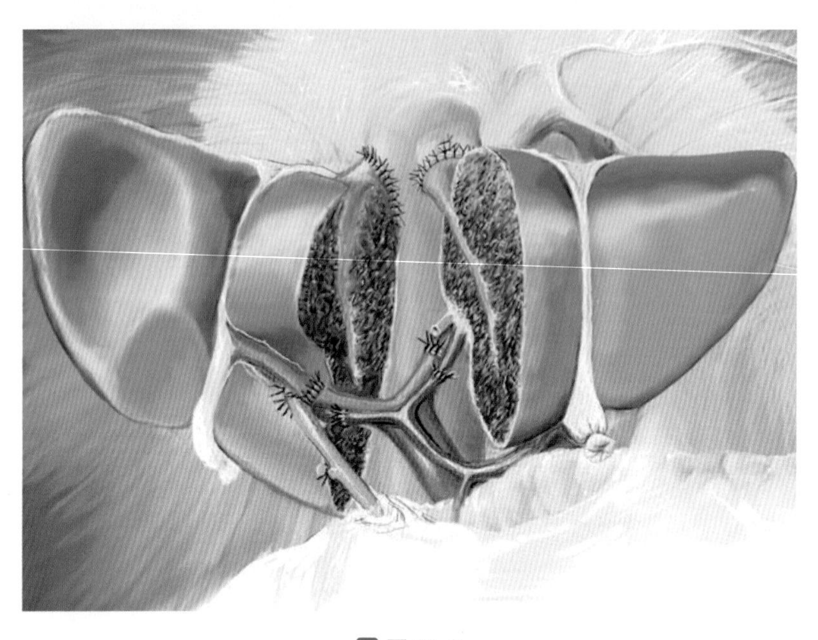

◘ 图 65.8

手术步骤八

放置组织扩张器

将一个充满生理盐水(200～500ml)的组织扩张器放在第二个肝脏移植物的后方用于减轻肝门管道吻合的张力。这个组织扩张器在术后第五天以后逐渐放空,移植手术两周后移走。最后,完成原位肝脏移植物的肝管空肠吻合(◘图 65.9)。

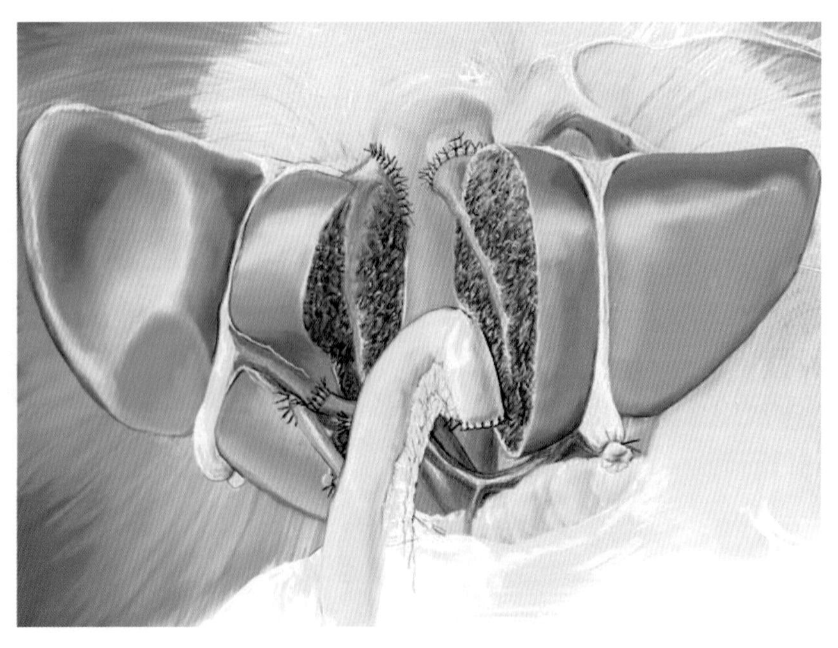

◘ 图 65.9

专家经验

- 108°（译者注：应该是 180°）矢状方向旋转的第二个异位摆放的移植物使得其肝门结构与正常位置相反。胆管在门静脉和肝动脉后方。
- 应该先行胆管的端端吻合然后再行腹背走行方向的门静脉重建。

（修典荣 译）

第四篇　胆道与胆囊

Masaru Miyazaki，方耀民

第66章　概述:胆道与胆囊

方耀民,Masaru Miyazaki

胆道疾病的治疗给外科医生带来诸多巨大的挑战。胆囊结石是一种常见的疾病,在古代就已有对其进行外科治疗的记载。在接下来的章节中,该领域的专家将分别阐述常见的胆囊切除术及胆总管探查术的流程,涉及开腹手术和腹腔镜手术技术,后者可以代表过去20年来普外科领域一个最主要的进展。另外,因胆囊结石的治疗而导致的胆道损伤是极其危险的并发症,本章也将就相关问题进行阐述。

此后还会探讨一些少见疾病,如先天性胆道畸形、中/上段胆道恶性肿瘤和胆囊恶性肿瘤的治疗。从技术层面说,这几种疾病的手术难度极高,极具挑战性。关于手术原则、手术方式及“手术诀窍”将由行业公认的权威专家进行把控。而胆管下段的相关疾病将会在胰腺切除的章节中进行介绍。最后还会讨论解除胆道梗阻的姑息性旁路内引流手术,它们不仅包括简单易行的胆肠吻合术,还会介绍一些技术复杂的旁路引流术式,如胆总管-十二指肠吻合术和肝管-空肠吻合术。尽管经内镜或经皮胆道内支架置入已被广泛用于不可切除的恶性肿瘤病人、良性疾病病人以及术中发现的不可手术切除的病人,但旁路引流手术可以提供持久的引流且不会增加手术并发症的发生。

(程南生　游蓁　李蓓 译)

第 67 章　经腹腔镜胆囊切除术、开腹胆囊切除术和胆囊造口术

George A. Fielding

腹腔镜胆囊切除术

Mouret 于 1988 年在里昂完成了全世界第一例腹腔镜胆囊切除术，Dubois 于 1989 年首次报告。1990 年，Reddick 将该手术引进美国并推广。

适应证与禁忌证

适应证

（1）与开腹手术相同。

（2）最重要的指征是手术操作医生必须经过充分的腹腔镜手术训练。

（3）有临床症状的胆囊结石，如胆绞痛、黄疸病史、急性和慢性胆囊炎。

（4）胆源性胰腺炎。

（5）无结石性胆囊炎。

（6）较大的胆囊息肉。

禁忌证

（1）腹腔镜胆囊切除术没有绝对的禁忌证。

（2）相对禁忌证包括：肝硬化及门静脉高压、出血倾向和妊娠，但是可以在技术上做相应的调整以适应这三个问题。

术前检查及准备

（1）术前检查包括肝功能检测和腹部超声检查。如果需对无结石型胆囊炎病人行腹腔镜胆囊切除术，术前应行核素检查以明确胆囊的功能。

（2）术前怀疑有胆囊癌或是巨大息肉者，需行 CT 扫描。

（3）术前不需要常规行 ERCP（endoscopic retrograde cholangio pancreatography）。

（4）必要时病人需要预防性使用抗菌药物，并采取适当的抗血栓治疗。

手术步骤

手术步骤一

显露与探查

手术需要在能行术中胆道造影的手术床上进行。不需要常规放置胃管和导尿管。通常不需要侵入性的麻醉监测。病人仰卧、双腿并拢,轻度头高脚低位(reverse Trendelenburg position),无须大幅抬高头侧。

经肚脐切口置入 Hasson 套管(Hasson cannula)是比较安全的进入方式。将肚脐翻起,经基底部腹白线的间隙建立入路。穿刺鞘可以直接置入腹腔内,不必预留缝线或缝线固定穿刺鞘。使用 30°镜,进气压力 15mmHg。其他穿刺位置如下图(图 67.1)。

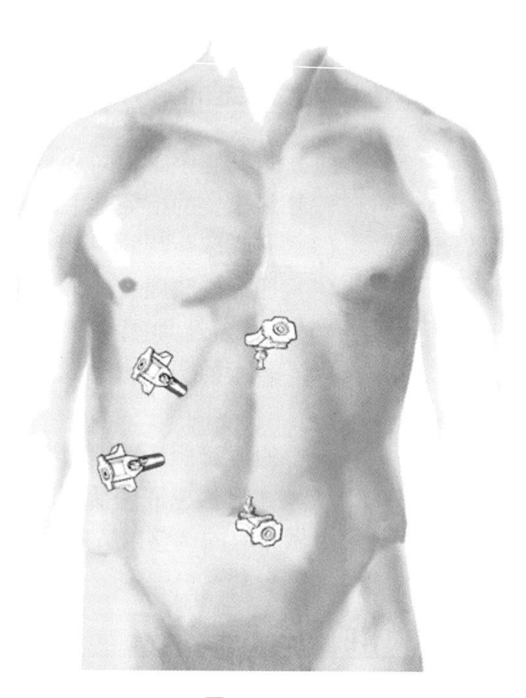

图 67.1

手术步骤二　牵拉和解剖胆囊三角

将胆囊底部牵向右上方。经上外侧的 5mm 穿刺鞘进入器械，将胆囊的 Hartmann 袋牵向外侧，可使胆囊三角（Calot triangle）向外展开，能明显地减少胆总管损伤概率（图 67.2）。

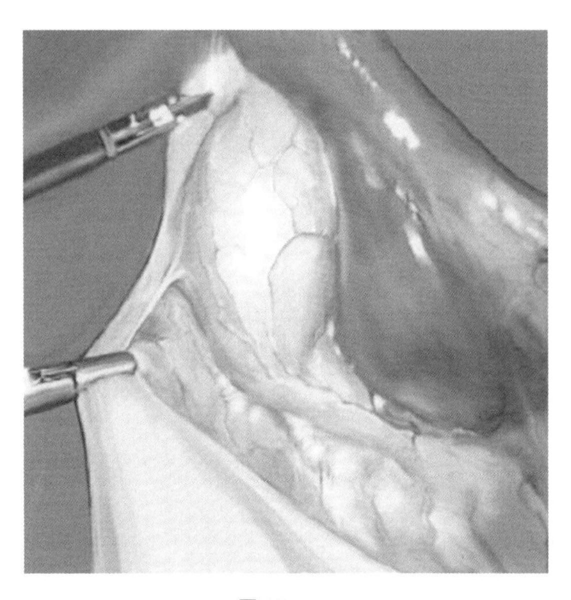

图 67.2

手术步骤三

切开胆囊 Hartmann 袋后方腹膜使其与肝脏分离，并继续延伸解剖至胆囊三角（图 67.3）。

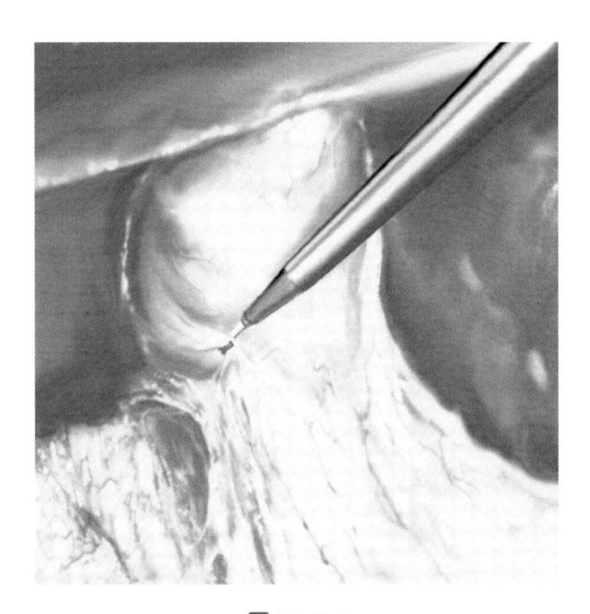

图 67.3

手术步骤四

上述两步骤完成后，使用电凝钩切开胆囊三角前方腹膜，操作时尽量靠近胆囊。解剖过程中会显露 1 至 2 支胆囊动脉和胆囊管。在离断任何一条管道之前应完全剥离周围组织。解剖关系确定后（详见后述“解剖变异及技巧”），用两个夹子夹闭并在其间剪断胆囊动脉，用一个夹子夹闭与 Hartmann 袋交汇处的胆囊管（图 67.4）。

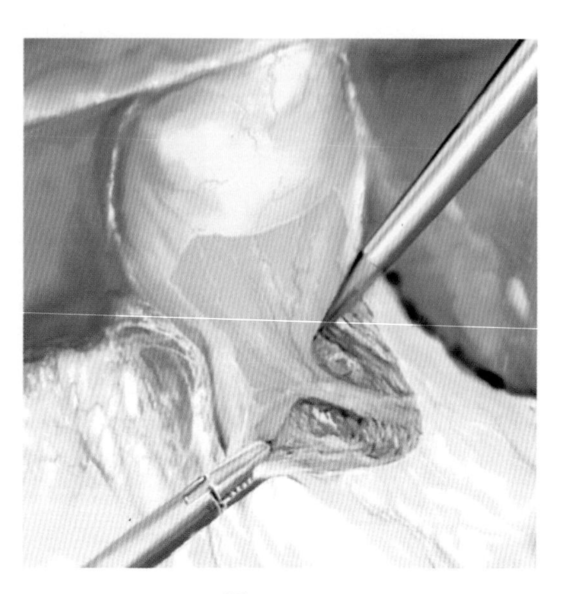

图 67.4

手术步骤五　胆道造影

胆囊抓持钳(grasper)持续将 Hartmann 袋牵向外侧,从剑突下穿刺鞘进行操作,在右侧切开胆囊管(◘图 67.5a)。因为胆囊管螺旋瓣的存在,此操作偶尔会有一定困难。将末端开口的 4 号导尿管经 Olsen-Reddick 胆道造影钳(Olsen-Reddick cholangiogram clamp)置入胆囊管,暂时钳闭胆囊管近端(◘图 67.5b)。

使用 C 臂 X 线透视仪行术中胆管造影,可以显示胆管的解剖关系及胆总管内存在的结石,以确定是否须行腹腔镜胆道探查术。

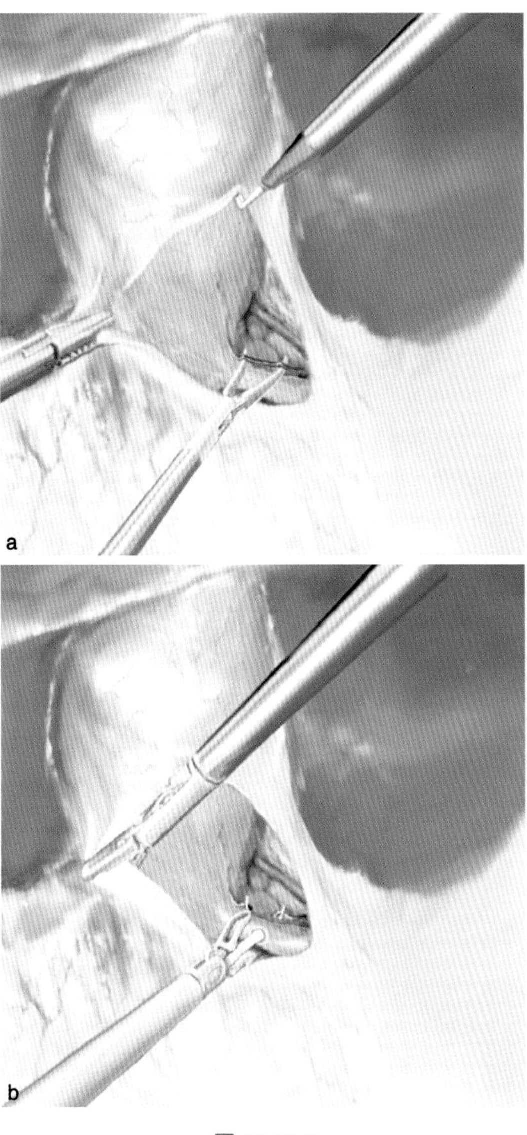

◘ 图 67.5

手术步骤六 切除胆囊

胆管造影完成后即取出尿管,结扎并切断胆囊管。使用电凝钩将胆囊从胆囊床上分离。从胆囊颈向胆囊底的方向解剖,提起腹膜,电凝钩切开,向外逐渐分离。重复这一系列动作直至最后胆囊与肝脏完全分离,一般不从胆囊底部向下逆行解剖(图67.6)。

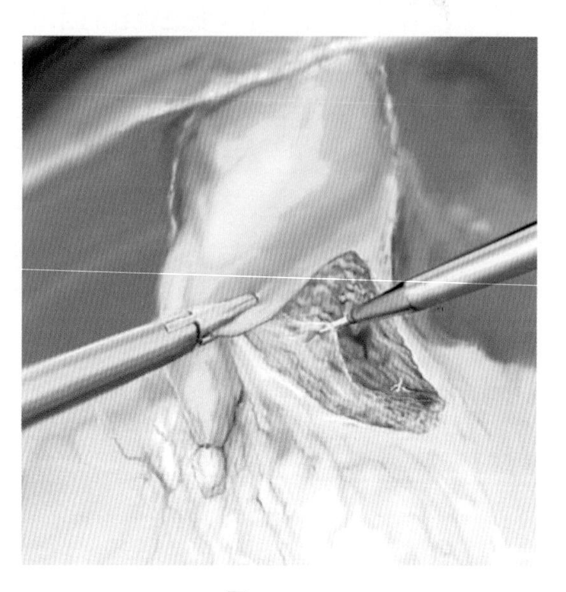

图67.6

解剖变异

(1) 解剖结构变异主要涉及右肝管和右肝动脉。

(2) 极细的胆总管可能被误认为胆囊管而被横断。更麻烦的是左右肝管的低位汇合(图67.7a)或者右前叶肝管和右后叶肝管的低位汇合(图67.7b)。这种情况下,胆囊管可以汇入右肝管或是右后叶肝管。后二者可能被误认为是胆囊管而被离断。

(3) 更罕见和困难的情况是急性胆囊炎时根本没有胆囊管,胆囊的Hartmann袋直接紧贴并直接汇入右肝管或胆总管。

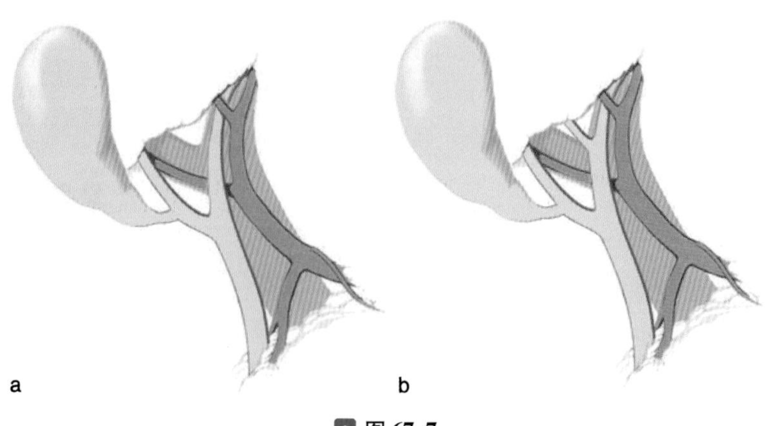

a b

图67.7

术中并发症

（1）出血：出血是术中主要并发症，典型的术中出血来自特别短的胆囊动脉或者是右肝动脉。门静脉的出血非常少见，但其与动脉出血不同，一旦发生则极其猛烈，需要马上中转开腹。

（2）手术无法进展：另一主要并发症是手术无法进展。如果外科医生无法在腹腔镜下取得手术进展，则需中转开腹。

（3）胆管损伤：有效地牵拉显露、小心地解剖、有效地控制出血和及时地中转开腹，可以最大限度地减少术中胆管的损伤或胆管被切除等严重并发症的发生。一旦发生胆管损伤，主刀需要立即停止操作，整理思路并寻求同事的帮助。

术后并发症

（1）多数胆漏量不大，可以自行痊愈。

（2）大量的胆漏提示可能存在胆囊管残端上的夹子松脱或已发生了较大胆管的损伤。应行 ERCP 检查以明确诊断及确定治疗方法。

（3）膈下积液可经皮穿刺引流。

（4）肺炎最好使用物理性治疗和抗菌药物治疗。

（5）出现黄疸提示发生了主要胆管的梗阻或横断，需行 ERCP 检查或将病人推荐给肝胆专科医生诊治。

专家经验

- 若病人合并肝硬化、门静脉高压，可以考虑术中将胆囊后壁留在胆囊床上，即行部分胆囊切除，如若不然则可能引起致命性出血。尤其是在腹腔镜手术时，一旦出血便无法辨清手术野。
- 对于严重的急性胆囊炎病人，手术第一步是对胆囊减压，可以通过穿刺鞘直接穿刺胆囊并吸出其内容物。这样做的好处是使高张力且无法抓持的胆囊变成只有较厚胆囊壁的塌陷胆囊，便于抓持和手术操作。
- 若胆囊 Hartmann 袋有结石嵌顿，可将结石挤回胆囊内，这样可以提高在胆囊三角区操作的安全性。

开腹胆囊切除术

1989 年以前，开腹胆囊切除术是所有有症状型胆囊结石病人的首选术式。随着腹腔镜胆囊切除技术的迅速发展，开腹胆囊切除术已逐渐被腹腔镜胆囊切除术所取代。开腹胆囊切除术的原则是在不损伤胆道系统的基础上完整切除胆囊及其内容物。

如今，开腹胆囊切除术更多的是作为其他手术过程中的一个步骤。如果手术无法在腹腔镜下完成而被迫中转开腹，说明手术非常困难。此时，建立一个能够充分显露的切口至关重要。

适应证与禁忌证

适应证

（1）腹腔镜下无法完成者。
（2）行 Whipple 手术或为肝脏切除术的一部分需行胆道切除者。
（3）病人要求行开腹胆囊切除术。
（4）怀疑胆囊息肉恶性变者。

禁忌证

（1）无绝对禁忌证。
（2）对极危重病人，胆囊造瘘术可能是最好的选择。

术前检查及准备

（1）肝脏功能检查。
（2）腹部超声检查。
（3）相关联的大型手术方案的制订。
（4）临床准备及预防性使用抗菌药物。
（5）选择性使用干预措施以防治深静脉血栓的形成。

手术步骤

步骤一

手术台应可配合使用 C 臂 X 线透视仪。若病人主动选择开腹胆囊切除术且不合并其他手术禁忌证，通常以右侧腹直肌鞘外侧缘作为中点，在肋缘下作一长约 5cm 的横切口。

步骤二

胆囊炎症过重导致解剖分离困难，是腹腔镜胆囊切除术中转开腹最主要的原因。因此，选择一个能够充分显露术野的切口就尤其关键，通常在右侧肋缘下一横指处作一长切口。此切口会切断腹直肌，进入腹腔前应充分电凝止血（图 67.8）。

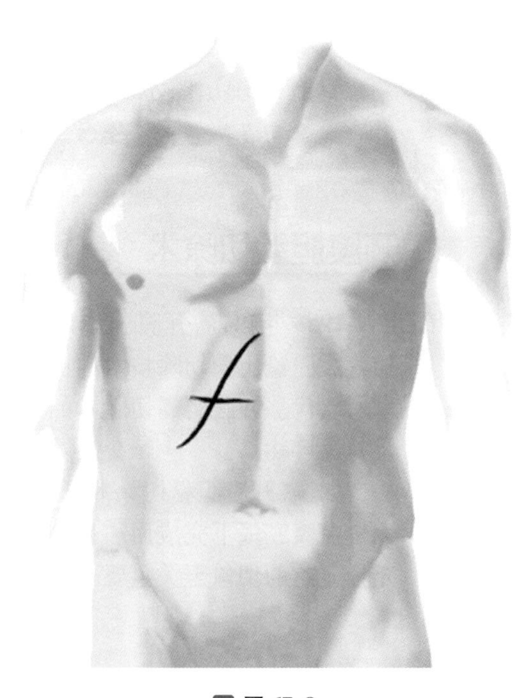

图 67.8

步骤三

两根手指进入腹腔，抬起腹膜，沿切口将腹膜全程切开。进腹后，在肝脏下方、胃十二指肠上方和结肠前方分别放置一张大方纱，拉钩将肝脏和胃十二指肠分别牵向上方，以充分显露胆囊三角(图 67.9)。

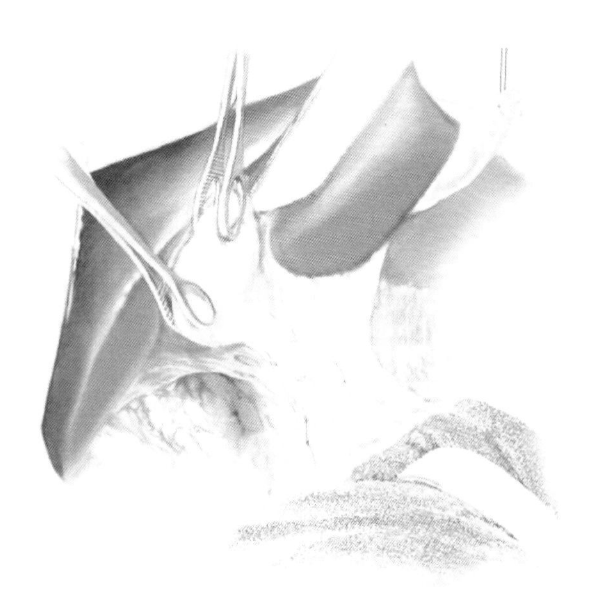

图 67.9

步骤四

开腹胆囊切除术的关键一步是分离和切断胆囊动脉，这样可以增加胆囊 Hartmann 袋的活动度，利于清楚辨认胆道的解剖。夹闭胆囊管，向下方牵拉胆囊，逐步将胆囊与肝脏分离。

标准的胆道造影仍然从胆囊管入路，相关设备同腹腔镜胆囊切除术中胆道造影；但当存在严重的胆囊炎症时，也可以从胆囊底部开始逆行切除，在肝脏和胆囊的间隙内仔细分离。(图 67.10)。

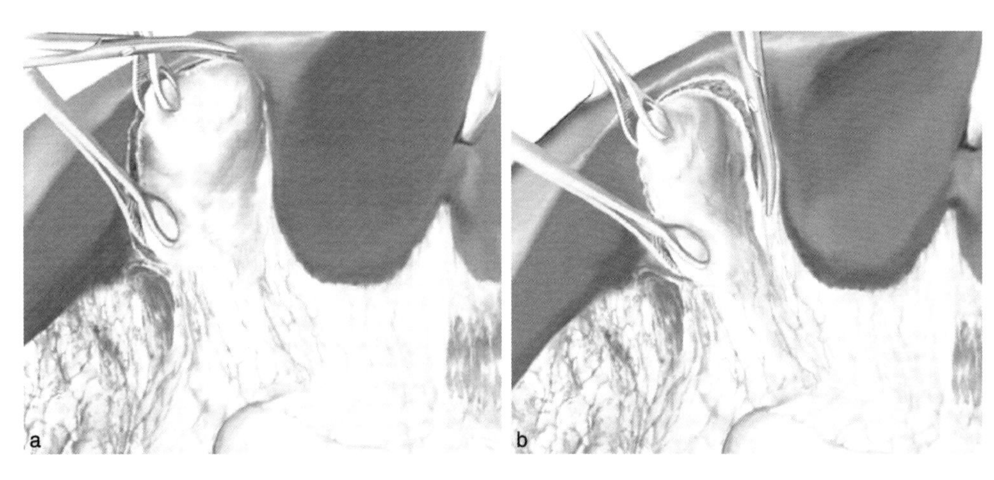

图 67.10

并发症

术中并发症同腹腔镜胆囊切除术。

胆囊造瘘术

适应证

（1）经皮胆囊造瘘术常用在治疗有潜在胆囊源性脓毒血症的危重病人。

（2）术中发现胆囊三角区域存在严重的炎症时，最安全的方式为胆囊造瘘减压。

手术步骤

相比开腹胆囊造瘘术，经腹腔镜胆囊造瘘术更常被施行。

步骤一

将穿刺针从外侧5mm穿刺鞘直接刺入胆囊，吸出内容物使胆囊塌陷。常可见胆囊Hartmann袋有较大的结石嵌顿，如能将结石挤回胆囊，应该将其取出。

步骤二

然后将Foley导尿管通过外侧穿刺鞘置入胆囊，如若需要，可通过该导管行胆道造影术。

步骤三

移除穿刺鞘，将导尿管留在胆囊中，注入气体证实尿管通畅。围绕导尿管将胆囊造口处缝合。在最终完成腹腔镜胆囊切除术前，该导尿管至少保持开放引流6周。

术后每天用20ml生理盐水冲洗胆囊两次。

（程南生 游蓁 李蓓 译）

第 68 章　胆囊癌的切除与手术分期

Guillaume Martel, Rebecca Auer

胆囊癌的切除与手术分期

胆囊癌是胆道系统最常见的恶性肿瘤,它的发病率随年龄增长显著升高,在女性中的发病率高出男性 2～3 倍。从地理位置来说,智利和印度的发病率更高。胆囊癌最主要的危险因素是胆石症相关的慢性炎症,有 0.3%～3.0% 的胆结石病人最终会发展为胆囊癌。其他危险因素包括吸烟、化学物质和药物暴露、胆囊息肉、沙门菌感染、胆总管囊肿、胰胆管汇合异常以及原发性硬化性胆管炎。胆囊壁钙化(瓷化胆囊)在 15% 的病人中与胆囊癌相关。在因胆结石进行了胆囊切除的病人中,有 1% 在术后被证实患有胆囊癌。

自然病程

(1) 胆囊癌病人在肿瘤未完全切除的情况下,5 年生存率低于 5%。

(2) 肿瘤完全切除的病人 5 年生存率取决于疾病分期:T2N0 期,61%～100%;T3 和/或 N1 期,16%～69%。

手术切除的适应证与禁忌证

(1) **适应证**　T1～4,N0/1 和 M0 期的胆囊癌。

(2) **相对禁忌证**　N2 期的淋巴结转移;T4 期胆囊癌。

(3) **禁忌证**　腹膜种植转移和其他远处转移(M1 期)。

临床表现

(1) 胆囊切除术后病理分析发现(0.3%～1%,最常见的现病史)。

(2) 考虑为胆石症的病人术中病理分析发现。

(3) 在第 4/5 肝段间与胆囊相连的占位(有时可被当作脓肿)。

(4) 疼痛(与慢性胆囊炎的疼痛症状类似,常常持续时间更长)。

(5) 三分之一的病人会出现黄疸。

术前检查及准备

(1) 病史:胆绞痛,疼痛,皮肤瘙痒,体重减轻,厌食,既往是否有胆囊或胆管手术史。

(2) 体格检查:右上腹包块,黄疸。

(3) 影像学

(ⅰ) 超声

(ⅱ) 增强 CT(CT 血管重建更佳)

(ⅲ) 磁共振胰胆管成像(MRCP)

(ⅳ) 胆道造影(如果有必要进行有创性胆道造影,经皮肝穿胆管造影术(PTC)比内镜逆行性胆胰管造影(ERCP)更好)

(ⅴ) 直接血管造影(很少需要用到这种方法)

(4) 重要的解剖学细节:陶瓷胆囊,包块,增大/坏死的淋巴结,动脉受累,门静脉受累,相邻器官(结肠、十二指肠)受累,腹膜转移。

(5) 胆囊息肉:单发,无蒂,大息肉(>1cm),需警惕癌症。

(6) 关注结构异常的胰胆管汇合处、胆总管囊肿和肝动脉。

根据分期决定切除范围

(1) 病人影像学或术中探查发现胆囊占位:

T2/3,N0/1,M0 期:胆囊癌根治术+淋巴结清扫。

单侧血管累及:扩大肝叶切除术+淋巴结清扫。

T4,N0/1,M0 期:扩大肝叶切除术+淋巴结清扫,可能的血管切除/重建,可能的相邻器官切除。

N2 或 M1 期:无治愈性手术,胆道或胃旁路术可能有姑息治疗的效果。

(2) 诊断为胆囊炎的病人行胆囊切除术后偶然发现癌症:

T1a 期,肝脏和胆管切缘阴性,Lund 淋巴结阴性(如果有):无需进一步治疗。

T1b 期,肝脏和胆管切缘阴性:胆囊床切除(肝 4b 段和 5 段),淋巴结清扫。

T1 期(无论 T1a 或 T1b),胆管切缘阳性:胆囊床切除(肝 4b 段和 5 段),再次行胆囊管切除或胆总管切除至切缘阴性,淋巴结清扫。

T2/3/4,M0 期:胆囊床切除(肝 4b 段和 5 段)或扩大肝叶切除以达到 R0 切除,胆总管切除,淋巴结清扫,腹腔镜穿刺孔切除。

N2 或 M1 期:没有治愈性的手术(姑息治疗)。

手术步骤

本章描述了胆囊癌根治术(包括肝 4b 段和 5 段)的具体手术操作。如因为肿瘤体积(大)或有血管侵犯而必须进行扩大肝叶切除,肝门区的切除方式描述如下。对于胆囊癌的病人,如果有必要进行扩大切除,则一般需要进行扩大肝右叶切除,如第三篇“肝脏”中所述,在进行右半肝切除前,需先解剖、游离供应肝左叶血管,并加以保护,同时分离出左侧肝管,再进行右肝的切除。

手术步骤一

切口及手术探查

对于无既往手术史的病人,推荐低位右侧肋缘下切口(弧形切口)。(参见▶第一篇,第 2 章“体位和入路”对于切口及镰状韧带分离方式的描述)。

对于有既往胆囊切除术史的病人,采用肋缘下切口,联合既往开腹手术或腹腔镜手术切口的切除,以及脐孔的单独切除。

术中显露和探查包括放置牵引器(参见▶第 3 章“拉钩与显露原则”),查看可能的切口转移和腹膜转移。超声可用于评估肿瘤原发灶的位置以及与血管(门静脉、肝动脉、肝静脉)的关系,排除肝转移,并细致分辨有无血管变异。

手术步骤二

根治性胆囊切除、区域淋巴结和结缔组织清扫

两个肝段(肝 4b 段和 5 段)连同胆囊床一起切除。

N1 淋巴结(蓝色):切除肝十二指肠韧带(12 组)、肝总动脉(8 组)和腹腔干(9 组)淋巴结。N2 淋巴结(红色),胰头后方淋巴结(13 组),胃周淋巴结或主动脉腔静脉区的淋巴结阳性提示疾病已无法治愈。

肝动脉周的神经丛应该切除。

充分的 Kocher 切口能较好地显露这些淋巴结组,便于切除。(图 68.1)

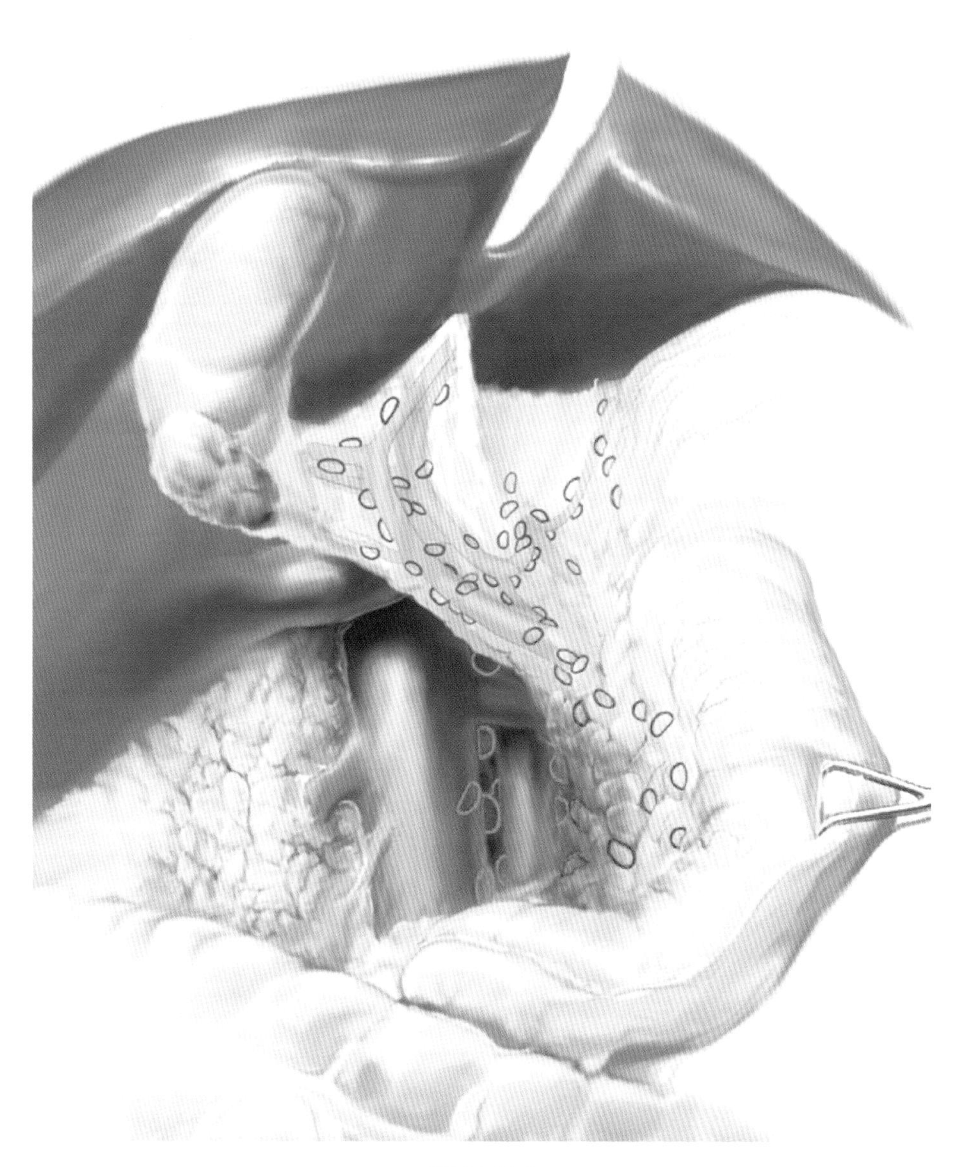

图 68.1

手术步骤三

切除最高位的胰周淋巴结

打开 Kocher 切口后，切除最高位的胰周淋巴结，并送冰冻病理分析。切除这组淋巴结后，可向前牵拉肝管以更好地显露门静脉，便于安全地切除淋巴结和结缔组织。这组淋巴结提示的冰冻病理分期结果对于具体手术操作有指导意义，如果这个淋巴结有受累且为高危病人，则一般不再进行根治性切除。在淋巴结阳性的情况下进行的根治性切除应包括胰周淋巴结和主动脉腔静脉区淋巴结切除，选择性进行胰十二指肠切除术（图 68.2）。

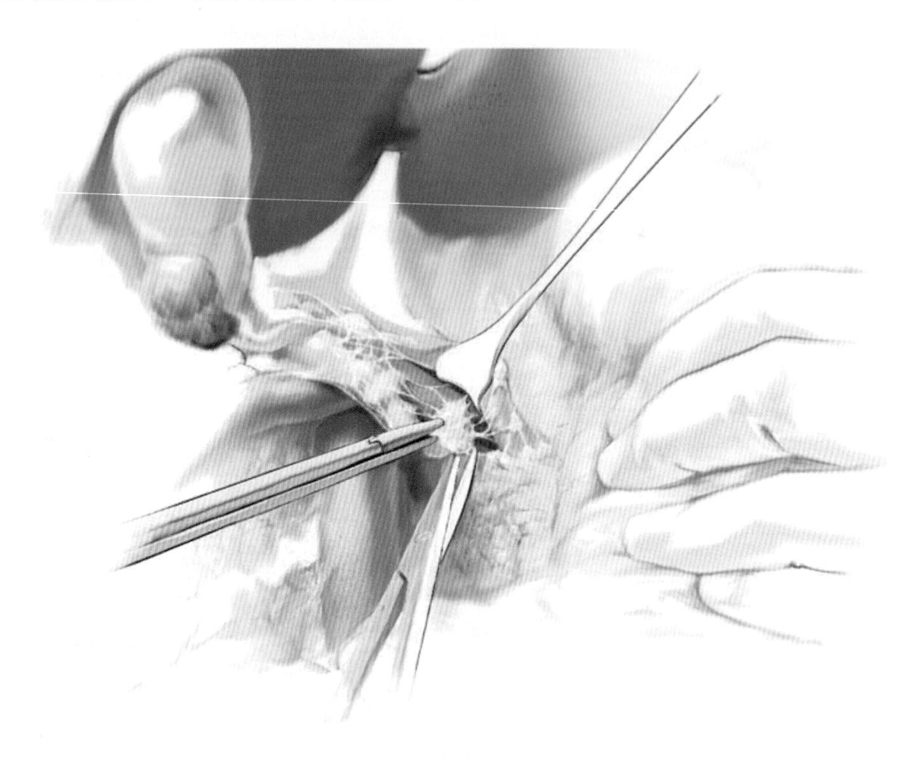

图 68.2

手术步骤四

胆总管切除

除了非常消瘦的病人以外，在不切除胆总管的情况下做到肝门淋巴结的充分清扫是很难的，尤其是近期接受了胆囊切除术的病人，手术瘢痕会进一步增加分辨淋巴结缔组织和肿瘤病灶的难度。切除胆总管也能在最大限度上保证胆囊管和胆总管的汇合处被切除。另外，切除胆总管能使位于肿瘤后方肝门区域的门静脉以及肝门区的肝动脉得到完整显露从而进行最安全的淋巴结清扫。

肝 4b 段和 3 段之间的肝组织的联结位于镰状韧带基底部，断开后显露左侧肝蒂（图 68.3a），此时在胰腺上方的位置切断胆总管并向上牵拉（图 68.3b），切缘必须送冰冻病理检查。包括腹腔干淋巴结、肝十二指肠韧带淋巴结、门静脉-主动脉区淋巴结在内的所有淋巴结和结缔组织均需与胆总管一起被切除，只保留被骨骼化的门静脉和肝动脉。

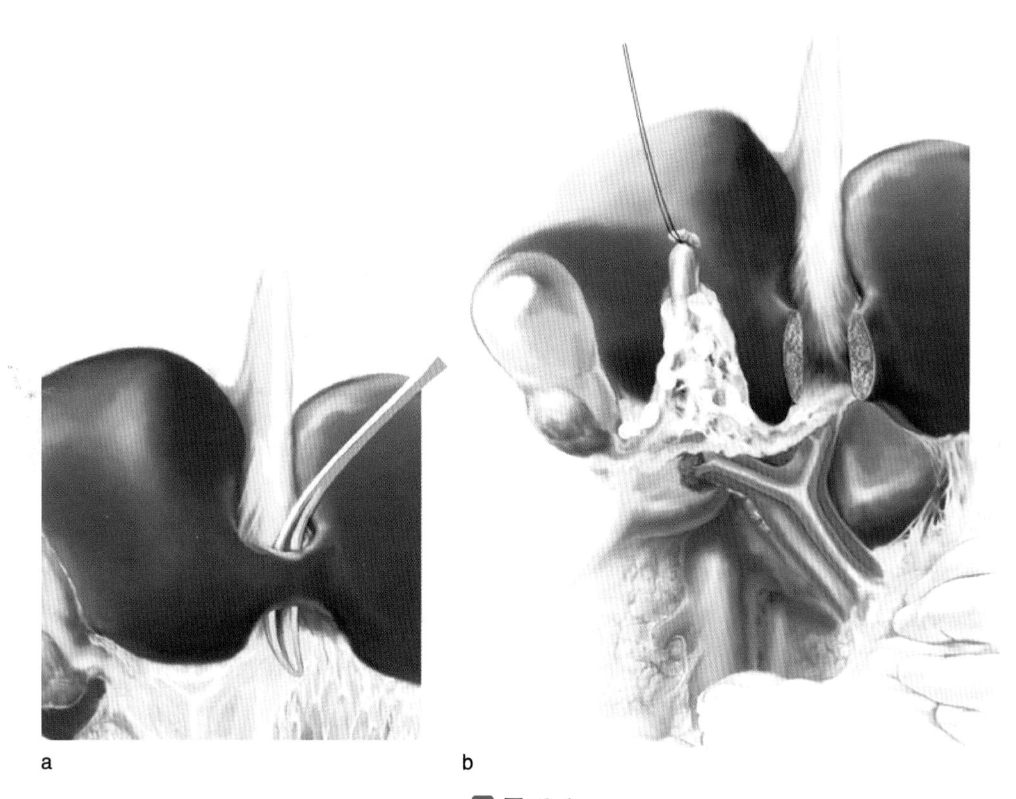

图 68.3

手术步骤五

评估门静脉和肝动脉

胆总管和肝门淋巴结组织向上牵拉之后，门静脉、肝动脉的主干及左右分支均需解剖。如果门静脉主干有受累，则门静脉的切除和重建可能是必要的（见下文）。如右肝动脉和/或右侧门静脉有受累，则需要进行扩大右半肝切除。一旦动脉的解剖结构和可能存在的动脉变异情况已经明确，则右肝动脉或左肝动脉可远端游离至肝门板的右端和左端，然后就可以看到左右肝管的分叉处。

手术步骤六

切断左右肝管

之后在脐裂基底部识别并离断左侧肝管。与肝门部胆管癌的切除不同的是，左右肝管的汇合处通常可以从肝脏游离出来，向上牵拉左侧肝管的残端，以便从后下方的角度更好地显露右侧肝管，缝合好肝管的牵引线后，可以将其切断（■图68.4）。

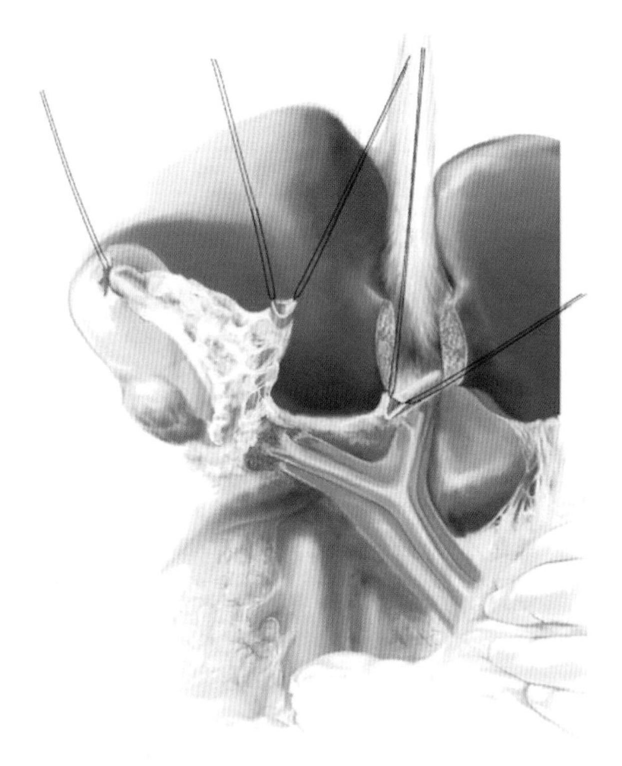

■ 图 68.4

手术步骤七

肝脏切除

将右肝管离断之后，左右两侧肝管切缘的组织均应送冰冻病理分析。整个胆囊床，包括肝 4b 段和 5 段，按照下图虚线所示的范围进行切除。门静脉和肝动脉因为很好的解剖和显露，可以避免不必要的损伤。肝实质切除的描述见▶第 45 章和第 47 章，通常可选择肝门阻断，维持中心静脉压（CVP）在 5cmH_2O 以下（参见▶第48 章“扩大半肝切除术”）（图 68.5）。

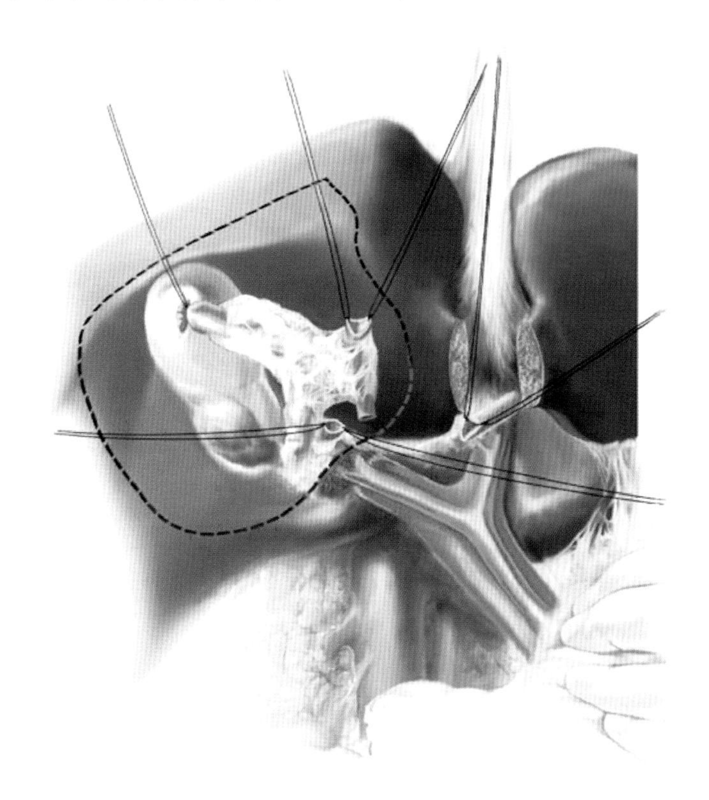

图 68.5

手术步骤八

胆道重建

在胆肠吻合之前,左右两侧的肝管可以先用可吸收缝线(4-0 ~6-0 PDS)间断缝合连在一起,以尽量减少吻合口的数量,也可以将两根肝管分别吻合。将一段70cm 的 Roux-en-Y 空肠袢沿最短路径向上提升,以达到无张力吻合:结肠后或胃后吻合。胆道吻合的细节参见▶第 73 章和第 77 章。如果手术之前放置了塑料胆道支架,则术中直接移除。如果放置的是金属支架,最安全的方式是在一个确定无肿瘤的位置剪断支架。然后将空肠袢缝合在胆管和支架上(图 68.6)。

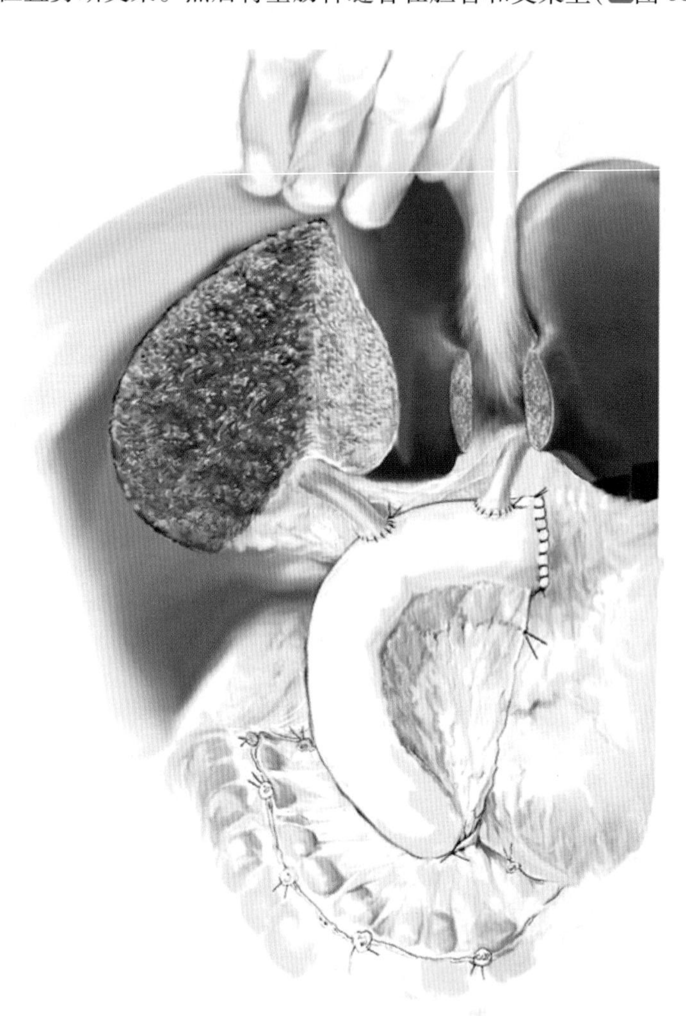

图 68.6

手术步骤九

门静脉重建

位于胆囊颈部或者胆囊管的肿瘤常常侵及右侧门静脉或门静脉主干。有黄疸表现提示门静脉受累风险高，如果左侧门静脉和肝动脉未受累，那么这些侵袭血管的肿瘤病灶一般可以通过扩大肝叶切除、肝门淋巴结清扫以及门静脉切除和重建等联合方式进行切除。

按照扩大肝叶切除术的范围，游离肝脏，显露肝门区域，以便更好地控制门静脉，更安全地进行重建。切断左侧肝管后，将肝管反折向病人左侧，接着切断右肝动脉，显露门静脉。血管夹夹闭门静脉干和左侧门静脉（图 68. 7a），切断受累血管后，用不可吸收缝线（如 5-0 或 6-0 Prolene）连续缝合吻合门静脉主干和左侧门静脉（图 68. 7b）。

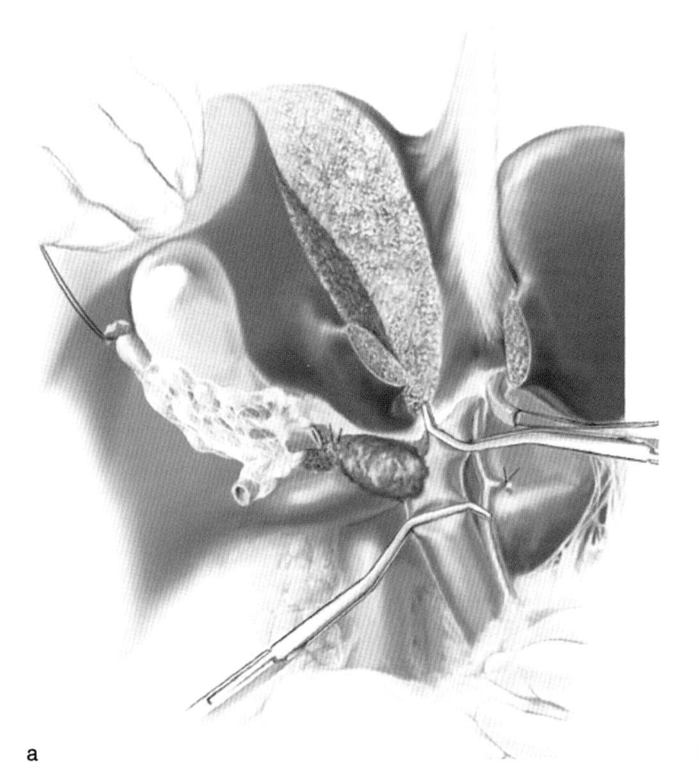
a

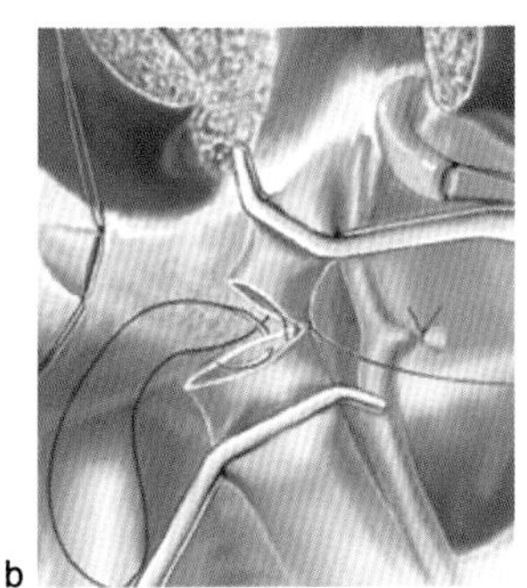
b

图 68. 7

手术步骤十

肝脏切除和胆道重建

按照第三篇,▶第48章“扩大半肝切除术”中所述,进行扩大右半肝切除。下图描绘了利用结肠后 Roux-en-Y 肝管空肠吻合术进行重建的方式(◘图68.8)。

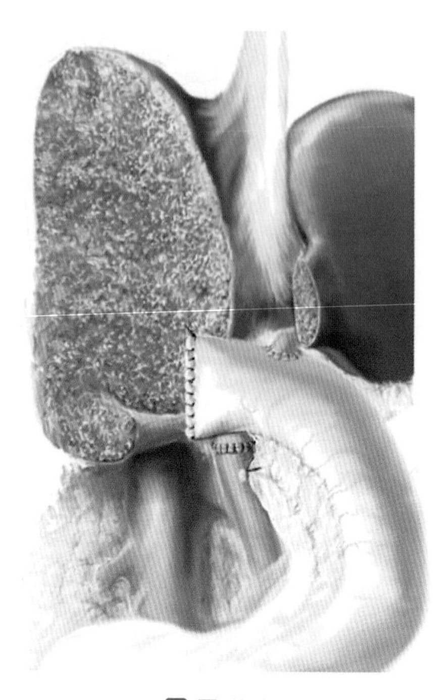

◘ 图68.8

手术步骤十一

重建后引流

完成手术区域的止血之后,在右上腹靠近胆管吻合口的位置放置闭式引流。在经皮肝穿支架已经移除的情况下,引流管通常放置在肝脏表面支架的嵌入点附近,通常不使用支架进行吻合。

一般用鼻胃管进行胃十二指肠减压需持续到小肠功能恢复,如果吻合口相对较细,这一点就格外重要。鼻胃管减压可以预防 Roux-en-Y 吻合口水肿,防止吻合口瘘。

术后检查

(1) 在重症监护病房或过渡监护病房进行术后监护(扩大切除术后的病人)。

(2) 凝血功能和血色素情况的监测至少持续72小时。

(3) 肝功和电解质(包括磷)监测至少持续72小时。

(4) 如果怀疑胆漏,需监测负压引流液的胆红素水平。

术后并发症

全身

(1) 胸腔积液。

（2）肺炎。
（3）深静脉血栓。
（4）肺栓塞。

腹部

（1）腹腔出血。
（2）感染灶/脓肿。
（3）肝衰(扩大切除术后的病人)。
（4）胆瘘及胆汁瘤形成。
（5）胆肠吻合口漏(有胆总管切除的操作)。
（6）门静脉血栓。

专家经验

- 如果术前影像学检查提示病人的胆囊癌分期为 T3 或 T4 期，则病人腹膜转移的风险很高，需要进行内镜探查帮助分期。
- 术前检查中，肿瘤位于胆囊颈部或胆囊管以及有黄疸表现的病人，需在术前检查时彻底排查肝动脉受累的可能。如果右侧肝动脉受累，至少要进行扩大肝叶切除以上范围的手术切除。
- 如果副肝左动脉或代偿的左肝动脉的位置不在肝门区，而可能穿过小网膜进入脐裂基底部，所以对这些存在血管变异的病人，即使肝门区严重受累也可以进行手术切除。
- 在切断肝内胆管之前应先缝合牵引线，否则，小段肝管可能会滑脱并缩入肝实质中。
- 在切除过程中淋巴管需要结扎，以防止出现术后淋巴漏。

（李秉璐 译）

第 69 章　T1 和 T2 期胆囊癌的标准根治性胆囊切除术

Masaru Miyazaki，方耀民，Anil K. Agarwal，Raja Kalayarasan

T1 和 T2 期胆囊癌的标准根治性胆囊切除

胆囊癌（GBC）是最常见的胆道恶性肿瘤，尽管传统观点认为胆囊癌是一种进展迅速、预后不佳的侵袭性很强的肿瘤，但是近期有一些报道提出根治性手术切除可以改善病人预后。腺癌是最常见的组织类型，鳞癌、腺鳞癌、神经内分泌肿瘤和癌肉瘤是少见的组织类型。根据最新的 AJCC/UICCTNM 分期，T1 和 T2 期的 GBC 包括病变局限于黏膜层（T1a）或固有肌层（T1b）或累及肌肉周围结缔组织（T2）而肝脏未受累的病变。T1a 期肿瘤很难在术前明确诊断，一般都是在胆囊切除术后对标本进行组织病理分析后明确诊断，对于这些病人，如果胆囊管切缘阴性，术后未发生胆汁泄漏，那么胆囊切除术治疗即已足够。根据美国国立综合癌症网络（NCCN）的指南，T1b 及以上分期的病人推荐进行胆囊癌根治术。

胆囊癌根治术包括胆囊床周围部分肝组织切除和区域性淋巴结清扫，部分肝脏切除可以采用胆囊的整块切除加上胆囊床周围 2～3cm 的不规则肝脏楔形切除，或者采用解剖性两个肝段切除——切除肝Ⅳb 段和Ⅴ段。对于 T1 和 T2 期 GBC 是否要进行不规则肝脏楔形切除或肝Ⅳb 及Ⅴ段切除仍存在争论，尚无随机对照试验针对这两种操作进行比较。肝脏局限性楔形切除是希望获得肿瘤阴性的切缘；理论上认为肝Ⅳb 和Ⅴ段切除可以获得额外的治疗效果。解剖学研究证实，来自胆囊的静脉和淋巴回流的主要方向是肝Ⅳb 段和Ⅴ段。因此肝Ⅳb 和Ⅴ段的切除不仅能达到切缘阴性的目的，还可以完全根除隐匿性肝转移。

标准的淋巴结清扫包括肝十二指肠韧带区淋巴结（包括胆总管周围及门静脉周围的淋巴结），胰头前后区淋巴结，及肝动脉至其从腹腔干发出部位的各区域淋巴结的切除（图 69.1）。目前关于胰腺周围淋巴结的切除与否仍有争议，因为在最近的 TNM 分期系统中，胰周淋巴结被归为 N2 淋巴结（认为是转移癌的提示），但是，不少研究报道了有胰周淋巴结转移的病人长期生存者的病例，因此大多数研究中心（包括我们）将其切除归为局部区域性淋巴结清扫的一部分。

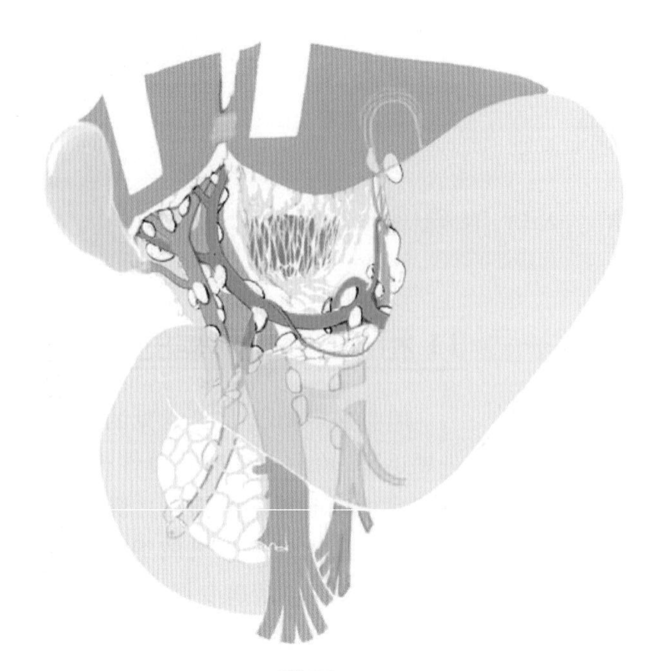

图 69.1

有术者推荐对所有 T2 ~ T4 期的 GBC 病人进行肝外胆管(EBD)的常规切除,然而 EBD 切除并非胆囊癌根治术的一部分,因为并无证据表明这一操作可以改善预后。但在肝十二指肠韧带存在多发淋巴结肿大的病例中,即使胆管没有明显可见的肿瘤侵犯,EBD 的切除对于清除肝十二指肠韧带的结缔组织和神经周围间隙中的受累淋巴结及隐匿的癌细胞也具有一定意义。目前在 T1 和 T2 期 GBC 病人中 EBD 切除指征如下:

(1) 肉眼可见 EBD 周围淋巴结肿大或者肿大淋巴结累及 EBD(切除 EBD 为更方便进行淋巴结清扫)。

(2) 合并炎症或者被肥厚的过多脂肪包裹的肝十二指肠韧带(一般出现在偶然发现的 GBC 病例中),意味着淋巴结切除更困难。

(3) 术中冰冻病理提示胆囊管切缘阳性。

(4) 胰胆管汇合异常(APBDJ)或胆总管囊肿。

(5) 胆囊乳头状癌。

本章描述了标准的胆囊癌根治术的手术范围,包括Ⅳb 段和Ⅴ段的肝段切除和区域淋巴结清扫,不包括常规 EBD 切除。

术前评估

术前评估的目标是准确地诊断疾病并进行肿瘤分期:

(1) 在有胆囊相关疾病症状的病人中,腹部超声往往是最初的诊断手段,超声结果有可疑征象的应进行增强 CT 或 MRI 检查以获取横断面的影像学评估。

(2) 增强 CT 除了可进行诊断以外,还可以为肿瘤分期和可切除性评估提供帮助,包括肝脏浸润的程度、淋巴结转移和相邻器官及血管的受累情况等提供更多信息(图 69.2)。

(3) MRI 和磁共振胰胆管成像(在合并胆道梗阻的病人中更推荐)。

(4) 怀疑有血管受累的病人完善多普勒超声;T1 ~ T2 期肿瘤不侵及邻近的

血管或胆管。

（5）肿瘤标志物 CA19-9。

（6）超声内镜对于 GBC 的局部分期非常有意义，当主动脉下腔静脉间淋巴结（16b1）可见时，还可以通过术前穿刺帮助评估。

（7）其他检查，包括 PET-CT 等可用于进展期肿瘤的评估。

除了疾病分期，还要完成病人的一般情况评估以确保病人可以接受择期的手术治疗。任何可能的并发症都要被考虑在内，并签署知情同意。

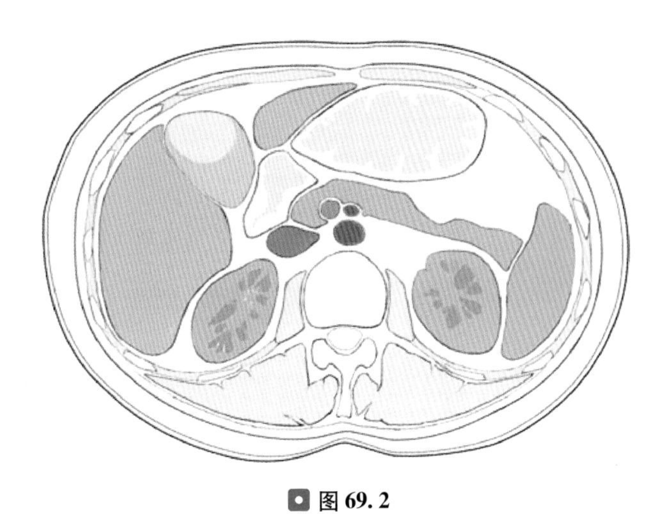

图 69.2

术前准备

T1 或 T2 期的病人，如肝脏无异常，不存在肝衰的风险。在病人有晚期的、胆汁淤积性肝病的情况下，则需要在术前准备中要考虑到手术时机和手术效果的最优化。应做到根据术者的习惯确保手术器材齐备（尤其是用于肝脏切除的辅助器械）。根据病人的危险分级进行血栓预防，并在临近手术开始前预防性使用抗生素。

腹腔镜分期

标准的胆囊癌根治术可以用传统的开放手术完成，目前这是标准的治疗方法，在本章中会具体描述。腹腔镜的手术方式也可以用于 T1 和 T2 期病人的胆囊癌根治术。不论是哪一种方法，第一步都是利用腹腔镜进行分期并除外转移癌。

有很多 GBC 病人存在影像学未能发现的隐匿转移灶(尤其是小的腹膜转移和肝转移灶),尽管已经进行了大量的术前准备,但是这些微小的转移灶往往是在手术探查中才得以发现(◘图 69.3)。因此所有的病例都应进行腹腔镜分期,用以探查隐匿的转移灶,避免非治疗性的剖腹探查。腹腔镜分期对于局部进展期的 GBC 病人受益很大,而很多早期 GBC(T1 和 T2 期)的病人(占 11%)的隐匿转移病灶可以通过影像学识别。传统的腹腔镜探查分期方法是用单孔进行操作的,但最近我们开始采用两个穿刺孔入路,在存在转移癌的情况下,第二个穿刺孔可以帮助进行取活检(进行冰冻病理分析),并能使如肝脏膈面等不易观察到的区域在根治性切除术之前被观察到。

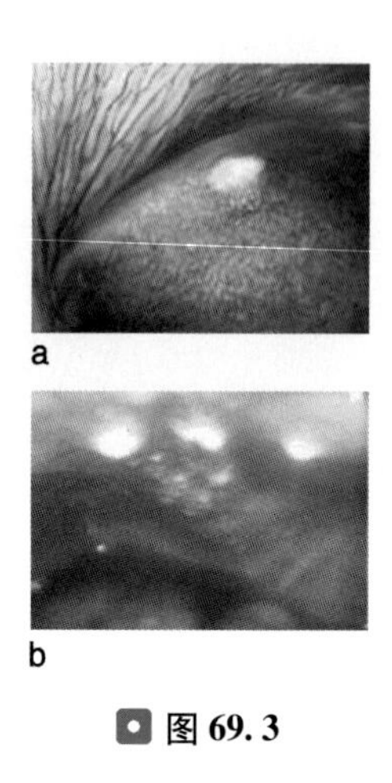

◘ 图 69.3

手术:传统开腹标准胆囊癌根治术

手术步骤一

体位,切口和探查

病人仰卧位,采用右侧肋缘下切口(◘图 69.4a)。仔细全面探查明确是否存在隐匿性肝转移和腹膜转移灶,用以验证腹腔镜分期结果。任何探查到的可疑转移灶都应经冰冻切片病理分析进行确认。

评估肿瘤局部浸润的深度。游离肝圆韧带,在头侧断端留置缝线作为牵引备用。

手术步骤二

腹主动脉下腔静脉间淋巴结活检

根据 AJCC/UICCTNM 系统的分期方法，腹主动脉周淋巴结受累被认为是远处转移。冰冻切片病理如提示腹主动脉下腔静脉间(IAC)淋巴结和腹腔干左侧淋巴结阳性，则提示肿瘤已有远处转移，不再进行手术切除。因此，在进行根治性切除术之前，推荐常规进行 IAC 淋巴结活检(16b1)。用 Kocher 切口探查并显露十二指肠区域，切除左肾静脉水平以下的 IAC 区淋巴结，送冰冻病理(■图 69.4b)。当冰冻病理分析提示 IAC 淋巴结阳性，则认为是远处转移癌，应放弃原定的手术切除方案。

在没有 IAC 淋巴结转移证据的病人中，右侧肋缘下切口可经中腹部一平滑曲线延长至左侧，开始标准胆囊癌根治术的操作。

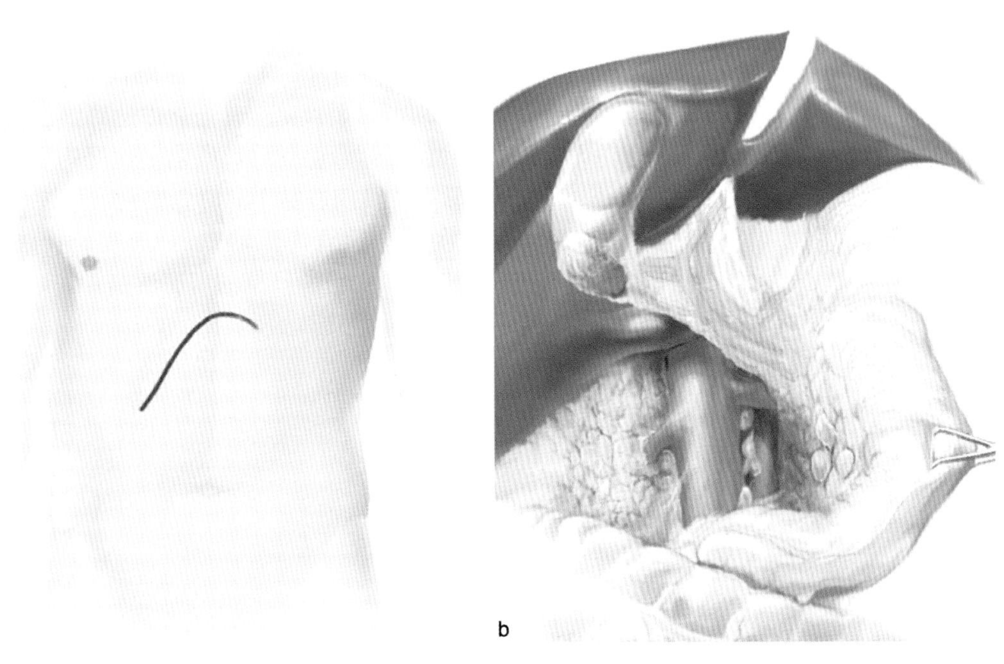

■ 图 69.4

手术步骤三

胆囊癌根治术

GBC 的切除范围和手术方式是根据肿瘤局部浸润的程度确定的。标准的胆囊癌根治术，包括肝脏部分切除(最大切除范围包括肝Ⅳb 和Ⅴ段)和局部淋巴结清扫，完成以上切除步骤对于局灶性肿瘤的治疗是充分的，局部进展期肿瘤则需要进行扩大切除。对于进展期肿瘤的病人，手术步骤可能包括更大范围的肝脏、肝外胆管、相邻脏器和胰十二指肠切除，以及血管的切除和重建，以达到 R0 切除。

标准的胆囊癌根治术用于局灶性 T1 和 T2 期胆囊癌的治疗，T1 和 T2 期 GBC 病人，在胆囊三角区域内进行手术切除。游离并结扎胆囊动脉，分离、结扎、切断胆囊管，将胆囊管送冰冻病理分析。

手术步骤四

区域淋巴结清扫

区域淋巴结清扫可以从胰后区域开始。从胰头后方切除胰后淋巴结，小心不要伤及胰腺实质（■图 69. 5a），然后逐渐向上继续清扫至门静脉区域。再从十二指肠上方的前面开始沿胃十二指肠动脉延至其在肝总动脉上的发出点进行清扫。胃右动脉一般从肝固有动脉发出，应予游离后结扎。接着沿肝总动脉解剖至其在腹腔干上的起始点并进行清扫，可以牵引肝总动脉便于淋巴结的分离，在离断至腹腔干附近时解剖出胃左静脉，将其游离后切断、结扎，继续沿肝十二指肠韧带左侧进行整块淋巴结清扫，牵拉肝固有动脉便于此区域淋巴结的清扫。在淋巴结清扫接近尾声时，门静脉左侧区域即完全显露。经门静脉后方、沿肝十二指肠韧带右侧继续进行整块淋巴组织的清扫。此时可以牵拉门静脉使门静脉后方淋巴组织得以完全清扫。手术至此，如果胆囊尚未被移除，在清扫过程接近胆囊三角时，将胆囊管在与胆总管汇合处离断，并将胆囊管切缘送冰冻病理。在右肝动脉发出点附近分离胆囊动脉，游离肝十二指肠韧带的同时将其周围的淋巴结全部切除。至此，将肝十二指肠韧带内血管完全骨骼化以达到淋巴结彻底清扫的目的。在此过程中，将肝动脉和门静脉骨骼化分离需向上达肝门平面。如果未行 EBD 切除，则将 EBD 和肝动脉系统及门静脉干同时骨骼化。需要注意避免胆管周围结缔组织的过多切除，以免损伤胆管周围的血运，造成胆管缺血和远期狭窄。如■图 69. 5b 所示完成 8、9、12、13 组淋巴结的彻底清扫。

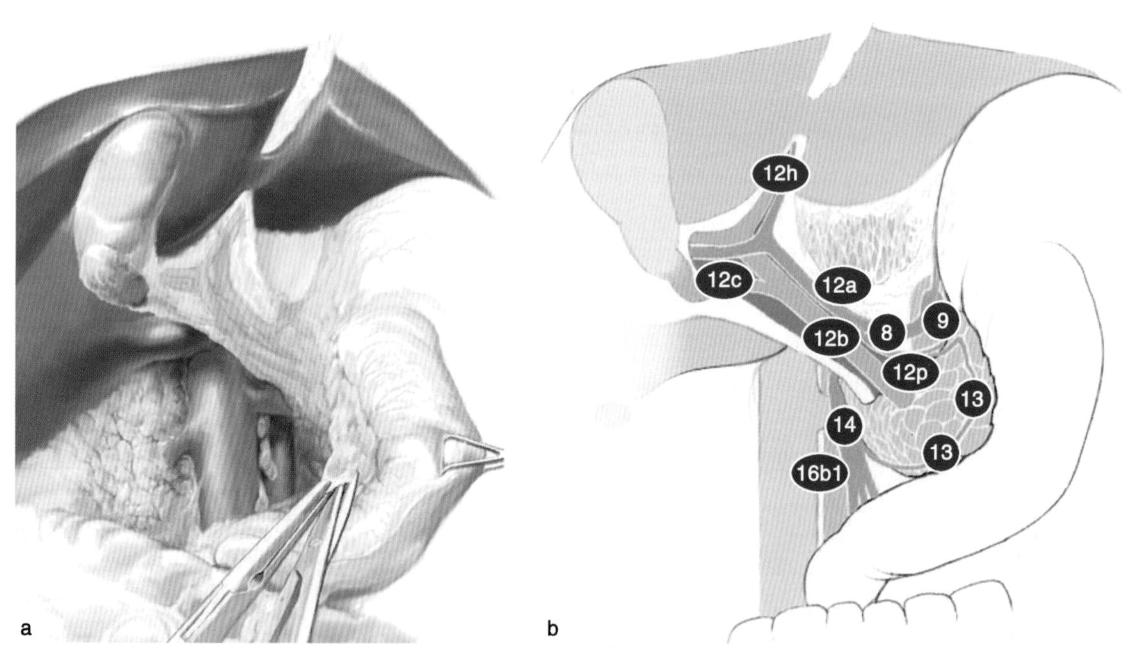

■ 图 69. 5

手术步骤五

肝脏切除:明确切除范围

解剖肝Ⅳb 段(前)和Ⅴ段的切除包括两个关键步骤:

(1) 确定肝Ⅴ段和Ⅵ段之间的分割线。

(2) 确定肝Ⅳa 段和Ⅳb 段之间的分割线。

确定肝段Ⅴ段和Ⅵ段之间的分割线:肝Ⅴ段和Ⅵ段之间的分割线可以通过以下三种方式之一确定:Glissonean 蒂法,术中超声定位或体表标记定位

(1) Glissonean 蒂法选择性地结扎Ⅳ段和Ⅴ段的肝蒂(在切断Ⅳb 段后从内侧进行操作)。另外,为明确Ⅴ段的外侧边界,可以分离前方或后方的 Glissonean 蒂并暂时夹闭。因为对后方 Glissonean 蒂的定位和分离相对简单,所以我们更倾向于后者。定位后方肝蒂的标记是 Rouviere 沟。可以通过牵拉后方 Glissonean 蒂并用止血带阻断或仅用哈巴狗阻断夹来达到暂时夹闭的目的。我们更倾向于使用哈巴狗阻断夹,因为这种方法不需要完全游离和牵拉后方 Glissonean 蒂,因此可以避免因游离牵拉导致潜在的医源性胆道血管损伤。胆道血管的暂时夹闭会导致后肝区(Ⅵ段和Ⅶ段)的缺血,便于明确Ⅴ/Ⅷ段之间、Ⅵ/Ⅶ段之间的组织分割平面(图 69.6)

(2) 术中超声的作用包括定位右肝静脉。一旦术中超声对右肝静脉进行了定位,即可用电烧将Ⅴ/Ⅷ段、Ⅵ/Ⅶ段之间的分割线标记至右肝静脉左侧(外推至下缘)。这个界线可以用术中超声进行明确,电刀标记的痕迹在超声影像上表现为高回声的线条。

(3) 体表标记从操作上来说是很简单的:根据 Ton That Tung,包裹着右肝静脉的右侧肝门裂是沿着一条平行于肝脏右侧缘并且与之相距三指宽的线路走行的。但这种方法尽管具有操作简单的优点,但不精准。

我们推荐后方 Glissonean 蒂法,肝脏的切除是从肝Ⅳ段至Ⅴ段进行的,可以用哈巴狗阻断夹来定位Ⅴ段和Ⅵ段之间的分割线或者直接结扎Ⅴ段肝蒂。

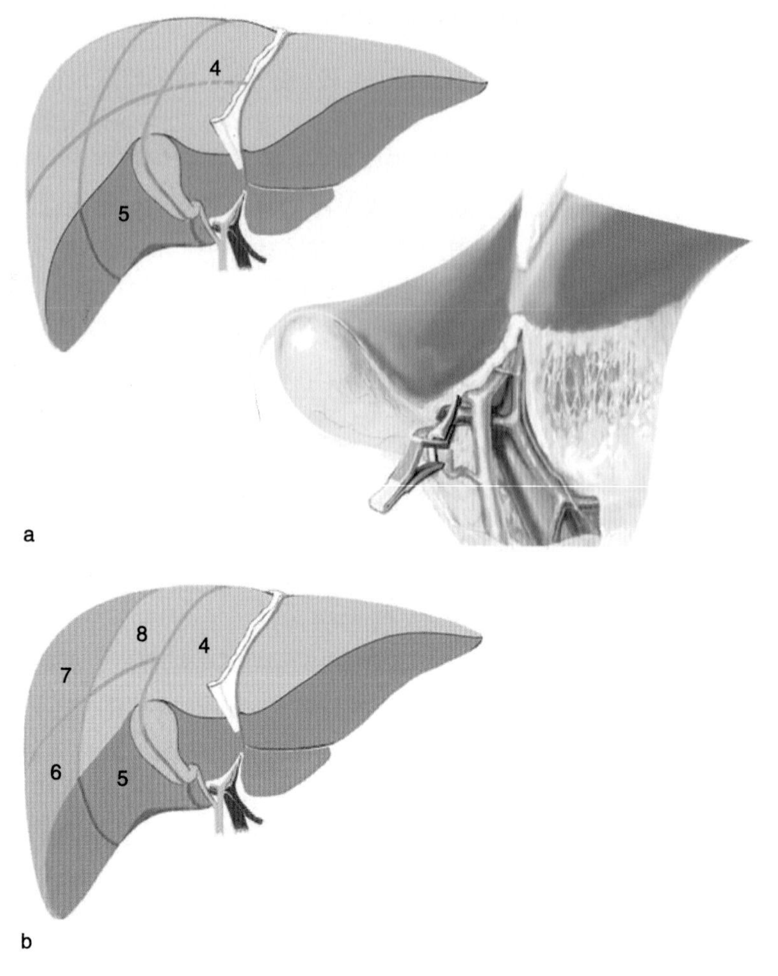

■ 图 69.6

确定肝Ⅳa段和Ⅳb段之间的分割线:(按照日本通用的术语,肝Ⅳ段的前部称为Ⅳa段)。这条线的定位包括左侧门静脉水平部和脐部的离断和分离。门静脉供血Ⅳa段和Ⅳb段的分支起源自左侧门静脉脐部的右侧。通常来说这些分支的起点是位于肝外,但是也有可能位于肝内。如果这些分支的起点是位于肝外,则分辨Ⅳa段和Ⅳb段的分支是必要的,可以通过以下两种方式之一进行:①暂时夹闭门静脉分支,分辨缺血区域的边界;或者②向一条门静脉分支中注入靛蓝胭脂红,然后在肝脏表面寻找蓝染区域。

使用以上两种方法之一,即可定位肝段Ⅳa段和Ⅳb段分界的水平线,之后可以将水平线向右延展,与Ⅴ段和Ⅵ段之间的分界线汇合(■图69.7)。如果Ⅳa段和Ⅳb段血管分支的发出点位于肝内,则从镰状韧带右侧开始肝实质的切除,以定位这些肝内的血管分支,这两种方式均可用于定位Ⅳa段和Ⅳb段之间的界限。

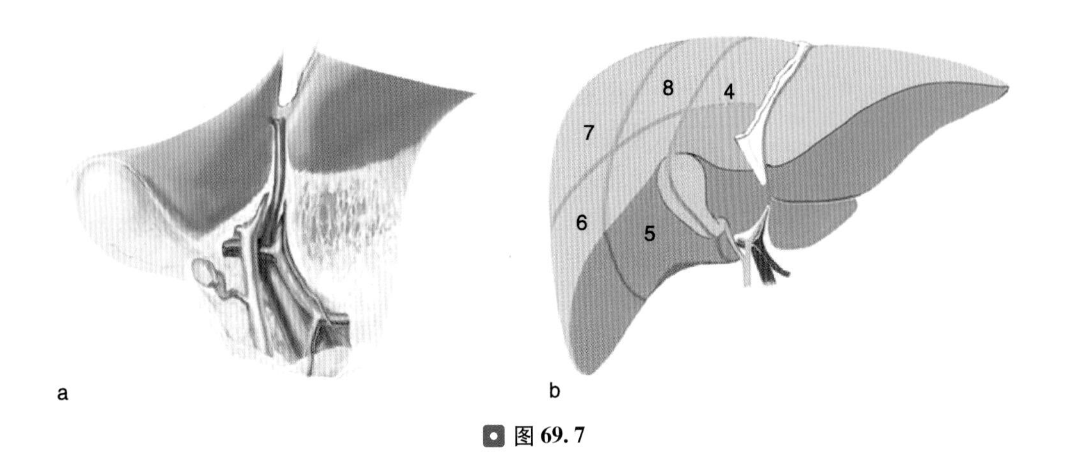

图 69.7

手术步骤六

肝实质切除

根据术者的习惯，使用 Kelly 钳钳夹法或任一种能量电极沿标记好的分割线进行肝实质离断（随机对照试验并未明确体现出任一种方法的优越性）。在开始切断肝组织之前应先降低中心静脉压（CVP）。一般肝组织的切断是从肝Ⅳb 段的左前方开始，切口延伸至右侧之后向下至肝门板。可以选择间断肝门阻断（阻断 15 分钟，再通 5 ~ 7 分钟）。本文作者在肝Ⅳb ~ Ⅴ段的切断操作中并不常规使用肝门阻断，但是对于 CVP 无法降低，肝脏切除的范围更广或者易发生出血（胆汁淤积性肝病或肝硬化）的病例，肝门阻断不失为一种可用的选择。

向深部切断肝组织的过程中，会遇到肝中静脉，将其双重结扎或者夹闭后离断。离断至肝门板附近时，沿右前 Glisson 鞘分支到肝Ⅴ段的肝蒂分支可被辨认并离断。最后将肝Ⅴ段剩余的组织进行切除后，肝Ⅳb 段和Ⅴ段的切除即全部完成（图 69.8）。

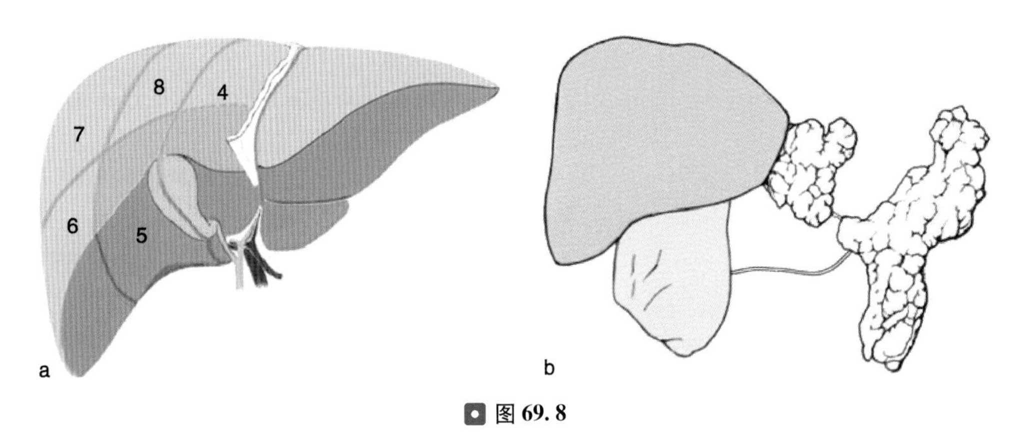

图 69.8

手术步骤七

止血和关闭腹腔

用氩等离子凝固术或喷射电烧模式进行肝脏切面的止血是较为安全的做法。胆囊管插管并注入生理盐水和空气可以用来检查肝脏切面是否存在胆汁漏。这并非常规进行的操作，仅用于有证据提示切面有胆汁漏的情况。一旦确定完成了止血，即可进行腹腔的冲洗，并在肝下区域置入一根引流管，逐层关闭肋缘下切口。

附加步骤

胆总管切除：如前所述，胆管切除并非常规操作，仅用于某些特定的情况。

邻近脏器切除：在原发 T1 和 T2 期 GBC 病人中，不必进行邻近脏器的切除，但是在一些胆囊切除术后意外胆囊癌的病人中，如果相邻的脏器与胆囊窝有粘连，考虑存在残余肿瘤病灶，则可能需要切除相邻的脏器（胃十二指肠或结肠的一段）。在这类病人中，有部分可能还需要进行胆管的切除。

意外胆囊癌病例中穿刺孔切除：在所有进行胆囊切除术后意外胆囊癌的病例中，所有的腹腔镜穿刺孔都应切除。并且是所有腹腔镜穿刺孔的全层切除。据报道，一半的穿刺孔转移发生在取出胆囊的穿刺孔，但是有 50% 的病例有其他穿刺孔的累及。近期有研究质疑穿刺孔切除的必要性，但是尚无有说服力的证据表明应放弃这一操作。我们已经见证过数例穿刺孔转移的病例（没有任何其他部位的扩散转移），并由此认为在操作中加入穿刺孔的切除是有必要的。

另外，在开腹胆囊切除术后意外胆囊癌病人中，开腹胆囊切除术的瘢痕也应切除。

术后护理

（1）术后病人转入 ICU 继续治疗或者度过术后恢复的前 24 小时，并做到充分镇痛。

（2）使用加压弹力袜或气动加压泵继续进行 DVT 预防。

（3）鼻胃管保留至术后 6～12 小时。

（4）标准胆囊癌根治术后的病人，鼓励术后早期下床活动。

（5）术后第 1 天开始肺部物理治疗预防肺不张，尤其是在年老的病人中。

（6）术后第 2 天到第 5 天之间，引流液量少于 50ml 并且性质为浆液性时，可拔除引流管。

（7）大多数行胆囊切除术后的 T1 和 T2 期 GBC 病人可以在术后第 2 天到第 5 天出院。

并发症

最常见的并发症是胆漏，可以通过保守治疗解决；或出现腹腔积液，则需要经皮超声定位下抽吸。手术相关的致死病例非常罕见，对于一个健康的病人来说，标准胆囊癌根治术后致死的风险实际上是不存在的（并发症发病率极低或者为零），但是在一些扩大切除的病例中可能会发生并发症。

(1) 全身并发症:

(ⅰ) 呼吸系统:肺不张,肺炎,胸腔积液。

(ⅱ) 深静脉血栓。

(2) 腹部并发症:

(ⅰ) 出血。

(ⅱ) 胆漏和胆汁瘤形成。

(ⅲ) 腹腔积液和脓肿形成。

(ⅳ) 乳糜漏。

手术:胆囊床周的肝楔形切除术

手术目的是在不进行解剖性肝段切除的前提下切除胆囊癌,只有一小部分肝脏——胆囊床所在的肝脏组织——被同时切除。具体要切除多少肝组织并没有明确指南。用电烧对预计的切除范围进行标记,一般距离胆囊床或者胆囊癌的浸润位置 2 ~ 3cm,确保切缘阴性并且在不破坏胆囊和肝脏间平面的情况下切除胆囊床。切除路径是从右侧缘和左侧缘向下至肝门。在接近肝门的位置,右前 Glisson 鞘的前表面显露出来。在切断肝组织时,只会遇到外周的血管分支和胆管。最后,胆囊床在与肝门板交汇处被切断,并取出手术标本。

手术:内镜下胆囊癌根治术

传统观念中,内镜手术对于考虑诊断 GBC 的病人是禁用的,但是最近几项研究对于这种微创的手术方式在 GBC 中的应用表示了支持。我们对几个专门挑选的 GBC 病例——肿瘤局限于胆囊壁(即 T1、T2 和部分 T3 期的肿瘤)——采用了腔镜胆囊癌根治术进行治疗,手术中病人处于 French 位(低截石位),采用五孔技术进行操作。到目前为止我们已经完成了 41 例腔镜胆囊癌根治术。

病人取反 Trendelenburg 位,即头高脚低位,稍向左倾斜,利用两个穿刺孔进行腹腔镜探查分期。在进行根治性切除术之前,常规进行 IAC 淋巴结活检送冰冻病理,有 IAC 淋巴结转移的病人就不再进行手术了。对于内镜分期未提示有肿瘤播散证据的病人,再增加几个腹腔镜穿刺孔:在右侧肋下区域开一个直径 5mm 的右结肠旁沟穿刺孔,脐水平线上方左侧放置一个直径 11mm 的 trocar,左侧肋缘下锁骨中线处开一个直径 5mm 的穿刺孔,及一个直径 5mm 的上腹部穿刺孔。将胆囊动脉夹闭并离断。用 Hem-o-lok® 夹(Teleex Medical, Research Triangle Park, NC, USA)将胆囊管双重夹闭并离断,胆囊管切缘送冰冻病理检查。之后进行肝Ⅳb 段和Ⅴ段切除以及区域淋巴结的清扫,具体操作同上述的开放手术步骤。最后将标本通过一个开大的脐部切口或下腹横切口取出。

专家经验

- 我们进行两个穿刺孔的腹腔镜操作时，第二个穿刺孔应设置在预计的切口路径上。在我们探查到肝脏或腹膜一些隐匿区域的潜在转移灶时（在使用单孔时），则需要再使用第二个穿刺孔。
- IAC 淋巴结活检可以作为腹腔镜分期的一部分，在腹腔镜下取活检，避免对有 IAC 淋巴结转移的病人再进行剖腹手术操作。采用 EUS 评估和活检可进一步降低非治疗性剖腹手术的发生率。
- 腹腔干左侧的淋巴结转移认为是远处转移。
- 切断胆囊管并将胆囊管切缘送冰冻病理，这一操作应在手术前期完成，因为它对于在进行淋巴结切除术之前是否需要胆管切除有决定性意义。
- 在进行淋巴结清扫时，我们倾向于从胰头后方区域开始进行，向肝十二指肠韧带的右前方进行分离，之后被分离出的淋巴结和结缔组织由门静脉后方向左侧剥离，沿肝十二指肠韧带（HDL）左侧边缘和肝动脉至腹腔干的路径完成切除。这种方式可以将清扫区域的淋巴结一次性剥离，保证淋巴结的充分清扫（从左至右进行也一样）。
- 避免/忍住将胆管周围的组织全部剥离的冲动，因为这样可能会影响胆管的血供。
- 在切断肝组织时，肝Ⅴ段的蒂部位于肝中静脉的后下方。
- 在处理肝脏的过程中，要确保留出一个均匀的厚度，以避免使标本卷起破坏手术切缘。
- 喷射模式的单极电烧与氩等离子电凝术在肝脏切面止血方面具有同等的效力，事实上在大多数肝实质组织的处理中我们都用它来完成止血。
- 在腹腔镜胆囊癌根治术中，胆囊管残端需被双重夹闭以确保不会有胆汁溢出的情况发生。
  - 尽量做到无瘤操作。
  - 用标本袋取出标本。

（李秉璐 译）

第 70 章 胆管切除术

Yuji Nimura

左右肝管汇合部癌的根治性切除术是难度最大的手术之一，其手术步骤不仅包括肝门淋巴结清扫和胆管切除，通常还联合部分肝脏切除。该手术有三个目的：①切除原发肿瘤；②清扫肝脏引流区域的淋巴结；③胆道重建。

适应证与禁忌证

适应证

（1）原发恶性肿瘤（如侵及肝门的肝内胆管细胞癌、肝门部胆管癌、侵及肝门的胆囊癌、肝外胆管弥漫性癌）。

（2）良性疾病（如原发性硬化性胆管炎、炎性假瘤）。

（3）创伤性肝门部损伤。

绝对禁忌证

（1）胆管癌伴远处器官转移（肝、肺、骨、腹膜转移）。

（2）未控制的重症胆管炎，伴或不伴脓毒症。

（3）长期胆汁淤积、肝脏储备功能差。

（4）维生素 K 治疗后仍存在严重的凝血功能障碍。

相对禁忌证

胆管癌腹主动脉旁淋巴结转移。

术前检查及准备

术前检查

（1）病史：是否有胆道手术史。

（2）临床评估：黄疸、胆道感染及营养状况。

（3）实验室检查：胆红素、碱性磷酸酶、丙氨酸氨基转移酶、天门冬氨酸氨基转移酶血清白蛋白、凝血指标（凝血酶原时间、血小板计数等）、吲哚氰绿试验、肿瘤标志物 CA19-9 和 CEA。

（4）影像学检查：超声、MRCP、CT 胆管造影、经皮肝穿刺胆管造影、ERCP、血管造影三维重建、CT 肝体积测定。

（5）内镜检查：经口胆道镜检查、经皮经肝胆道镜检查。

上述内镜检查可以通过取活检来进行鉴别诊断或确定肿瘤的胆管内扩散范围。

处理禁忌

可切除胆管癌病人不应放置胆管内金属支架。

术前准备

（1）胆汁培养筛选敏感抗生素。

（2）内镜鼻胆管引流术 ENBD(不推荐行内镜下胆道内引流术)。

（3）经皮肝穿刺胆管引流。

（4）胆道内或胆道外引流病人通过鼻胃管行胆汁回输。

（5）对于需行大范围肝切除术的病人,行选择性门静脉栓塞。

手术步骤

手术入路

取切口、离断肝圆韧带及镰状韧带(参见▶第2章和第3章)。

手术步骤一　显露及探查

安装拉钩步骤见▶第3章,探查是否有腹膜转移。

将 PTBD 引流管放置于手术区域以保障术中胆汁引流通畅。

术中超声可以用来评估肿瘤的位置及与血管(门静脉、肝动脉、肝静脉)间的关系,仔细探查有无血管变异情况。

手术步骤二　区域淋巴结及周围脂肪结缔组织清扫

肝十二指肠韧带内淋巴结(12组)、肝总动脉周围淋巴结(8组)、胰头后方淋巴结(13组)应予以清扫(◘图70.1a);操作过程中用彩带环绕提拉肝总动脉、肝固有动脉、肝右动脉、肝中动脉及肝左动脉以便清扫(◘图70.1b)。

肝动脉周围神经丛也应清扫。

操作过程中确定血管变异情况。

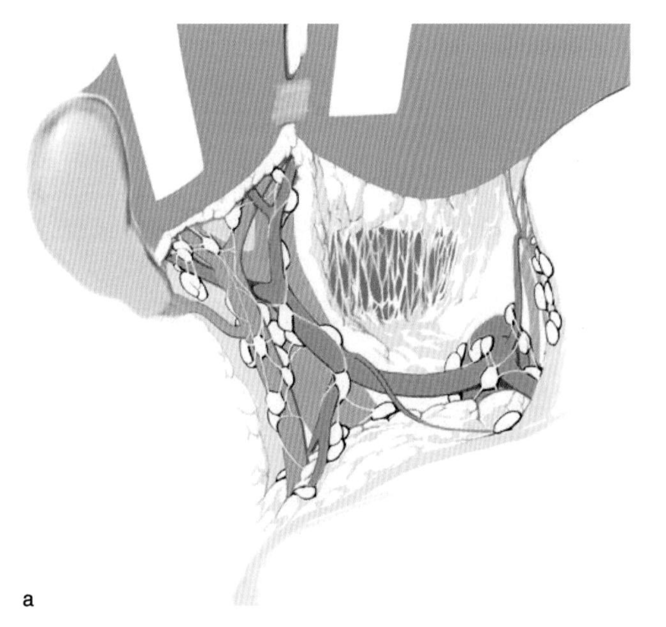

a

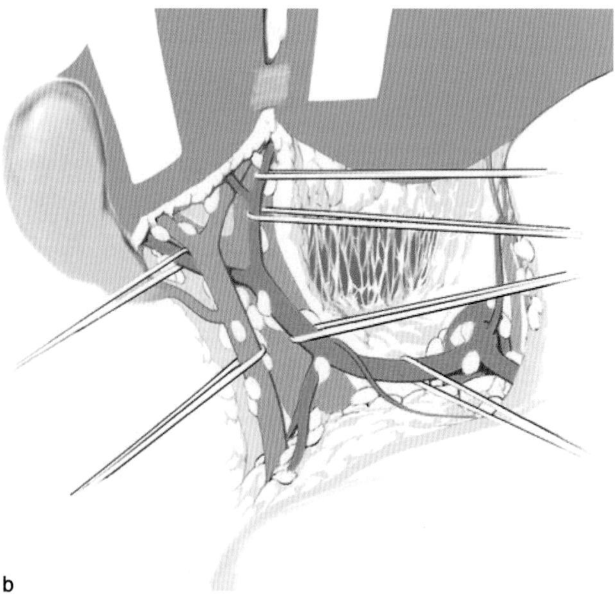

b

◘ 图 70.1

手术步骤三 远端胆管切除

Kocher切口游离十二指肠、显露远端胆管；远端胆管游离至胰头部，在胰腺上方进行离断（◘图70.2）；切缘术中应送检冰冻病理。

对于一部分病人来说，为达到切缘阴性，远端胆管需要进一步游离，将胰内段胆管从胰腺组织内游离后进行离断。

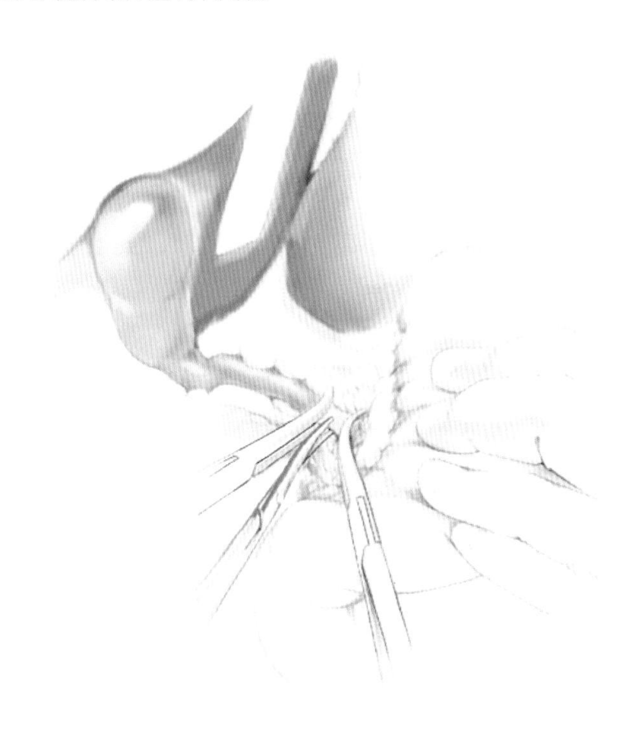

◘图70.2

手术步骤四 肝十二指肠韧带上部骨骼化

上翻离断的远端胆管，显露出肝动脉远端部分及门静脉分叉部（◘图70.3a）。游离出门静脉尾状叶分支后（◘图70.3a），彩带环套左、右门静脉（◘图70.3b）。

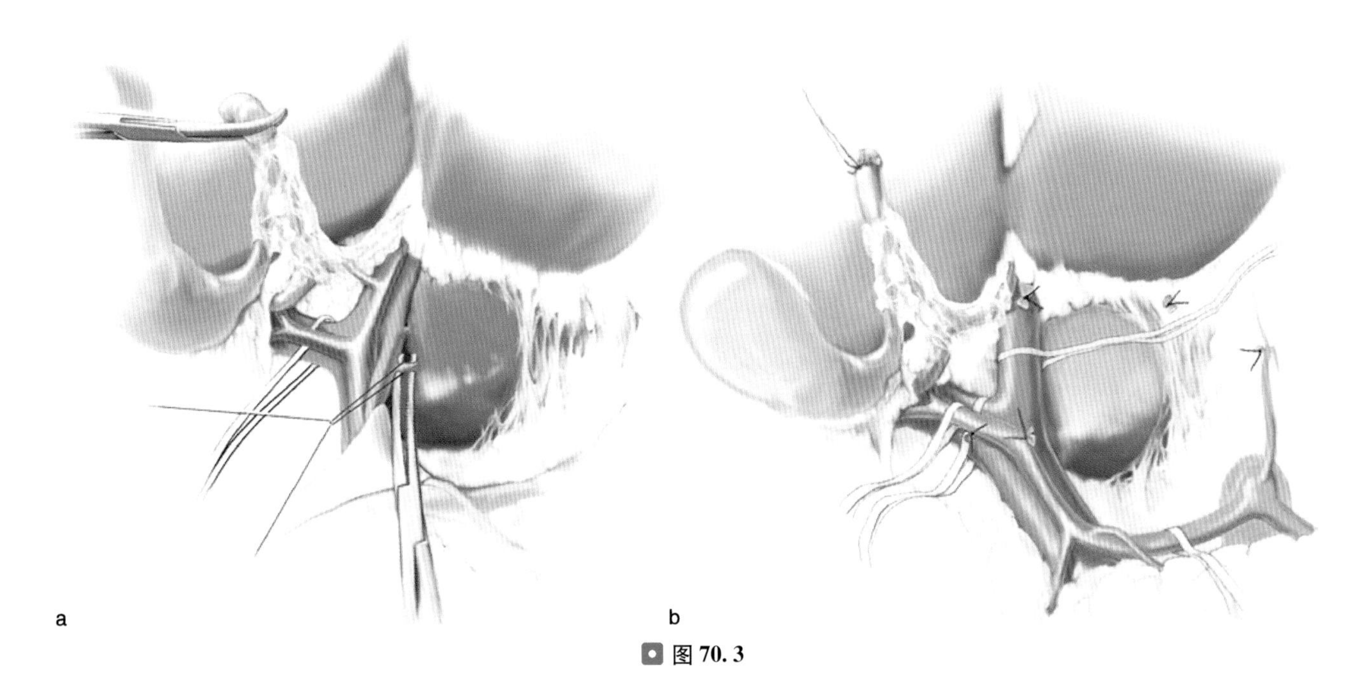

◘图70.3

左半肝切除术

此步骤适用于肝门部胆管癌主要侵及左侧肝内胆管的病例。右半肝切除术会在后文中讲到。

手术步骤五 游离肝动脉

明确肝动脉的解剖及变异情况后，从起始部分离肝左及肝中动脉（及胆囊动脉）（参见第4步中■图70.3b）。肝右动脉应从更远端进行骨骼化处理，至右侧肝门板下极，包括右前及右后分支。

手术步骤六 离断门静脉

远端游离至分叉部，结扎门静脉左支；也可以用血管夹夹闭近端，用5-0 Prolene线连续缝合血管断端（■图70.4）。

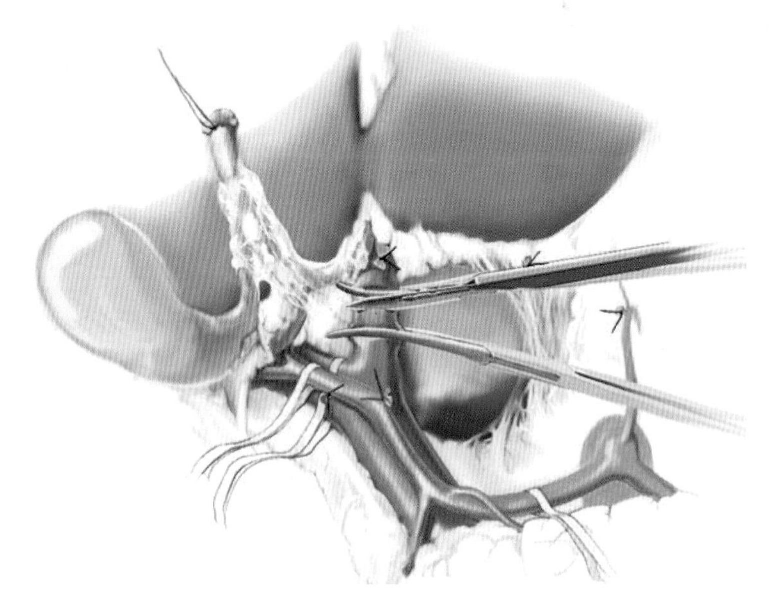

■ 图 70.4

手术步骤七 游离尾状叶：离断肝短静脉

行左半肝切除时，需从尾状叶左侧向右上方以同样的方式逐步离断肝短静脉。最终，于远端结扎Arantius管（脐静脉），并在其与左肝静脉或腔静脉汇合处离断（■图70.5）。

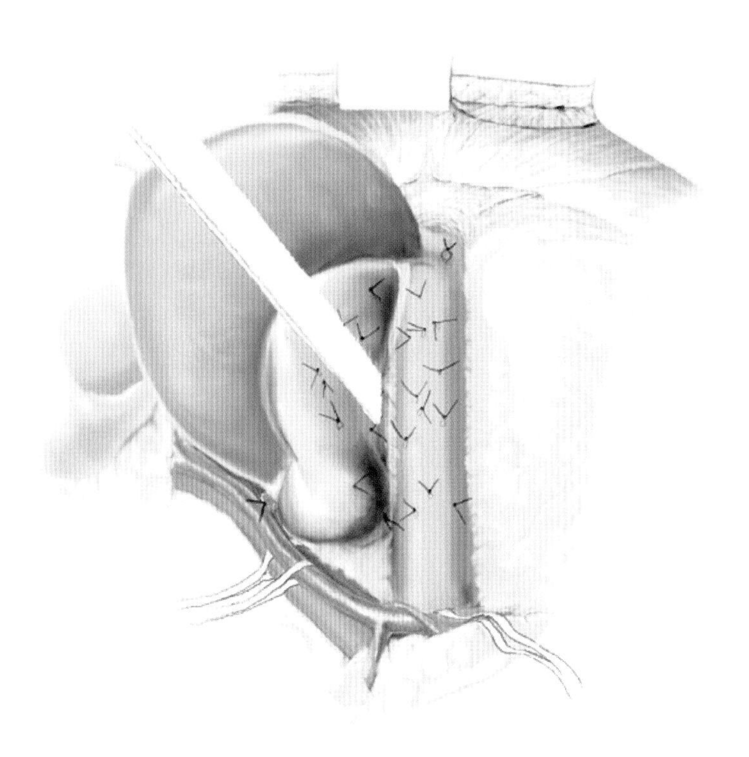

图 70.5

手术步骤八

左肝静脉的显露与切断

行左半肝切除时，肝切除之前先不切断左肝静脉。用一彩带环绕或提拉于左肝静脉与中肝静脉共干处。行左半肝切除时，应于肝切除前结扎并离断左肝静脉与中肝静脉共干。

手术步骤九

肝包膜切缘的划分与界定

行左半肝联合尾状叶切除时，完全阻断尾状叶血供后，于尾状突与肝Ⅶ段间可见缺血线显露，即为切缘（图 70.6）。

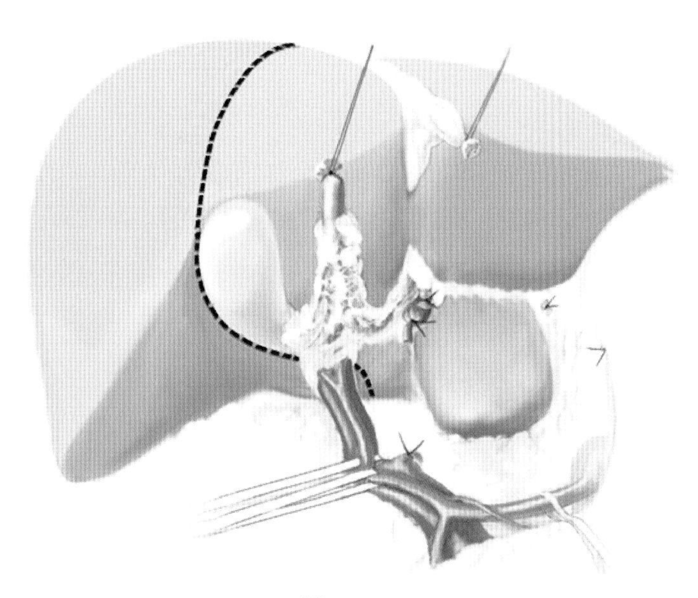

图 70.6

手术步骤十 腔静脉旁部肝静脉的离断

行完整的尾状叶切除时,因腔静脉旁部(肝Ⅸ段)肝静脉位于肝中静脉后方,需小心分离。逐步离断肝组织,当显露肝左静脉后,分离肝左静脉并在其与肝中静脉汇合处离断,然后继续离断肝组织。右肝内胆管于肝中静脉后方走行,仔细将其后壁从与门脉及肝内胆管伴行的肝动脉右前支分离。分别在右肝管的腹壁侧与尾状叶侧缝合两根支持线作为牵引。因肝Ⅴ段胆管及右前支肝动脉是开放的,故从尾状叶边缘切开胆管(◘图 70.7)。

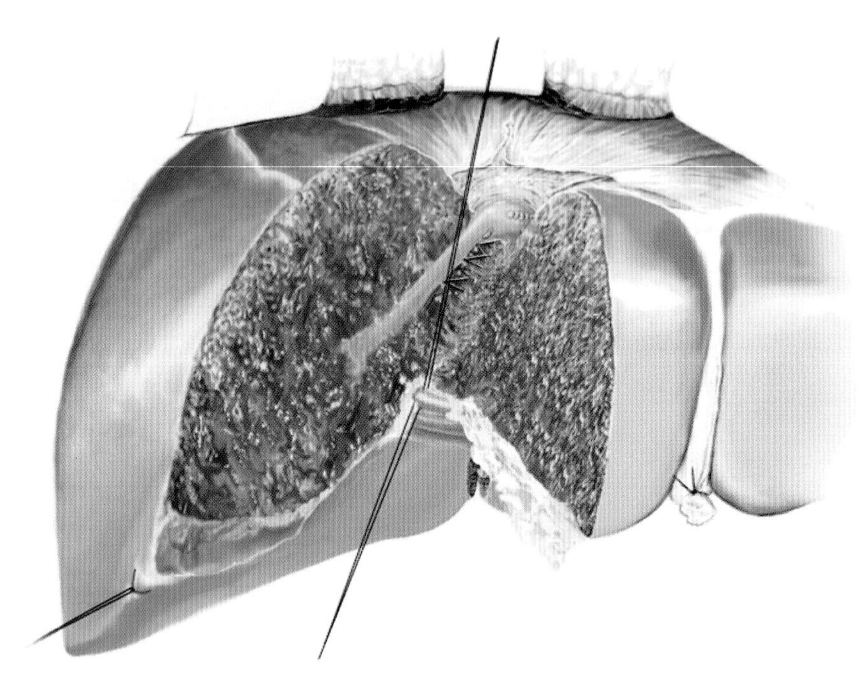

◘ 图 70.7

手术步骤十一　肝内胆管切除

进一步切除及分离肝组织，可显露肝Ⅷ段胆管和亚肝段胆管，以及右后叶胆管。当移除左肝及尾状叶后，手术视野显露完全（■图70.8）。

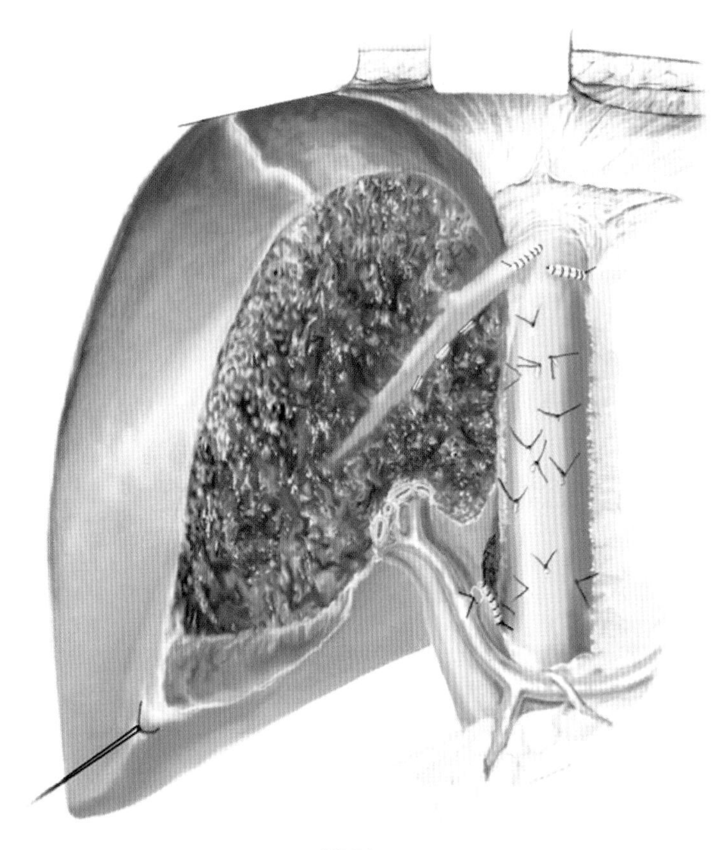

■ 图70.8

手术步骤十二　扩大淋巴结清扫

在切除半肝及尾状叶淋巴结后，应从肝十二指肠韧带下方至肠系膜下动脉起始处清扫腹主动脉旁淋巴结。应于牵拉左肾静脉及右肾动脉，彻底清扫左肾静脉后方淋巴结。术中同时也行右侧腹腔神经节切除术（■图70.9）。

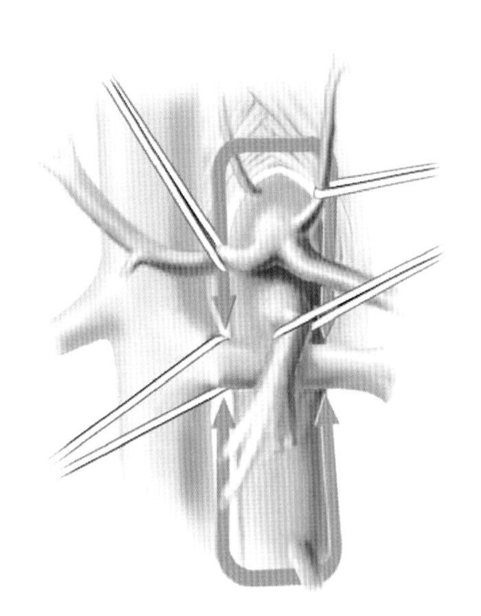

■ 图70.9

手术步骤十三 胆道重建

行胆肠吻合术前,应以 5-0 PDS 线行肝门部狭窄胆管成形术从而减少吻合口数量(◘图 70.10a)。

以最短路径将 Roux-en-Y 空肠袢提起:经结肠后及胃后路。行胆肠吻合术前,先于近端空肠放置空肠营养管(◘图 70.10b)。

吻合口后壁以 4-0 PDS 线缝合,每一吻合口处均需放置引流管。最后缝合前壁。参见▶第 73 章“肝内胆肠吻合术”。

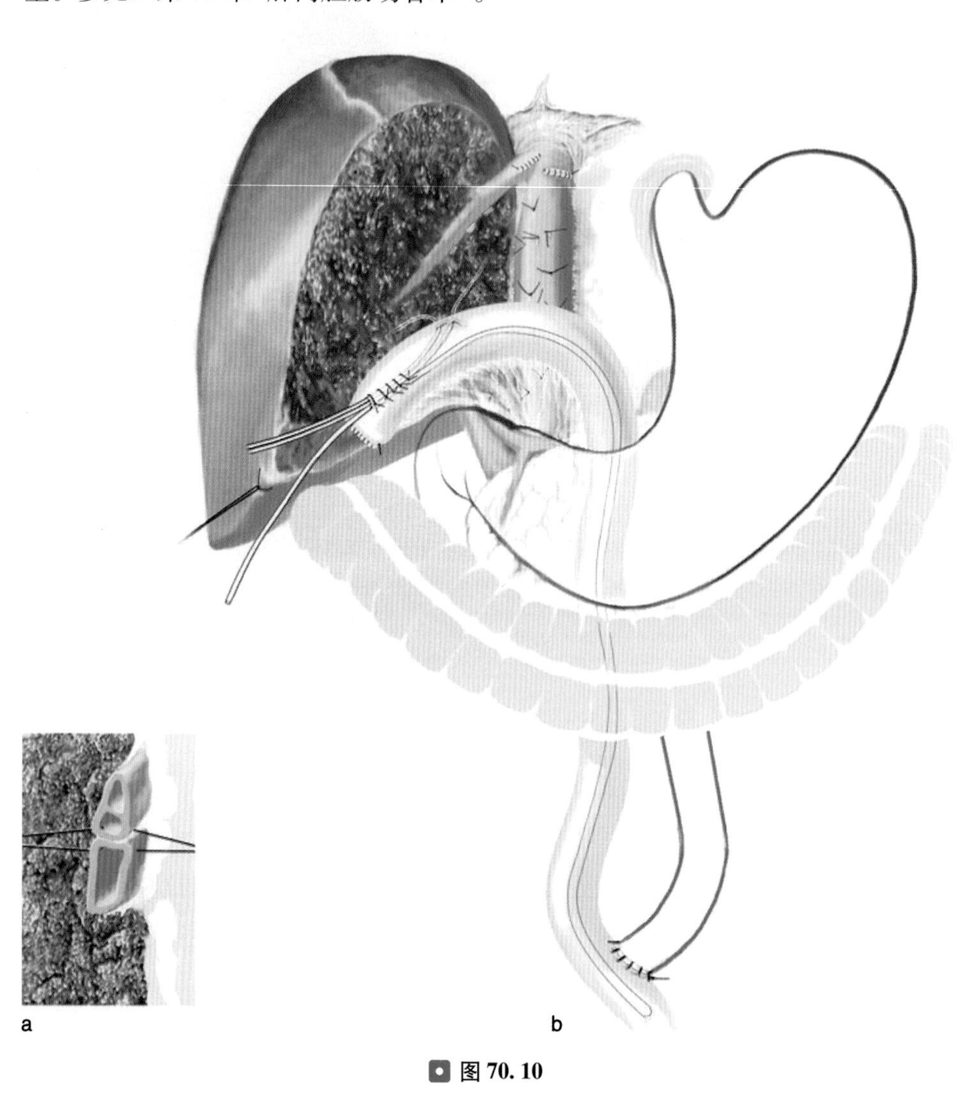

◘ 图 70.10

手术步骤十四 重建后引流

当完成手术创面止血后,通过 Winslow 孔及腔静脉旁,沿腹主动脉及肝脏切面旁面,放置闭式引流管。胆管引流管及空肠营养管固定于皮肤上,最后关腹。有些外科医生不使用胆管支架,他们选择在术后次日将外引流的胆汁搭配基本营养素通过空肠营养管输入病人体内。

右半肝切除术

与前文所述左半肝切除术不同，右半肝切除术适用于侵及右肝内胆管时的肝门部胆管癌。

手术步骤五

游离肝动脉及门静脉

为了肝动脉解剖及变异可清楚辨别，右肝动脉应从其起始部离断。将剩余的左肝及中肝动脉进行骨骼化至更远端达左侧肝门板下极或 Rex 隐窝。图 70.11 展示了右肝受侵的病例，门脉右支及右肝动脉已行离断。

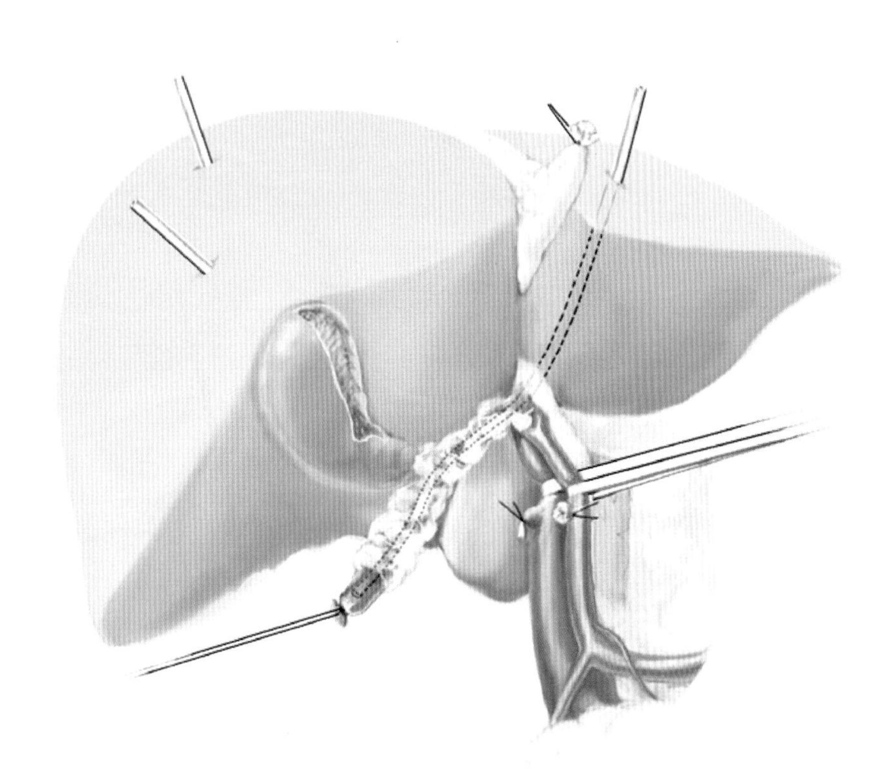

图 70.11

手术步骤六　游离肝右叶及尾状叶，离断肝短静脉

游离肝右叶，从尾状叶右侧向左上方逐步分离肝短静脉，血管端进行结扎，肝脏端血管夹夹闭，离断肝短静脉（图 70.12）。

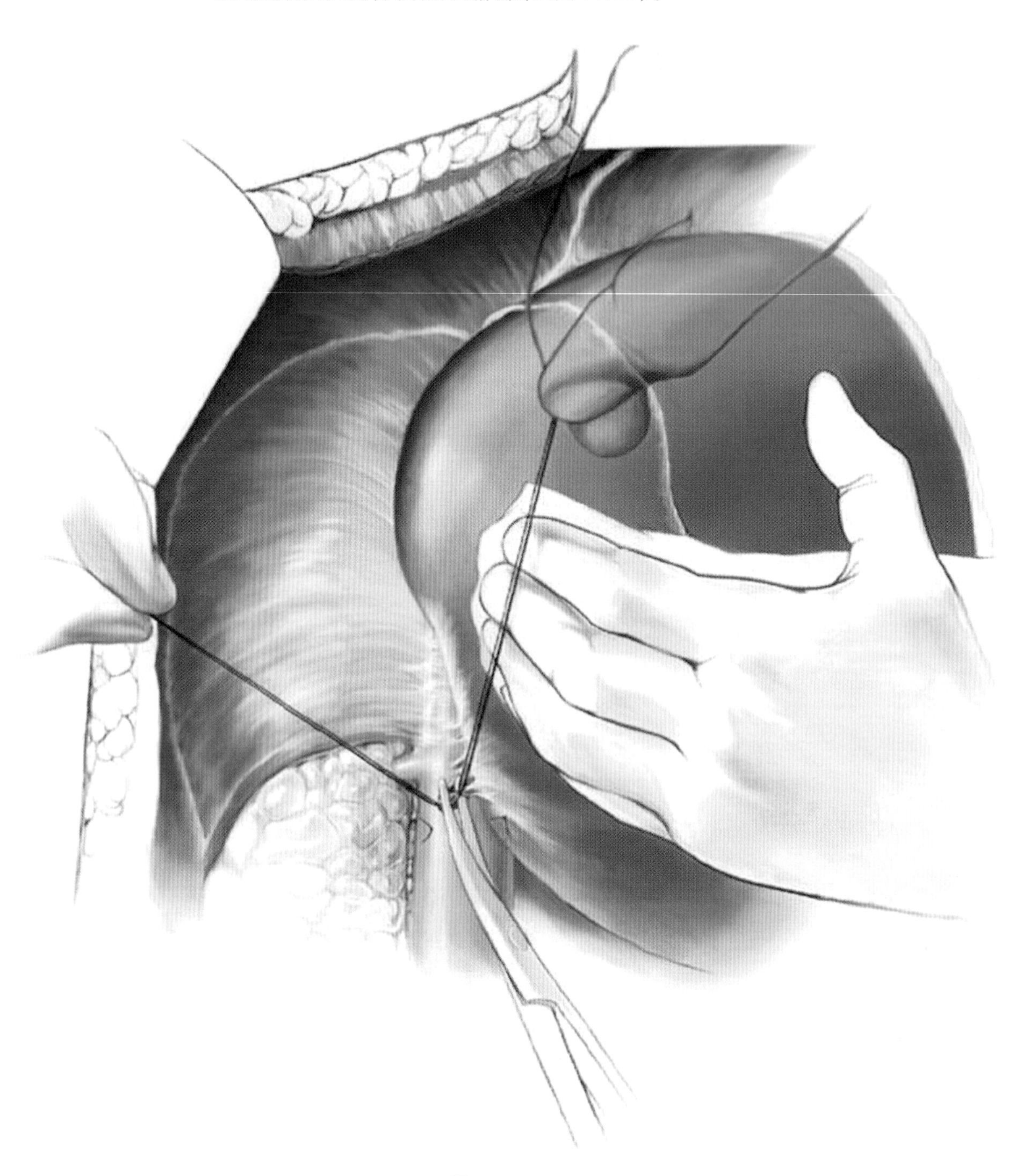

图 70.12

手术步骤七　显露和离断右肝静脉

用彩带环套右肝静脉，血管夹夹闭两端，两端血管夹间离断右肝静脉。血管端残端用 4-0 Prolene 线连续缝合，肝脏端用 3-0 丝线缝合。也可以选择用切割闭合器直接离断右肝静脉（参见▶第 46 章“右半肝切除术”）。

手术步骤八

肝被膜的分界与标记

用缝线在缺血一侧的肝脏下缘缝合以作牵拉，并利用单极或双极电凝沿缺血线切开肝被膜。此时应注意保持中心静脉压低于 $3cmH_2O$。

对于右半肝联合尾状叶切除术，肝脏脏面的切除线应当沿 Cantlie 线起始，走行于肝门板上方约 1cm 处以确保切缘足够，最终到达 Rex 隐窝的右缘(图 70. 13)。

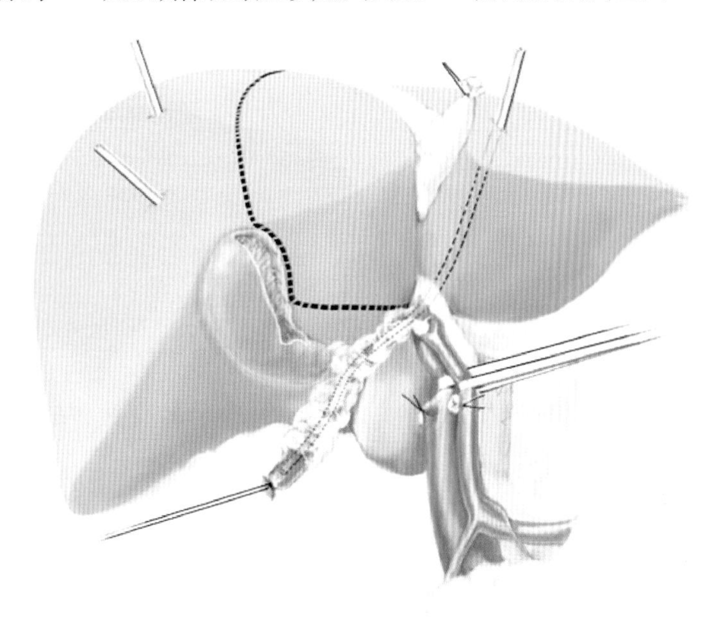

图 70. 13

手术步骤九

肝脏切除

在间歇性阻断肝门血流的条件下，肝脏切除首先从肝下缘开始，并持续向上后方进行，过程中可在切面显露肝中静脉(图 70. 14)。

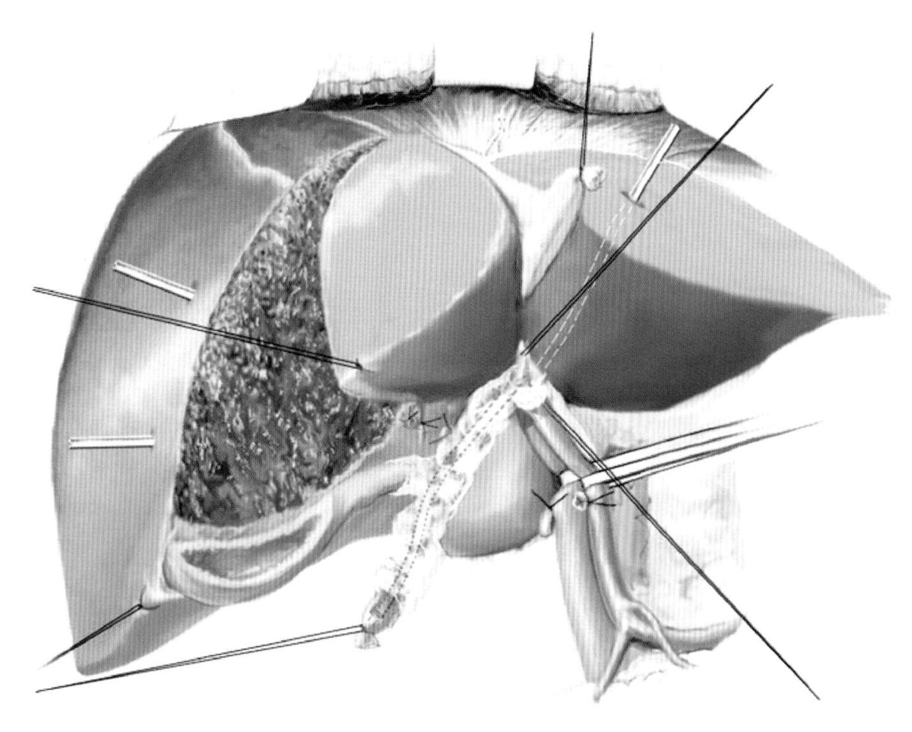

图 70. 14

手术步骤十　肝内胆管切除

在 Rex 隐窝的右缘可以解剖出左肝管，用两根缝线临时于腹侧和背侧作牵拉固定（■图 70. 15a），并垂直离断左肝管，随后将右肝、尾状叶和肝外胆管一并切除（■图 70. 15b）。在左肝管的切缘腹侧可见 4 段分支肝管，背侧可见 3 段及 2 段分支肝管。

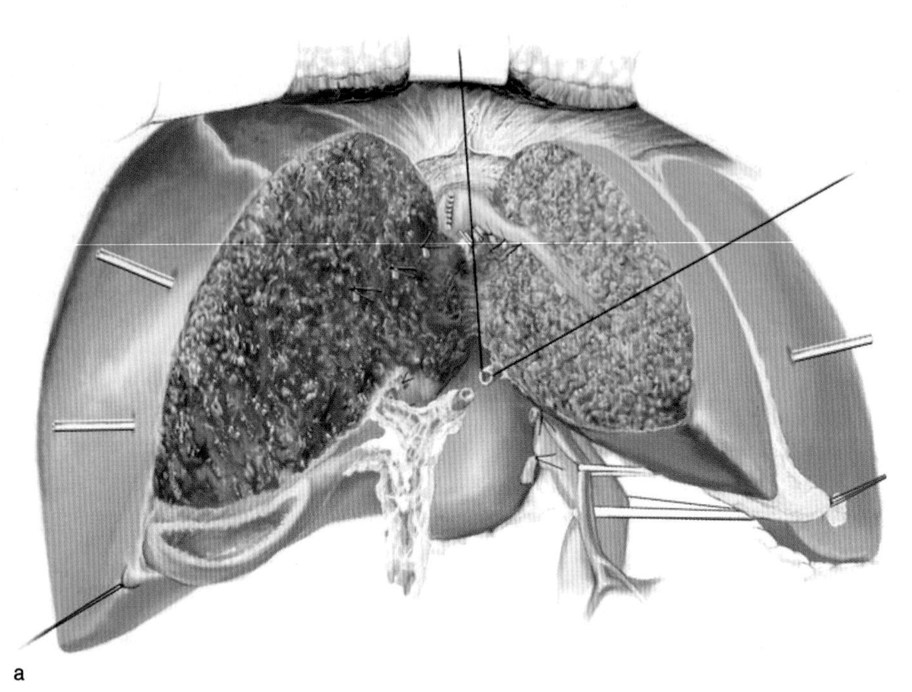

a

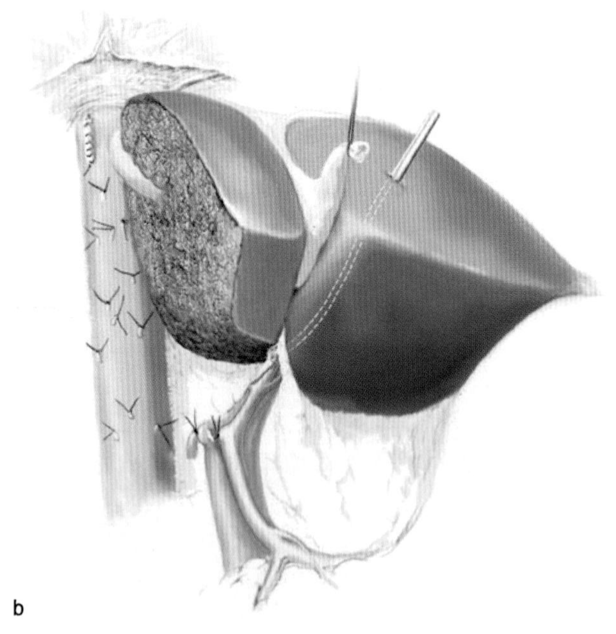

b

■ 图 70. 15

手术步骤十一　扩大淋巴结清扫

手术步骤如上文所述。

手术步骤十二

胆道重建

胆道重建采取最短路径方式：胃后、结肠后路 Roux-en-Y 胃空肠吻合术。在胆肠吻合前，于近端肠襻放置空肠营养管（◘图 70.16）。

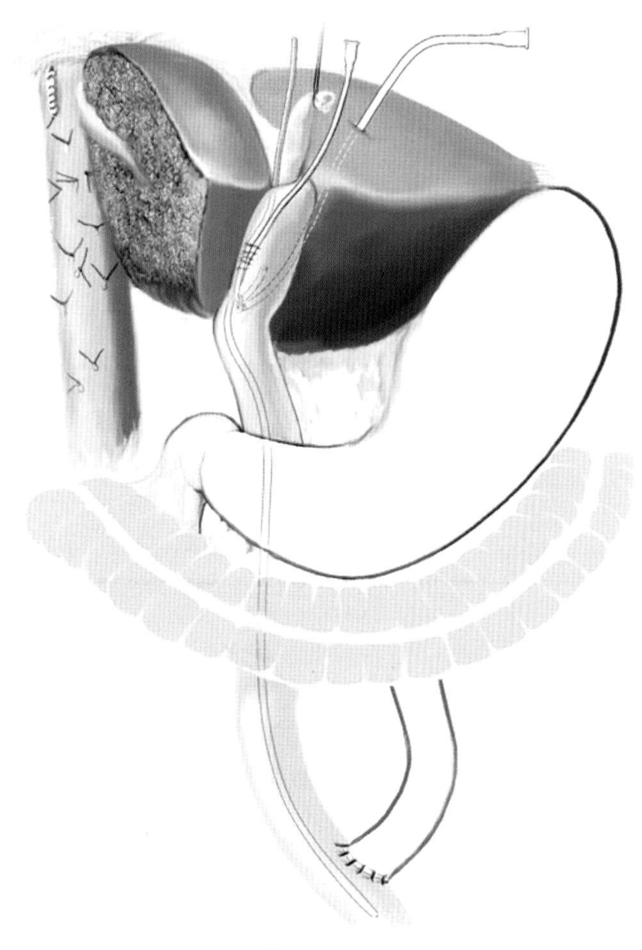

◘ 图 70.16

术后管理

（1）在重症或过渡监护病房行术后监护。

（2）肝功能化验（胆红素、ALT、AST、白蛋白），凝血功能检验，血红蛋白，红细胞，白细胞，C 反应蛋白。

（3）应用多普勒超声检查评估门静脉、肝动脉血流情况。

术后局部并发症

早期并发症

（1）胸腔积液。

（2）切口感染。

（3）胆肠吻合口或肝脏创面胆漏。

（4）膈下脓肿或肝下脓肿。

（5）腹腔出血。

(6) 肝功能衰竭。
(7) 门静脉血栓。

后期并发症
(1) 胆管炎。
(2) 吻合口狭窄。
(3) 慢性肝功能衰竭。

专家经验
- 仔细检查术中胆汁外引流情况,避免造成胆道堵塞,引起术后感染性并发症。
- 术前概览手术步骤。
- 分离尾状叶和下腔静脉时,注意结扎较大的肝短静脉和尾状叶静脉。
- 行肝实质切除前检查中心静脉压,确保其低于 $3cmH_2O$。
- 处理肝脏时,肝脏一侧的肝静脉需用连续缝合以防止出血。
- 在离断肝内胆管前需要缝线临时固定牵拉,便于结扎较细的肝段胆管并防止其回缩隐藏于肝实质内。
- 尽管腹主动脉旁淋巴结的切除指征尚存争议,但若行切除时仍需结扎淋巴管以防止术后大量淋巴瘘。

编者按

对于疑似胆管细胞癌病人的手术切除指征,组织学诊断不是必需的,符合临床依据和影像学检查即可进行手术。

ERCP 和经口胆道镜检查是高位胆道梗阻病人的禁忌证,以上检查不能有效诊断或缓解梗阻症状,且可能导致胆管炎。

不是所有病人都需要行术前经皮经肝穿刺胆管引流术。合并以下情况的病人可从中获益:①合并胆管炎,②合并肾功能不全,③肿瘤疑似侵犯术后剩余肝脏的相关血管,或④需要行门静脉栓塞术。

(刘荣 常振宇 唐文博 译)

第71章　包括右肝切除(肝5、6、7、8和1段切除)的胆管癌根治术

Tomoki Ebata, Masato Nagino

肝门部胆管癌容易侵犯右肝动脉、邻近的肝实质和尾状叶肝管。因此,肝门部胆管癌通常需要行右半肝及尾状叶切除和胆总管的切除,该术式还需包括淋巴结清扫、规则性肝切除和胆肠吻合,是一项复杂且困难的肝脏手术。其目的是切除原发肿瘤,并且保证足够的阴性切缘(R0切除),因为阳性切缘是影响术后生存率的主要危险因素。

适应证与禁忌证

适应证

(1) 肝门部胆管癌,Bismuth分型Ⅰ、Ⅱ、Ⅲa和Ⅳ型的亚型。
(2) 肝内肝管癌累及肝门部胆管。
(3) 胆囊癌累及肝总管。
(4) 胆囊切除术后复杂的胆管损伤或狭窄。

尚有争议的手术指征

(1) 腹腔干和腹主动脉周围有淋巴结转移(N2)。
(2) 左肝动脉受累(双侧肝动脉累及)。

禁忌证

(1) 远处转移(肝、肺、骨骼或腹膜)。
(2) 肝脏功能储备差、一般情况差或伴有严重的并发症。

特殊术前准备

(1) 根据多排螺旋CT(MDCT)及血管造影评估胆道血管的解剖。
(2) 通过吲哚氰绿清除试验及CT容积测定法评估肝脏功能。
(3) 行同侧经皮门静脉栓塞。
(4) 内镜鼻胆管引流(ENBD)。
(5) 胆汁外引流病人的胆汁回输。
(6) 条件允许可行自体血储备,以避免异体输血。
(7) 胆汁培养以选择敏感抗生素。

注意

(1) 自膨胀金属支架不应放置在可能手术切除的肿瘤病人体内。
(2) 经皮经肝胆道引流可导致至少5%的播散转移风险。
(3) 有急性胆管炎病人不宜手术,否则会有严重并发症甚至死亡的风险。

手术步骤

手术步骤一　显露和探查

取上腹部正中切口向侧右肋缘下延伸。左肋缘下切口或向右肋间延伸的切口很少被使用。可首先选择局限的上腹部正中切口进行初步探查以排除肝外转移。

于腹壁侧切断肝圆韧带、肝镰状韧带，打开小网膜探查腹腔干淋巴结区域。注意可能存在的副肝左动脉或其他替代的变异左肝动脉。放置切口保护器和拉钩以显露最佳视野。仔细探查有无淋巴结转移、胰腺水平的胆管侵及、脐裂累及，从而最终评估局部的可切除性。Kocher 切口显露腹主动脉旁淋巴结，常规取其送冰冻病理检查（■图 71.1）。

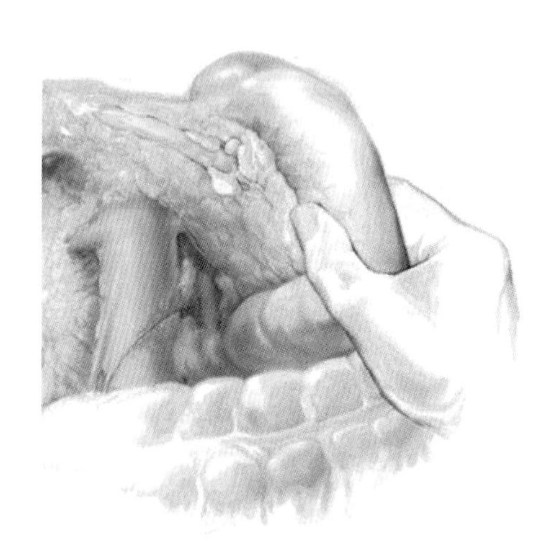

■ 图 71.1

手术步骤二　区域淋巴结清扫

离断十二指肠上动脉和胃右动脉，从胰头处开始游离十二指肠降部的上半部分，这样有利于随后的淋巴结清扫。清扫胰腺后方淋巴结，从进入胰腺段开始向上分离胆总管，仔细解剖胃十二指肠动脉、肝总动脉和肝固有动脉，清扫动脉周围淋巴结及神经丛。淋巴结之间的小血管要仔细止血。注意不要损伤胰腺实质，否则会导致术后胰瘘（■图 71.2）。

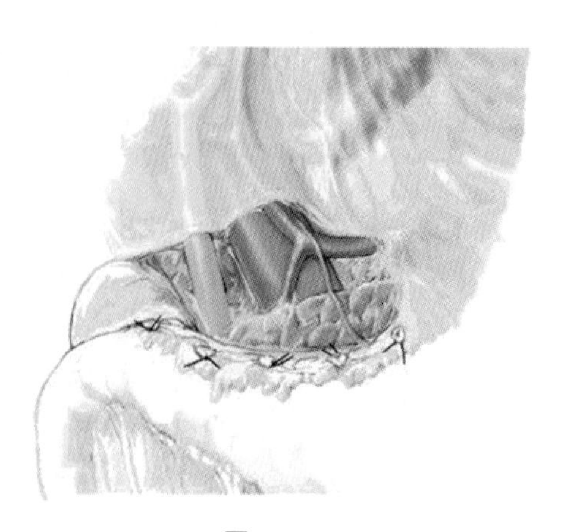

■ 图 71.2

手术步骤三

横断远端胆管

拔除 ENBD 管,在胰腺水平切断远端胆总管。从切开的断端处向肝内插入一根新的减压管在术中引流胆汁。胆总管的断端需要送冰冻病理进行组织学检查。在某些肿瘤进展较晚的病人,需要将胰内段胆总管切除,才能达到断端阴性的切缘。在胰腺水平显露门静脉的右侧壁,在它与胰十二指肠上后静脉汇合处进行游离,以避免操作过程中将门静脉撕裂引起出血(图 71.3)。

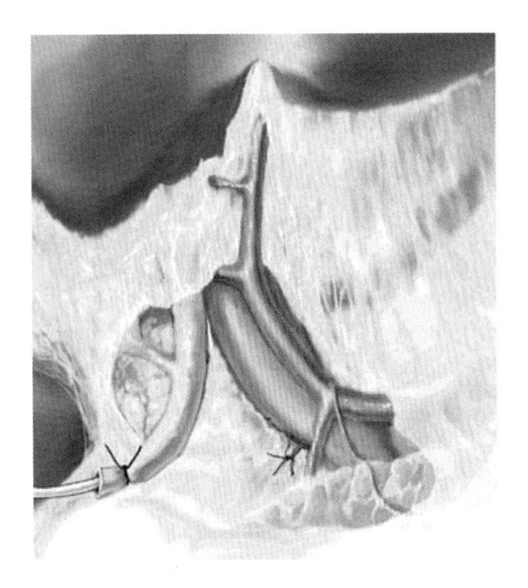

图 71.3

手术步骤四

游离肝右动脉和门静脉

将切断的胆总管远端垂直向上翻起显露肝门。游离肝固有动脉,向上显露左、右肝动脉的分支。切断肝右动脉,近端双重结扎。游离门静脉主干,远端至分叉处。显露门静脉右支约 1cm 长度,离断门静脉左支通往尾状叶的数条分支,并全程解剖显露门静脉左支。门静脉右支可用血管钳夹闭后切断,仔细检查近端开口,因为有时会发现门静脉血栓。用 5-0 不可吸收线连续缝合近端的血管残端(图 71.4)。

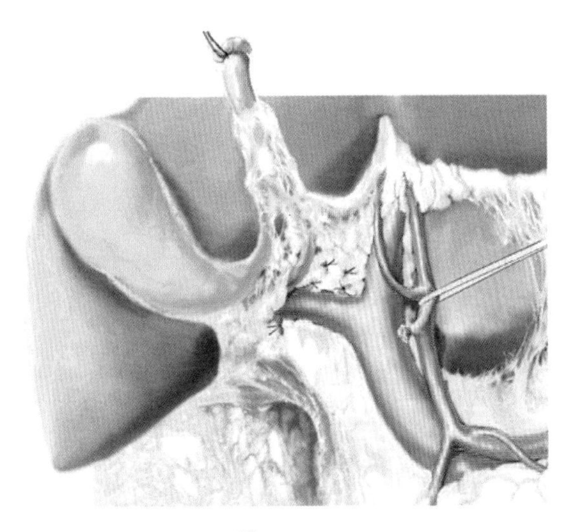

图 71.4

手术步骤五

游离脐裂

向脐裂部进一步游离肝左动脉,显露左内叶分支(A4)和左外叶分支(A2+3)。通常,A4 向前走行至门静脉左支,供应脐裂右侧的肝组织,而 A2+3 走行向脐裂的左侧,与 Arantius 管交通。保护 A4 和 A2+3,结扎、切断其他的供应尾状叶或肝门部胆管的小动脉。在与门静脉左支汇合处离断 Arantius 管,与 A2+3 游离。这样,门静脉左支和左肝动脉在肝门处就完全分离开来(◘图 71.5)。

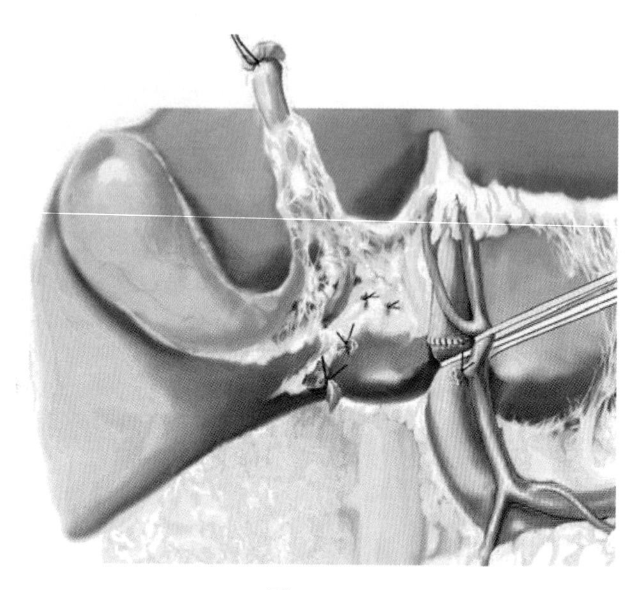

◘ 图 71.5

手术步骤六

游离右肝

切断镰状韧带,向右显露肝右静脉。切开右三角韧带边缘的腹膜翻折,完全显露右肝裸区。将右肝自膈肌游离,缓慢背离膈肌旋转,显露下腔静脉。下腔静脉韧带是一层致密的纤维组织,不同程度的掩盖下腔静脉的上端及右侧。小心切开该韧带,显露肝右静脉的下缘。在很少情况下,下腔静脉韧带会有一薄层肝组织(环形尾状叶)包绕下腔静脉。

显露肝右静脉后,用2个血管钳夹闭该血管,并预留足够的开口边缘。离断肝右静脉后,断端用4-0不可吸收的血管缝线缝合闭合。或者用带血管钉仓的切割闭合器离断血管断端(图71.6)。

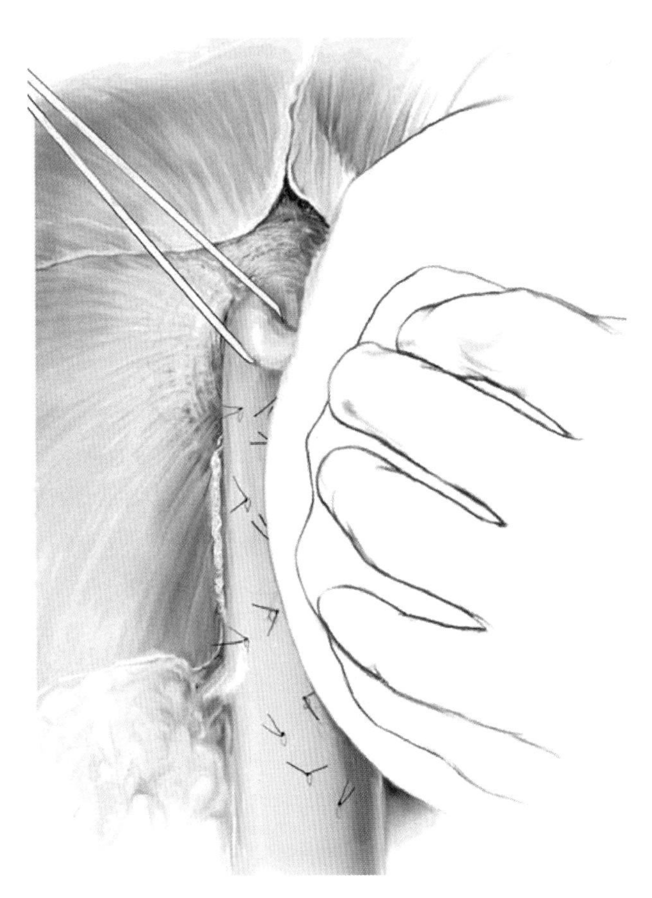

图71.6

手术步骤七

游离尾状叶

依次结扎或用 clip(钛夹)夹闭切断引流尾状叶至下腔静脉的所有的肝短静脉,从下至上依次进行。尾状叶的左缘通过左腔静脉韧带与腹膜后、头侧肝门部相连。切断这些结构可完全游离尾状叶(◘图 71.7)。

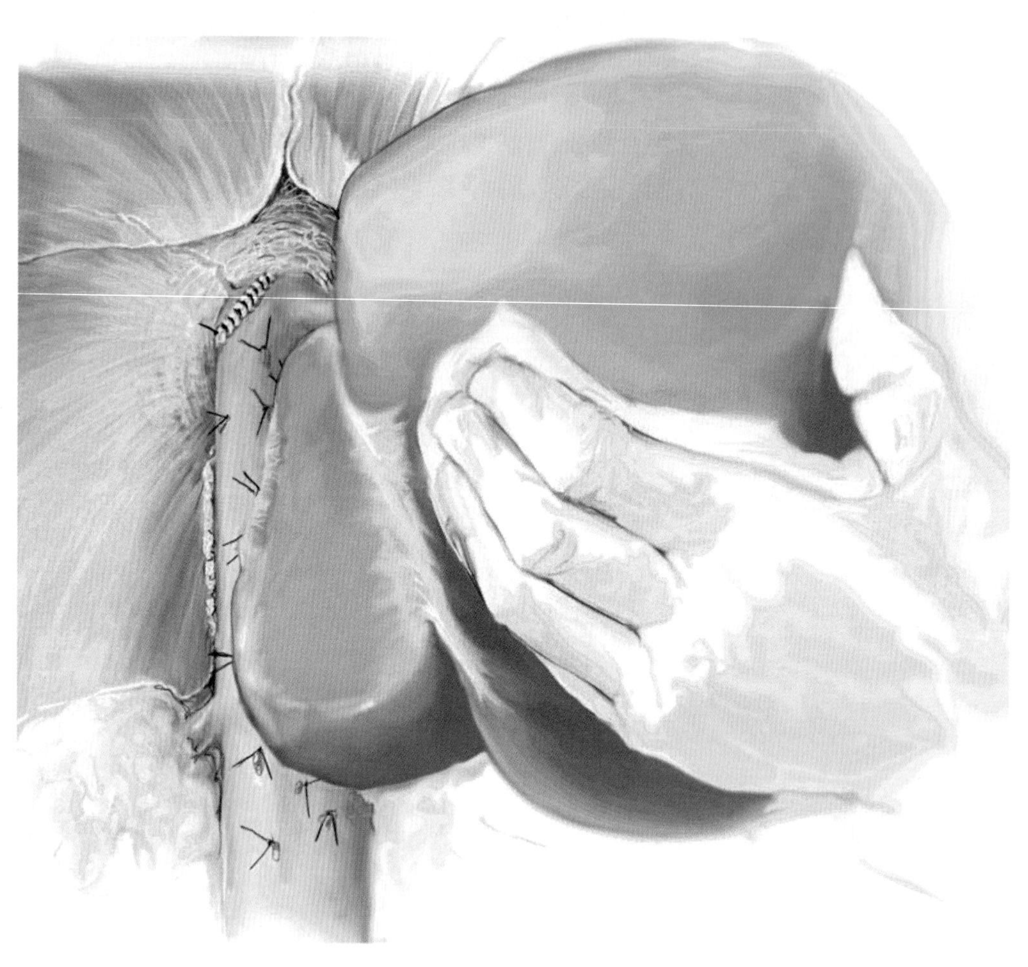

◘ 图 71.7

手术步骤八

设计肝脏横断的界限

在肝脏表面可以看见右半肝的缺血边界。用单极电凝沿着界限切开肝包膜。在肝脏脏面的切缘沿正中裂(Cantlie 线)距离肝门部约 1cm 处切开肝脏。在明确有肝侵及的病人,距离肝门部的这个距离要适当增加。同时,中心静脉压应保持在 5mmHg 以下以减少肝脏离断过程中的出血(◘图 71.8)。

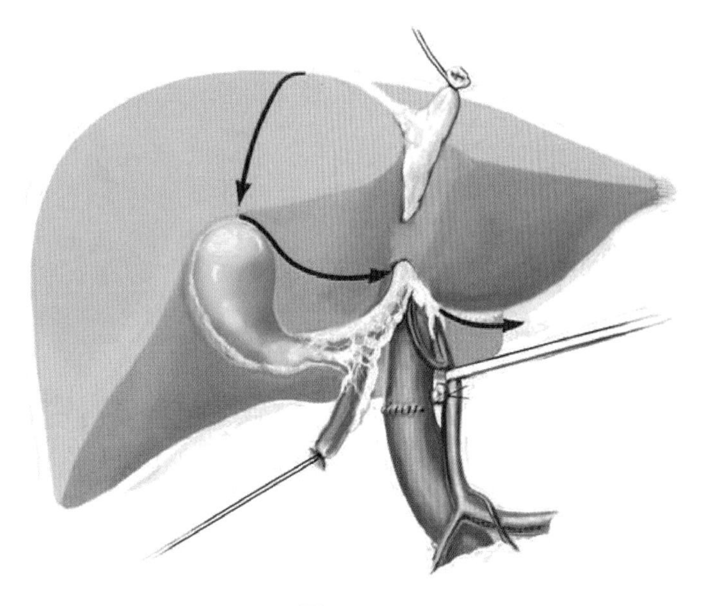

◘ 图 71.8

手术步骤九

横断肝

肝脏的横断技术取决于主刀的选择。每隔5分钟阻断入肝血流15～20分钟(Pringle手法),从尾状叶边缘开始切开肝实质。肝中静脉的主要分支(V4和V5)是肝内正中裂的标志,应尽早显露。游离、结扎并切断V5,沿肝中静脉劈开肝脏。游离引流右前叶的静脉(V8)和整个肝中静脉。向左及肝中静脉后方继续离断肝组织。因为肝中静脉距离右前叶肝门部仅1～2cm,显露肝中静脉对保证足够的肝实质切缘很重要。引流尾状叶的小血管要仔细结扎切断。最后,朝向终点Arantius管方向继续离断肝实质(图71.9)。

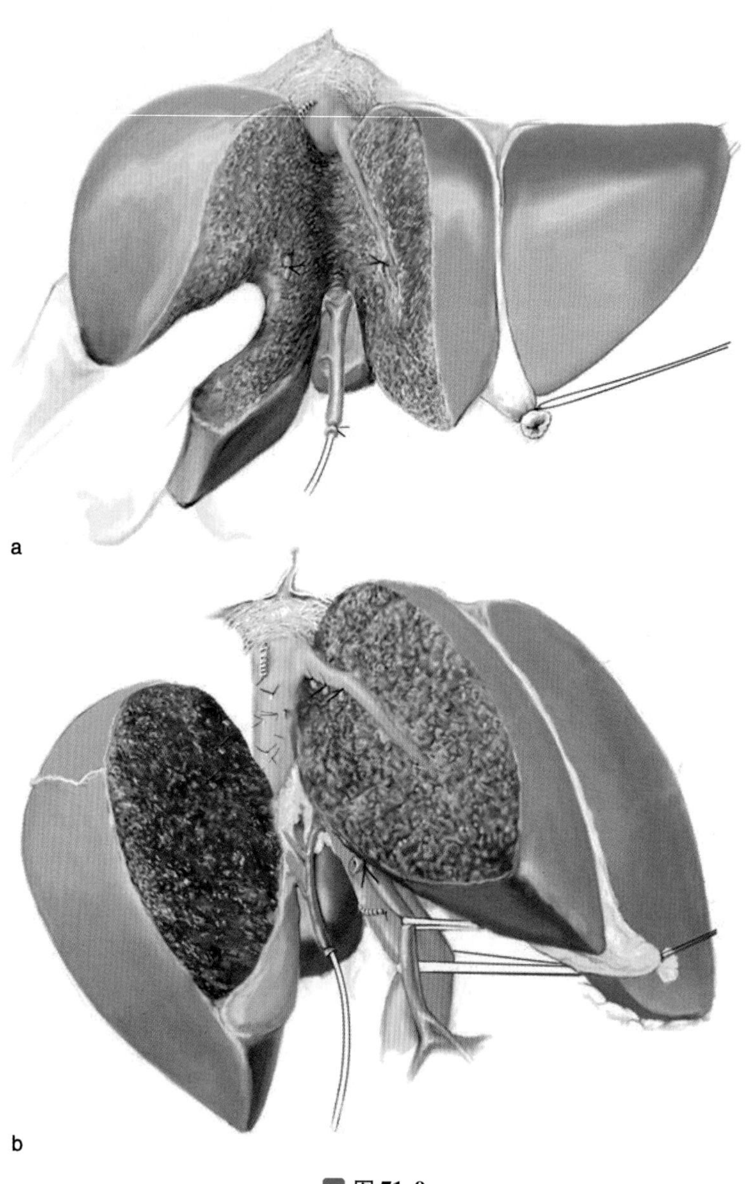

图71.9

手术步骤十

离断肝内肝管

完全离断肝后,可在门静脉左支近肝门处左侧发现左肝管。于断面处将其钛夹夹闭,以减少胆汁外溢。留有足够的吻合距离后垂直离断肝管。将右肝、尾状叶、和肝外胆管整体切除。将肝管断端送冰冻病理行组织学检查。尽管肝内肝管断端的数目、大小因人而异,肝段 4 的肝管断端常常靠近腹侧,而肝段 3 和 2 的断端开口往往靠近背侧。缝合多支肝管的相邻管壁进行成型,使其形成一个单一的胆管断端用以进行吻合(肝门部胆道成形,▣图 71.10)。

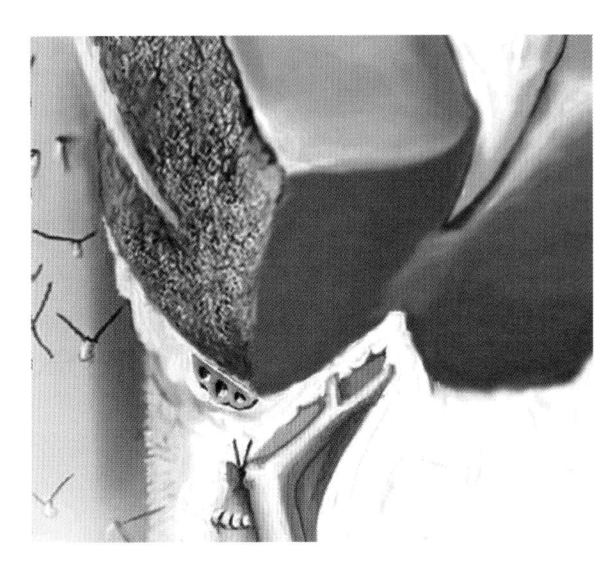

▣ 图 71.10

手术步骤十一

胆道重建

从结肠后和胃后上提 Roux-en-Y 吻合的空肠段,这是最短和最简单的重建方式。将 8F 的空肠引流管置入吻合的空肠支。因为肠管开口在操作中会变大,在吻合的空肠袢做相应的吻合开口时切口要相对小一些。缝合一定要贯穿全层,根据肝管直径和厚度选择适合的针距和针间距,密封的黏膜对黏膜的吻合对顺利愈合至关重要。首先,用 5-0 可吸收单丝缝线在两对角处各缝合一针,随后间断缝合后壁,后壁缝线依次轻柔打结。将 6F 胆道支撑管置入空肠吻合段,最后前壁同后壁一样方法依次缝合(图 71. 11)。

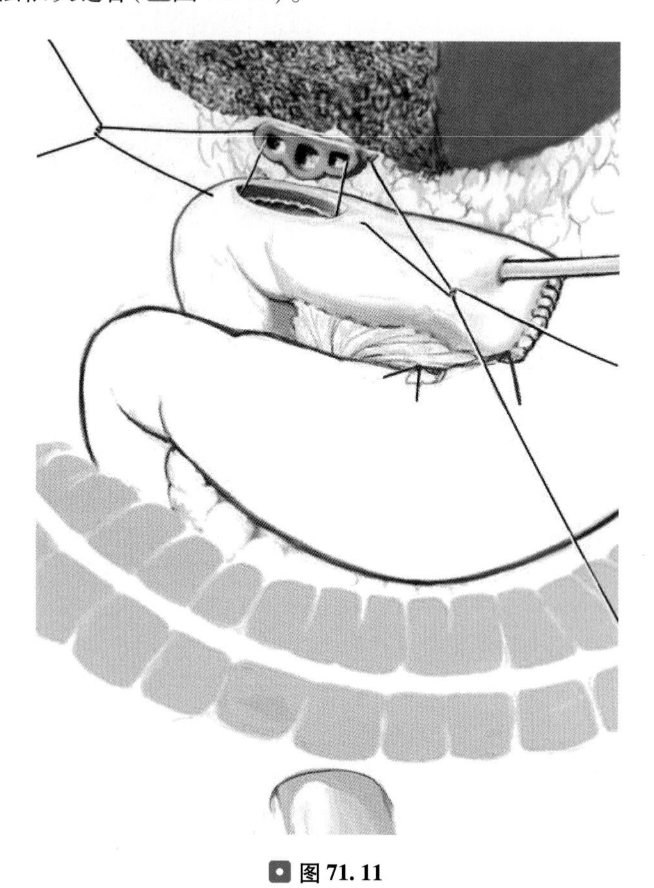

图 71. 11

手术步骤十二

引流及关腹

常规在胰后、右膈下及肝断面处放置 3 根引流管。将肝圆韧带重新固定在正中切口处防止左肝扭转引起的流出道梗阻。

术后管理及检验

(1) 尽早开始肠内营养。
(2) 外引流的胆汁回输。
(3) 在术后第 1、3、7 天检验引流液。
(4) 监测引流液和外引流胆汁细菌培养情况。
(5) 术后第 1、3、7 天行彩超检查。
(6) 术后第 7 天行增强 CT。

术后并发症

(1) 感染包括伤口感染、腹腔脓肿及菌血症。

(2) 肝断面或胆肠吻合处的胆漏。

(3) 胰瘘。

(4) 难以控制的腹水。

(5) 门静脉血栓。

(何小东 陈伟杰 译)

第72章　肝门部胆管癌的左肝切除术（左半肝或左三叶切除）和扩大尾状叶切除及胆管切除术

Hiroaki Shimizu，Masaru Miyazaki

包括左肝切除（左半肝或左三叶切除）、扩大尾状叶切除的胆管癌根治术已经被认为是向左侵犯的肝门部胆管癌的标准治疗方式。从肝门部解剖角度看，左半肝切除比右半肝切除更复杂，需要更高的技巧。因为右肝（残余肝）有很多血管及胆管的解剖变异可能，术前病人的3D肝门部解剖评估对手术成功很重要。

手术的主要步骤包括1）肝十二指肠韧带骨骼化及区域淋巴结清扫，2）肝切除合并肝外胆管切除，3）胆道重建。

适应证与绝对禁忌证

适应证

（1）原发恶性肿瘤（如向左侵犯的肝门部胆管癌、累及肝门的左肝肝内胆管癌）。

（2）良性疾病（如原发硬化性胆管炎，炎性假瘤，肝内胆管结石）。

绝对禁忌证

（1）胆道恶性肿瘤伴有远处转移（肝、肺、骨骼、腹膜）。

（2）伴有或不伴有败血症的难以控制的重症胆管炎。

（3）肝功能储备差（由于长期胆汁淤积、慢性肝炎、肝硬化）。

相对禁忌证

（1）远处淋巴结转移（如腹主动脉旁淋巴结）。

（2）左、右肝动脉均被累及的局部进展期胆管癌。

术前评估和术前准备

术前评估

（1）病史：胆道手术史。

（2）临床评估：黄疸、胆管炎、营养状况。

（3）实验室化验：胆红素、碱性磷酸酶（ALP），谷草转氨酶（AST），谷丙转氨酶（ALT），白蛋白，凝血指标（凝血酶原时间、血小板计数），15分钟吲哚靛菁绿储留率（ICGR15），肿瘤标志物：癌胚抗原（CEA），CA19-9。

（4）影像学：多排CT（MDCT），超声检查，磁共振胆胰管成像（MRCP），内镜逆行胆管造影（ERC），经皮经肝胆道造影（PTC），CT肝容量测定。

（5）内镜：经口胆道镜（POCS），经皮经肝胆道镜（PTCS）（这些操作取得的活检病理对鉴别诊断或明确乳头状癌肝内侵犯可能有帮助）。

建议不做

(1) 为了能够准确评估胆管肿瘤的进展情况,行 MDCT 前不要放置胆道引流管。

(2) 可切除的胆道肿瘤术前不能放置金属支架。

术前准备

(1) 通过 MDCT 影像确定最佳手术方式,尤其在胆道引流之前。

(2) 内镜胆道引流(EBD)(当 EBD 不成功或无效时经皮经肝胆道引流(PT-BD)常作为治疗的选择)。

(3) 检查肝功储备和术后残余肝体积。

(4) 较大的肝切除手术前需行门静脉栓塞(梗阻性黄疸病人、拟切除>60%肝组织)。

(5) 行胆汁培养以获得敏感抗生素。

手术步骤

入路

切口、分离肝圆韧带和镰状韧带(参见▶第 2 章和第 3 章)。

手术步骤一 腹腔探查

放置牵引器(参见▶第 3 章“拉钩与显露原则”)。进入腹腔后,一定要探查有无可能存在的腹膜转移和肝转移。

如果已经放置了 PTBD 引流,要在腹腔外将其剪断,拽到腹腔内连接小的引流袋保持术中引流。

术中超声对评估肿瘤与血管结构(门静脉、肝动脉、肝静脉)的位置很有帮助。

手术步骤二　区域淋巴结清扫

行 Kocher 手法游离,首先将腹主动脉旁淋巴结送冰冻病理检查(◘图 72.1)。然后清扫肝总动脉、肝固有动脉淋巴结和动脉周围神经丛,显露动脉外膜,放置血管标记带。确定血管有无变异后,游离肝右动脉和肝左动脉近端并上血管标记带。清扫肝十二指肠韧带淋巴结,在清扫胰头后方淋巴结之后,在胆总管的胰腺上缘处放置标记带。

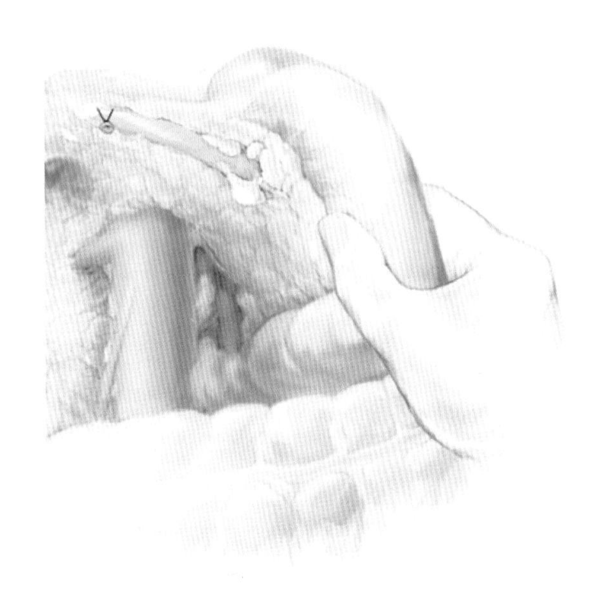

◘ 图 72.1

手术步骤三　离断胆总管下段

游离胆总管下段至胰头水平,在胰腺上缘离断胆总管(◘图 72.2)。但是在一些病例中,需要剥离部分胰内段胆总管,这样可以使胆总管断端距离肿瘤边缘足够远。胆总管的切缘需要送冰冻病理检查。

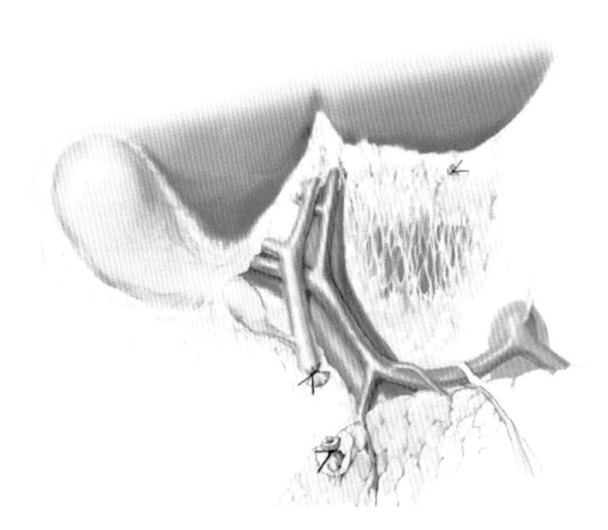

◘ 图 72.2

手术步骤四

肝十二指肠韧带上段骨骼化

将离断的胆总管向头侧牵引，显露肝动脉远端和门静脉分叉。在门静脉左右分支分叉处游离尾状叶门静脉分支(◘图 72.3)，小心地用血管带环绕门静脉的左右分支。

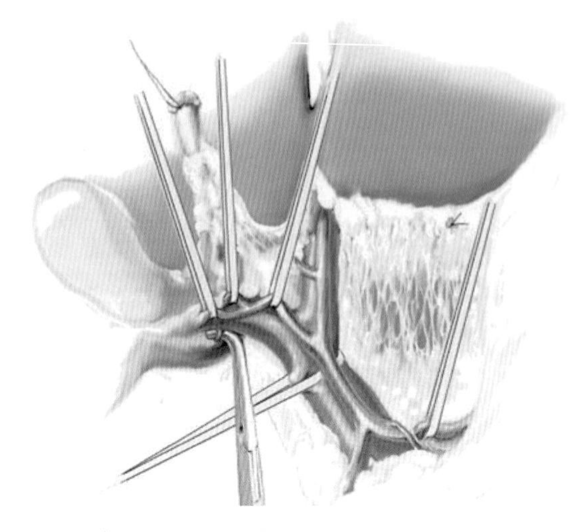

◘ 图 72.3

左半肝切除

左半肝切除及扩大的尾状叶和胆管切除被广泛应用在 Bismuth Ⅲb 型肿瘤病人(左三叶肝切除，见步骤十三)。

手术步骤五

离断肝动脉

确认肝动脉解剖和可能存在的动脉变异，肝左和肝中动脉在起始处离断(◘图 72.4)。将肝右动脉向远端骨骼化并用血管带标记，在肝门水平的最右端显露右前支和右后支，用血管带标记。

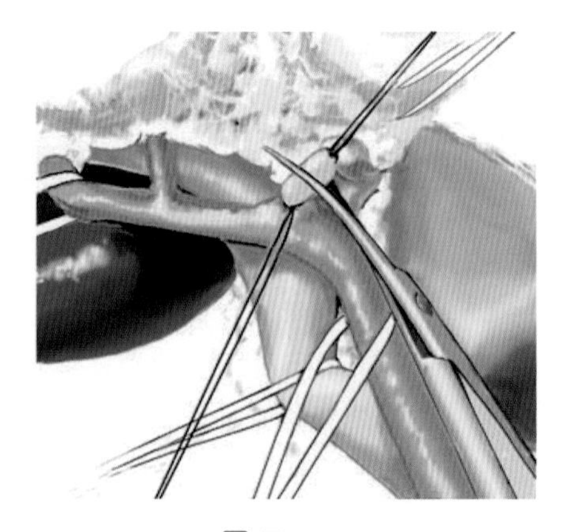

◘ 图 72.4

手术步骤六

离断门静脉左支

结扎门静脉左支，在远离门静脉分叉处离断门静脉左支。如果因为肿瘤侵犯，门静脉左支没有足够的长度来结扎和离断，先夹闭门静脉主干和右支，分离并切断门静脉左支(◘图 72. 5a),将断端连续缝合防止狭窄(◘图 72. 5b)。

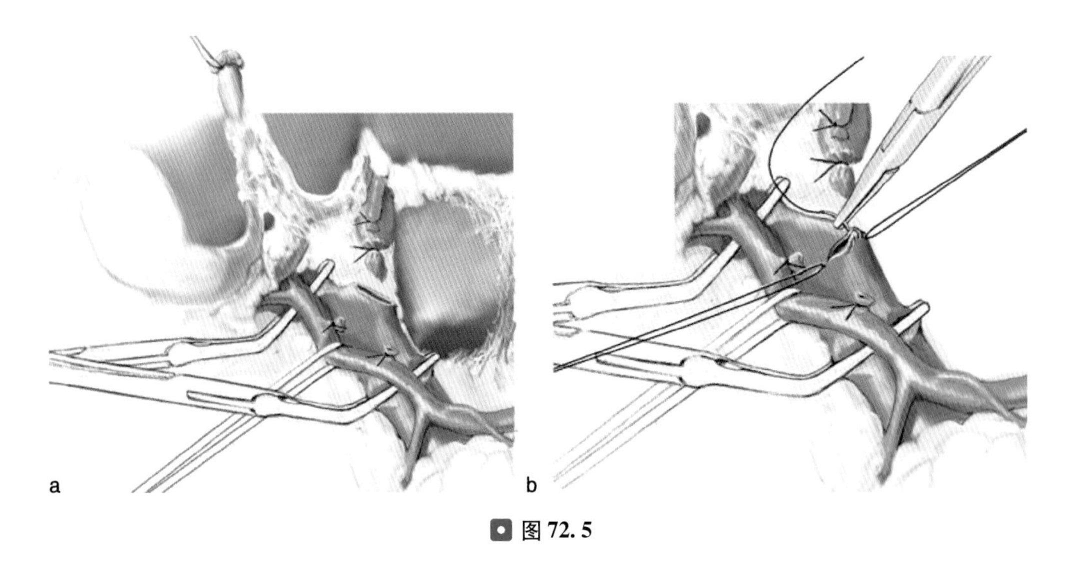

◘ 图 72. 5

手术步骤七

游离左半肝

切断左冠状韧带和三角韧带,将左半肝向右翻起(◘图 72. 6a),打开小网膜囊。肝中静脉和肝左静脉常常共干,需要仔细的在肝脏上缘解剖(◘图 72. 6b)。

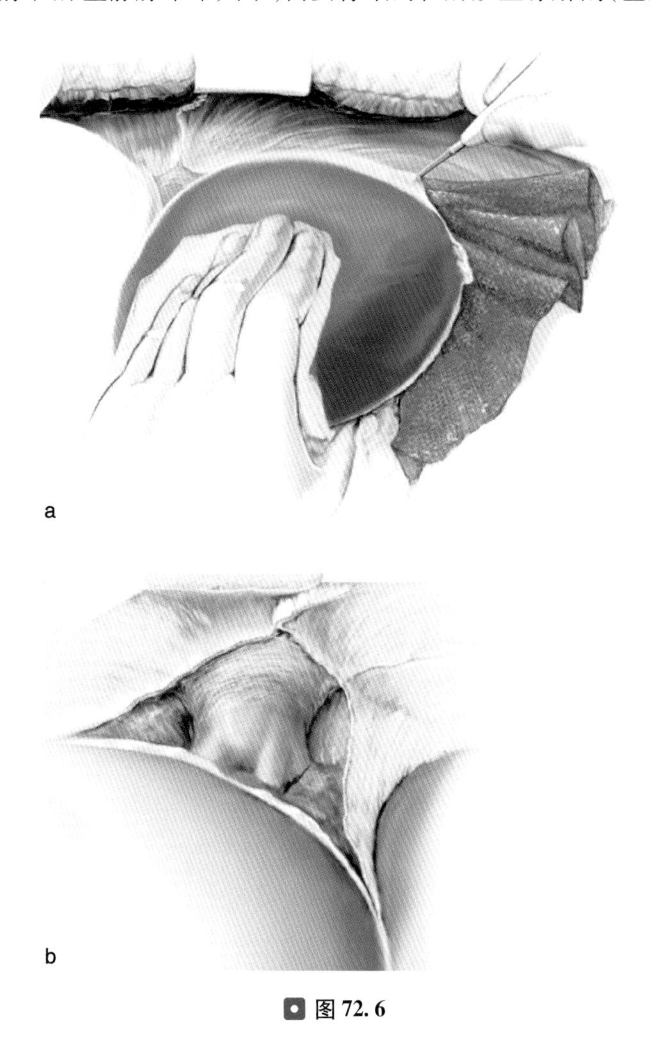

◘ 图 72. 6

手术步骤八

将尾状叶自下腔静脉游离

游离尾状叶,主要是其左侧。从尾状叶左侧到右侧背侧的所有肝短静脉都要离断(◘图 72.7)。大的肝短静脉或尾状叶静脉需要夹闭,并用 4-0 缝线缝合腔静脉侧断端。结扎 Arantius 管的远端,在其与肝左静脉或下腔静脉汇合处离断。把尾状叶从下腔静脉上游离出来,但在肝右后叶处必须保护可能存在的肝右静脉下分支或中分支,以免影响右后叶的静脉回流。

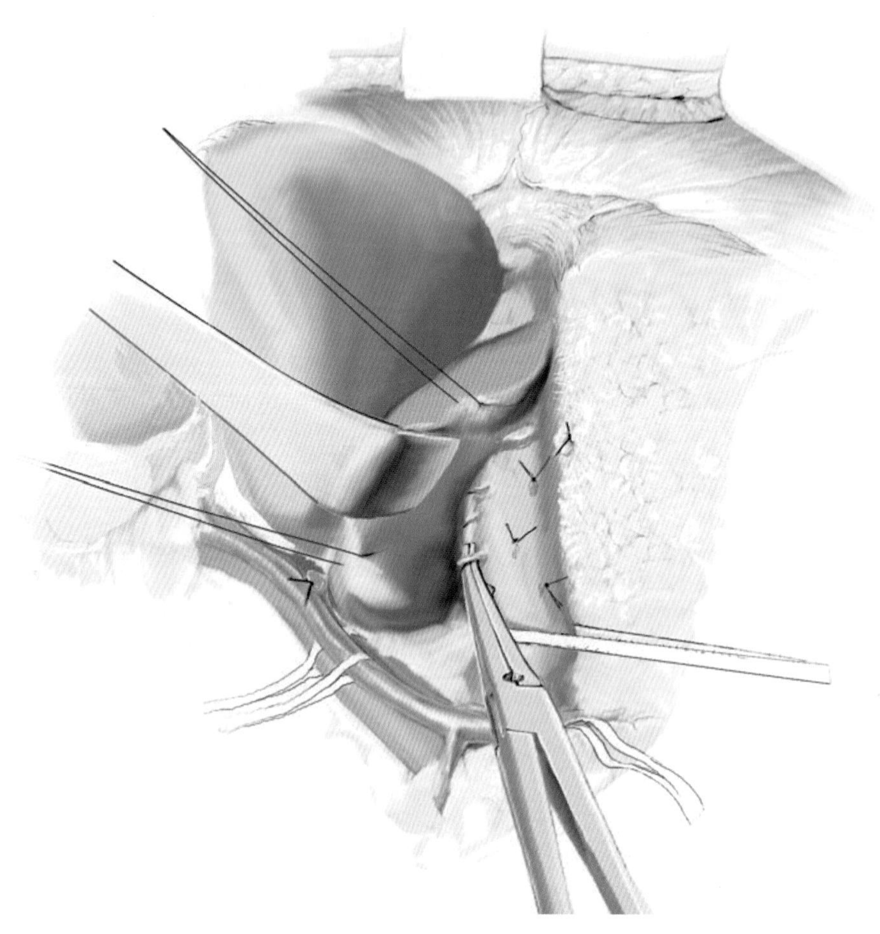

◘ 图 72.7

手术步骤九　肝脏离断

肝脏表面的正中裂(Rex-Cantlie 线)此时已经显露出拟切除部分的分界线。Pringle 法阻断肝门后(阻断 15 分钟,灌注 7 分钟),用外科超吸刀(CUSA)离断肝实质。离断肝脏通常从分界线的近尾状叶处向头侧进行,注意在右前叶平面保护肝中静脉(◘图 72.8a)。沿肝中静脉的左侧壁一直解剖到分支处,可以游离出左肝静脉,在起始处将其离断(◘图 72.8b),用 4-0 缝线缝合断端。继续向后离断肝实质至肝中静脉背侧,完成整个尾状叶的离断。手术进行至此,左半肝仅通过肝门处包含右肝管的结缔组织与右半肝相连。

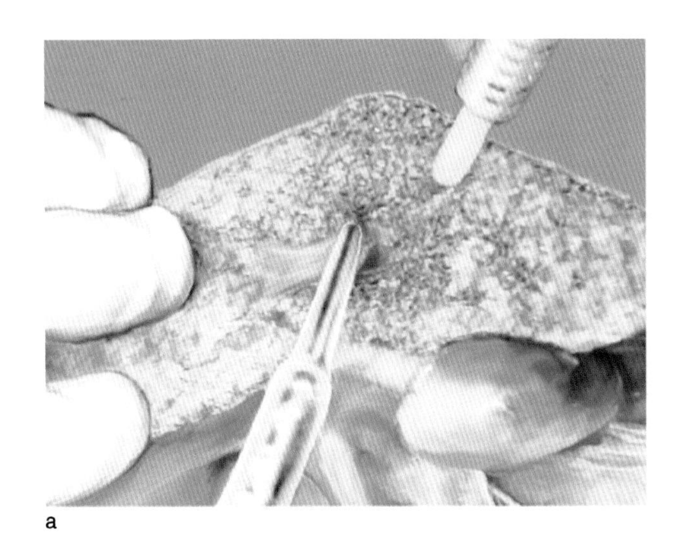

a

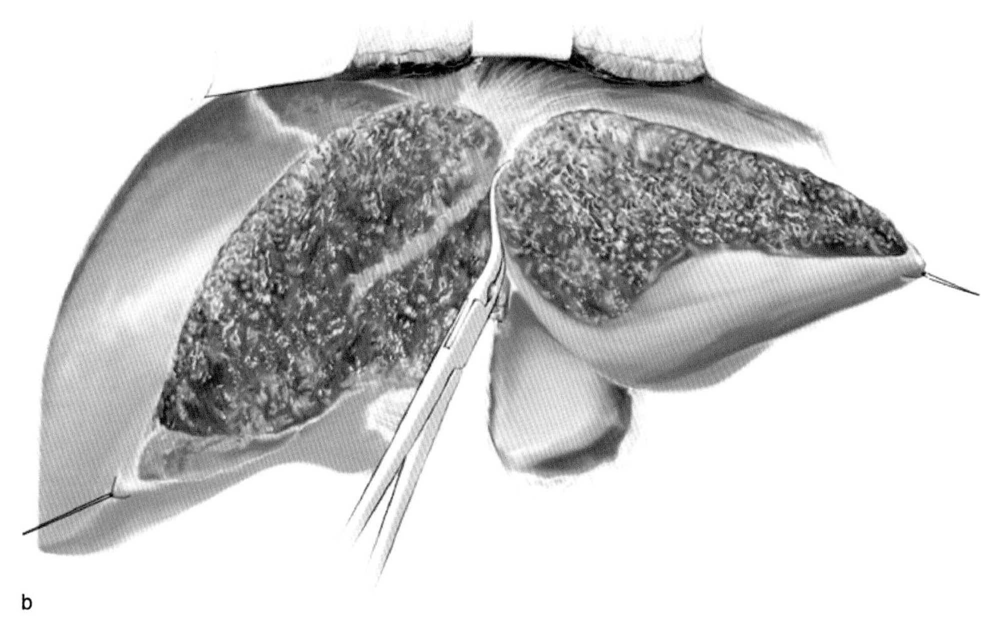

b

◘ 图 72.8

手术步骤十

肝内肝管离断

在肝中静脉后方确认肝内肝管右支，小心将其后壁与右肝动脉右前叶分支分离。分别在肝内胆管右支的前侧和背侧缝合牵引线，从胆道的下端游离，在门静脉右支的腹侧离断肝右前叶肝管（◘图 72.9a），然后在门静脉右支的头背侧离断肝右后段肝管（◘图 72.9b），这样左半肝、尾状叶和肝外胆管就可以整体移除。注意肝内胆管的切缘需要送冰冻病理检查。

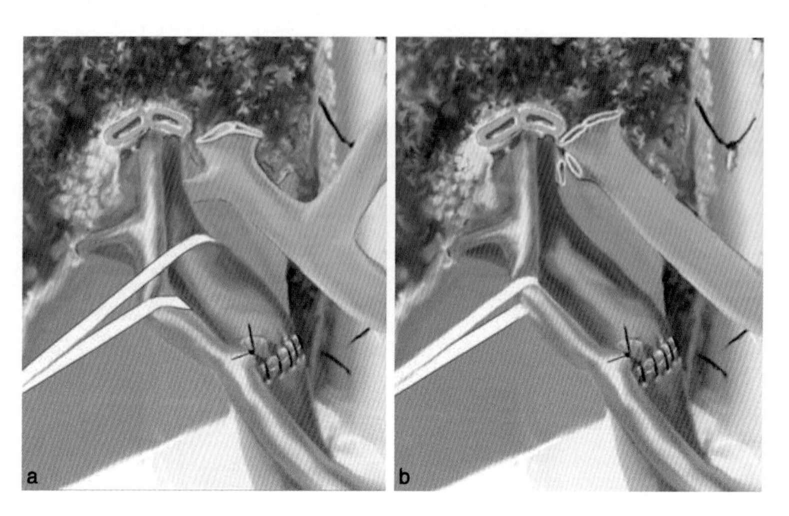

◘ 图 72.9

手术步骤十一

胆道重建

胆肠吻合之前，肝管开口需要在肝脏断面处尽量成型，以减少吻合口的数目（◘图 72.10a）。

经结肠后上提 40cm 长的空肠袢作 Roux-en-Y 的输入襻。

先将缝线缝合肝管的前壁并分别放置（由外向内缝，◘图 72.10b）。提起牵引线以获得肝管管腔的较好的手术视野。间断缝合吻合后壁。然后在每个吻合口处放置胆道支架。最后，用先前缝合悬吊的肝管前壁缝线完成前壁的吻合。具体参见▶第 73 章“肝内胆肠吻合术”。

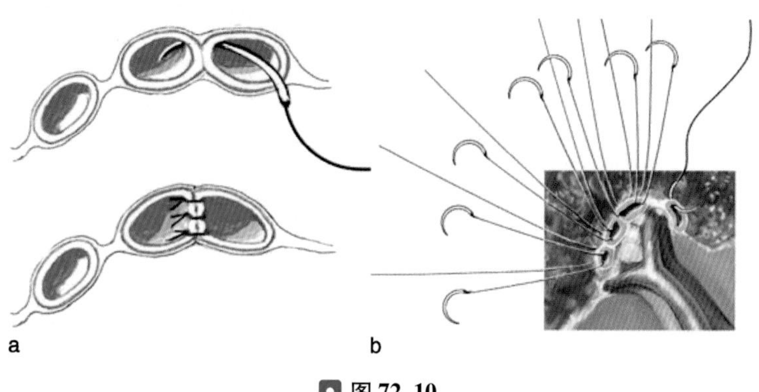

◘ 图 72.10

手术步骤十二　**放置引流管**

手术视野妥善止血后(◘图72.11),在右膈下、文氏孔(胆肠吻合后)和肝脏断面处放置引流管。然后关腹。

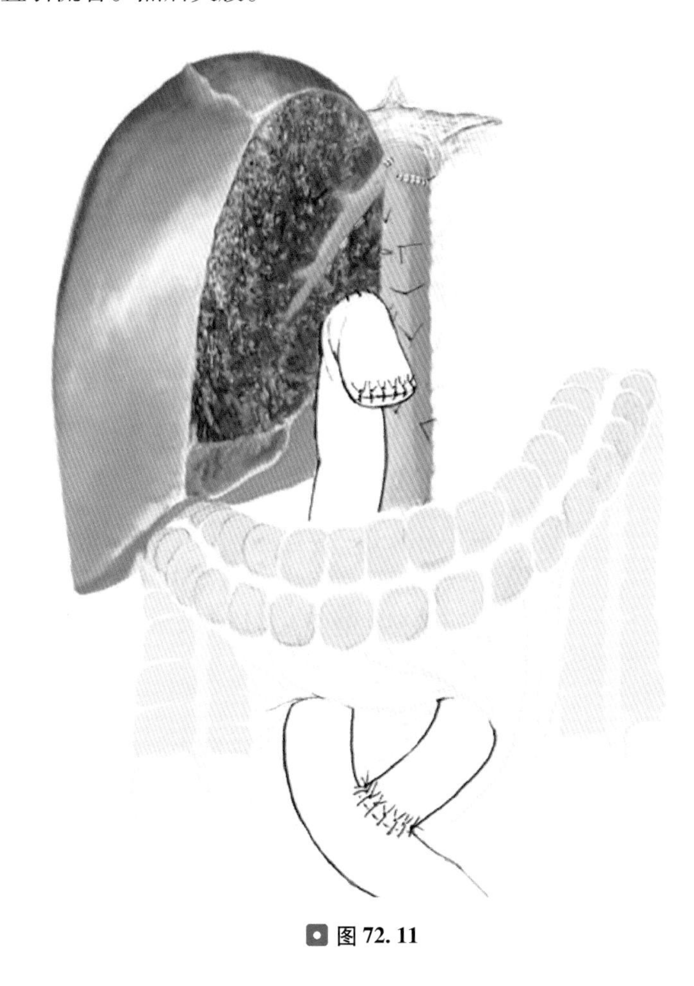

◘ 图72.11

左三叶切除

左三叶切除(肝2、3、4、5、8段切除)扩大至尾状叶及胆管切除适用于Bismuth Ⅳ型肿瘤向左肝侵袭的病人。肝脏储备功能充足的病人才能选择进行此术式,因此,术前肝功评估和术后残余肝体积测量的结果很重要。

1～4同左半肝切除。

手术步骤十三　**离断肝动脉**

确定肝动脉解剖和可能的动脉变异后,将肝右前叶动脉结扎并离断。注意保护肝右后叶动脉,其经常在门静脉右支的尾侧及腹侧走行。

手术步骤十四　**离断右前叶门静脉**

如果术前栓塞了门静脉,术中一定要钳夹门静脉主干,离断门静脉左支,探查门静脉右支没有栓子。门静脉左支的断端要连续缝合防止狭窄。将右前叶门静脉游离,结扎并离断。如果不能游离出足够的长度,这时可暂不离断右前叶门静脉。待肝脏离断之后再处理此血管。(◘图72.12)。

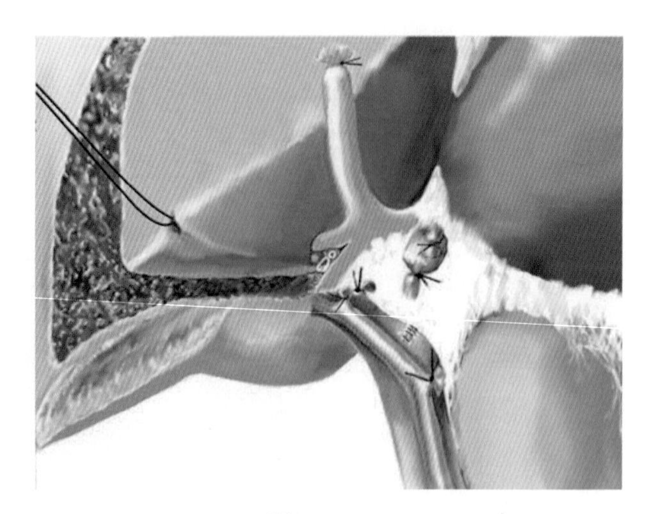

图 72.12

手术步骤十五

从下腔静脉上游离左半肝和尾状叶

分离左冠状韧带和三角韧带,将左半肝向右侧翻起。打开小网膜,小心显露肝中静脉和肝左静脉,这两处静脉常常共干。

然后游离尾状叶左侧,从左尾侧到右头侧离断所有的肝短静脉。但是要保护好可能存在的肝右静脉下支和中支,以免影响右后叶静脉回流(图 72.7)。

手术步骤十六

肝脏离断

右前叶和右后叶在肝表面的界限已经存在。从肝尾侧向头侧开始离断,注意在右后叶位置保护肝右静脉。当肝离断到肝右静脉起始处时,游离肝左和肝中静脉的共干部分,用血管钳离断后(图 72.13),用 4-0 缝线在腔静脉侧缝合。或者用血管钉仓将肝静脉共干处切割闭合。离断尾状叶右侧和右后叶的肝实质后,左三叶肝离断就完成了。

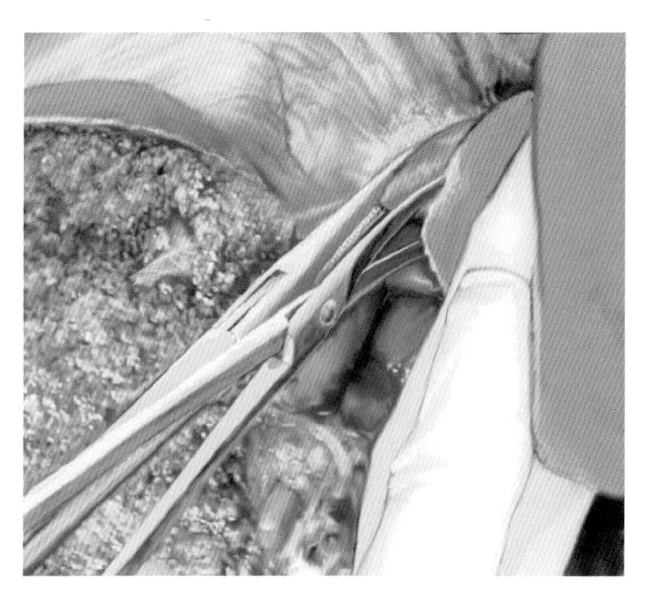

图 72.13

手术步骤十七　肝内肝管切除

左三叶肝离断完成后,右后叶就只通过肝门处包含右后叶肝管的结缔组织相连了。最后要切断右后叶肝管,注意避免损伤右后叶动脉(■图 72.14)。这样,离断的左半肝和肝外胆管就能被移除了。右后叶肝管的断端一定要送冰冻病理检查。

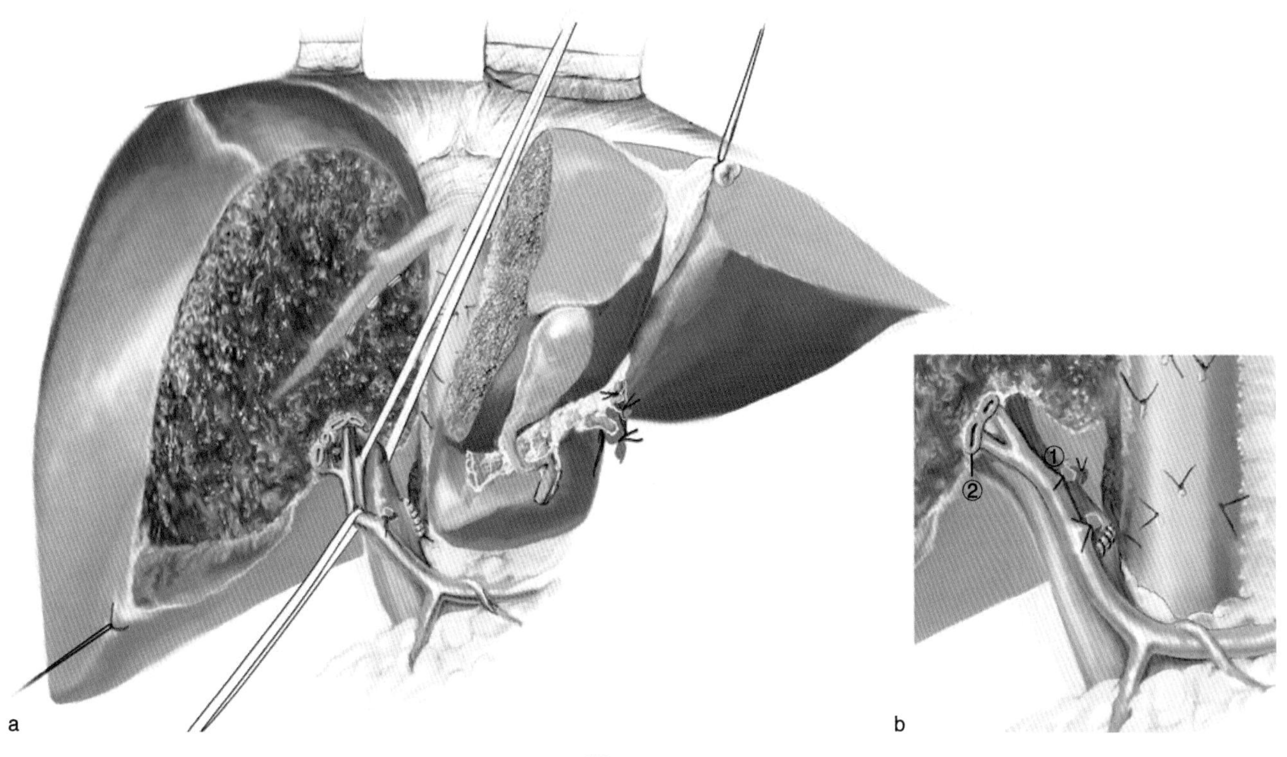

■ 图 72.14

手术步骤十八　胆道重建

胆道重建见上。

手术步骤十九　术后引流

术后引流见上。

术后管理及检验

(1) 术后在重症监护室或特殊监护病房监护。

(2) 用彩色多普勒超声评估门静脉和肝动脉的血流情况。

(3) 肝功能指标(胆红素、谷丙转氨酶、谷草转氨酶、白蛋白),凝血指标,血红蛋白水平,红细胞计数、白细胞计数及 C 反应蛋白水平。

(4) 引流液培养。

术后并发症

早期并发症

(1) 胸腔积液。

(2) 伤口感染。

(3) 腹腔内出血。

(4) 门静脉血栓。

(5) 肝空肠吻合及肝脏创面的胆漏。

(6) 膈下脓肿或肝脓肿。

(7) 肝衰竭。

后期并发症

(1) 吻合口狭窄。

(2) 胆管炎。

(3) 慢性肝衰竭。

专家经验

- ◆ 术前仔细评估右后叶肝动脉和肝管的3D解剖变异,及与门静脉右支的关系(门静脉下型或门静脉上型)。
- ◆ 在从下腔静脉游离尾状叶时,用连续缝合方式缝合较大的肝短静脉及尾状叶静脉。
- ◆ 在离断肝脏时监测中心静脉压,维持在3~5cmH_2O以下。
- ◆ 如果存在肝右静脉下支或中支,一定要保护好,以免影响右后叶的静脉回流。
- ◆ 在离断肝内肝管前要缝合牵引线,以免小的肝内段肝管滑脱并缩入肝断面内。
- ◆ 当离断肝内肝管时,一定要小心避免损伤伴行的肝动脉。
- ◆ 在清扫腹主动脉旁淋巴结时一定要结扎淋巴管,以免术后大量淋巴漏或乳糜性腹水。

(何小东 陈伟杰 译)

第73章 肝内胆肠吻合术

Hiroaki Shimizu, Masaru Miyazaki

行胆道肿瘤切除术后,在切除肝外胆管后,不论是否联合行肝切除术,均需重建肝内胆管与肠道的连续性。在治疗肝门胆管癌时,行联合胆管切除的半肝切除术或肝中叶切除术后,外科医生常会面临如何妥善处理肝断面上有多支肝内胆管残端的难题。为了避免术后形成持续性的胆漏、腹腔内脓肿或胆瘘等并发症,肝切面上所有这些切断的胆管断端必须行胆肠吻合。

尽管由于胆管开口的大小、数量不同,每例病人的吻合难度都有所不同,但是建立胆肠吻合的规范是很有价值的。本章节将讲述一些胆肠吻合方面的基本技巧。

适应证与禁忌证

适应证

(1) 累及近端胆管的胆道恶性肿瘤需行联合胆管切除的肝切除术,例如肝门胆管癌或累及肝门的胆囊癌。

(2) 近端胆管良性狭窄或损伤,常见于腹腔镜胆囊切除术。

(3) 肝外胆管切除术后胆肠吻合口良性狭窄。这类病人通常需要切除狭窄的吻合口(包括炎性增厚的胆管),再行更高位的肝管空肠吻合术。

禁忌证

若恶性肿瘤无法切除,肝门梗阻病人应避免行选择性、姑息性肝内胆管空肠旁路术。这类病人推荐行创伤更小的介入治疗(IVR),如胆道外引流、经内镜或经皮经肝胆道支架植入。

手术步骤:端侧吻合术

下述有关肝内和肝外近端胆管空肠吻合术的手术技巧十分有用,尤其适用于肝断面有众多细小胆管开口的病人。以下几点值得强调:

(1) 当肝门部有一支以上胆管开口时,邻近胆管的开口应尽量整形成一个开口,这样分散的胆管开口可以合并成一个相对较粗的胆管来吻合。

(2) 在缝合胆管后壁前,先将缝线预置于胆管前壁(从外向内进针)。然后将前壁的一排缝线向上提起、牵引,这样可以更好地显露胆管内腔和胆管后壁,然后再行后壁的缝合。

(3) 这一技巧可以使术者在胆管和空肠靠拢影响视野前,在直视下获得精确的缝合。需使用可吸收缝线(4-0或5-0)缝合。

手术步骤一

确认横断的胆管开口

充分显露胆管后，将一段无张力的 Roux-en-Y 空肠袢自横结肠系膜穿过，准备行端侧吻合。

术者必须确认肝切面上所有横断的胆管开口（▣图 73.1，左：单独的尾状叶切除术；中间：右半肝切除术；右：左半肝切除术）。如不能对所有的胆管进行充分的引流，通常会导致严重的术后并发症，例如持续胆漏，腹腔内脓肿，胆瘘，胆管炎或肝脓肿。

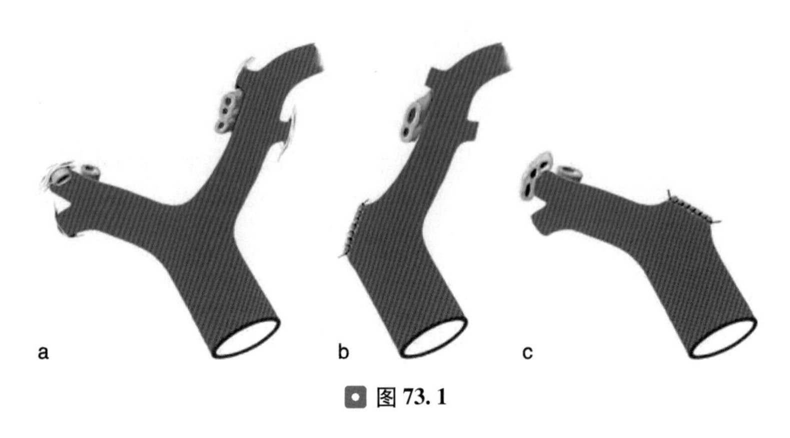

▣ 图 73.1

手术步骤二

将分开的胆管整形

仔细显露所有的胆管。当有超过一根以上的胆管时，尽可能将相邻近的胆管开口缝合，整形成一开口。通过 2～3 针（5-0 可吸收缝线）间断缝合，可将相邻的分离胆管聚拢（▣图 73.2），这样就形成一根单一的胆管用来吻合。

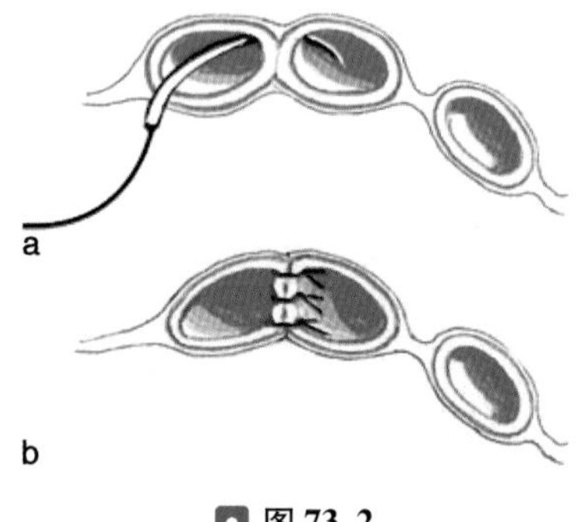

▣ 图 73.2

手术步骤三

在胆管前壁上预置缝线

首先将整个胆管前壁预置缝线，从外向内进针。针尖仍然留在线上，并与线尾一起用蚊式钳夹住。为便于在随后吻合过程中的识别，所有缝线必须按次序排列（图 73.3）

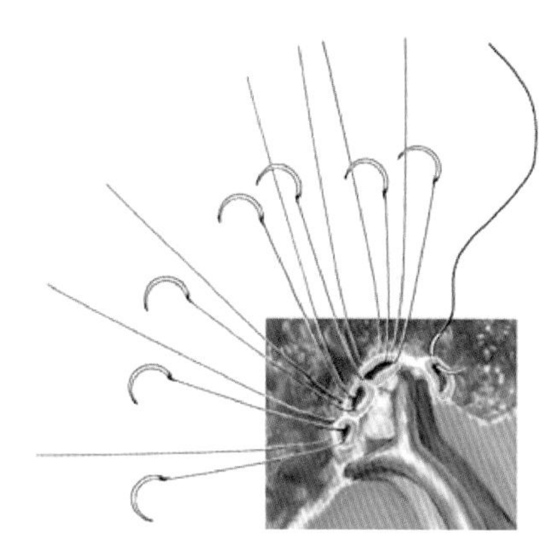

图 73.3

手术步骤四

缝合后壁

胆管前壁缝线预置完成后，将此排缝线向上提起，使胆管开口显露更清晰。然后缝合吻合口后壁，自空肠进针（由内向外）至胆管后壁出针（由外向内）。拔除缝针后暂时不打结，用蚊式钳钳夹按序排列（图 73.4）。

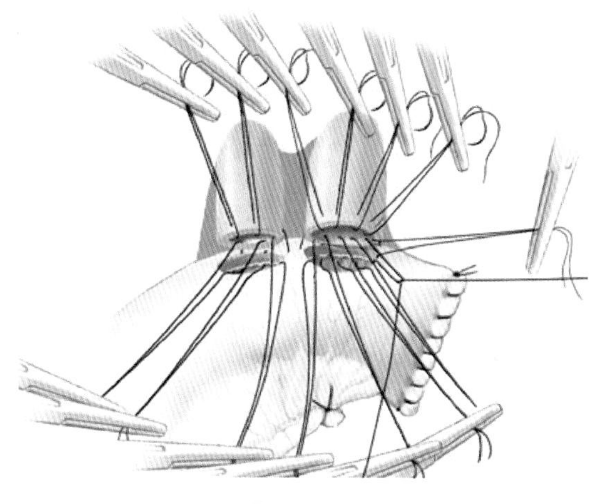

图 73.4

手术步骤五

后壁缝线打结

后壁吻合完成后,将空肠后壁和胆管壁靠拢。必须确保空肠的开口和胆管开口对齐,然后自左向右将缝线打结系紧(图 73.5)。保留吻合口两端缝线作为牵引,剪去其余缝线。

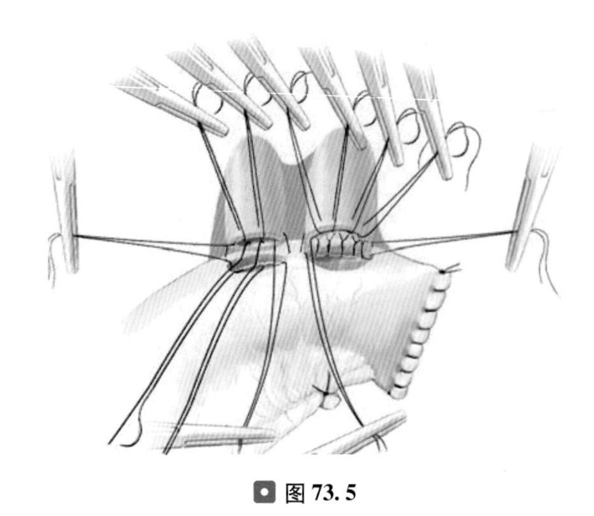

图 73.5

手术步骤六

缝合前壁

用胆管前壁预留的缝线完成吻合。将缝针按序穿过空肠前壁(由内向外)(图 73.6)。拔除缝针后,缝线用蚊式钳钳夹按序排列。

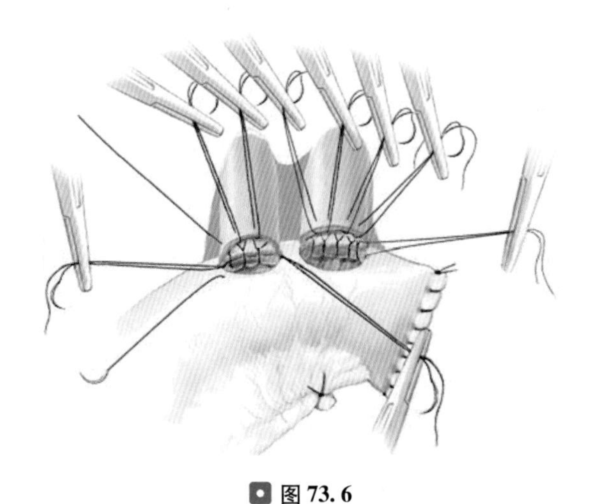

图 73.6

手术步骤七

前壁缝线打结系紧

完成吻合口前壁的吻合,确保胆道的缝线均匀地缝合到相应的空肠开口,然后自左向右将缝线打结系紧。不一定要在胆肠吻合口放置支撑管,但是如果吻合的胆管是多支并且管径细小,为了预防术后吻合口漏和狭窄,推荐放置胆道支撑管。

肝内胆管空肠侧侧吻合术

肝内胆管空肠侧侧吻合术用于无法切除的肝门胆管癌或累及肝门的胆囊癌的姑息性胆汁引流，最常用的路径是经第Ⅲ肝段胆管或右前支胆管引流。

目前此类手术的适应证十分有限，创伤更小的介入治疗（IVR）已经常规应用于无法切除伴肝门阻塞的肿瘤病人，例如经内镜或经皮经肝胆道支架植入术。

专家经验

- ◆ 当分离肝内胆管时，应在离断前预置悬吊缝线；否则细小的胆管会滑脱并缩入肝的切面内。
- ◆ 当遇到多支胆管开口时，必须找到所有分支胆管的开口并进行吻合，否则可能会形成慢性胆瘘。
- ◆ 如果胆管开口太细无法吻合，可以使用不可吸收线缝扎。
- ◆ 对于由腹腔镜胆囊切除术引起的肝门或更高位的胆管狭窄，通过沿肝叶间平面切开肝实质的“经肝路径”，可以更好地显露肝门胆管，有效显露二级或更高位的胆管而无需切肝。在显露肝门部胆管或更高位的胆管并重建时，外科医生应牢记这一技巧（图73.7）。

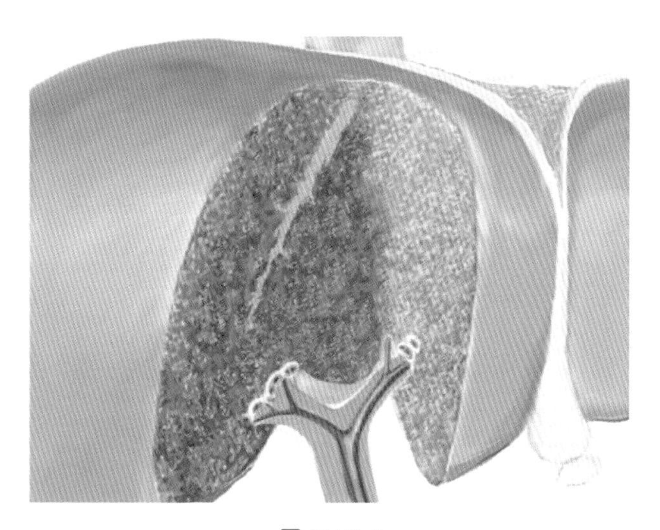

图73.7

（王坚　陈炜　杨林华 译）

第74章 圆韧带路径或其他路径寻找肝内胆管行姑息性旁路引流

Michael D'Angelica

当解剖肝门也不能找到近端胆管来解除梗阻性黄疸时，利用肝内胆管行内引流是一种安全、有效的术式。该术式最初由 Bismuth 和 Corlette 在 1975 年报道，1984 年 Blumgart 和 Kelly 也报道了这种术式。该术式总的原则是在胆管梗阻近端找到健康的肝内胆管，与 Roux-en-Y 肠袢行黏膜对黏膜的吻合。胆肠吻合能引流胆汁，从而缓解黄疸和瘙痒等症状。值得注意的是，上述胆道手术减压的方法很大程度上已被内镜胆道引流和经皮经肝胆道引流术所取代。虽然上述术式不常用，但是在临床治疗中处理特殊病例还是很重要的。

适应证与禁忌证

适应证

(1) 胆管汇合处恶性梗阻(最常见于胆囊癌和肝门胆管癌)，显露肝总管困难。

(2) 预期寿命大于 6 个月。

(3) 胆管汇合处大范围良性狭窄，显露肝总管困难。

禁忌证

(1) 胆道汇合处完全闭塞，左右肝管不相通，然而这并不是绝对禁忌证。

(2) 不能将健康胆管安全、充分地游离后完成吻合。

(3) 被引流的肝脏萎缩或纤维化。

术前检查与准备

(1) 临床：胆管炎、肝硬化、门脉高压的症状和体征。

(2) 实验室检查：肝功能、营养指标，出凝血检查和肾功能。

(3) 影像学检查：多普勒超声、磁共振胰胆管成像(MRCP)。无论术前是否植入支架，都可考虑行直接经皮经肝胆道造影。

(4) 准备：围术期使用广谱抗生素，充分控制胆管炎。

手术步骤

手术路径和总原则：

(1) 切口必须有利于充分显露肝门，必要时能彻底游离肝脏。

(2) 可选切口：右侧反"L"形切口，人字形或屋顶样切口。

(3) 在右肝萎缩的特殊状况下，可行胸腹联合切口。即从右肋缘下切口中点向上沿第 7 肋间隙切开，有助于充分显露。

(4) 使用带有宽叶片的腹部拉钩，向前上方向拉起肋弓。

(5) 术中超声充分评估肿瘤/狭窄与扩张胆管之间的关系。

（6）腹腔引流放置在胆肠吻合口附近，术后通过重力引流（图 74.1）。

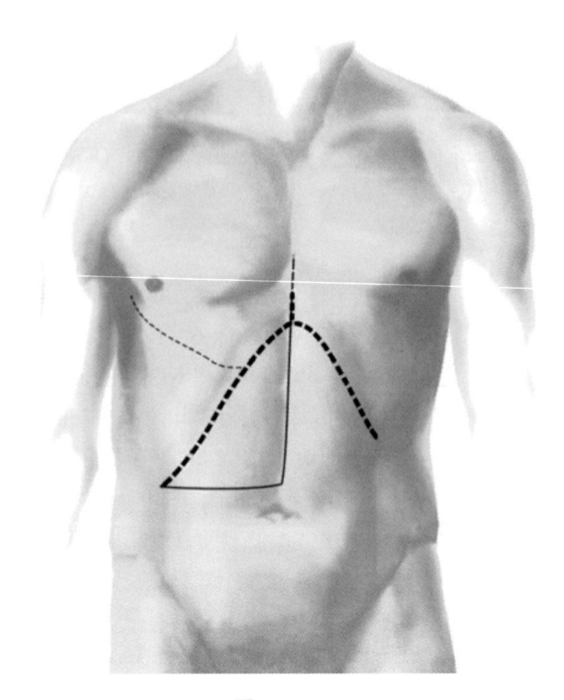

图 74.1

左肝管路径：

手术步骤一

分离肝脏第 3 和第 4 段间的肝桥

在腹壁和横膈间切断肝圆韧带和镰状韧带，保留肝脏侧部分的圆韧带用以牵拉肝脏。分离肝第 4 段与左肝外叶之间的肝桥，那里不存在大血管，可以用电刀分离。这能充分显露脐裂，便于解剖第 4 段肝蒂（图 74.2）。

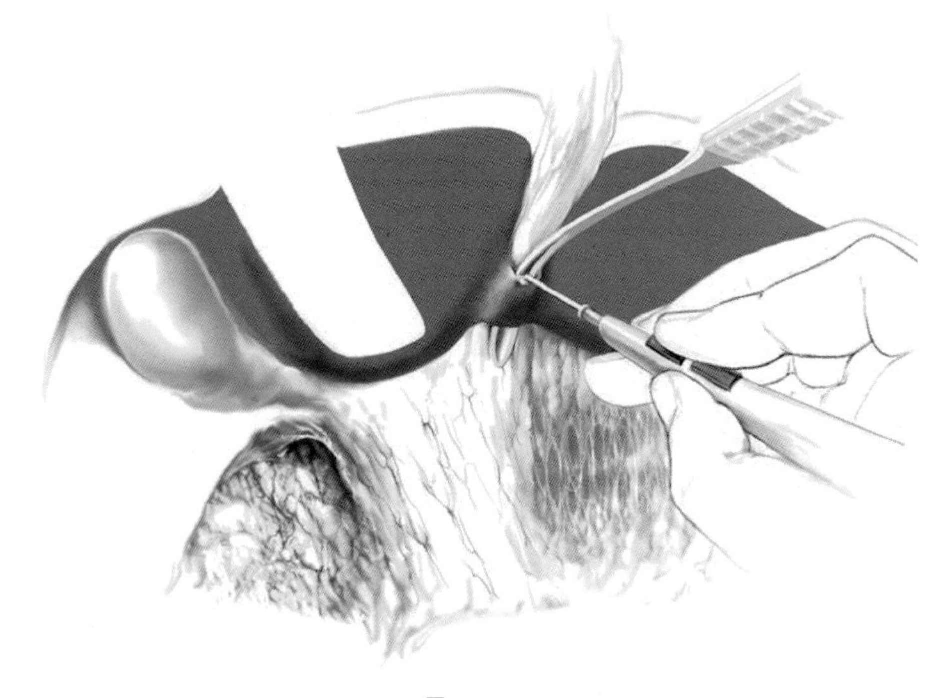

图 74.2

手术步骤二

显露肝管

向上牵拉肝第 4 段，显露其基底部。锐性分离 Glisson 鞘和左侧肝门板，下降肝门板（▣图 74.3a）。在肝第 4 段底部显露左肝管，在其进入脐裂之前，切开整个左肝管横部，向右侧切开可以显露胆管汇合处和右肝管起始部（▣图 74.3b）。因为有小的门静脉或者肝动脉分支进入肝第 4 段，所以该区域手术可能发生少量出血，可以通过轻压或小夹子钳夹来止血。使用一个薄的、弧形的拉钩从上方托起第 4 段肝的底部有助于显露。如果肿瘤过大，该部位的显露会显得困难，可以切除部分肿瘤或者放弃此术式。

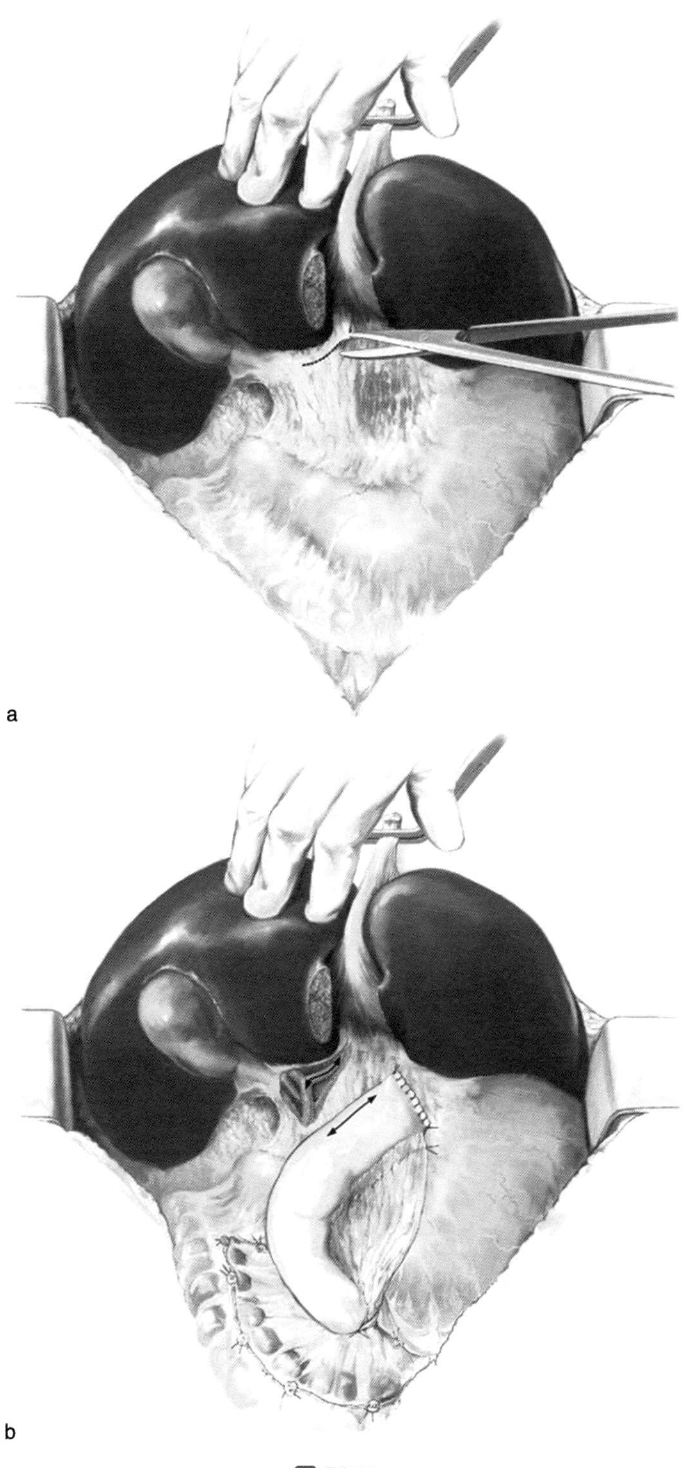

▣ 图 74.3

手术步骤三

胆肠吻合

将70cm长的Roux-en-Y空肠袢从结肠后提至肝门区，行侧侧肝管空肠吻合（▣图74.4）。

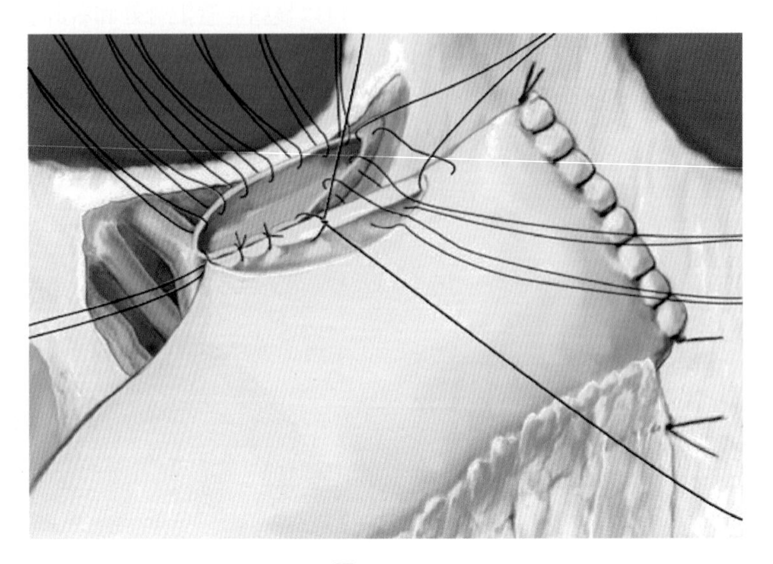

▣ 图74.4

肝圆韧带路径（参见▶第73章“肝内胆肠吻合术”）

手术步骤一

处理肝圆韧带

在腹壁和膈肌间切断肝圆韧带和镰状韧带，分离肝第4段与左肝外叶之间的肝桥（▣图74.5）。

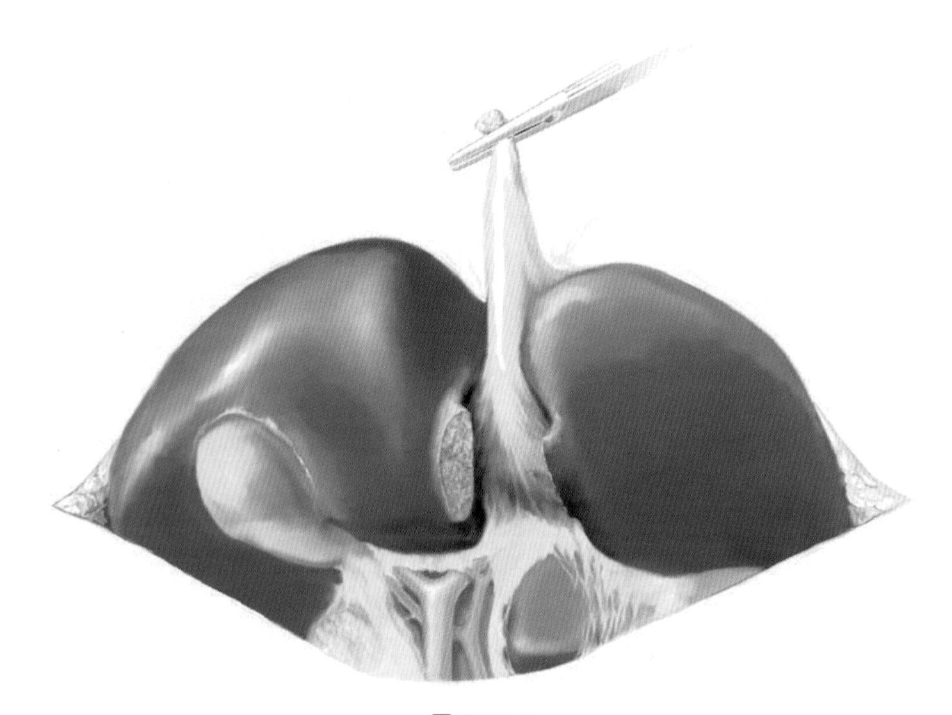

▣ 图74.5

手术步骤二　翻起肝脏和圆韧带定位

向上翻起肝脏，同时向下牵拉肝圆韧带，显露出肝圆韧带与肝脏连接处，显露其底部(◘图 74.6)。

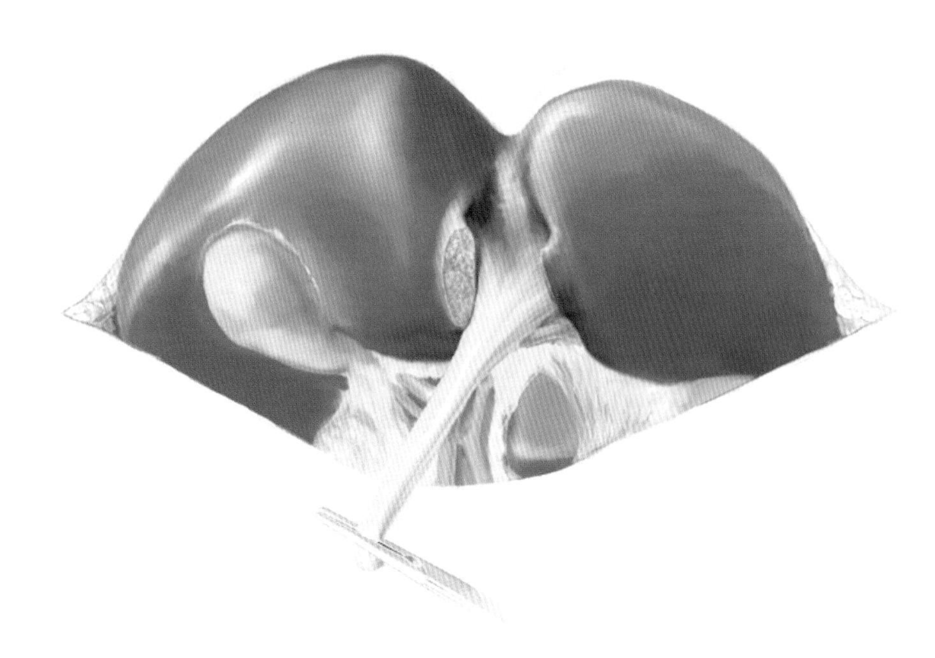

◘ 图 74.6

手术步骤三　解剖

在肝圆韧带底部上方表面的左侧进行解剖，会遇到许多进入左肝外侧叶的小血管，有时候必须将它们切断并结扎。进入肝第 3 段的门静脉主干需要被小心地保留。整个解剖过程显得单调，但必须仔细操作，因为该区域出血很难止住。

手术步骤四　显露第 3 段肝管

第 3 段肝管在门静脉分支的上后方，纵向切开该肝管至超过第 2、第 3 段肝管分叉，然后在结肠后与 70cm 长的 Roux-en-Y 空肠袢行侧侧肝管空肠吻合(◘图 74.7)。

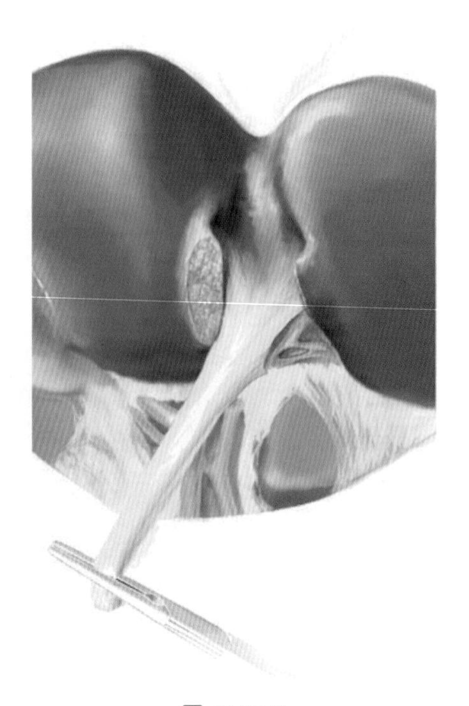

图 74.7

手术步骤五　切除部分肝组织,显露肝内胆管

沿着肝镰状韧带左侧切开肝脏(图 74.8a),分离肝组织直至显露肝管(图 74.8b)。此方法可以帮助识别肝管,是显露第 3 段肝管的替代方法和实用技术,或许这可以成为一种主要解剖路径。此路径还可避免在解剖脐裂的过程中,破坏第 3 肝段内的脉管结构。

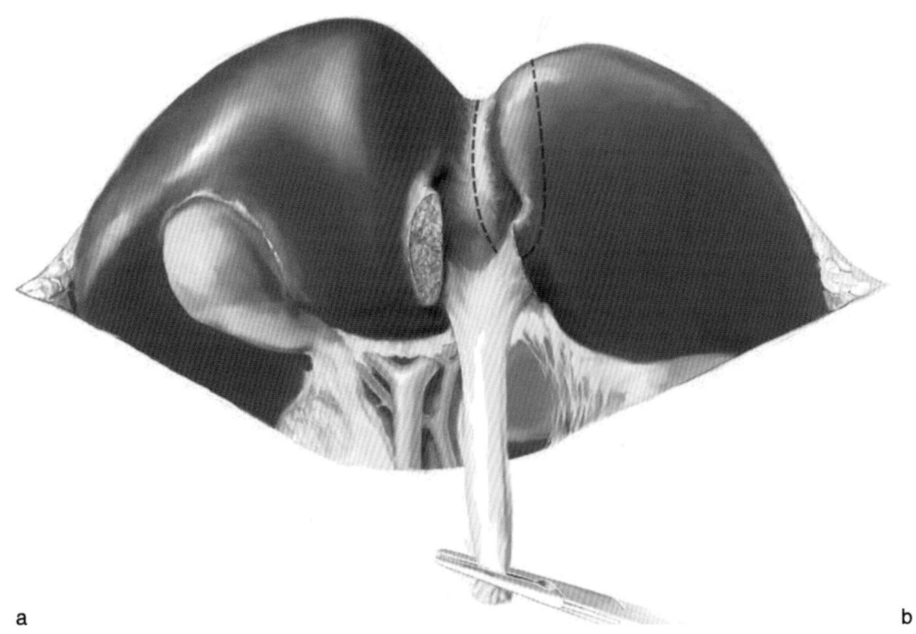

a

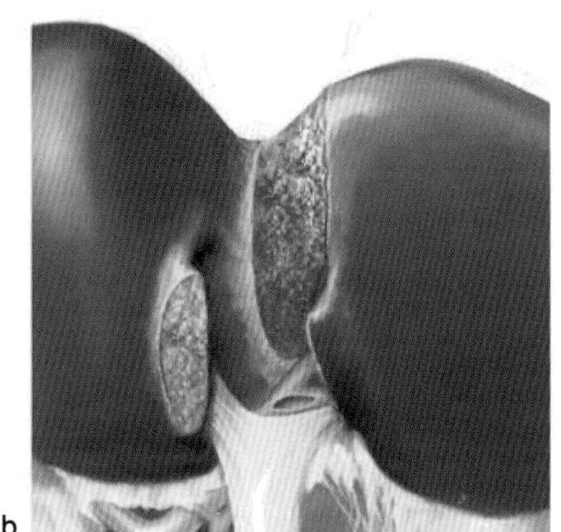

b

图 74.8

右肝管路径

手术步骤一

处理肝圆韧带

在腹壁和膈肌之间切断肝圆韧带和镰状韧带，保留肝脏侧部分的圆韧带用以牵拉肝脏。

手术步骤二

识别门静脉右支

在胆囊底部和尾状突之间切开肝脏，识别右侧肝蒂。将右侧肝蒂前方的肝组织钝性分离、结扎和切除（◘图 74.9）。

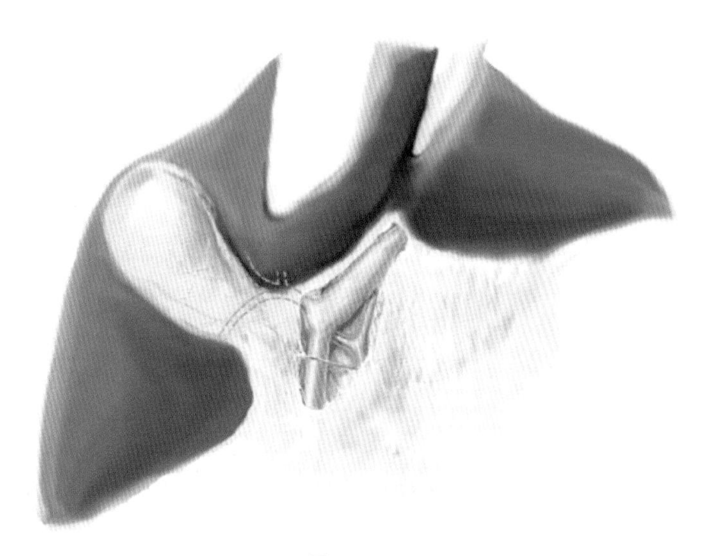

◘ 图 74.9

手术步骤三

显露右肝管

随着右侧肝蒂的显露，在肝内继续沿着肝蒂前方（更常见）或后方解剖，直到显露出满意长度的肝蒂。纵行解剖、并显露右肝管，纵行切开（◘图 74.10）。

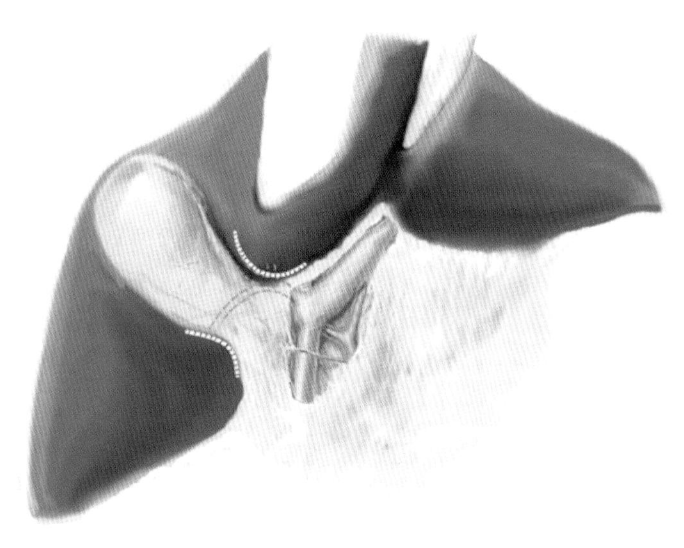

◘ 图 74.10

手术步骤四

胆肠吻合

在结肠后与 70cm 长的 Roux-en-Y 空肠袢行侧侧肝管空肠吻合（◘图 74.11）。

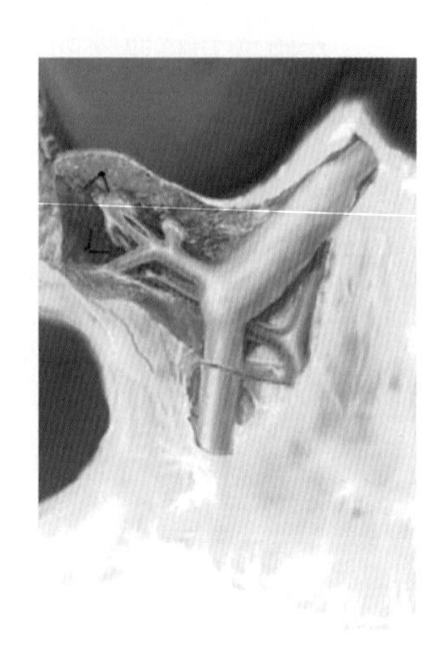

◘ 图 74.11

术后监测

（1）第一个 48 小时内监测出凝血指标和红细胞压积。
（2）每日检查肝功能。
（3）每日检查肾功能。
（4）每日观察胆漏的引流量。

术后并发症

早期并发症

胆漏、胆汁瘤、脓肿、肝功能不全/衰竭、腹腔内出血和吻合口早期狭窄。

后期并发症

良性胆道再狭窄、恶性胆道再狭窄、胆管炎。

专家经验

- 在肝圆韧带路径中，一支进入肝第 3 段的门静脉小分支通常走行在第 3 段肝管的前方。为了充分显露肝管，该门静脉分支需要被离断。
- 即使恶性梗阻隔断了左右肝管汇合处，通常引流左肝管也足以减轻黄疸。如果肿瘤占据右肝并使右肝萎缩，那么上述引流左肝管尤为可行。
- 由于技术上的困难，右肝管内引流术已经被经皮经肝胆道穿刺引流术所取代。
- 如果解剖特别困难，通过细针穿刺抽吸胆汁的方法有助于辨别胆管。

（王坚　陈炜　李奇为 译）

第 75 章 胆总管空肠吻合术与胆囊空肠吻合术

Peter Lodge, Michelle L. de Oliveira

近年来,虽然内镜下经皮经肝胆道扩张和支架植入解决了大多数胆道急症,但长期预后并不理想,尤其是支架堵塞引起的黄疸和逆行性胆管炎等问题。对于预期寿命超过 6 个月的不可切除的恶性胆道梗阻病人以及良性胆道梗阻病人,外科胆道引流可持久地缓解黄疸和逆行性胆管炎。

肝总管空肠侧侧吻合术或胆总管空肠侧侧吻合术是处理胆道梗阻的常用姑息性手术方式。虽其吻合口较大,并且可同时引流肝内胆管和远端胆管,但是这一术式与其他术式相比没有明显优势,目前提倡行端侧胆肠吻合。对于高位胆管梗阻,可行左右肝管与空肠 Roux-en-Y 襻侧侧吻合。如果肿瘤引起胆总管、肝总管和左右肝管无法显露,那么经第 3 段肝管引流可能是唯一的手术方式。Longmire 术式可将左外叶肝管与空肠吻合,目前虽很少应用,但是可挽救部分病人。虽然上述手术大多在开腹状态下完成,但越来越多的学者认为这些手术可在腹腔镜下实现。

适应证与禁忌证

适应证

(1) 不可切除的胰头或壶腹部恶性肿瘤。

(2) 不可切除的原发十二指肠恶性肿瘤(腺癌、神经内分泌肿瘤、淋巴瘤、肉瘤)。

(3) 不可切除的继发肝门部恶性肿瘤(癌、黑色素瘤、淋巴瘤、白血病、肉瘤)。

(4) 良性胆道梗阻。

绝对禁忌证与相对禁忌证

旁路手术无绝对禁忌证,但出现下列状况需注意:

(1) 胆道梗阻导致的严重凝血功能障碍(可在术前用维生素 K 纠正)。

(2) 局部感染:胆管炎、脓肿(可在术前抗感染治疗,必要时内镜下或经皮胆道引流)。

(3) 胆道、肝十二指肠韧带、小肠的组织解剖条件差(如门高压、硬化性胆管炎、短肠综合征)。

(4) 并发症(如肝功能 Child-Pugh C 级的肝硬化)。

胆囊空肠吻合术的适应证

胆囊空肠吻合术目前已很少应用,但以下情况可考虑:病人身体条件差、胆囊管汇入胆总管位置高以及低位胆道梗阻。

术前检查和准备

(1) 症状和体征:右上腹痛、体重减轻/高代谢状态、黄疸、瘙痒、凝血功能紊乱、肝肾功能异常、胆管炎。

(2) 实验室检查:全血检查、尿素氮和电解质、C 反应蛋白、肝功能、凝血酶原时间。

(3) 影像学检查:

(ⅰ) 超声:明确梗阻原因、部位、类型;肝内外胆管扩张程度;引导经皮经肝胆管引流。

(ⅱ) 增强 CT:明确梗阻病变范围和程度;探查局部可切除性及周围解剖结构(门静脉、肝动脉)。

(ⅲ) 磁共振(MRI 和 MRCP):进一步明确肿瘤范围和胆道解剖。

(4) 其他:术前应评估并发症率、围术期死亡率与预期寿命。术者经常遇见术中探查无法切除病变的情况,此时可行胆道引流作为姑息性治疗。若病人预期寿命短,术后行胆道内支架置入应更加有效。如果病人术前需胆道引流,可置入塑料内支架,术中取出比较容易。若塑料支架无法改善临床症状,可考虑换用金属支架,但术中取出困难。

术前准备

(1) 纠正凝血功能障碍(维生素 K;急诊手术可用凝血因子)。

(2) 明显黄疸或胆管炎抗感染治疗无效者,推荐术前胆道引流。

(3) 预防性抗生素使用。

手术步骤

手术步骤一

显露与探查

（1）取右上腹横切口或右侧肋缘下切口，便于向左侧延长切口，或选择上腹部正中切口。若需留置经皮经肝穿刺胆道引流管（PTBD），手术切口应斟酌，避免PTBD管在手术期间移位。腹腔镜手术时应在上腹部打孔，主刀站于病人两腿之间，形成三角，便于操作。

（2）初次手术通常不需要游离结肠肝曲和十二指肠（Kocher切口），但行此操作有利于显露。再次手术需仔细松解粘连，从右侧肝下区开始分离肝脏与腹壁粘连，然后沿着肝脏边缘从后向前仔细分离，直至肝门，此过程中贴近肝脏操作比较安全。充分分离粘连后用牵引器将肝脏翻起（■图75.1）。

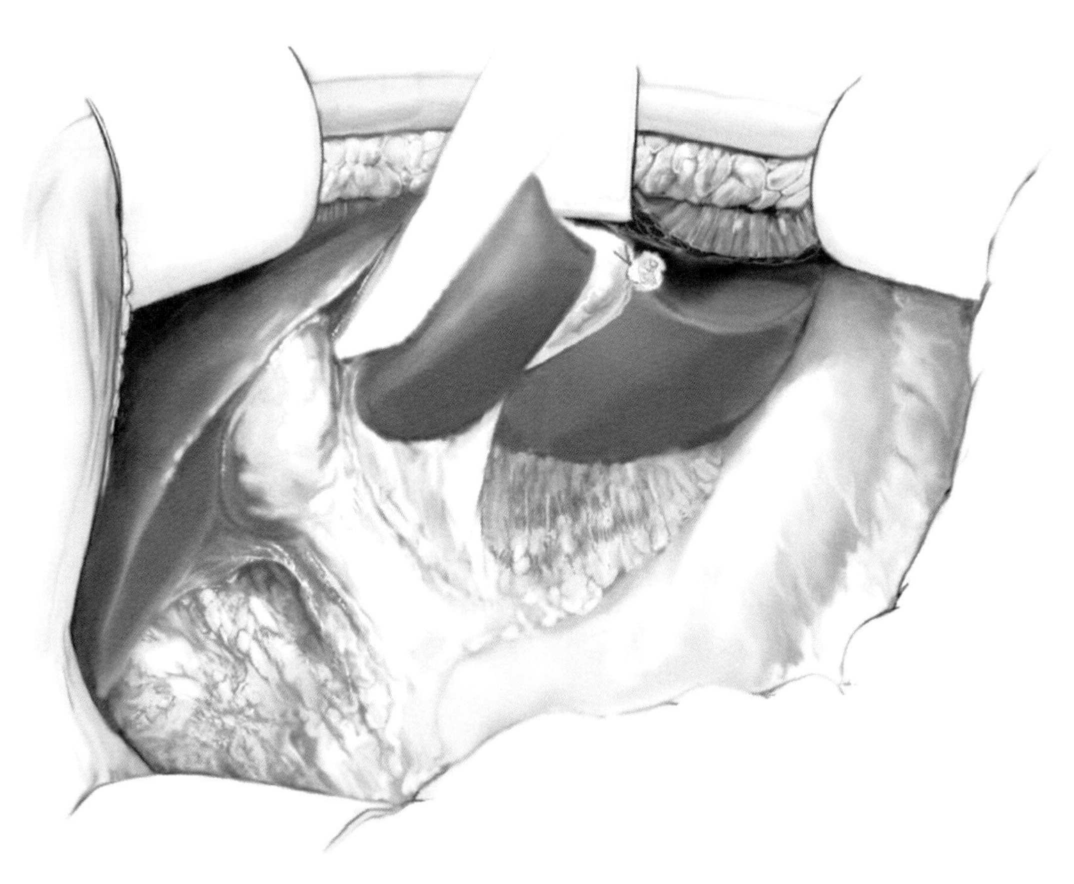

■ 图 75.1

手术步骤二　打开肝十二指肠韧带

（1）胆囊切除操作参见▶第 67 章“经腹腔镜胆囊切除术、开腹胆囊切除术和胆囊造口术”。沿胆囊管汇入肝总管处向内侧开始分离肝十二指肠韧带。

（2）上述区域解剖变异复杂，损伤胆道和血管将导致严重后果，因此在钳夹或切割之前一定要准确判断肝管和胆总管在肝十二指肠韧带内的位置。即便近端有扩张胆管指示，此过程也有困难，必要时行细针穿刺抽吸胆汁有助于定位胆管位置。确认胆管后，切开胆管以备行胆肠吻合。注意：约 12% 的病人右肝动脉跨过肝总管前方，不仔细寻找有损伤风险，必要时应将其游离。若狭窄或肿瘤侵犯至左右肝管汇合处，可在探条指引下切开左右肝管以便行大口径的吻合。如果无法显露胆总管、肝总管或左右肝管汇合处，可考虑通过先游离左肝外叶，沿肝圆韧带左侧解剖肝脏，从而显露切开第 3 肝段肝管，此过程用细针穿刺和探条指引有帮助。最好将胆管充分游离，但是容易出血，因此游离的胆管足够行胆肠吻合即可（图 75.2）。

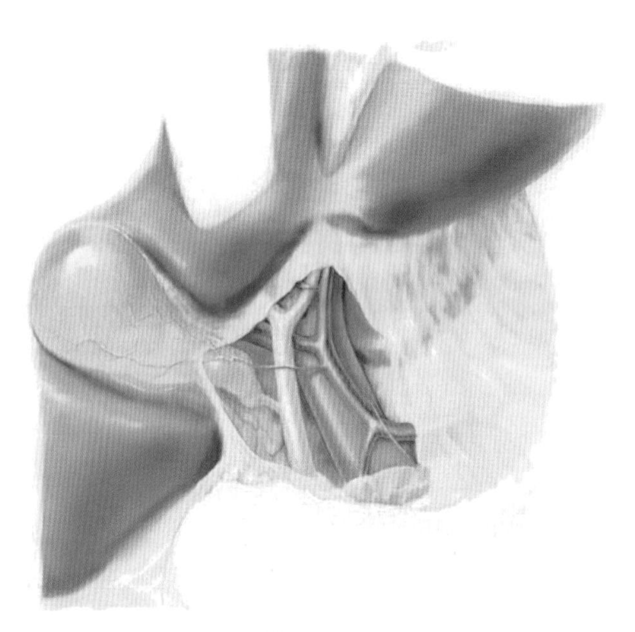

图 75.2

手术步骤三

胆总管空肠侧侧吻合

(1) 准备 Roux-en-Y 肠袢:距 Treitz 韧带 40 ~ 60cm 处断空肠(GIA 侧侧吻合器或肠钳间切断,避免污染腹腔)。适当游离小肠系膜后,将空肠远侧断端于结肠前拖至肝门,确保无张力。然后,距胆肠吻合口 40 ~ 60cm 处空肠与近侧空肠断端行端侧或侧侧吻合。输入袢长度不能少于 40cm,以防止肠内容物反流至胆管。

该手术要点在于寻找邻近梗阻的健康胆管与输入袢空肠端行黏膜对黏膜吻合。用电刀在肠管侧开口,开口大小与胆管开口应匹配(通常胆管开口直径 1 ~ 4cm)(图 75.3)。

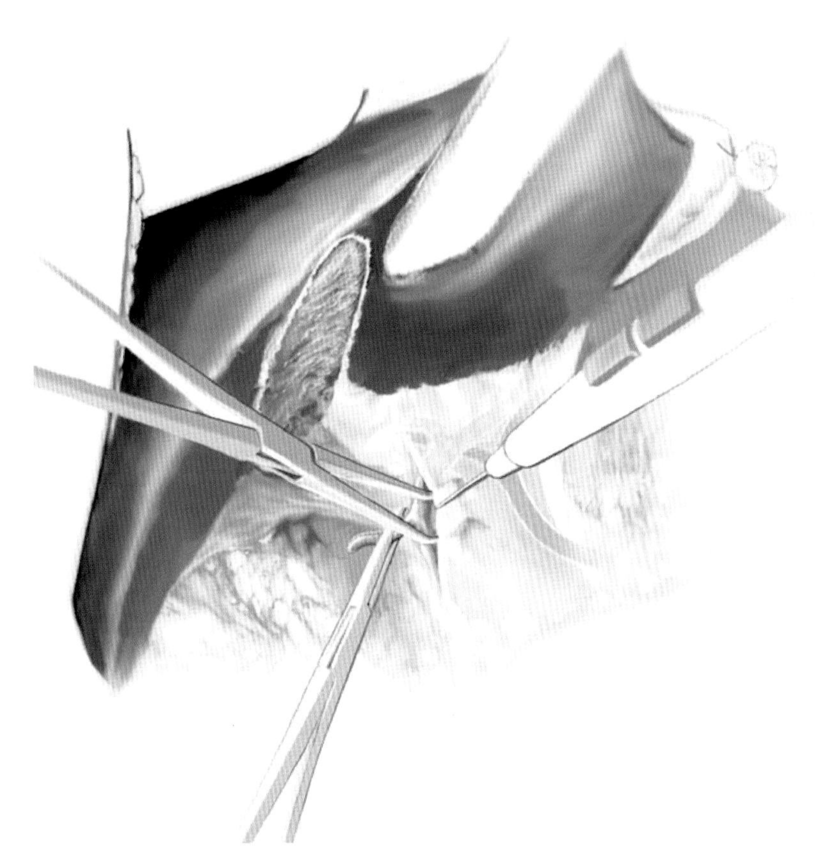

图 75.3

(2) 胆肠吻合:若行侧侧吻合,应将肝总管纵向切开,缝线选用 4-0 或 5-0 薇乔/PDS。可采用降落伞技术进行间断或连续缝合,待全部缝合结束再将缝线抽紧使肠壁紧靠胆管壁(◘图 75.4)。

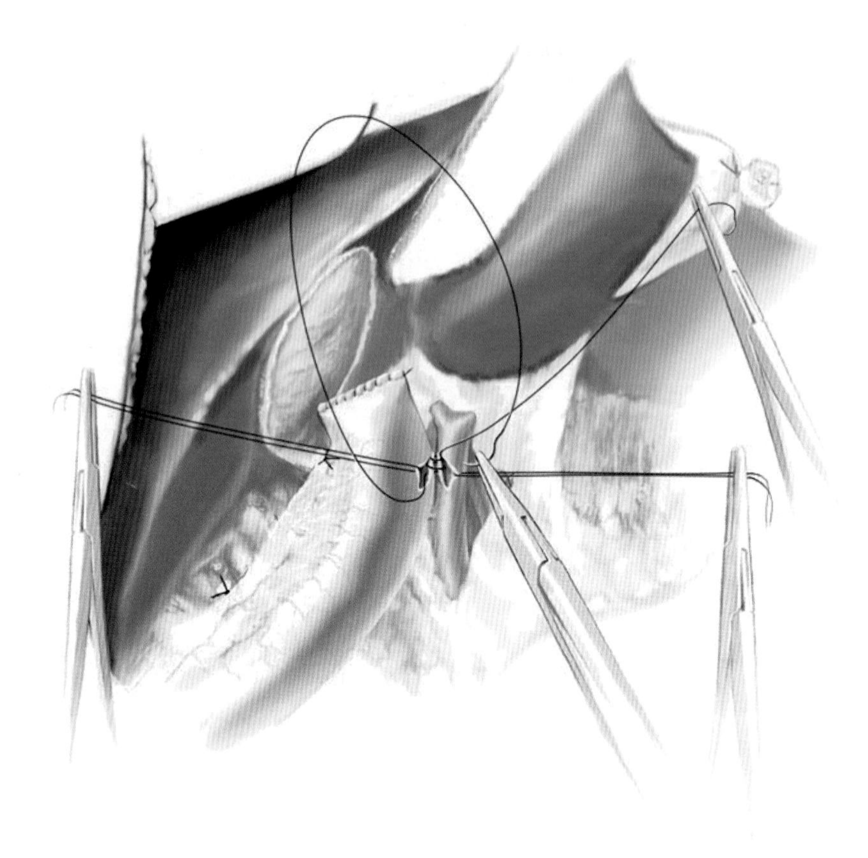

◘ 图 75.4

(3) 连续缝合吻合口后壁:连续全层缝合后壁,确保每一针黏膜对黏膜缝合,并用镊子将缝线抽紧。术中胆漏无关紧要,但应避免肠液外溢,以减少术后感染和防止吻合口裂开(◘图 75.5)。

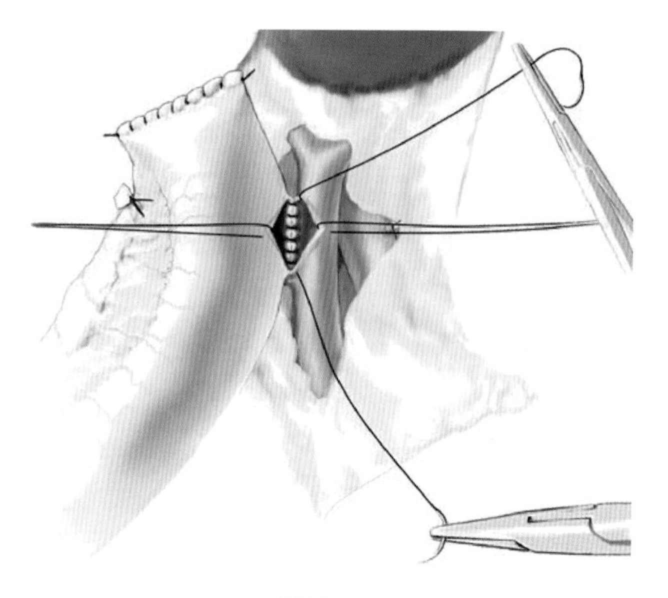

◘ 图 75.5

(4) 连续缝合吻合口前壁:在吻合口空肠侧转角处缝合 1 ~2 针,然后牵引缝线。用缝线另一端连续缝合前壁(▣图 75.6)。

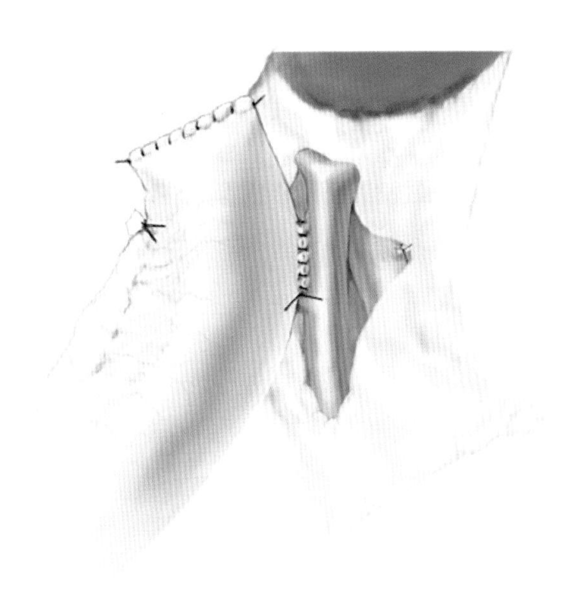

▣ 图 75.6

(5) 完成胆肠侧侧吻合:吻合结束后,于吻合口后方留置负压引流管以便监测术后出血或胆漏,但不需要负压吸引(▣图 75.7)。

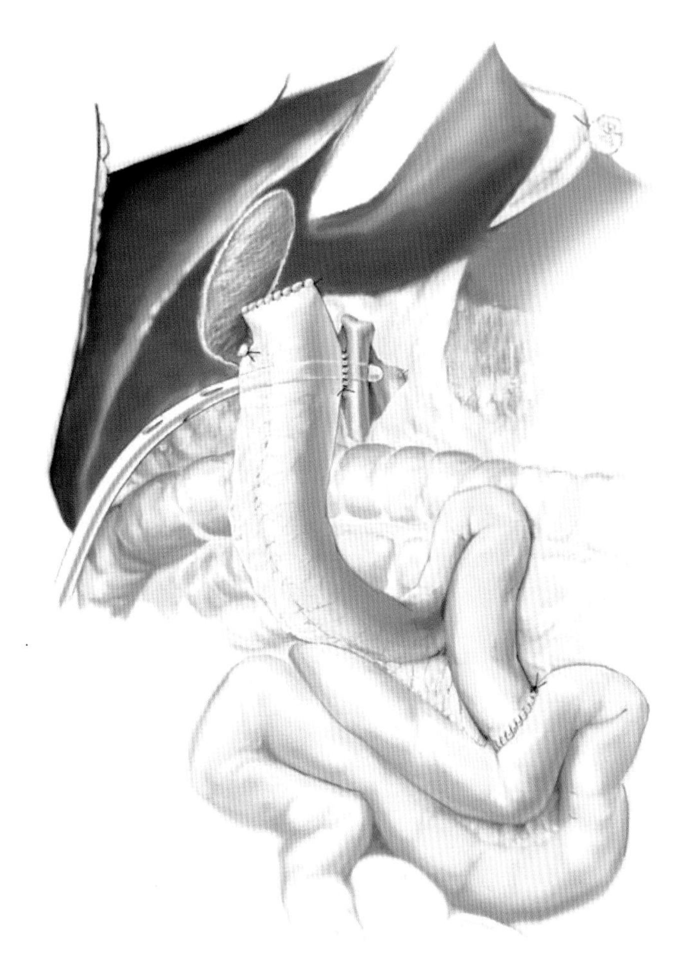

▣ 图 75.7

手术步骤四

胆总管空肠端侧吻合术

（1）切开空肠、游离胆总管、关闭十二指肠侧胆管和准备吻合：寻找肝十二指肠韧带（见“打开肝十二指肠韧带”操作），切断肝总管，用可吸收或不可吸收缝线连续缝合关闭十二指肠侧胆管断端。胆肠吻合缝线选用3-0或4-0薇乔/PDS/普理灵。最好采用降落伞技术进行间断或连续缝合，待全部缝合结束再将缝线抽紧使肠壁紧靠胆管壁（图75.8）。

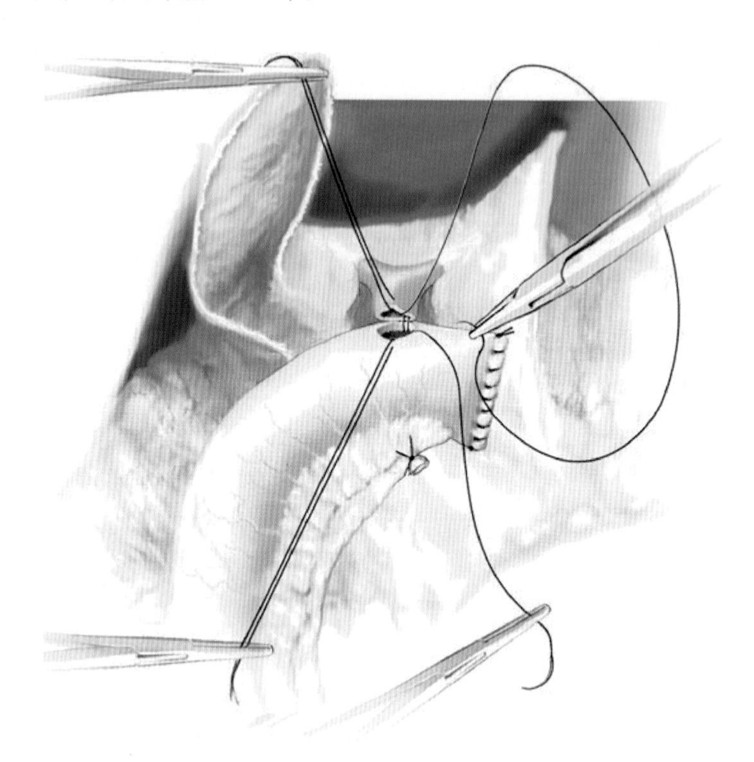

图 75.8

（2）间断或连续缝合后壁：连续全层缝合后壁，确保每一针黏膜对黏膜缝合，用镊子将缝线抽紧。

（3）间断或连续缝合前壁：在吻合口空肠侧转角处缝合 1 ~2 针，然后牵引缝线。用缝线另一端连续缝合前壁。如果间断缝合，很少发生医源性吻合口狭窄（◘图 75.9）。

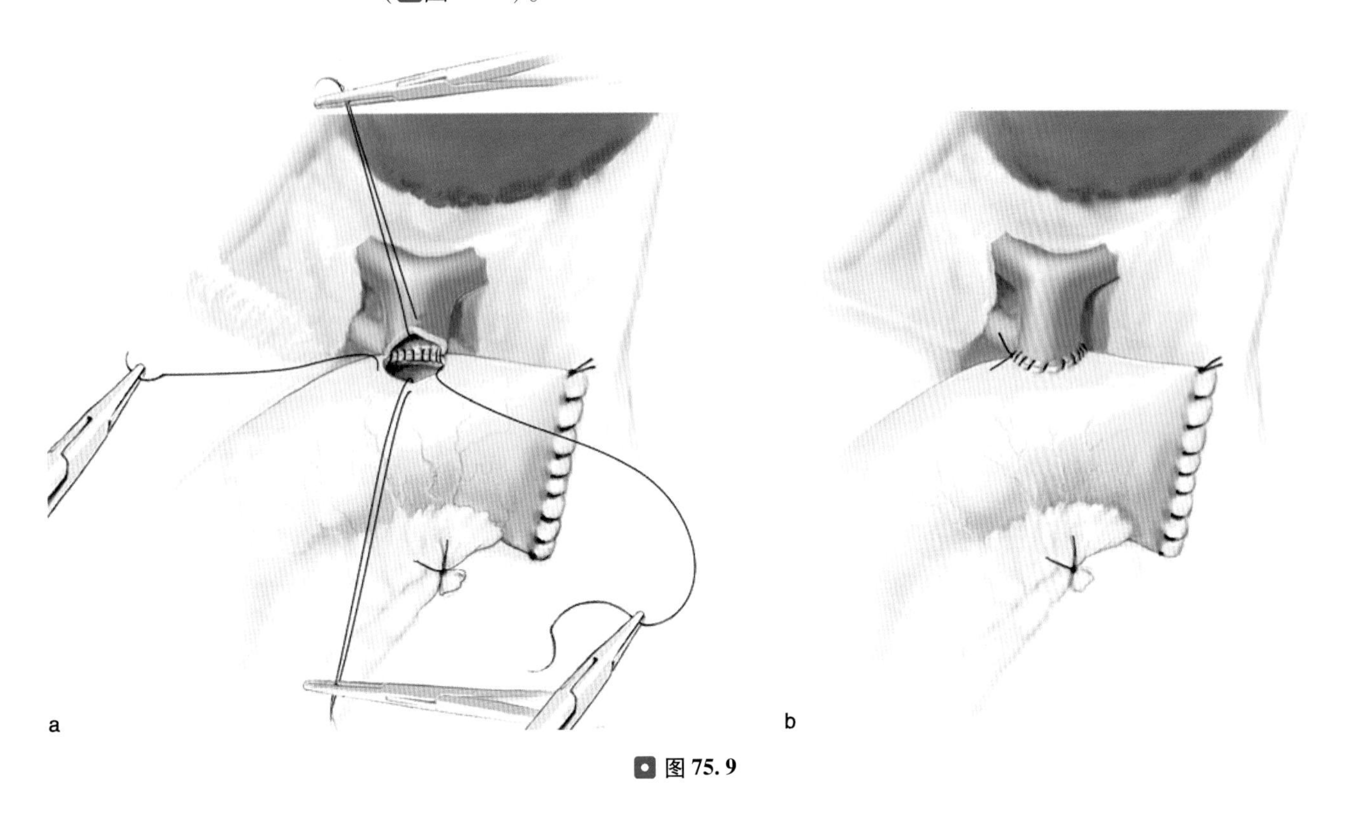

◘ 图 75.9

手术步骤五

胆囊空肠吻合术

该方法应用于体质较弱不能耐受大手术的病人，术前需确保胆囊管汇入胆总管位置高，以避免胆囊管受到压迫而阻塞。

(1) 准备和吻合:胆囊切开口径至少 2 ~3cm。按照上述方法准备空肠袢,肠袢也切开 2 ~3cm。4-0 PDS 连续吻合胆囊和空肠。注意全层缝合,确保每一针黏膜对黏膜缝合,将缝线抽紧。胆囊和空肠袢开口大小要匹配,以避免术后吻合口漏(图 75.10)。

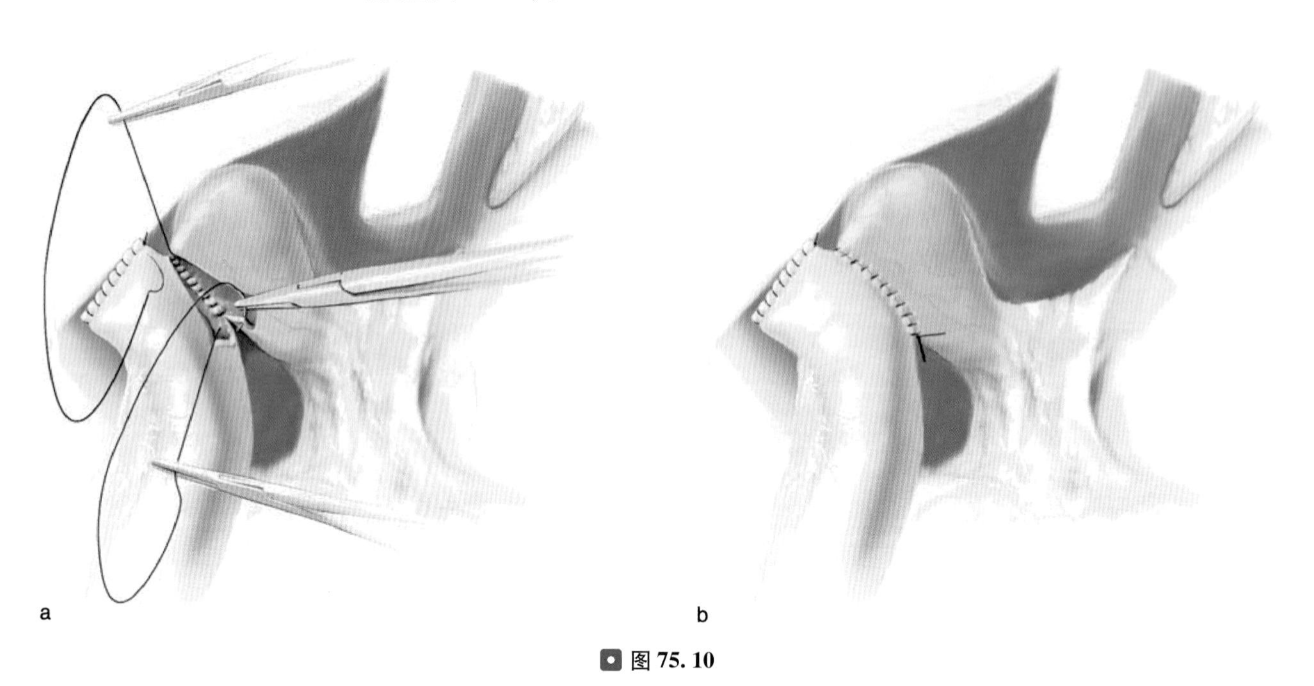

图 75.10

(2) 完成胆囊空肠吻合:吻合结束后,原位留置负压引流以便监测术后出血或胆漏。

术后管理及监测

(1) 每天监测胆道梗阻症状(发热、黄疸和腹痛)。由于吻合口水肿,导致术后最初几天可出现胆管梗阻症状,属正常现象。

(2) 如果留置肝内胆管外引流管(如 PTBD),术后 5 天可经其行胆管造影来判断有无吻合口漏。如确认存在吻合口漏,引流管不应在术后 5 天内拔除,应至少再留置 6 周。

术后并发症

(1) 出血,少见,通常发生在 24 小时内,查明原因后需紧急剖腹探查止血。

(2) 胆漏,常见,引流充分即可。若引流不充分,可在超声或 CT 引导下置管外引流。

(3) 胆管炎,常见于术后最初几天,应使用抗生素。

(4) 吻合口再狭窄,表现为黄疸和胆管炎反复发作。恶性者可考虑放置 PTBD 和金属支架,再手术疗效差。良性疾患可尝试经皮置管扩张,若失败可再手术。

(5) 肠瘘(空肠盲端漏)少见,通常保守治疗,早期发生需再手术。

(6) 胃排空延迟和/或肠梗阻应引起重视,怀疑存在上述并发症,可行 CT 检查。

专家经验

- ◆ 术前植入支架(经ERCP或PTC)有助于围术期定位梗阻近端扩张的胆管。
- ◆ 行胆总管空肠端侧吻合时,空肠切开口径要比胆管直径小,因空肠最终口径往往比预先设定的要略大。
- ◆ 胆道镜有助于清除胆泥和结石以及探查狭窄部位。

(王坚 陈炜 王伟 译)

第 76 章　胆总管十二指肠吻合术

Theodore Pappas, Kevin N. Shah

1888 年 Riedel 为 1 例胆总管结石嵌顿的病人实施了世界首例胆总管十二指肠吻合术。该术式的主要设计理念是通过侧侧吻合,使得胆汁能够顺畅地自胆总管进入十二指肠。与胆总管空肠吻合术相比,该术式具备如下优点:

(1) 更符合生理结构。

(2) 术式简便易行,吻合口少。

(3) 为后续的内镜检查治疗提供通道。

适应证与禁忌证

适应证

如下原因引起的胆道扩张

(1) 胆管远端良性狭窄,但不适合行经十二指肠的括约肌成形术;

(2) 术前无法明确的不明原因的胰内段胆管狭窄,术中探查及病理活检无法证实为恶性病变;

(3) 无法切除的恶性病变引起的胆道狭窄,扩张的胆总管和十二指肠位置较近,适宜吻合;

(4) 原发性或者复发的胆总管结石,内镜治疗失败或无条件行内镜取石;

(5) 胆总管结石嵌顿。

禁忌证

(1) 胆总管直径较细(<8mm);

(2) 活动性十二指肠溃疡;

(3) 恶性病变,十二指肠无法靠近扩张的胆管;

(4) 十二指肠第 3 段或第 4 段梗阻。

术前检查与准备

术前检查

(1) 临床评估:注意了解有无胃排空障碍的症状,十二指肠溃疡的病史,是否存在化脓性胆管炎,凝血功能有无异常,有无脱水表现。

(2) 实验室检查:血清胆红素、肝功能、凝血功能、肌酐、血清电解质等。

(3) 影像学检查:最常用的基础检查是腹部超声检查,可以帮助判断胆道梗阻的部位和程度;CT 检查旨在对占位性病变进行评估。无创性胆道影像检查的金标准是 MRI 和 MRCP,该检查可以详细显示整个胆道系统的解剖结构细节,这一点要优于超声检查和 CT。

术前准备

（1）充分纠正脱水；
（2）纠正所有潜在的凝血机制异常；
（3）预防性使用抗生素。

处理禁忌

胆道支架植入作为术前处理胆道扩张的治疗手段在临床中正越来越多的得到应用。如果术中胆道减压是必须步骤，并且病人能够及时接受手术治疗的话，那么术前应避免植入胆道支架进行减压。因为该操作可能增加手术感染相关并发症的风险，另外胆道减压后会增加后续手术中胆总管十二指肠吻合术的操作难度。但是，如果因其他因素推迟手术，或者有胆管炎的证据，那么术前胆道支架置入是合理的。

手术步骤：开放胆总管十二指肠吻合术

手术入路

右上腹肋缘下切口或上腹正中切口均可提供良好的术野显露（参见▶第2章和▶第3章）。

术野显露

安装好手术拉钩（Bookwalter 牌）后，首先游离结肠肝曲，将其向下牵引，Kocher 切口切开十二指肠侧腹膜，将十二指肠充分游离（参见▶第 68 章“胆囊癌的切除与手术分期”）。采用 Kocher 切口将十二指肠充分游离，这对于保证无张力的胆总管十二指肠吻合口非常关键（■图 76.1）。

如▶第 67 章“经腹腔镜胆囊切除术、开腹胆囊切除术和胆囊造口术”所示，切除胆囊。

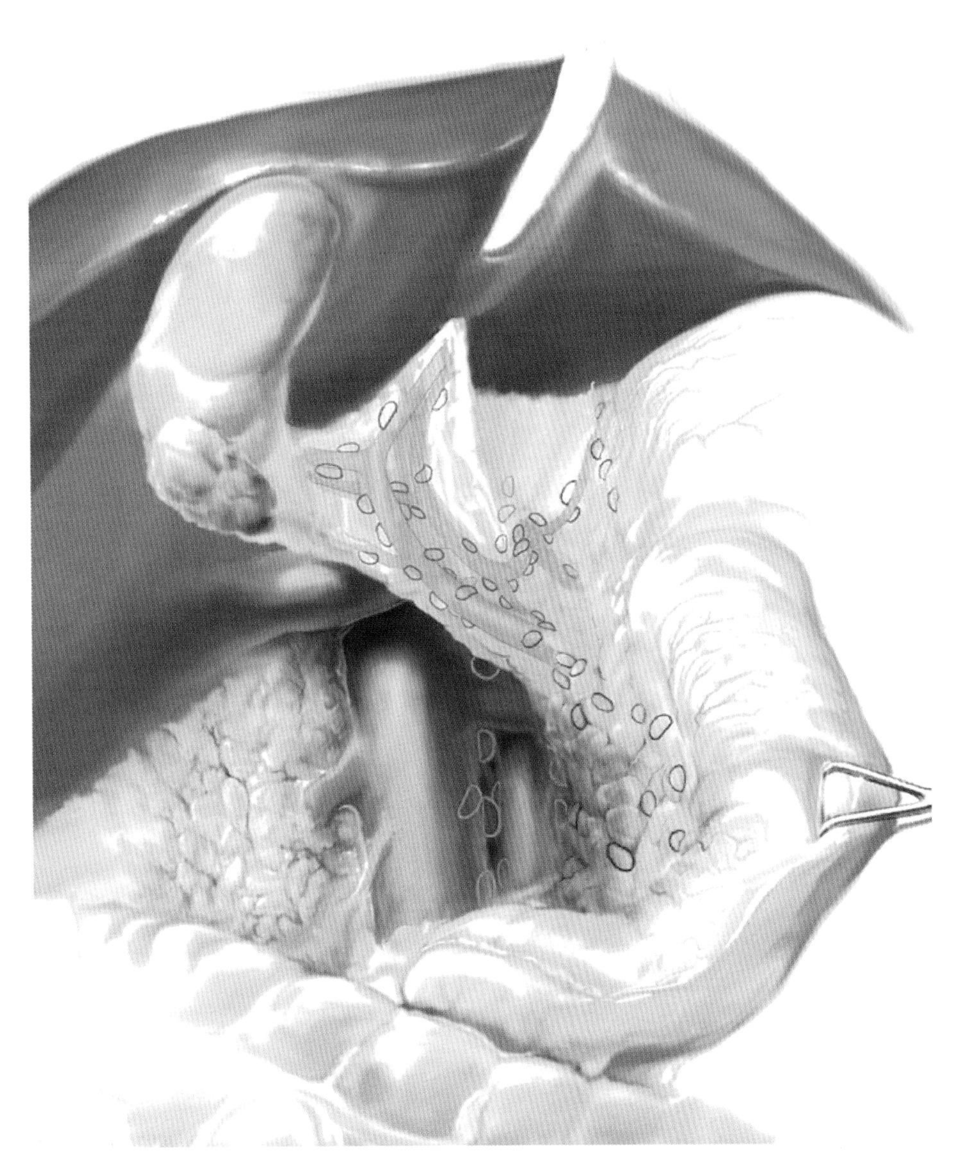

■ 图 76.1

辨认胆总管

切开肝十二指肠韧带表面的腹膜，显露胆总管前壁(◘图 76. 2a)，如果解剖结构显示不清或者为再次手术，可以采用直径较细的“穿刺针”(26 或 27gauge，译者注：相当于 0. 455 或者 0. 416mm)进行穿刺抽吸胆汁，从而辨认胆总管的部位◘图76. 2b)。这样就可以确定胆总管切开的部位。一般来讲，通常是在胆囊管汇入胆总管的远端切开胆总管，然后使用 3-0 丝线分别在胆总管前壁的两侧各缝合 1 针支持线作为牵引(◘图 76. 2c)。

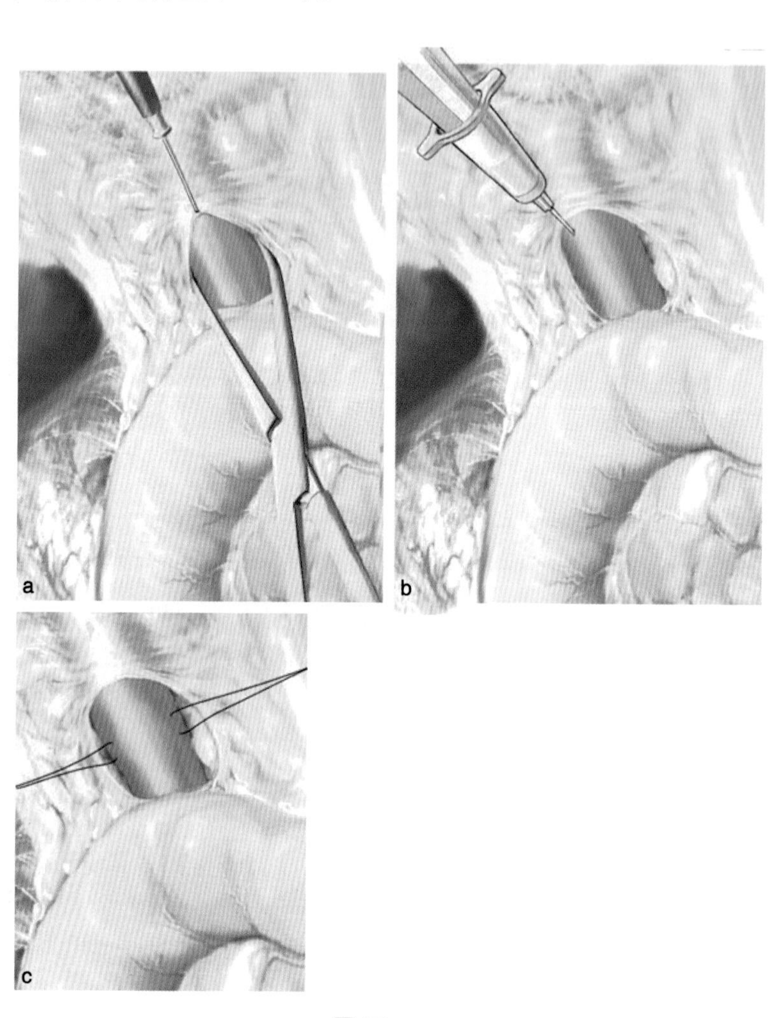

◘ 图 76. 2

切开胆管和十二指肠

沿胆总管长轴纵行切开胆管壁长约 2cm,胆管切口的远端应尽量靠近游离后十二指肠的上缘,这样可以确保十二指肠很容易的接近胆管切口。

沿长轴自对系膜缘切开十二指肠肠壁,切口长度大约为胆总管切口的 70% 左右,这样可以使其牵拉伸展至和胆管切口同样大小(◘图 76.3)。

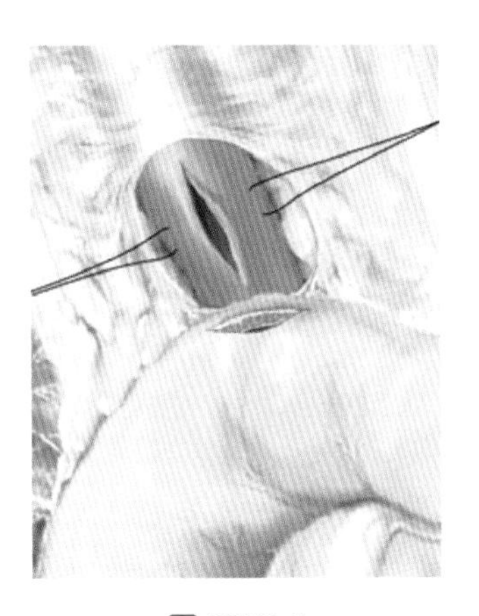

◘ 图 76.3

吻合后壁

吻合采用 4-0 的缝线间断缝合(Maxon,PDS,or Vicryl),吻合后壁的缝线打结在肠腔内。过多缝合是个常见错误,一般来讲,缝合 12 针已足够。

将吻合口想象成表盘,第一针首先缝合 6 点钟部位,十二指肠侧自内向外,胆管侧自外向内缝合(◘图 76.4a)。这个缝线先不打结,用 Crile 钳牵引备用,轻轻牵拉该缝线,可以帮助显露,进行后续的后壁吻合。然后在 3 点钟至 6 点钟之间再等间距缝合 3 针。与之类似,在 6 点钟至 9 点钟之间也再缝合 3 针,应将所有后壁都缝合后再统一打结(◘图 76.4b)。

现在可以将之前缝合的用作牵引的丝线切断移去,将后壁缝合线都打结,将除了 3 点钟和 9 点钟方向之外所有缝线均剪断并移去(◘图 76.4c)。

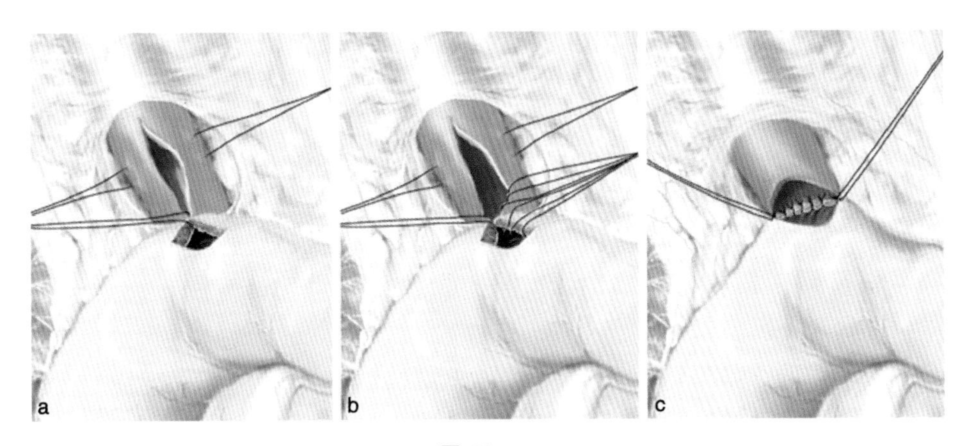

◘ 图 76.4

吻合前壁

将拐角处的缝线用于牵引,确保将拐角翻转出来。所有的前壁缝合中,进针十二指肠侧自外向内,而胆管侧自内向外缝合,这样可使得打的结在吻合口外(图 76.5a),现将所有的缝合完成,再进行打结(图 76.5b)。

我们有意将十二指肠的切口小于胆管切口,因为在吻合的过程中十二指肠的切口会逐渐被撕拉后变大。尽管我们预判了会有撕拉变大这种情况,但十二指肠开口和胆管开口的大小仍然会有差别,因此缝合时应注意十二指肠壁和胆管壁的间距都保持均匀(图 76.5c)。吻合口处的支撑管不是必需的。

尽管我们更倾向于间断缝合,连续缝合也经常用于该手术。2 根 3-0 可吸收缝线首先缝合 6 点钟位置(图 76.5d),然后分别采用连续缝合方式向 12 点钟方向进行缝合(图 76.5e),然后打结(图 76.5f)。

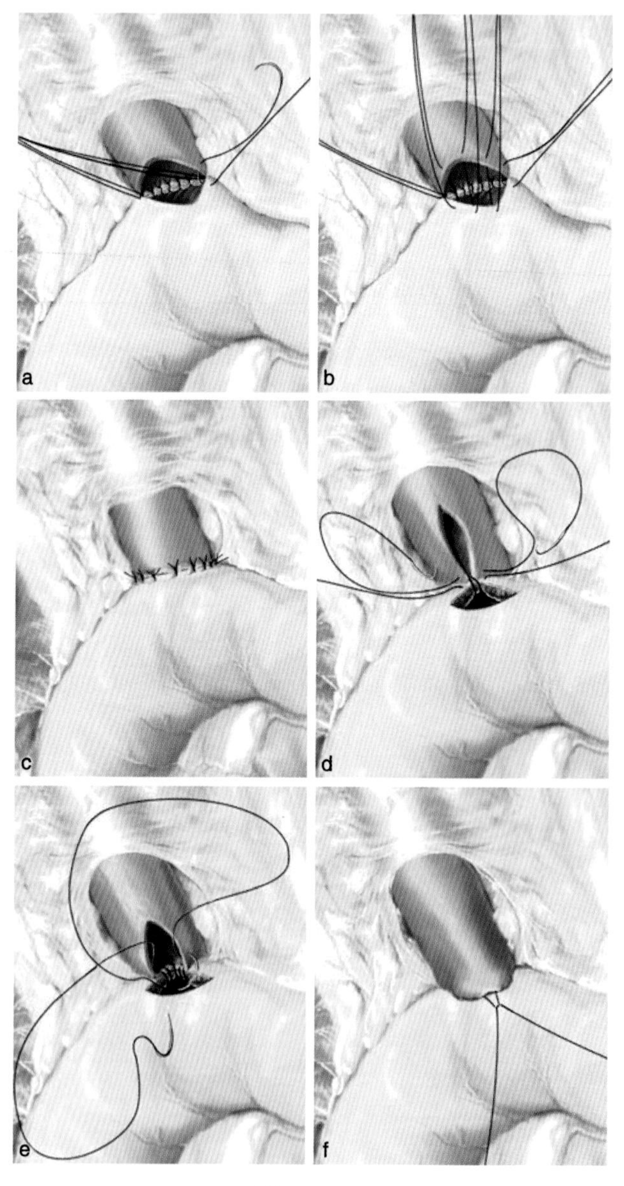

图 76.5

手术步骤:腹腔镜胆总管十二指肠吻合术

腹腔镜胆总管十二指肠吻合术的基本原则和开放手术类似,有几点重要的不同之处分述如下:

优点与缺点

没有随机数据对比开放和腹腔镜胆总管十二指肠吻合术的优劣,但病人预期的受益和通常的腹腔镜手术类似,包括:术后疼痛较轻、住院时间短、发生巨大切口疝和切口感染的概率低等。腹腔镜胆总管十二指肠吻合术的主要缺点是手术时间延长和手术难度增加。因此,该手术应由熟练掌握腔镜下缝合技术、有经验的胆道外科医生来完成。

手术步骤一

手术入路、trocar 布局及手术体系建立

病人取水平仰卧位,采用 Veress 气腹针或开放 Hasson 技术建立气腹,我们通常采用的操作孔布局如以下示意图所示,主刀医生站在病人右侧,5mm 和 12mm 的 trocar 分别位于病人右上腹,为主操作孔。助手站在病人左侧,脐周的 trocar 作为观察孔,左上腹的操作孔用于牵引显露和吸引。剑突下的 5mm 操作孔可用于肝脏的牵引。每个操作孔之间的距离应最少在一掌宽以上,以确保有足够的操作空间。使用 5mm、30°的镜头是比较理想的,它比 0°镜更灵活,提供更好的术野(◘图 76.6)。

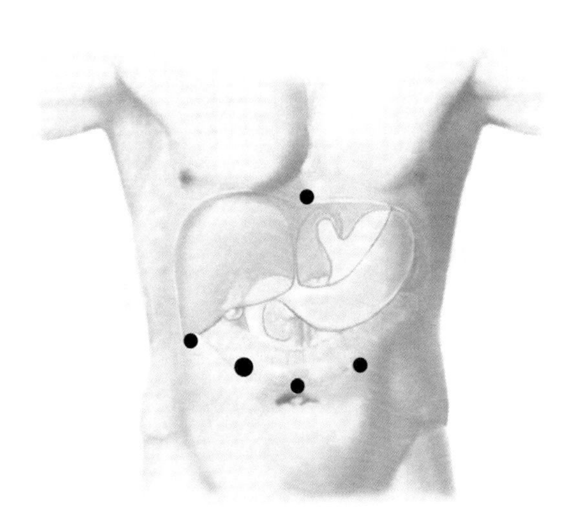

◘ 图 76.6

手术步骤二 显露

如果未曾行胆囊切除,那么先切除胆囊,具体步骤参见▶第 67 章“经腹腔镜胆囊切除术、开腹胆囊切除术和胆囊造口术”。在切除胆囊过程中,剑突下的操作孔可用作主操作孔,右上腹的操作孔可用于牵拉。

胆囊切除完成后,自剑突下操作孔放置肝脏拉钩(Snowden-Pencer® Diamond Flex Liver Retractor,Snowden-Pencer® Fast Clamp),这样可以帮助显露十二指肠和第一肝门。

助手轻柔地牵拉十二指肠,术者可使用 Ligasure(Covidien)或 HarmonicACE 超声刀(Ethicon)将十二指肠侧腹膜切开,Kocher 切口游离十二指肠。Hook 电刀同样也可以用于该步骤,但是我们更喜欢使用 Ligasure,因为除了止血功能外,它还可用于组织的分离(◘图 76.7)。

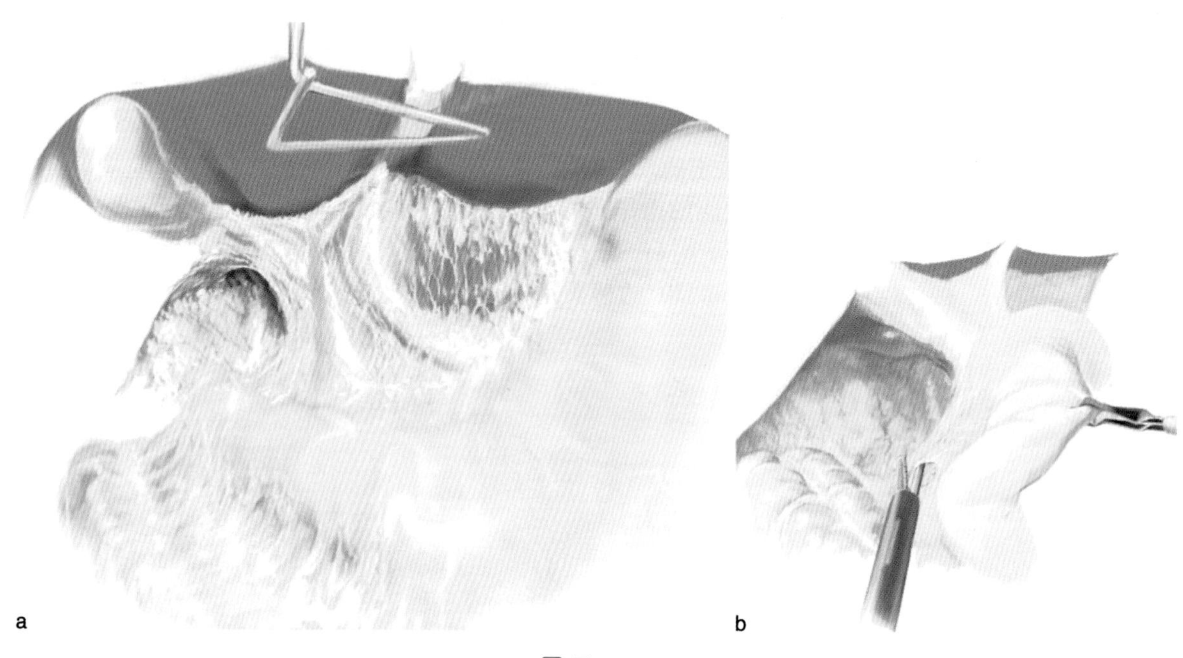

◘ 图 76.7

手术步骤三　确认胆总管

切开肝十二指肠韧带表面腹膜，显露胆总管前壁，这一步骤可通过使用 Hook 电刀轻松完成。如果解剖结构显示不清，可以使用穿刺针确认胆总管的位置，在直视下，自 12mm 操作孔放入 25-gauge 的蝴蝶针，穿刺胆管，如果出现胆汁，那就证实为胆总管所在部位（图 76.8）。

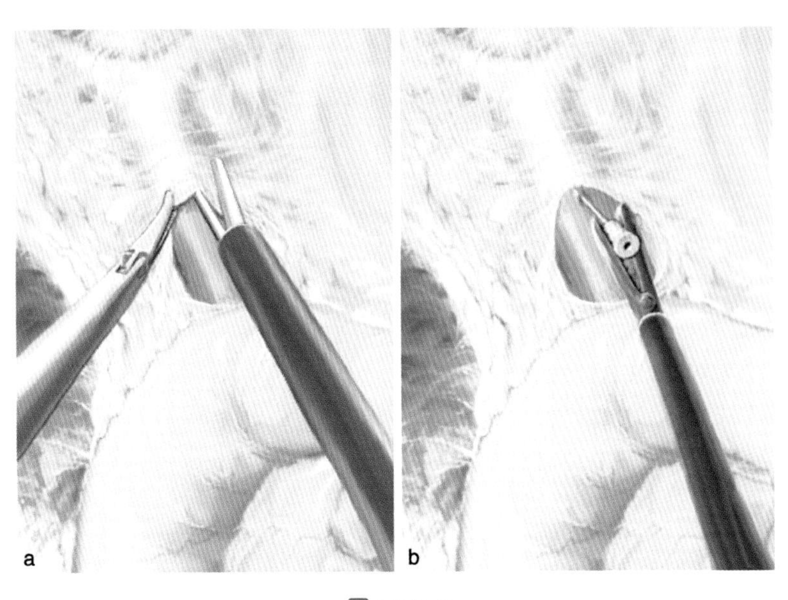

图 76.8

手术步骤四　切开胆总管和十二指肠

使用 Hook 电刀沿胆总管长轴将胆管切开长约 2cm，和开放手术类似，胆管切口的远端应尽量靠近游离后十二指肠的上缘。

同样，使用 Hook 电刀沿长轴自对系膜缘切开十二指肠肠壁，切口长度大约为胆总管切口的 70% 左右（图 76.9）。

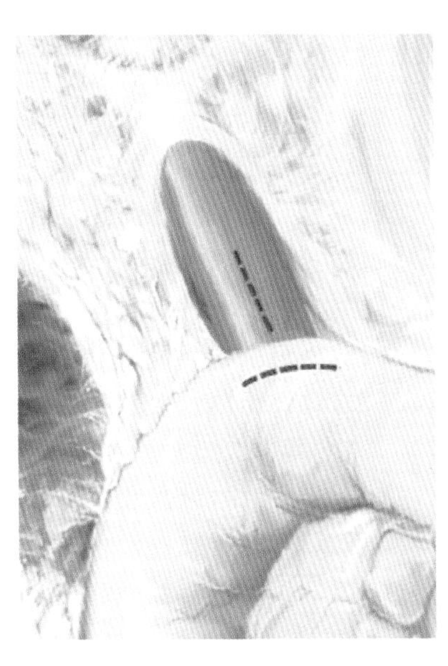

图 76.9

手术步骤五 吻合后壁

吻合过程与开放手术类似,后壁的吻合使用 3-0 或 4-0 Vicryl,4-0 Maxon 或 4-0 PDS 缝线间断缝合,结位于腔内。上述缝线均可用于吻合,但薇乔缝线在腔镜下缝合中操作最为简易。缝合过程可通过自主缝合或腔镜下使用的 Endostitch 设备(Covidien)来完成。采用 Endostitch 缝合较自主缝合速度快,而且技术要求低。需要注意的是,在穿过胆管壁时不要过分扭转该设备的短、直针针体,以免撕裂胆管壁。

第一针首先缝合 6 点钟部位,十二指肠侧自内向外,胆管侧自外向内缝合。与开放手术不同,这针缝合后应打结,然后递给助手轻柔提拉牵引,这样可以帮助显露吻合口的后壁,有利于后续缝合。然后在 6 点钟至 3 点钟之间再等间距缝合 3 针。与之类似,在 6 点钟至 9 点钟之间也再缝合 3 针。腹腔镜下管理未打结的缝线较为困难,很有挑战性,因此所有的缝线缝合完成后即打结,然后剪线,但 3 点钟和 9 点钟的缝线打结后先不剪断(◘图 76. 10)。

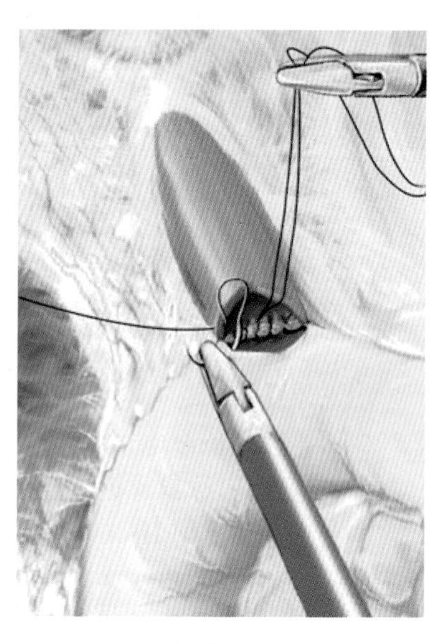

◘ 图 76. 10

手术步骤六 吻合前壁

所有的前壁缝合十二指肠侧自外向内缝合,而胆管侧自内向外缝合,这样可使得打的结在吻合口外。

缝合 2 点钟和 10 点钟方向,打结,剪断。然后依次缝合 11、12 和 1 点钟方向,不打结。如果打结后将会使最后 1 针的缝合异常困难。等这些缝合全都完成后再统一打结,剪线。

如果使用 Endostitch 进行缝合,如前面所述,最后 3 针缝合后先不打结。为完成这一操作,每次缝合完成后应将缝针松开,缝针和线连在一起,暂时留在腹腔内,这些最后缝合完成后可自主打结或在腹腔内将其重新安装在空的 Endostitch 上,使用经典的 Endostich 技术打结(◘图 76. 11,◘图 76. 12)。

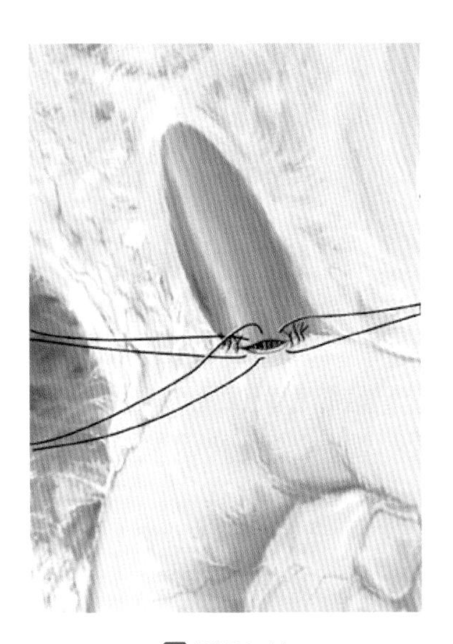

图 76.11

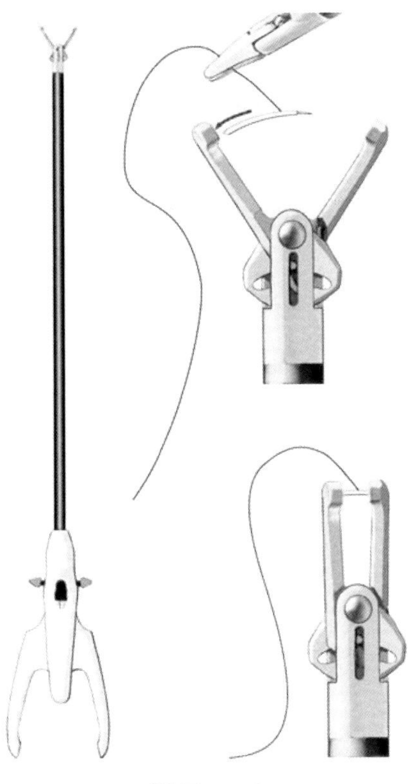

图 76.12

术后检查

血清胆红素和血清碱性磷酸酶。

局部并发症

早期并发症

(1) 可能会发生切口感染,术前行胆道支架置入的病人更易发生切口感染。

（2）胆漏：不常发生，但常提示吻合口技术问题。处理该并发症，首先应明确是否形成可控的瘘管及胆肠吻合口的远端通畅。推荐先行CT扫描和经引流管的瘘管造影检查。如果远端没有梗阻，绝大多数的胆漏均可自愈。

胆总管十二指肠吻合术

外科引流不是必需的，但在肝肾隐窝或文氏孔放置引流管对于某些胆总管十二指肠吻合术后病人可能是比较合适的。

中后期并发症

（1）反复发作的胆管炎：表现为黄疸、右上腹疼痛及脓毒症症状。胆管狭窄是胆管炎发生的主要原因，也可能是由于"污水综合征"、继发胆总管结石或者近端胆道疾病所致。CT或MRI检查可以明确梗阻的程度，应行逆行胰胆管造影（ERCP）检查，明确胆管树的解剖，为不同原因引起的胆管炎提供治疗措施。

（2）吻合口狭窄：常常会出现前面所述的胆管炎表现，但有些病人仅表现为进行性加重的黄疸，而无胆管炎表现，吻合口狭窄往往是因为初次手术时胆管切口小于2cm。内镜下扩张及支架置入对于部分病人是有效的，对于内镜治疗无效的病人应考虑行胆管空肠Roux-en-Y吻合术。

（3）污水综合征：由于肠内容物反流和肝内胆管树内胆汁淤滞所致。典型临床表现为腹痛、胆管炎及黄疸，少数表现为胰腺炎，也可能会导致肝脓肿，可在术后几月至几年内出现。ERCP检查可以确诊污水综合征，在胆总管的盲端可见有食物残渣及结石。首选治疗是内镜治疗，很少推荐行胆管空肠Roux-en-Y吻合术。该并发症常常使外科医师不愿意实施胆总管十二指肠吻合术，但该并发症的发生率很低，大约2.5%，而且一般都可以在内镜下处理。

（4）胆管癌：通常在术后10~20年，在长期反复发生胆管炎病人发生。早期常无特异性症状，包括疼痛、体重减轻及胆汁淤积。对于怀疑胆管癌病人的处理详见相关章节。

专家经验

- 预期吻合口可能会缩窄50%，因此胆管开口至少2cm。
- 胆总管切口和十二指肠切口尽量靠近，以降低吻合口张力。
- Kocher切口充分游离十二指肠可保证吻合口无张力。

（胡三元 展翰祥 译）

第 77 章　胆管损伤重建术

Steven M. Strasberg

随着腹腔镜手术的开展,胆管损伤的发生率也较之前有所升高,并成为造成手术并发症和医疗纠纷的重要原因。胆管损伤有多种类型,可以分为 A-E 共 5 型(图 77.1)。其中,E 型又可以根据 Bismuth 分型再细分。B 型和 C 型几乎总是累及变异的右肝管。根据残留肝总管的长度,可分为“>2cm”的 E1 型和“<2cm”的 E2 型。Hepp-Couinaud 术式可以用于 E1,E2 和 E3 型的损伤,但不适用于合并单独右肝管的 B、C、E4 和 E5 型损伤。

较简单的损伤,例如 A 和 D 型,在术中一经发现,就可以立即按照标准操作步骤进行处理,若在术后才出现症状可以通过内镜或经皮穿刺技术进行处理。有些损伤,如 E1 和 E2 型损伤以及偶发的更复杂的损伤,当它们出现胆管狭窄症状时可以通过非手术方式治疗。本章主要讲述需要手术重建的 B 和 C 型损伤以及大部分的 E 型损伤。

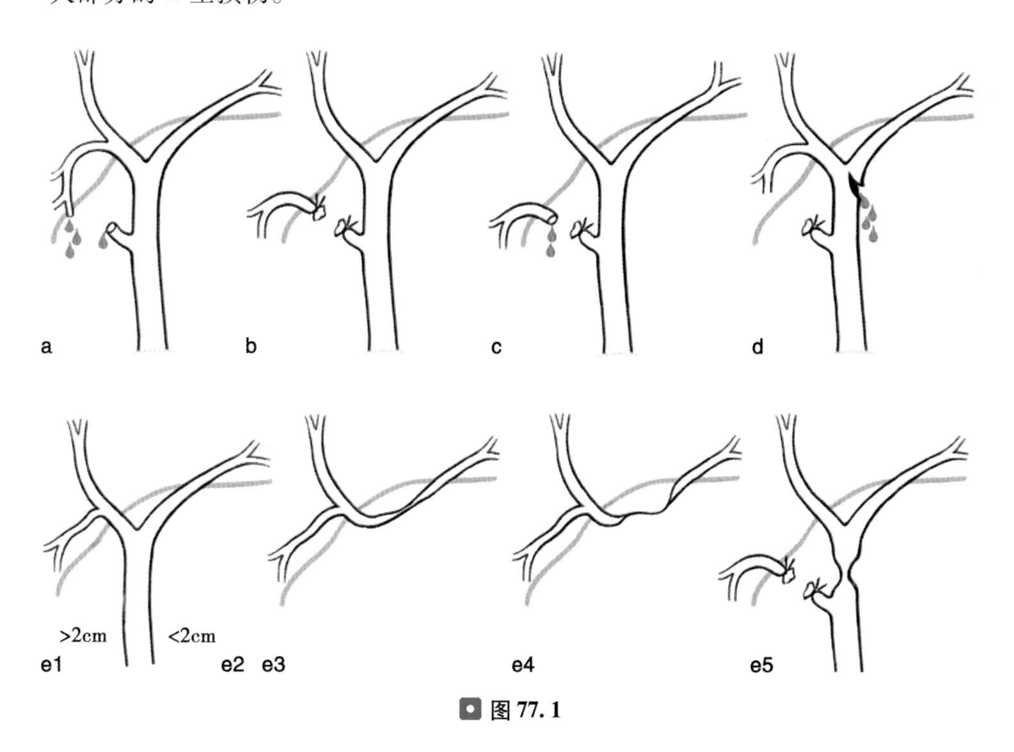

图 77.1

修复时机

争取尽早修复,但有时会受到局部和全身因素以及转诊时间的影响。手术修复需要由有经验的专家来完成,否则应妥善转诊病人。早期修复的有利因素包括:早期转诊、损伤不复杂、未合并血管或热损伤和病人情况稳定。许多病人是在初次手术 10 天至 6 周后被转诊,在这段时间局部炎症相对较重,应最好避免在此期间修复胆管。复杂的损伤,如 E4 和 E5 型可能需要时间来诊断,并且通常合并存在胆漏引起的胆汁引流不畅和积液。伴随血管损伤者可引起胆管缺血,加重机械性损伤程度。缺血损伤的程度在术后早期难以确定,在此期间进行修复有胆管吻合口缺血的风险。同样热损伤发生后某一时间内很难确定其损伤的程度。对于这些病人，经皮置管可以缓解受累肝段的胆道梗阻、引流肝下的积液和控制感染。待炎症稳定并且缺血区域已经可以界定范围时方可进行修复，通常在最后一次手术后约 3 个月左右。

术前检查和准备

术前必须彻底诊断清楚胆管损伤情况，否则可能导致遗漏需要修复的胆管。诊断方法取决于损伤的类型以及在初次手术胆管损伤后是否行胆道造影。

在所有病例中，当怀疑主要胆管损伤时，应当行 CT 或 MR 联合血管造影以除外是否合并存在血管损伤。当多支胆管损伤和胆总管已经被横断时（胆管因此被解除梗阻），MRI 通常难以提供重建胆管所需要的解剖细节。在这些病人中，我们的经验表明引流胆汁瘤和通过放置经皮 U 形管逆行胆管造影是可靠的方法。当存在多于一个胆道系统的孤立部分时，需要在手术前一天放置额外的引流管，它们可以在手术中引导定位损伤的胆管。术前权衡采用 CT 和经皮经肝胆管造影（PTC）可确保所有胆管均被检查无遗漏。

◘图 77.2 显示了复杂 E4 型胆管损伤病人手术的诊断、治疗和准备。经过 2 周的置管引流后，胆汁瘤在引流管附近收缩变小，通过右侧（◘图 77.2a）和左侧（◘图77.2b）胆管进行逆行造影。右侧胆管通过逆行注射可视化后即使它们已经被解压也可以经皮插管。采用“会师”技术，放置 U 型管（◘图 77.2c）。U 型管是非常稳定的，它位于亚肝段胆汁瘤内，因此可以引流左、右两侧胆管。3 个月后，在手术前一天，左侧胆道系统插管（◘图 77.2d）以便于术中确定左肝管。◘图 77.2e 显示术后数天进行的胆管造影。

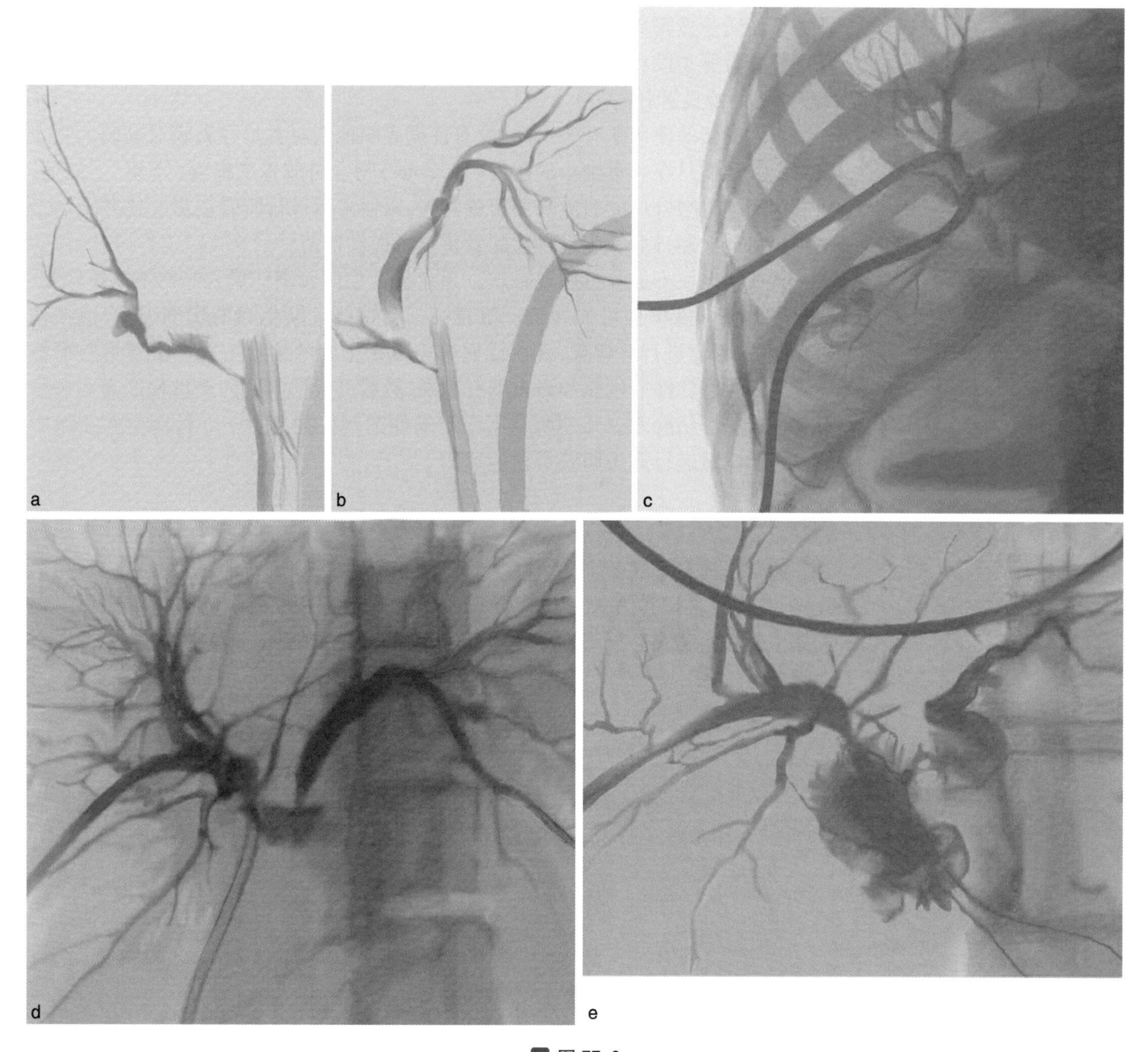

图77.2

手术步骤

重建原则

手术有两个阶段:确定损伤胆管和胆肠吻合。重建的原则是吻合口血供良好、无张力、黏膜对黏膜、内径适当宽大以及精确吻合,还必须引流所有肝段。肝管空肠吻合术因为吻合口无张力,所以优于胆管端端吻合术或胆总管十二指肠吻合术。

胆总管十二指肠吻合术在没有张力的情况下可用于低位的胆总管损伤。不推荐采用胆管端端吻合术,它的缺点是吻合口的血供较差。

只要有可能,尽量采用侧侧吻合技术,因为这可以尽量少的游离胆管,尤其是胆管后壁的游离会影响胆管血运。降低肝门板后通常在左肝管的肝外部分进行吻合(Hepp-Couinaud 技术;见下文)。对于 E1 和一些 E2 型的胆管损伤,肝总管可以用于吻合。而对于高位的 E4 和 E5 型胆管损伤,多支胆管必须先吻合成型,并如下面所述显露单独的右侧胆管。对于高位胆管损伤,特别是当肝脏有肿大和纤维化并且肝 4 段和 5 段突出悬垂在胆管树上部时,可以局部切除部分肝 4 段和 5 段以更好地显露肝门。

术后支架的使用是有争议的,没有证据表明他们对大口径黏膜对黏膜的吻合有帮助。我们只在非常细小的胆管(1 ~ 2mm)吻合时放置支撑管(支架)。然而,经肝穿刺通过吻合口的引流管要留置几天,以便术后进行胆管造影。这些术后最初结果可能会在日后发生迟发性胆管狭窄时提供帮助。

某些情况下不推荐行胆道重建。无症状 B 型胆管损伤病人经常不需要修复。“极端”血管胆管损伤可能导致肝脏梗死。在这些危及生命的病例中,胆道损伤是次要的,紧急进行肝切除、移植或血管修复是主要的治疗方式。重建失败可能导致继发性胆汁性肝硬化和终末期肝衰竭,然后可根据问题的严重程度需要进行肝移植或半肝切除术。几乎所有不幸结局的案例往往是由于外科医生在手术中缺乏经验尝试进行高位胆管重建造成的。

步骤一 胆道重建的切口

通常选择右上腹部 J 形切口(实线)(图 77.3)。切口的垂直长度应至少为 6cm。向左延伸以扩大的切口适合于体型较大的病人术野显露。正中切口适用于体型较瘦的病人。分离腹腔粘连后用大的环形拉钩固定前腹壁。

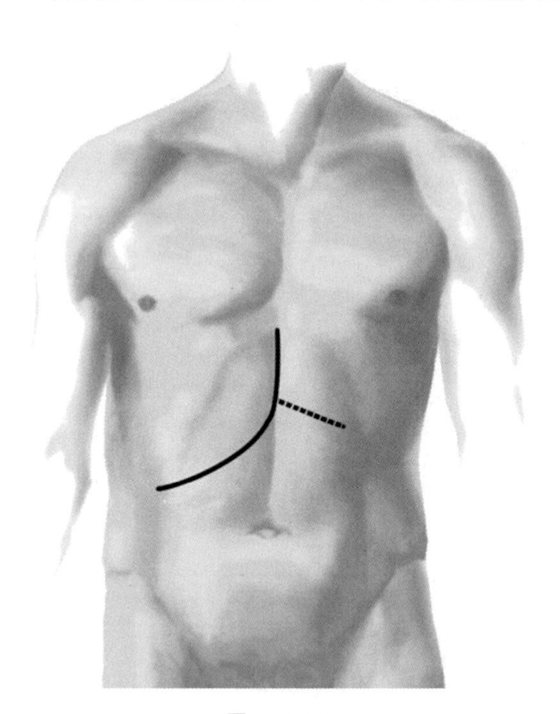

图 77.3

步骤二

Hepp-Couinaud 方法(E1-E3 型损伤)

Hepp-Couinaud 方法适用于 E1-E3 型的损伤。在肝脏边缘前方开始解剖，并沿着肝 3 段至 5 段的表面向下进行(图 77.4a)，继续在 4 段的下面向下一直解剖到肝十二指肠韧带。在所示平面（双向箭头）中切开腹膜,并向上沿肝实质和肝门板之间的间隙进行解剖。必须解剖到足够高的位置以切开看到肝实质。这样，肝门板和左肝管就被“降低”了，操作时更容易靠近左肝管,因为它的肝外部分比右肝管更长。左肝管可以如图所示位于水平走向，也可以更垂直地走向，这样病例的胆管显露可能更加困难，可以通过扪及支架辅助在左肝管前表面切开(虚线)。先缝合牵引线，设置成混合切割电凝模式用针尖烧灼打开胆管，开口 2cm 即可。应注意不要将切口向左延伸太远，因为可能会损伤到 4 段肝动脉（箭头)。通过分离 3 段和 4 段之间的肝组织桥并重新打开唇缘处封闭的胆囊窝可有助于解剖，切除 4 段的下缘部分也可能会有帮助(见下文)。

一旦左肝管打开并通过超声或导管探查确定与右肝管相通,即可将 Roux-en-Y 肠袢放置在左肝管旁边准备吻合(图 77.4b)。吻合用5-0 合成可吸收线间断缝合。首先缝合胆管的前壁留待吻合,然后缝合胆管和空肠的后壁并打结。最后将缝合胆管前壁的缝线缝合空肠的前壁并打结。在此留置一个引流管。支架仅在胆管非常细小(2mm 或更细)时使用,这种情况很罕见。

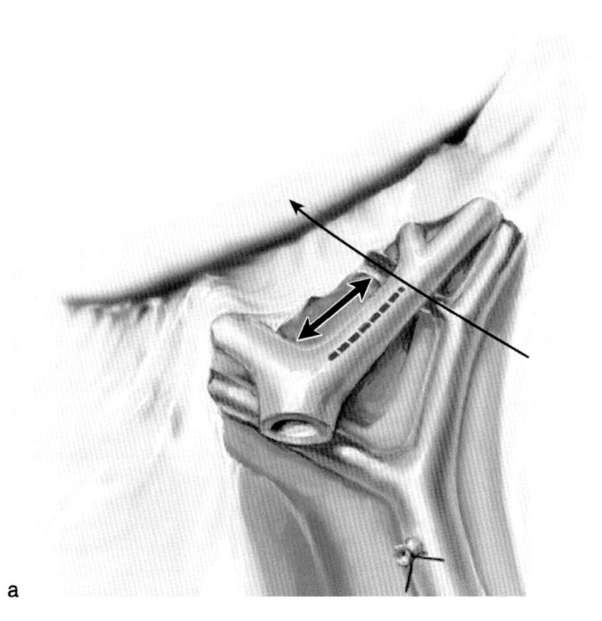

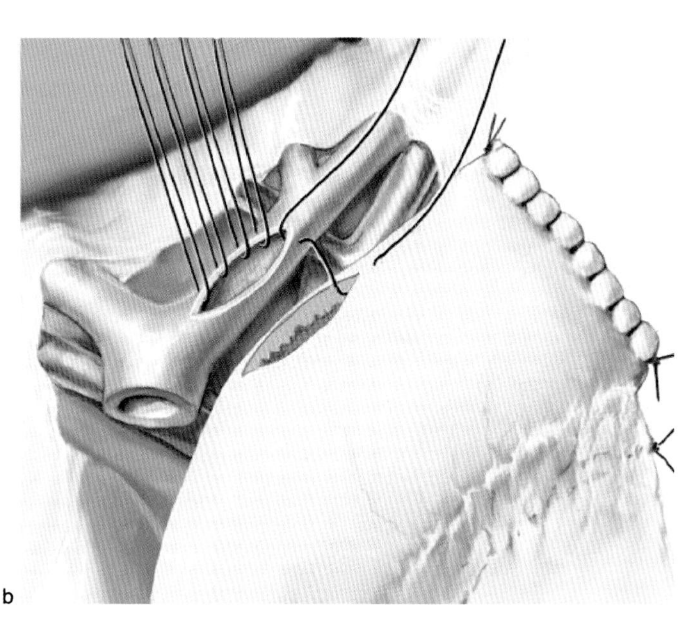

图 77.4

步骤三 单独右肝管的重建(E4、E5、B、C)

对于 E4、E5、B 和 C 型胆管损伤病人,仅采用 Hepp-Couinaud 方法是不够的,因为单独的胆管树位于右侧。我们处理这些损伤的方法的解剖学理论,是基于包裹在纤维鞘中的右肝管和左肝管位于同一冠状面。同样重要的是胆囊板,一层通常附着在胆囊上的纤维组织,与右肝蒂表面鞘相连接。为了找到蒂鞘中的胆管,必须将胆囊板从右肝蒂鞘的表面分离。

在我们的方法中,左肝管通常采用 Hepp-Couinaud 方法找到。然后将肝被膜向右分离至胆囊板与右肝蒂鞘连接的位置(它是粗壮的纤维组织带,约 2mm 厚、5 ~ 8mm 宽)。将胆囊板分开后,肝脏从右肝蒂上抬起。继续沿肝被膜分离至胆囊板外约 1cm 处(◘图 77.5)。

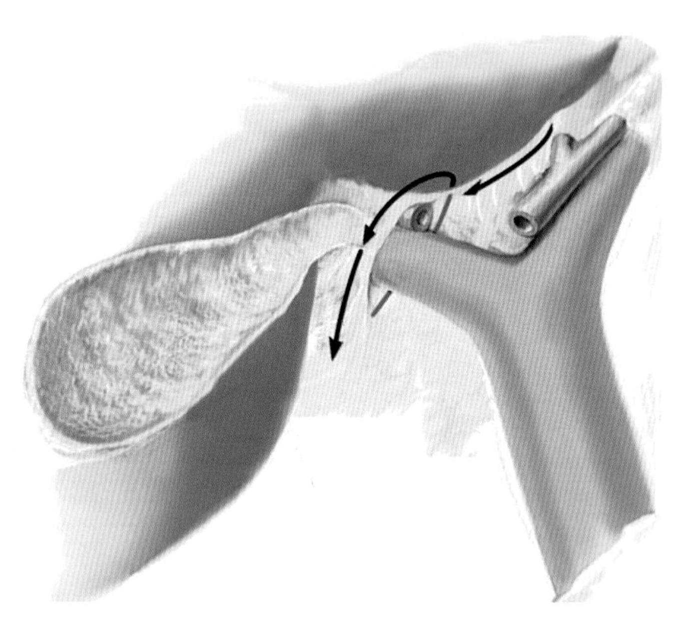

◘ 图 77.5

通过提起和掏空肝 5 段基底部可以将肝脏(5 段)从肝蒂上解剖分开,这样会显露右肝蒂的前表面。从支架(未显示)的位置可以确定蒂鞘中右肝管的位置。切开右侧胆管的前壁为吻合做准备。理想情况是,胆管切开 1cm,并且胆管的末端用 5-0 或 6-0 的非可吸收缝线缝合。然后在胆管的前壁完成整个吻合,方法如同上面用于左肝管吻合重建所述。当进行两个或多个吻合时,首先缝合胆管前壁预置一排缝线,然后缝合胆管和空肠后壁并打结,最后将空肠前壁缝合在一起并打结完成全部吻合(◘图 77.6)。

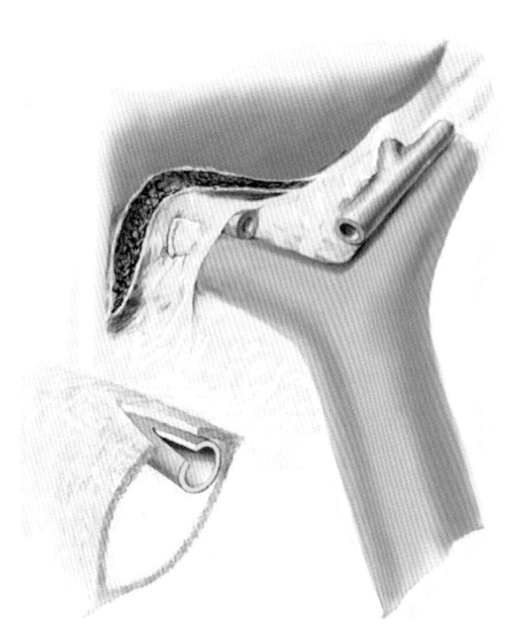

◘ **图 77.6**

步骤四　肝 4 段切除

在一些病人中,尤其是那些反复发生胆管炎的病人,肝脏已经变得肿胀和纤维化(失败的肝管空肠吻合术后最常见的并发症),4 段肝组织悬垂在胆管上方。在这些情况下,切除或掏空 4 段也是合适的(如 Mercado 和 Orozco 所述)。切除后可以非常方便进入肝门的上部而无需用力挤压肝脏,并且当进行肝管空肠吻合时能够提供肠管放置的空间。这种操作不仅限于一部分右侧胆管树被孤立的手术,它还对 E3 和一些 E2 型损伤有帮助。在图片的底部可以看到带有支架的胆管(图 77.7)。

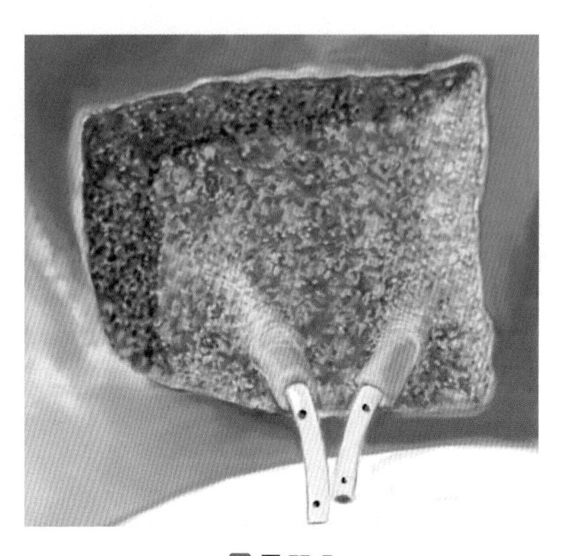

图 77.7

步骤五　吻合(E4)

以下图片显示了我们采用方法中单独的右肝管重建的特写视图。如前所述,在这种 E4 型损伤中,右胆管已经通过如所描述的分离胆囊板的方法而被显露出来,并且肝 4 段已经被部分切除。术前放置的支架从胆管露出,胆管前表面已被切开 1.5cm(图 77.8)。缝线已穿置在拟行吻合的胆管前壁,并有一些缝线穿置在胆管后壁。

我们通常选择做"下水道"式的端端吻合,而不采用双腔式的吻合。因为,这些胆管离得很近,并且彼此中间的瘢痕很小。即使吻合口中间有疤痕,吻合口的长侧角也是黏膜对黏膜,同双腔吻合的效果类似。

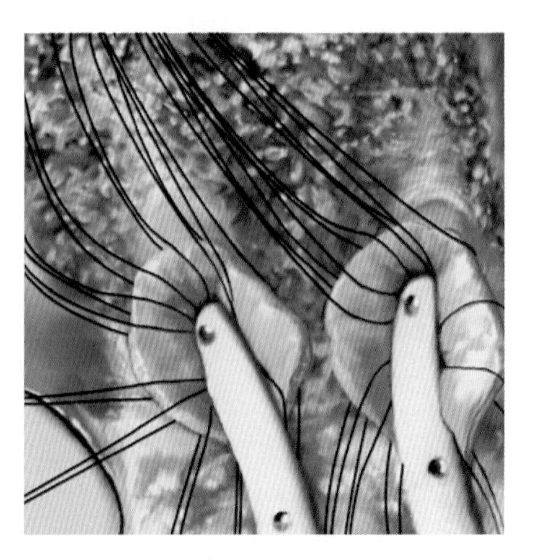

图 77.8

步骤六

E5 型胆管损伤重建

在这种 E5 型损伤重建中,Hepp-Couinaud 方法可用来寻找并打开左肝管,其中含有橙色导管(◘图 77.9)。右后断面的胆管通过第 3 步中描述的方法显露,其中含有白色导管。这个胆管位于矢状面内,因此可以打开前表面仅几个毫米,并且吻合主要是端对侧的。因为两个开放胆管之间的距离,需要完成两个吻合("双管吻合")。注意首先留置缝线在两个胆管前壁上,随后缝合后壁并打结。最后一步是完成前壁缝合。

当胆管靠近在一起时,它们可以先成型缝合在一起形成单一吻合口。当两个胆管处于前/后关系时,胆管可以缝合在一起形成一个隔膜。然后将前胆管作为前壁,后胆管作为后壁。

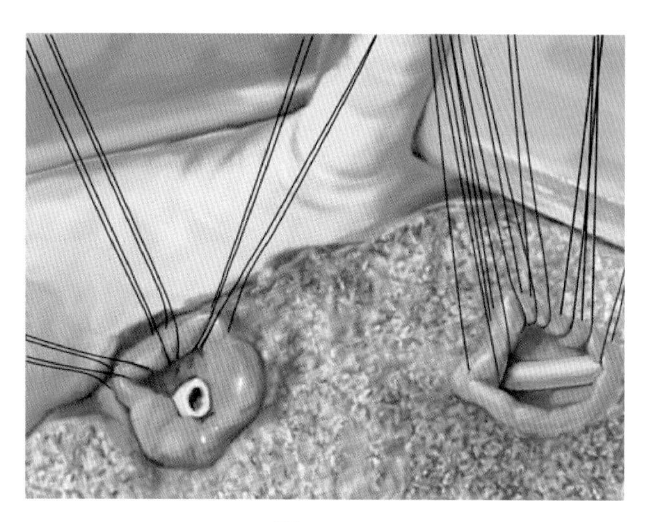

◘ 图 77.9

(胡三元　展翰祥 译)

第 78 章　胆总管囊肿的手术治疗

Benjamin N. J. Thomson, O. James Garden

1952 年 Douglas 最早描述了胆总管囊肿(choledochalcyst),病人为一位 17 岁女性,右侧季肋区痛性包块,伴黄疸、发热。在西方国家,胆总管囊肿发病率为 1/200 000活产儿,而亚洲地区的发病率更高。多为幼儿时期发病,约 25% 在出生后第一年被诊断。通常伴有其他肝胆疾病,如肝纤维化。也可能伴有胰胆管合流异常。

当发生脓毒血症、疼痛或者伴发胆管癌时,选择手术切除治疗。西方文献报道,胆总管囊肿伴发胆管癌的发病率较日本报道的低。不建议常规行囊肿空肠吻合术治疗。胆总管囊肿的分型由 Alonso-Lej 首先提出,后来由 Todani 改进(AmJ Surg 1977,134:263-269.):

Ⅰ型:胆总管梭形囊状扩张,单发,最为常见(图 78.1a);

Ⅱ型:胆总管憩室型(图 78.1b);

Ⅲ型:胆总管膨出型,胆总管末端囊状扩张(图 78.1c);

Ⅳ型:相互交通的肝内、外胆管囊状扩张,第二常见(图 78.1e);

Ⅴ型:Caroli 病,肝内胆管囊状扩张,不伴胆总管囊肿(图 78.1f);

病人也可能表现为同时合并肝内及肝外胆管囊肿(图 78.1d)。

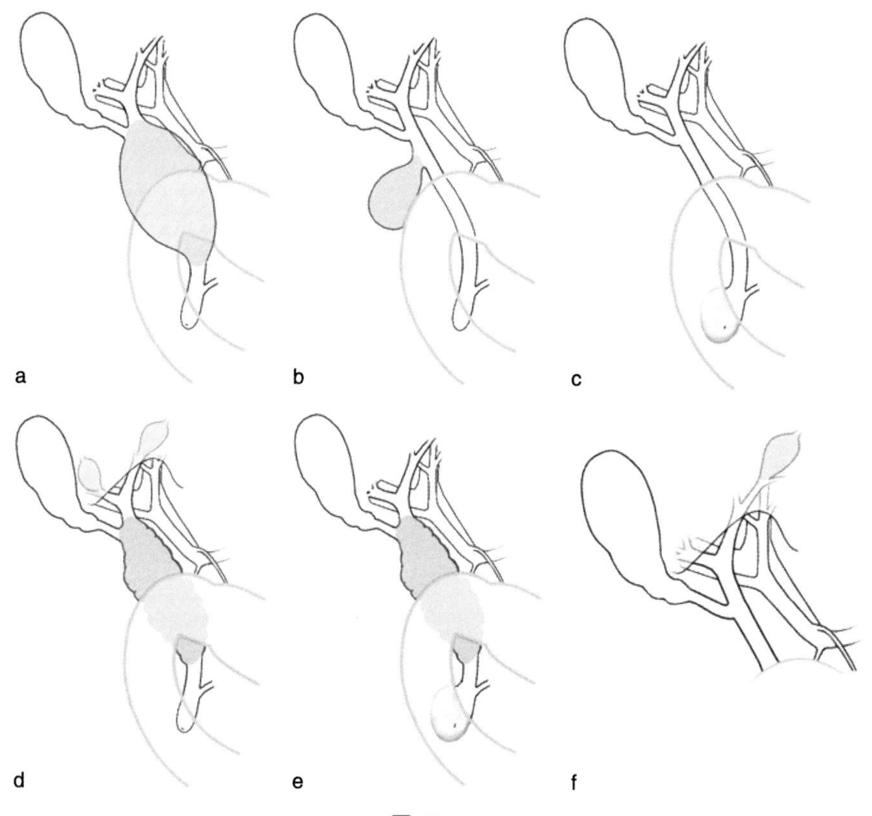

图 78.1

适应证与禁忌证

适应证

(1) 症状:黄疸,腹痛,胆管炎

(i) Ⅰ型胆总管囊肿

(ii) Ⅱ型胆总管囊肿

(iii) Ⅳ型胆总管囊肿

(iv) 囊肿空肠吻合术后

(2) Ⅲ型胆总管囊肿通常采用内镜治疗。怀疑或已确诊为恶性变的选择囊肿切除术,或考虑胰十二指肠切除术。

禁忌证

(1) 严重肝病(如 Child-PughC 级的肝硬化)

(2) 严重的门静脉高压症;

(3) 凝血功能障碍。

术前检查及准备

(1) 病史:慢性肝病、既往手术史;

(2) 实验室检查:胆红素、碱性磷酸酶、ALT、白蛋白、凝血酶原时间、血小板计数等;

(3) 影像学检查:非创伤性检查,包括超声、腹部 CT、MRCP 等;MRCP 检查肝内胆管不显影时,需进行 ERCP 有创性检查;

(4) 手术准备:抗生素,抗菌谱覆盖全部胆道病原菌。

手术步骤

手术步骤一

手术入路与术野显露

右侧肋缘下切口，如必要可延长到左侧腹直肌。使用拉钩（如 Omnitrac 牵引器、Thompson 牵引器及 Doyen 刀片等）牵开肝脏，显露术野。手术切口可根据病人体型确定，以达到最佳入路。腔镜手术应当遵循同样的原则。

术中超声可确定囊肿的解剖及范围，了解囊壁的厚度，肝内延伸范围，明确有无囊内结石，后者在术中经常被发现。

结扎离断胆囊动脉后，逆行解剖胆囊，胆囊通常处于萎缩状态。

接着分离胆囊管，胆囊管汇入胆总管/胆总管囊肿。谨慎游离囊肿，使之与门静脉、肝动脉分开。由于紧密的炎性粘连，分离可能比较困难。操作的关键在于沿囊肿外膜平面小心分离囊肿壁和淋巴结，避免锐性切入囊肿壁。

胆囊暂时不切除，以有助于牵引囊肿。在囊肿周围留置血管吊带可进一步帮助分离囊肿（◘图 78.2）。

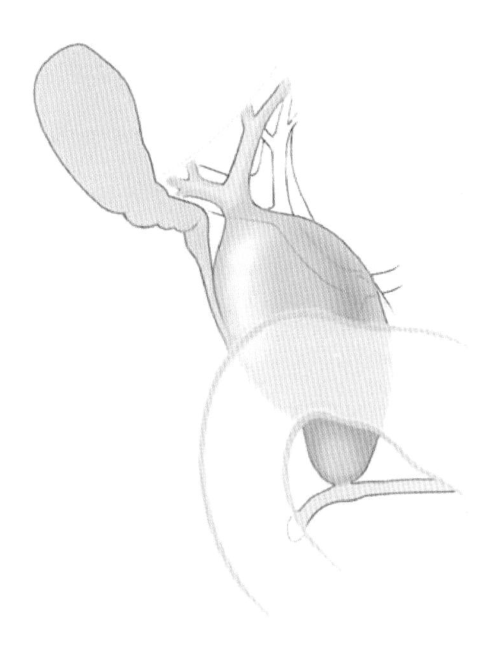

◘ 图 78.2

手术步骤二

Kocher 切口，游离肝门

Kocher 切口在十二指肠降部外侧切开后腹膜，显露下段胆管和胰腺后方（■图78.3）。

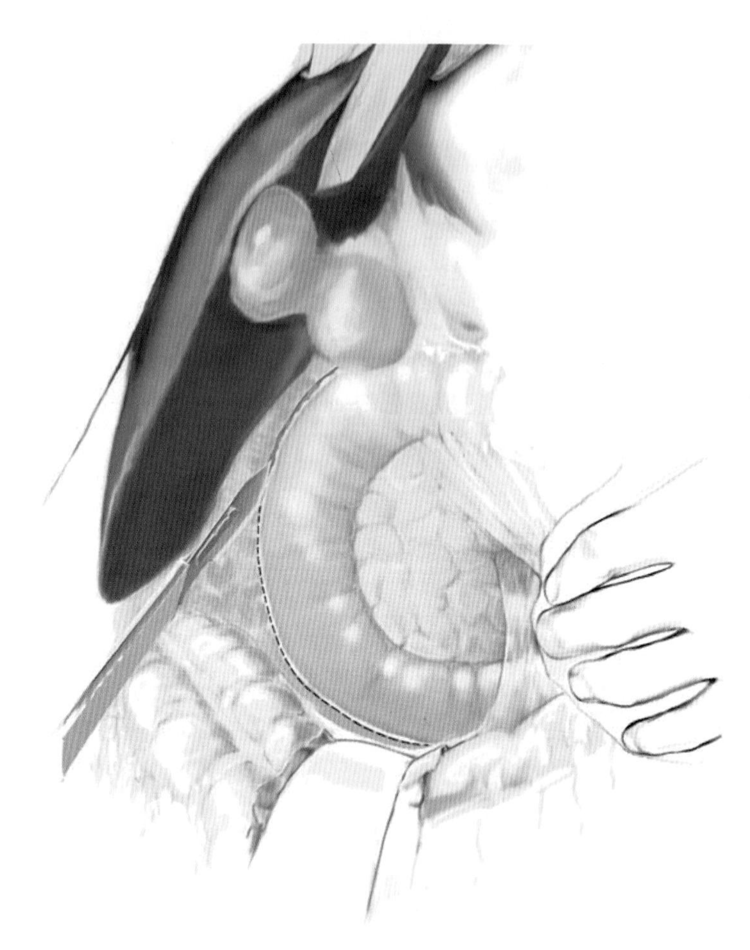

■ 图 78.3

手术步骤三

游离囊肿

向下分离囊肿到胰头,避免损伤胰管。此时,术中超声将提供局部解剖的重要信息。超声解剖器(CUSA)有助于分离囊肿和胰腺。使用烧灼方法离断囊肿和胰腺之间的小血管(■图 78.4)。

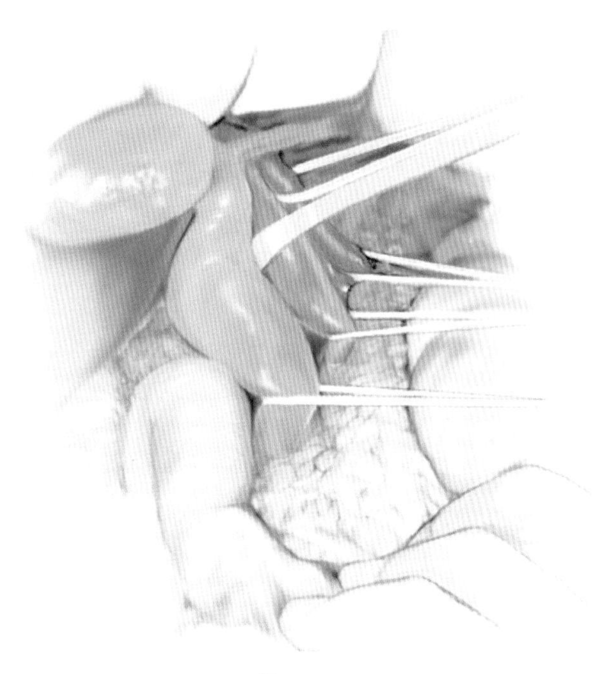

■ 图 78.4

手术步骤四

打开胆总管囊肿

在胰管汇入胆总管附近打开囊肿，以便观察胰管开口。在胆总管和胰管汇合处的上方，囊肿的最下端，悬吊囊肿，注意保护好胰管（■图 78.5a）。如图所见，切开部分囊肿，从胆总管观察胰腺（■图 78.5b）。

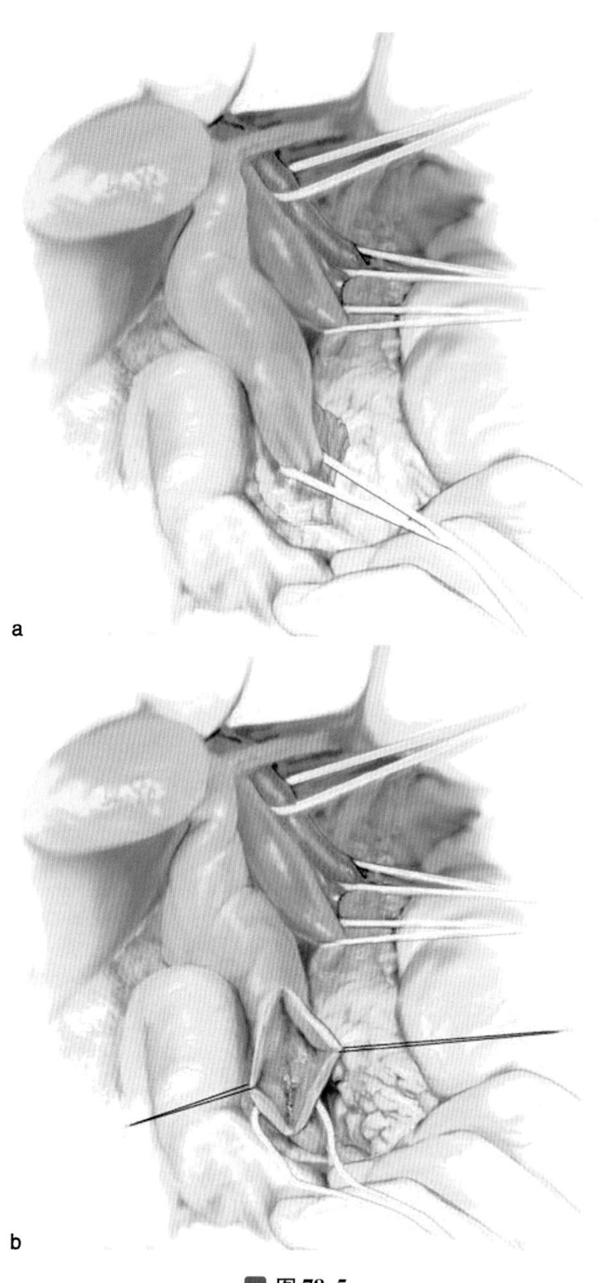

■ 图 78.5

手术步骤五

修补远端胆总管

如果保留残余囊肿内膜,则应小心地利用电凝烧灼内膜。

在下段胆总管与胰管汇合处上方运用 5-0 PDS 线间断缝合胆总管。开始缝合时,注意从离断的胆总管观察胰管,避免损伤胰管(◘图 78.6)。

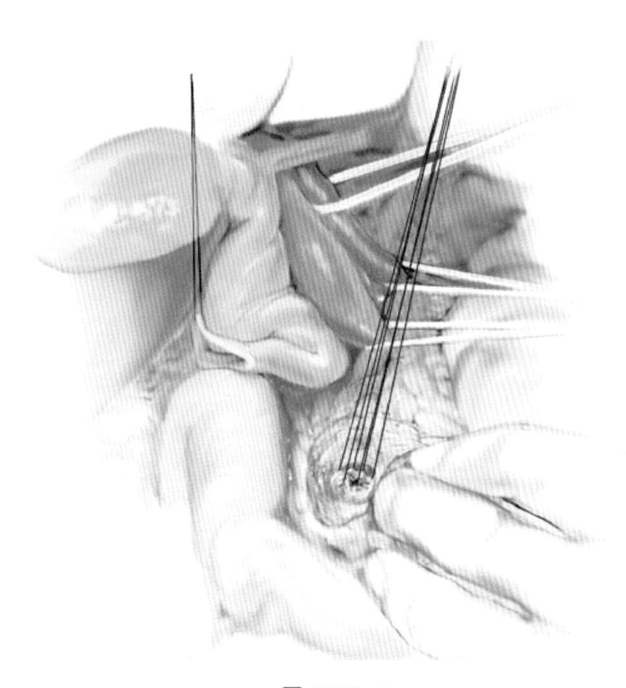

◘ 图 78.6

手术步骤六

重建

向上分离囊肿至左、右肝总管汇合处。分离囊肿时注意异常开口的小胆管，需分别切断结扎。如果左肝管扩张，则需沿左肝管分离至肝缘。对于囊肿延伸至左右肝管的，有学者建议进行扩大肝切除术治疗。对于肝内扩张范围较浅的，可将囊肿与左、右肝管在汇合处离断后再行吻合术，而无需采取肝切除术。

行端侧肝肠吻合，采用4-0 PDS线单层间断缝合，近端空肠70cm处行Roux-en-Y吻合。

在肝肠吻合口左侧放置引流管。移除囊肿后，就可开始行肝肠吻合术（图78.7）。

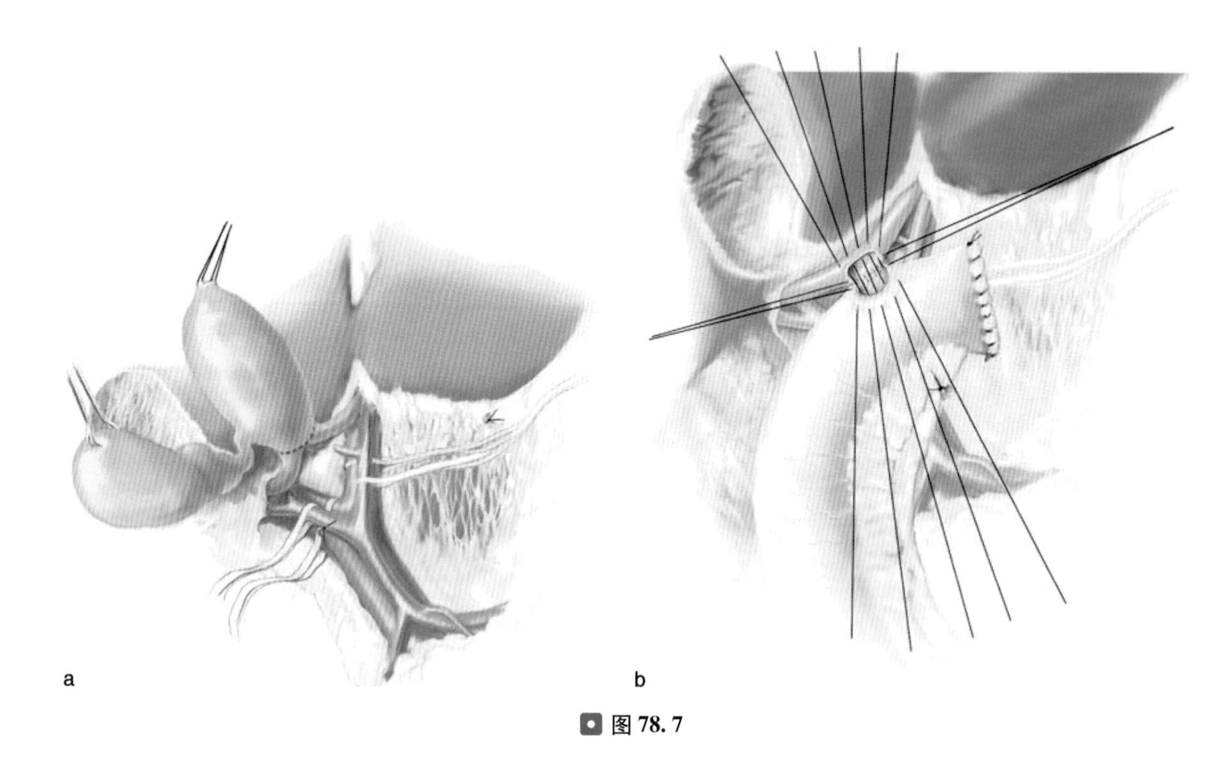

图 78.7

并发症

胆漏

（1）48小时内可能有少量的胆漏，通常可自愈。

（2）持续的胆漏应该谨慎引流。

（3）如术中解剖胰腺困难以及/或者术后有持续非胆汁性漏时，需检查引流液的淀粉酶含量。

后期并发症

胆管炎（20%～40%），通常与吻合口狭窄有关。

（秦仁义　译）

第 79 章　机器人下胆囊切除术

Yanghee Woo

在美国,胆囊疾病是病人入院最常见的原因,每年约有 750 000 位病人接受腹腔镜胆囊切除术。

现在,在美国每年开展的 750 000 台胆囊切除术中,有 90% 是通过腹腔镜进行的,中转开腹率为 5% ~10%。腹腔镜胆囊切除术是良性胆囊疾病的标准外科治疗方案,其并发症发生率和开放胆囊切除术相差无几。自从 1985 年 9 月 12 日德国柏布林根的 Erich Mühe 医生第一次运用以来,相对于开放胆囊切除术,这种微创术式已被证实拥有很多的优点,其中包括术后疼痛降低、住院时间缩短和恢复速度加快。

在胆囊疾病的微创治疗中,机器人下胆囊切除术是腹腔镜手术的一种替代。为了改进多孔腹腔镜胆囊切除术的结果,克服近来单孔腔镜手术的缺陷,人们尝试着开展了机器人外科手术。应用达芬奇外科手术系统单孔操作平台的机器人下胆囊切除术对病人来说是一种安全有效的术式。复杂的机器人技术为单孔胆囊切除术提供了一项简单的可选方案,并且在更多的复杂程序中拥有应用潜能。达芬奇外科手术系统的机器人技术为外科医生提供了更加明亮清晰的三维操作视野,更高的器械精度和更好的功效。应用达芬奇外科手术系统的机器人下胆囊切除术是治疗胆囊疾病安全有效的微创方法。

然而,由于过长的手术时间和显著增加的手术费用,最初应用多孔达芬奇外科手术系统的机器人手术并未被接受。多孔机器人胆囊切除术得到的最好应用,是联合应用于较为复杂的上腹部手术中,例如胃癌胃切除术,或者出于教学目的用于住院医生及机器人手术初学者的培训中。

单孔机器人操作平台是专门为胆囊切除术发展起来的,随着它的出现,机器人单孔胆囊切除术自 2011 年的首次临床试验以来,效率有了大幅度提升。早期评估单孔技术的研究发现,应用单孔机器人系统培训的外科医生能够安全有效地完成单孔机器人胆囊切除术,并且没有操作程序偏差,同时能够找到安全结扎胆囊管和胆囊动脉的关键视角,有效缩减手术时间,降低中转开腹率和手术费用。

此外,单孔机器人操作平台允许在操作程序中加入新的技术,例如能够应用实时近红外荧光胆道造影术(NIR)。NIR 成功将内置光学技术应用到了机器人系统,是机器人胆囊切除术中探查胆总管的新方法。机器人单孔胆囊切除术有潜力在技术层面上极大地改善腹腔镜手术,但其应用还处于初期阶段。

适应证与禁忌证

适应证

机器人胆囊切除术的适应证与腹腔镜胆囊切除术一样:

(1) 有症状的胆石症;

(2) 急性胆囊炎;

(3) 胆源性胰腺炎;

(4) 胆道运动障碍;

(5) 无结石性胆囊炎;

（6）早期胆囊癌；
（7）胆囊息肉。

禁忌证

机器人胆囊切除术的绝对禁忌证与腹腔镜胆囊切除术一样：
（1）不能耐受常规麻醉；
（2）难治性凝血障碍；
（3）血流动力学不稳定；
（4）晚期胆囊癌。

手术步骤

手术步骤一

病人体位，操作孔位置，机器人对接

病人取仰卧位，全身麻醉。为避免神经损伤，手臂应用足量填料包裹并置于病人两侧。作2.5cm绕脐切口，向上或下等长扩展（图79.1）。

用刀切开筋膜，延长到3cm以容纳单孔硅胶套管。用指头钝性分开并试探，保证脐周腹腔内间隙没有粘连。由助手用S型拉钩提起腹壁后，插入达芬奇单孔管套（图79.2）。套管紧密地固定好后，通过注气管向腹腔注入CO_2，气压15mmHg。病人体位，取常规15°头高脚低位，右侧高左侧低10°体位。

首先插入的机器人器械为通过单孔通道端口中特定套管的8.5mm trocar。接下来通过套管置入镜头并探查腹内情况。然后将达芬奇外科手术系统置于病人右肩方向，与手术台呈45°角。8.5mm trocar置入后，直视下再次插入镜头，接着依次置入#2和#1弯管。然后置入5mm的辅助trocar，用一个长的夹持器抓住胆囊底，防止胆囊向头侧的右侧膈下区域移动。这样可以显露出胆囊颈部，方便机器人器械的初步定位。右侧机械臂操作的器械插入病人右侧的套管，左侧机械臂操作的器械插入病人左侧的套管。左臂持胆囊底夹持器牵引、显露胆囊颈部。右臂操作Maryland剥离器、单极烧灼钩、Hem-o-lok夹持器和弯剪，根据需求交换左右臂器械。

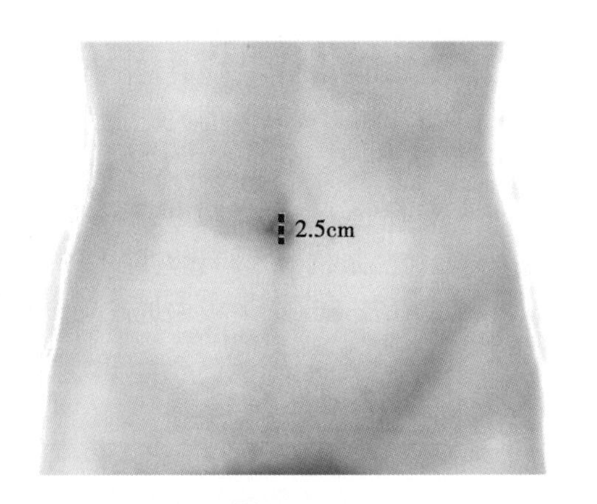

图79.1

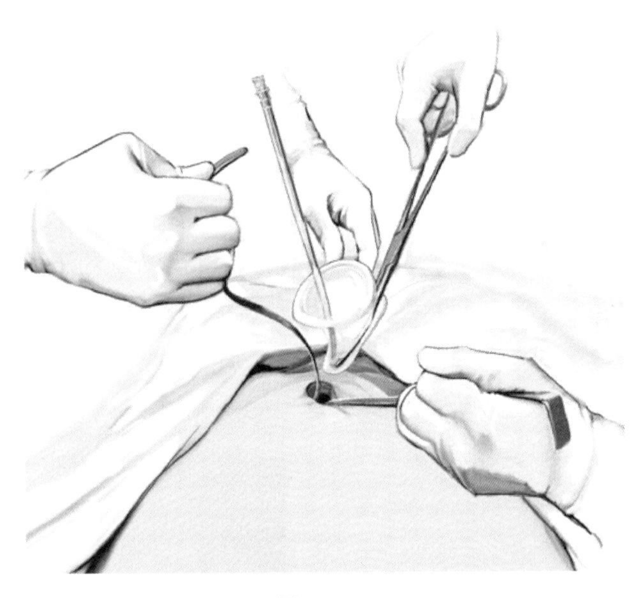

图79.2

手术步骤二

胆囊分离和粘连分解

机器人器械臂安装到位后,术者在控制台操作机器人手术。助手在肝脏边缘抓住胆囊底,向头部牵引并越过肝脏。这样可以向上牵拉胆囊,显露胆囊颈。术者在控制台控制机器臂,向下钝性分离胆囊与网膜的粘连。用底部夹持器抓住Hartmann袋并向外上牵拉,显露胆囊三角(图79.3)。

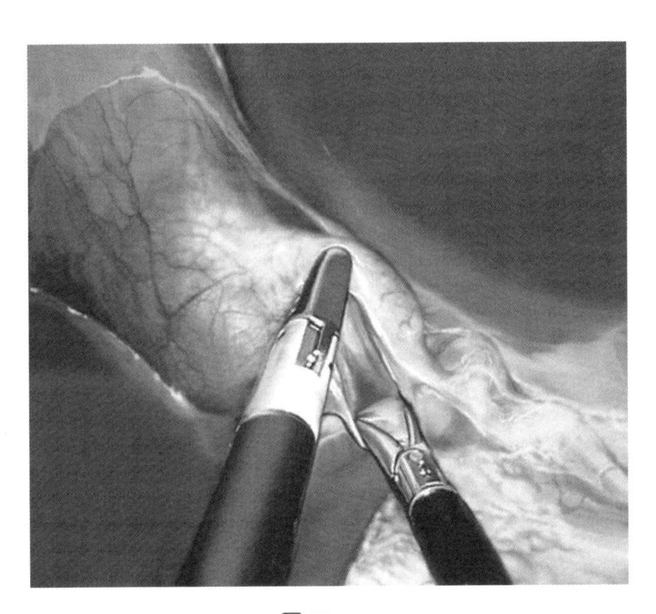

图79.3

手术步骤三

分离 Calot 三角,游离胆囊管和胆囊动脉

向内向中间牵拉胆囊 Hartmann 袋,用 Maryland 剥离器钝性分离出胆囊三角解剖结构,显露胆囊管(◘图 79.4)。此时应谨慎操作,注意紧贴胆囊的下缘操作,避免损伤胆总管和十二指肠。识别出胆囊管后,很容易在 Lund 结(也称作 Mascagni 淋巴结、Calot 结)水平发现胆囊动脉。游离出胆囊管和胆囊动脉后,腹膜覆盖的后三角就被分离开,可以清理胆囊下面胆囊动脉和肝床之间的区域。这样可以提供绝好的视野,只看到胆囊动脉、胆囊管与胆囊相连(◘图 79.5)。

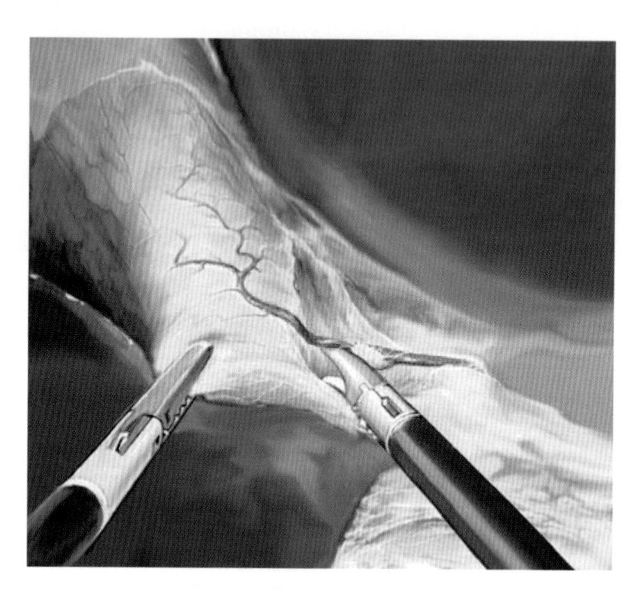

◘ 图 79.4

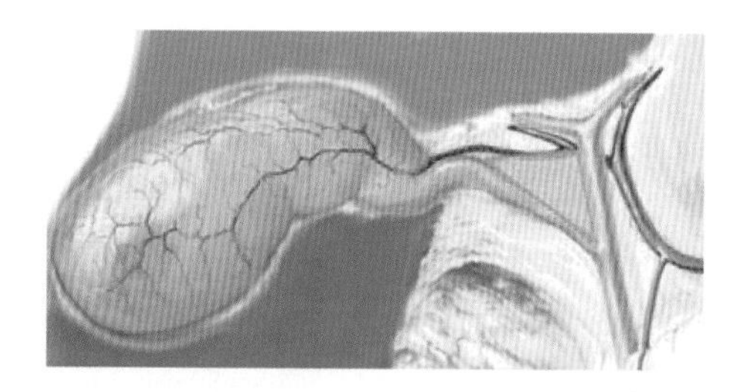

◘ 图 79.5

手术步骤四

结扎及离断胆囊动脉和胆囊管

游离出胆囊管和胆囊动脉后，将右臂的 Maryland 剥离器换成 Hem-o-lok 持夹器。胆囊管和胆囊动脉都需要用 Hem-o-lok 夹三次。然后再将右臂的器械换成弯剪，剪断胆囊管和胆囊动脉，保留近侧两个夹子。（图 79.6）。

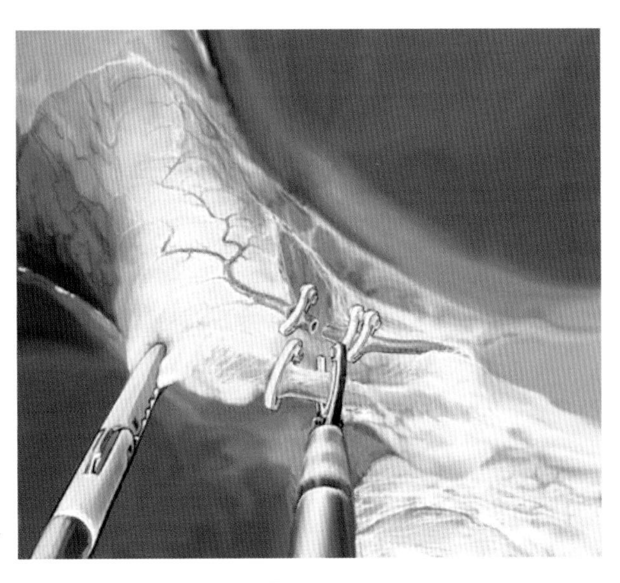

图 79.6

手术步骤五

将胆囊从肝脏床上分离下来

将电凝钩插入术者右侧的套管，从肝脏床上热分离胆囊。这时候需要助手和左侧机械臂器械牵拉以保证胆囊和肝床之间存在合适张力（图 79.7）。合理运用单极电凝可以减少分离过程中的出血。在完全移除胆囊之前，可以牵拉胆囊将肝脏向上翻起，以显露和确认之前放置的夹子还在原处，以及肝床止血彻底。

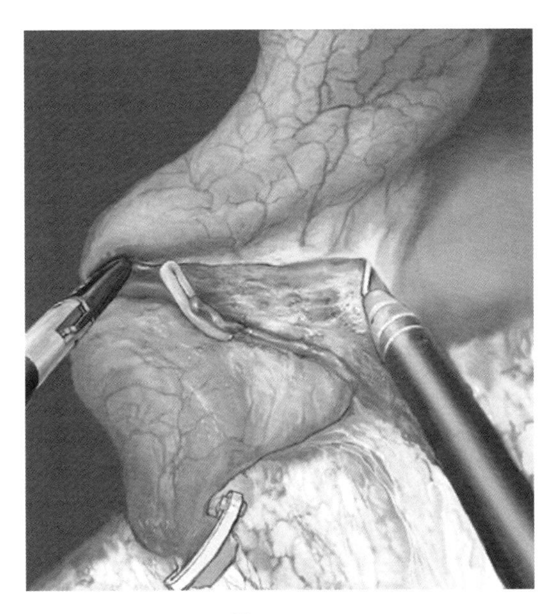

图 79.7

手术步骤六

取出并移除标本

胆囊分离下来后，助手取出夹持器，插入 5mm 的 Endocatch 袋，置于肝脏之上。将标本放入 Endocatch 袋后，移走机械臂，将套管从通道孔移开，最终单孔套管同袋子中的标本一起被移走。筋膜用可吸收缝线连续缝合，皮肤用皮下单纤维线连续缝合。

（秦仁义 译）

第五篇　门静脉高压

J. Michael Henderson

第 80 章　概述:门静脉高压症

J. Michael Henderson

在过去十年中,预防复发性静脉曲张破裂出血的手术已明显减少。本节介绍了治疗静脉曲张出血的不同手术方式,包括全部分流、部分分流和选择性分流,以及断流术式。由于没有其他治疗方法,在 20 世纪 70 年代到 80 年代非移植手术治疗静脉曲张出血达到高峰。自那时起,对门脉高压的病理生理学方面有了深入的认识,并已在内镜和放射学技术方面取得了很大的进展。

门脉高压症的病理生理学遵循一定的发展规律,从最初门静脉血流的阻塞、门静脉压力升高,侧支循环的开放,内脏的充血,直到高动力系统循环。使用非心脏选择性 β-阻滞药物干预的方式调节这些病理生理所引起的变化,已成功用于预防初次出血和减少再出血。在急性期使用生长抑素及其类似物减轻内脏充血是有效的。

随着世界范围内电子内镜检查的普及,在过去二十五年中内镜检查取得极大提高。对于食管静脉曲张的治疗,已经从三十年前近乎盲从地治疗出血性食管静脉曲张,发展到今天应用先进的多手段结扎方法治疗急诊和择期治疗胃食管静脉曲张破裂出血。结扎疗法相比于硬化疗法具有较低的并发症发生率,因此成为急性出血和初步预防复发性出血的主要治疗方案。

在过去的十年中,肝脏影像学的发展和门静脉介入成为可能,导致了经颈静脉肝内门体分流术(TIPS)的诞生。TIPS 可以成功减压静脉曲张。随着覆膜支架的引入,裸支架的高狭窄率也不断降低,但假内膜的增生仍是一个难题,需要长期监测 TIPS 以保持其减压作用。

在过去的二十年中,肝移植也取得了巨大的进展,已成为静脉曲张出血和晚期肝病病人的主要手术选择,并对疾病死亡率产生显著影响。对于这些病人来说,肝移植是最好的治疗方法。

在本节中所描述的治疗门静脉高压的手术方法是否还在发挥作用吗?在世界不同地区、不同人群这些治疗方案仍可能是有用的。应当承认本部分所描述的所有手术方法对于一些病人可能是非常有效的治疗。毫无疑问,虽然这些方法的使用已明显减少,但是外科医生在治疗复杂的肝胆疾病时不应丢失这些方法,在肝移植外科医生处理顽固性静脉曲张出血伴有较好肝功能的病人时也应保留此方法。本节展示了权威专家的精彩手术操作的技术细节和建议,从而使其他具有肝胆外科专业知识的外科医生也可行此手术。

(刘子文　李宗泽　译)

第 81 章　远端脾肾静脉分流术

J. Michael Henderson

简介

远端脾肾静脉分流术(DSRS)被广泛地称为 Warren 分流,源于 W. Dean Warren 于 1966 年在迈阿密时首先提出该术式。它的发展与 Zeppa 和 Foman 博士息息相关,他们将静脉曲张减压术与断流术经验相融合。胃食管区段选择性减压概念涵盖了控制静脉曲张破裂出血和维持门静脉较高压力,从而保证门静脉血流使肝脏得到有效的灌注。因此这个步骤的原理是既分流控制静脉曲张出血,又维持门静脉灌注以保护肝功能。

适应证与排除标准

(1) 内镜和药物等一线治疗难以控制的静脉曲张出血。

(2) 具有较好肝功能的病人(ChildA 级和 B 级)。

禁忌证

(1) 晚期肝疾病。

(2) 脾静脉血栓形成而没有分流血管。

(3) 顽固性腹水。

近 2～3 年的相对禁忌证

(1) 进展性肝病病人可能行肝移植手术。

(2) 脾静脉管径细,但血管口径不是绝对的手术禁忌,因为静脉修剪后可以进行较大口径的血管吻合。

术前检查及准备

(1) 重视静脉曲张、脉管系统以及潜在的肝脏疾病。

(2) 临床评估:难治的复发性静脉曲张破裂出血或者不适合行内镜治疗。

(3) 实验室检查评估肝功能 Child 分级。

(4) 放射学检查和血管超声,但是对于确定是否行 DSRS 推荐行动脉造影检查。肠系膜上动脉造影和脾动脉造影可通过静脉期的影像明确门静脉解剖和侧支循环情况。因为 20% 的人群有左肾静脉异常,必要时应对左肾静脉进行直接造影。

(5) 手术时机和与术前准备

(ⅰ) DSRS 不应成为一种急诊手术,应先稳定病人后采取择期手术。

(ⅱ) 最佳营养状态。

(ⅲ) 纠正凝血状态。

(ⅳ) 术前和围术期的液体管理非常重要,特别是限制游离钠。病人应保持“干”的状态,以尽量将术后腹水的风险最小化。

(ⅴ) 合适的围术期抗生素预防方案。

手术步骤

手术步骤一

体位和探查

病人左侧轻度抬高，在肋骨边缘手术台倾斜15°~20°。这种体位方便探查胰腺后方空间以解剖脾静脉。

切口为双侧肋缘下切口，切口主要位于左侧并横向延伸。牵开操作需要一个固定的拉钩系统来提升左肋缘高度。其他拉钩的部件也可用来帮助显露视野，如下图所示。

◘图81.1说明了DSRS的切口和解剖区域。

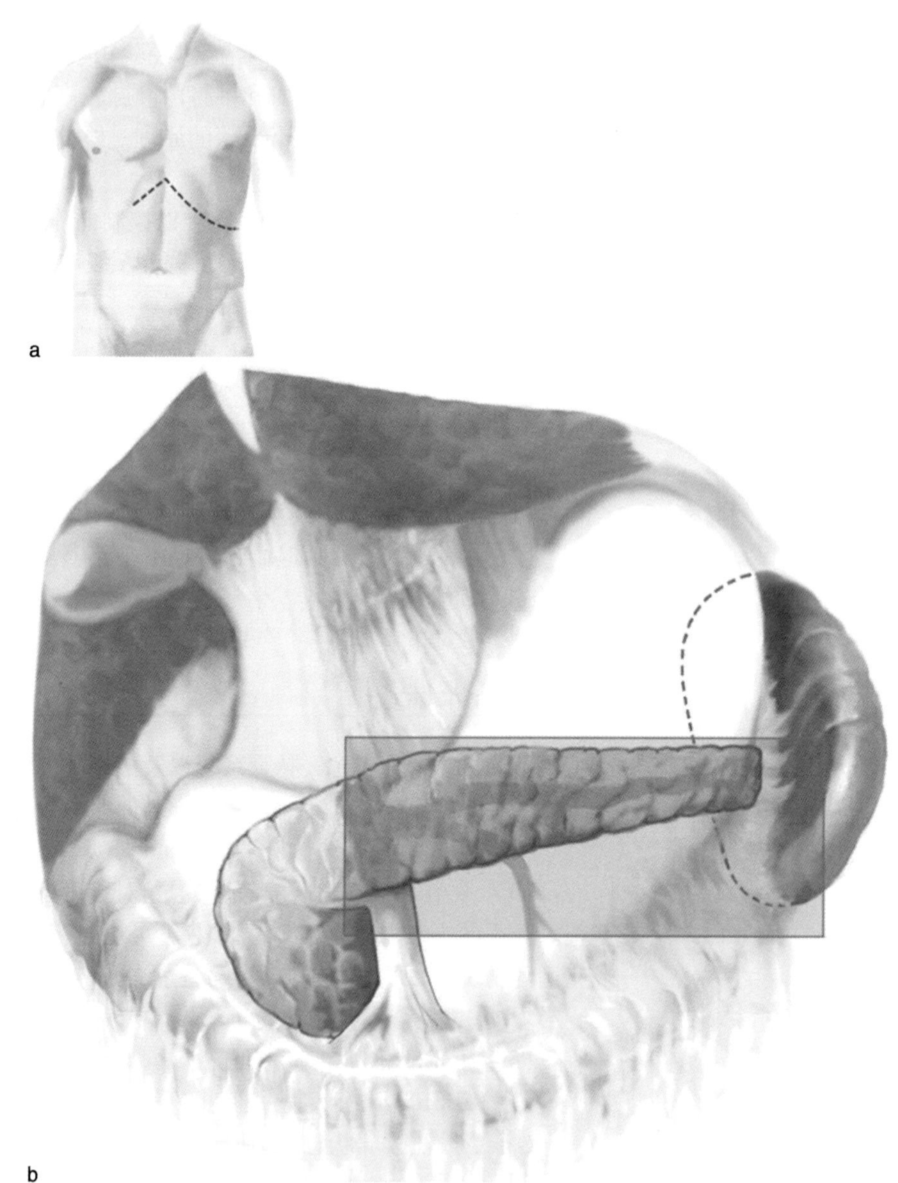

◘ 图81.1

手术步骤二

游离

■图 81.2 最先显露的插图,需要游离掀起胃大弯,从幽门一直到胃短血管,结扎切断胃网膜血管,离断脾结肠韧带并将结肠脾曲下移进一步显露。这两步也是血流阻断的一个组成部分,能够从门脉高压系统将部分压力分流出来。游离结肠脾区后,将拉钩向下牵拉结肠,从而进一步显露并探查胰腺后方平面。同时,向上牵开胃。

然后沿胰腺下缘切开,一直从肠系膜上静脉延伸到脾门(■图 81.2)。

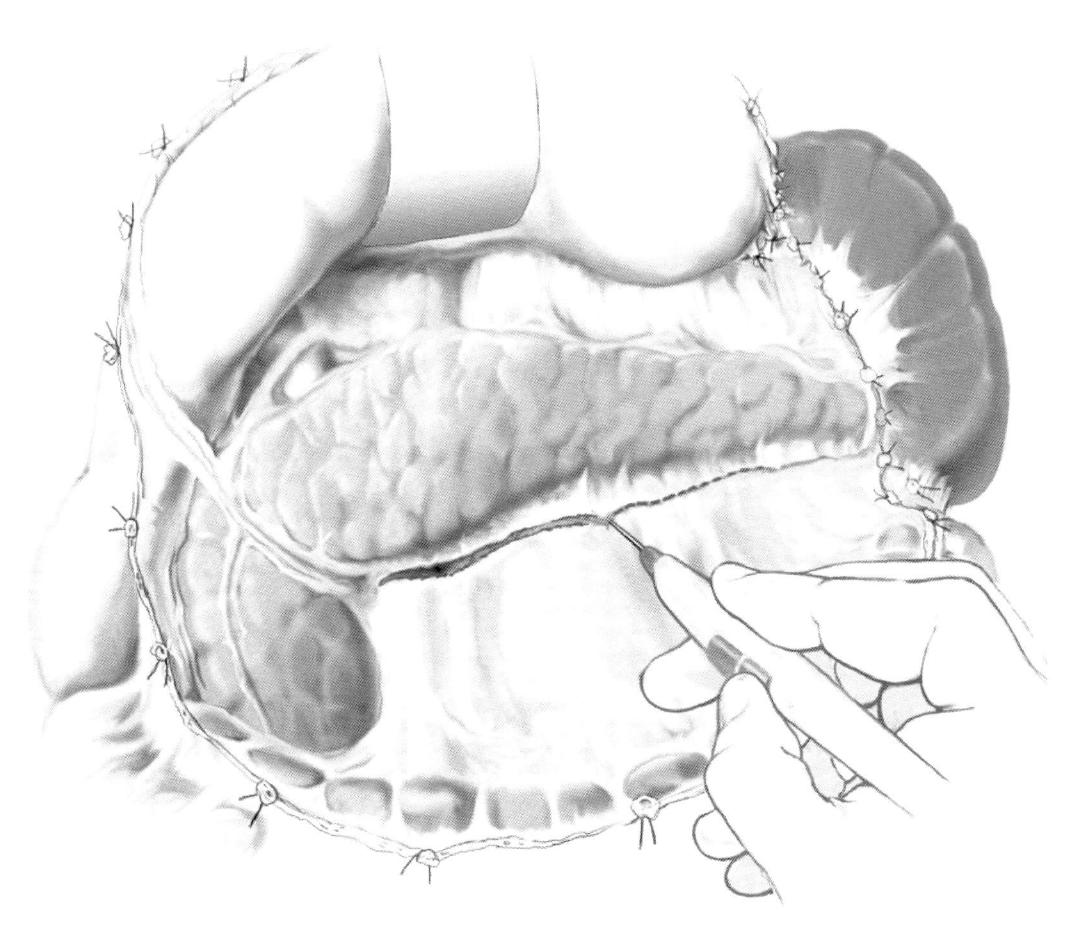

■ 图 81.2

手术步骤三

显露与解剖脾静脉

通过观察和触摸确定脾静脉位置。对于肥胖病人来说,脾静脉在胰腺后表面可能不会被轻易看到,但是能够被触摸到。脾静脉的解剖应从最易看到或摸到的血管开始。从肠系膜上静脉到脾门沿脾静脉下方以及背面游离血管外膜覆盖组织。

在50%的病人中肠系膜下静脉汇入脾静脉,其余的50%汇入肠系膜上静脉。这是一个非常有意义的标志,因为在从左至右游离脾静脉的过程中它总是第一个在下方出现的有标志意义的静脉。对它进行离断和结扎。

在这一步骤的另一个关键平面是脾静脉以及肠系膜上静脉的交汇处的背面,如图81.3所示。用手指或者吸引器头分开这个平面是安全的。打开这个平面的意义在于如果在游离脾静脉前面的过程中发生出血,通过手指按压血管可以控制出血(图81.3)。

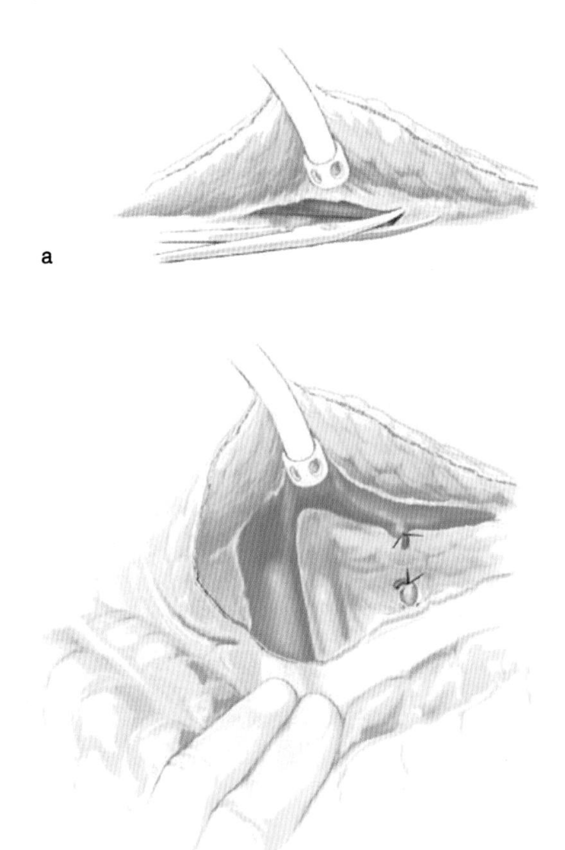

图81.3

手术步骤四

解剖胰腺静脉汇入脾静脉的属支

胰腺汇入脾静脉的属支总是位于脾静脉的上方以及前方。对于游离这些细小及脆弱血管的技巧在于,从各个侧边沿着这些细小血管的方向打开这个平面。可以使用直角钳阻断小血管,脾静脉侧结扎胰腺侧夹闭。这部分操作最精细、最困难,需要极大的耐心。通过◘图81.4描述的充分游离脾静脉的后面以及上面,然后开始切断胰腺静脉,将变得容易一些。

充分游离脾静脉以方便下拉和肾静脉吻合。此时注意先不要切断脾静脉(◘图81.4)。

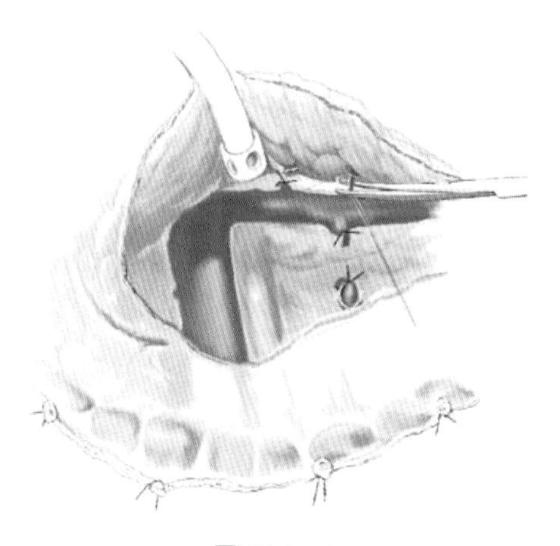

◘ 图81.4

手术步骤五

显露以及解剖左肾静脉

左肾静脉从主动脉前方跨过,同时位于肠系膜上动脉后方。对于这些标志的触诊能够帮助识别肾静脉。钝性游离后腹膜直到找到左肾静脉,然后顺着左肾静脉的前面进行游离。此时应结扎所有组织,因为它包含有大量的淋巴管,一旦没有结扎将引起乳糜性腹水。游离肾静脉至足够长度以确保能够可靠的使用Satinsky钳夹住血管以便于后续的吻合。由于左肾上腺静脉总是汇入肾静脉,对其进行结扎。保留左侧性腺静脉完整,因为它经常作为一个流出道并且帮助收纳分流打开后增加的肾静脉血流(◘图81.5)。

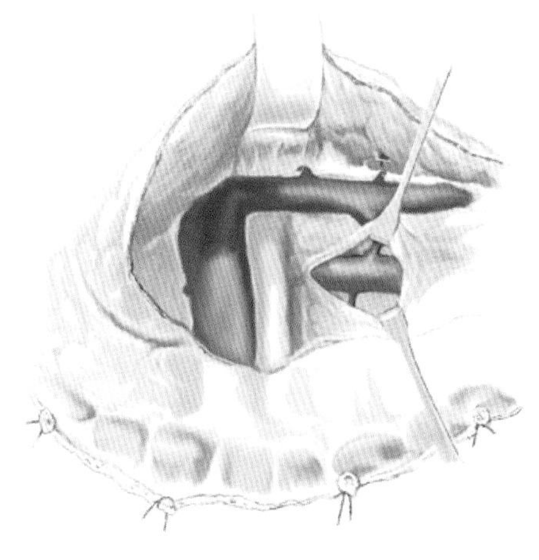

◘ 图81.5

手术步骤六

准备脾静脉

一旦左肾静脉解剖完成为端侧吻合做好准备时,在肠系膜上静脉处脾静脉齐平结扎。经验显示最好在残余脾静脉用丝线打结,并用大血管夹子在线结后方夹住,这样此处肠系膜静脉血栓的发生率可以降到最低。

然后向下移动脾静脉如◘图 81.6 所示,确定与左肾静脉的位置关系,并且横断、纵向游离脾静脉至合适长度以便于后续更合适的吻合。目标是要达到从脾静脉自胰腺部位分出时至左肾静脉吻合处没有任何扭折。

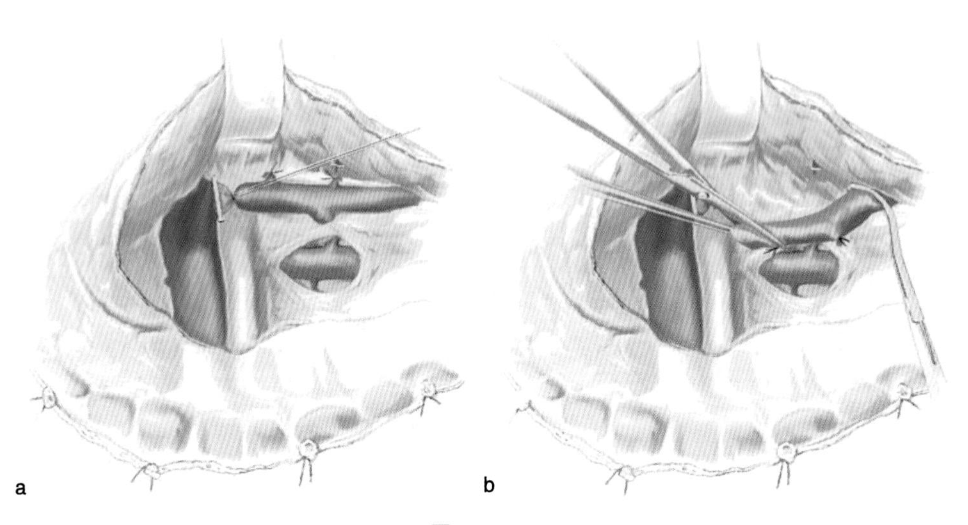

◘ 图 81.6

手术步骤七

吻合

吻合时血管后壁采用连续缝合,前壁采用间断缝合。更倾向于选择这样的吻合是因为能够使荷包收拢效应的风险降到最低。外科医生根据自己喜好选择缝合材料。我们使用5-0的爱惜康连续缝合后壁,5-0的丝线间断缝合前壁。这种方法证明有较低的血栓形成率,具有非常好的效果。

由于缝合是在一个深洞里面进行,会有一定难度,尤其是在肥胖的病人中。在深洞里面以最小的操作幅度缝合有助于吻合的完成。在左上腹左肾静脉的血管夹需要一个助手向前举着,同时,脾静脉的血管夹可能也需举着避免吻合的张力。细心准确的定位以及保证血管夹的稳定是此阶段的关键(图81.7)。

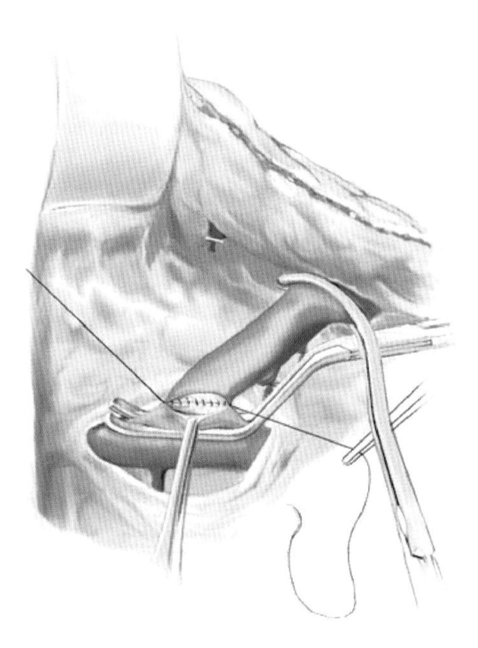

图81.7

手术步骤八

完成吻合，断流

吻合完成后血管夹可移走，并且胰腺可下行朝向左肾静脉。少量的出血通常可由止血纱和轻质填料几分钟止住。检查吻合的部位是非常重要的，可以确保脾静脉没有任何的扭折或者弯曲。

断流的完成。如果可能也可找到胃左静脉，它可能会汇入脾静脉或者门静脉。如果在这个部位能夹闭胃左静脉，应该对其进行夹闭。正如在这幅图中所展示的它也会出现在胰腺上缘，并且将其完全阻断。

至此手术步骤已完成，脾、胃底以及远端食管静脉系统降低压力，同时也保证了门静脉的压力以及肠系膜上静脉、门静脉系统的血流灌注（■图 81.8）。

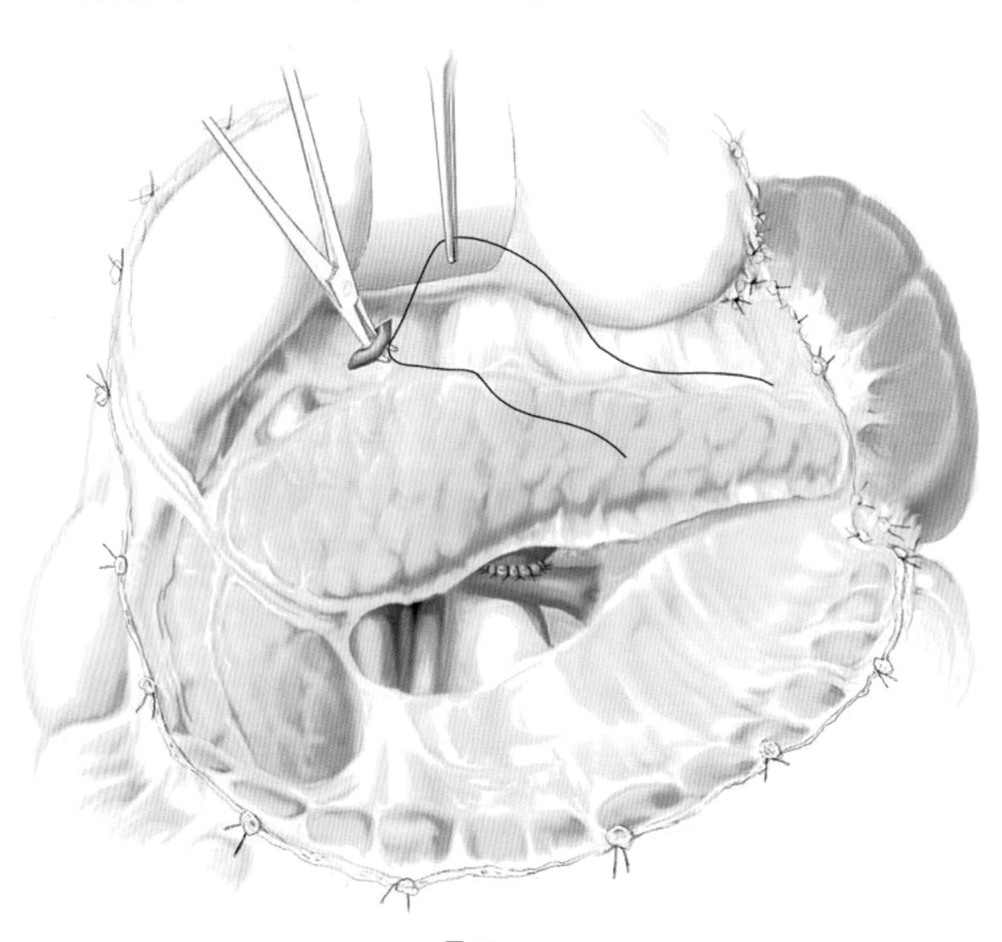

■ 图 81.8

术后检查

（1）隔天监测肝脏的实验室指标，每天化验电解质，共持续一周。

（2）膳食：低钠饮食（2g/d）和低脂饮食（30g/d）共持续 6 周。后者是必需的，因为左肾静脉周围淋巴管的破坏会导致乳糜性腹水产生。

（3）放射性分流检查：在术后 5～7 天行直接导管插入术来记录分流的开放，并且无显著性压力梯度。

术后并发症

早期并发症

（1）肝功能失代偿。

（2）腹水。

（3）分流血栓形成。

（4）处理这些情况主要在于预防。仔细行病人筛选，选择那些能够耐受此手术的低风险病人。可通过精细的围术期液体管理和术后饮食限制将腹水风险降到最低。分流血栓形成风险很低（1%～4%），并且如果按照上述的手术步骤操作风险也会降到最低。

后期并发症

（1）进行性加重肝脏疾病。应对这些病人进行长期随访，主要是为了监测他们的肝硬化进展。

（2）晚期分流血栓形成不常见，但是任何复发性出血需要记录分流开放，通常是通过导管插入术测定血压。

专家经验

- 病人合适的体位有助于后续的显露。
- 显露很关键-参见 Step2。
- 脾静脉后方是安全的解剖平面。
- 游离足够的脾静脉容易向下与左肾静脉吻合。
- 正如在 Step5 描述的可通过触诊对左肾静脉行准确的定位。

（刘子文　李宗泽　译）

第 82 章　肠腔分流术

Miguel A. Mercado, Hector Orozco

简介

肠腔分流术是在肠系膜上静脉（SMV）和下腔静脉（IVC）之间以人工血管搭桥来解除门脉高压症。自 20 世纪 70 年代由 Drapanas 推广以来，便有若干支持者，并且多数强调它是一个远离肝门的分流。肠腔分流术与门腔静脉侧侧分流术在生理学方面相似，肠腔分流直径≥12mm 可以转流全部门脉血流，而直径 8～10mm 的分流可以保持部分入肝血流。

适应证与禁忌证

适应证

（1）内镜治疗困难的静脉曲张出血。

（2）肝功能分级 ChildA 级和 B 级病人。

禁忌证

（1）晚期肝脏疾病（肝功能分级 ChildC 级）。

（2）肠系膜静脉血栓形成。

术前检查

（1）既往史：静脉曲张破裂出血。

（2）无晚期肝病。

（3）实验室检查：肝功能分级 ChildA 级和 B 级病人。

（4）血管影像：多普勒超声。

（5）如果不确定肠系膜上静脉（SMV）是否通畅，观察血管造影静脉期影像。

术前准备

（1）首选择期手术。

（2）急性出血后稳定期。

（3）纠正凝血。

（4）利尿剂处理腹水。

（5）改善营养状况。

手术步骤

手术步骤一

探查和游离

大的正中切口或横切口进腹以充分显露腹腔。利用拉钩(Thompson, Omni-Tract)叶片在结肠系膜下腔隙内显露肠系膜根部。向前上牵引横结肠和肠系膜(尾部)显露十二指肠第三段。沿着结肠下方行腹膜切开,从横结肠系膜根部直到 Treitz 韧带,形成一个半圆形状。通常只有较松弛的组织粘连有一些小静脉伴行,需要电凝止血。至此完全游离十二指肠。

在肠系膜根部切开腹膜,显露包绕肠系膜血管的淋巴管(通常是扩张以及肥厚的)。慢性淋巴性高压使其纤维化从而使解剖变得困难。为了避免术后淋巴瘘,将所有这些组织结构结扎非常必要。此外,也会发现扩张的小静脉。

完全游离 SMV(肠系膜上静脉)的前面和右侧面。所有来源于胰腺钩突的血管(血管长度,直径和分布各有不同)都应行仔细的解剖和结扎。解剖是从胰腺头侧向胰颈持续进行。结扎结肠中静脉。在远端,解剖一直延伸到回结肠分支的汇合处(在许多情况下,此血管可以保留)。在某些情况下,回结肠动脉在此平面穿过;通常可以将其牵开,但如果有必要可以将其结扎。将肠系膜静脉游离 4 ~ 5cm 长很有必要。此外,为了合适的放置血管夹,解剖整个血管的周围以裸化血管很重要(◘图 82.1)

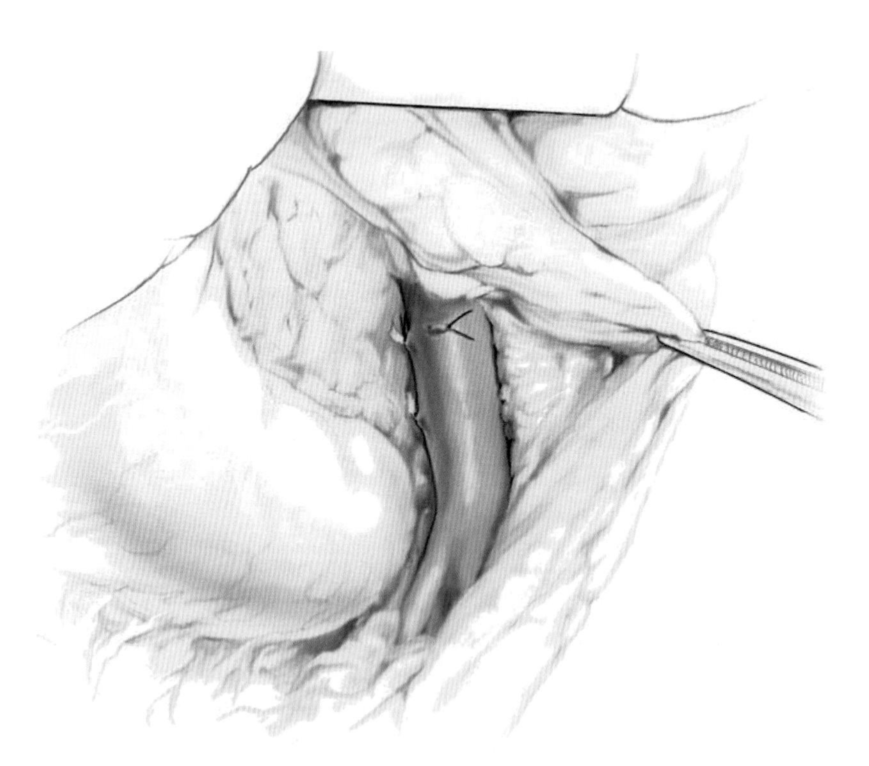

◘ 图 82.1

手术步骤二

准备下腔静脉(IVC)

去除周围疏松结缔组织后,游离肾下方的下腔静脉。必须缝合结扎显露的部分小静脉。由于下腔静脉较宽并有较低的血管内压,比较容易将血管夹放置在下腔静脉前壁,因此没有必要将血管的周围都游离(◘图 82.2)。用拉钩将十二指肠(向头侧),右半结肠(向左侧)和小肠(向尾侧)分离。可以观察到主动脉周围淋巴结;这是向内侧解剖的界限。

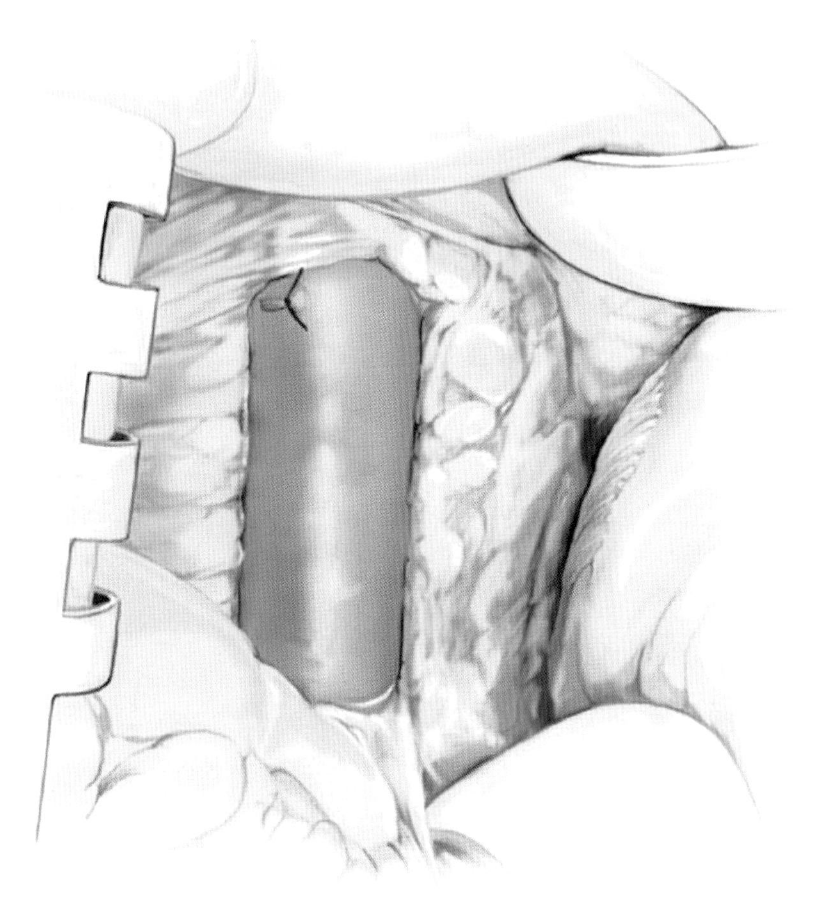

◘ 图 82.2

手术步骤三

腔静脉的静脉切开术

用 Satinsky 钳夹住血管，用 DeBakey 剪刀纵向切开约 12～14mm 长度的静脉切口，从而得到一个椭圆形的静脉切口（图 82.3）。

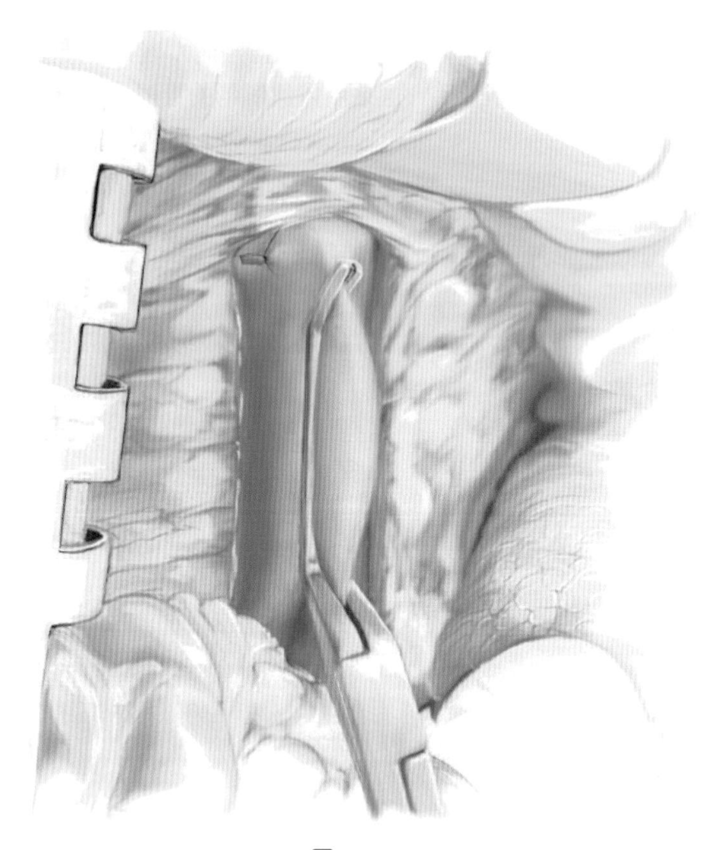

图 82.3

手术步骤四

与下腔静脉相吻合

一个聚四氟乙烯(PTFE)加强的10mm环状人工血管沿切线方向切开,从而获得一个12~14mm的开口进行血管吻合。如果想使用一个更大的人工血管,则必须切开较大的静脉切口。

使用5-0血管Prolene缝线缝合各个角度,对人工血管采用连续缝合(▣图82.4)。缝合应从外侧进行。为了最低限度的显露血管腔内粗糙面,此时应尽量采用外翻缝合。

当缝合完成,用肝素化的盐水将人工血管充满。

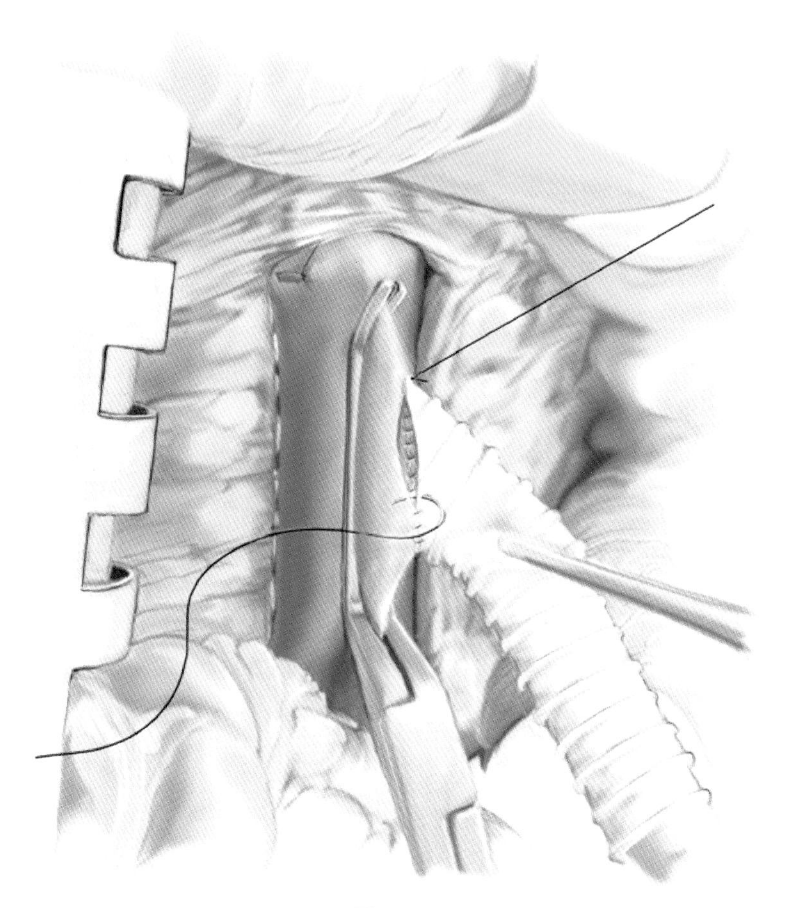

▣ 图82.4

手术步骤五

与肠系膜上静脉(SMV)的吻合

用 Satinsky 钳夹闭 SMV,并用 Potts 剪刀切开半圆形切口(图 82.5)。此切口使人工血管的位置靠右并稍靠近静脉后方。用 5-0 Prolene 缝线缝合每个角落,PTFE 人工血管近似于静脉。根据十二指肠的位置来确定裁剪人工血管的长度。

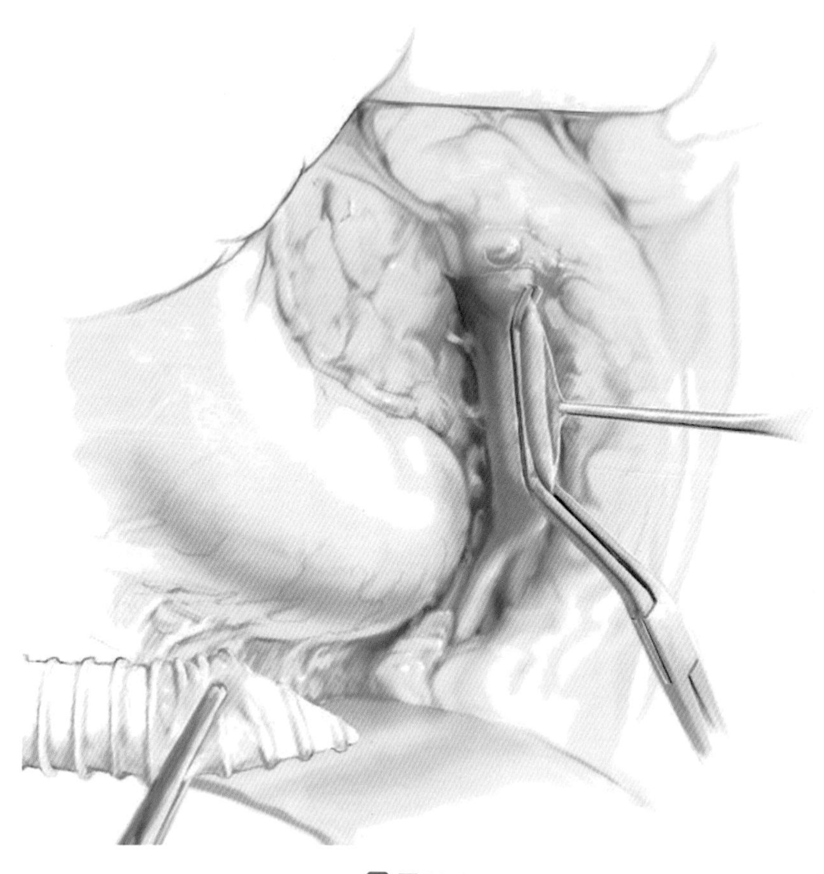

图 82.5

采用连续缝合完成血管吻合。后层的缝合从腔内完成，因此第一针缝合时缝针须放在管腔内（◘图 82.5 与图 82.6）。当后层缝合完成后，缝针处于血管腔外面，然后将前层吻合完成。建议使用外翻缝合吻合血管。

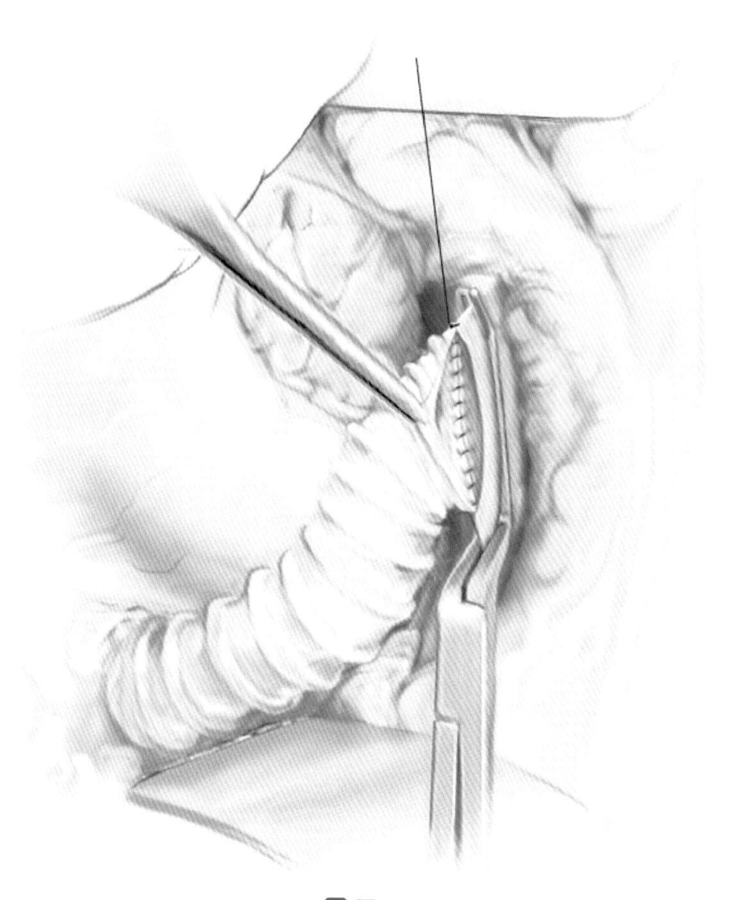

◘ 图 82.6

手术步骤六

放松血管夹

当缝合完成后,首先放松下腔静脉的血管夹,然后放松肠系膜静脉的血管夹,通常在缝线处会有少量出血,使用脱水纤维素以及轻柔的按压会自然解决这一问题。

手术步骤七

人工血管的最终固定

可将十二指肠放置在人工血管上面,在人工血管前方缝合后腹膜。不需要放置引流,并以正常的方式缝合腹壁(◘图 82.7)。

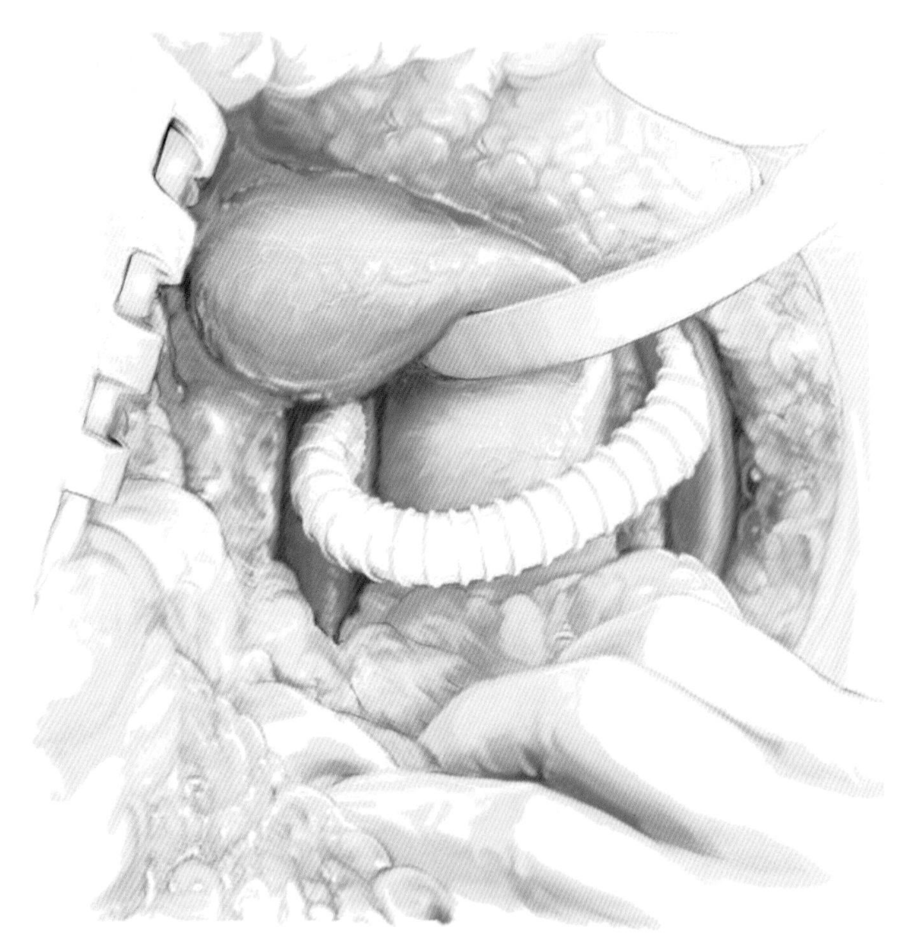

◘ 图 82.7

术后管理及检验

（1）每日实验室化验。
（2）出院前的分流检查。
（3）超声。
（4）可能行血管造影。

术后并发症

早期并发症

（1）肝衰竭。
（2）分流血栓形成。

后期并发症

（1）肝功能失代偿。
（2）肝性脑病。
（3）分流血栓形成。

专家经验

◆ 当识别血管时，可在血管周围使用小针注射水，从而分离解剖平面，使解剖更容易。
◆ 肠系膜静脉的环形解剖使血管更容易移动。当用血管夹闭合血管或者拉钩牵拉血管时，血管壁的固定节段会发生小的撕裂。
◆ 当行肠系膜静脉后方吻合时，保持人工血管靠近静脉非常重要。当第一次缝合时，牵拉人工血管会造成静脉壁的撕裂以及组织损失。
◆ 当吻合口缝合针眼处出血时，最好等它自行止血。如果重新缝合会造成更多麻烦，由于血管壁具有较高张力，会形成一个更大的破孔。

（刘子文　李宗泽　译）

第 83 章　门腔静脉小口径侧侧分流术

Alexander S. Rosemurgy II, Dimitris P. Korkolis

适应证与禁忌证

适应证

—肝硬化和门静脉高压的病人,食管曲张静脉急性出血不能顺利控制或者内科治疗失败,如药物疗法,球囊填塞,内镜硬化治疗等。

(1) 控制胃肠静脉曲张出血。

(2) 预防初次控制后复发性静脉曲张出血。

(3) 复杂性布加综合征。

禁忌证

(1) 门静脉血栓形成,即使已经再通(海绵样变性)。

(2) 下腔静脉血栓形成。

(3) 既往手术史造成右上腹广泛粘连(相对禁忌证)。

(4) 严重并发症(如二尖瓣反流,严重的主动脉狭窄)。

术前调查及准备

(1) 病史:饮酒史,酒精戒断综合征,肝炎,肝损性药物等。

(2) 临床评估:静脉曲张性出血,腹水,脾功能亢进,肝性脑病,黄疸,营养状况,门脉高压体征(如海蛇头)等。

(3) 实验室检查:ALT,AST,胆红素,碱性磷酸酶,白蛋白,凝血谱(PT,INR,血小板),肿瘤标志物和血清学(例如肝炎),电解质和酸碱等。

(4) 多普勒超声:评估门脉系统和下腔静脉的管径。

(5) 超声和内脏血管造影:评估 Child-Pugh 评分。

手术步骤

手术步骤一

体位,手术入路和血管游离

病人仰卧位,只有在胃胀时才放置鼻胃管,除了发生活动性出血,围术期不需要给予血管升压素或奥曲肽。手术通常出血量很少,几乎不需要输血。将一个垫子放在病人脊柱的右侧,使病人保持为30°左侧卧位。

手术采用右上腹横切口,切口的具体位置依肝脏的尺寸决定,通常通过右侧肋下缘的触诊来判断。

如果在切开时分离到了镰状韧带,此处便应十分小心,因为其中可能包含有大的侧支血管。通常会在切开时对镰状韧带进行缝扎。

手术步骤二

Kocher 分离与腔静脉的准备

右上腹的腹膜腔需要良好的显露，同时尽可能少的切开操作。网膜孔(foramen of Winslow)是关键的解剖标志。进行一个局限性的 Kocher 切口并始终保持网膜孔的朝向。在切开前需要缝扎可见的静脉属支和大的淋巴管道，在此可以大胆地应用电凝。Kocher 切口不需要展开很大，只需能充分显露肝下的下腔静脉约 5cm 并且可以放入一个侧壁血管阻断钳即可。

下腔静脉需要显露至网膜孔背侧。这一段腔静脉的头侧位于肝尾状叶的下角，因此如果必须的话，这一部分的尾状叶可以用电刀切掉(▣图 83.1)。

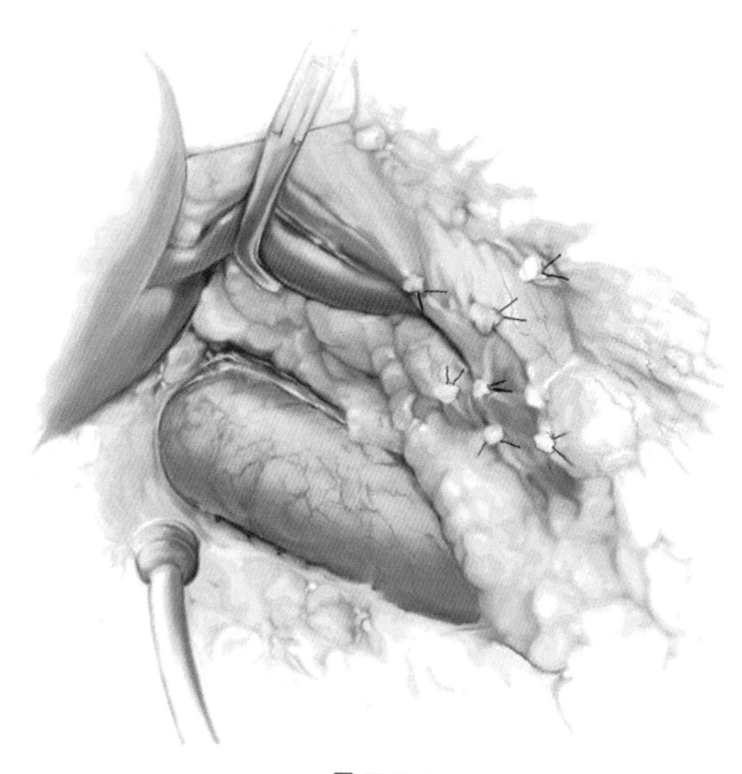

▣ **图 83.1**

手术步骤三

显露门静脉

良好地显露下腔静脉的内侧和外侧是非常重要的，这样血管阻断钳才有放置的空间。通常下腔静脉至少需要显露 4 ~ 5cm 节段的一半环周，以便后续的固定和吻合。在下腔静脉充分游离显露后，用 1 或 2 个牵引线拉在腔静脉右侧的疏松结缔组织上，这些牵引线后续可以缝在侧腹壁上以加强显露。

把胆囊拉向病人的左肩方向，这会使胆囊和胆总管向前内侧旋转。然后沿肝十二指肠韧带的走行向后和横向切开韧带，注意避免损伤胆管以及可能存在的副右肝动脉或其变异（如果存在的话）。用静脉牵引器把胆总管拉向前内侧以显露门静脉。当门静脉进入视野时，用 Russian 镊子抓住它，同时用塑料 Yankauer 吸引器进行静脉的环周分离。然后用一个阻断带控制门静脉。如果发生出血，阻断带可以帮助有效的控制门静脉（图 83.2）。

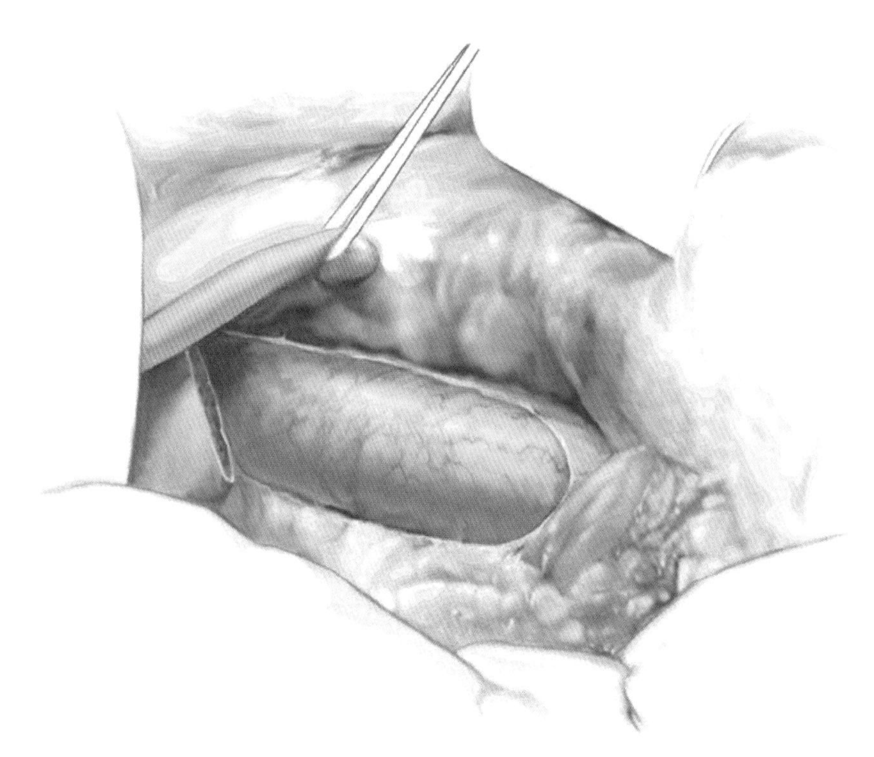

图 83.2

手术步骤四

腔静脉吻合

一段 6~8mm 的外强化聚四氟乙烯人工血管被用于门腔静脉分流术。这段人工血管长边为 3cm，短边为 1.5cm。因为门静脉与下腔静脉之间并非是平行而是有一个 60°的倾斜，人工血管的两个管口剖面之间的倾斜的角度大约为 90°。

将人工血管内充满肝素化的生理盐水并用负压赶出所有的小气泡，用一把侧壁血管阻断钳小心地夹在腔静脉的前表面，这样的夹闭部分血管从来不会引起低血压反应。在腔静脉的血管壁上剪出一个卵圆形的开口，开口的大小必须足够作为人工血管的流出道。腔静脉的开口应该在 4mm 长，1~2mm 宽。

人工血管固定在腔静脉上时应该保证其弯向头侧。吻合需要用 5-0 Prolene 缝线，采用水平褥式缝合，这样可以使得缝合总是在静脉上“从里到外”，在人工血管上“从外到里”(图 83.3)。先完成后壁缝合。在打结前，反向缝一针，使得结跨过吻合处固定。

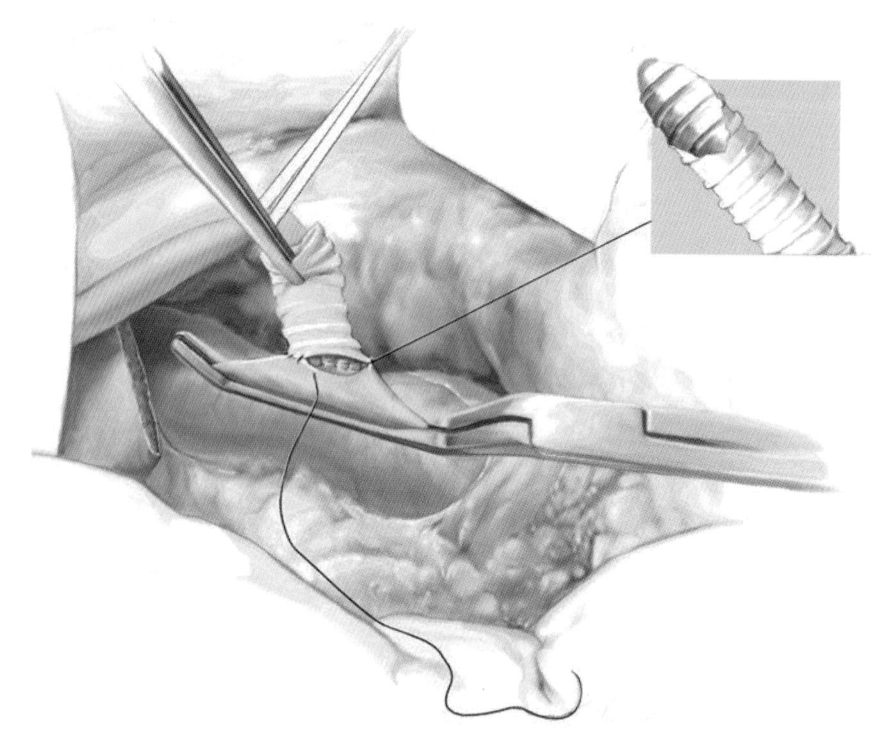

图 83.3

在完成吻合与打结后,用一把直角钳横跨夹住人工血管,再去掉侧壁血管阻断钳。这一步是为了测试吻合口的情况;不应该发生漏血,只可以在针眼出有极少量的出血(图 83.4)。重新在腔静脉上夹上侧壁血管阻断钳,去人工血管物上的直角钳。然后用肝素化盐水通过 18 号血管导管快速冲洗人工血管。

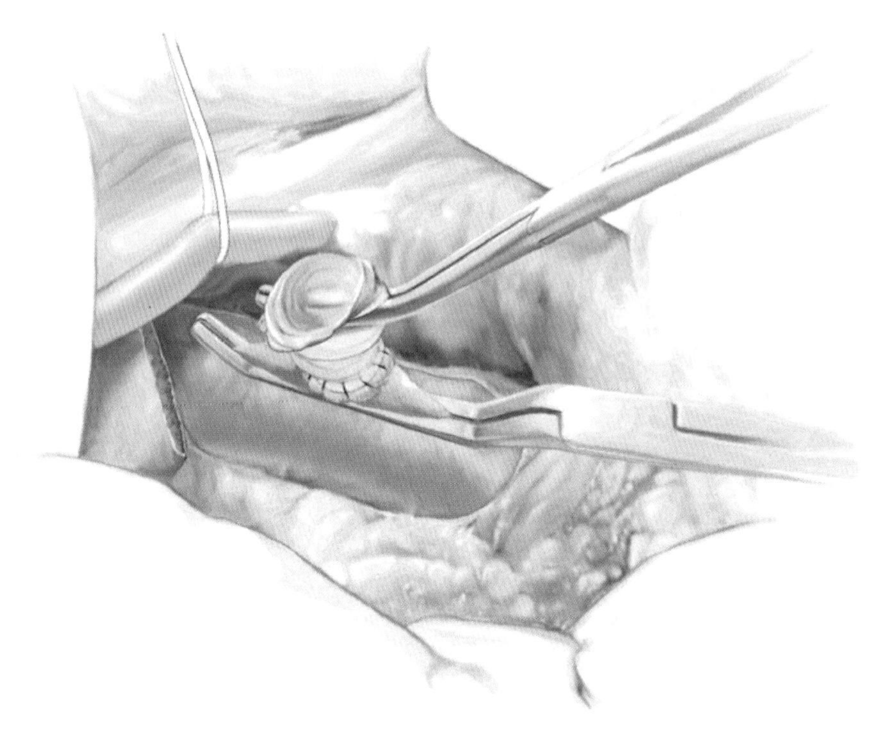

图 83.4

手术步骤五

显露门静脉

现在开始门静脉吻合的准备。将胆总管和副右肝动脉(如果存在的话)拉向前内侧,显露出分离的门静脉。人工血管的门静脉侧斜面与下腔静脉水平成90°,如图所示(图 83.5)。

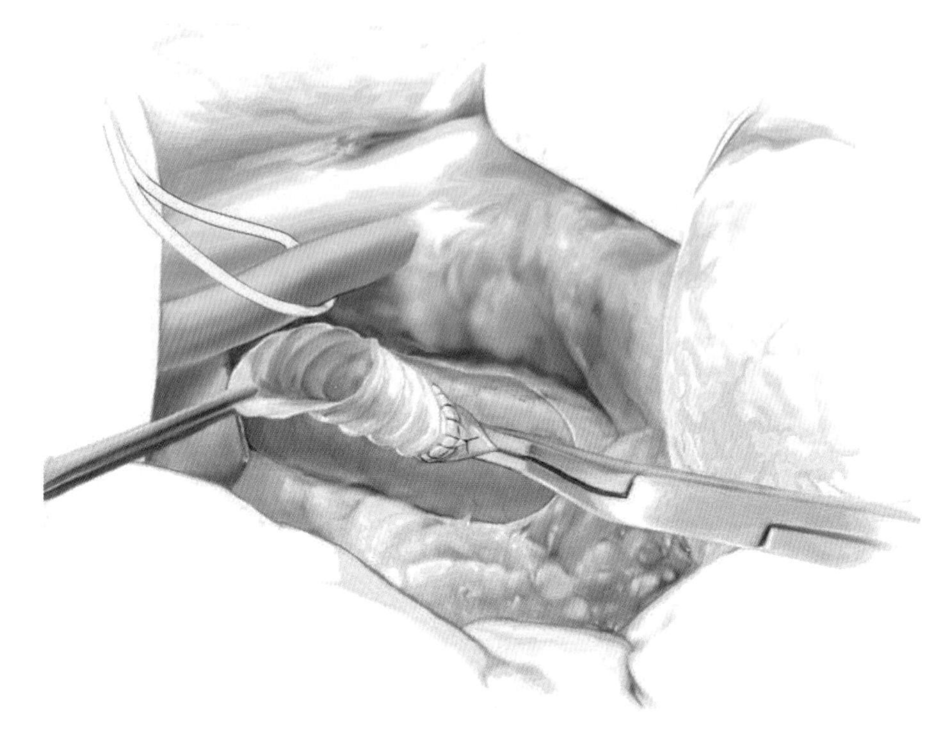

图 83.5

手术步骤六

门静脉吻合的准备

用一把直角侧壁血管阻断钳横夹在门静脉上。血管钳不必阻塞门静脉的血流,但必须保证一旦静脉被打开后不会出现出血。一旦血管钳放置好,门静脉的后外侧壁用一把 11 号的手术刀切开,用 Potts 剪延长切口以适应人工血管。与下腔静脉不同的是,门静脉通常不需要切下一块血管壁。将 5-0 的 Prolene 缝线缝在开口的腹侧缘作为牵引线,可以用它来“牵开”静脉的开口(图 83.6)。

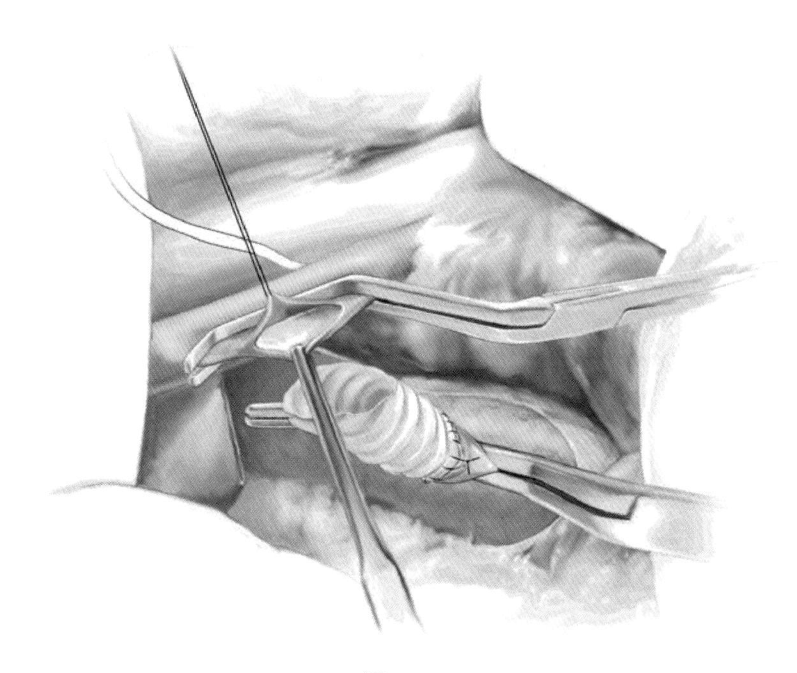

图 83.6

手术步骤七

门静脉吻合

显露良好后，将门静脉的后壁用5-0的Prolene缝线与人工血管缝在一起。吻合采用水平褥式缝合，从门静脉后壁的中点开始，然后所有的缝合都是在门静脉上“从里到外”，在人工血管上“从外到里”。由于缝合在吻合的头端和尾端周围进行，沿着后壁的缝合线用神经钩拉紧。在缝合朝吻合口前壁中点前进的过程中，可以短暂地打开血管钳以排出碎片和血凝块。再次用肝素化的盐水从吻合口前壁的缺口冲洗人工血管(图83.7)。

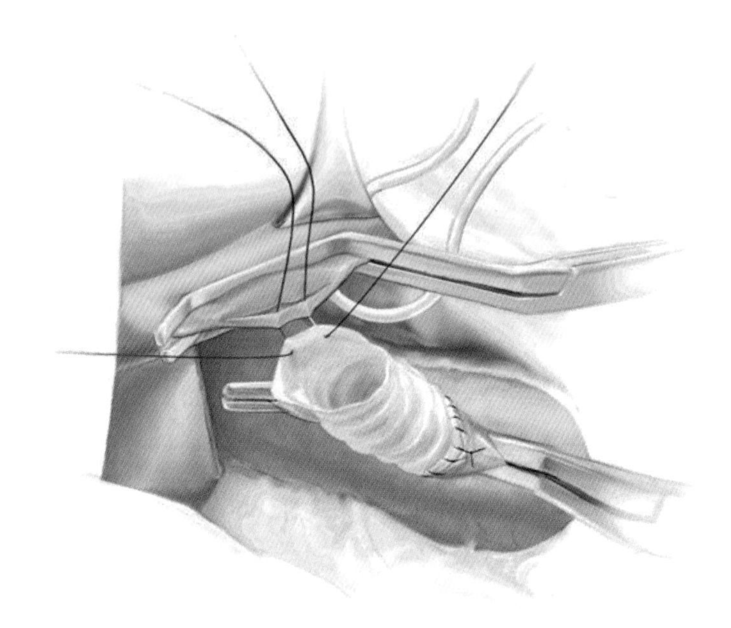

图83.7

完成吻合后，反向缝一针，使得结跨过吻合处固定。先打开腔静脉上的血管钳，再移除门静脉上的。应该可以观察到腔静脉在吻合口的头侧会出现震颤(图83.8)。

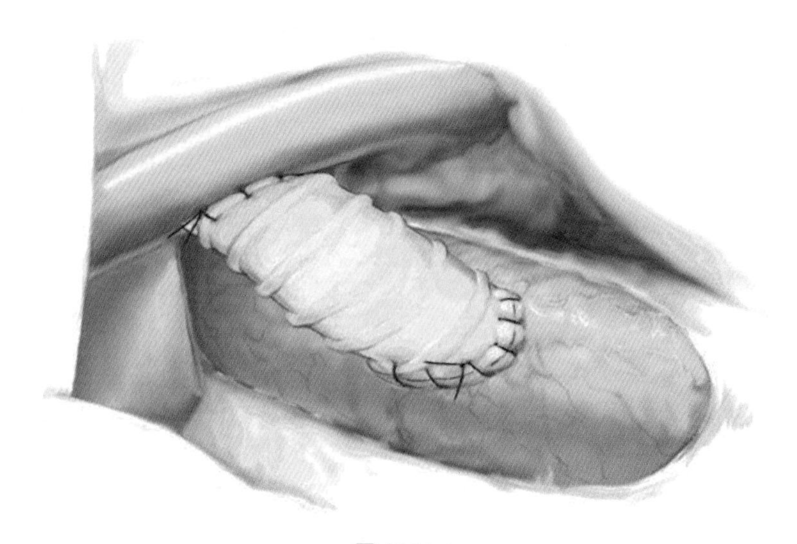

图83.8

术后检查

（1）术后监测应在具备相应条件的医院进行。

（2）如果放置胃管的话，尽早拔除鼻胃管。

（3）注意预防脱水。在术后的第 24 ~ 48 小时出现少尿预示着人工血管内血栓形成。

（4）如果诊断血容量不足，推荐静脉补充生理盐水和甘露醇补液。

（5）肝功能测试（包括 SGOT），凝血参数和血红蛋白应至少在术后 48 小时内检查。

（6）每天评估肝衰竭的临床症状，如黄疸和肝性脑病。

（7）腹水可以通过限盐限水以及合理的利尿剂应用来控制。

（8）在术后第 3 ~ 6 天应通过经股静脉置管评估分流的情况，记录管腔是否通畅，并且测量门静脉-下腔静脉压力梯度。

并发症

（1）腹腔内出血。

（2）分流内血栓形成引起的胃肠出血的复发。

（3）肝衰竭。

（4）心肺动力学的变化（心指数增加）。

（5）腹水。

（6）门体分流性脑病。

（7）胆管损伤。

（8）损伤副右肝动脉。

（9）伤口感染。

（10）分流术失败。

小结

在手术的早期，放置血管钳之前，测定门静脉和下腔静脉的压力。这些压力可以通过 25 号针和压力转换装置记录。测定出门-体静脉压力梯度。在分流完成后，再次测定压力。令人满意的分流术，门静脉的压力会下降大于 10mmHg，门静脉和腔静脉的压力梯度小于 10mmHg。

腔静脉-人工血管的吻合处可以用几个大的金属止血夹夹在腔静脉周围的组织上以标记，这些止血夹可以对吻合口的头侧和尾侧进行加固保护。同时可以在术后常规检查时，为放射科医师的辨别和定位提供帮助。

在大量冲洗手术术野后，使用 2 号 Prolene 缝线将伤口沿解剖层闭合。皮肤用尼龙缝线缝合关闭，尽可能减少术后腹水渗出。

专家经验

- 辨认网膜孔。Kocher 切口不应太大。
- 在下腔静脉上剪出一个卵圆形的切口。
- 每一处吻合以水平褥式缝合开始。
- 在门静脉吻合开始前,检查人工血管-下腔静脉吻合口的情况。
- 如果在切除尾状叶的时候出现了大量的出血,按压止血可以使大部分出血在数分钟内达到缓解。
- 吻合口出血通常建议通过 8 字缝合止血。

(韩显林 译)

第 84 章　门腔静脉分流术：侧侧吻合与端侧吻合

Marshall J. Orloff, Mark S. Orloff, Susan L. Orloff

适应证与禁忌证

适应证

（1）门脉高压造成的食管或胃静脉曲张出血（BEV 或 BGV）。门脉高压通常由肝硬化导致，也可以是其他更少见肝脏疾病的结果（如血吸虫病）。

（2）药物治疗无效的门脉高压性胃病出血。

（3）下腔静脉（IVC）通畅的布加综合征。

（4）非手术治疗无效的难治性腹水。

（5）经颈静脉肝内门体分流术（TIPS）治疗无效。

禁忌证

（1）不伴肝脏疾病的门静脉血栓形成（肝外门脉高压）。

（2）有肝脏疾病的病人，门静脉血栓长期存在且不适合静脉血栓切除术。

（3）肝动脉阻塞（如因肝动脉灌注化疗）。

时机选择

（1）预防性门腔静脉分流术是针对从未发生出血的食管或胃静脉曲张的病人——部分外科医生会这样做但是作者不推荐。

（2）选择性门腔静脉分流术是针对曾经发作过 BEV 或 BGV 但现在已经恢复了的病人。这是门腔静脉分流术最广泛的应用时机。

（3）急诊性门腔静脉分流术是针对 BEV 或 BGV 发作 48 小时以内的病人，作者强烈建议这一指征。

食管或胃静脉曲张出血的诊断

（1）病史和体格检查可证明诊断。

（2）血液检查。

（3）上消化道内镜。

（4）通过多普勒超声判断门静脉的通畅性并除外肝脏肿瘤。

（5）其他可能需要的检查：

（ⅰ）内脏动脉造影与间接造影和下腔静脉压力测量-通常在肝硬化中不必要，但对于肝外门静脉高压和布加综合征中是必需的。

（ⅱ）肝静脉介入造影和肝静脉楔压测量。

（ⅲ）经皮肝脏活检-通常在肝硬化中不必要但对布加综合征的诊断有帮助。

急性出血的术前准备

（1）临时止血：静脉输注奥曲肽（50μg/h）或血管加压素（0.2～0.4U/min）。

(2) 临时止血:内镜下注射硬化剂或食管静脉曲张套扎术。

(3) 补充血容量:通过大口径静脉导管输入袋装的红细胞和新鲜冷冻血浆。

(4) 预防肝性脑病:经鼻饲管给予新霉素(4g),乳果糖(30ml)和泻药(60ml 硫酸镁)。

(5) 纠正低钾血症和代谢性碱中毒:静脉输注大量的氯化钾。

(6) 静脉输注含有治疗剂量维生素 K、B 和 C 的高渗糖溶液。

(7) 术前应用抗生素。

(8) 频繁地通过动脉导管,中心静脉导管和膀胱导管监测生命体征。连续测量血细胞比容,动脉 pH 和血气,并通过鼻胃管的连续吸引测定失血速率。

手术步骤

手术步骤一

病人体位

病人仰卧位于手术台上,通过将两个沙袋放在右后躯干下将病人右侧抬高床面30°。病人肋缘平齐于手术床分节处,右臂用毛巾悬挂在幕布支架上,左臂外展置于支架头侧的手臂支撑板上。手术床在肋缘和膝盖的水平"折断",以便扩宽右肋缘至右髂嵴之间的空间,并使得经右肋下切口的手术更加容易(图 84.1)。切口从剑突向协腹部延伸,并且在肋缘下方形成两个手指宽度。用手术刀切开皮肤,其他各层通过高频电刀切开,这极大地减少了失血并缩短了手术时间。当使用电烧器时,通常不需要用止血钳夹住许多血管。将右腹直肌,外斜肌和腹横肌完全分开,将背阔肌的内侧 3~4cm 切开。腹膜通常包含许多并行静脉,用高频电刀可以立即止血。

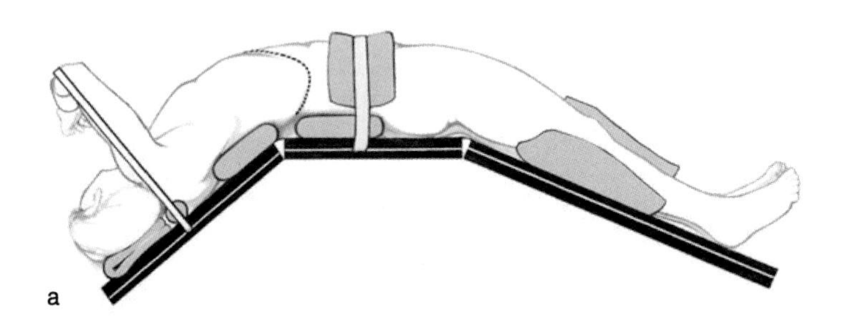

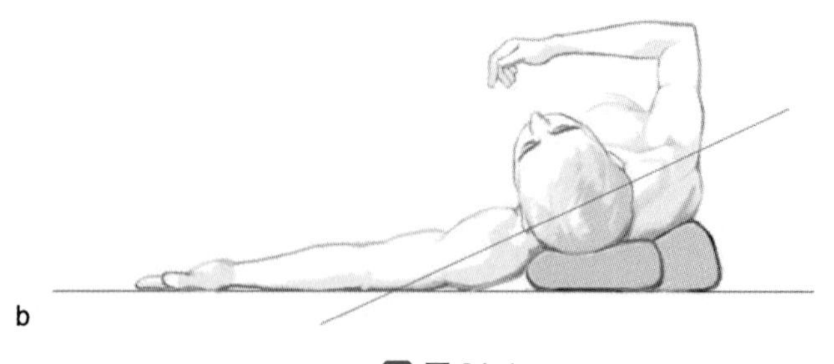

图 84.1

手术步骤二

显露术野

术野的显露通常由三个拉钩完成。下方的拉钩把结肠肝区拉向足侧,中间的放在十二指肠降段的内侧,而上方的拉钩把肝脏和胆囊拉向头侧。或者,可以使用自固定拉钩来实现相同的术野显露。后腹膜表面通常密布着增粗的门体侧支静脉(■图 84.2)。

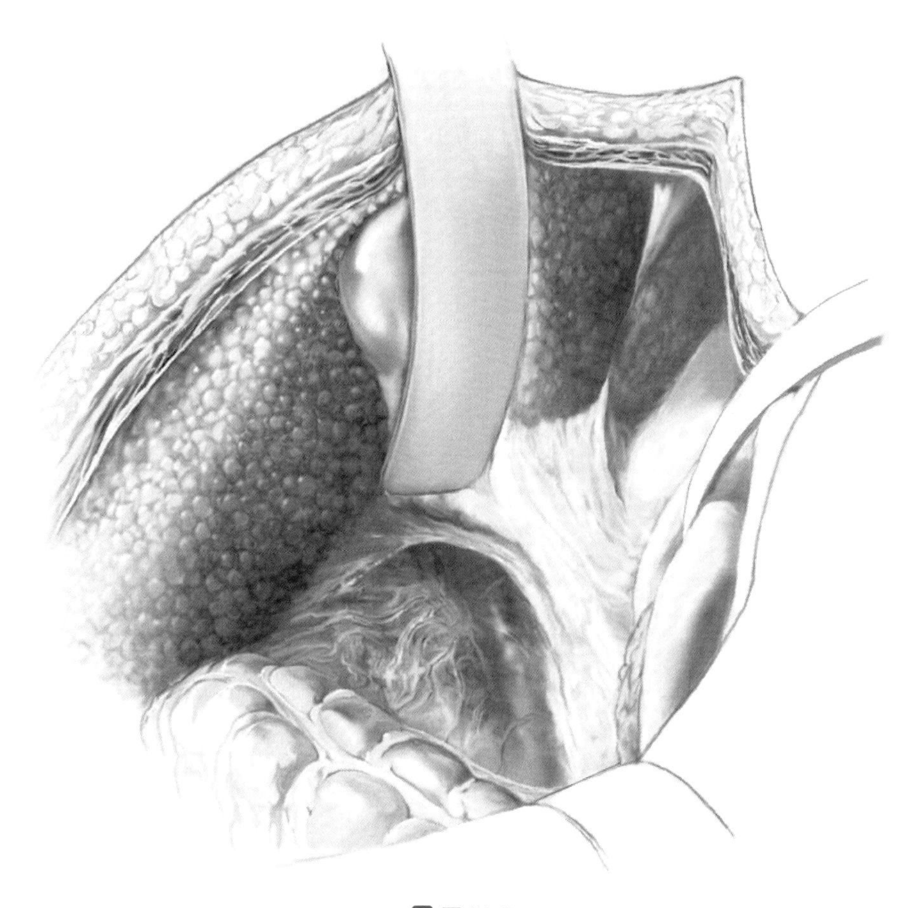

■ 图 84.2

手术步骤三

分离下腔静脉并检查活动度

下腔静脉位于十二指肠降段的后方。覆盖在下腔静脉表面的后腹膜用电烧器通过 Kocher 手法靠近十二指肠降段切开，用拉钩把胰腺头部拉向内侧，把右侧肾脏拉向尾侧。腹膜通常会增厚许多，包绕很多侧支静脉。电刀通常可以控制大部分的出血，但有时也会需要缝线结扎止血。游离下腔静脉需要钝性或锐性分离静脉表面的纤维组织，向下分离至左右肾静脉汇入的开口，向上直至下腔静脉在肝后方消失。用一条阻断带套住下腔静脉。为了分离下腔静脉，几个属支需要连续结扎后离断。这些属支通常包括从后方汇入的右肾上腺静脉，1 或 2 对腰静脉，和直接从肝脏进入下腔静脉前表面的肝尾叶小肝静脉（图 84.3）。

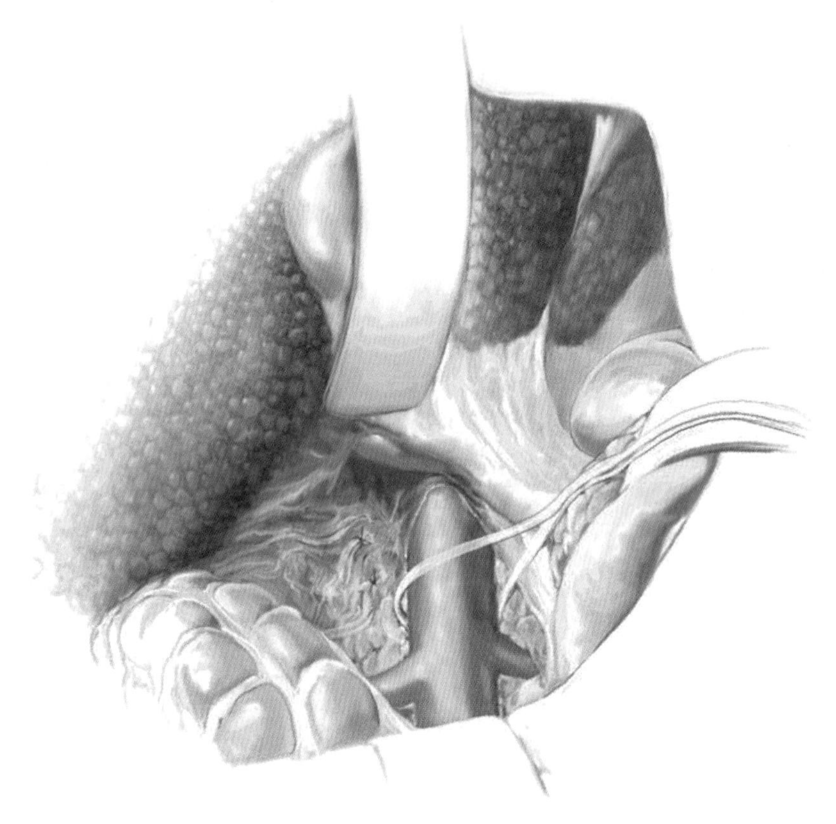

图 84.3

当下腔静脉被完全游离时,可以把它向门静脉方向提拉。侧对侧门腔静脉分流术不能完成的主要原因是没有完整的游离下腔静脉,因为这样门静脉与下腔静脉相距会太远(◘图 84.4)。

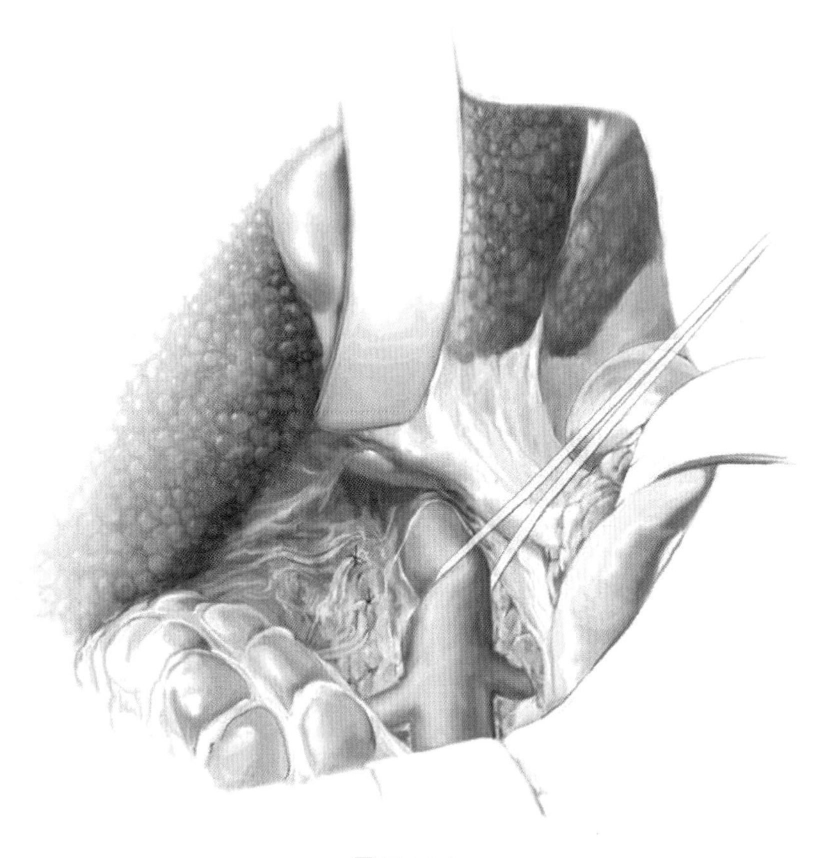

◘ 图 84.4

手术步骤四

分离门静脉

将上方的拉钩把肝脏拉向内侧,显露肝门三管系统入肝口。门静脉位于肝门脉三管的后外侧,并从后向前走行。三管系统侧后方的纤维脂肪组织包含神经,淋巴管和淋巴结,用钝性和锐性方法将这里解剖。这项技术是一种安全的手法,因为肝门三管在这里没有门静脉属支。一旦门静脉的表面显露,就插入静脉拉钩或 Gilberne 拉钩,以便将胆总管拉向内侧。游离门静脉的中间部分并用一条阻断带套住。然后将其向上分离至肝门的分叉处。几个在内侧的属支可以用线连续结扎后离断(◘图 84.5)。

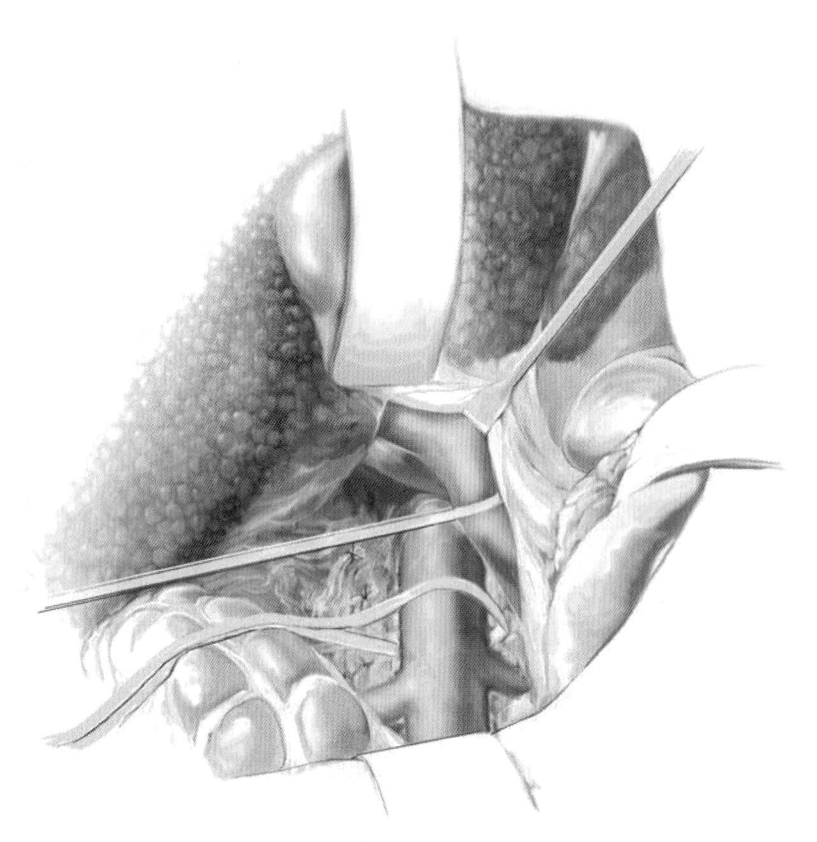

◘ 图 84.5

手术步骤五

游离胰腺后部的门静脉

用阻断带将门静脉向前牵拉,显露下段直至门静脉消失在胰腺后方。门静脉和胰腺之间致密的纤维脂肪组织一定要分离干净。离断门静脉内侧的数条属支和后外侧的一条属支。通常没有必要游离脾静脉。充分游离门静脉是侧对侧门腔静脉分流吻合术的前提。不能良好地游离胰腺后方的门静脉是侧对侧分流术难以完成的第二主要原因。对于某些病人,甚至需要用直角钳固定切开一部分胰腺头部以充分游离门静脉。分离过程中胰腺切缘的出血需要缝扎止血。切开一小部分胰腺是非常有效的手法,并且我们从来没有观察到任何术后并发症,如胰腺炎等。在切开胰腺时,术者需要将自己的示指插在胰腺和门静脉之间以探查是否存在一支肝总动脉或右肝动脉从肠系膜上动脉发出横跨门静脉。由于门静脉到肝脏的血流通过体循环分流,结扎肝脏的动脉血供可能是致死性的(◘图 84.6)。

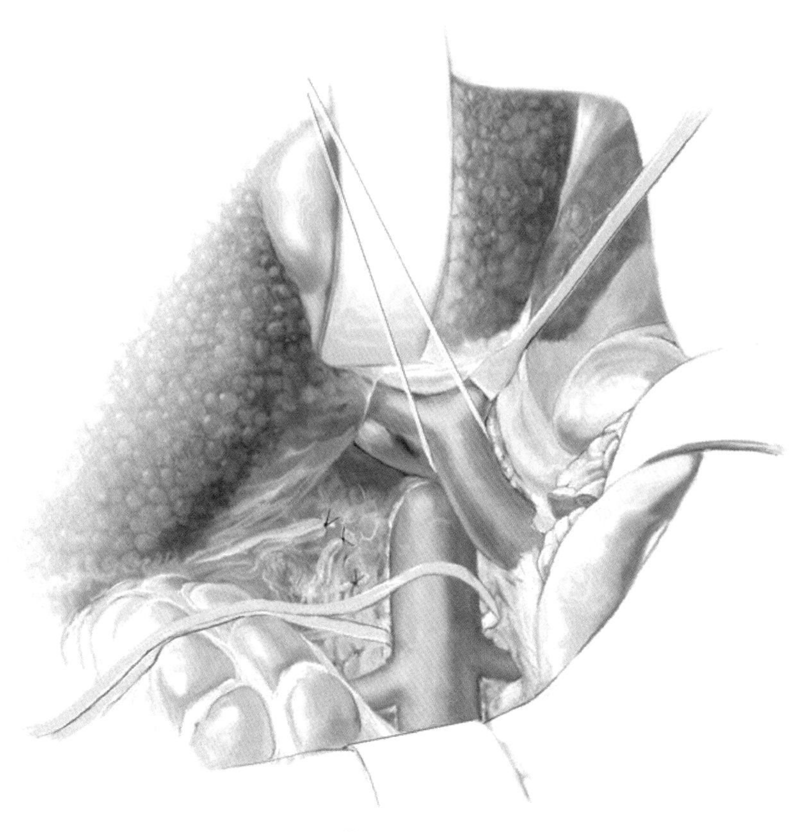

◘ 图 84.6

手术步骤六

检测门静脉和下腔静脉是否充分游离

为了检测门静脉和下腔静脉是否充分游离，可以将两个血管通过阻断带拉向一起。明确两个血管不需要额外的张力也可以贴在一起是十分重要的。

如果不能达成上述条件，这说明血管还没有被充分的游离，仍需要进一步的血管分离操作。一些外科医生为了减少张力会选择切除部分肝硬化增大的尾状叶，这个过程有些困难并且我们认为这既不必要也不建议（◘图 84.7）。

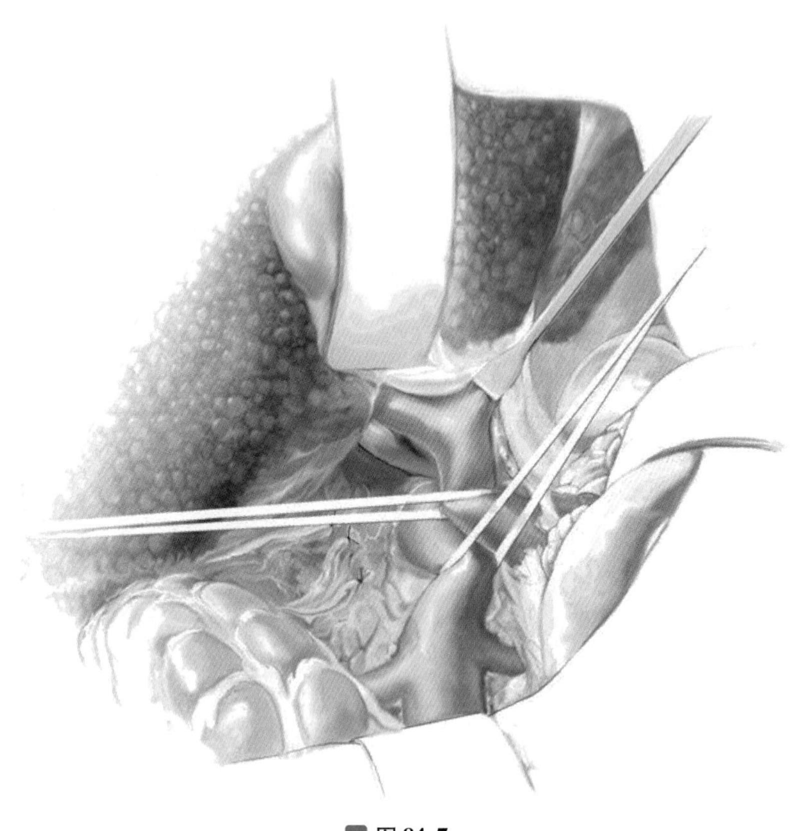

◘ 图 84.7

手术步骤七

测量静脉压力

在进行门腔吻合术之前，下腔静脉和门静脉中的压力用盐水（脊柱）压力计通过直接针刺来测量。对于所有压力测量，压力计的底部定位在下腔静脉水平，在体表可以用巾钳来标记（◘图 84.8）。所有门静脉的压力需要通过减去下腔静脉的压力以校正。门静脉-下腔静脉压力梯度，也称为校正的自由门静脉压力，为150mm 盐水或更高时，表示临床上显著的门静脉高压。大多数食管静脉曲张出血病人的门静脉-下腔静脉压力梯度可达 200mm 盐水或更高。压力测量包括：

（1）IVCP——下腔静脉压力。

（2）FPP——自由门静脉压力。

（3）HOPP——肝阻塞门静脉压力，在夹闭门静脉的血管钳的肝侧获得。

（4）SOPP——内脏阻塞门静脉压力，在夹闭门静脉的血管钳的肠侧获得。

在正常人体中，HOPP 远低于 FPP 而 SOPP 远高于 FPP。在门静脉高压的病人中，如果发现 HOPP 大于 FPP 则表明可能出现了门静脉中的血流由于严重的肝脏流出阻塞而出现了反流的情况。

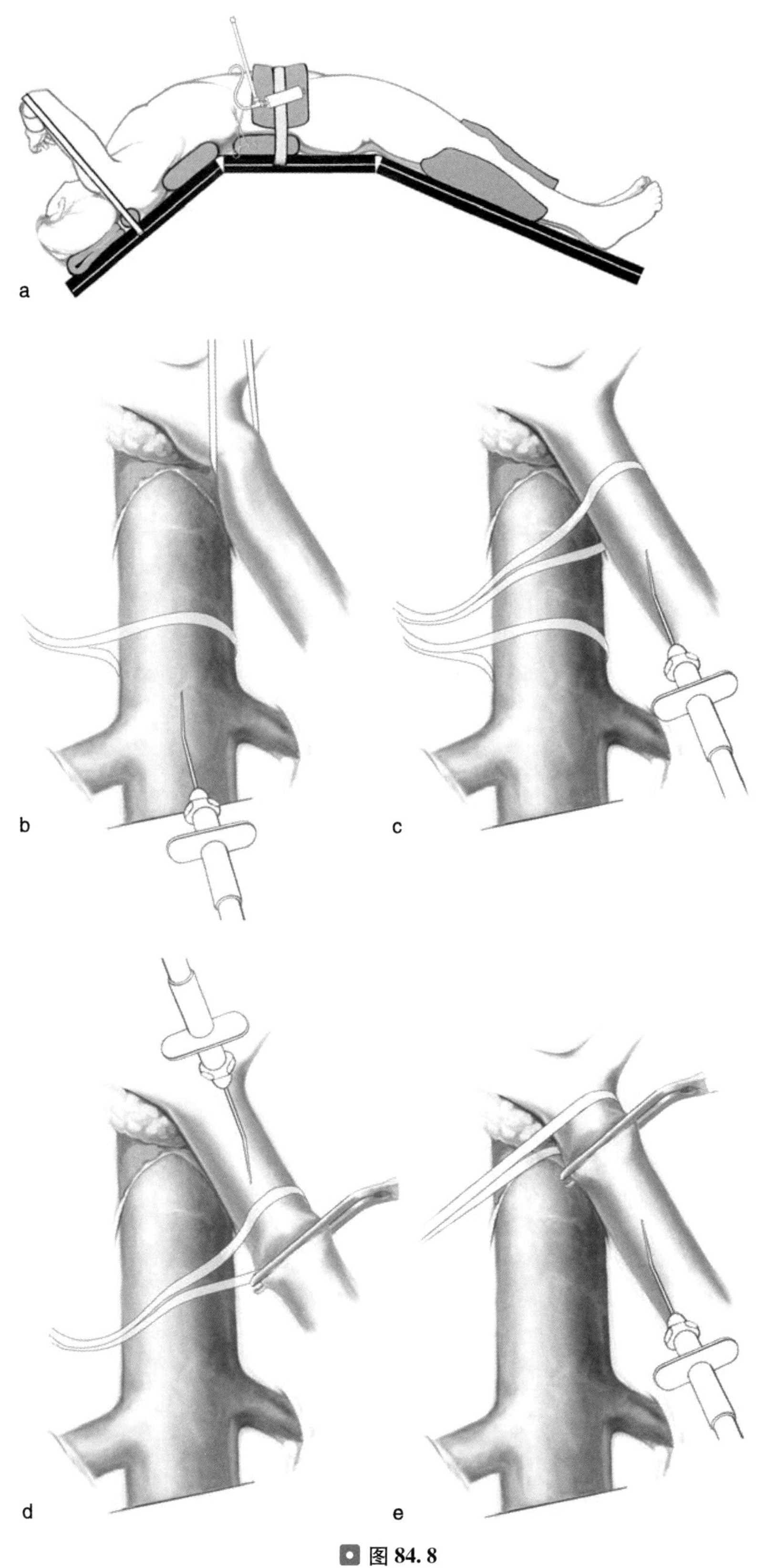

图 84.8

手术步骤八

侧对侧门腔静脉吻合术

将侧壁血管阻断钳沿平行于门静脉走行的方向，倾斜地夹住下腔静脉前内侧壁约5cm，并且把下腔静脉朝向门静脉提拉（◘图84.9a）。门静脉上对应5cm的部分通过两把成角血管钳分离，并将门静脉下压靠近下腔静脉，使得两根血管靠近。

用剪刀在下腔静脉和门静脉上剪出一个2.0~2.5cm的切口（◘图84.9b）。这里很重要的一点在于血管壁上的切口需要都是纵行的，而非单纯地在每个血管上做一个切口。将5-0的收缩缝合线放置在下腔静脉开口的侧壁上，用止血钳夹住负重，以保持下腔静脉的开口于打开状态。短暂的打开门静脉上的血管钳以排出所有凝块，然后用盐水冲洗两个血管上的开口。

吻合术从后壁开始，用5-0的血管缝合线连续缝合（◘图84.9c）。后壁连续缝合后在两端打结。

前壁的缝合从吻合口一端开始，用5-0血管缝合线外翻连续水平褥式缝合（◘图84.9d）。缝合从吻合口的下端开始，每三或四针中断一次，并故意不拉紧，这样在吻合过程中可以直接看到血管内皮。这种手法避免了在前壁缝合过程中的不小心将后壁缝上的情况。吻合口上端的缝合线以连续张力缝合，直到下缝合线可以被拉紧的点，将两个缝合线系在一起。在拉紧下缝线紧固之前，打开门静脉上的血管钳以排出所有凝块，然后用盐水冲洗吻合口（◘图84.9e）。

在完成吻合后，在吻合口的两端分别间断缝一针张力线以减少吻合口张力。移除下腔静脉上的钳子，然后移除门静脉肝脏侧上的血管钳，最后移除门静脉肠侧上的血管钳。吻合口出血不常发生；即便出血也可以用5-0血管缝合线通过一或两次间断缝合控制。

门静脉和下腔静脉的压力需要在吻合完成后再次测定。通常在分流术后门静脉和下腔静脉的压力是相同的。如果两个血管之间有一个大于50mm盐水的压力梯度，往往说明吻合处有阻塞，即使这个阻塞不能触及。在这个情况下，吻合需要被打开清理其中的凝块，如果有必要的话甚至需要将吻合全部打开重新缝合。门静脉和下腔静脉之间不超过50mm盐水柱的压力梯度是非常重要的，这是实现永久门静脉减压并避免分流术血栓形成的关键。

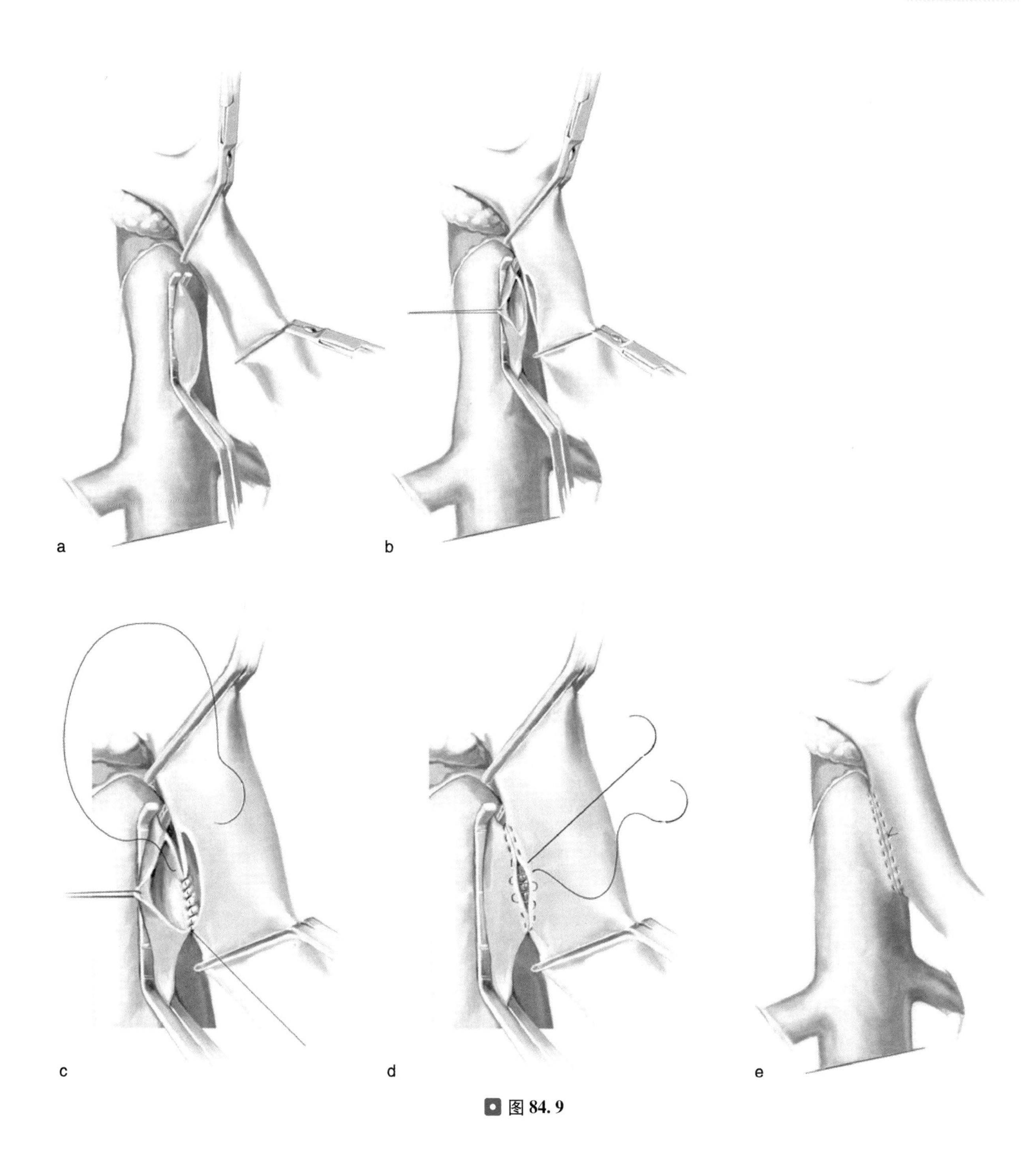

■ 图 84.9

手术步骤九

端侧门腔静脉吻合的多个步骤

端侧门腔静脉吻合在大多数情况下被认为是侧侧分流术的一个令人满意的替代方案,并且一些外科医生认为其操作起来并不太困难。这个方法不需要将下腔静脉环周游离,并且不需要像在侧向吻合中那样将门静脉清理很长一段。缺点是肝窦没有减压。

将 Satinsky 钳倾斜地放置在下腔静脉的前内侧壁上,其方向将以约 45°的角度接收门静脉的端部。在下腔静脉上剪开 2cm 的切口,并将荷包缝线放置在侧壁中(◘图 84. 10a)。门静脉在其肝门分叉之前用游离线和 2-0 的丝线双重结扎。在胰腺附近的门静脉上放置直角血管钳,然后把门静脉在接近结扎位点处倾斜地分开。

为了使吻合的尺寸最大化,门静脉沿切向横切,使得断端的前壁比后壁长(◘图84. 10b)。在开始吻合之前,门静脉上的血管钳被暂时打开以排出所有凝块。在放置吻合前壁中的最后缝线之前重复该操作。

端对侧吻合时,在后壁用 5-0 血管缝合线连续重复缝合,在前壁用第二根 5-0 血管缝合线进行缝合(◘图 84. 10c)。这里很重要的一点是,门静脉在贴向下腔静脉形成了一个平滑的曲线,并且以一个倾斜的角度附接到下腔静脉上。门静脉的扭曲和扭结是吻合后功能不令人满意的最常见的原因。在吻合完成后,按照前述测量方式进行静脉压力测量。

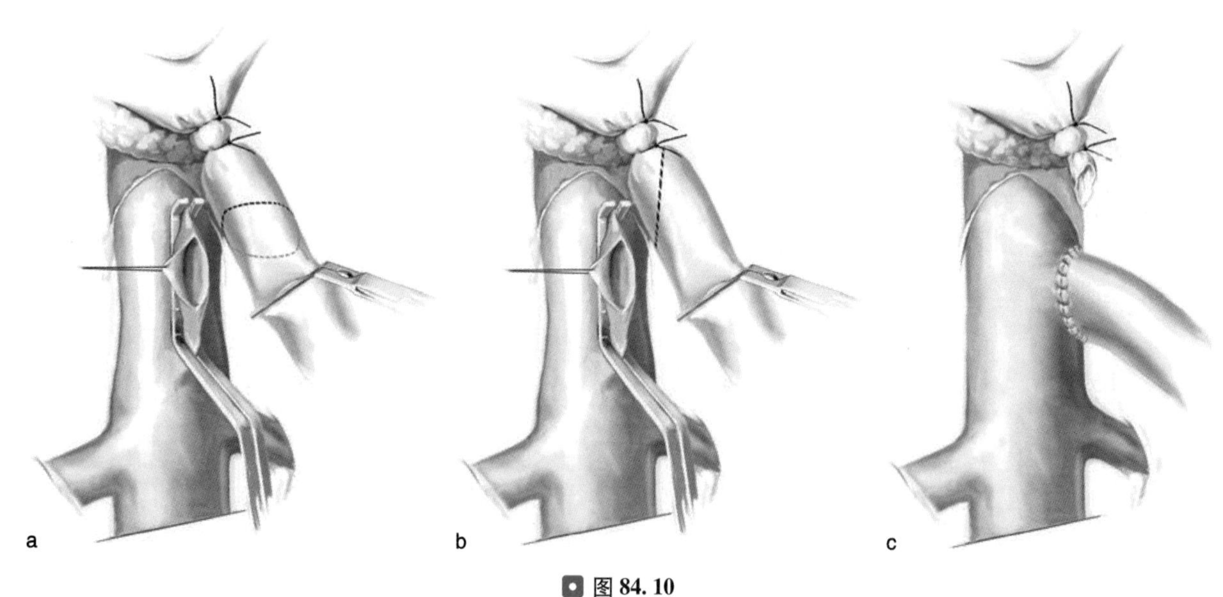

◘ 图 84. 10

肝脏活检

通常会采用楔形肝活检。

术后护理

所有病人都应该进入重症监护室,配备有相应的设备和人员以管理与肝病相关的复杂问题。

监护

需要仔细监护生命体征,中心静脉压,尿量,动脉血 pH,动脉血气,液体平衡,体重和腹围。

术后并发症

早期

(1) 肝衰竭。
(2) 肾衰竭。
(3) 感染。
(4) 胃酸分泌过多。
(5) 震颤性谵妄。
(6) 腹水。
(7) 胃肠道出血。

晚期

(1) 门体性脑病(PSE)。
(2) 肝衰竭。
(3) 分流血栓形成。
(4) 肝细胞性肝癌。

专家经验

- 病人在手术台上的体位非常重要,对手术的难易程度有很大影响。
- 相对于胸腹切口,肋下切口通常出现更少的术后并发症,因此更加的推荐。
- 电烧器的使用可以显著的减少手术时间和术中出血。
- 对于许多来源于门体侧支循环血管的出血,最好的处理方式是用纱布按压止血。因为大部分的止血在门腔静脉分流完成后,门静脉高压缓解,出血便停止了。如果尝试通过缝扎来处理每一个出血的属支,那么这不仅会延长手术时间也会增加出血量。手术的目的是尽可能迅速地减低门脉系统的压力。
- 下腔静脉在肾静脉入口和肝脏周围的仔细分离对侧向吻合是十分必要的,并且这并不危险也不难完成。拉高下腔静脉可极大地促进两根血管的贴合。
- 游离很长一段门静脉(包括分离门静脉与胰腺之间致密的纤维脂肪组织,甚至切除一部分胰腺头部)对于侧对侧吻合是必要的,并且有时对于端对侧也需要这样操作。
- 小心是否存在变异的肝动脉从胰头后方跨过门静脉走行。用自己的食指探查胰头和门静脉之间的空隙。结扎肝动脉可能是致死的。
- 为了使吻合血管靠近而切除部分因肝硬化增大的肝尾状叶是危险且不必要的。
- 在完成门腔静脉分流术后需要经常测量下腔静脉与门静脉的压力。如果存在超过 50mm 盐水的压力差,需要重新修复吻合口。

(韩显林 译)

第85章　胃食管断流术:Sugiura术式

Norihiro Kokudo, Seiji Kawasaki, Hector Orozco, Miguel A. Mercado, Markus Selzner, Pierre-Alain Clavien

前言

为了增强Walker术式中单纯食管横断的效果,Sugiura及其团队改进了这一术式,增加了通过胸腹联合切口进行的食管周围血管广泛离断,这种改进的手术方式即Sugiura术式。本章介绍了包括保脾术式和单纯腹部入路术式在内的三种不同的手术入路。

手术适应证与禁忌证

适应证

(1) 已经出血或高出血风险的食管胃底静脉曲张;

(2) 内镜治疗无效的食管胃底静脉曲张;

(3) 肝功能Child-Pugh分级A-B级。

禁忌证

肝功能Child-Pugh分级C级。

术前检查和术前准备

(1) 病史:酗酒史,肝炎,近期有无暴饮暴食。

(2) 临床评估:呕血、黑便、肝性脑病、腹水、黄疸、营养状况、巨脾、出血倾向。

(3) 实验室检查:血常规、胆红素、白蛋白、ALT、AST、PT、血氨、总胆汁酸、吲哚氰绿排泄试验。

(4) 内镜检查:评估食管胃底静脉曲张及门脉高压性胃病,并寻找出血点。

(5) CT、超声或核磁:评估侧支循环、门脉血流、腹水,排除肝脏肿瘤。

(6) 急症病人的处理:液体复苏;放置三腔二囊管;必要时气管插管。

术后处理

(1) 术后入重症监护病房或过渡监护病房。

(2) 术后48小时内监测血常规、胆红素、白蛋白、ALT、AST和PT。

(3) 每日观察病人是否存在消化道出血、肝功能衰竭、肺炎的表现。

术后并发症

早期并发症

(1) 肝功能衰竭。

(2) 消化道出血。

（3）吻合口漏。

（4）胸腔积液。

（5）腹腔积液。

（6）门静脉血栓形成。

（7）膈下脓肿。

（8）胰瘘。

后期并发症

（1）食管狭窄。

（2）静脉曲张复发。

术式一：合并脾切除的胸腹联合入路

手术概要

胸腹联合食管横断术：Sugiura 手术是一项经胸经腹联合的食管横断术，包括食管周围血管离断、食管横断再吻合、脾切除及幽门成形术。病人完善术前评估后，根据手术风险行同期手术或分期手术。该术式最重要且特殊的特点就是起自左肺静脉水平直至贲门下约 6～7cm 小弯侧的广泛血管离断（图 85.1）。

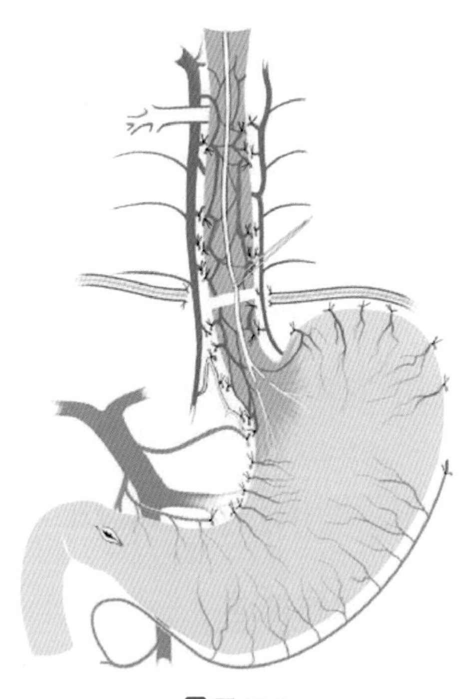

图 85.1

手术步骤一

手术切口及胸段食管的显露

行标准的左侧开胸切口,经第 7 肋间隙进胸,于降主动脉前打开下纵隔(图 85.2)。

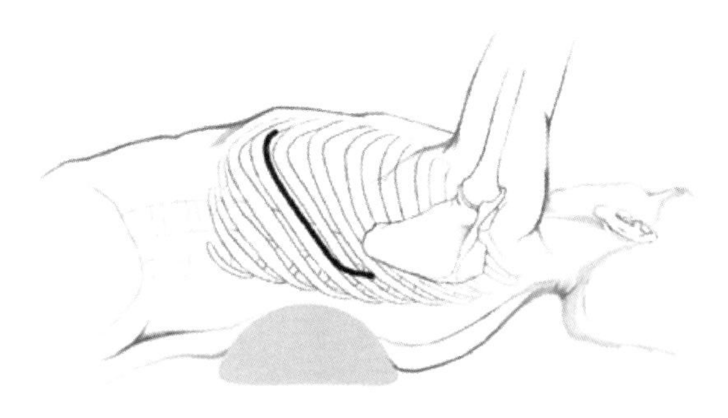

图 85.2

手术步骤二

食管周围血管离断

使用弯 Kelly 钳游离胸段食管,在静脉侧支较少处系带提拉。对于急性出血病人,提拉系带可以减少食道内的出血。掀起食管进行食管周围血管离断,在食管周围可以看到许多增粗的类似静脉丛的侧支静脉,这些静脉平行于迷走神经走行并发出许多分支到食管。所有这些分支静脉必须要完全离断并结扎,同时还应避免损伤迷走神经干和侧支静脉。通常需要结扎约 30 ~ 50 支静脉。胸段食管断流范围约 12 ~ 18cm,上至下肺静脉水平,下缘需分离至腹膜前脂肪组织显露(图85.3)。

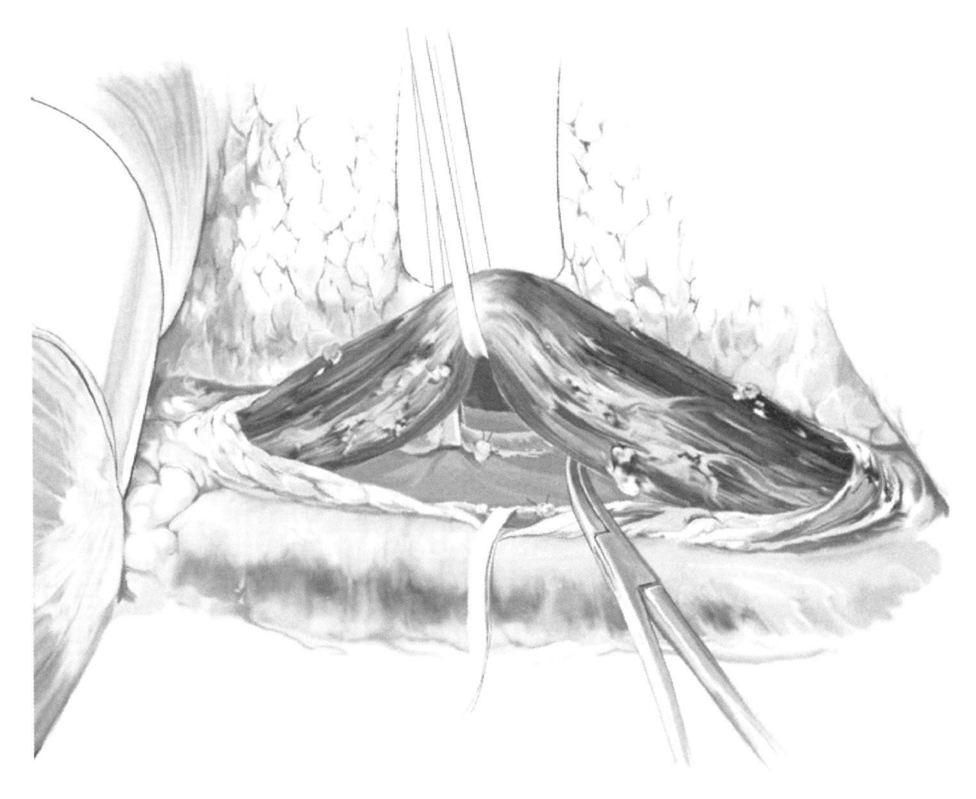

图 85.3

手术步骤三

食管横断第 1 部分

在完成血管离断后，用类似于 Botallo 钳的特制无创钳在近端与远端将食管双重钳夹夹闭。两个钳子之间的距离大约为 4cm。两个钳子的中间部分通过螺钉连接。在膈肌水平行食管横断，用手术刀锐性分开前方肌层，在黏膜下层系带提拉(◘图 85.4)。

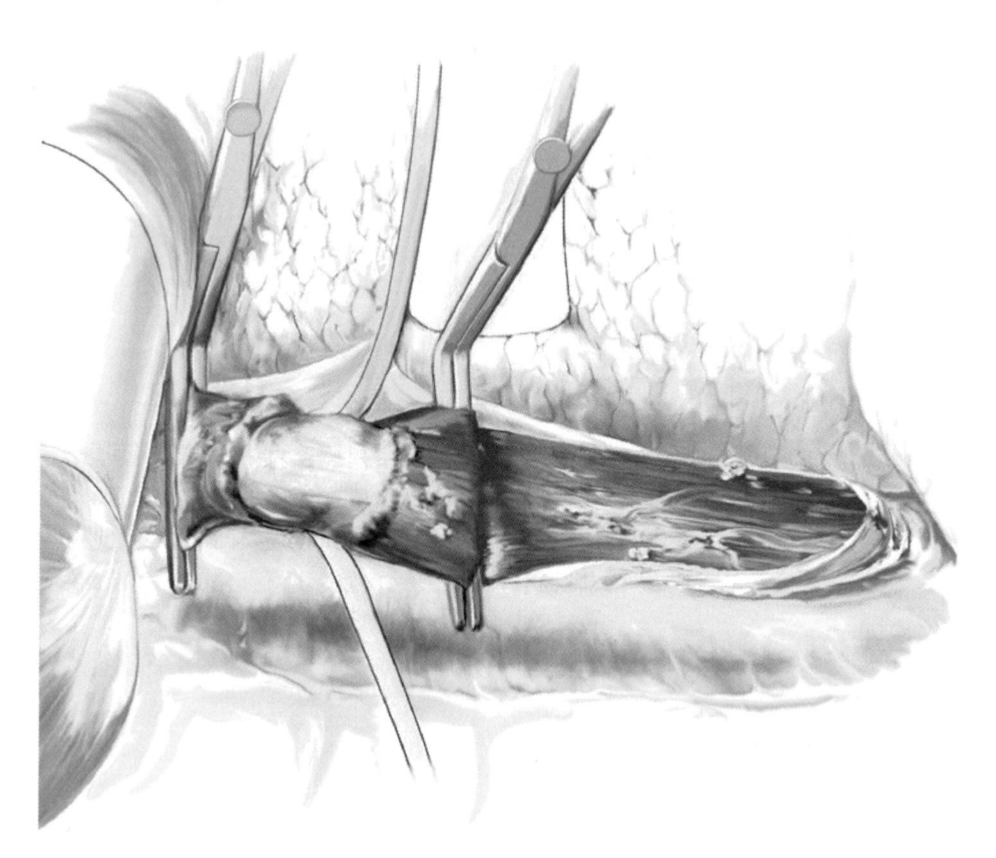

◘ 图 85.4

手术步骤四

食管横断术第 2 部分

保持食管后方肌层完整,将食管的黏膜层完全离断(■图 85.5a)。保留肌层可以预防食管扭曲,狭窄和吻合口漏。离断后的曲张食管静脉不应结扎,因为结扎这些曲张静脉有可能会导致术后狭窄。使用 4-0 或 5-0 Vicryl 缝线行后方黏膜层端端缝合(■图 85.5b)。再端端缝合前方黏膜层(■图 85.5c)。总共需间断缝合约 50 ~ 70 针,同时解剖出的曲张静脉可以缝扎。使用 4-0Ti-Cron 缝线缝合肌层后,将鼻胃管送入胃腔(■图 85.5d)。

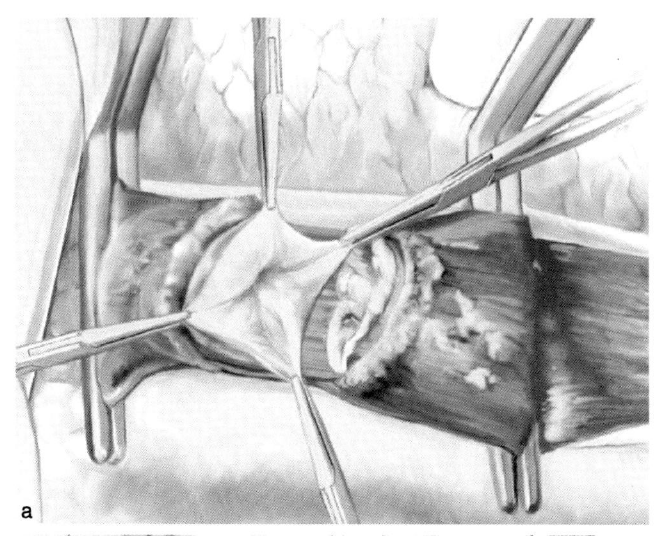

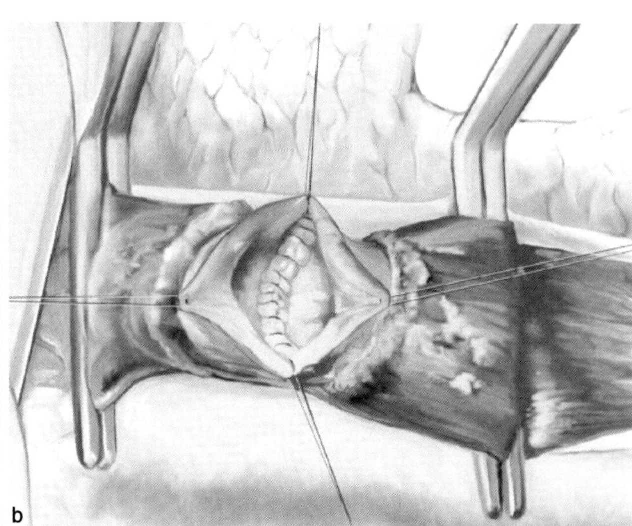

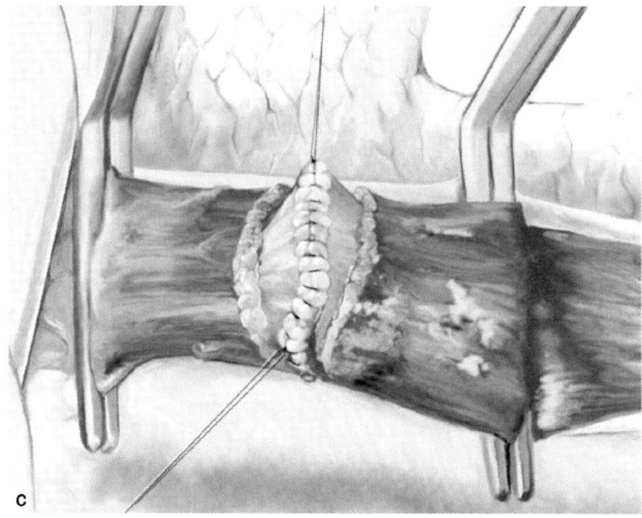

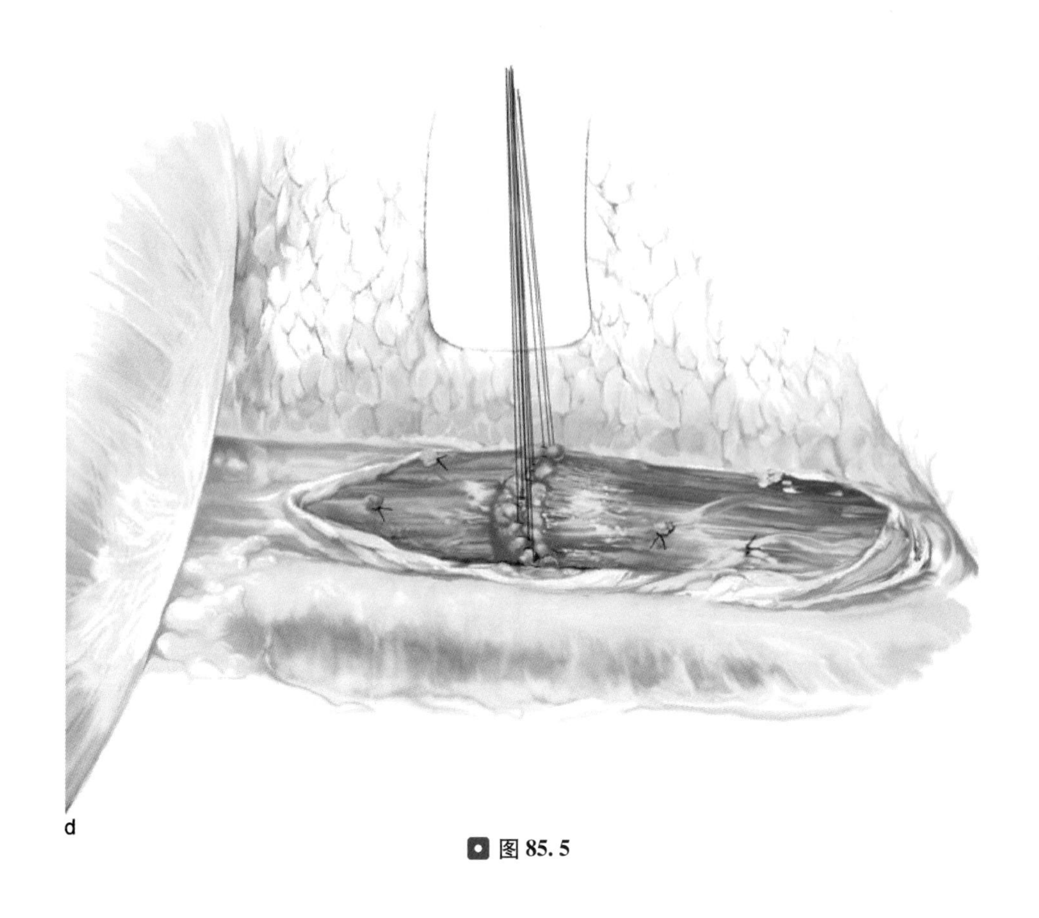

图 85.5

手术步骤五

膈肌切开

食管横断完成后，切开膈肌，注意不要损伤膈神经和心包膈血管。同时离断肝脏左侧三角韧带，进一步显露脾脏（图 85.6）。

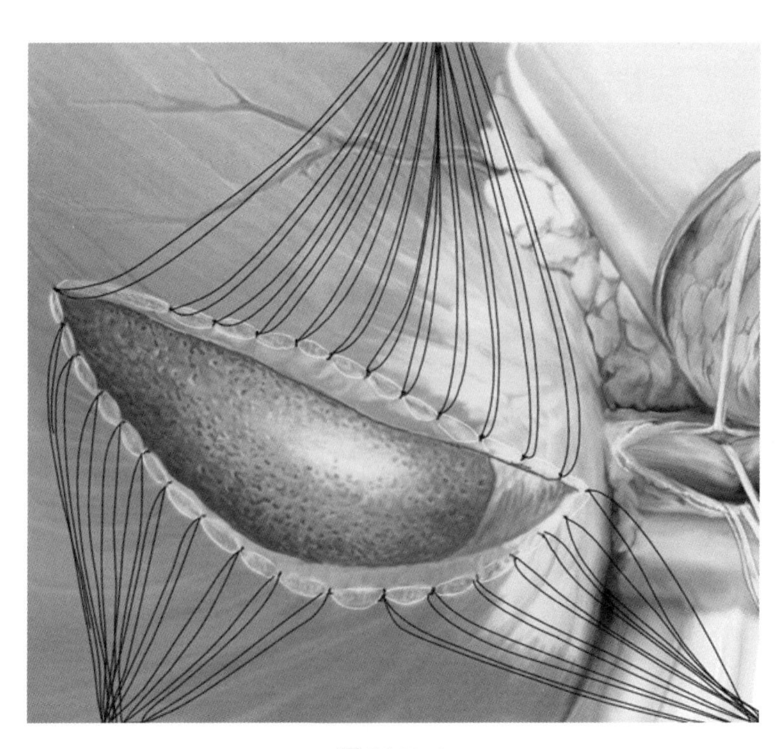

图 85.6

手术步骤六

脾脏切除术第 1 部分

离断脾膈韧带、脾肾韧带、脾结肠韧带使脾脏完全游离。离断胃脾韧带,结扎胃短血管,进一步向脾门方向游离(◘图 85.7)。

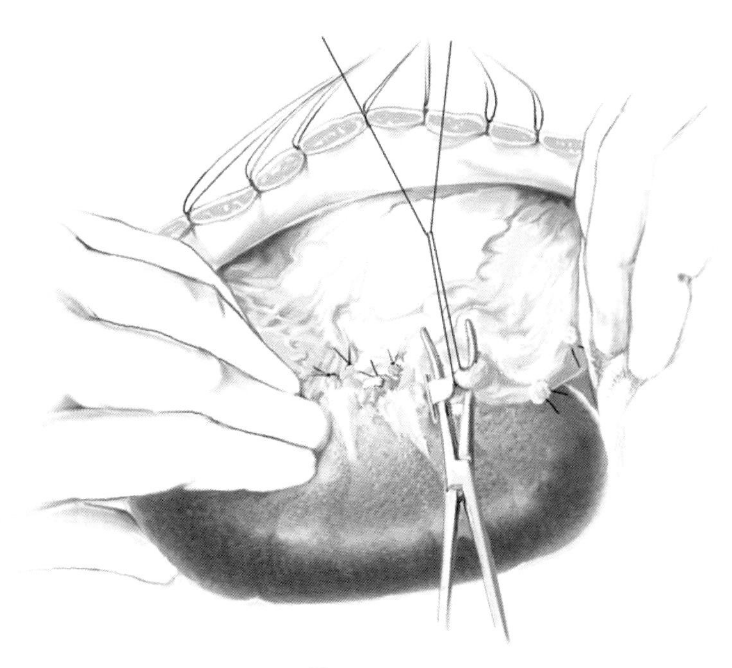

◘ 图 85.7

手术步骤七

脾脏切除术第 2 部分

将所有脾韧带结构和胃短血管离断后,剩余的部分即为脾动脉及脾静脉主干,将其双重结扎离断,并避免损伤胰腺组织,即使小的损伤也可能会导致胰瘘(◘图 85.8)。

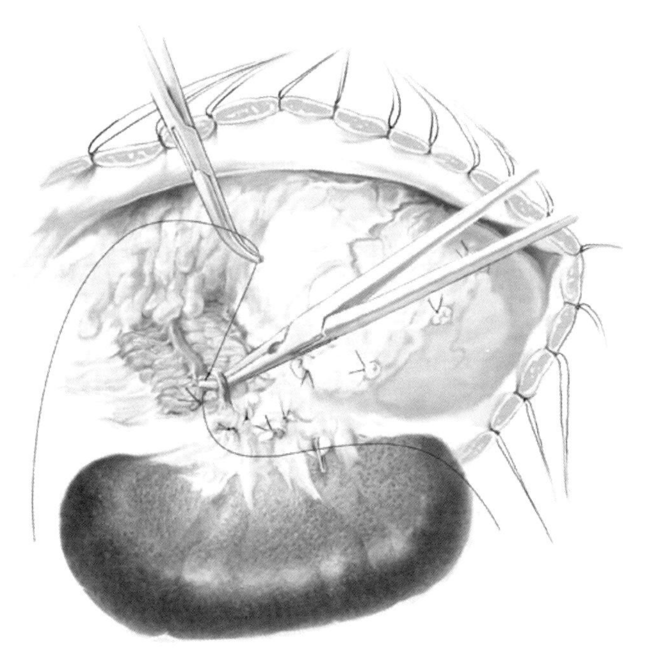

◘ 图 85.8

手术步骤八

胃食管周围血管离断

腹段食管及贲门血管离断需从胃大弯侧和胃后壁开始向食管方向进行。该步骤需要离断胃后迷走神经，因为该神经紧贴胃壁走行。然后再行胃小弯侧和腹段食管周围血管离断，此过程需游离并断扎胃左血管的食管支及贲门支，小弯侧血管离断范围应达到约7cm，此时食管及贲门已完全游离。同时，因为迷走神经胃支已被离断，需进一步行幽门成形术（◘图85.9）。

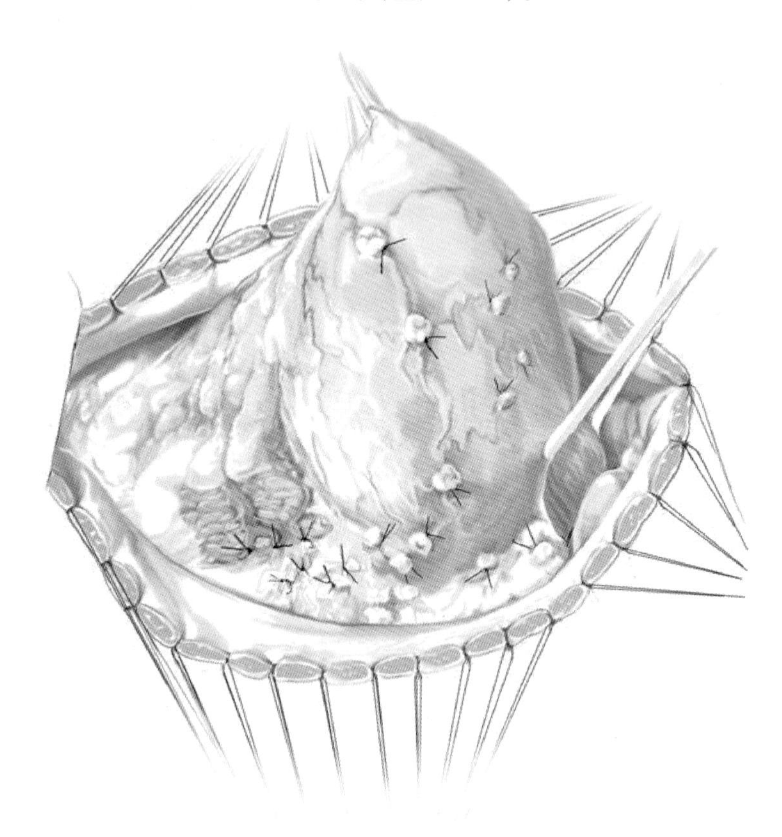

◘ 图85.9

手术步骤九

关闭伤口

左膈下间隙放置引流,用 2-0 Vicryl 缝合膈肌(◘图 85.10a)。纵隔用 4-0 Ti-Cron 缝合(◘图 85.10b),放置胸腔引流管后关胸。纵隔的严密缝合能预防小的吻合口瘘引起的脓胸。

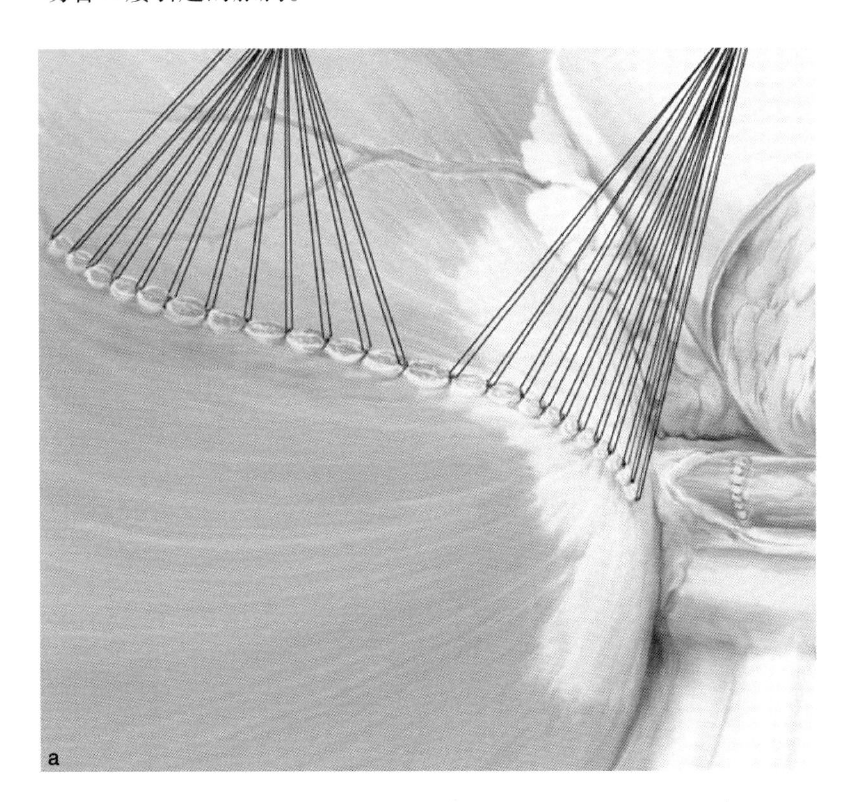

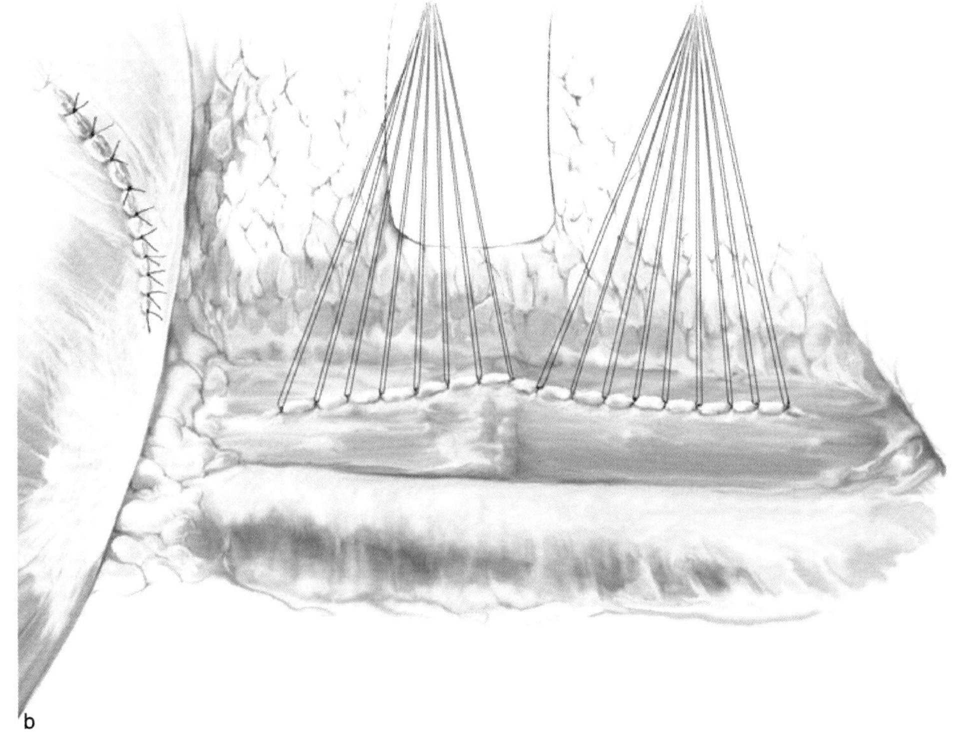

◘ 图 85.10

专家经验

- 在血管离断过程中，所有食管壁和食管伴行静脉间的侧支都要结扎。尽量避免损伤迷走神经干及伴行静脉，因为理论上他们对预防静脉曲张复发起到重要的作用。尽管在实际操作中这并不容易做到，但是我们认为手术过程中还是保留了纵隔的侧支循环。
- 非分流手术后食管静脉曲张离断手术效果持续的时间取决于术后门-腔静脉间侧支的建立情况，Sugiura 术后保留的食管周围和纵隔侧支可能会起到部分分流的作用。

致谢

作者感谢日本顺天堂大学(Juntendo University)第二外科部退休的荣誉教授 Dr. Shunji Futagawa 为该章节提供的绘图。

术式二:保留脾脏的完全性门奇断流术

完全性门奇断流术需要胸腹联合手术,以下内容阐述了一种保脾的腹部血管离断术式。手术适应证、辅助检查、术前准备均与之前所述的胸腹联合手术相同。

腹部手术概要

腹部操作包括以下几部分(图 85.11):

(1) 离断肝胃韧带-胃结肠韧带-胃左动静脉。

(2) 于胃小弯侧结扎胃右动、静脉。

(3) 结扎胃网膜右静脉。

(4) 保留脾脏行胃大弯侧血管离断。

(5) 离断腹段食管周围静脉血管并切断迷走神经。

(6) 幽门成形术。

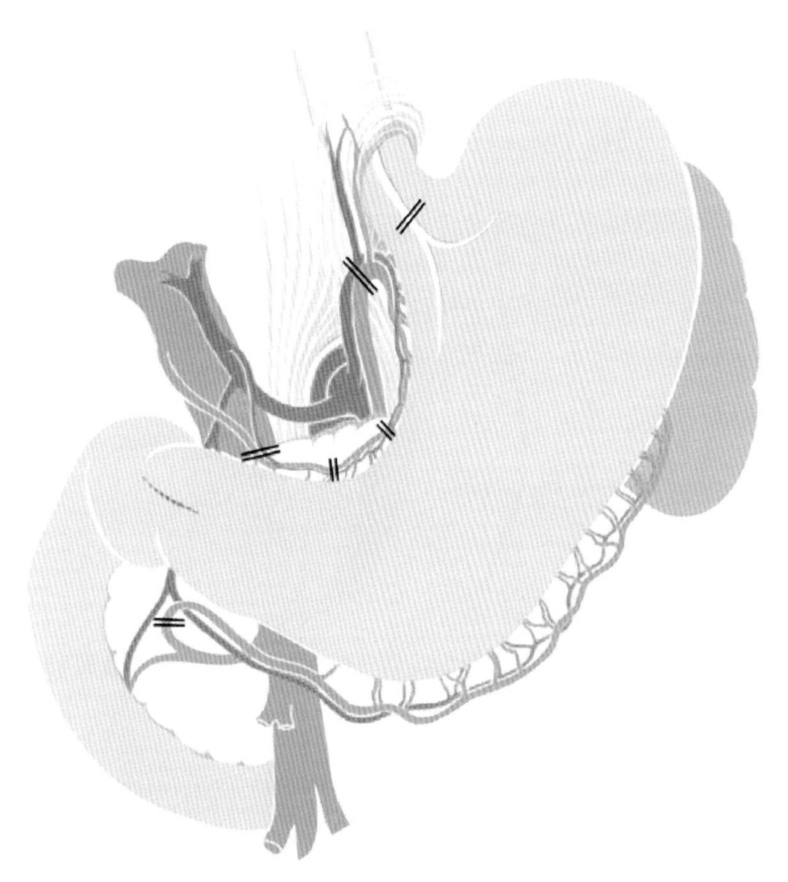

图 85.11

手术步骤一

胃大弯侧血管断流

如图所示(左侧观),胃大弯侧血管完全离断,包括从幽门至食管之间的全部血管。胃短血管完全离断,与脾脏分离(图 85.12)。

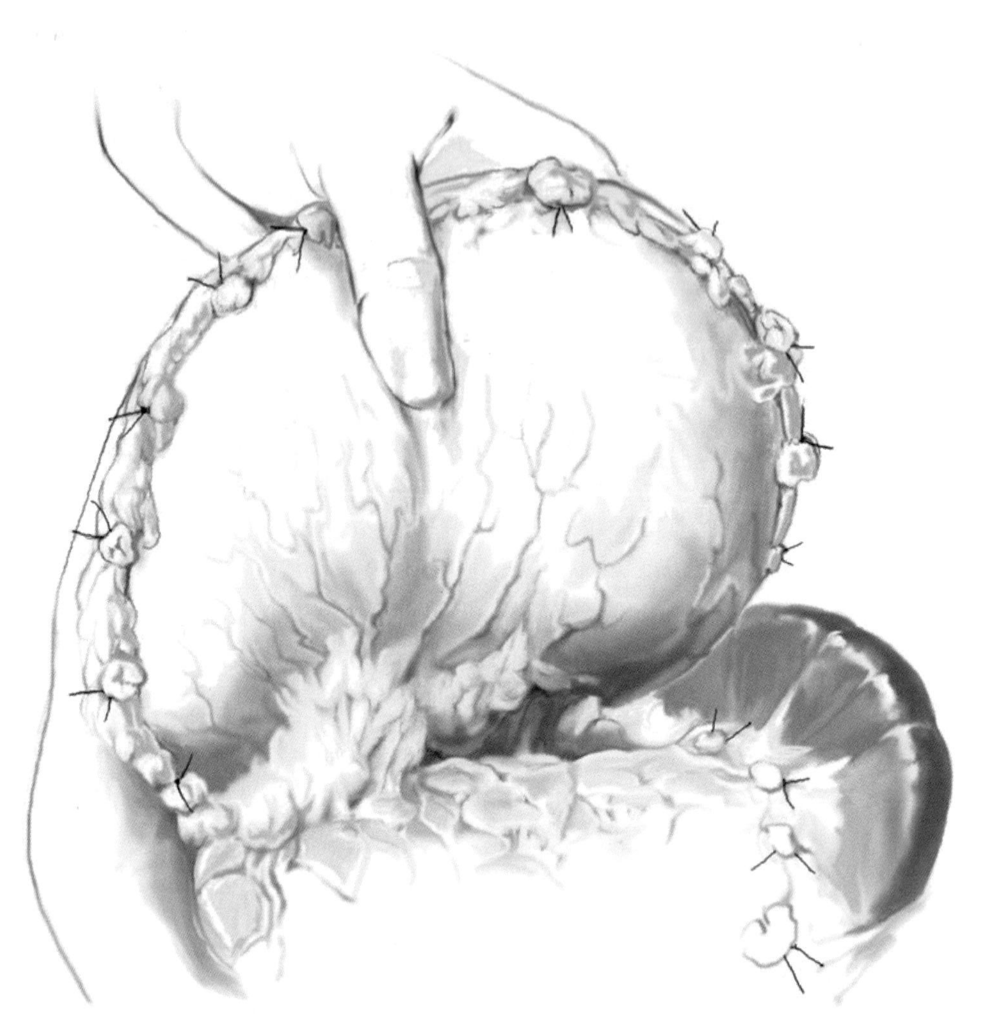

图 85.12

手术步骤二

胃小弯侧血管断流

如图所示(右侧观),胃血管完全离断。该图展示了小弯侧上三分之二胃至食道的血管离断(◘图 85. 13)。

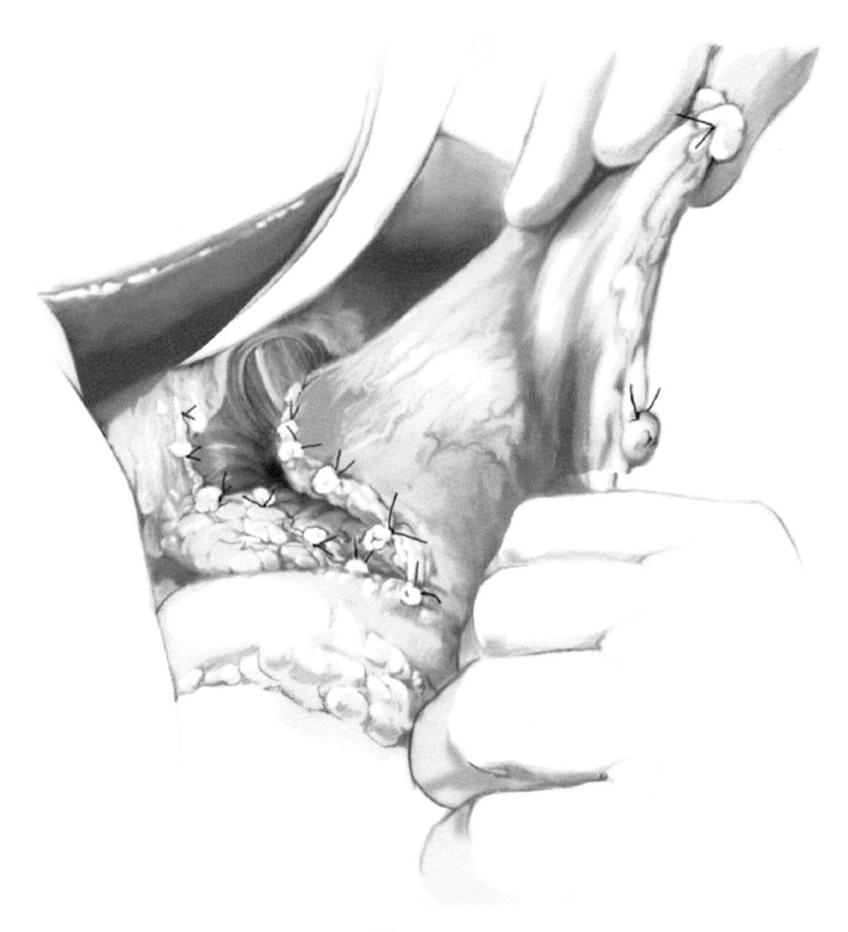

◘ 图 85. 13

手术步骤三

食管周围血管离断

如图所示(左侧观),从食管及胃后方可见周围血管完全离断。胃食管连接部以上7cm 以内的食管周围血管被环周离断,图示脾脏被完整保留(◘图85.14)。

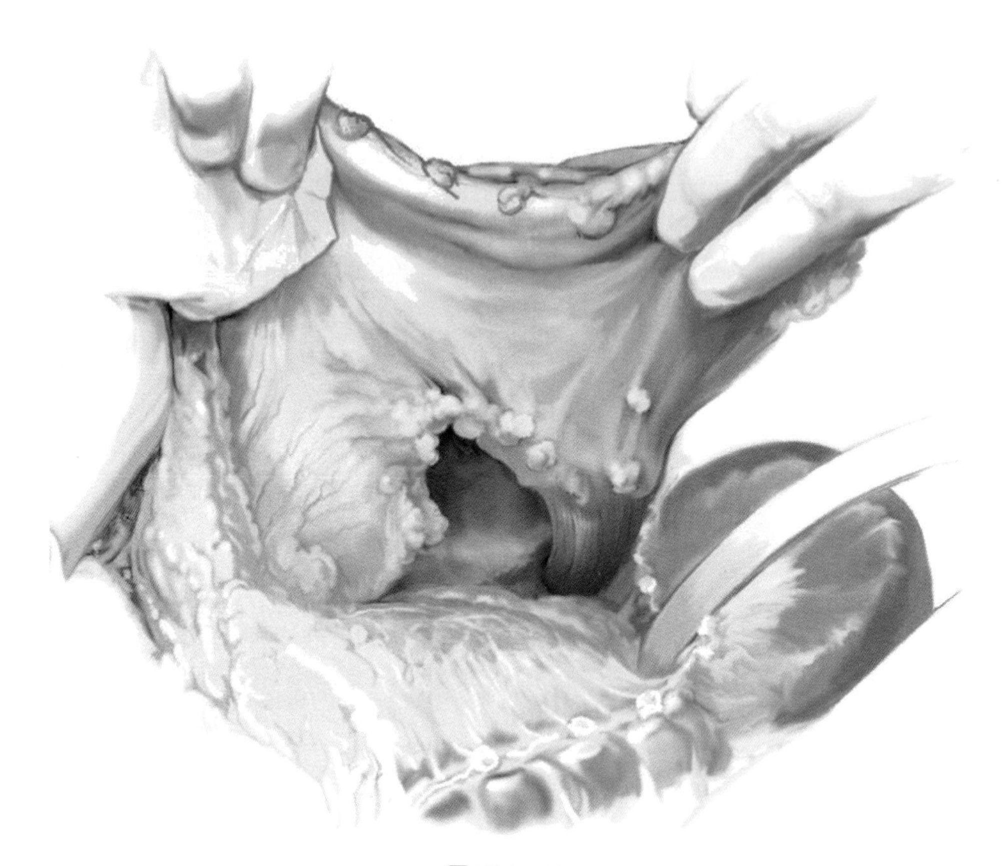

◘ 图 85.14

手术步骤四

结扎胃网膜右静脉

幽门下结扎胃网膜右静脉,保留胃网膜右动脉(图 85. 15)。

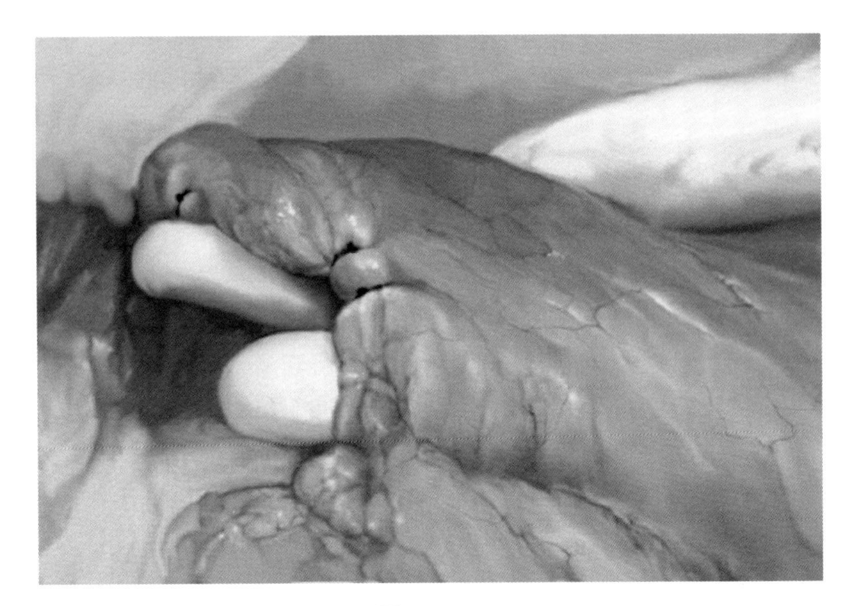

图 85. 15

手术步骤五

幽门成形术

同第一种术式,用单层间断缝合方法行幽门成形术(图 85. 16)。

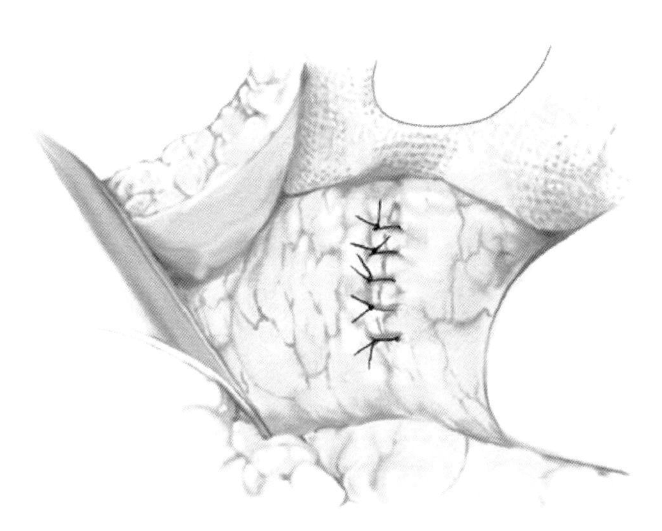

图 85. 16

术式三:切除脾脏的腹腔入路

手术步骤一

进腹和游离

先行上腹部正中切口至剑突,联合左侧上腹部横切口,切断腹直肌,置入 Tompson 拉钩充分显露视野,从中线左侧进入腹腔。门脉高压可能会导致腹壁静脉曲张,进腹时应注意。

手术步骤二

切除脾脏

合并门脉高压的脾脏切除是该术式难度最大的部分。沿胃大弯断扎网膜血管以显露胃短静脉,将其离断。松解脾脏后方附着的韧带。将结肠脾曲向下方牵拉,分离脾和结肠之间的粘连(◘图 85.17a)。

脾门充分显露后,尽可能辨认脾脏动静脉。使用大 Kelly 钳将脾门的动静脉钳夹阻断,将其切断后再缝扎。移除脾脏后左上腹部将有更大的操作空间,利于后续的胃食管断流手术的操作(◘图 85.17b)。

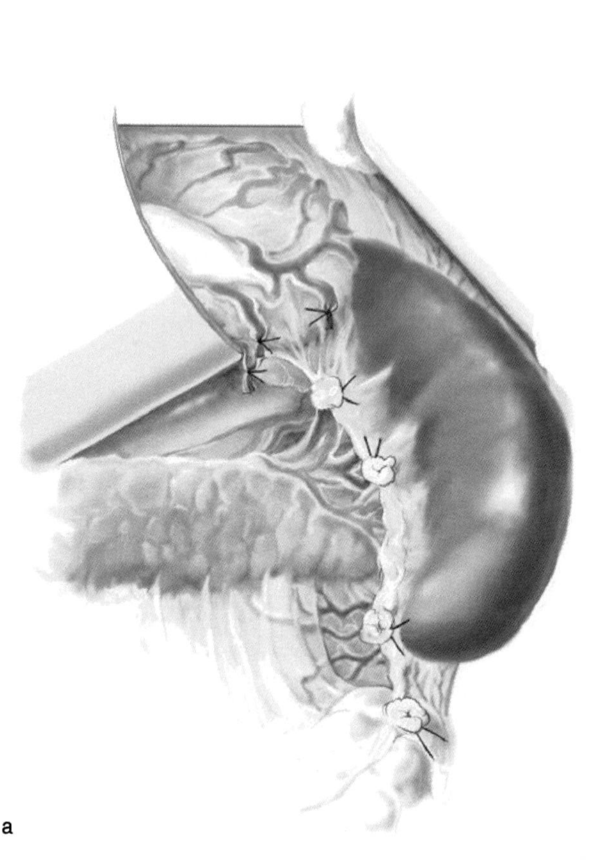

a

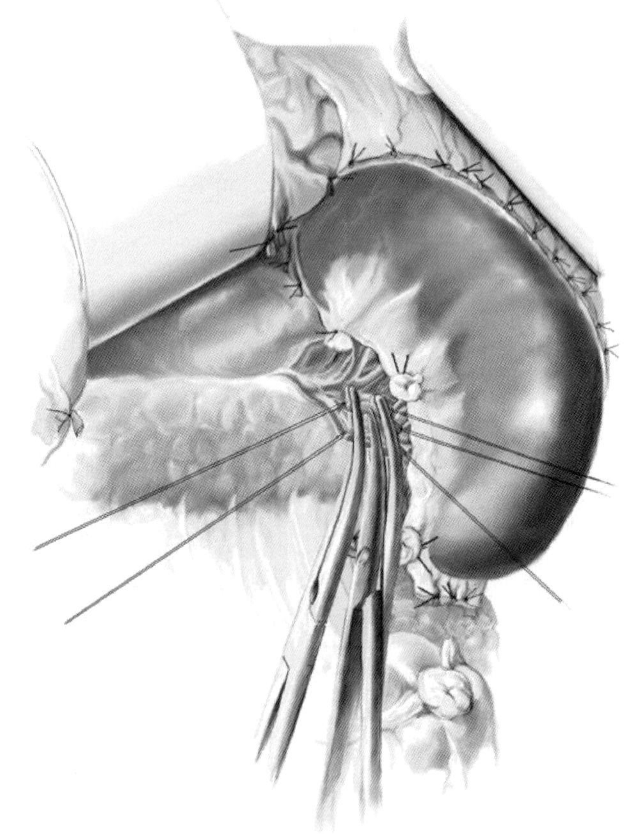

b

◘ 图 85.17

手术步骤三

胃小弯及大弯血管离断

胃部的处理与前述的保脾手术相同,在之前的章节已经详细阐述。简而言之,游离胃的上三分之二,靠近胃壁结扎血管。与保脾手术不同,此处需注意保留胃右动静脉及胃左静脉。特别重要的是紧靠胃壁进行游离,以保护至奇静脉的静脉回流(◘图 85.18)。

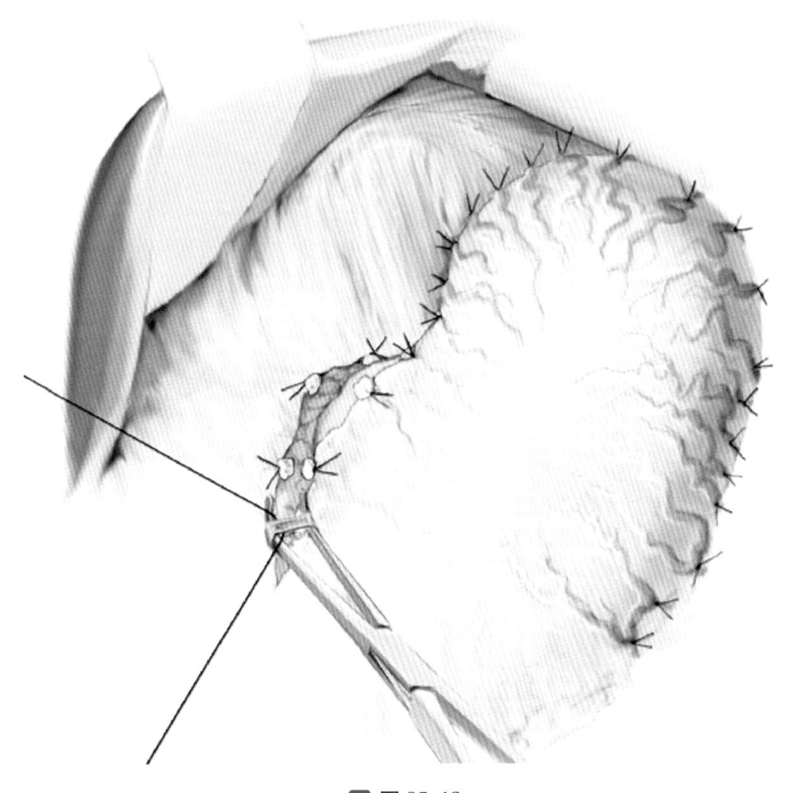

◘ 图 85.18

手术步骤四

游离远端食管

游离食管下段约 12cm,横断食管表面静脉丛。该步骤同样需要离断迷走神经。食管壁上离断所有横向走行的静脉侧支。重要的是要保留与食管伴行的纵行静脉,这些静脉回流至奇静脉系统(图 85. 19)。

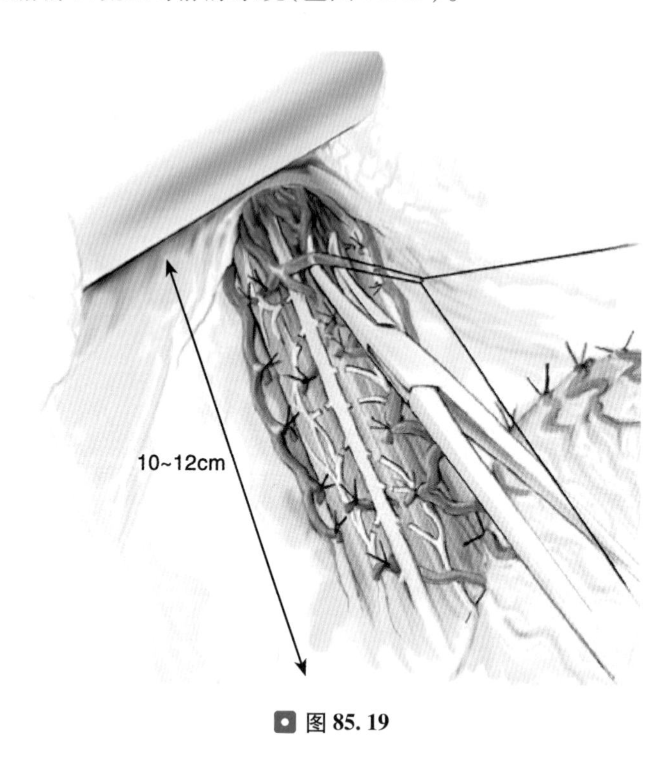

图 85. 19

手术步骤五

离断食管

在血供丰富的胃远端横行切开。将端端吻合器(EEA)置入胃内直至食管下段,在钉砧和抵钉座之间系线(胃食管连接处上方 5cm),激发并横断食管。击发 EEA 吻合器后,务必检查吻合器头部的食道黏膜环是否完整(◘图 85.20)。

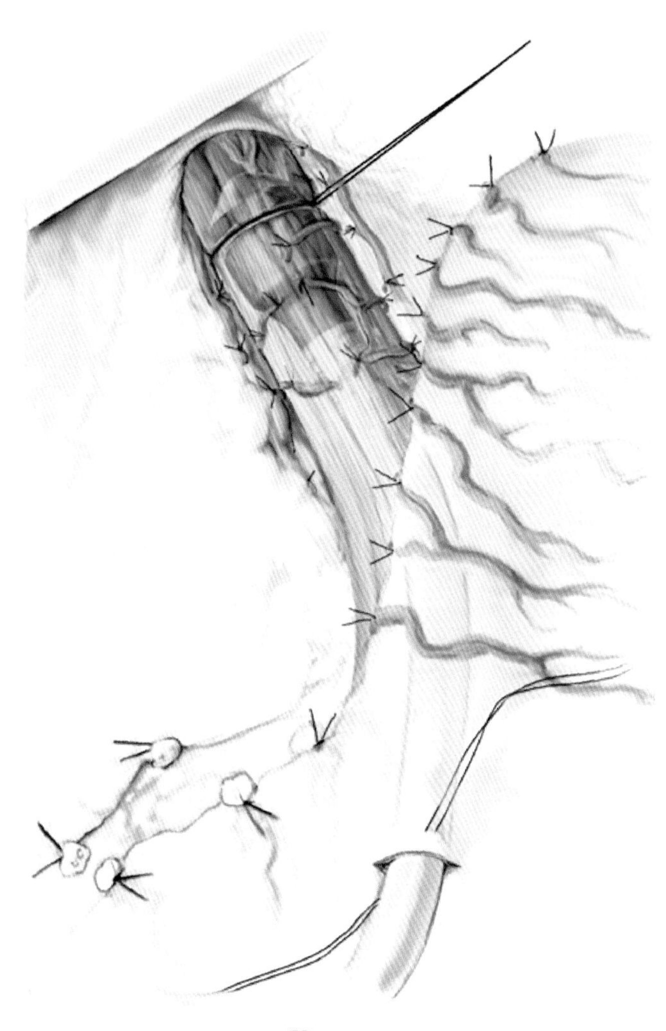

◘ 图 85.20

手术步骤六

幽门成形术

与前述的两种手术方法相同，行黏膜外幽门成形术。保持黏膜层完整，将幽门处肌肉层纵行切开，用2-0 PDS线横向单层间断缝合切口（◘图85.21）。

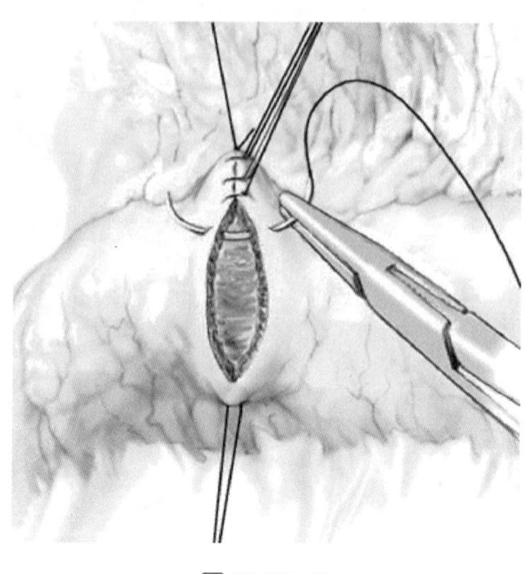

◘ 图85.21

专家经验

- ◆ 保留分流至奇静脉系统的血流（胃左静脉）。
- ◆ 切脾后再行胃血管离断。
- ◆ 在胃远端的非缺血区域置入吻合器。

（原春辉 译）

第六篇　胰腺

Michael G. Sarr

第 86 章　概述：胰腺

Michael G. Sarr

过去的二十年里，我们见证了外科理念和手术方式在胰腺疾病治疗中的突破性进展。新的术式、革新的技术（尤其是微创技术）和胰腺疾病手术管理的新理念已经被广泛认识。这些变化是基于对胰腺疾病（如坏死性胰腺炎）发病机制的更好的理解，新技术（腹腔镜、微创手术方法、机器人、放射/内镜介入）的引入，以及诊断技术（CT、EUS、MRI、PET/CT）和重症医学的巨大进步而实现的。事实上，相对“新”的疾病如 IPMN 和其他相关的囊性疾病为胰腺手术增加了新的维度。有了这些进展，特定术式（如胰十二指肠切除术）的经验显著增加，手术的并发症及死亡率显著降低，使我们的内科和胃肠科的同事信服根治性的胰腺手术死亡率已降到 5% 以下（特别是在经验丰富的医疗中心），而不是 20 世纪六七十年代的 20% ~25%。而医学肿瘤学家们的治疗方法也更加积极、乐观。

新的术式：

（1） 慢性胰腺炎

（ⅰ） 保留十二指肠的胰头切除术（Beger/Frey 术式）。

（ⅱ） 胸腔镜下内脏神经切除术。

（2） 坏死性胰腺炎

（ⅰ） 积极行坏死组织清除术及不同方式的胰周引流术。

（ⅱ） 微创坏死组织清除术（不只是引流）。

（3） 复发性胰腺炎

（ⅰ） 括约肌/中隔切开术。

（4） 胰腺移植

（ⅰ） 胰岛细胞、节段的、整体器官的。

（5） 新技术

（ⅰ） 腹腔镜胰岛细胞瘤剜除术，远端胰腺切除术，假性囊肿内引流术，胃肠吻合术，甚至坏死性胰腺炎的坏死组织清除术。

（ⅱ） 现在，还包括腹腔镜或机器人辅助的胰十二指肠切除术。

（6） 新理念

（ⅰ） 胰腺恶性肿瘤的腹腔镜分期，以避免非治疗性的开腹手术。

但是，基本的技术、入路及手术并没有根本改变，且同样要求仔细、系统的显露和手术技巧。

本部分探讨的新老内容，每一部分都由专家完成，其中包含他们的手术技巧，可以使读者更便利、更快捷、更好地掌握相关手术显露和操作。

未来的二十年，胰腺手术将会继续迅猛发展。那时再看当今的外科技术发展是如何变化的，将会是一件非常有趣的事，不是么？

（赵玉沛　杨尹默　李雅彤 译）

第87章　胰腺假性囊肿引流术

Gerard V. Aranha, Gerard J. Abood, Lawrence W. Way

胰腺假性囊肿外科治疗的主要目的是提供一条能够使“漏出”的外分泌液内引流（经肠道引流）的路径，从而使假性囊肿的囊腔闭塞，继而“封闭”胰漏或形成永久性内瘘。内引流包括囊肿胃吻合术，囊肿空肠吻合术，和应用相对较少的囊肿十二指肠吻合术。在一些特定的病人中，也可通过内镜完成囊肿胃吻合术或囊肿十二指肠吻合术。

适应证与禁忌证

适应证

（1）囊肿胃吻合术：有症状的或较大的胰腺假性囊肿且与胃后壁粘连（即胃的后壁构成了假性囊肿的前壁）。

（2）囊肿空肠吻合术：在胰腺任何部位（胰头、体或尾部）的不与胃后壁粘连的假性囊肿，或者是凸出横结肠系膜以外的假性囊肿。

（3）囊肿十二指肠吻合术：胰头假性囊肿由于解剖位置的特殊只可行囊肿十二指肠吻合术。

禁忌证

（1）囊肿胃吻合术：不与胃粘连的胰头或胰尾部的假性囊肿，或者是假性囊肿靠近尾部，凸出横结肠系膜以外，凸出部分位于足侧。

（2）当术者不完全确定囊性占位是否为胰腺假性囊肿。

（3）严重感染的假性囊肿。

（4）囊肿空肠吻合术：更适合行囊肿胃吻合术或囊肿十二指肠吻合术的假性囊肿。

（5）囊肿十二指肠吻合术：假性囊肿不紧邻十二指肠，或在十二指肠的开口处有损伤胰管的可能（十二指肠大乳头或小乳头）。

术前检查及准备

（1）病史：急性胰腺炎发作后腹部或背部隐痛；恶心，呕吐和体重减轻，特别是酗酒者。

（2）临床表现：上腹部饱胀感或肿块。

（3）实验室检查：急性胰腺炎发作后血清淀粉酶持续升高。

（4）影像学诊断：CT扫描可以识别胰腺中的一个或多个假性囊肿，并且可能有助于鉴别囊性肿瘤与假性囊肿。

（5）ERCP：内镜逆行胰胆管造影（ERCP）很少使用，但可以鉴别与主胰管相通的假性囊肿和囊性肿瘤，除了导管内乳头状黏液瘤（IPMN），胰腺囊性肿瘤均不与胰管相通。

（6）术前准备：术前禁食禁水2～6小时。根据手术的持续时间，可考虑围术期追加静脉用预防性抗生素。

开放手术步骤

开腹囊肿胃吻合术

手术步骤一

显露假性囊肿

(1) 优先选择双侧肋缘下切口;或者可使用正中切口。
(2) 常规腹腔探查后,放置环形自动拉钩牵拉肝脏和腹壁。
(3) 可以看到或触及粘连于胃后壁的假性囊肿。
(4) 在囊肿前方的胃前壁留置浆肌层缝合线。
(5) 切开胃壁,用留置的缝线牵开胃前壁(■图 87.1)。

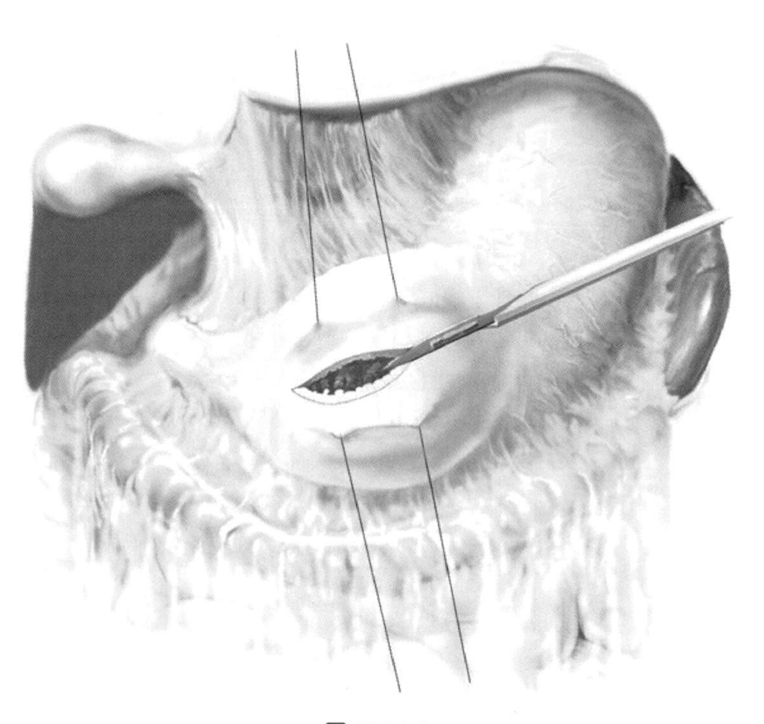

■ 图 87.1

手术步骤二

经胃切开假性囊肿

（1）囊肿的术前影像学表现通常很明显，并能通过胃后壁触诊到。

（2）使用 22 号针头穿刺囊肿。通常抽出的是清亮的乳白色或棕色液体；如果抽出较稠的、黏液样的液体，则必须考虑囊性肿瘤的诊断（◘图 87.2a）。

（3）穿刺后，移除注射器，将针头原位保留并用止血钳固定。

（4）用 11 号刀片沿针的方向切开并进入囊肿（◘图 87.2b）。

（5）进入囊肿后，移除针头并将直角钳插入切口中，撑开胃后壁并将开口扩大到至少 3 至 4cm 或更长。

（6）同时需要用长柄 15 号刀片进行囊壁的活检（◘图 87.2c）。

（7）用手指探查囊肿，轻轻地分开小腔，吸出内容物。使用持物钳小心地取出较大的残渣。应检查囊肿的内部是否存在肿瘤。

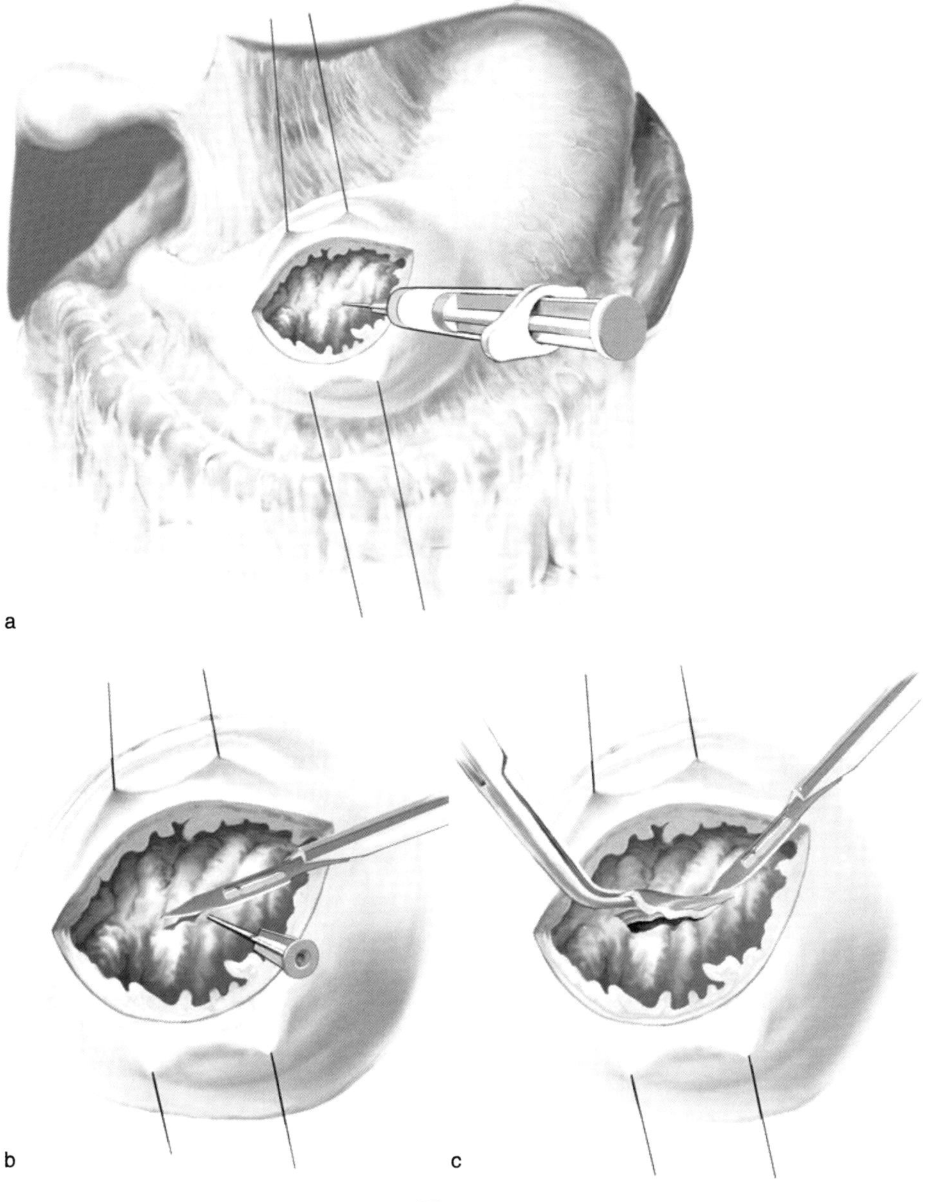

◘ 图 87.2

手术步骤三 囊肿胃吻合的缝合方法

（1）胃后部和囊肿共有的壁用3-0的丝线连续缝合，将胃囊肿吻合口的出血风险降到最低。一根缝线从3点钟方向缝到9点钟方向，另一根缝线从9点钟方向缝到3点钟方向；这样避免了切口的“荷包”效应，有利于囊肿与胃相通（◘图87.3）。

（2）胃前壁的切口分两层关闭，内层用3-0聚葡糖酸酯线，采用Connell法连续内翻缝合从而达到内翻黏膜并止血的目的；外层用3-0的丝线间断缝合浆肌层。

（3）关腹不用放置引流，肋缘下切口用1-0的聚二噁烷酮线连续缝合关闭腹直肌筋膜前后层，正中切口用1-0的聚羟基乙酸缝线。

（4）钉皮器关闭皮肤切口。

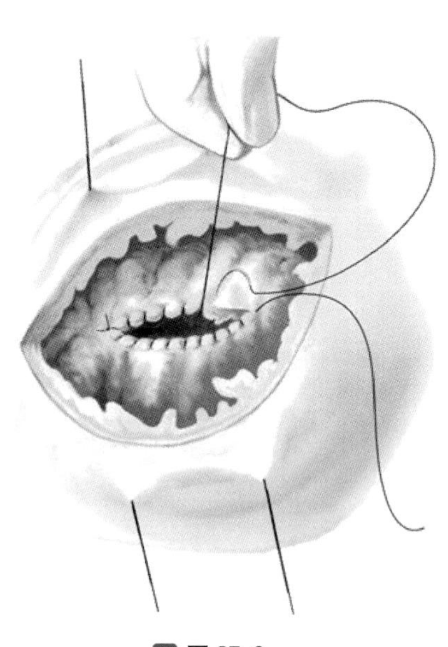

◘图87.3

开腹囊肿十二指肠吻合术

具体适应证是位于胰头的假性囊肿，解剖位置决定了行囊肿十二指肠吻合术的可行性。囊肿通常较小并且紧邻十二指肠的内侧壁。

手术步骤一

（1）入路同上述囊肿胃吻合术。

（2）视诊和触诊确定假性囊肿的位置。

（3）用 22 号针头抽吸囊肿（图 87.4）。

（4）抽出物一般为清亮的乳白色或褐色的液体；黏液样液体提示囊性肿瘤。

（5）移除注射器并保留针头，用 11 号刀片沿着针头切开并进入囊肿。

（6）用直角钳插入并撑开囊壁，扩大切口到 2～3cm 或者更长；取囊壁做活检。

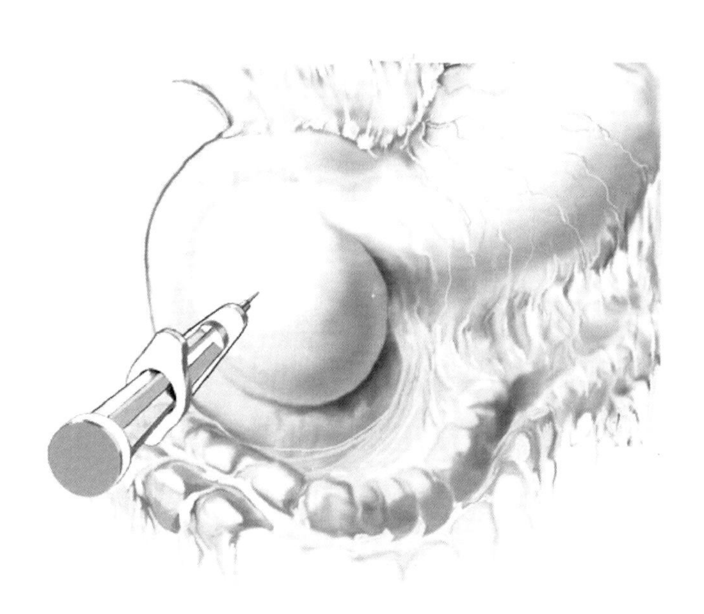

图 87.4

手术步骤二

（1）Kocher 切口充分游离十二指肠。

（2）垂直切开十二指肠前壁至少 2～3cm(◘图 87.5a)。本文将重点介绍囊肿十二指肠侧侧吻合。

（3）使用 3-0 丝线或可吸收缝线单层间断缝合囊肿和十二指肠吻合口的后壁(◘图 87.5b)。

（4）用 3-0 丝线单层间断缝合十二指肠和囊肿吻合口的前壁(◘图 87.5c)。

（5）如果经十二指肠的囊肿十二指肠吻合术可行,其做法和囊肿胃吻合术类似。为避免损伤壶腹部,将假性囊肿引流入十二指肠球部或水平部。保持切口在中线的位置可以避免损伤胃十二指肠和胰十二指肠血管。必要时,可用术中超声识别胆总管和血管。

（6）关腹方式参考囊肿胃吻合术。

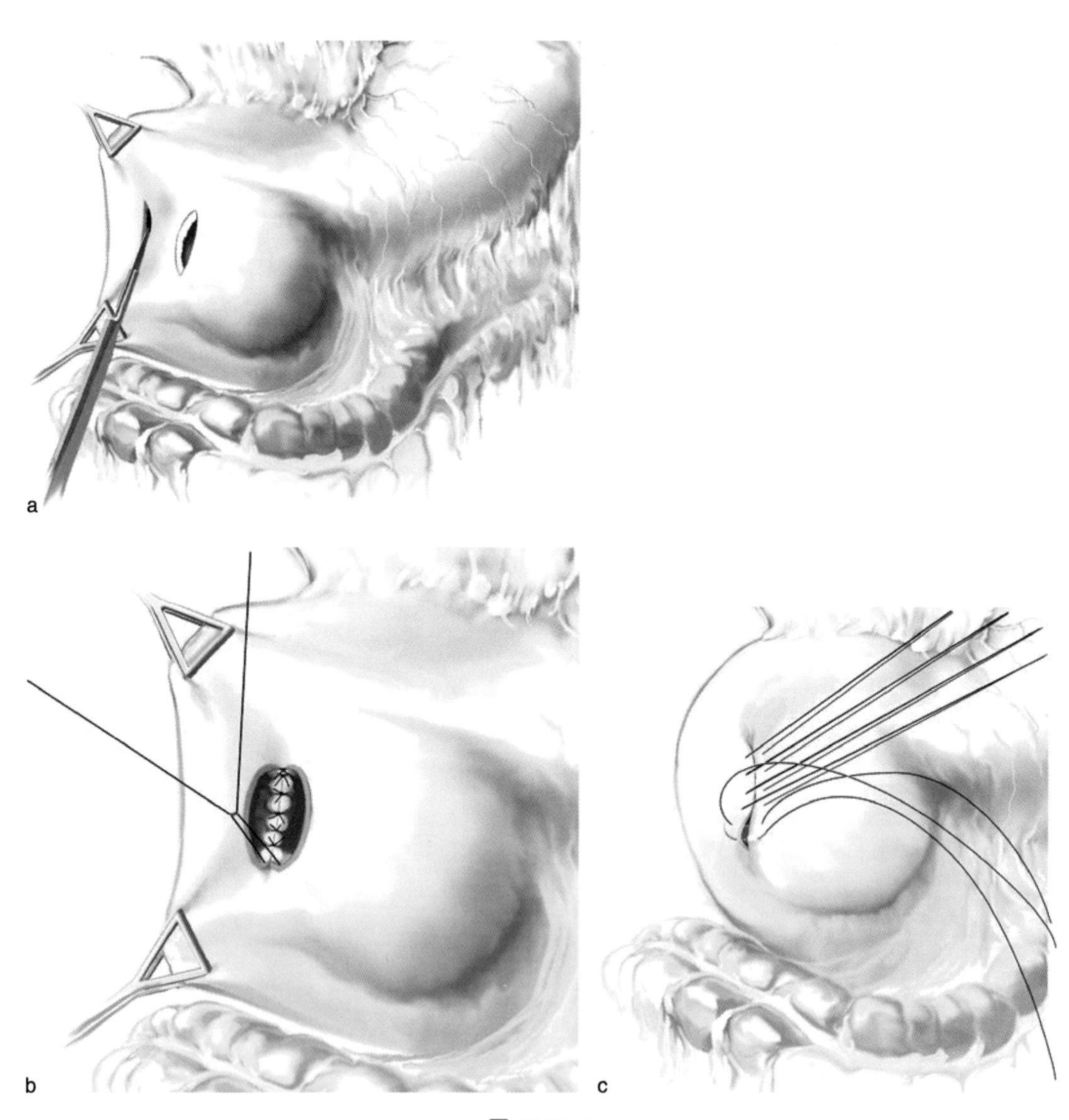

◘ **图 87.5**

开腹囊肿空肠吻合术

适应证包括胰腺任何部位(胰头、胰体或胰尾部)的不与胃后壁粘连的假性囊肿,或者凸出横结肠系膜以外的假性囊肿。

手术步骤一

显露假性囊肿

(1) 建议选择双侧肋缘下切口并使用环形自动拉钩。

(2) 可以看到假性囊肿与横结肠系膜粘连。

(3) 用 22 号针头抽吸囊肿(图 87.6)。

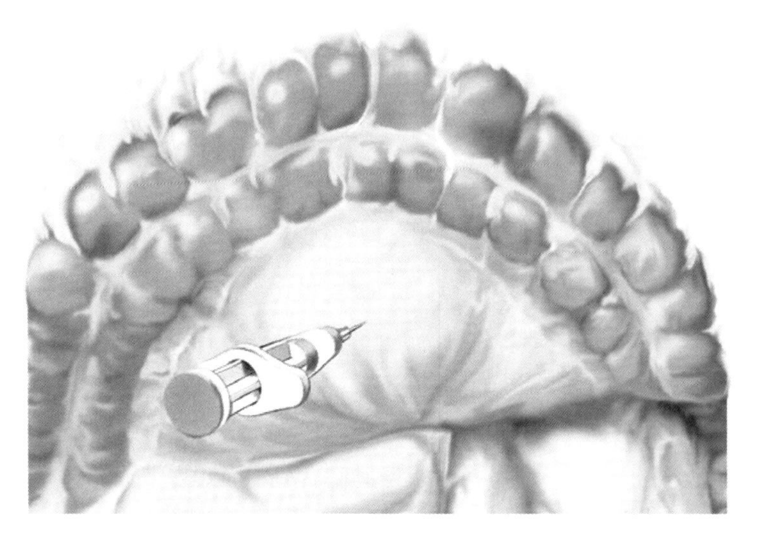

图 87.6

手术步骤二

(1) 距离 Treitz 韧带 20cm 处用机械切割闭合器横断空肠。

(2) 远端缝合包埋并提到囊肿处作为 Roux 肠袢。

(3) 3-0 丝线间断缝合囊肿壁和空肠后壁的对系膜缘和系膜缘的中间部位,缝合 4 ~ 5cm 或更长,所有缝合完成后再打结(图 87.7a)。

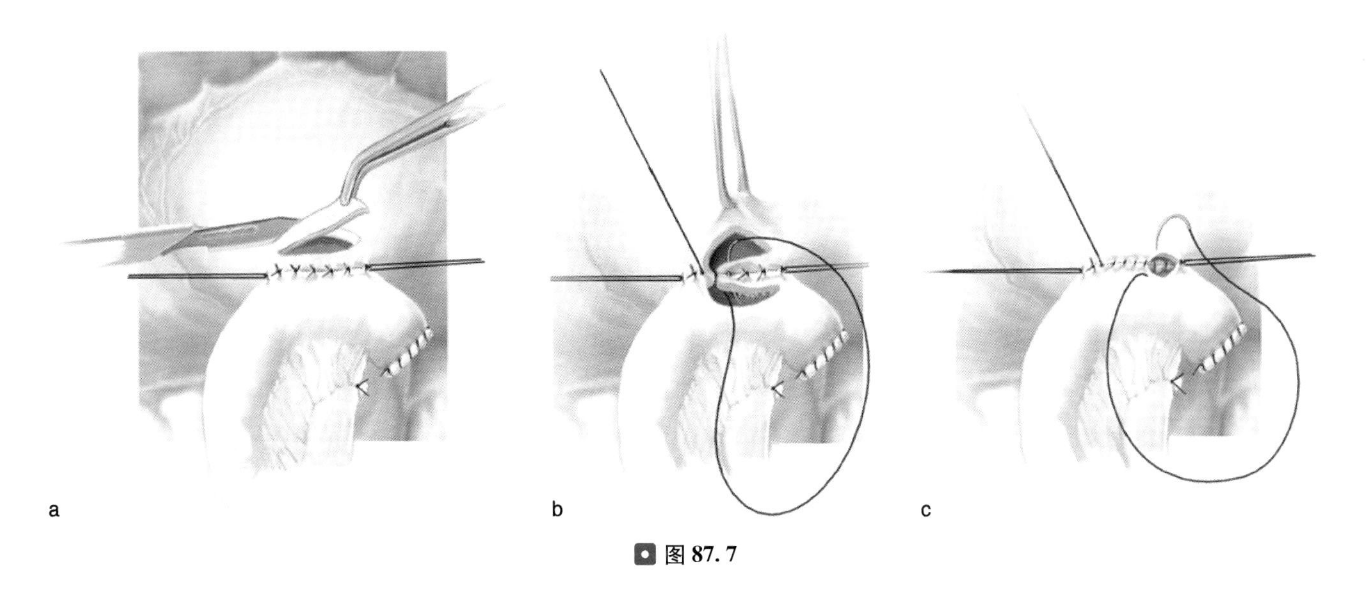

图 87.7

（4）用与囊肿胃吻合术和囊肿十二指肠吻合术类似的方法切开囊肿，注意避免损伤结肠中血管。囊肿壁取活检（■图 87.7b）。

（5）用 3-0 丝线单层间断缝合囊肿和空肠吻合口的前壁（■图 87.7c）。

（6）和囊肿十二指肠侧侧吻合术类似，完成囊肿空肠吻合术（■图 87.8）。

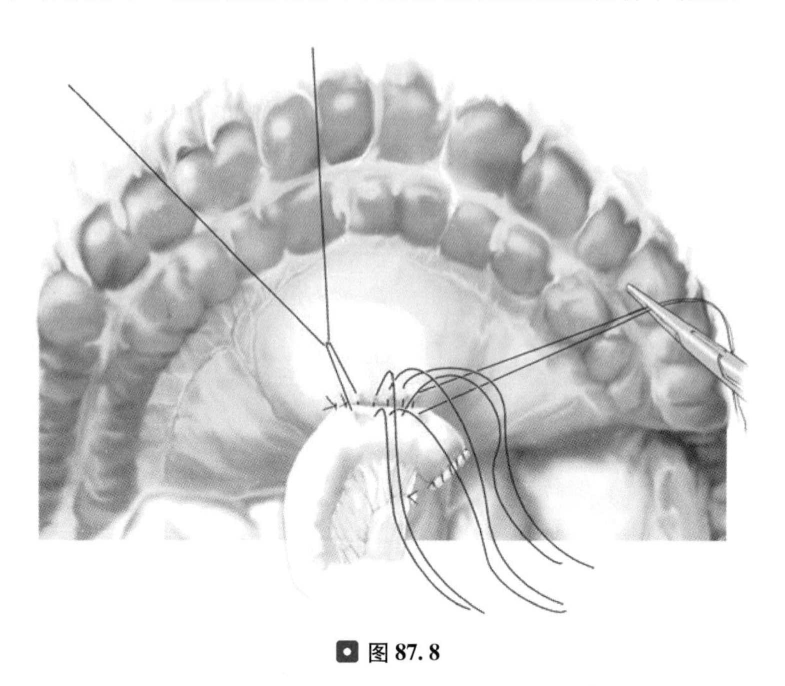

■ 图 87.8

手术步骤三

近端空肠吻合到 Roux 肠袢远端 60cm 处空肠（■图 87.9）。

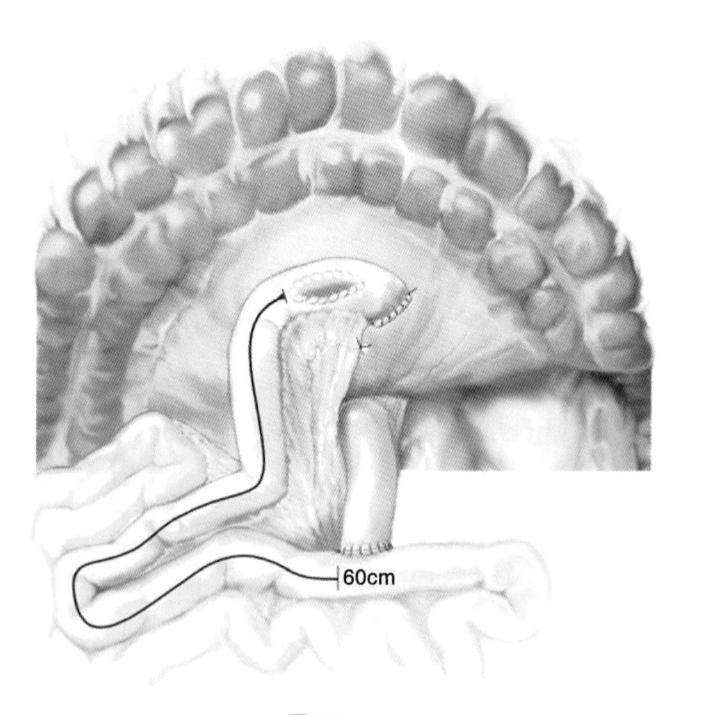

■ 图 87.9

手术步骤四

（1）当假性囊肿未凸出结肠系膜以外且不与胃或十二指肠粘连时，打开胃结肠韧带进入小网膜囊。

（2）采用结肠后入路将 Roux 袢从结肠中血管的左侧或右侧提到囊肿附近（■图 87.10）。

（3）假性囊肿的吻合参考第二步。

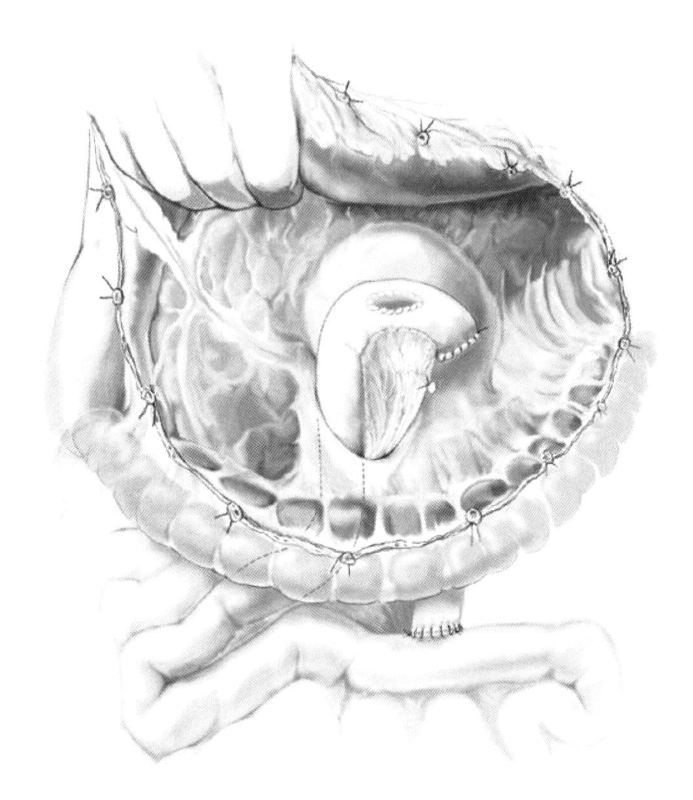

■ 图 87.10

腹腔镜下经胃胰腺假性囊肿引流术

假性囊肿的内引流术（囊肿胃吻合术）也可以通过全腹腔镜下经胃引流实现。

手术步骤一

置入 port，识别囊肿，切开胃前壁

（1）用 Hasson 法，从脐部穿刺套管针进入腹腔。或者可以在左上腹的 Palmer 点处用可视套管针引导下置入 5mm trocar。

（2）在右锁骨中线和右侧腋前线置入 10mm trocar 和两个 5mm trocar，完成初始 trocar 放置。

（3）插入 30°或 45° 5mm 的腹腔镜，将腹腔镜超声探头置入腹部，通过胃前壁辨别假性囊肿。

（4）在假性囊肿从胃后壁膨入胃腔最明显的部位，用 5mm 超声刀切开胃前壁 6cm 进入胃。

（5）在胃部切口的两侧用全层缝合线牵开切口的头侧和尾侧边缘并固定。用 Carter-Thomason 缝线取出装置使这些缝线穿过前腹部；或者，可以使用两个

Keith 针。缝合线的尾端用止血钳固定在皮肤水平(图 87.11)。

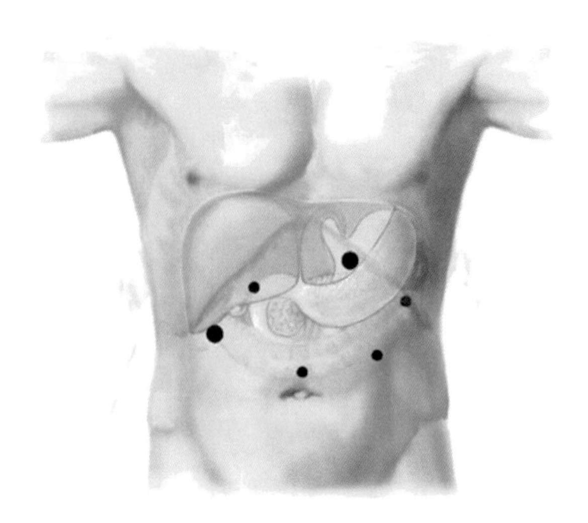

图 87.11

手术步骤二

胃后壁切开和囊肿胃器械吻合

(1) 经胃充分显露囊肿后,通过胃后壁超声定位假性囊肿,需要特别注意脾动脉和脾静脉的位置和走行。鉴于这些结构与假性囊肿之间距离较近且可能存在潜在的粘连,同时需行彩色多普勒超声。确定了经胃囊肿切开的安全有效部位后,用电钩切开插入胃后壁进入囊腔。

(2) 在假性囊肿的囊性内容物排空后,将胃后壁的切口扩大到 1 ~2cm 以匹配吻合器。将吻合器放入胃后壁的胃切口-假性囊肿通道,吻合结束后检查止血(图 87.12a)。用血管夹、电凝或缝线结扎控制吻合口处的出血。基于假性囊肿的方位,可能需要将外侧 5mm trocar 中的一个增大到 10mm,同时增加一个左下腹 10mm trocar 以使腹腔镜吻合器械能够通过。为确保通畅应做一个楔形或菱形的囊肿胃吻合口;切下来的楔形物应该有足够的组织做病理检查。

(3) 然后可以用吸引器和钝性抓钳仔细地清洗囊腔,充分地冲洗并将液体

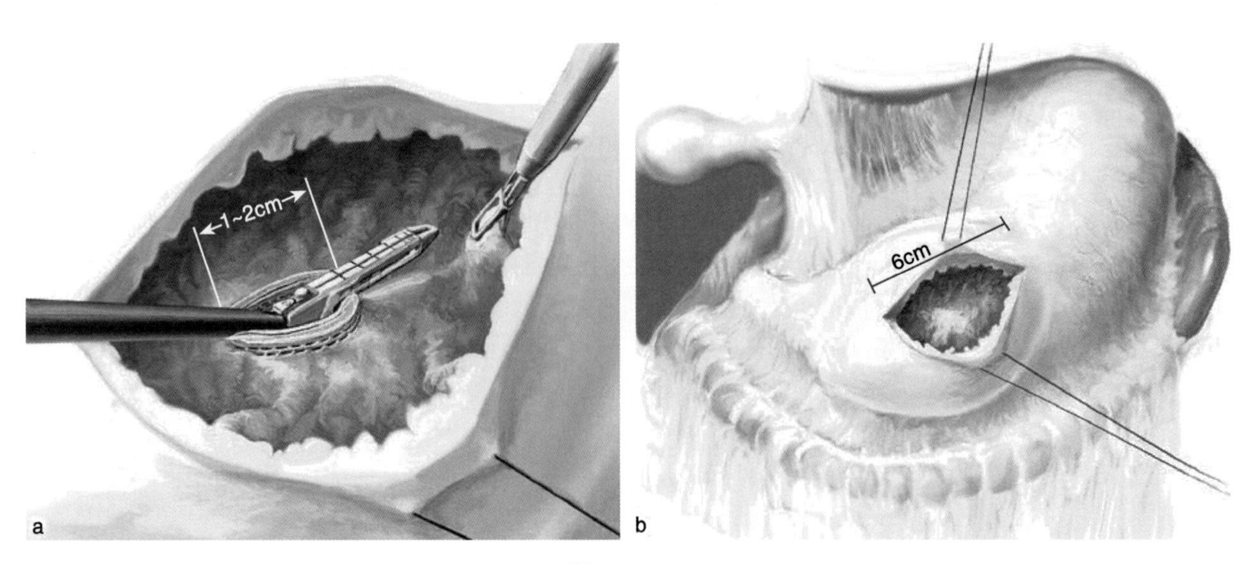

图 87.12

吸净。检查止血后，用缝线或者是腹腔镜吻合器关闭胃前壁的切口（◘图 87.12b）。

腹腔镜囊肿胃吻合术

开放囊肿胃吻合术的替代方案包括完全内镜下囊肿胃吻合术或一种标准化程度不高的介入治疗手段——影像下经皮经胃将引流管置入囊肿内来达到相同的目的。腹腔镜的方法提供了另一种手术入路，使术者有更好的视野并能使用腹腔镜外科技术，而不像胃镜受限于狭窄的进入通道。

手术步骤一

（1）首先，采用标准的腹腔镜操作方法进入腹腔。分别于正中线（脐下），左侧及右侧锁骨中线插入三个 trocar。将两个套管针插入被气体膨胀的胃腔内来提供囊肿胃吻合术的入路。胃腔变成类似于传统腹腔镜手术中充气的腹腔（◘图 87.13a）。

（2）将鼻胃管插入胃并接到腹腔镜气腹机。输入二氧化碳气体膨胀胃腔，直到通过腹腔镜观察胃前壁离腹壁只有几毫米。

（3）用以下方法可以放射状地将 10mm trocar 插入胃中：首先，将套管针在胃前壁靠近腹壁的地方穿入腹壁，通常在左上腹部。然后在胃前壁理想的入口处固定好穿刺位置，通过手腕的快速活动将其迅速刺入胃腔。通过 trocar 放入 5mm，30°腹腔镜，观察胃腔；胃壁对光的反射很好，所以视野明亮，细节显示清楚。距离第一个 trocar 6～10cm 将第二个 trocar 插入胃。将 5mm 腹腔镜放到各个套管内检查位置是否适合胃内手术。呈放射状分布的 trocar 在胃壁形成紧密、气体密闭的穿刺孔；这种方法不能使用切割套管针，因为切割会导致穿刺口漏气（◘图 87.13b）。

（4）关闭输入腹腔的气体，并将这些 trocar 上的阀门打开与室内空气相通，以允许少量可能从胃内部沿套管周围泄漏至腹腔的气体排出腹腔，而不是累积在腹腔中与膨胀的胃竞争空间。胃腔中的压力应设置为 20cmH_2O，充气装置与其中一个 trocar 连接。

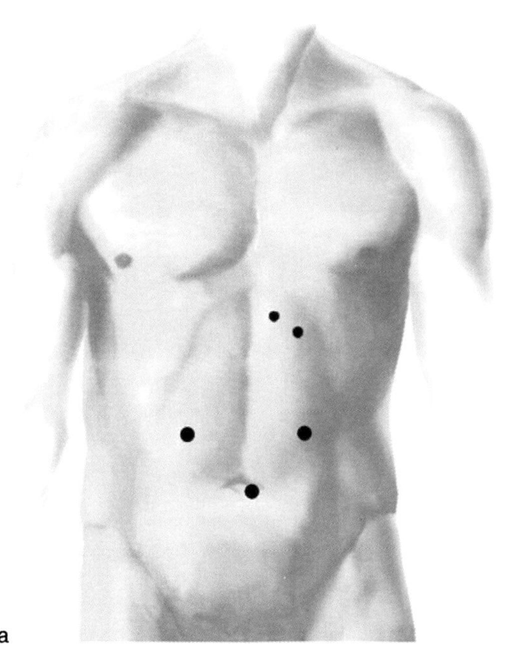

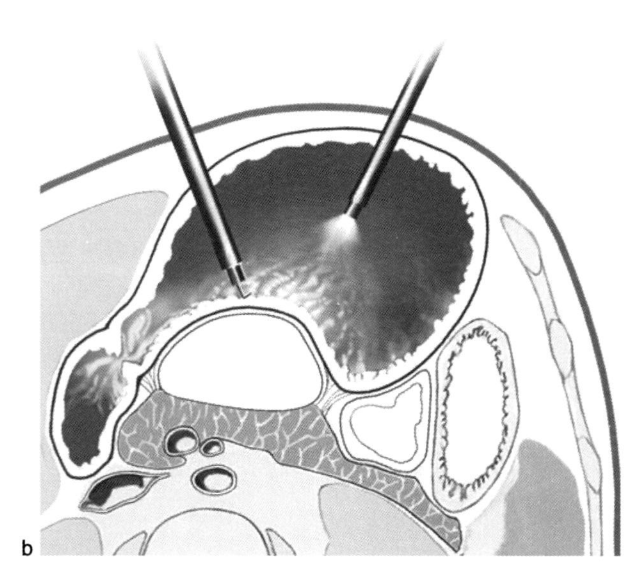

◘ 图 87.13

(5) 经常能看到假性囊肿在胃后壁形成的突起。为了定位假性囊肿,用一个长的穿刺针穿过胃的后壁进入囊肿,并抽吸一些囊液。如果没有抽出液体,则针不在囊中(最可能)或囊肿内容物太黏稠不能吸出(不常见);核对 CT 扫描的结果,重新评估囊肿位置,然后再次尝试。根据我们的经验,发现囊肿一般不难,几乎不需要使用腹腔镜超声检查,但根据个人需求可以尝试这种技术。

(6) 定位囊肿后,使用单极电凝钩(设置到高功率)在胃后壁打开一个孔并进入假性囊肿;不要做全长的囊肿胃引流术切口,一个 1cm 的孔足够(◘图 87.14)。

(7) 吸出囊肿内容物,并将内镜伸入或几乎伸入囊腔。在确定进入孔与囊肿边界和囊肿与胃接触区域的相对位置后,延长囊肿胃引流术切口,使其包括囊肿和胃共壁的中心,并达到囊肿直径的 1/3 至 1/2。检查有无出血,如有出血采用电凝或缝合结扎止血。

(8) 清除囊腔内半固体坏死碎屑,并暂时将这些碎屑置于胃底;在拔除胃套管之前,应该将碎屑通过幽门推入十二指肠。不要尝试切除假性囊肿的壁,因为它可能包含伴有炎症的血管。

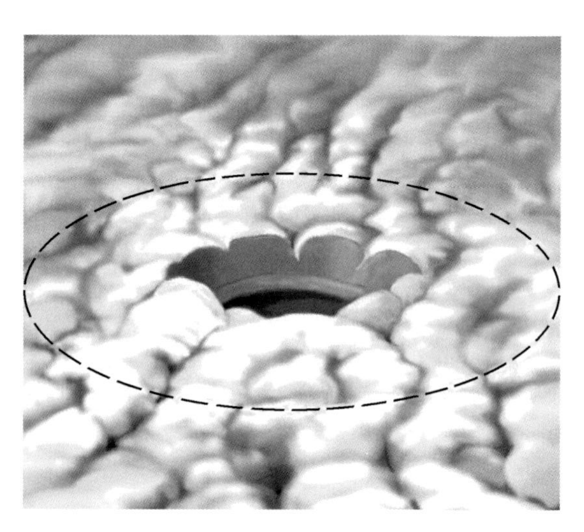

◘ **图 87.14**

手术步骤二

（1）将胃内镜和其他所有仪器从胃套管内撤出，恢复气腹，并将一个腹腔镜插入脐部 trocar。直视下从胃中取出胃内 trocar，但不拔出腹腔，因为拔出腹腔会导致穿刺口漏气。用鼻胃管进行胃肠减压。

（2）体内缝合和打结（或者内镜切割缝合器），使用 2-0 丝线，采用 Lembert 法间断缝合两针以关闭胃前壁的穿刺部位。然后移除所有 5 个 trocar 和鼻胃管（图 87.15）。

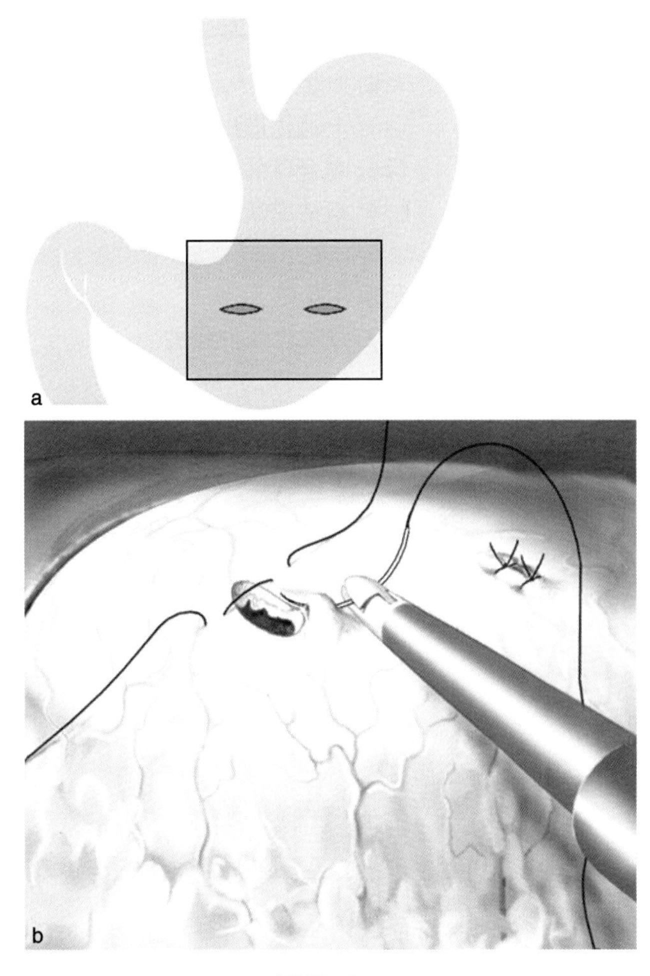

图 87.15

术后护理

(1) 一般无需在重症监护室或中级监护室观察。

(2) 术后第2天停止鼻胃管胃肠减压。

(3) 术后1至2天,病人可以不受限制地饮食。

术后局部并发症

早期并发症

(1) 上消化道出血,通常来自吻合部位。

(2) 吻合口漏,腹腔内脓肿或两者兼有。

(3) 酒精戒断综合征。

后期并发症

(1) 复发性假性囊肿。

(2) 误诊:把胰腺囊性肿瘤误诊为假性囊肿导致持续复发性囊肿并伴有症状。

专家经验

开腹假性囊肿内引流

- 始终确保囊肿内容物具有假性囊肿的特点:清亮,乳白色或棕色,而不是像囊性肿瘤那样的黏液样性状。
- 将穿刺针原位保留,用刀沿着针进入囊肿。
- 用直角钳提起囊肿壁,保证切口大小适当。
- 切记行囊肿壁活检。
- 如果囊肿内容物出现化脓,将囊液送革兰染色检查。如果只检测到白细胞,那么可以进行内引流;如果检测到许多细菌并且囊液是脓性的,最好进行外引流。
- 充分应用术中超声,因为可以发现和定位多发囊肿。还可以定位胆总管和胰管的位置。最后,能够揭示假性囊肿与邻近的内脏和血管结构的关系。

腹腔镜囊肿胃吻合术

- 腹腔镜内镜结合入路可致与开腹经胃囊肿胃吻合术同样的效果。有学者描述使用内镜直线吻合器联合腹腔镜行囊肿胃侧侧吻合术,但是我们描述的方法避免了腹腔内"吻合口漏"的风险。
- 可以使用内镜直线吻合器或者超声刀来延长初始的囊肿胃吻合口,但是目前认为没必要;这些技术只是增加了手术的花费。
- 仔细检查囊肿胃吻合口;如果有出血,可以通过两个trocar在胃内用2-0丝线缝合止血,或者可以进一步用电凝控制出血。
- 注意坏死性胰腺炎后胰体部巨大"假性囊肿"的病人。一定要排除脾静脉压迫或闭塞和胃静脉曲张的存在;这些静脉曲张可能很严重,并可能导致囊肿胃吻合术中的严重出血。

(张太平　宋旭军 译)

第 88 章　去神经术：疼痛治疗

Michael G. Sarr, Keith D. Lillemoe, Bhugwan Singh, Jake Krige

胰腺良恶性疾病的疼痛都可能难以耐受。尝试通过手术广泛地去神经支配以缓解胰腺疼痛已被证明无效。新颖的而侵入性较小的选择性去神经术可获得短期和中期的有效缓解。

适应证与禁忌证

适应证

（1）与不可切除的胰腺癌、壶腹周围和其他上消化道肿瘤相关的上腹部和背部疼痛。

（2）不适合其他手术方式的慢性胰腺炎。

禁忌证

经皮或内镜下内脏神经切除术等其他治疗方式效果欠佳。

手术步骤

术中化学性内脏神经切除术

术中化学性内脏神经切除可能很有效，特别是对手术探查时发现为不可切除的胰腺癌病人。相比于让这些病人在术后进行经皮或内镜下的化学内脏神经切除，术中进行化学性内脏神经切除更加简单、有效和确切。

（1）腹腔神经丛含有来自胃、胰腺、肝胆、肾脏和中肠的内脏传入（疼痛）神经。

（2）在腹腔干和肠系膜上动脉的每一侧有一至五个神经节，其位于膈肌前方，肾上腺内侧。

（3）所需的用品包括 10ml 或 20ml 注射器，20 号腰穿针和 40ml 50% 酒精或 5% 苯酚溶液。

（4）将胃小弯向尾端牵拉。

（5）术者的左手食指和中指横跨主动脉。

（6）食指触摸脾动脉的脉搏，而中指触摸肝总动脉的搏动。

（7）术者的右手控制装有神经溶解剂的注射器。

（8）将腰穿针穿入主动脉右侧区域肝动脉的头侧，并由助手夹紧防止位移。

（9）术者抽吸注射器；如果回抽没有血液（确认针不在血管中），则注射 10ml 神经溶解剂，然后拔出针，并用纱布压迫该区域。

（10）再次填充注射器，并且在主动脉右侧肝总动脉的尾侧和主动脉左侧脾动脉的头侧和尾侧处进行相同的操作（■图 88.1）。

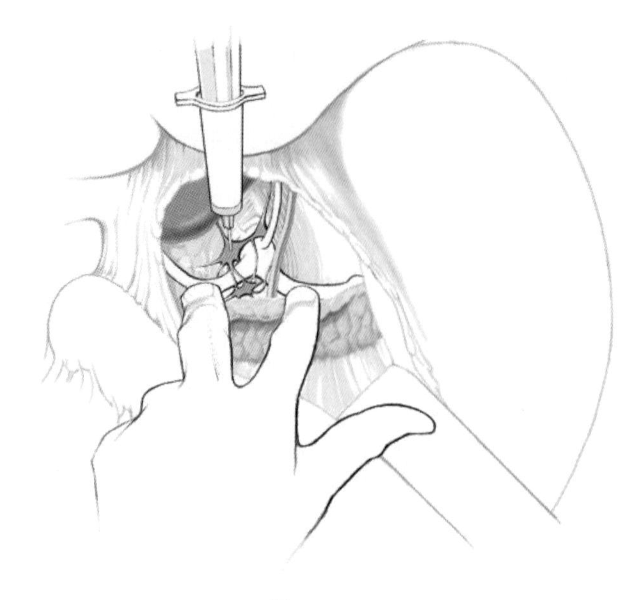

图 88.1

胸腔镜内脏神经切除术

手术步骤一

（1）随着小切口胸廓造口术的开展，外科医师对胸腔镜下内脏神经切除的兴趣和经验日益增长。这种手术避免了创伤较大的胸廓切开术。

（2）使用单腔气管内插管施行标准的全身麻醉。

（3）病人取俯卧位；胸垫置于上腹部和胸骨区域以利于呼吸。

（4）上肢外展，手肘弯曲。

（5）在与肩胛下角相邻的肋间隙（通常为第五肋间隙）用气腹针制造人工气胸；输入二氧化碳气体使胸膜腔内压力在 8cmH_2O 来维持气胸；没有必要使全肺萎陷，因为 8cmH_2O 压力的气胸足以显现内脏神经。

（6）在腋后线第 7 肋间隙插入 5mm trocar；将腹腔镜/“胸腔镜”连接到显示器，通过该 trocar 进入胸膜腔。

（7）第二个 5mm trocar 插入在气腹针处，为操作器械提供入路。

（8）在病人右侧，手术从第四肋间隙奇静脉水平处开始，其通常是最近端内脏神经根的起始处（图 88.2）。

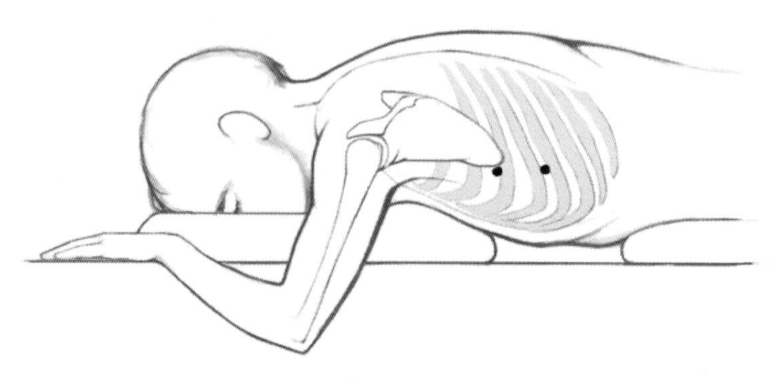

图 88.2

手术步骤二

（1）精确识别内脏神经是该手术的关键步骤(图 88.3)。

（2）内脏大神经(GSN),内脏小神经(LSN),和内脏最小神经(lsn)源自交感干,通常来自较低的八个神经节。

（3）GSN 几乎在所有人中都出现,LSN 出现的概率为 86% ~100% ,lsn 出现的概率为 16% ~98% 。

（4）GSN 通常由第 5 至第 9 神经节发出的纤维形成,但神经纤维来源变动明显,包括第 3 胸神经节至第 11 胸神经节。

（5）在内脏神经根和神经之间有各种自主神经连接,提供传导胰腺疼痛的替代神经通路。

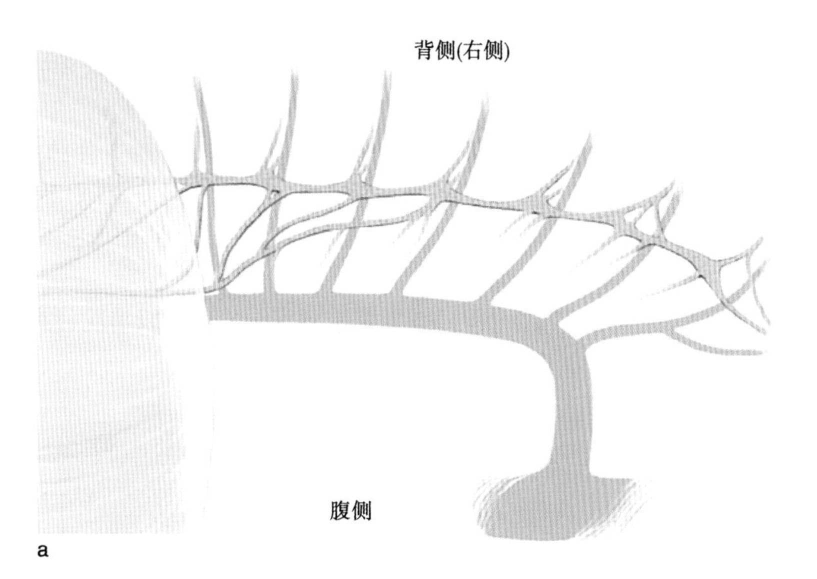

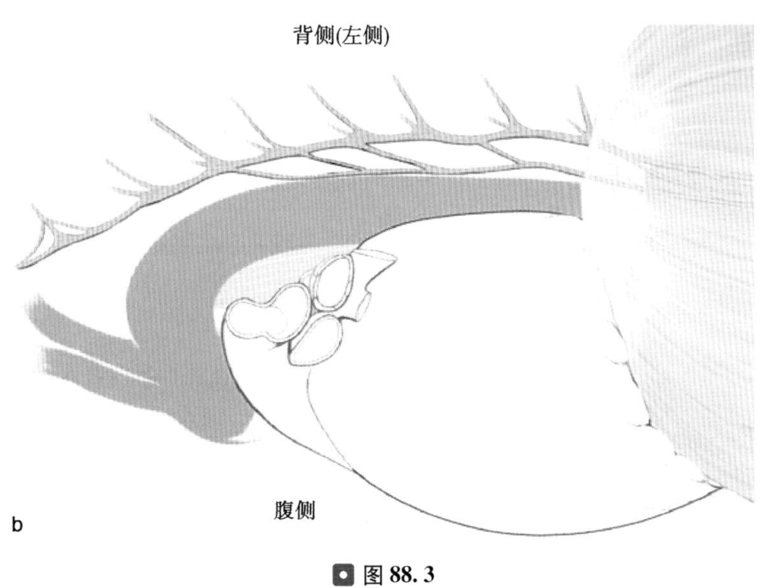

图 88.3

手术步骤三

（1）使用电钩，在距交感干内侧约 10mm 处进入壁胸膜；将胸膜从后胸壁剥离直至膈隐窝，从而完成 10mm 宽的纵向胸膜切开术。

（2）从构成 GSN 的最近端神经节开始向远端操作，用带钩剥离器连续分离并电凝横断从交感干向内侧发出的所有分支；通过这种方式，所有支配 GSN、LSN 和 lsn 的神经根都被横断。如果不确定是否已切断，可以通过轻柔地牵拉交感干确认内脏神经已完全切开。

（3）在病人左侧，从第四肋间隙主动脉弓水平处开始操作，通常是最近端内脏神经根的起始部；手术技术的原理与右侧相同。

（4）胰周的炎症扩散到胸膜后间隙可能会导致胸膜的增厚，影响交感干和内脏神经的辨认并阻碍对它们的解剖分离。

（5）正确使用电凝可控制比较难处理的出血。

（6）在完成神经切断术之后，停止二氧化碳输入并通过拆卸的 trocar 轻柔吸引，同时由麻醉师施加呼气末正压通气使肺复张。

（7）如果肺复张到肋间肌肉组织，则不放置肋间胸部引流。

（8）当出现呼吸窘迫，进行性血氧饱和度下降或不断发生外科肺气肿时，需要拍摄胸片。

（9）病人留院观察一天后可以出院（◘图 88.4）。

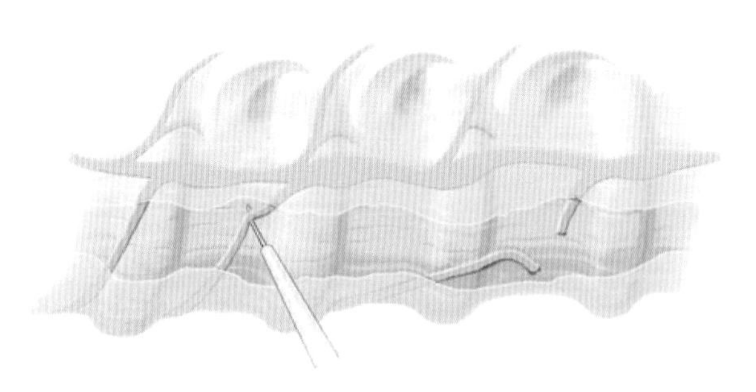

◘ 图 88.4

术后检查

胸腔镜内脏神经切除术

（1）在有氧饱和度监测的中级监护病房中观察并监测病情。

（2）常规拍摄胸片，排除残留气胸。

术后局部并发症

术中内脏神经切除术

早期并发症

（1）神经溶解剂误入动脉；这可以通过在注射之前回抽注射器来防止。

（2）腹膜后出血（不常见）；通过在注入神经溶解剂之后局部压迫降低风险。

（3）短暂性直立性低血压（不常见，只持续 1～2 天）。

（4）有病例报告鞘内注射神经溶解剂导致截瘫（非常罕见）；可通过谨慎细致的操作预防。

后期并发症

疼痛复发。

胸腔镜内脏神经切除术

早期并发症

（1）气胸,血胸或血气胸;通过肋间闭式胸腔引流治疗。较少见的是需要结扎胸导管的乳糜胸。

（2）暂时性肠梗阻;保守治疗。

（3）意外损伤或横断交感干可能导致逆行射精。

后期并发症

疼痛复发。

专家经验

术中内脏神经切除术

◆ 用 20 号腰穿针(比普通针头长)。

◆ 使用较小的注射器方便术者单手控制针/注射器。

◆ 不要破坏在腹膜神经丛区域覆盖于腹膜后组织的腹膜。

◆ 局部压迫 2 分钟能防止血肿。

胸腔镜内脏神经切除术

◆ 细致精确地选择 trocar 位置有助于整个交感干的显露。

◆ 没必要使全肺萎陷;8cm H_2O 压力的气胸通常足够识别内脏神经。

◆ 从交感干远侧追踪识别 GSN 的近端来源,因为它绕过近侧肋骨的颈部。

◆ 轻柔地牵引交感干可以看到内脏神经分支轮廓。

◆ 来自肋间静脉的难处理的出血可以用压迫、电凝或钳夹控制。

◆ 肋间隙 trocar 放置准确可避免术后肋间神经痛。

（张太平　宋旭军 译）

第89章　慢性胰腺炎内引流术

William H. Nealon

最初的主胰管引流术是指括约肌切开术(壶腹部切开胰管近端),或胰腺远端切除术加胰腺空肠吻合术(Duval 手术,切开胰管远端)。Puestow 提出切除胰尾后沿胰头和胰体主胰管纵向切开的概念。Partington 和 Rochelle 认为无需切除胰尾,仅行胰管空肠侧侧吻合术即可。该术式目的是解除主胰管严重阻塞引起的胰管高压(Reber 认为同时也为胰腺实质减压,预防胰腺间隔室综合征),手术前提是胰腺导管明显扩张,提示胰液引流受阻。

适应证与禁忌证

适应证

(1) 缓解慢性、持续性疼痛。
(2) 预防慢性胰腺炎急性发作。
(3) 治疗有症状的胰腺假性囊肿。
(4) 预防胰腺外分泌和内分泌功能进一步受损。

禁忌证

(1) 胰管直径小于5mm 的慢性胰腺炎。
(2) 肝外静脉栓塞者(出血风险较大)。
(3) 怀疑恶性肿瘤。
(4) 肝硬化失代偿期。

术前检查及准备

(1) 病史:慢性持续性上腹疼痛或典型胰腺疼痛并急性加重的病史;酗酒史或存在其他慢性胰腺炎的可能原因。

(2) 临床评估:确定是否存在麻醉药品滥用史(若麻醉药品成瘾,必须进行术后戒毒);住院频率;营养状况;胰腺功能状态(内分泌和外分泌功能);美国麻醉学会(ASA)风险状况。

(3) 实验室检查:血清淀粉酶(AMY)和(或)脂肪酶(LIP)、前白蛋白(PA)、碱性磷酸酶(ALP)、γ-谷氨酰转肽酶(GGT)、胆红素、凝血功能指标、糖类抗原 19-9(CA),糖化血红蛋白。

(4) 影像学检查:CT 或 MRI、磁共振胰胆管造影(MRCP);必要时行内镜逆行胰胆管造影术(ERCP);超声内镜(EUS)。

(5) 手术准备:最大限度改善营养状况(注意使用胰岛素控制血糖水平);改善外分泌功能(胰酶替代治疗);若有必要可行肠道准备;围术期预防性使用抗生素。

手术步骤:胰管空肠侧侧吻合术(改良的 Puestow 手术)

手术步骤一

(1) 使用拉钩(Thompson)显露术野,探查腹腔。

(2) 采用 Kocher 法游离十二指肠,触诊胰头。

(3) 先打开胃结肠韧带进入小网膜囊。注意识别并避免损伤位于胰头和幽门之间的胃网膜右动静脉。

(4) 分离位于胃后壁和胰腺之间所有的“先天性”和获得性粘连,显露包括胰头的胰腺前方(图 89.1)。

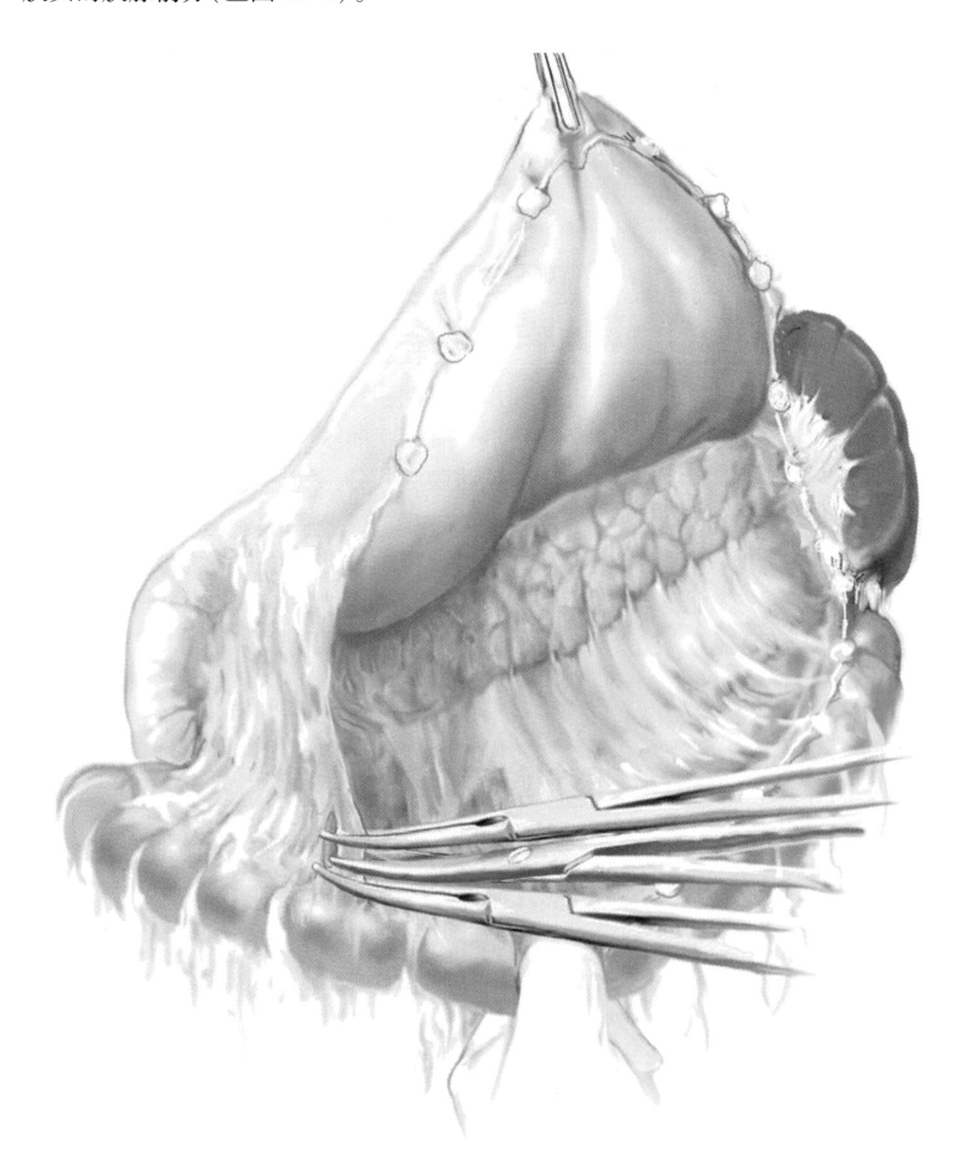

图 89.1

手术步骤二

（1）游离胰体下缘。

（2）识别并避免损伤脊柱左侧的肠系膜下静脉。

（3）从胰体向胰头游离，有助于双手探查和触诊胰腺前表面。

（4）使用大 S 拉钩向头侧牵拉胃后壁。

（5）触诊并确定主胰管的位置（图 89.2）。

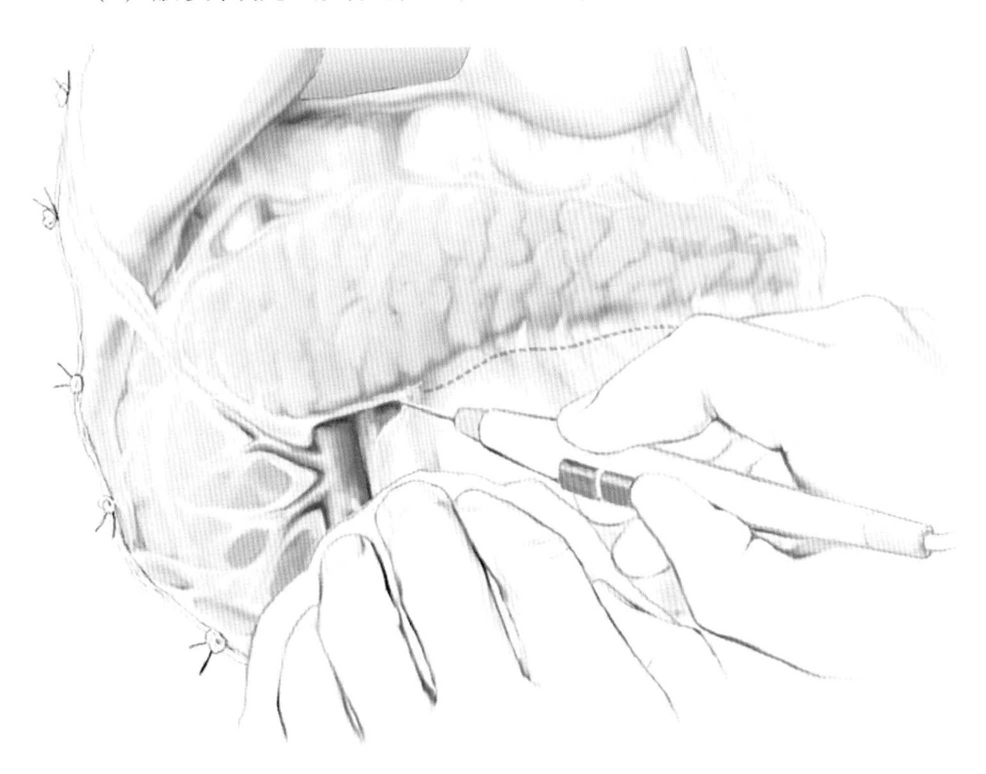

图 89.2

手术步骤三

（1）质硬、纤维化的胰腺易被识别。

（2）扩张胰管的触感类似上肢大静脉，触压时有明确的凹陷。

（3）胰管上下边界触之如峡谷或悬崖，为两侧纤维化的胰腺。

（4）触诊确定位置后，使用18号针穿过胰腺前表面并进入胰管；回抽针管可见清亮液体流出，确认已经进入主胰管。该操作是为了避免刺入脾静脉或其他可能被误认为主胰管的结构。

（5）确认胰管后，将穿刺针原位保留作为指引，使用电刀将胰体前表面切开至主胰管，切开部位应邻近穿刺针位置并与之平行（图89.3）。

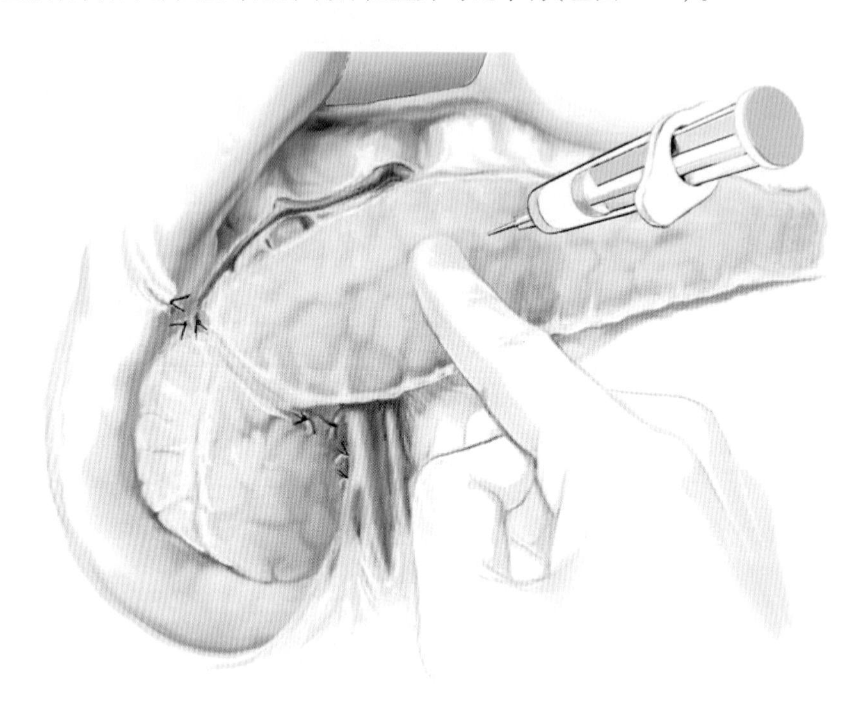

图89.3

手术步骤四

（1）使用直角钳和电刀广泛切开胰尾到胰头的胰管。当到达主胰管转弯处，向壶腹延长切口是非常重要的。这种手法不仅需要使切口转向下缘，还需显著增加胰头切口的深度，因为胰管在此处位置更深。此区域血供丰富，切开时可能遇到出血。手术的成功率在很大程度上取决于胰头的充分引流。除在胰尾部也有病变的病人外，扩大引流至胰尾意义不大。

（2）切开胰管后，使用 Seurat 钳尽量取出主胰管和分支胰管内所有结石（◘图 89.4）。

（3）如果胰头较大（>4cm）则行 Frey 手术，注意不要完全切断胰腺，而是在胰头后方留下一层厚度约 1cm 的胰腺组织。

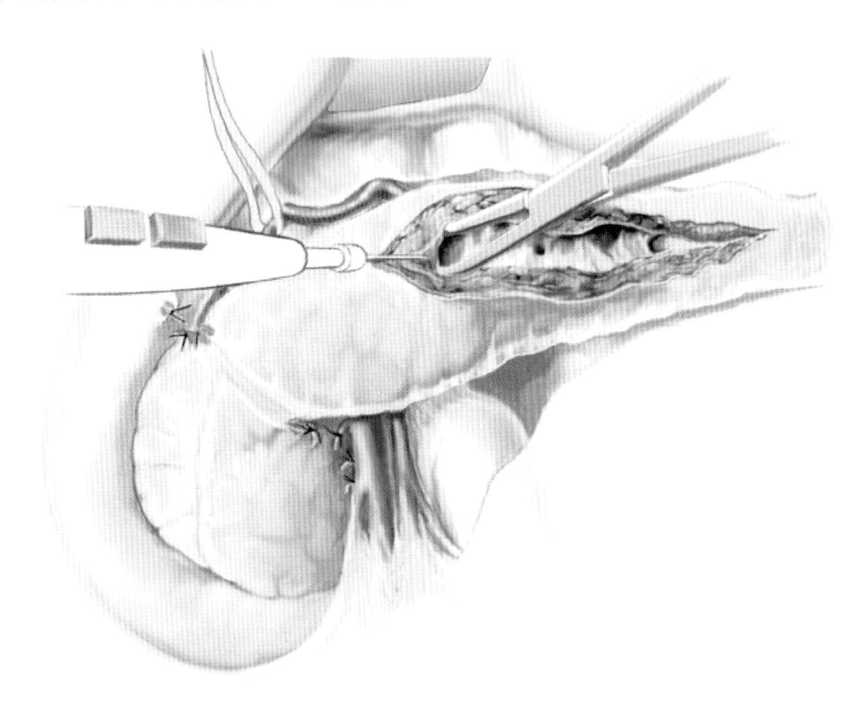

◘ 图 89.4

手术步骤五

Roux-en-Y 空肠准备

（1）在 Treitz 韧带远端约 15cm 处选择一段空肠，这个位置有助于行肠肠吻合术。用分离钳结扎切断肠系膜从而松解空肠 Roux 袢，也可使用 LigaSure 或超声刀等能量设备。使用胃肠切割闭合器（GIA）离断空肠。

（2）于横结肠系膜左侧无血管区切开系膜，远端空肠袢经该裂孔上提。避免肠系膜张力过大非常重要；必要时切断空肠系膜血管的主干分支，但保留血管弓，以使远端肠袢足够游离。上提的肠袢断端朝向胰尾，拟行胰管空肠侧侧吻合（图 89.5）。

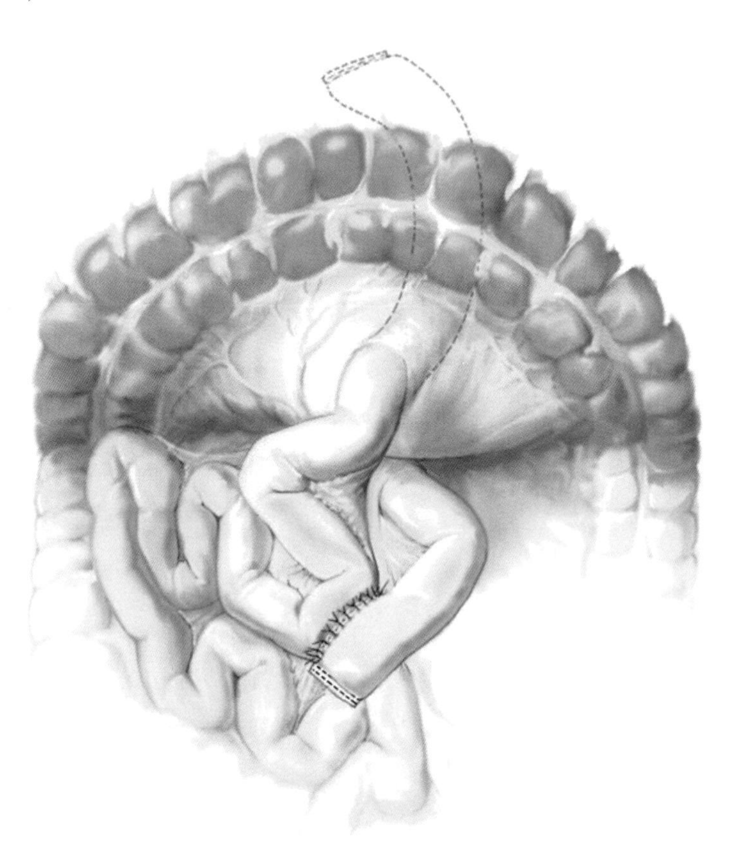

图 89.5

手术步骤六

胰腺空肠吻合术

（1）使用可吸收缝合线行单层吻合，可选用两根3-0 PDS缝线。打开空肠前先进行后壁缝合（图89.6a）。缝合要点是空肠侧缝合针距略小于胰管侧针距。第一针缝合是在胰尾导管切开处，然后向胰头方向逐针缝合（图89.6b）。空肠侧针距尽量不超过3mm，而胰管侧针距控制在6mm。根据胰腺情况决定胰体或胰管的进针深度。如果实质较薄只缝合胰管。对于较厚的胰腺实质，缝合胰腺被膜效果更好，但线结有可能系在主胰管内。后壁缝合完成后再一起打结。

（2）所有缝线打结后，空肠袢略低于胰腺，拟行胰肠前壁吻合。

（3）沿胰管方向切开吻合的空肠袢，使其与胰管切开长度一致。空肠一旦打开通常会扩张，易导致前壁缝合对合不佳，因此需在空肠侧紧密缝合。

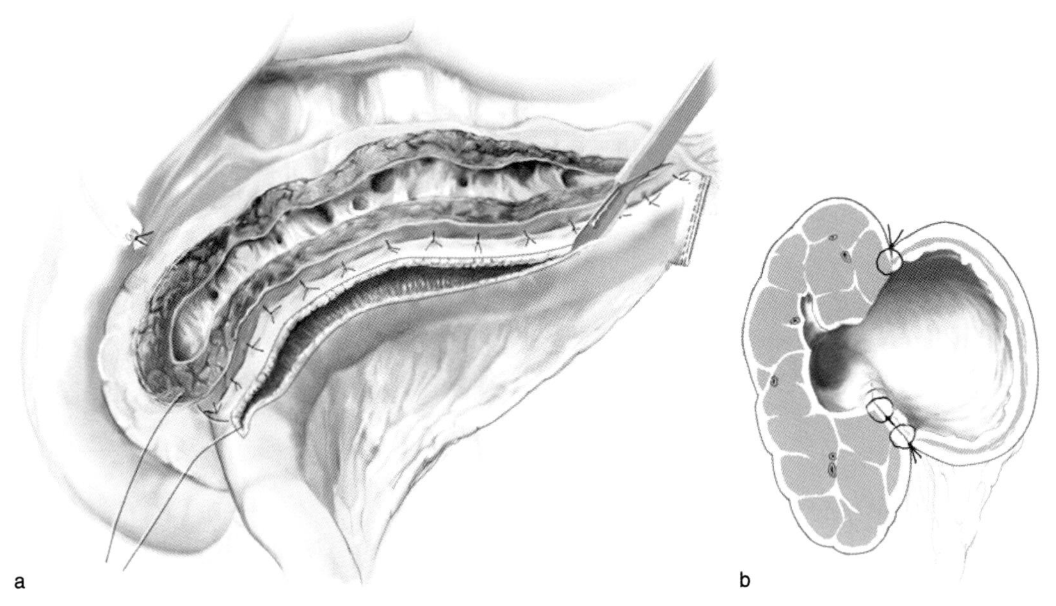

图89.6

（4）从后壁缝合一侧牵引线继续行前壁缝合，包埋牵引线逐针内翻缝合后将上一针缝线剪断，接近另一侧牵引线时采用Lembert缝合使空肠内翻。由外向内的后壁缝合逐步过渡至由内而外的前壁缝合。两侧角缝合线牵引，后壁缝合线均可剪断。与后壁缝合不同，前壁缝合后立即打结，这有助于调整下一针针距，确保前壁对合良好（图89.7）。

（5）牵引吻合口两侧角的固定缝线，于吻合口中点行前壁的Lembert缝合，以确保胰管空肠前壁对合良好。在该缝合处和两侧角牵引线之间，继续采用二分法进行类似的缝合将空肠与胰腺导管切口上缘吻合。其余间隙很容易用3-0 PDS缝线间断缝合以完成吻合。

（6）空肠经过横结肠系膜处使用3-0丝线进行间断缝合固定，从而预防腹内疝的发生。

（7）最后，在距胰管空肠吻合远端40cm处进行空肠空肠侧侧吻合。建议外层浆肌层缝合使用3-0丝线间断缝合，并在内层全层缝合中使用可吸收缝线（例如聚乙醇酸线）连续缝合。

（8）于胰肠吻合口处留置一根10mm的Jackson Pratt引流管，经左侧腹壁穿出。

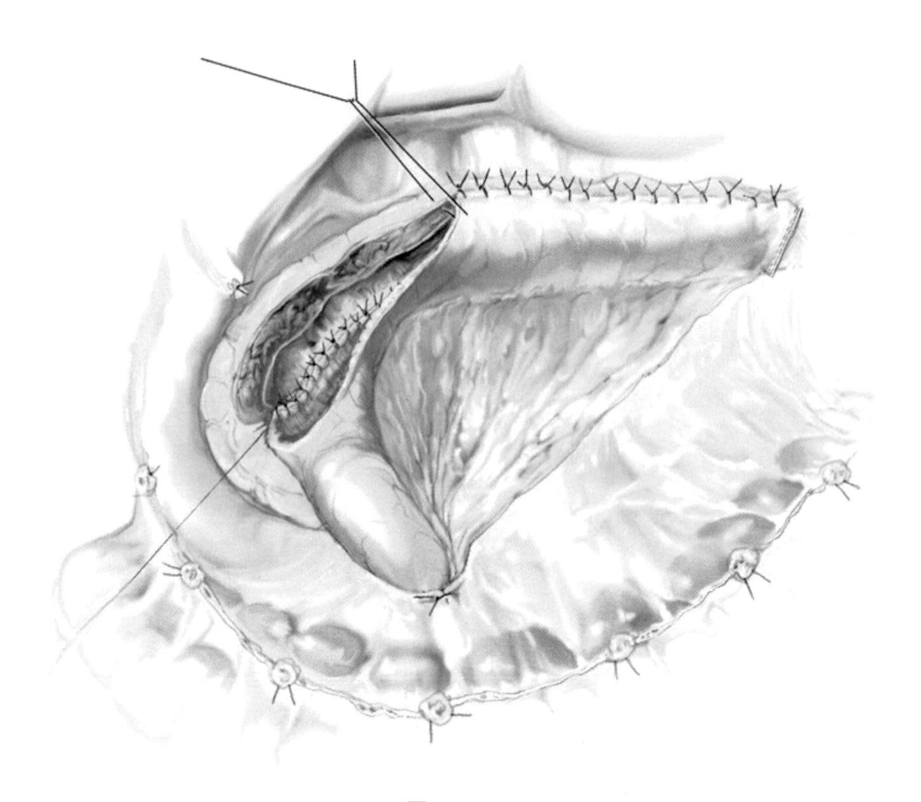

图 89. 7

术后监测

（1）术后 24 小时内密切监测有无出血。

（2）监测血糖浓度，预防术后糖耐量异常，包括术前不需使用胰岛素的病人。

（3）加强出院后戒除麻醉药品的宣教。

（4）尽管只有当病人完全脱离麻醉药品后才可判断最终预后，但疼痛量表仍具有一定价值。

术后局部并发症

早期并发症

腹腔内出血，胰漏（持续性引流增多），手术应激导致的糖耐量异常，酒精戒断综合征，伤口感染。

后期并发症

疼痛未能有效控制，持续的麻醉药成瘾，复发性胰腺炎，进行性胰腺功能减退。

专家经验

- 胰管有时很难触诊，多种方法可能有所帮助，例如术中超声检查。
- Kocher 法游离十二指肠，仔细触诊胰头。
- 进行术中超声检查，在胰腺中部选择胰管区域做垂直切口，以期平分胰管。
- 胰腺实质切开后，外科医生可以安全地挤压胰体尾部，通过胰液流出部位判断胰管位置。
- 避免于肠系膜上静脉、门静脉和脾静脉的交界处切开胰管，切口过深可能导致严重的出血。
- 注意胰管切口和空肠切口长度一致，对合不佳可能导致胰漏。
- 一些外科医生习惯将 Roux 肠袢经左侧横结肠系膜裂孔上提，并将 Roux 肠袢末端朝向胰头，这样做可使 Roux 肠袢系膜不覆盖肠系膜上静脉，为以后胰腺足侧入路的手术留足余地。

（张太平　郑苏丽　译）

第 90 章　胰腺肿瘤切除术

Kathleen K. Christians, Douglas B. Evans, Sergio Pedrazzoli, Cosimo Sperti, Robert Beaulieu, Frederick Eckhauser, Michael L. Kendrick

胰十二指肠切除术对于高手术量的医疗中心,术后 30 天内死亡率已经低至 2%。影像技术的进步和对少见胰腺肿瘤认识的提高(无功能的神经内分泌肿瘤、原发囊性肿瘤、导管内乳头状黏液瘤(IPMN)),使标准的胰腺切除术的指征更加明确。下面四个部分将重点讨论各种类型的胰腺切除术。

近侧胰腺切除

Kausch、Hirschel 和 Teani 早在 20 世纪初即描述了十二指肠和胰腺局部切除手术,但 Whipple 率先完成了胰头和十二指肠的完全切除,并在 1935 年分期进行切除及重建,之后于 1940 年完成了一期胰十二指肠切除手术;该术式因纪念 Whipple 而得名。1946 年,Waugh 和 Clagett 在原手术基础上进行了改进,使之成为现代的一期胰十二指肠切除术。手术范围包括胰头、十二指肠、胆囊、胆管和胃窦部的整块切除。Traverso 和 Longmire 推广了保留幽门的胰十二指肠切除技术。由于该手术的目的是达到肿瘤组织的 R0 切除,因此术前肿瘤的可切除性评估尤为重要。

适应证与禁忌证

高分辨率多排 CT 可基于客观的解剖学标准评估可切除性。术中离断胃与胰腺之前,局部肿瘤的可切除性很难做到准确评估(肿瘤与腹腔干、肠系膜上动脉(SMA)和肠系膜上静脉-门静脉(SMPV)汇合处的关系);因此,术前评估肿瘤与血管的关系是非常必要的(表 90.1)。

表 90.1　Wisconsin 医学院基于 CT 的胰腺癌临床分型

可切除
肿瘤-动脉关系:没有动脉受侵(腹腔干、SMA 或肝总动脉)的影像学证据
肿瘤-静脉关系:肿瘤导致 SMV、PV 或 SMV-PV 的狭窄范围<50%
可能切除
动脉:肿瘤紧邻 SMA 或腹腔动脉干(<180°);肿瘤紧邻或节段性包绕肝动脉(>180°)
静脉:肿瘤导致的 SMV、PV 或 SMV-PV 汇合部狭窄>50%;SMV、PV 或 SMV-PV 节段性闭塞但上方 PV 和下方 SMV 适于血管重建
胰腺外疾病:CT 发现可疑但未确诊的转移灶(如太小的难以确定的肝脏病灶)
局部晚期
动脉:肿瘤包绕 SMA 或腹腔动脉干(>180°)
静脉:SMV、PV 或 SMV-PV 闭塞且肿瘤上、下方血管不适于重建(无远近端血管可用于重建)
胰腺外疾病:无腹膜、肝脏或腹腔以外转移的证据

PV:门静脉;SMA:肠系膜上动脉;SMV:肠系膜上静脉。

适应证

可切除的肿瘤包括以下 CT 特征:

(1) 无胰腺外转移。

(2) 在低密度病灶与 SMA 之间存在正常组织,肿瘤未侵及腹腔动脉干、SMA 或肝总动脉(HA)。

(3) 肿瘤造成的 SMV、PV 或 SMV-PV 狭窄<50%;SMV-PV 汇合部完整(技术上可节段切除并重建 SMV 或 SMPV)。

可能切除的肿瘤包括:

(1) 肿瘤引起的 SMV、PV 或 SMV-PV 汇合部血管狭窄>50%;SMPV 节段性闭塞但其上、下均有足够的血管进行重建(若技术上能够切除并重建 SMV 或 SMPV)。

(2) 肿瘤紧邻部分 SMA 或腹腔动脉干范围<180°;或肿瘤紧邻或节段性包绕肝总动脉(HA)范围>180°。

(3) CT 发现可疑但未确诊的转移灶(如小的不确定的肝、肺病灶)。

绝对禁忌证

(1) 胰腺外转移灶。

(2) 如上所述血管受累、新辅助化疗后无改善的局部晚期肿瘤。

术前检查及手术准备

(1) 易感因素:烟草,肥胖,新近出现的糖耐量异常,吸烟,家族史(约 10%),家族性胰腺炎,遗传性乳腺癌-卵巢癌综合征(BRCA1 或 BRCA2、PALB2),Peutz-Jeghers 综合征,家族性非典型多痣黑色素瘤综合征(FAMMM),遗传性非息肉性结肠癌(HNPCC)。

(2) 体格检查:评估营养状况(体重减轻),心血管状况,体能情况(对于评估手术风险至关重要),是否有黄疸,左锁骨上淋巴结肿大和腹水。

(3) 实验室检查:CA19-9,CEA,肝功能,凝血功能,全血细胞分析。

(4) 胸部影像学检查:用以排除转移性疾病。

(5) 腹部多排螺旋 CT:评估可切除性;对于胰头肿瘤,肿瘤和 SMA 右侧壁的关系对术前分期的评估至关重要。

(6) 超声内镜(EUS):可发现 CT 漏诊的胰头肿物。

(7) EUS 引导下细针穿刺(FNA):对于可切除的病人,如果术前进行化疗和(或者)放化疗等,需要组织学诊断,亦适于所有可能切除的病灶;如果不进行新辅助治疗,则无需术前活检。

(8) ERCP:对于一般状况较差、需进一步评估并发症、或因新辅助化疗而延迟手术者,需要胆管内引流减压的治疗。

(9) 术前准备:肠道准备,手术前 30 ~ 60 分钟预防性静脉给予抗生素。

术式:胰十二指肠切除术

麻醉诱导后、开腹前常规行诊断性腹腔镜探查,以除外胰腺外转移灶。活检证实有肝脏转移或腹膜转移的病人,不宜行胰十二指肠切除术。

术中肝脏超声适用于术前 CT 怀疑但不能明确肝转移的病人,以协助活检。

淋巴结冰冻活检仍存在争议。对于低风险、局部病灶可切除的胰腺癌病人,以及接受胰腺癌的多模式治疗，尤其是对于接受了新辅助化疗或放化疗的病人，淋巴结转移不是胰十二指肠切除术的禁忌证，对于高风险（有并发症或肿瘤学方面考虑）的病人，一个区域内的淋巴结阳性可能需要权衡胰十二指肠切除术的风险获益比。

手术步骤一

胰腺下缘肠系膜上静脉的游离

我们使用正中切口及 Thompson 拉钩。当打开腹腔时，保留镰状韧带，在关腹前用其覆盖胃十二指肠动脉（GDA）断端。

（1）首先，横结肠前打开大网膜，进入小网膜囊。

（2）游离右半结肠及结肠肝曲以完整显露十二指肠。

（3）沿胰腺下缘，从结肠中血管左侧向右切开后腹膜，以显露结肠中静脉与 SMV 的汇合处（图 90.1）。

（4）在汇入 SMV 前离断横结肠中静脉，以更好地显露胰腺下缘的 SMV；这样可以尽可能降低 SMV 的牵拉损伤的风险，尤其对 BMI 指数高的病人。

（5）不常规在 SMV 前方和胰颈后面完全游离出间隙，因为胰头肿瘤通常累及 SMV 和 SMPV 的后外侧壁，而不是前壁。很少在此时分离胃网膜静脉，除非它汇入结肠中静脉主干；该血管在横断胰腺后更容易离断（步骤 6）。

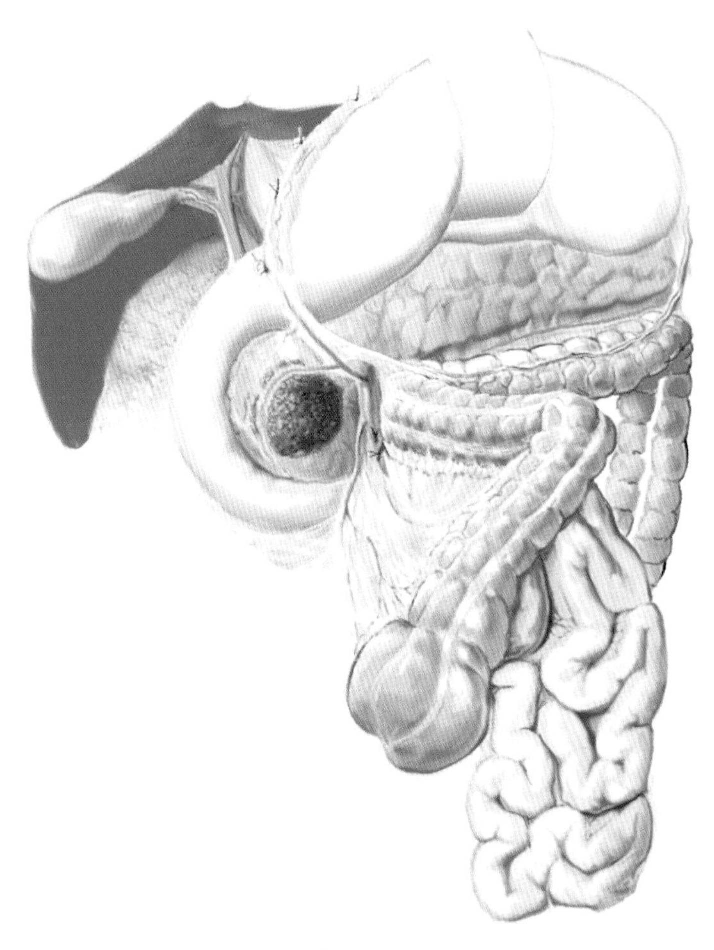

图 90.1

手术步骤二

扩大的 Kocher 切口

（1）在十二指肠水平段(第3部分)打开 Kocher 切口,显露下腔静脉(IVC)。

（2）整块切除所有位于右输尿管内侧、IVC 前方的纤维脂肪和淋巴组织。(通常要保留生殖静脉,因为它走行于右输尿管前方,可作为解剖标志以避免损伤右输尿管。)

（3）充分游离胰头及十二指肠至左肾静脉跨越腹主动脉处(◘图 90.2)。向内旋转胰头及十二指肠并离断腹膜后组织,即肠系膜根部的下面,常可显露 SMA 的根部。此时常不分离 SMA 近端周围的腹膜后组织。

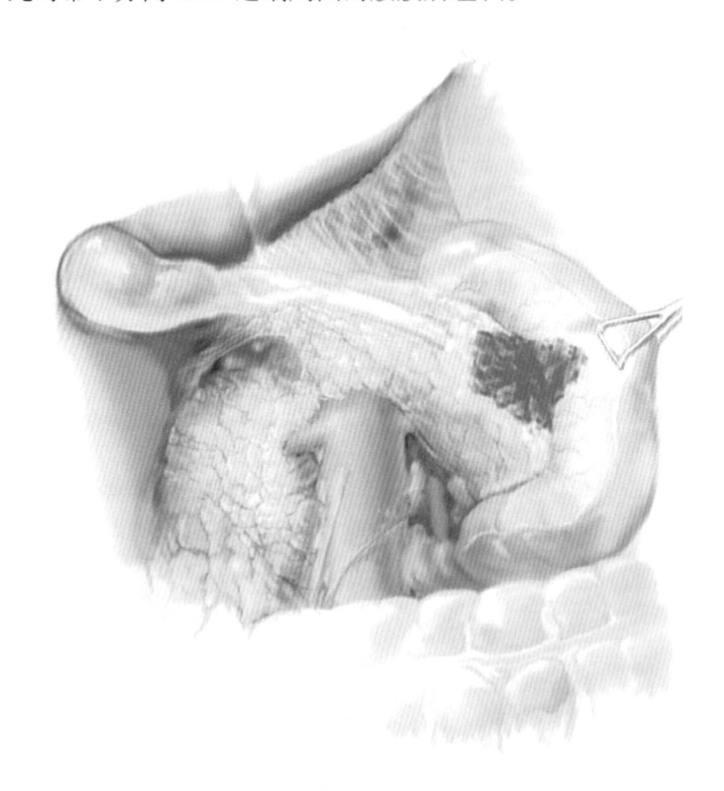

◘ 图 90.2

手术步骤三 解剖肝门、显露肝动脉、切除胆囊、横断胆管

(1) 打开肝十二指肠韧带,清扫胃右动脉和胃十二指肠动脉(GDA)近端前方的淋巴结,显露后方的肝总动脉(CHA);门静脉(PV)位于 CHA 下缘的后方,靠近 GDA 的起始段。

(2) 结扎并离断胃右动脉和 GDA(图 90.3)。如果肿瘤侵及 GDA 起始部几毫米之内,不要尝试钝性分离 GDA 起始部;取代的方法是近端阻断 CHA、远端阻断肝固有动脉血供,再在 GDA 起始处切除 GDA。肝动脉质地比较脆;粗暴的钝性分离可造成动脉内膜脱落。在血流阻断情况下用6-0 Prolene 线缝合 GDA 起始段两断端血管。

(3) 切除胆囊并在肝总管(CHD)和胆囊管汇合处横断 CHD,从而显露内下方的 PV。注意肝右动脉常位于 CHD 后方。离断胆管前仔细触诊以警惕发自 SMA、走行于胆管外下方的变异肝右动脉。如果 Winslow 孔因粘连而关闭,应在 Kocher 手法中予以恢复。通过 Winslow 孔可触诊肝门以发现变异的肝右动脉是非常必要的。

(4) 在胆管重建之前,使用一个轻巧的哈巴狗形动脉夹夹闭离断的 CHD 以防胆汁泄漏。

(5) 向足侧分离 PV 前方疏松结缔组织至 PV 与胰颈连接处,此时 PV 不宜广泛游离,因为在胃和胰腺离断之前,不充分的血管游离会导致 PV 的医源性损伤,导致失血过多。

(6) 此外,要注意变异的肝动脉。少数情况下肝右动脉(位于 GDA 起始处远端)走行于 PV 后方。副肝右动脉或变异的肝右动脉也可能走行于 PV 的后外方,发自 SMA 的近端,而不是从腹腔干发出。肝总动脉也可能发自 SMA。术前仔细阅读 CT 影像有助于发现这些血管变异。

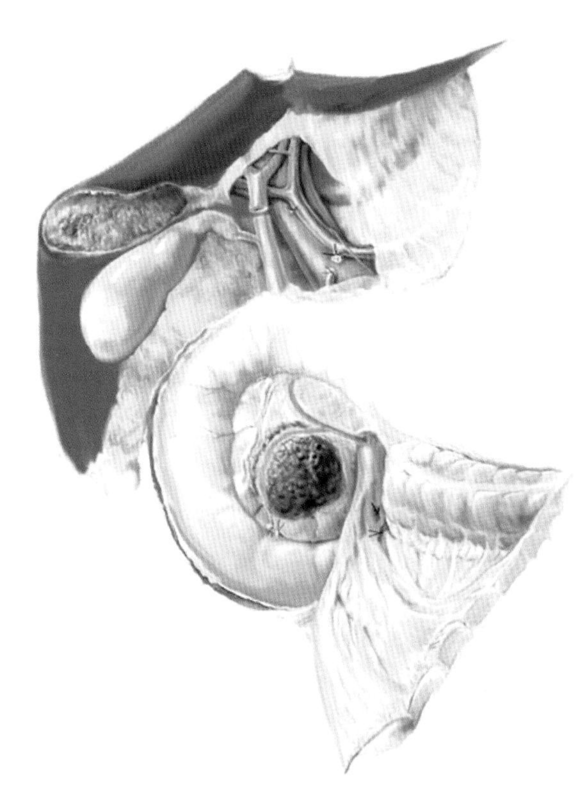

图 90.3

手术步骤四　离断胃窦(如果保留幽门,则离断十二指肠)

(1) 在胃离断前,沿着胃小弯结扎并切断胃左动脉的终末支。

(2) 在小弯侧第三或第四横静脉水平、大弯侧胃网膜静脉汇合处使用切开缝合器(推荐 3.5mm 蓝钉仓)离断胃窦(◘图 90.4a)。

(3) 在胃大弯横断处分离网膜。

(4) 对于小的壶腹周围肿瘤病人,可以考虑保留幽门。我们认为对于胰头巨大占位,肿瘤累及十二指肠第一、二部分,或肉眼可见幽门和幽门周围淋巴结阳性的病人,不宜行保留幽门的胰十二指肠切除术(◘图 90.4b)。

(5) 行保留幽门的术式时,如果可能,至少在距幽门 2cm 处离断胃网膜弓和十二指肠。重建时,我们再剪掉 1cm 的十二指肠,在位于幽门 1 ~ 1.5cm 处做十二指肠空肠吻合术,以保证这部分十二指肠充足的血供。

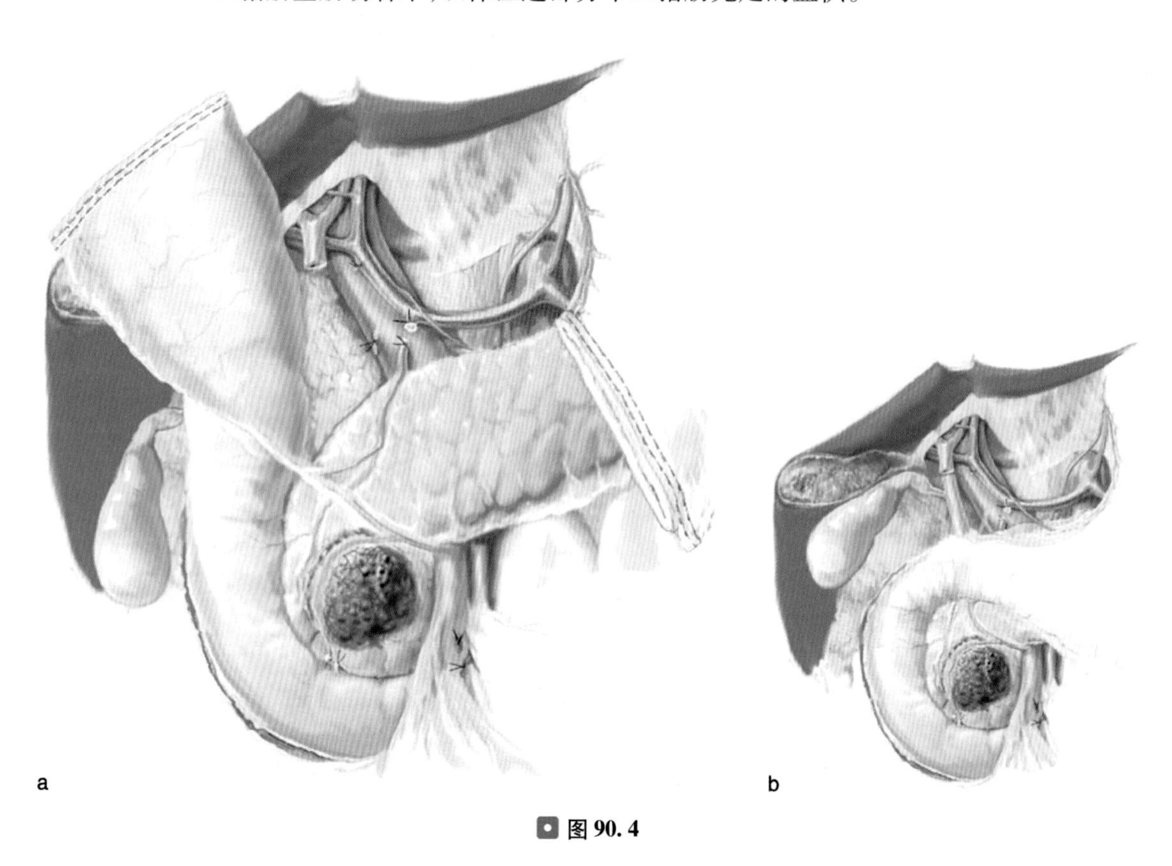

◘ 图 90.4

手术步骤五　离断空肠

(1) 切开 Treitz 韧带处疏松组织,注意避免损伤 IMV。

(2) 在距离 Treitz 韧带 10cm 处,使用切开缝合器(推荐 2.5mm 白钉仓)离断空肠,结扎并分离对应的空肠系膜(◘图 90.5)。LigaSure(Covidien, Mansfield, MA,美国)可用于切断系膜。

(3) 继续解剖十二指肠第三、四部分。

(4) 将离断的十二指肠和空肠于肠系膜根部后方拉至右上腹部(◘图 90.6)。

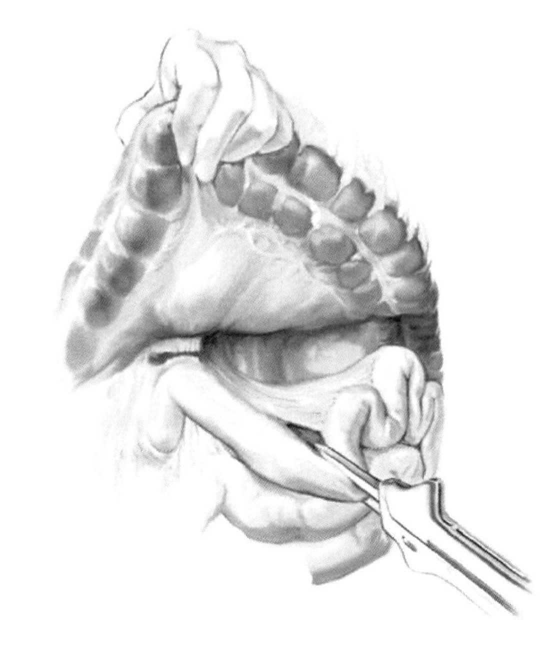

图 90.5

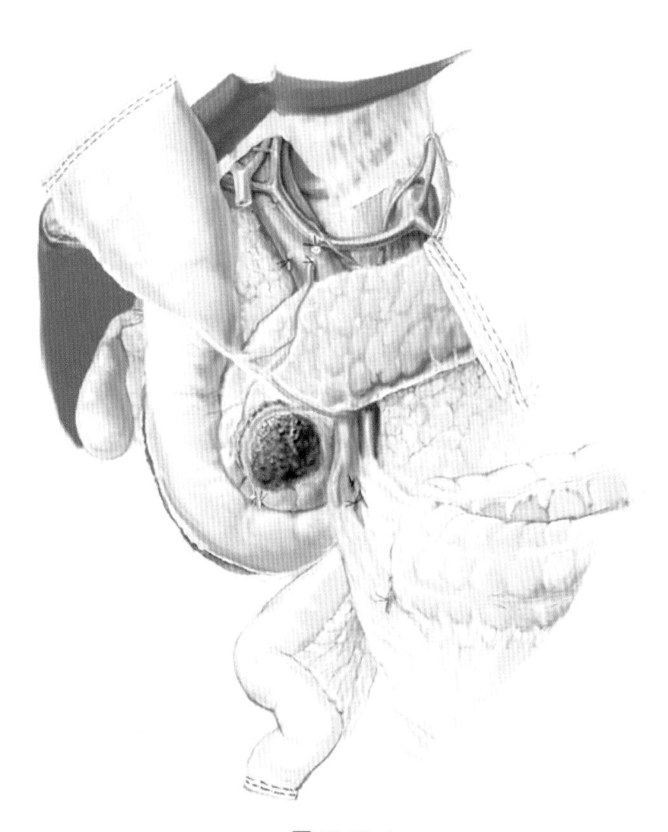

图 90.6

手术步骤六 离断胰腺，完整的腹膜后切除

（1）手术中最重要、最难的部分就是充分游离 SMPV，并从 SMA 右侧缘（SMA 切缘）切除标本。

（2）在胰颈预切除平面上下缘各缝合一针以利于牵引和止血。这一步很重要，因为胰腺下缘通常会遇到横行的小动脉（胰横动脉）。

（3）在 SMPV 汇合部的前侧以电刀横断胰腺。

（4）如果术中见肿瘤与 PV 或 SMV 粘连紧密或者血管受侵，可以在距离胰颈更远端离断胰腺（沿着 SMPV 的左侧或内侧边界），为静脉节段切除做准备。

（5）将标本置于病人的右侧，牵拉显露 PV、SMV 与胰头和钩突之间的小静脉，结扎后离断，以分离标本和 PV、SMV。注意：肿瘤和 SMPV 外侧和下侧壁的关系（受侵或者粘连紧密）只有在胃和胰腺横断之后才能做出正确判断。这种关系在 SMPV 前方和胰颈后面之间建立间隙时不能做到准确评估（这就是为什么这个传统手法不易在手术早期实行）（图 90.7）。

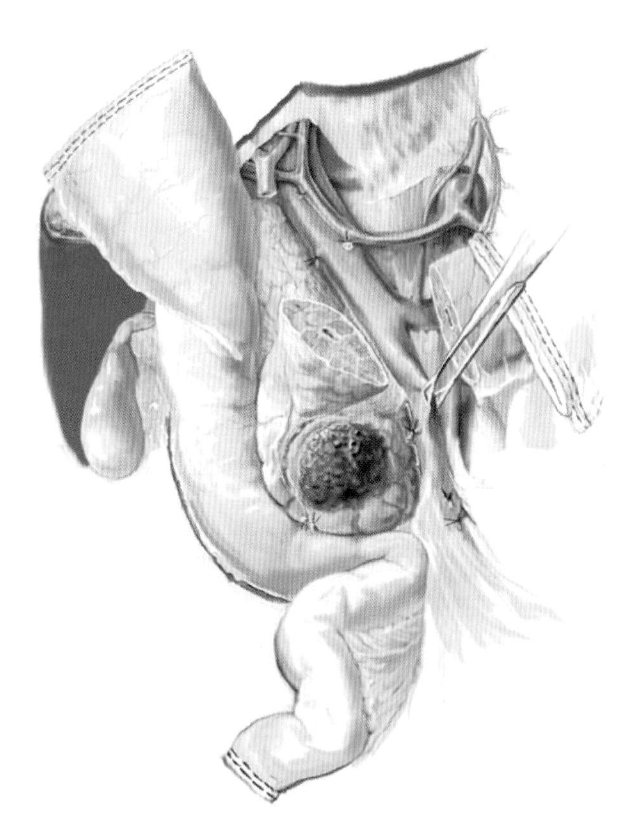

图 90.7

手术步骤七

从 SMV 移除钩突部

将 SMV 及其第一支空肠支从钩突部充分游离是非常必要的。游离 SMPV，并将血管向病人左侧牵拉，其目的是为了充分显露其下后方的 SMA，这个手法对于正确识别 SMA 是必要的，除非 SMA 已经在 SMV 内侧显露。SMV 的第一空肠支在胰腺钩突水平起源于 SMV 的右后方，经常绕行至 SMA 后侧，进入空肠系膜的内侧（近端），期间会发出 2～3 分支直接进入钩突部，需要结扎离断（图 90.8）。如果肿瘤在此处累及 SMV，无法分离钩突部和 SMV，可离断第一空肠支。在第一空肠支水平损伤 SMV 或在第一空肠支水平撕裂 SMV（因为它走行于 SMA 后方），会发生难以控制的大出血，盲目的止血并会造成 SMA 医源性损伤。这种情况下，我们在离断 SMV 第一空肠支之前，先游离 SMV 左侧的 SMA（动脉优先入路），以避免灾难性并发症的发生（我们认为这是一个尚未充分利用的技术）。

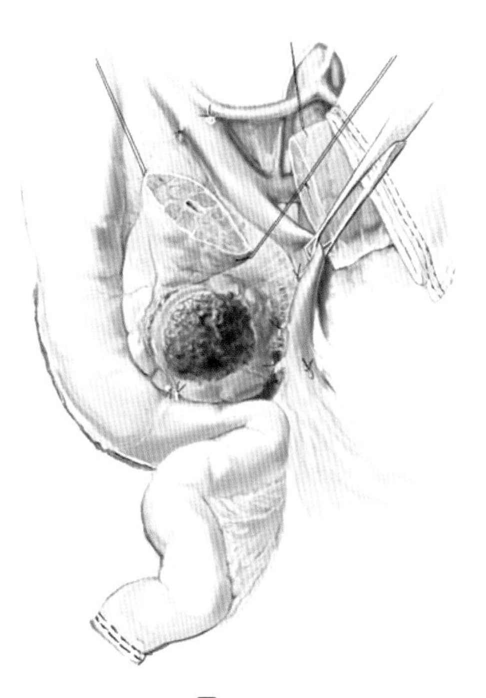

图 90.8

手术步骤八

显露 SMV

向左侧牵拉 SMPV,显露 SMA 右侧壁,可使胰头和 SMA 近端右侧壁的软组织更易切除(图 90.9)。不能充分牵拉 SMPV 和显露 SMA 常导致钩突部和 SMA 周围系膜软组织的残留而造成切缘阳性。

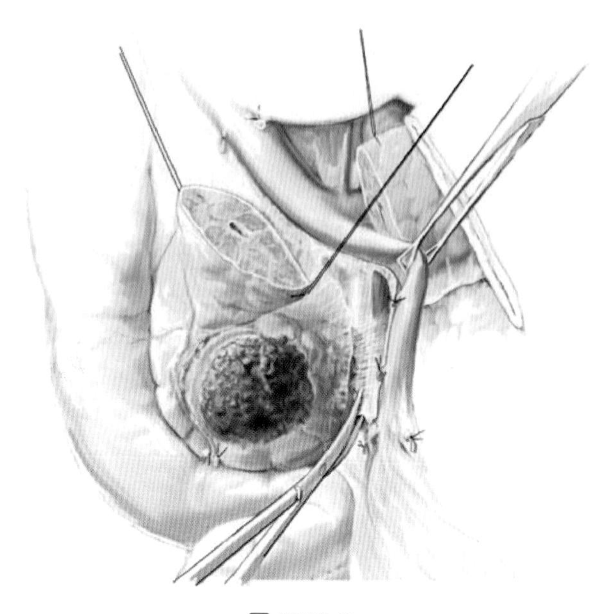

图 90.9

手术步骤九

结扎胰十二指肠下动脉

不能充分游离、结扎胰十二指肠下动脉和 SMA 入钩突的动脉分支是术后发生腹膜后出血的主要原因。因为这些血管会发生回缩(如果连同肠系膜软组织大把结扎),导致术后出血(图 90.10)。

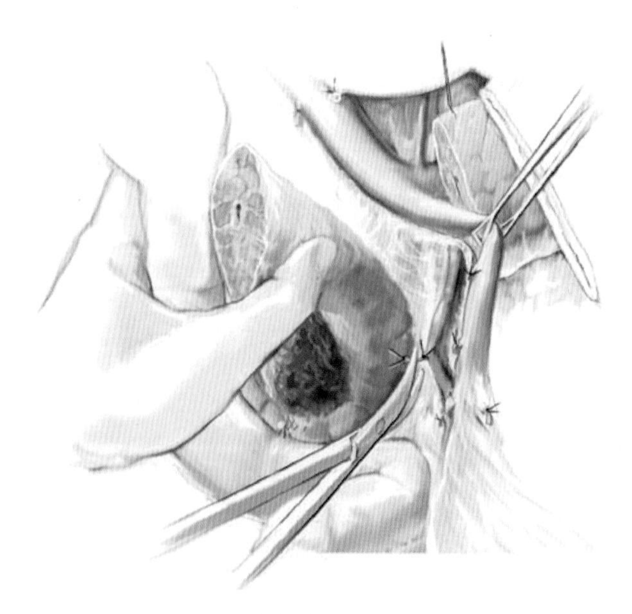

图 90.10

手术步骤十

SMA 切缘

（1）正确标记手术标本，以保证能够准确评估 SMA 切缘状态（组织学上被称为腹膜后或钩突切缘）和其他病理指标（■图 90.11）。SMA 近端 3～4cm 的软组织即 SMA 切缘；这部分应由病理医生使用墨水标记，制作石蜡切片评估切缘。如果术前有高质量影像学评估，则不应在术中出现肉眼可见 SMA 切缘肿瘤残留的（R2 切除）情况。镜下 SMA 切缘阳性（R1 切除）率为 10%～20%。

（2）对胰腺和 CHD 断端应常规做冰冻病理分析，如果为阳性，则需要进一步切除直至切缘阴性。

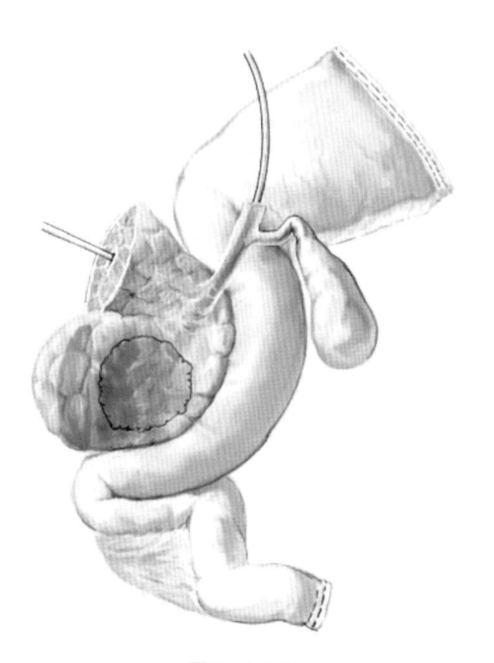

■ 图 90.11

手术步骤十一 血管重建

（1）完成上述步骤1～5。对于合并SMPV浸润的肿瘤，难以将胰头钩突从SMV和PV分离，同时也限制了SMPV向左侧牵引（和标本向右侧牵拉）。

（2）标准的静脉节段切除术需要结扎离断脾静脉。离断脾静脉是大多数静脉吻合术的第一步，这样可以充分显露SMV内侧的SMA，并能增加SMV和PV的长度（因为它们不再被脾静脉牵拉）。腹膜后组织可以从主动脉前方、已显露的SMA右侧壁锐性分离并切除；使标本充分游离，仅剩余肿瘤及浸润的SMPV血管部分，这样会减少门静脉阻断的时间，同时阻断SMA的血供（Rommel止血带）以防止小肠水肿（小肠水肿会使胰腺和胆管重建更困难）。

（3）阻断SMA前需要肝素化。将血管钳置于受累静脉的近端（PV）和受累血管远端（SMV）2～3cm处，切断静脉，移除标本（图90.12a）。

（4）如果脾静脉被离断，短段（2～3cm）切除SMPV汇合部无需血管移植物。血管断端使用6-0血管缝线间断（或连续）缝合（图90.12b）。如果肠系膜下静脉（IMV）汇入脾静脉，脾静脉血可以逆流进入体循环系统来减压。如果IMV汇入SMV且脾静脉被离断，病人将有左侧门脉高压的风险，在这种情况下，可行远端脾肾分流使脾静脉血流入左肾静脉以避免胃底食管静脉曲张的发生。

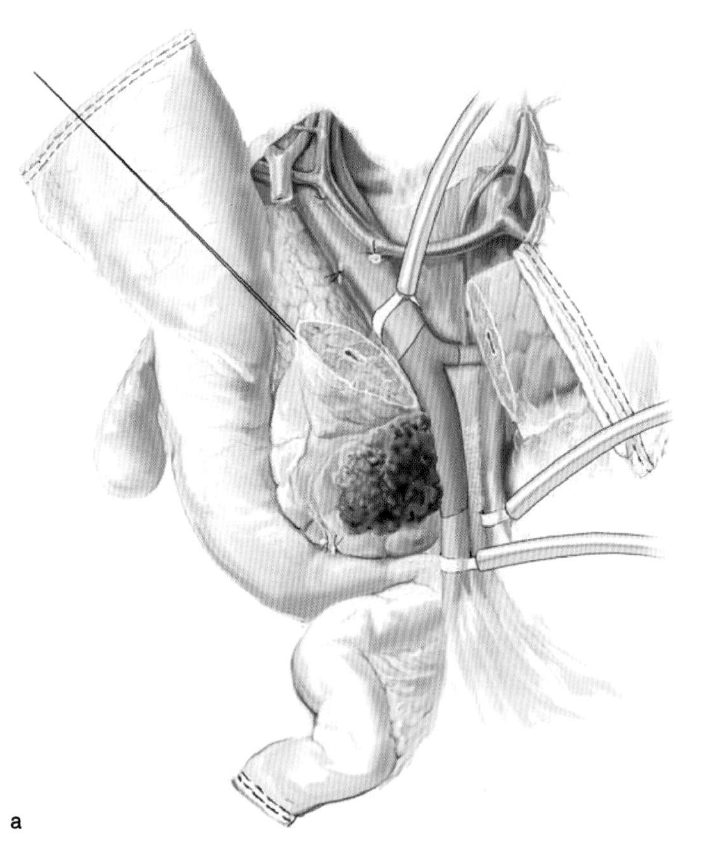

a

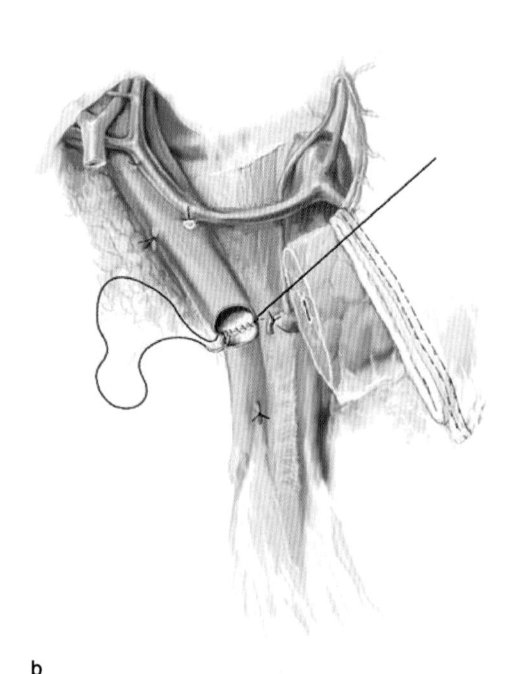

b

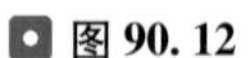

图90.12

手术步骤十二　SMV 重建

（1）当肿瘤仅累及 SMV，我们常保留脾静脉-PV 汇合段。脾静脉仅在肿瘤侵及 SMV 或 PV 而不累及脾静脉时才有可能保留。脾静脉-SMV-PV 汇合处的保留会极大限制 PV 的活动度及 SMV 吻合口近端的活动度（在 SMV 节段切除后），除非节段切除<2cm（图 90.13a）。

（2）因此，对于大多数行 SMV 切除术并保留脾静脉的病人，移植颈内静脉是必要的。保留脾静脉增加了静脉切除术的复杂度，也限制了 SMA 近端 3～4cm（SMV 内侧）的显露和分离。静脉的切除和重建需要在肿瘤与 SMA 分开、系膜组织完全切除之后进行（图 90.13b）。如果肿瘤紧邻 SMA 而无法进行游离，可以离断脾静脉来充分显露 SMA 的根部，以达到肿瘤的彻底切除。在这种情况下，脾静脉可与左肾静脉吻合，除非 IMV 可以充分回流脾静脉血流以降低脾静脉的压力。术者应需要具备胰十二指肠切除和血管切除重建手术的丰富经验。

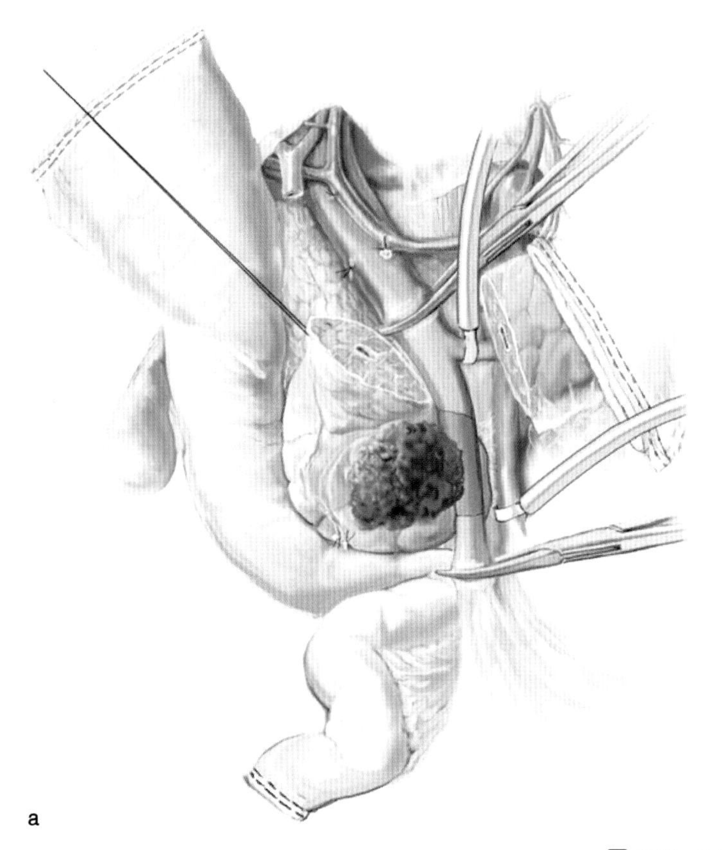
a

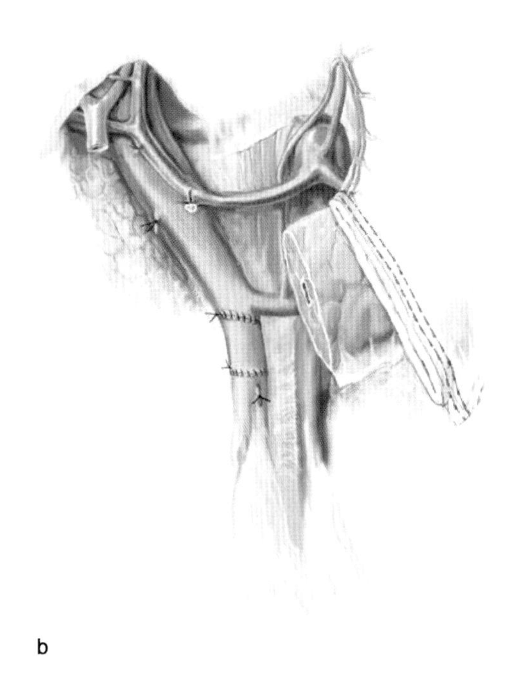
b

图 90.13

手术步骤十三 胰腺重建

(1) 从腹膜后游离远侧胰腺断端,从脾静脉上游离断端 2~3cm,以利于行胰肠吻合。

(2) 于结肠中血管的左侧切开横结肠系膜的无血管区,将离断的空肠端于结肠后位提至上腹部。我们习惯行两层缝合的胰管—黏膜的端侧胰肠吻合术(胰管不扩张时可放置一个小的支架)。外层用 4-0 或 5-0 单股缝线做胰腺断端-空肠浆肌层间断缝合。内层用 4-0 单股缝线间断缝合胰管全层和空肠全层。后壁的线结打在里面,侧壁和前壁的线结打在外面。如果使用支架,在前壁缝合前将其置入吻合口,使支架深入胰管和小肠内部大约 2cm(图 90.14)。

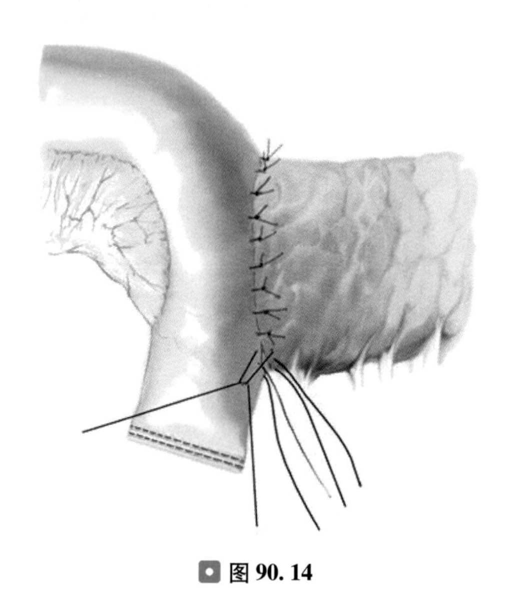

图 90.14

手术步骤十四 胆管重建

在胰肠吻合远端,我们使用 4-0 或 5-0 可吸收线行单层端侧肝管-空肠吻合(即使是正常 CHD,也无需支架)。为了减少吻合口张力,在胰肠和胆肠吻合之间保留足够长度的空肠是非常重要的(图 90.15)。

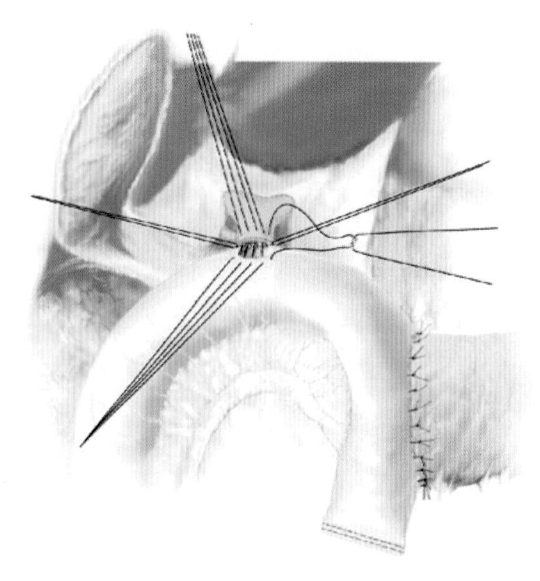

图 90.15

手术步骤十五　胃或十二指肠重建

（1）胃空肠吻合常于结肠前行手工双层缝合（■图 90.16a）。肝管空肠吻合和胃空肠吻合之间需要保留至少 45～50cm 的空肠以防止反流（胃内容物）性胆管炎的发生。

（2）保留幽门时，十二指肠空肠吻合以可吸收单股缝线行单层端侧缝合（■图 90.16b）。胆肠吻合口和胃/十二指肠空肠吻合口仍需要间隔 45～50cm 的距离，完成吻合前可轻轻扩张幽门管。

（3）大多数病人可使用 Witzel 技术行空肠造口术，将一个 10Fr 空肠营养管置于胃空肠吻合口远端以行术后肠内营养。

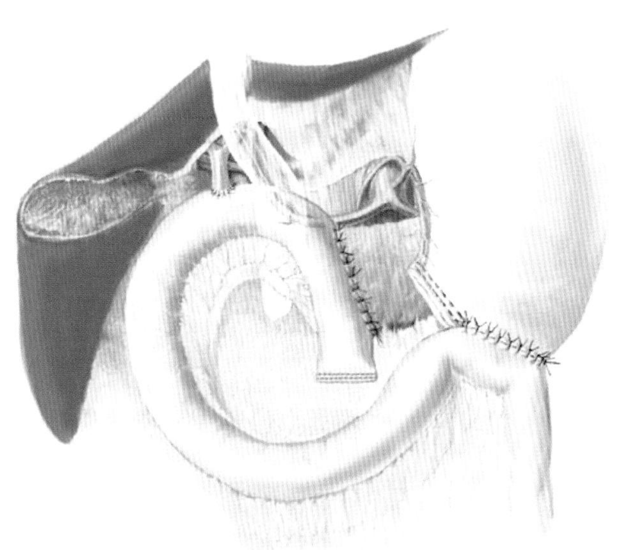

a

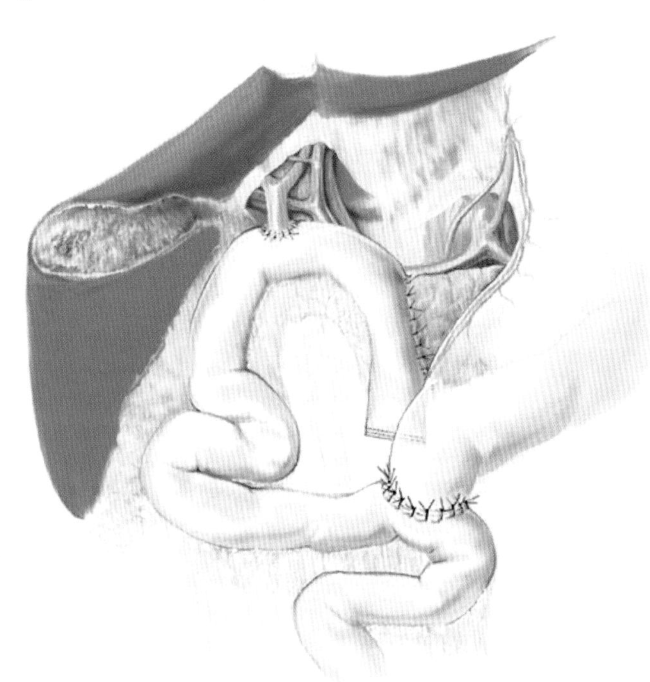

b

■ 图 90.16

(4) 将镰状韧带置于CHA和空肠血管分支之间，覆盖GDA残端。当胰腺吻合口瘘导致腹腔脓肿形成时，该操作有助于防止GDA残端假性动脉瘤的形成。我们通常不在胰腺和胆道吻合口旁放置引流管。

术后检查

(1) 全血细胞分析(血红蛋白、白细胞、血小板数目)；动脉血气。
(2) 电解质/肌酐(标准生化)。
(3) 血清总胆红素。
(4) 如果发热、白细胞增多或发生脓毒血症，则行CT检查；最可能的原因是胰肠吻合口瘘。

局部并发症

早期并发症

(1) 腹腔内脓肿、胰肠吻合口瘘，以发热、白细胞增多、肠梗阻、腹胀为表现，常发生于术后4~5天。应做腹盆腔CT检查；CT引导下穿刺和经皮置管引流可以控制感染性液体集聚的发展。
(2) GDA-肠瘘；胃肠道或经引流管出血在术后10天内不常见。该并发症常因胰腺吻合口瘘伴周围感染和炎性反应导致GDA断端出血。治疗方式是血管造影+肝动脉栓塞或支架；手术探查是最后的手段。
(3) 胃排空延迟：可通过空肠营养管行肠内营养，避免长期静脉营养。

后期并发症

(1) 胰腺癌复发：胰腺局部复发；肝、肺、腹膜远处转移。
(2) 胰腺外分泌功能不全(约40%)或内分泌功能不全(约20%)。
(3) 胰腺吻合口狭窄造成反复发作性胰腺炎和胰腺相关疼痛。
(4) 小肠梗阻。

专家经验

- 术前使用高质量的多排螺旋CT进行可切除性评估，尽管肿瘤与SMV、SMA的关系直到术中横断胃和胰腺后才能做到精确的判断。
- 不要尝试钝性分离GDA起始段，因为其动脉内膜剥脱会导致肝动脉闭塞。当肿瘤范围靠近GDA起始段，阻断肝动脉近端和远端血流，并在GDA起始段锐性分离。切开的动脉壁使用6-0聚丙烯缝线(Prolene线)缝合，是否覆盖可吸收止血纱布均可。
- 充分游离SMPV汇合部以显露SMA，如果SMPV被肿瘤侵犯，则在SMPV内侧(左侧)显露SMA的右侧，优先完成SMA的游离(动脉优先入路)，使肿瘤仅与静脉粘连。术者直视SMA以避免其损伤。
- 行胰腺和胆管重建时，将空肠置于结肠后而不是仍置于腹膜后(原十二指肠位置)。横结肠系膜的切口常选择结肠中动脉的左侧。

中段切除

1959年，Letton和Wilson报道了第一例胰颈部外伤性撕裂的非切除性手术。

先缝合关闭右侧胰头的残端，再行空肠和胰腺左端（胰体尾部）Roux-en-Y 吻合术。1984 年 Dagradi 和 Serio 报道了第一例治疗胰岛细胞瘤的胰腺中段切除术；1988 年，Fagniez、Kracht 和 Rotman 报道了两例治疗胰岛素瘤和浆液性囊腺瘤的胰腺中段切除术。此后，文献报道了 110 多个医学中心完成了一千五百余例胰腺中段切除术，而且死亡率很低。因此，胰腺中段切除手术（也被称为中段胰腺切除或胰腺节段切除）成为一个广为接受、用于治疗胰腺良性或低度恶性可能疾病的手术方式，并成为几种保留胰腺实质功能术式的先驱，比如保留十二指肠的胰头切除术，胰腺钩突切除术，胰背切除术和保留中段的胰腺切除术。

在一些特定的医疗中心，作为一个标准的胰腺切除手术，腹腔镜和机器人辅助的胰腺中段切除术的经验正逐渐增多。

胰腺中段切除包括解剖性切除良性或低度恶性可能的胰颈和/或近端胰体占位及其两侧 1cm 的正常胰腺组织。目的是保留至少 5cm 正常胰体尾组织，否则可直接行远侧胰腺切除术，手术风险并不会明显增加。中段胰腺切除术的优势至少在术后五年才能显现出来。

适应证与禁忌证

适应证

（1）较小的位于胰腺中部不易剜除的病灶（直径<5cm）。

（2）胰颈横断伤。

（3）良性的、交界性或低度恶性的肿瘤（如神经内分泌肿瘤，浆液性或黏液性囊腺瘤，实性假乳头状瘤，分支型导管内乳头状黏液瘤，孤立囊肿，寄生虫囊肿，肾癌孤立转移灶）。

（4）远端剩余胰腺至少有 5cm。

（5）年轻、身体健康的病人。

禁忌证

（1）胰腺恶性肿瘤。

（2）周围恶性肿瘤累及胰腺者。

（3）胰岛素依赖型糖尿病。

相对禁忌证

（1）生存期<10 年。

（2）中高危病人。

（3）非胰岛素依赖型糖尿病（NIDDM）。

术前评估及手术准备

（1）病史：具有内分泌症状的现病史及家族史（如胰岛素瘤、胃泌素瘤、胰高血糖素瘤），急性胰腺炎，上腹痛。

（2）临床评价：排除外分泌功能缺陷引起的腹泻，糖尿病和门脉高压。

（3）实验室检验：淀粉酶、脂肪酶，肽类激素（胰岛素、胃泌素、胰高血糖素、血管活性肠肽、胰多肽、生长抑素、嗜铬素 A）；肿瘤标记物（CA19-9、CEA、MCA 等）。如果怀疑内分泌肿瘤，术前需保留血清、血浆样本用于一些特殊项目的检测，这些项目是基于切除病灶的组织学和免疫组化特征所选择的。

（4）影像学检查：

①基于超声、CT、MRI、EUS 的鉴别诊断和手术可切除性评估；经 EUS 可行肿

瘤穿刺活检。

②放射性同位素标记的生长抑素类似物显像:用于神经内分泌肿瘤的检测。

③18-FGD PET 帮助鉴别良恶性肿瘤。

(5) 术前准备:

①生长抑素类似物:对于胰腺中段切除术无特定研究。

②围术期抗生素:同其他轻度污染的手术。

手术步骤:胰腺中段切除术

手术步骤一

显露胰腺中段

(1) 首选正中切口。

(2) 从横结肠分离大网膜,向结肠中血管根部游离直至充分显露胰腺表面;将胃向头端牵拉。

(3) 辨识 SMV,沿血管走行游离 SMV 至胰颈部,小心避免损伤静脉分支;如果 SMV 的结肠中静脉分支以 V 形和胃网膜右静脉汇合,可将其离断,胃网膜静脉需要保留,除非病变累及 SMPV 的右侧壁(图 90.17)。

(4) 使用术中超声(IOUS)评估病变范围,这种技术尤其适用于小而深的局部病灶(图 90.18)。用电刀精确标记胰腺中段切除的范围,其中包括两端 1cm 正常胰腺组织。在 GDA 附近横断胰腺之前,需要明确胰腺内的胆管走行位置以避免胆管的损伤。

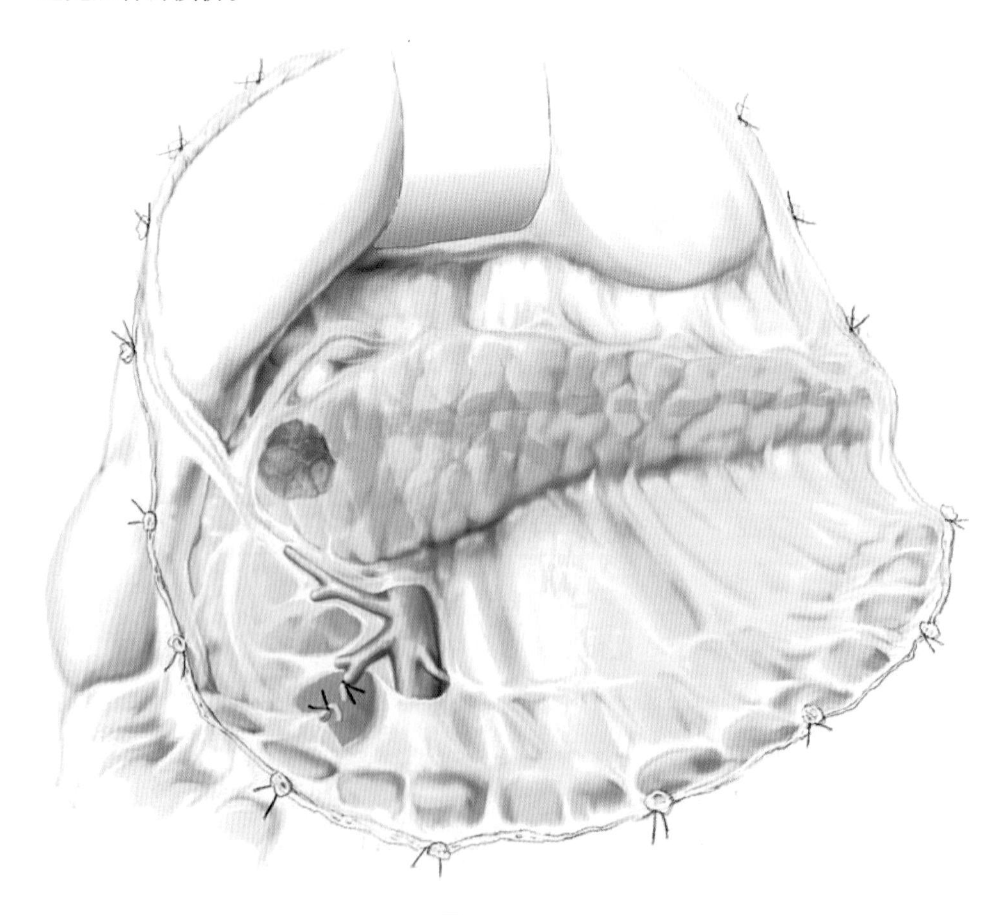

图 90.17

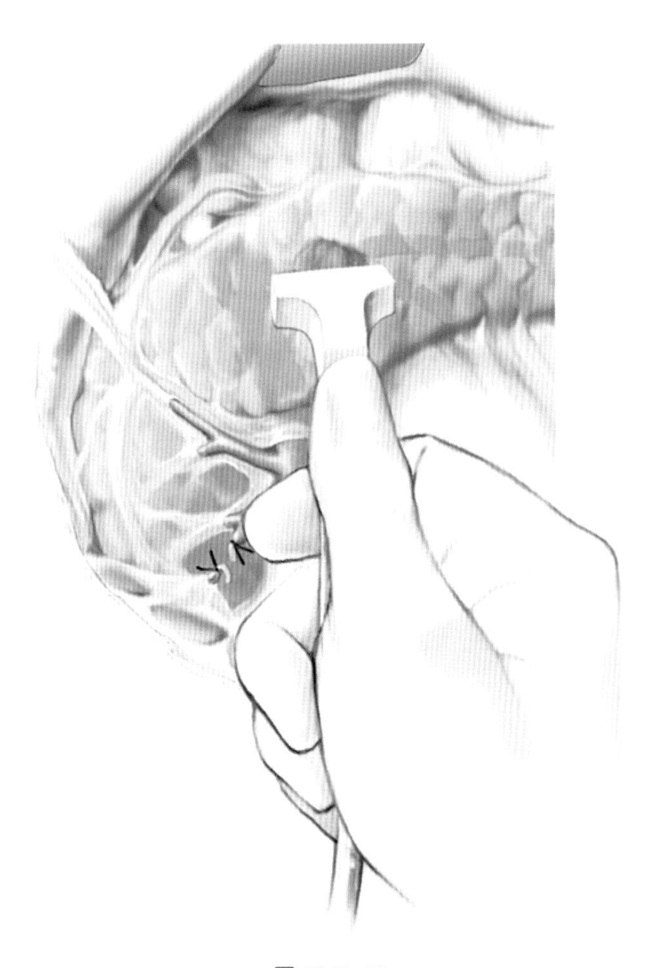

图 90. 18

手术步骤二

游离需要切除的胰腺

（1）使用电刀沿胰腺下缘切开后腹膜，分离显露脾静脉。结扎并离断 SMV 左侧和胰腺下缘之间的小动静脉分支（图 90. 19a）。

（2）如果怀疑肿瘤时，应清扫肝总动脉前淋巴结，在胰腺上缘沿血管走行游离出从腹腔干至 GDA 的肝总动脉。

（3）将肝动脉向头侧牵拉（图 90. 19b）。

（4）当肿瘤累及到脾动脉起始部的左侧，应游离脾动脉并向头侧牵拉，仔细结扎离断胰背动脉。

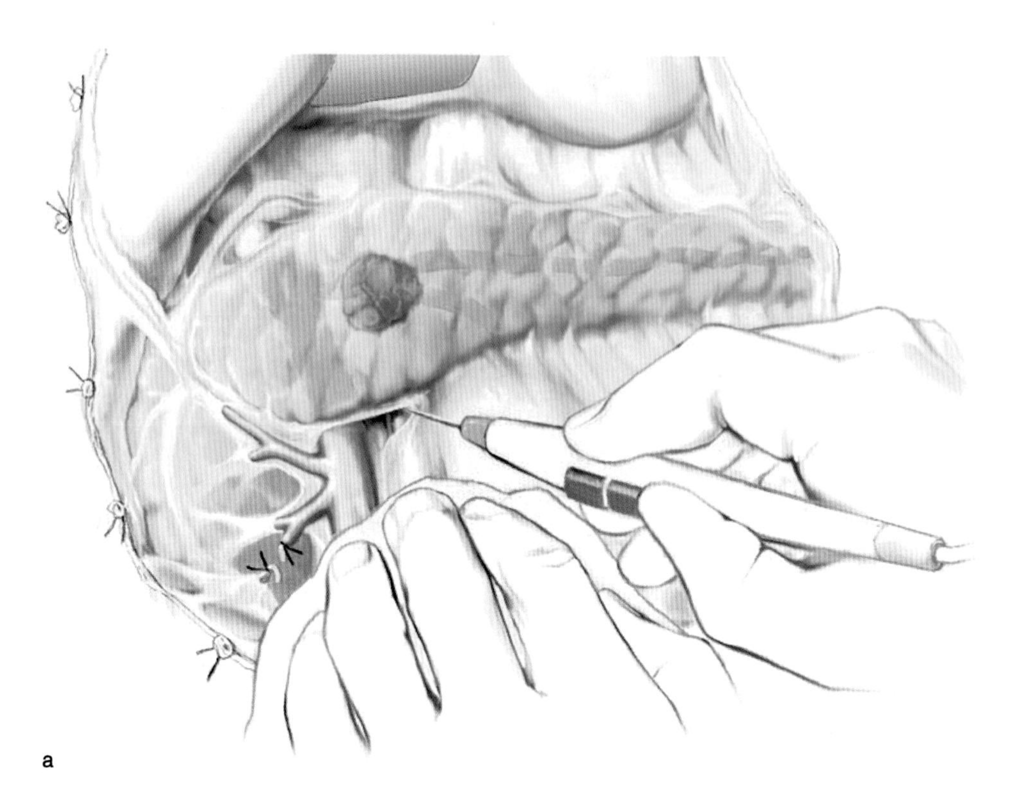

a

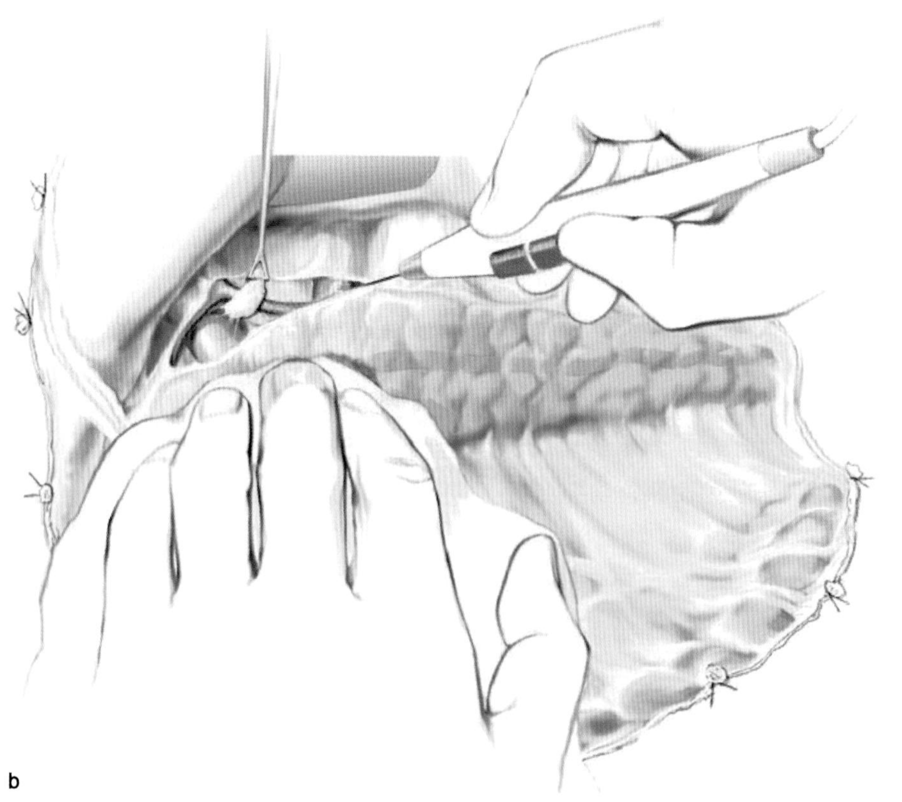

b

图 90.19

手术步骤三

游离 SMV 和脾静脉

（1） 小心游离 SMPV 和胰颈背侧之间的间隙，这个间隙通常无静脉穿行。极少情况下胰腺静脉汇入门脉前方，可以先横断胰腺直至该静脉完全显露，结扎后离断。

（2） 使用吊带环绕胰腺并向前上方牵拉，显露拟切除的胰腺后方汇入脾静脉的静脉分支，逐一结扎（图 90. 20a）。

（3） 沿脾静脉走行游离拟切除的胰腺至正常胰腺组织。

（4） 距离肿瘤近端正常胰腺（右侧）1cm 处离断胰腺，向左牵拉远端胰腺可提供更好的视野，显露并结扎胰腺背部和脾静脉之间的小静脉（图 90. 20b）。

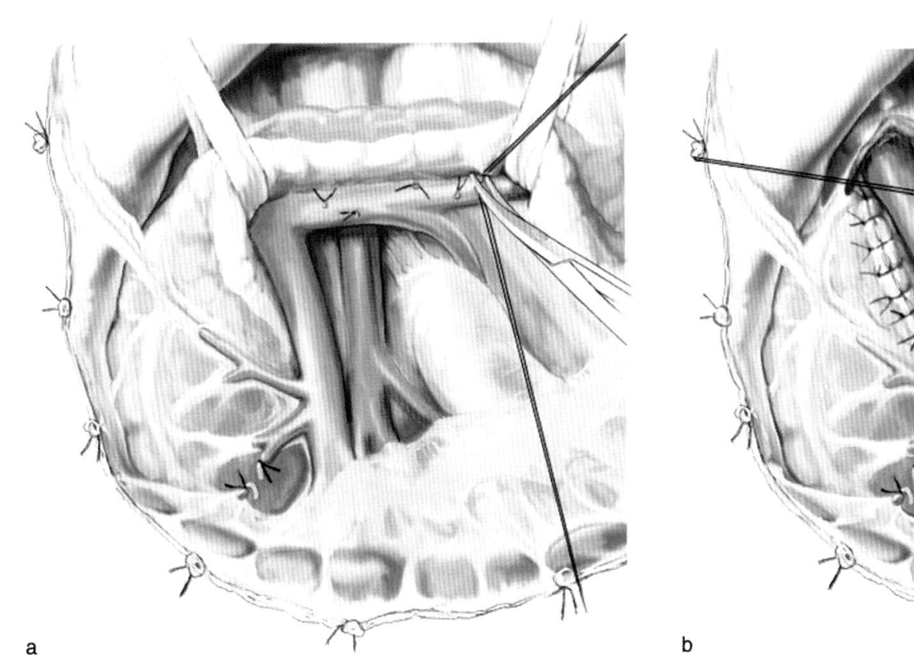

a

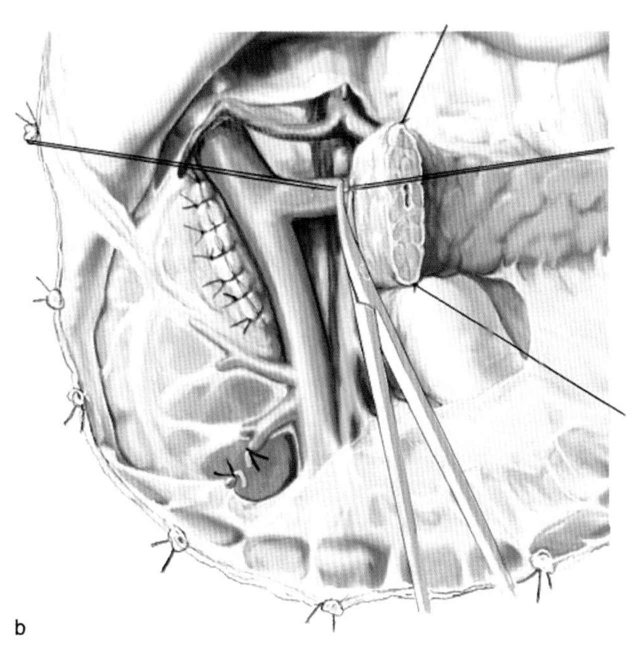

b

图 90. 20

手术步骤四

移除中段胰腺

（1） 离断胰腺：在胰腺断面远近端、胰腺上下缘各缝合留置固定线，以阻断胰腺上下横向穿行胰腺实质的血管（图 90. 21a）。

（2） 使用手术刀在肿瘤右侧做 V 形切口离断胰腺，使右侧胰腺断端呈鱼嘴样以利于缝合；在肿瘤左侧 1cm 处离断胰腺，缝合结扎左侧胰腺断端的出血点（图 90. 21b）。

（3） 使用 5-0 不可吸收的缝线缝合关闭右侧残端的胰管，使用 3-0 可吸收缝线间断闭合鱼嘴状的胰腺断端（图 90. 21b）。

（4） 可使用闭合器离断较细的胰颈，使用可吸收缝线缝合结扎出血的小动脉；亦可在胰腺断端识别找到胰管，使用 5-0 不可吸收的单股缝线缝扎（90. 21c）。

（5） 胰腺中段切除的右侧界限应该在 GDA 的左侧；在 GDA 右侧横断胰腺会损伤胆总管。

（6） 标本送冰冻病理检查左右切缘情况。切缘以缝线作为标记有利于病理医生辨别切缘。

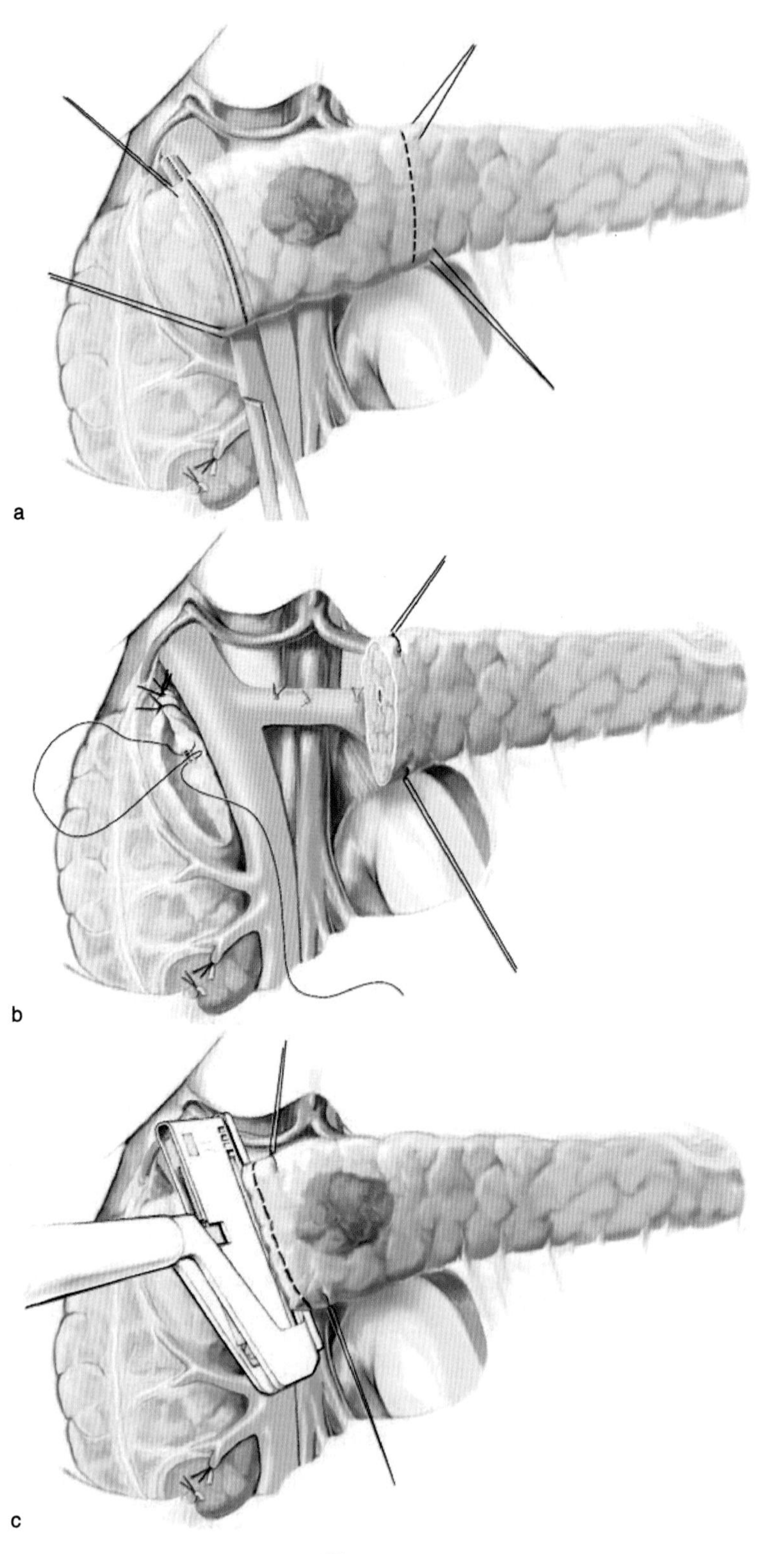

图 90. 21

手术步骤五

套入/捆绑式胰肠吻合术

（1）将左侧胰腺断端向远端游离 2.5～3cm；第一层使用 3-0 可吸收单股缝线间断缝合空肠和距离断端 2cm 的胰腺后壁；第二层使用 3-0 可吸收单股缝线连续缝合空肠断端和胰腺断端（◘图 90.22a）。

（2）将 2cm 的胰腺断端套入空肠中，用 3-0 可吸收单股缝线距离胰腺断端 2cm 处缝合固定胰腺前壁和翻转的空肠浆肌层（◘图 90.22b）。

（3）如果胰腺断端很大、很厚，套入空肠内比较困难，则切除 2cm 空肠浆肌层（◘图 90.22c）。

（4）如（3）所述套入后，留下仅为黏膜的内层和包括肠壁全层的外层（◘图 90.22d）。

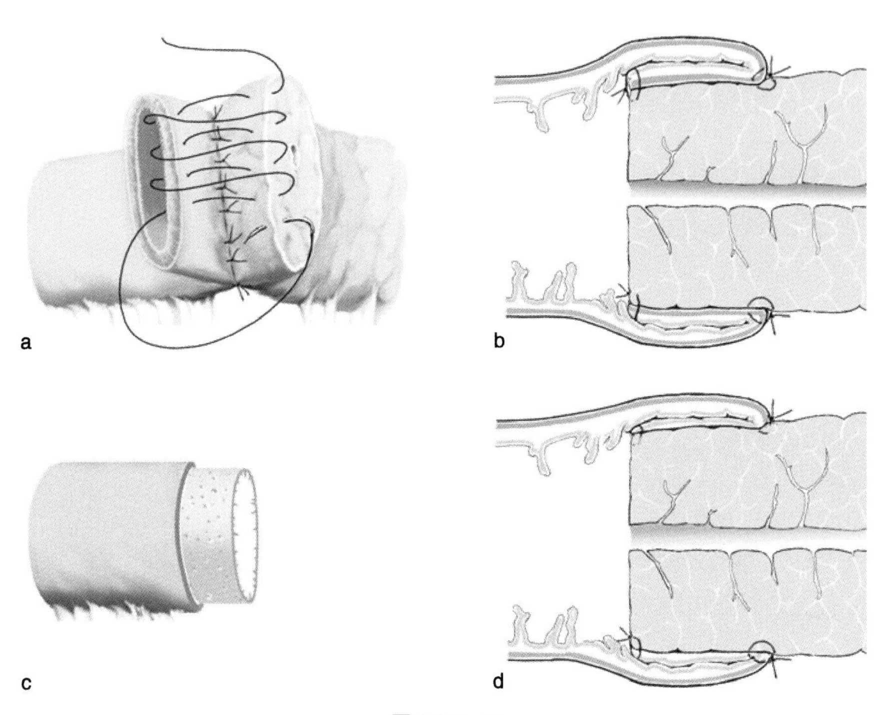

◘ 图 90.22

手术步骤六

其他方法:胰管对黏膜的胰肠吻合术

(1) 左侧胰腺断端游离不超过胰腺的留置缝线;用闭合器关闭空肠断端并缝合包埋断端。

(2) 在距空肠断端3～4cm处的空肠对系膜侧切开一个直径与胰管近似的小孔;翻转黏膜并使用6-0可吸收单股缝线缝合固定在浆肌层上(◘图90.23a)。

(3) 使用5-0或6-0双针可吸收单股缝线做胰管黏膜-空肠黏膜吻合,线结打在腔外;佩戴放大镜有助于缝合操作。

(4) 3-0可吸收单股缝线间断缝合空肠浆肌层和胰管前(◘图90.23b)后(◘图90.23c)的胰腺断端。

(5) 完成胰肠吻合后,可使用类似浆膜片修补的技术,用同一个空肠襻肠壁缝合包埋右侧胰腺断端。使用3-0可吸收单股缝线连续缝合肠襻和右侧胰腺断端的前后壁。

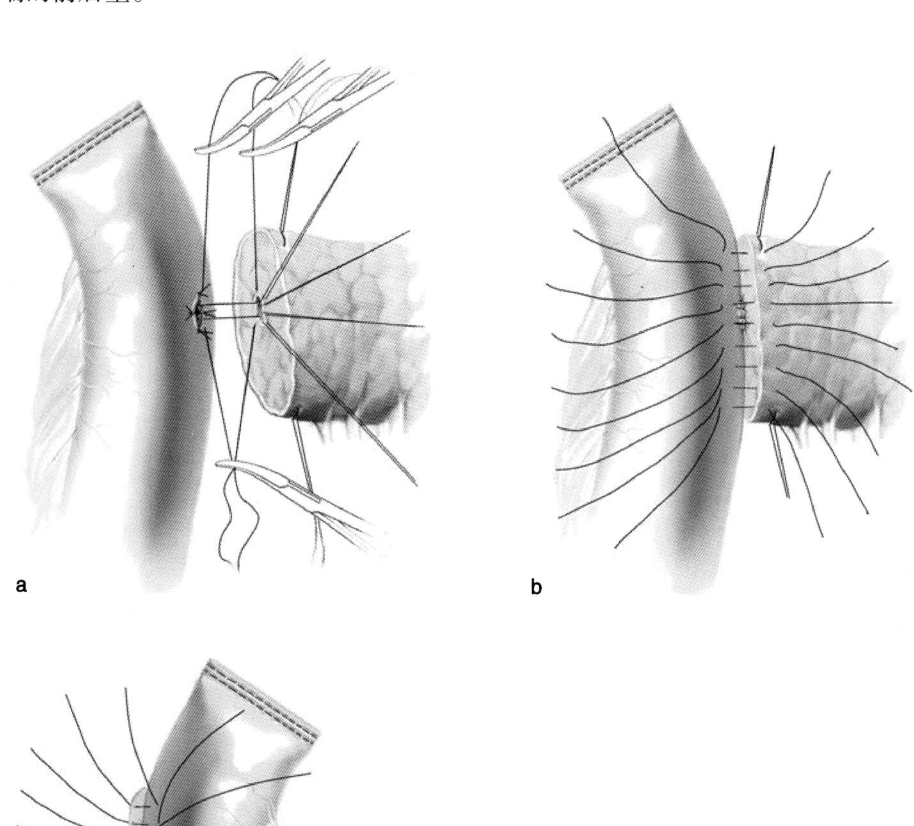

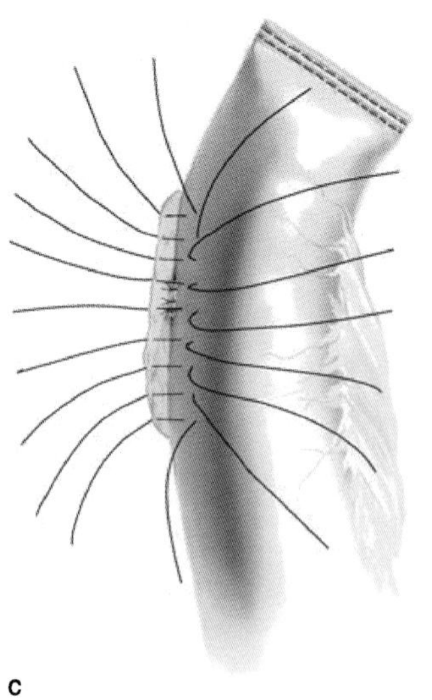

◘ 图90.23

手术步骤七　胰胃吻合

（1）将左侧胰腺断端向远端游离约 3～3.5cm，第一层使用 3-0 可吸收单股缝线间断缝合胃后壁（尽可能接近胃底）和距胰腺切缘 2cm 处胰腺前面（◘图 90.24a）。

（2）在胃后壁切开相当于胰腺断端直径的切口（◘图 90.24b）。

（3）用 3-0 可吸收单股缝线间断缝合胃壁切口处全层和胰腺断端的前后缘（◘图 90.24c）。

（4）3-0 可吸收单股缝线间断缝合胃壁浆肌层和胰腺断端后面，使胰腺断端逐渐套入胃内（◘图 90.24d）。

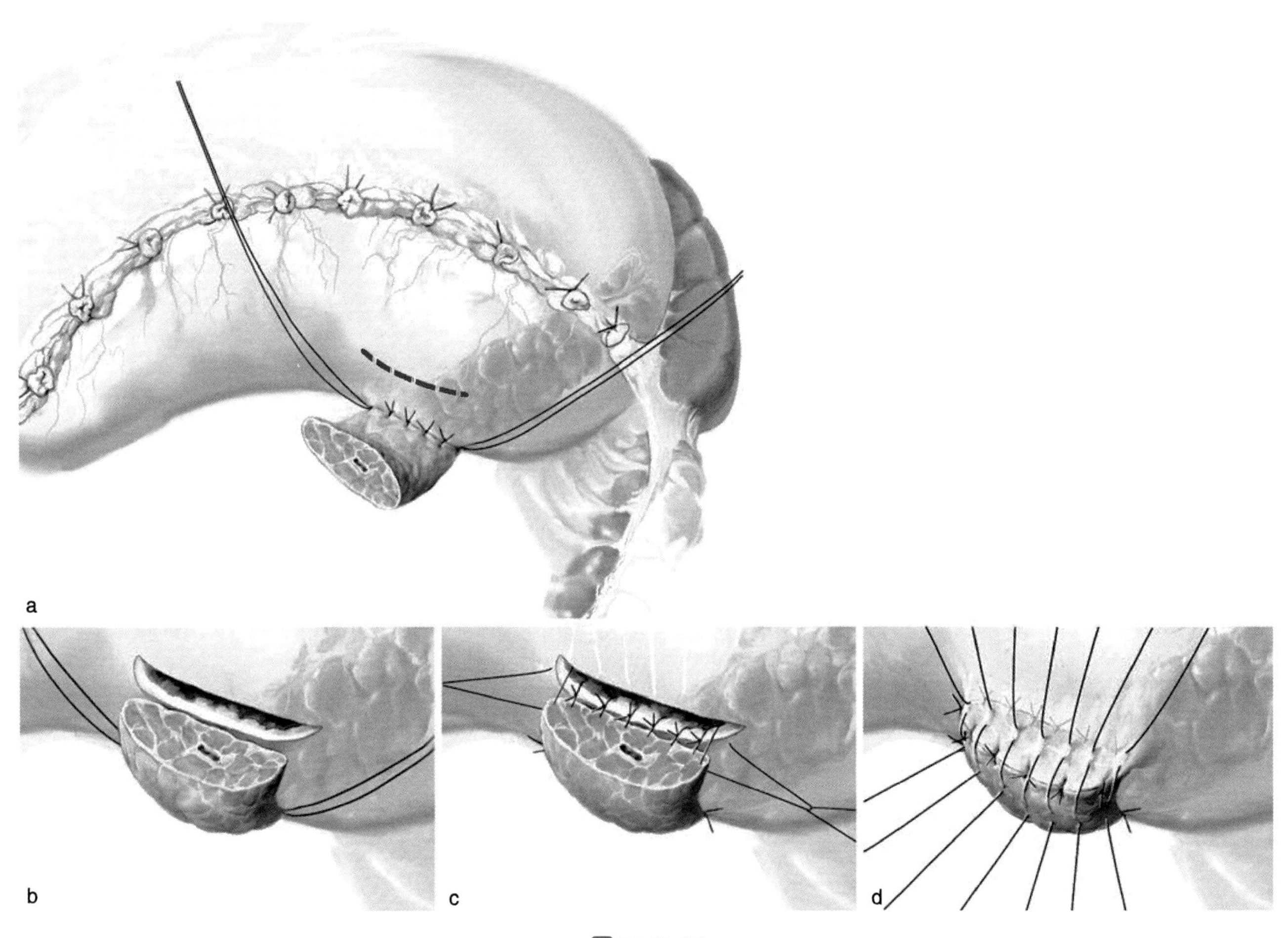

◘ 图 90.24

术后护理及检查

(1) 如有需要,术后需入 ICU 监护。
(2) 血清淀粉酶和/或脂肪酶变化。
(3) 引流液淀粉酶和脂肪酶。

术后局部并发症

早期并发症

(1) 吻合口破裂。
(2) 胰瘘。
(3) 胰腺周围脓肿。
(4) 腹腔内出血。
(5) 急性胰腺炎。
(6) 膈下脓肿。
(7) 脾静脉-门脉血栓。
(8) 胸腔积液。

后期并发症

(1) 胰腺假性囊肿。
(2) 胰源性腹水。
(3) 胰腺炎。
(4) 糖尿病。

专家经验

- 如果显露 SMPV 比较困难,建议使用 Kocher 手法处理胰头;这样控制出血比较容易。
- 如果 SMPV 或其分支损伤,不要惊慌,避免盲目钳夹出血点,可将手指插入胰头后方(在 Kocher 手法后),拇指位于胰腺前方,用手指压住静脉主干;使用 5-0 Prolene 线缝合静脉裂口。
- 如果胰腺断端较粗大,不适于捆绑或套入式胰肠吻合术时,可选择胰管黏膜吻合术或胰胃吻合术。胰腺断端的过多缝合会导致胰腺纤维化、内分泌功能下降,从而会抵消胰腺中段切除的远期优势。
- 如果脾静脉受损,应予以缝扎并离断,而不是在术中修复;同样,结扎并离断脾动脉可以防止左侧区域性脾静脉高压的发生。左侧胰腺断端可通过胃短血管替代供血。

远侧胰腺切除术

胰体尾导管腺癌的手术切除率常低于胰头癌,其原因是临床症状出现和诊断较晚,发现肿瘤时已失去手术机会。然而,如果肿瘤是可切除的,R0 切除的术后生存期与近侧胰腺切除术类似。和传统的胰十二指肠切除术相同,远侧胰腺切除术的手术原则是达到阴性切缘并切除周围受累淋巴结(N1)。随着影像学分辨率提高和更多高危人群的筛查普及，远端胰腺恶性肿瘤切除术的例数逐渐增多。此外，囊性肿瘤和无功能的神经内分泌肿瘤也多发于在胰体尾，而且大多是可切除的。

适应证与禁忌证

适应证

胰体尾的导管腺癌、胰岛细胞瘤和胰腺囊性肿瘤。

禁忌证

（1）包绕大血管（腹腔干，肝动脉或脾动脉的近端）的肿瘤，广泛播散的转移性疾病，转移至肝、腹膜或远处淋巴结（腹腔淋巴结、肠系膜上动脉淋巴结或主动脉旁淋巴结）的肿瘤。

（2）局部浸润至脾、胃、结肠、左肾（相对禁忌证）。

术前检查及准备

（1）病史：体重减轻、腹部或背部疼痛、胰腺炎、新发糖尿病、胰腺癌家族史等。黄疸不常见，如出现则需警惕肝转移。

（2）临床评估：出现以下情况，需考虑肿瘤不可切除的可能：黄疸、营养不良、腹水、左侧锁骨上淋巴结肿大（Virchow 淋巴结）、左侧门脉高压征象（脾大、胃静脉曲张）。

（3）实验室检查：肿瘤标志物（CA19-9，CEA 等），肝功能（AST、ALT、ALP、胆红素等）。

（4）ERCP、EUS、CT、MRI：进行手术可切除性的评估（无远处转移，无腹部大血管包绕），肿瘤分期的评估。

（5）其他：术前预防接种肺炎链球菌、脑膜炎双球菌、流感嗜血杆菌疫苗（最好为术前 14 天接种）；腹腔镜分期检查（切除当日或之前进行），使用根治性顺行模块化胰脾切除术（RAMPS）而非传统的开腹手术；如果病变累及横结肠，充分的肠道准备是必要的。

手术步骤

手术步骤一 显露与探查

（1）病人平卧位，轻度头高脚低，身体向右倾斜。

（2）选择上腹正中切口或左肋缘下切口，可根据病人的肋缘角度具体选择。

（3）使用固定拉钩牵引器协助显露与探查。

（4）仔细全面地探查腹腔（腹膜、肠道、肝脏、远处淋巴结等），判断是否存在肿瘤转移。

（5）切开胃结肠韧带进入网膜囊，从胃十二指肠动脉内侧至脾门外侧充分显露整个胰腺表面。

（6）将结肠脾曲向足侧游离，向头侧牵拉胃，并向足侧牵拉横结肠，显露胰腺。

（7）使用丝线结扎或能量平台如 LigaSure 离断胃大弯的血管，包括胃短血管等，确切止血（图 90.25）。

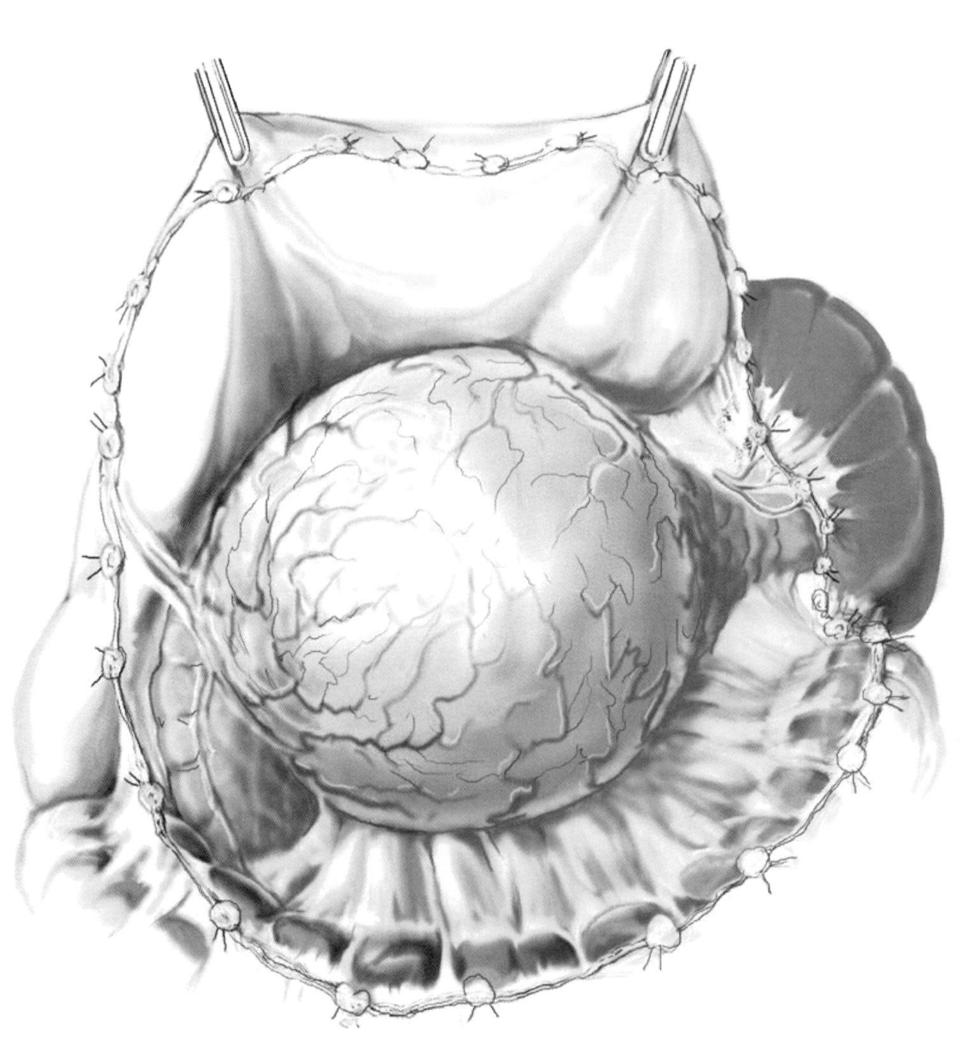

图 90.25

手术步骤二

从腹膜后游离胰腺及脾脏

（1）以电刀或剪刀沿胰腺下缘锐性切开后腹膜，保证足够的肿瘤切缘。

（2）切开脾脏周围覆着的腹膜，将脾脏向外向后牵拉。

（3）小心切断脾结肠韧带，避免结肠脾区的损伤。使用双合诊仔细探查胰腺，评估肿瘤的活动度及分期。

（4）如果肿瘤无远处转移，但与胃、膈、结肠系膜/结肠、腹膜后、肾上腺或肾脏紧密粘连，则建议整块切除肿物及受累脏器。

（5）将脾脏和胰腺向前向内牵拉，根据肿瘤侵犯程度，钝性或锐性分离使之从后腹膜分离（图 90.26）。

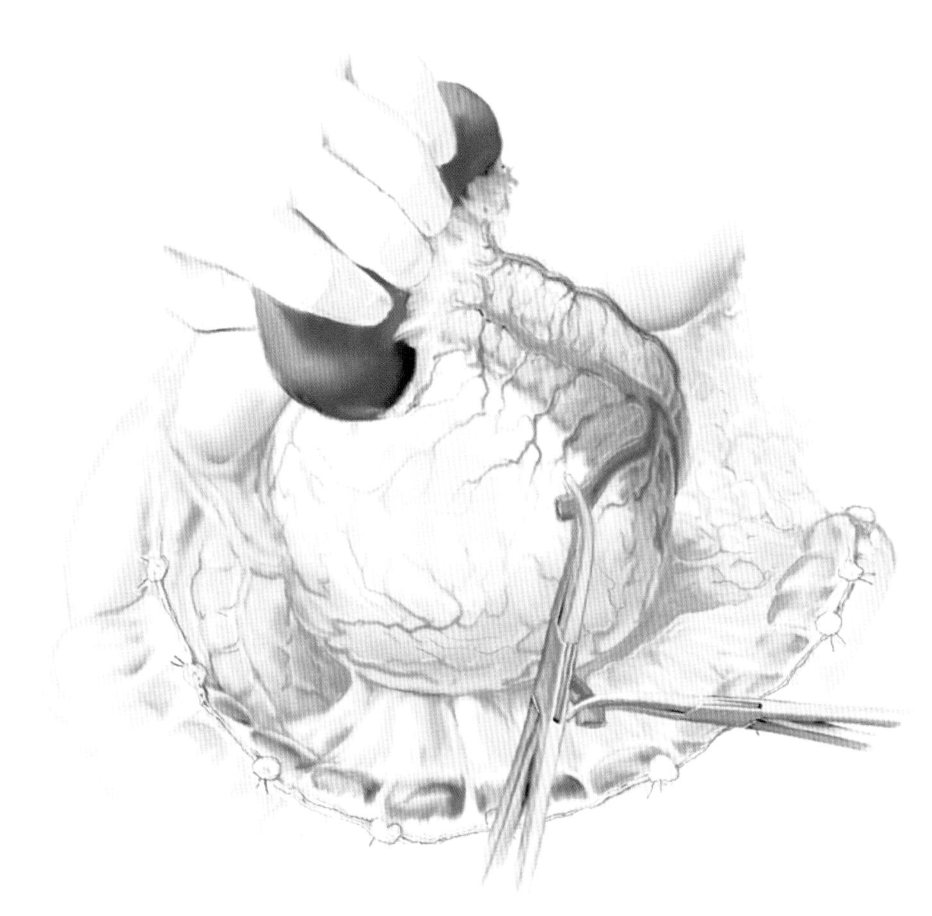

图 90.26

手术步骤三 安全处理脾脏血管

（1）在胰体尾后上方找到、分离并结扎脾动脉；在 RAMPS 术式中，分离和结扎脾动脉的位置应接近腹腔干分叉、脾动脉根部。

（2）于脾动脉的后下方找到脾静脉，分离后结扎；如果肠系膜下静脉与脾静脉的汇合处接近脾静脉与 SMV 的汇合处，可以尝试保留 IMV，并在其远端离断脾静脉；在 RAMPS 术式中，应在脾静脉和肠系膜上静脉汇合处离断脾静脉，离断远端脾脏血管和 IMV（■图 90.27）。

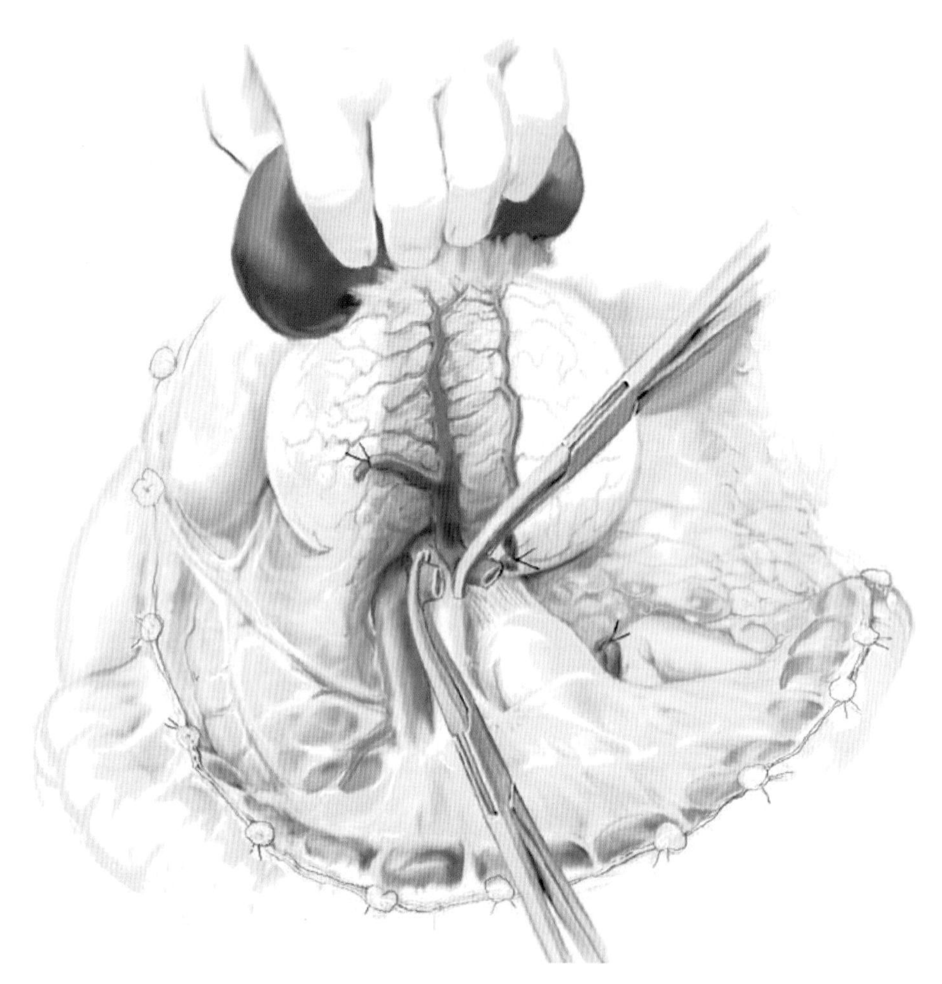

■ 图 90.27

手术步骤四　离断胰腺

（1）在拟离断胰腺处的上下缘分别缝，用于止血和牵引。可于胰腺后方套扎烟卷引流条或者布带，用于牵引和提拉胰腺，进行锐性分离。

（2）胰腺应锐性切断，电刀造成的组织变性可能导致切缘冰冻病理无法判断肿瘤侵犯情况。

（3）当胰腺较薄（1cm 左右）时，也可使用直线切割闭合器离断胰腺。

（4）切除标本的胰腺近端切缘送冰冻病理检查，评估切缘情况（◘图 90.28）。

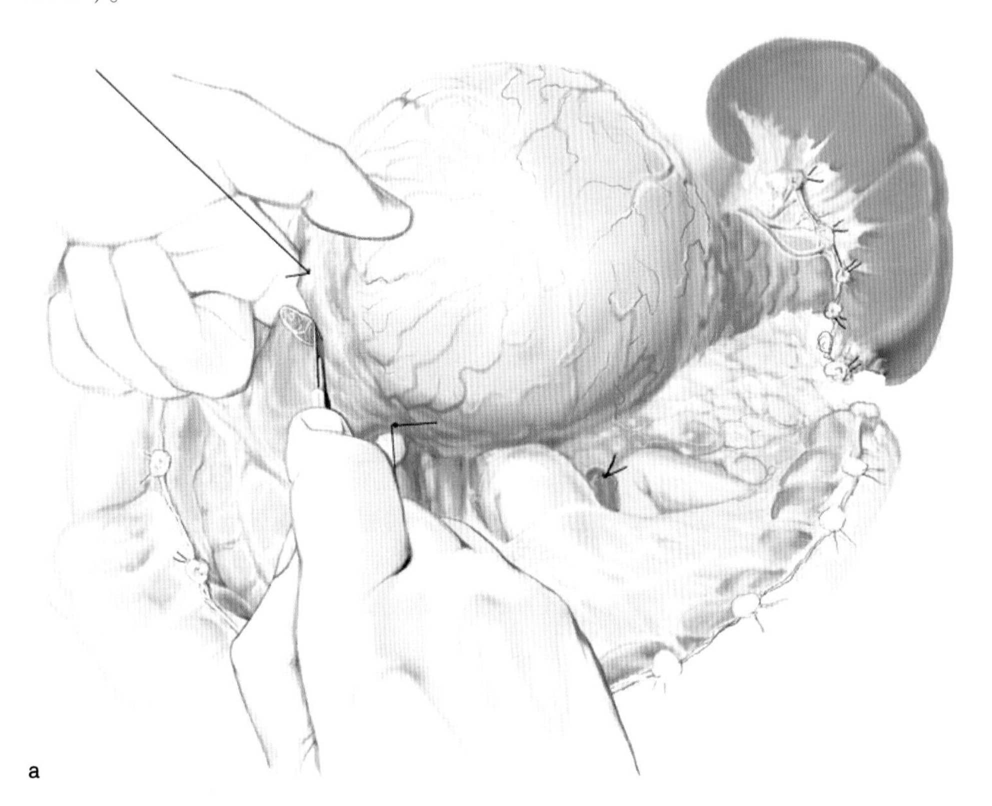

a

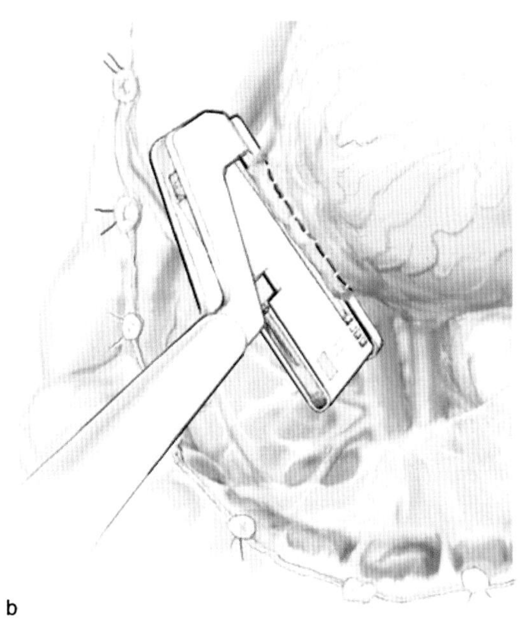

b

◘ 图 90.28

手术步骤五

关闭胰管

（1）离断的胰管应使用较细的合成单股缝线（如聚丙烯纤维缝线）八字缝合或U形缝合近端胰管。如果是使用直线切割闭合器离断胰腺，则无需手工缝合胰管（图90.29a）。

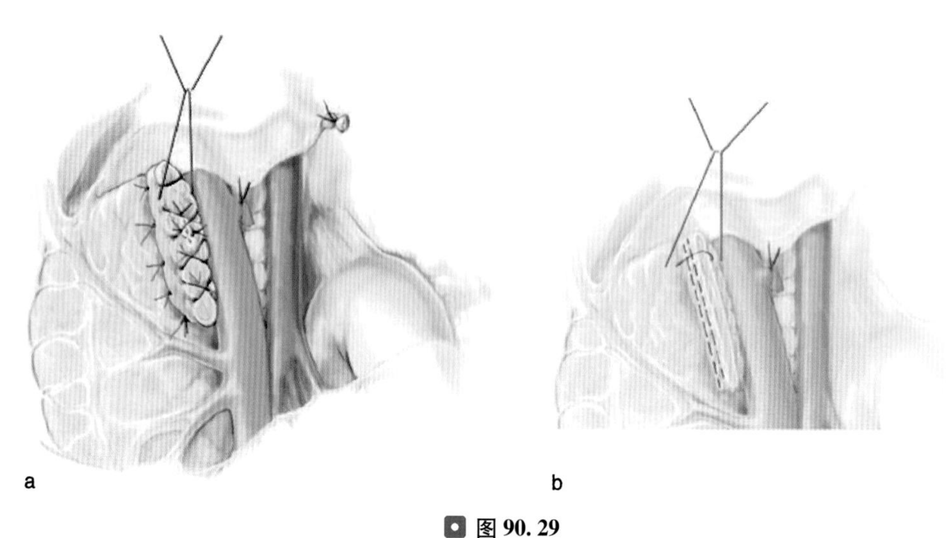

图 90.29

（2）使用3-0可吸收缝线间断、部分交叉褥式缝合胰腺断端。

（3）如果使用直线切割闭合器离断胰腺，则无需缝合胰腺断端，但一些外科医生偏爱使用细的可吸收缝线进行连续缝合，以加固胰腺断端。而当胰腺比较厚时，则不建议使用直线切割闭合器离断胰腺（图90.29b）。

（4）胰腺断端旁放置闭式负压引流管，但不要直接接触胰腺断端。

手术步骤六

根治性前路模块化胰体尾加脾切除术（RAMPS）

（1）结扎胃右动脉，以胃十二指肠动脉为界，游离并离断胰颈（同上述传统方法步骤4）。由内向外清扫淋巴结，包括肝总动脉、腹腔干、脾动脉周围的间隙软组织及淋巴组织。在腹腔干分叉脾动脉根部结扎脾动脉。根据肿瘤的侵犯程度，在左侧肾上腺前方或者后方游离胰腺后方。在脾静脉与SMV的汇合处结扎并离断脾静脉，沿SMA右侧继续分离，清扫腹腔干与SMA之间、腹主动脉前方的纤维淋巴组织。

（2）左侧肾上腺前方平面（图90.30a）：如果肿瘤组织位于前方，切除平面应位于肾上腺之前的间隙，可将左肾静脉及其前面、肾上腺静脉和肾上腺的表面作为胰腺的腹膜后切缘。对于累及范围更远的肿瘤，外侧的Gerota筋膜（肾前筋膜）的上半部分也应被一并切除。

（3）左侧肾上腺后方平面（图90.30b）：当肿瘤组织位于后方并（或）累及肾上腺时，切除平面应位于左侧肾上腺后方，连同左侧肾上腺一并切除。将左肾动脉和静脉平面作为腹膜后切缘。肾上腺静脉在汇入左肾静脉的入口处离断。这样，包括左肾上腺、腹膜后脂肪和Gerota筋膜的标本可以从腹膜后向前提起，整块切除。结扎IMV，最后离断脾肾韧带。

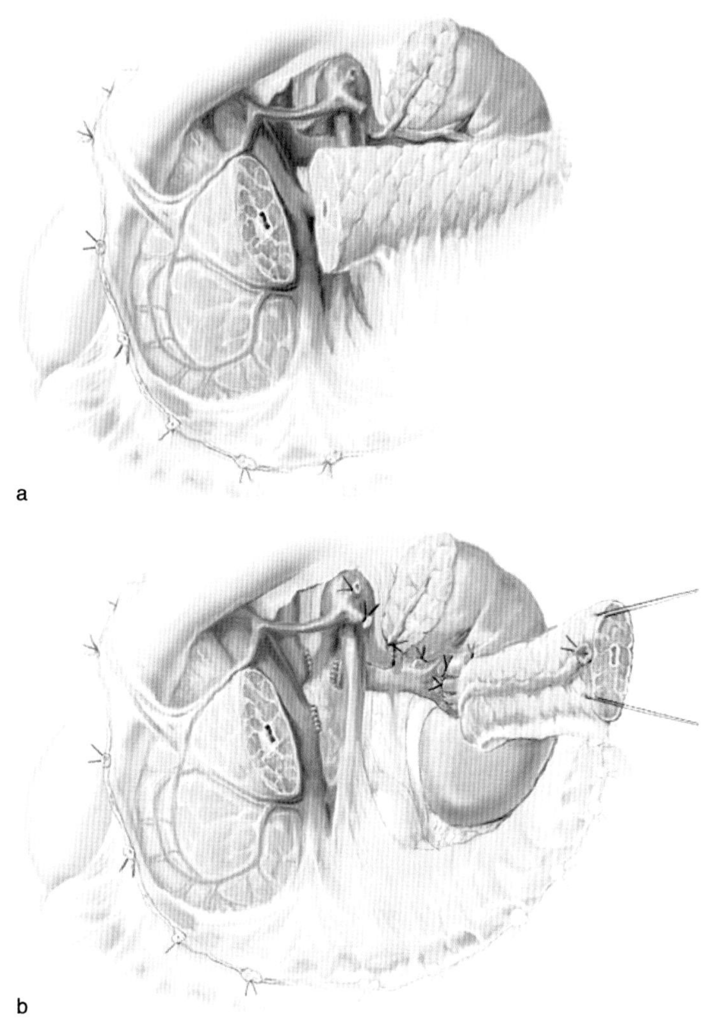

图 90. 30

术后管理及检验

（1）普通监护即可，无需 ICU。
（2）定期监测血红蛋白、凝血功能、水-电解质-酸碱平衡。

术后并发症

早期并发症
（1）腹腔内出血。
（2）胰瘘。
（3）胰周积液。
（4）膈下脓肿。
（5）胸腔积液。
（6）糖尿病。
（7）门脉血栓。
（8）腹水（需鉴别是否为胰源性）。

后期并发症

(1) 胰腺外分泌功能障碍。

(2) 糖尿病。

(3) 局部或远处复发。

(4) 胰腺假性囊肿。

专家经验

- 病人体位很重要;轻度的头高位及左侧抬高平卧位有助于显露胰腺和脾脏,使它们远离左侧横膈、横结肠及结肠脾曲。
- 如果操作容易的话,应在腹膜后游离胰腺及脾脏之前,首先对脾动脉的近端进行分离并给予保护。这个方法快速、安全,而且可以在游离脾脏、误伤脾脏包膜时快速有效的止血。
- 脾动静脉应分别缝合结扎,而不是同时结扎到一起,这样可以避免术后脾动静脉瘘发生的风险。
- 尽可能使用单股缝线缝合胰腺断端,而不是丝线。单股线(如聚丙烯纤维线)更不易滑脱,并可以在组织上更容易地拉拽,造成更小的损伤;同时,相比丝线,单股线的针眼间隙更小,且具有抗感染的作用。

腹腔镜胰十二指肠切除术

1994 年 Gagner 和 Pomp 报道了第一例腹腔镜胰十二指肠切除术。尽管 20 年过去了,关于这个方法的可行性和有效性直到最近才有所报道。

早期的单中心研究证实了微创手术的优点,包括失血、疼痛、伤口并发症、住院时间的减少和术后更快的恢复。然而,即使是在有经验的胰腺中心,较高的腹腔镜手术技巧要求和长时间的学习曲线依旧限制了该术式的应用。

适应证与禁忌证

适应证

(1) 需要行胰十二指肠切除术的良恶性疾病。

(2) 符合开腹手术标准的病人。

(3) 病人偏爱腹腔镜手术或拒绝开腹手术者。

禁忌证

(1) 由于并发症或器官功能状态不能耐受手术。

(2) 术者缺少熟练的腹腔镜胰腺外科手术技术。

(3) 相对禁忌证(取决于术者的经验)可包括局部晚期的恶性肿瘤,肿瘤紧邻大血管,病人相关因素如肥胖、二次手术等。

术前检查及手术准备

(1) CT(首选)或 MRI 评估疾病的进展程度,明确肿瘤与血管之间的解剖关系。

(2) 完善心肺功能的评估,改善各种并发症。

手术步骤:腹腔镜胰十二指肠切除术

手术步骤一

病人体位,trocar 的安装和早期显露

（1）病人取仰卧、15°头高脚低体位。使用 12mm 透明锥尖 trocar 在左肋缘下进入腹腔,用 15mmHg 压力的 CO_2 制造气腹。

（2）探查所有能看到的腹腔及脏器表面,以排除转移。

（3）放置其他 5 个 12mm trocar(图 90.31a)。

（4）使用超声刀(强生内镜外科,Cincinnati,OH,USA)切开胃结肠韧带,充分显露小网膜囊。使用 LigaSure 离断胃网膜血管,或者结扎后离断。和标本一并游离十二指肠结肠韧带并整块切除,以便于清扫十二指肠结肠区淋巴结。

（5）在胃窦下放置扇形拉钩,显露胰头和胰颈(图 90.31b)。

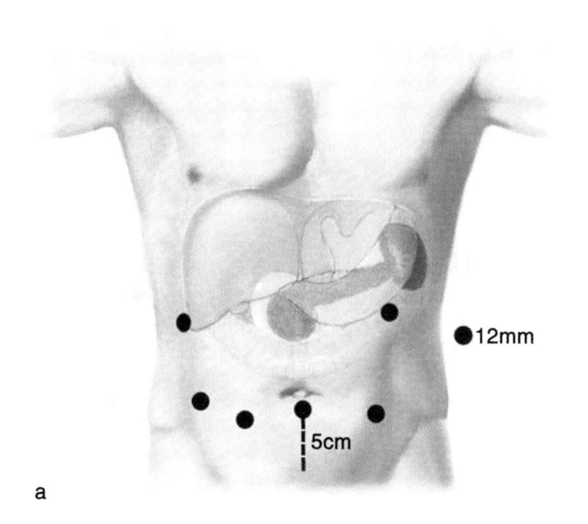

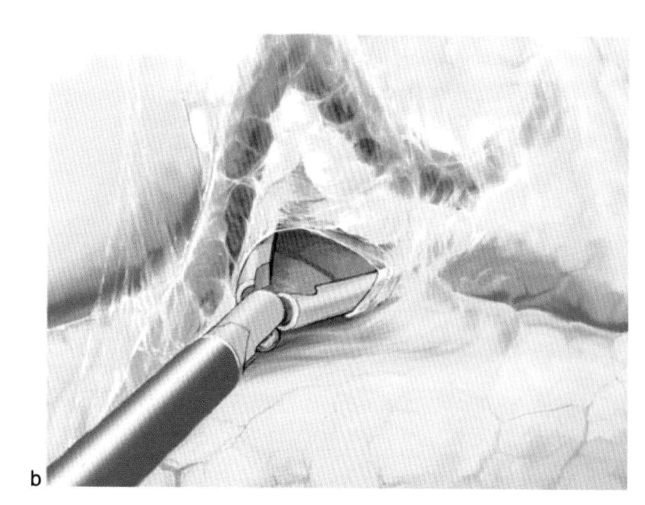

图 90.31

手术步骤二　离断胰颈

（1）术者位于病人左侧，由左向右解剖至胰颈部。清扫肝总动脉淋巴结，明确肝总、肝固有动脉与肿瘤之间间隙。分离胰颈上缘和肝总动脉尾侧以显露门静脉（图 90.32a）。

（2）游离、结扎或钳夹和离断胃十二指肠动脉（GDA）（图 90.32b）。

（3）在胰颈下缘、胃结肠静脉干内侧显露 SMV。建立胰颈后方和 PV/SMV 前方之间的解剖平面（图 90.32c）。

（4）从胰颈后方通过网状抓钳，放置布带环套胰颈并扎牢（图 90.32d）。

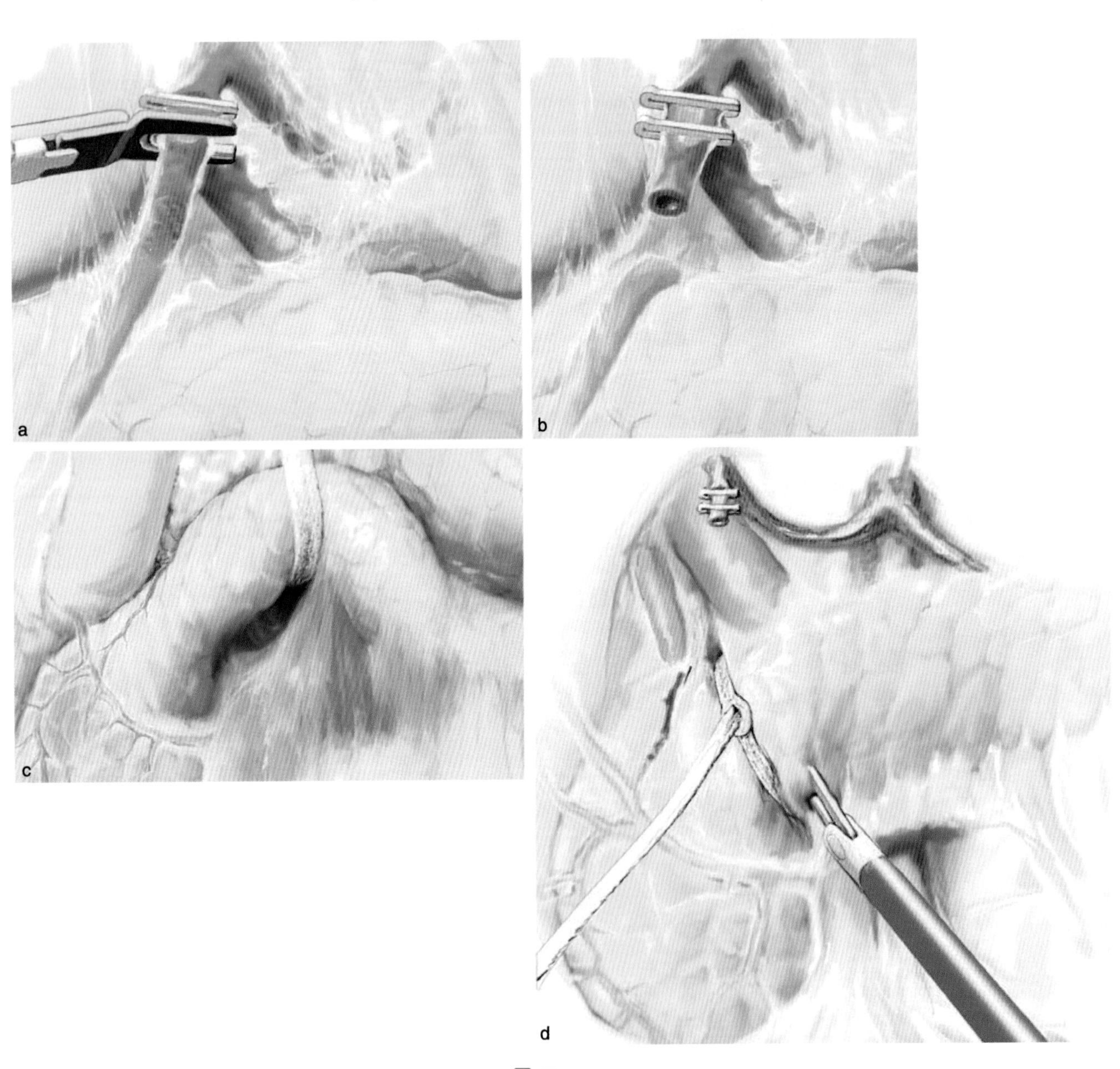

图 90.32

手术步骤三　游离十二指肠

（1） 解剖十二指肠第一部分，距幽门 2cm 处用腔镜下直线闭合器离断十二指肠。于胃右动脉根部结扎离断，或者使用 LigaSure 能量平台离断。

（2） 将横结肠向头侧牵拉，显露 Treitz 韧带。将十二指肠第三、四部分从腹主动脉和下腔静脉前游离开，避免损伤位于 Treitz 韧带外侧的肠系膜下静脉（IMV）。使用线性闭合器距 Treitz 韧带 15cm 离断空肠，用 LigaSure 器械离断对应空肠系膜血管至钩突。

（3） 向下游离结肠肝曲，用扇形拉钩向下牵拉升结肠、横结肠。术者移位至病人右侧，打开 Kocher 切口向头侧游离十二指肠至肝门。

手术步骤四　解剖肝门

（1） 切除胆囊，完整保留胆囊管。解剖肝门，识别肝总管并结扎或使用哈巴狗钳阻断远端胆管；使用哈巴狗钳于近端阻断肝总管（肝脏侧）并横断肝总管。向下清扫肝门淋巴组织，和标本一并切除。向足侧分离门脉外侧直至显露出胰十二指肠上静脉，结扎后使用 LigaSure 离断它。

（2） 将空肠断端通过 Treitz 韧带裂孔、十二指肠床带入结肠上间隔，解剖显露 SMV 前外侧至胰腺下缘。

手术步骤五　切除胰头

（1） 使用超声刀离断胰颈部胰腺组织，直至胰管部分，使用剪刀锐性剪断胰管，保留 1～2mm 的胰管断端使易于吻合（图 90.33a）。

（2） 使用吊带作为牵引，将胰头和钩突部分从 PV、SMV 及 SMA 上游离下来。游离，结扎，钳夹胰十二指肠下动脉和静脉，并用 LigaSure 离断（图 90.33b）。紧邻 SMA 外膜游离胰腺钩突部以确保切缘最大限度达到 R0 切除。

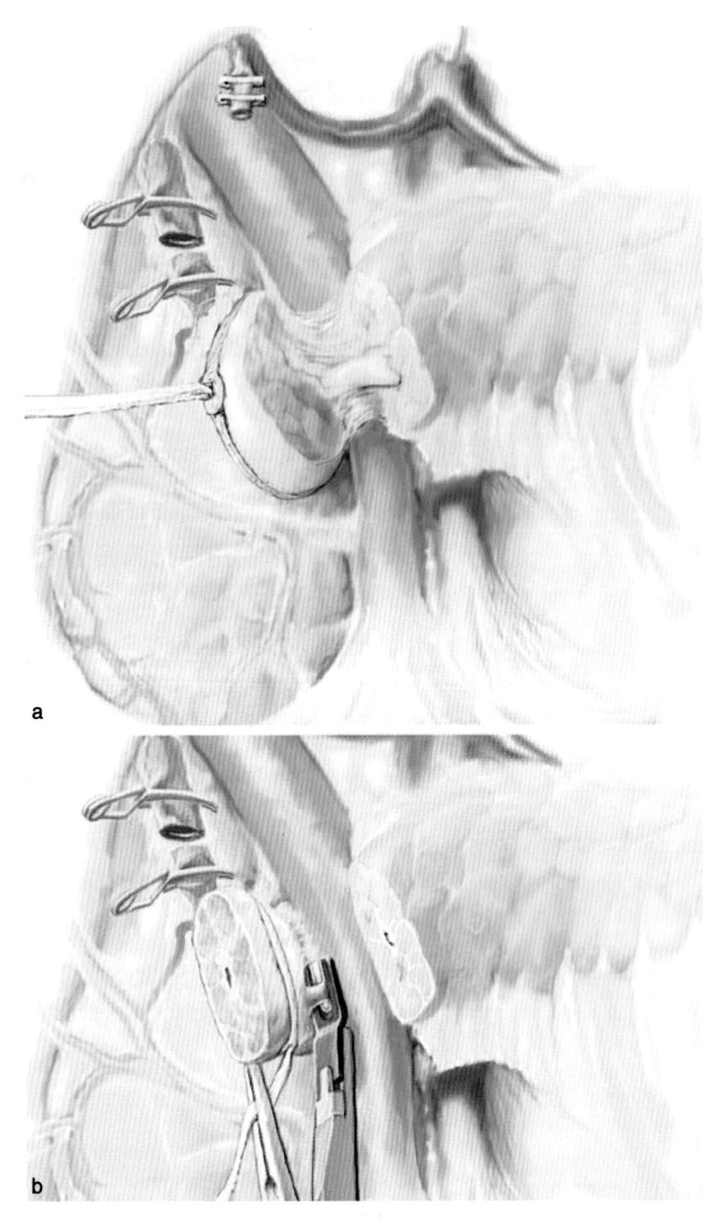

图 90. 33

手术步骤六 **移除标本**

（1）将标本装入取物袋，延长脐下 trocar 切口约 3～5cm，大约为标本的长度，取出标本。

（2）切取标本胰颈和胆管断端送冰冻病理；用墨水标记门静脉槽和钩突部（腹膜后）切缘。间断缝合脐下切口，重新建立气腹。

手术步骤七 **吻合重建**

（1）将空肠从十二指肠床（腹膜后隧道）穿过。行胰管-黏膜端侧吻合，使用 5-0 可吸收线间断缝合胰管和黏膜（内层），3-0 PDS 缝线间断缝合胰腺断端和空肠浆肌层（外层）（图 90. 34a）。

（2）距胰肠吻合口远端大约 10cm 做肝管-空肠吻合。术者站在右侧，器械和镜头于最右侧穿刺孔进入。这个站位可以使缝合对着术者方向，如开腹手术路径一样。肝管空肠吻合术为端侧吻合,使用 5-0 可吸收线单层间断(管径≤6mm)或连续(管径>6mm)缝合。

(3) 在距肝管空肠吻合口远端约 40cm 处,于结肠前位行端侧十二指肠空肠吻合术,使用 3-0 薇乔可吸收线双层连续缝合。完全重建展示如图(◘图 90. 34c)。

(4) 将 5mm 圆形的闭式引流管穿过右侧腹壁,放置于肝管空肠吻合的后方和胰肠吻合的前方。

(5) 在直视的情况下移除 trocar,使用 4-0 可吸收单股缝线皮下各缝合切口。手术结束时拔出鼻胃管。

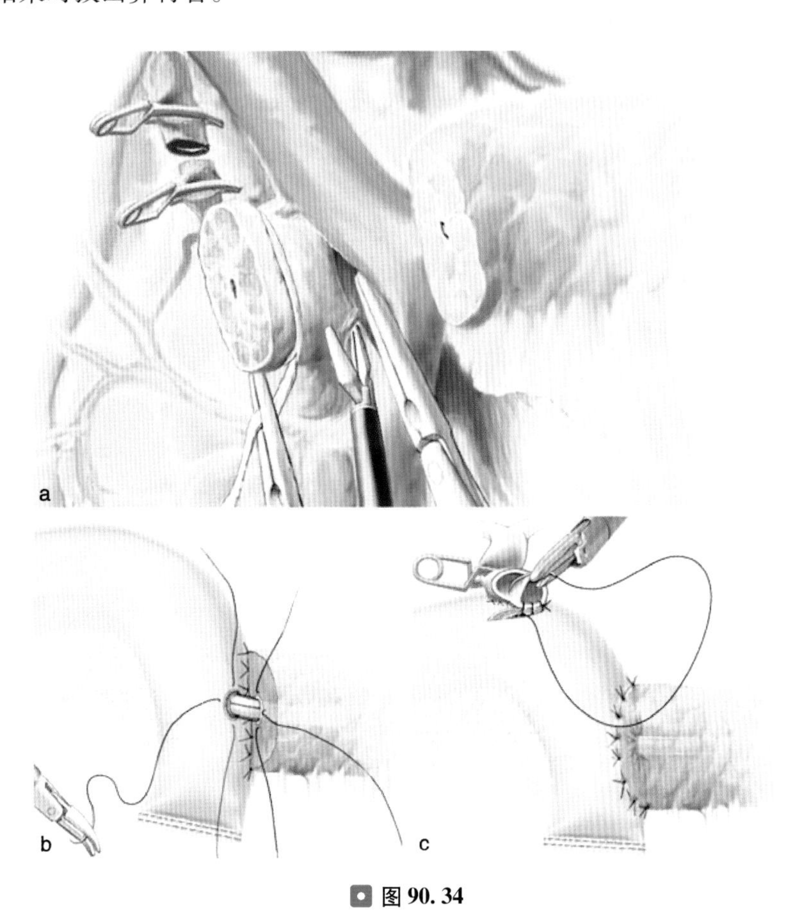

◘ 图 90. 34

术后护理

(1) 术后第一天予常规液体,于 48 小时后开始肠道饮食。

(2) 术后无需常规影像学检查。

(3) 如果腹腔引流液淀粉酶低,无胰瘘征象,则于术后第 4 天拔除引流管。

(4) 如果病人耐受软食且无其他并发症,则于术后第 5 天出院。

术后并发症

(1) 术后胰瘘的发生率为 10% ~25% ,与开腹手术相同。给予保守治疗,延长引流管拔管时间,根据需要另行经皮穿刺引流和使用抗生素,很少需要二次手术。

（2）胃排空障碍的发生率为10%～25%，通常放置鼻胃管减压，给予胃动力药物治疗。如症状持续时间较长则需要在幽门远端放置空肠营养管（肠内营养）或给予肠外营养。

（3）术后消化道出血最常见原因是胰肠吻合口或十二指肠空肠吻合口出血；可行输血、血管介入栓塞治疗，但极少需要再次手术。外科医生必须排除GDA假动脉瘤引起的出血。

（4）手术部位感染较少见。因为切口小且操作局限于胰腺周围。穿刺孔裂口疝也不常见，但有可能发生肠管嵌顿和绞窄，应及早发现并进行探查。

专家经验

◆ trocar应为12mm大小，以适合镜头不同角度及各种手术器械的进入，这是优化视野和术者的操作符合人体工程学的关键因素。

◆ 从病人左侧入路的十二指肠第三、四部分的扩大切除可以尽早显露胰腺钩突部的后方，IVC，主动脉、SMA起始部和左肾静脉，并能做到有限的牵引以显露肿瘤。这种方法与开腹的Kocher切口入路手术相反。

◆ 吊带环绕胰颈能做到安全的牵引，有利于“非接触肿瘤”技术的操作。

◆ 游离胰管并使胰管断端留出1～2mm可以使胰管-黏膜吻合更加容易。

◆ 紧邻SMA的外膜进行解剖分离可使腹膜后切缘最大限度达到R0切除，也能清楚地显露胰十二指肠血管的根部。

（戴梦华 李雅彤 译）

第 91 章　套入式 Roux-en-Y 空肠胰瘘内引流术

Peter Shamamian, Stuart Marcus

大多数胰瘘都可通过保守治疗的方式解决，包括经壶腹部插入胰管支架管引流，营养支持以及使用生长抑素类似物。然而，若胰瘘是由胰管断裂所致，导致一部分有分泌功能的胰腺组织与胃肠道的连续性被破坏，则提示有手术干预的指征。

适应证与禁忌证

适应证

（1）继发于胰腺创伤的胰管断裂。

（2）继发于胰腺坏死组织清除术后的胰瘘。

（3）胰腺外科手术并发症所致胰瘘（例内分泌肿瘤摘除术）。

（4）胰周器官（胃、结肠、左肾、左肾上腺、脾脏）的手术过程中损伤胰腺所致胰瘘。

（5）继发于胰腺假性囊肿外引流术后的胰瘘。

（6）胰源性腹水相关胰瘘。

（7）胰腺胸膜瘘。

禁忌证

（1）进行性急性胰腺炎症。

（2）胰腺脓肿。

（3）未引流的胰周液体积聚。

（4）未治疗的胰腺肿瘤。

（5）门静脉高压症。

术前检查及准备

（1）病史：胰腺炎，胰腺创伤，胰腺假性囊肿，既往胰腺手术史，既往非手术的内、外引流史；排除酒精滥用，肝硬化，门静脉高压症。

（2）临床评估：胰瘘引流量，优化改善营养状况；充分外引流；避免胰腺分泌物损伤皮肤。

（3）实验室检查：血电解质，淀粉酶，脂肪酶，肝功能检查；细菌培养；腹水或胸水引流液细胞学及淀粉酶检测。

（4）术前准备：考虑脾脏切除风险；若可能切脾需提前接种荚膜菌疫苗。告知病人脾脏切除风险，若术后出现发热病情，建议病人及时就医。术前宜行疫苗接种，接种须提前 14 天以上：

（ⅰ）肺炎链球菌（多价肺炎球菌疫苗[Pneumovax 23]），流感嗜血杆菌 B 型（流感嗜血杆菌 b 疫苗[HibTITER]），脑膜炎奈瑟菌。

（ⅱ）年龄 16～55 岁：脑膜炎球菌（A、C、Y、W-135 群）多糖、白喉类毒素结合疫苗（Menactra）。

（ⅲ）年龄>55 岁：脑膜炎球菌多糖疫苗（Menomune-A/C/Y/W-135）。

（5）术前影像：

（ⅰ）CT：排除未引流的液体积聚或脓肿。

（ⅱ）ERCP：呈现胰管解剖结构、断裂位点、导致阻塞的狭窄及结石。

（ⅲ）瘘道造影：显示形成瘘管的胰腺节段解剖部位；术前充分的外引流非常必要。

（ⅳ）MRCP（核磁胰胆管造影）可能有助于呈现胰管解剖结构。

（ⅴ）血管造影术：怀疑假性动脉瘤存在时。

手术步骤

手术步骤一

（1）入路：取正中切口或双侧肋缘下切口，可根据病人的体型具体选择（参见▶第2章“体位和入路”）。首先探查至小网膜囊，并安装机械拉钩。

（2）术前瘘道造影有助于判断胰管的断裂部位。

（3）仔细地沿外引流管追踪至小网膜囊；沿胰周的炎症组织，继续解剖至胰腺前表面（◘图91.1a）。

（4）由于瘘道发自于胰腺实质，故很容易将其显露出来。

（5）当瘘道位置未能清晰显露时，术中予促胰液素（Secre Flo，Chi Rho Clin，Silver Springs，MD，USA）静脉内给药，剂量为0.2mg/kg（给药前需先予0.2mg试验剂量），从而促进胰腺分泌，并可能有助于辨识胰管断裂位点（◘图91.1b）。

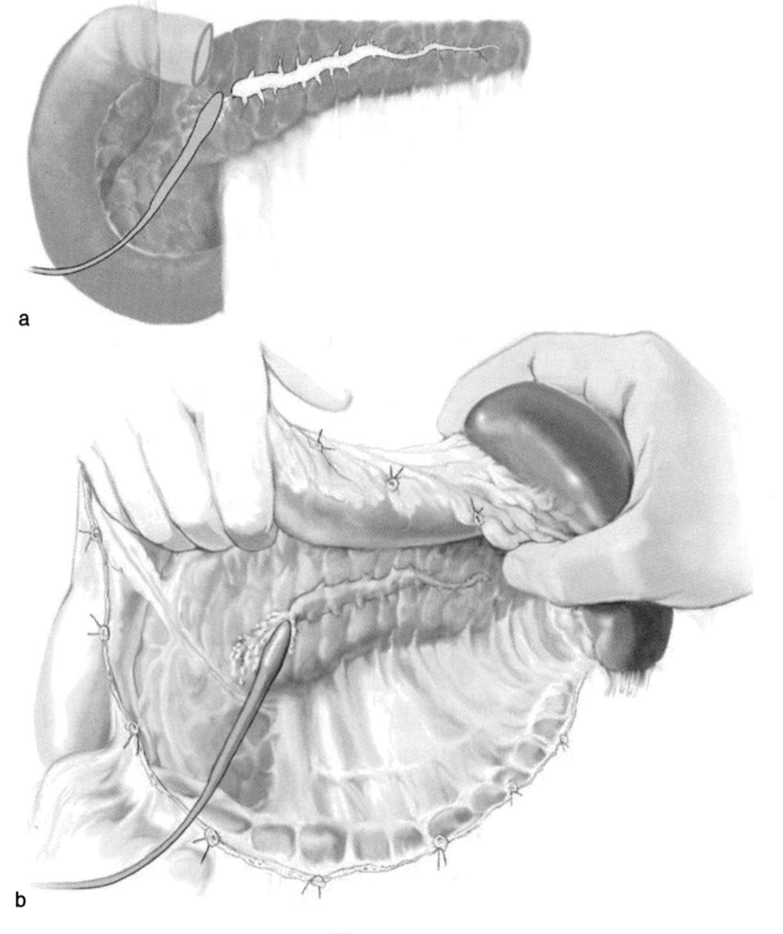

◘ 图91.1

手术步骤二

（1）若有条件，可使用导管或探针穿过瘘道，通至胰管。

（2）若已确定胰管位置，切开胰管前壁可增加吻合口的有效直径，并使吻合更加容易。

（3）若此前未行胰管造影，可行该检查。

（4）分别对近端和远端的胰管进行显像。

（5）在距离 Treitz 韧带 15cm 远端横断空肠。

（6）空肠盲端用吻合器或缝线闭合。

（7）通过空肠空肠的端侧吻合术重建肠道连续性，吻合口位置距离 Roux 襻闭合端至少 60cm。切开横结肠系膜，供 Roux 襻通过。

（8）将空肠侧壁缝合至胰管，或缝合至胰腺上的瘘道起始处的瘢痕组织边缘，从而完成吻合（◘图 91.2）。Roux-en-Y 襻重建方法参见▶第 20 章“胃次全切除术、胃窦切除术、Billroth Ⅱ式和 Roux-en-Y 重建以及复杂胃溃疡局部切除术”。

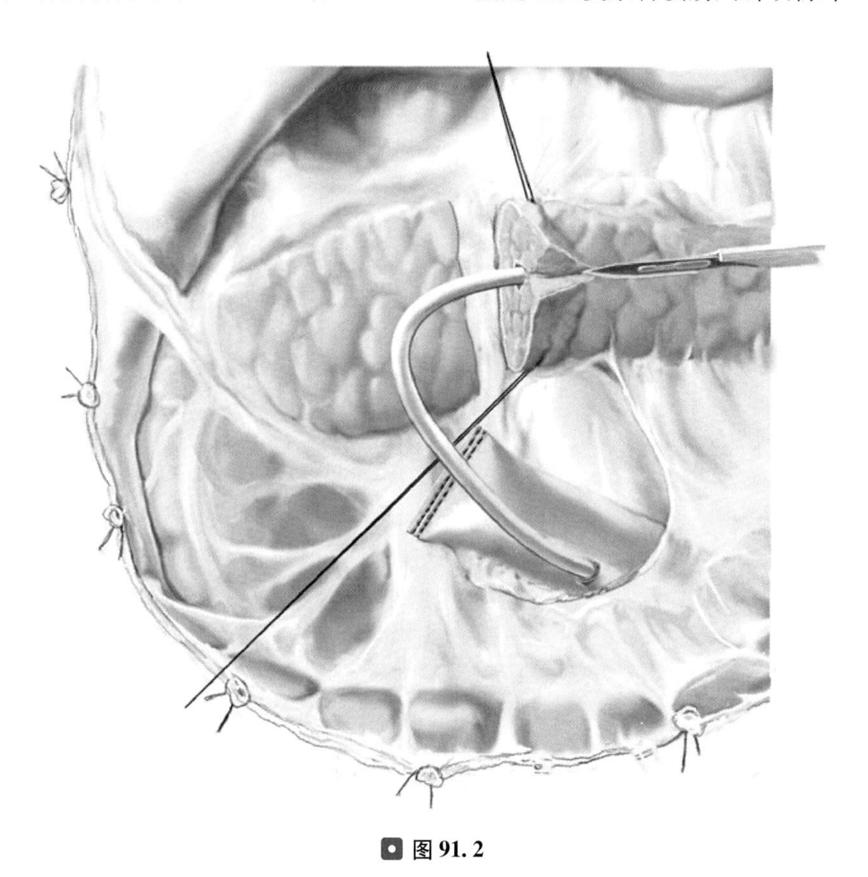

◘ 图 91.2

手术步骤三

（1）使用 4-0 丝线，采用 Lembert 法缝合后壁。

（2）再使用可吸收缝线（4-0 或 5-0 聚乙醇酸缝线），行胰管和空肠全层缝合。

（3）可考虑在胰管空肠黏膜吻合处放置一根支架管，并可从前腹壁引出，便于术后通过支架管来观察吻合口情况（◘图 91.3）。

（4）若无法准确辨识胰管，可行套入吻合，将空肠与胰腺实质缝合，将瘘管套入肠道；在套入吻合口留置支架管是明智选择。

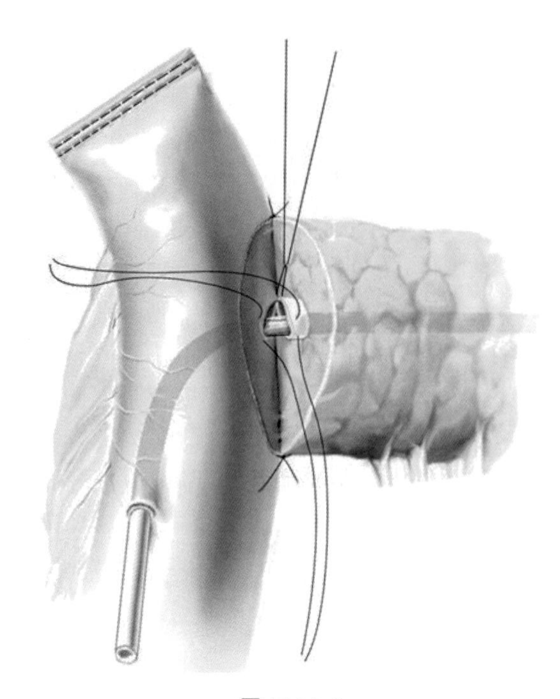

图 91.3

手术步骤四

毗邻吻合口处放置软管行闭式引流（图 91.4）。

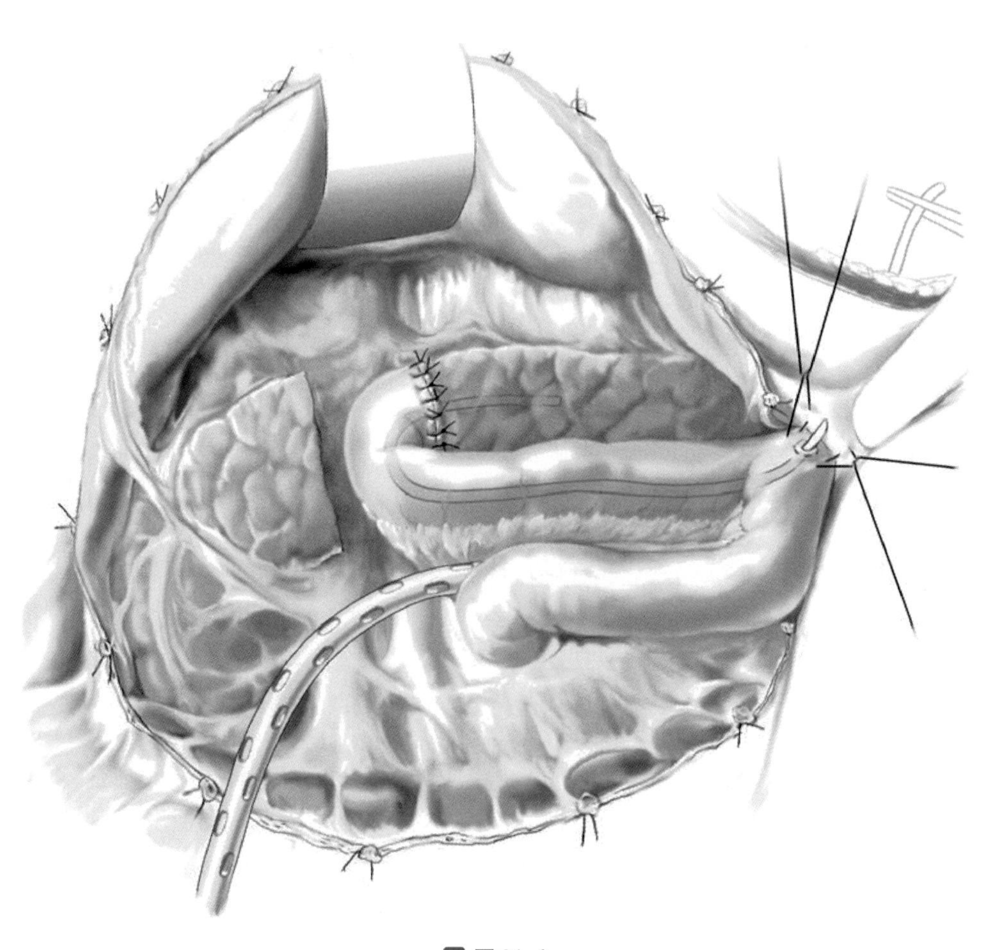

图 91.4

术后检查

（1）在重症监护病房或过渡监护治疗病房监测血流动力学及呼吸指标。

（2）每日监测引流量；病人开始进食后注意引流量变化。恢复进食后，引流量低于 50ml/d 后可拔出引流管。

（3）若引流量持续超过 50ml/d，需监测引流液中淀粉酶含量。若引流液中淀粉酶含量较高，则 7 日后将闭式吸引改为被动引流，并每日拔出引流管 1 到 2cm。

局部术后并发症

（1）吻合口漏，胰瘘复发可能。

（2）腹腔脓肿。

（3）胰腺炎。

（4）胰腺假性囊肿。

（5）腹腔内出血。

专家经验

- 耐心、充分的引流以及完整的术前、术中影像检查对于明确瘘管和相关胰管的解剖结构都是至关重要的；确保病变仅限于胰管，否则采用其他的手术方式，如切除术或者胰管空肠侧侧吻合术，也许是一种更好的选择。
- 胰瘘引流的目的之一是保留胰腺的内外分泌功能。如果胰瘘位于胰尾，同时估计有功能的胰腺组织损失可达最小的情况下，切除远侧胰腺可能是一种更好的选择。
- 胰体尾部胰瘘合并脾静脉血栓、左侧门静脉高压，或两者同时出现的情况下，胰腺切除和脾切除可能是最有效的干预措施。
- 生长抑素类似物有助于促进胰瘘自行闭合。可在影像学评估的基础上预测闭合成功的可能性：胰管断裂导致的胰瘘不会闭合。
- 对于影像学所见与消化道相连的胰瘘，使用经乳头胰腺支架，并确保狭窄和梗阻性结石妥善处理的情况下会有助于其闭合。
- 不建议采用瘘道-胃内引流术；在切除不是最优选择时，应首选无功能的空肠 Roux 肠襻用以内引流。
- 缝合部位应在瘘道起始处的胰腺实质上的，而非瘘道本身。这个部位胰腺实质通常增厚并有疤痕。
- 若因手术风险高或基于解剖上的考虑，认定内引流不可行，则长期外引流是最优选择。
- 引流液中淀粉酶水平较高提示吻合失败；若术中已在吻合口中置入支架，则大大降低处理难度。吻合口可通过影像学检查评估；引流量减少后，将闭式负压吸引改为被动引流，并每日拔出引流管 1cm。

◆ 早期腹腔内出血的最佳治疗措施为再次手术并结扎血管。迟发性出血可能是假性动脉瘤的前哨出血造成;此时应立即行血管造影和血管栓塞。

（吴文铭 译）

第 92 章 括约肌成形术，胰腺分裂的治疗

Andrew L. Warshaw

适应证与禁忌证

适应证

（1）强烈推荐：诊断明确反复发作的急性胰腺炎（典型疼痛，血淀粉酶水平升高）病人，合并先天性胰腺分裂或其他背侧胰管占优势的变异型（主胰管缺失，主胰管与副胰管仅以细的交通支相通）。

（2）一般性推荐：先天性胰腺分裂的病人，仅有偶发的"梗阻性胰腺疼痛"（疼痛的性质和位置提示胰源性疼痛，但无高淀粉酶血症和胰腺水肿等客观证据）。

禁忌证

（1）慢性胰腺炎（纤维化，主胰管扩张，假性囊肿，节段性胰管梗阻，钙化）。

（2）酗酒、高钙血症、高脂血症、胆结石、创伤所致胰腺炎。

（3）近期发作的重症急性胰腺炎，胰腺仍有显著的炎症或肿胀。

术前检查及准备

（1）病史：反复发作的上腹部疼痛，尤其伴有中背部放射痛；起初为偶发疼痛，数月发作一次，但逐渐演变为频繁疼痛甚至持续性疼痛；疼痛发作通常较为轻微。年轻女性更为常见；平均发病年龄为 34 岁，但也可见于儿童起病；50 岁以上年龄发病罕见。

（2）临床评估：病人胰腺位置可有压痛。

（3）实验室检查：血淀粉酶和/或脂肪酶。

（4）影像学检查：ERCP 或 MRCP 可显现胰管结构；ERCP 成像必须经副乳头行优势背侧胰管造影。注意：胰头部肿瘤造成的主胰管后天性梗阻可造成胰腺分裂假象。

（5）功能试验：通过经腹壁超声、内镜下超声或 MRCP，可显示过度刺激胰腺分泌后，主胰管恢复正常大小的过程异常延迟。若十二指肠小乳头狭窄导致副胰管排空功能受损，则会造成副胰管持续性扩张（15 ~ 30 分钟）。

手术步骤

手术步骤一

显露十二指肠小乳头

(1) 选择上腹正中切口或右侧肋缘下切口,视病人体型而定。

(2) 广泛游离十二指肠和胰头(扩大的 Kocher 切口)以利于显露。

(3) 若胆囊未切除,则予以切除;为了定位副乳头,用 Fogarty 导管经胆囊管断端置入胆总管,跨过十二指肠大乳头到达十二指肠。副乳头位于 Vater 壶腹略前方的近端位置。

(4) 在 Vater 壶腹近端横向切开十二指肠。Vater 壶腹通常可经十二指肠触诊到,或通过胆道 Fogarty 导管辅助定位。(图 92.1)

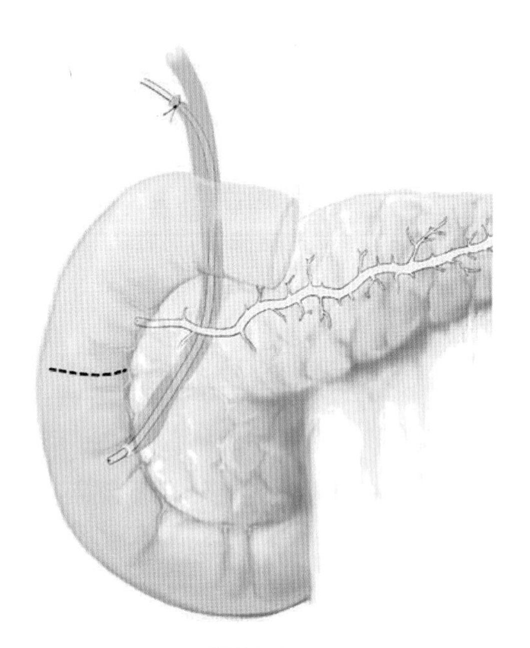

图 92.1

手术步骤二

十二指肠内定位小乳头

（1）距 Vater 乳头近端略前内方 2～3cm 处找到副（小）乳头；尽量减轻对十二指肠黏膜的损伤。

（2）促胰液素（1U/kg 静脉给药）可刺激胰液大量流出，有时也可引起副乳头膨胀，从而辅助定位副乳头。

（3）夹取紧靠小乳头远端的十二指肠黏膜以固定其位置；向乳头裂孔中插入细探针或 Angiocath（Becton，Dickinson；Franklin Lakes，NJ，USA）（若乳头裂孔太小，则需刺穿副乳头顶端的膜）（图 92.2）。

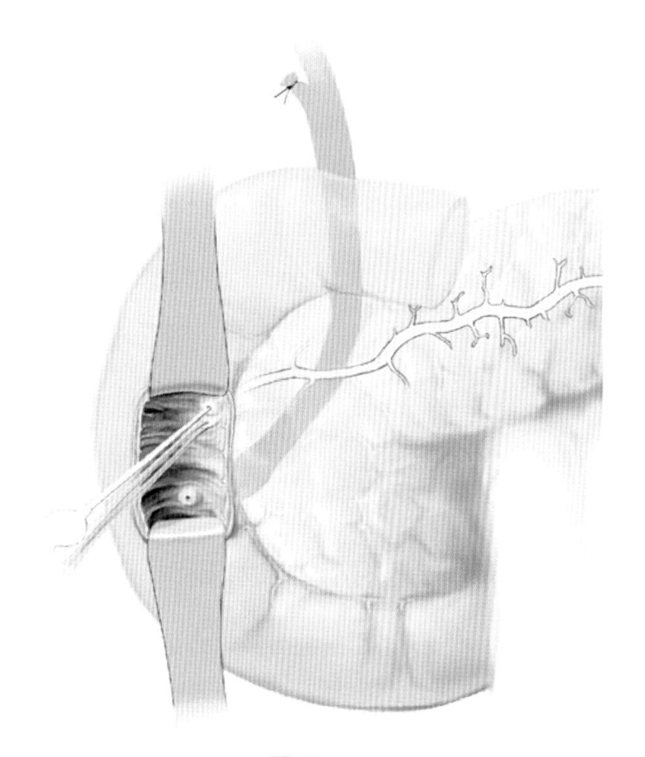

图 92.2

手术步骤三

副胰管括约肌切开

(1) 小针细线缝合副乳头远端边缘牵引悬吊;沿着副胰管中探针所在位置切开乳头。此时应见胰液涌出,靠近副乳头膜的前庭因扩张而立即凸现。沿胰管走行的光滑、淡粉色黏膜较易与十二指肠黏膜鉴别。

(2) 延长切口约1cm,达到使副胰管前庭广泛切开的必要长度(图92.3)。

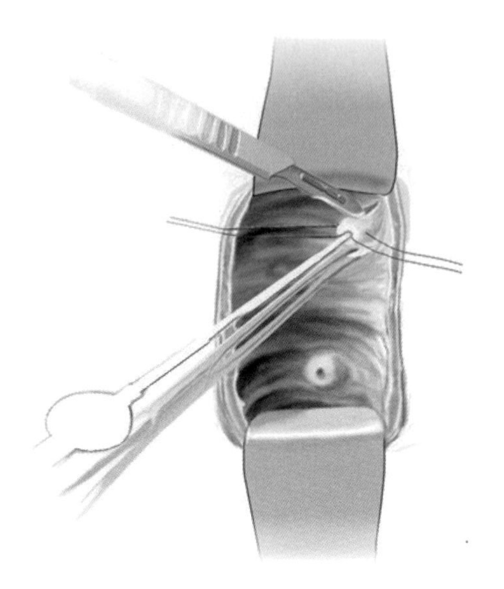

图 92.3

手术步骤四

副胰管括约肌成形术

采用细的可吸收合成缝线将十二指肠黏膜与胰管上皮缝合,从而达到止血、促进组织愈合、避免再狭窄的目的(图92.4)。

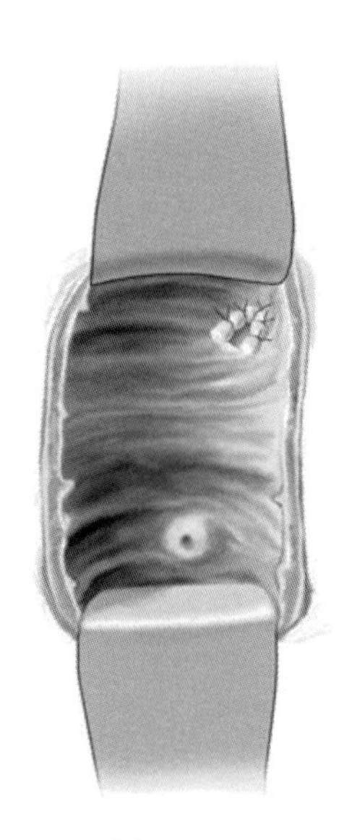

图 92.4

手术步骤五

副胰管引流并闭合十二指肠

（1）用较细导管（如 5Fr 的儿童鼻饲管）穿过十二指肠壁至副胰管，避免术后副胰管梗阻。用 14 号针头或者套管针穿刺十二指肠壁建立通道，以利于导管通过，并采用可吸收缝线行两层荷包缝合（图 92.5a）。引流管经由腹壁引出，用于术后引流，并原位留置 2～3 周后再行拔出（图 92.5b 和 92.6）。

（2）全层缝合关闭十二指肠横行切口并包埋浆肌层；右上腹不需放置引流。

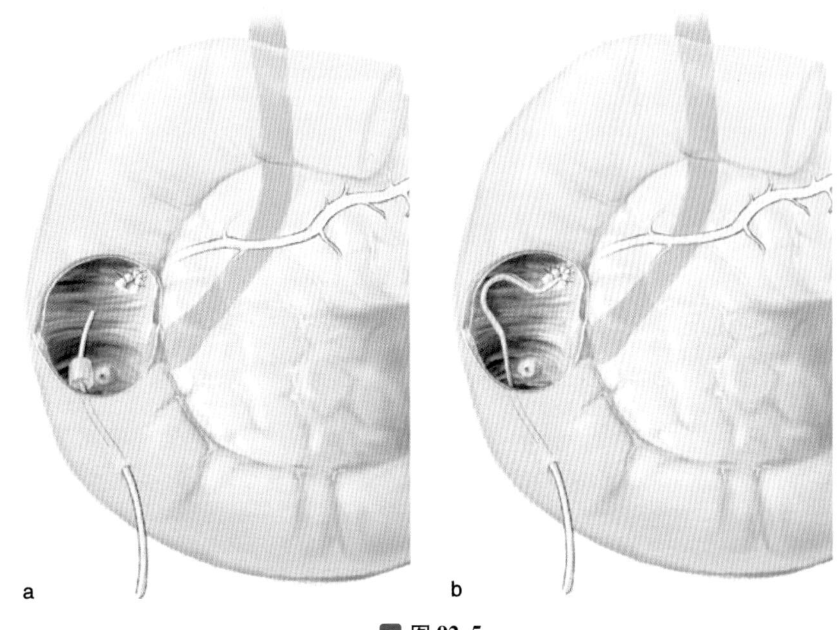

图 92.5

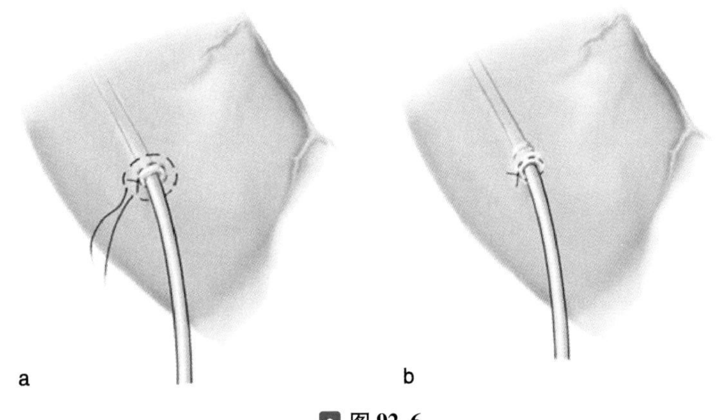

图 92.6

术后检查

（1）常规术后监测。
（2）仅在出现特定临床指征时检测血淀粉酶。

局部术后并发症

短期术后并发症
（1）急性胰腺炎。
（2）十二指肠梗阻。
（3）十二指肠漏。

长期术后并发症
（1）乳头再次狭窄。
（2）症状复发，胰腺炎。
（3）术后疼痛综合征无缓解。

专家经验

◆ 即使没有经胆囊管放置胆总管导管到 Vater 壶腹，Vater 大乳头（壶腹）一般仍可通过十二指肠壁触及。
◆ 副乳头位于距幽门仅 2～3cm 的近段十二指肠；十二指肠侧壁于此位置常可见一明显血管。
◆ 相比较十二指肠纵行切开缝合，十二指肠横向切开术即可充分显露副乳头，而且缝合后能减少术后十二指肠狭窄的情况。
◆ 肉眼发现副乳头可能比较困难，因为它一般较小，而且在十二指肠表面突起不明显；轻触诊十二指肠内侧壁更容易定位副乳头，触诊手感类似小隆起或乳头。
◆ 可在十二指肠黏膜处使用亚甲蓝辅助副胰管开口的定位；胰液可将乳头开口上蓝色染料冲洗掉，尤其加用促胰液素后效果更为明显。
◆ 副乳头开口插管后，完全切开副乳头之前不要移动探针器械。局部创伤会使孔口变得窄小受损，使其再度定位非常困难。
◆ 背侧副胰管经十二指肠壁垂直走行（而主胰管为倾斜走行）；因此成形的括约肌必须短小。切开超过 1cm 会使成形括约肌的顶端难以缝合。

（吴文铭 译）

第 93 章　括约肌切开术/括约肌成形术治疗十二指肠乳头功能障碍:狭窄性乳头炎

Craig P. Fischer, Michael G. Sarr

从20世纪中叶开始,切开Oddi括约肌的前表面5mm(乳头切开术)被用于缓解所谓的Oddi括约肌功能障碍(胆道运动障碍)引起的胆胰疼痛。这种努力并未获得成功,逐渐演化成延长切开距离(2~3cm)并行乳头括约肌成形术,但其疗效改善非常有限。目前,大部分学者都选择经壶腹隔膜切开括约肌的胰腺部分,并行乳头括约肌成形术,这种术式在经选择的病人中获得很好的治疗效果。该术式可以使食物刺激产生的胰液和胆汁顺畅地流入十二指肠内。必要时,有经验的医师可以在内镜括约肌成型术后植入胰管支架。

适应证与禁忌证

适应证

胆囊切除术后出现持续或反复的右上腹或上腹剧烈疼痛。

禁忌证

(1) 绝对禁忌证:酗酒、慢性胰腺炎。

(2) 相对禁忌证:不愿尝试戒除止痛药。

术前评估和准备

(1) 临床表现:间断中上腹痛,常见于年轻女性(25~40岁),一般是在胆囊切除术后胆源性疼痛不能缓解。

(2) 体格检查:无黄疸及上腹压痛,或者腹部查体无异常。

(3) 实验室检查:血红蛋白、淀粉酶/脂肪酶;三分之一伴有乳头狭窄的病人在腹痛发作时会伴随胆红素或胰淀粉酶的一过性升高;必要时完善心肺功能评估。

(4) 影像学检查:超声检查除外胆囊结石和胆总管结石;所有病人均可行ERCP检查;25%的病人出现乳头变形或胆道及胰管扩张,只有50%的病人能置入胰管支架。

(5) 其他:经乳头测压可以发现胰管或胆管静息压增高。

(6) 心理/精神咨询:如果病人酗酒,应该在术前尽量劝其戒酒,但这种努力几乎很难有成效。

(7) 术前准备:

(ⅰ) 强烈建议向药物依赖的病人进行术前宣教,敦促其术后开始戒除药物依赖。

(ⅱ) 围术期使用抗生素(清洁-污染手术)。

(ⅲ) 围术期预防性使用肝素和气压驱动装置(SCDs),以减少静脉血栓形成风险。

手术:经十二指肠括约肌成形术和经壶腹间隔切除术

手术步骤一

(1) 沿原胆囊切除术切口或中线切口切开腹壁,进入腹腔。

(2) 使用 Thompson 拉钩或其他自动拉钩充分显露术野。

(3) 探查腹腔后,使用 Kocher 手法广泛游离十二指肠及胰头;向下游离结肠肝区。沿十二指肠后方的无血管区将胰头与下方的下腔静脉和主动脉分离开。

(4) 利用上述方法广泛游离,能有效显露胆囊管残端、胆总管、十二指肠降部的中下三分之一交界处前表面(Vater 壶腹的位置);通过将十二指肠外侧壁向内侧壁挤压,往往可以扪及十二指肠乳头(■图 93.1)。

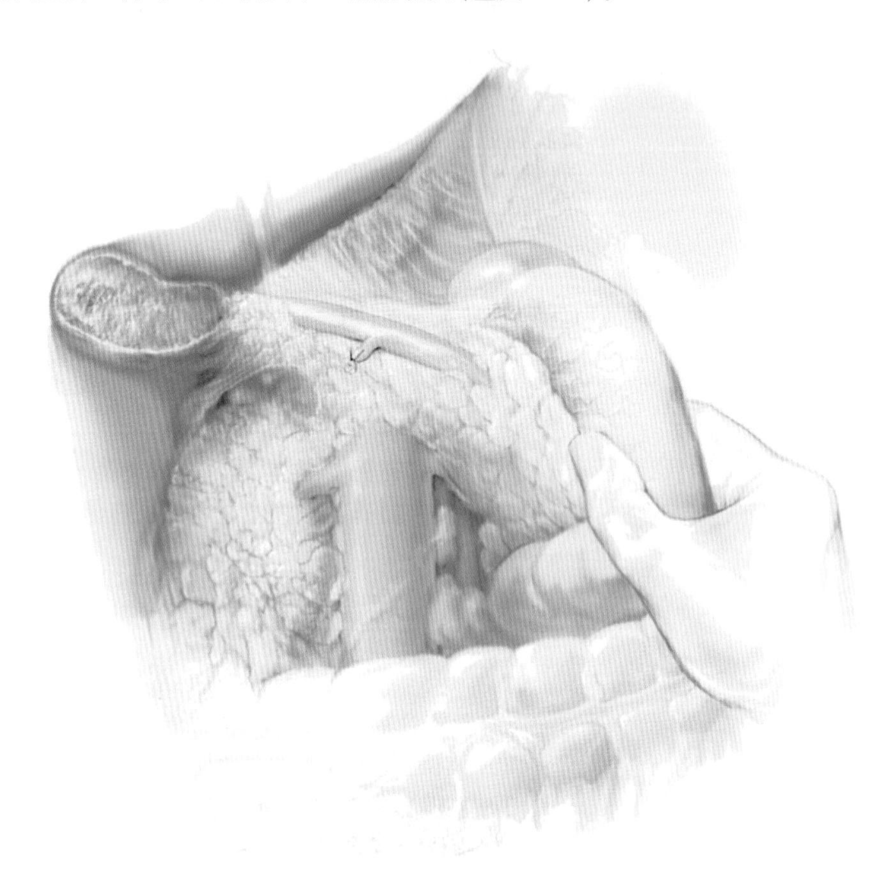

■ 图 93.1

手术步骤二

（1）通过胆道插管确定乳头的准确位置。

（2）通过胆囊管残端切开小口,进入胆道。必要时也可切开胆总管。如果能通过扪诊确定乳头位置,可避免切开胆总管。

（3）将3Fr. 的锥形尿道丝状探针(或小的Fogarty胆道导管)通过胆总管插入十二指肠内,以确定乳头位置。

（4）如果怀疑存在胆总管结石,则需要进行全面的胆道探查。不可使用硬质探针(例如Bakes扩张器),因为如果乳头存在狭窄,硬质探针很容易造成胆道穿孔。注意:在探针经过乳头时,术者的左手应该握住胆总管的胰内段(图93.2)。

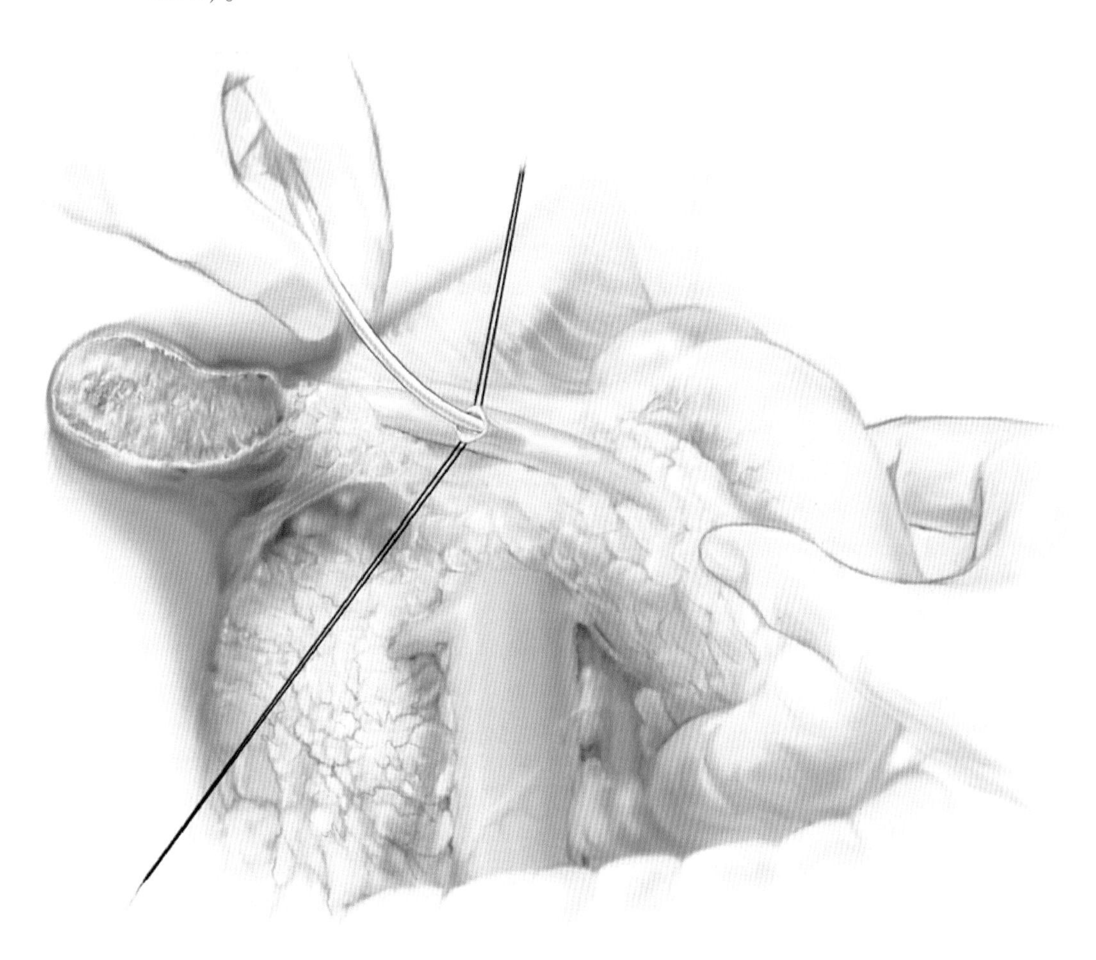

图93.2

手术步骤三

（1）将十二指肠翻向前内侧，在探针伸出乳头处对侧的十二指肠侧壁上切开约2cm。

（2）在2点和8点钟方向留置缝合线，将十二指肠乳头牵拉到十二指肠切口处。

（3）沿11点钟方向切开乳头前表面，使用小眼科剪刀横断括约肌。应尽量避免烧灼，以免看不清黏膜的边缘。

（4）使用5-0聚乙醇酸可吸收缝线将胆管上皮与十二指肠黏膜间断缝合。括约肌成形的具体长度（2～3cm）是由胆道与十二指肠壁分开的部位确定的。这个区域注意将胆管上皮和十二指肠黏膜确切缝合（图93.3）。

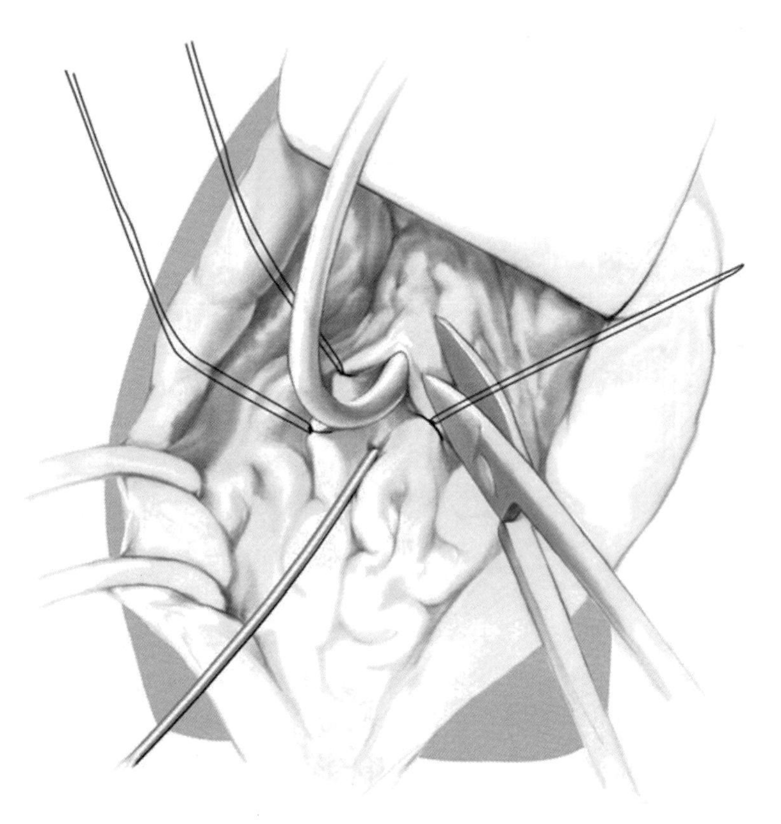

图93.3

手术步骤四

(1) 乳头狭窄常合并壶腹内隔膜(在 Vater 壶腹内分隔胰内胆管及胰管的组织)的变形。

(2) Wirsung 管开口很难辨别,可能需要用最小号泪腺探针轻轻探查十二指肠乳头的下缘。

(3) 一旦找到了管口,使用大 1 号或大 2 号的探针扩张管口。

(4) 使用尖刀(11 号刀片)切开隔膜,长度至少 1cm,或切到胰管直径至少达到 3mm 的地方。这个部位经常会遇到变形或瘢痕,切开的过程往往比较困难,并且伴随出血。

(5) 如果有必要做胰管造影,且之前没有做过的话,此时可行胰管造影(■图 93.4)。

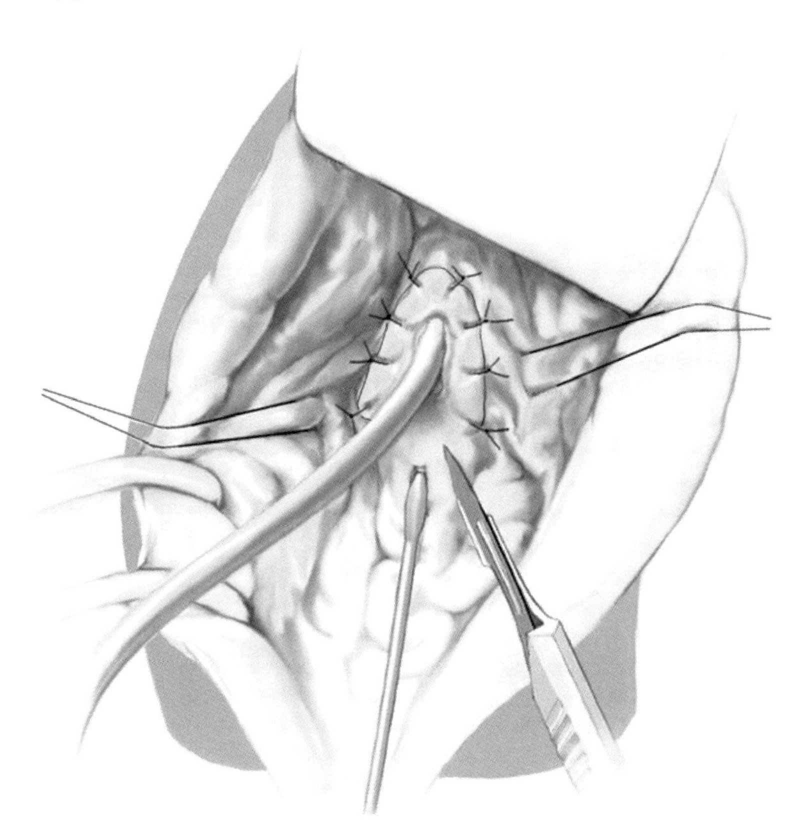

■ 图 93.4

手术步骤五

使用小的眼科缝合针和7-0聚乙醇酸可吸收缝线将胰管黏膜和胆管上皮间断缝合。◘图93.5显示缝合完成后十二指肠乳头的状况。注意乳头的前表面已经去除，胆管和Wirsung管通过不同的开口进入十二指肠。

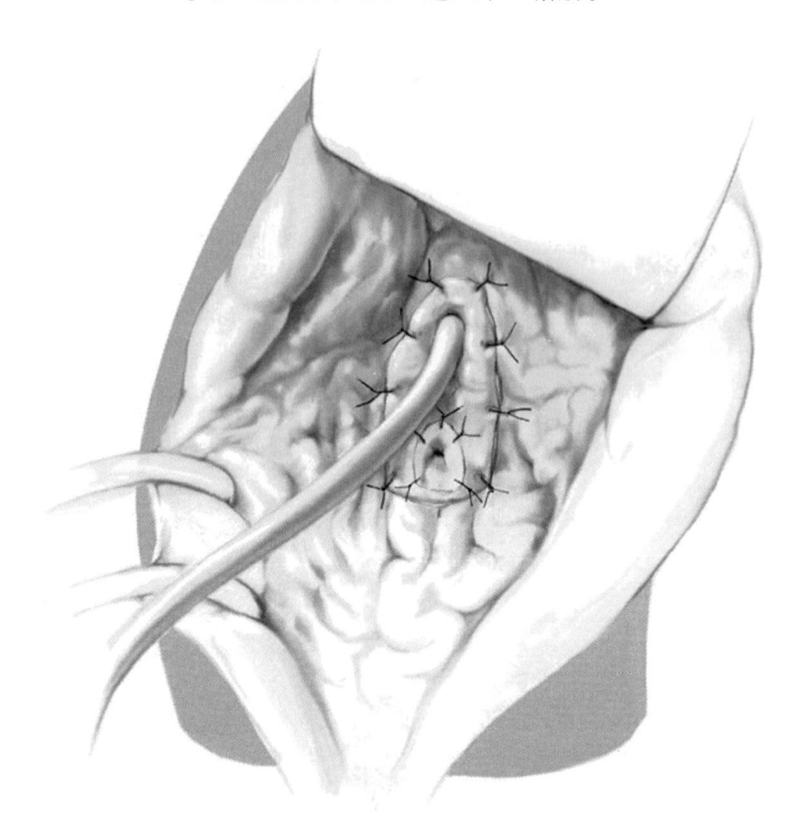

◘ 图93.5

手术步骤六

(1) 双层缝合关闭十二指肠切口。我们推荐内层使用可吸收线,行 Connell 黏膜内翻式缝合。外侧缝合则使用不可吸收线行 Lembert 间断浆肌层缝合。

(2) 一般不需要放置引流管,但也可以在十二指肠后方放置一根 Jackson-Pratt 管或类似的闭式引流硅胶管。可将网膜的一角缝合覆盖在十二指肠切口上(◘图 93.6)。

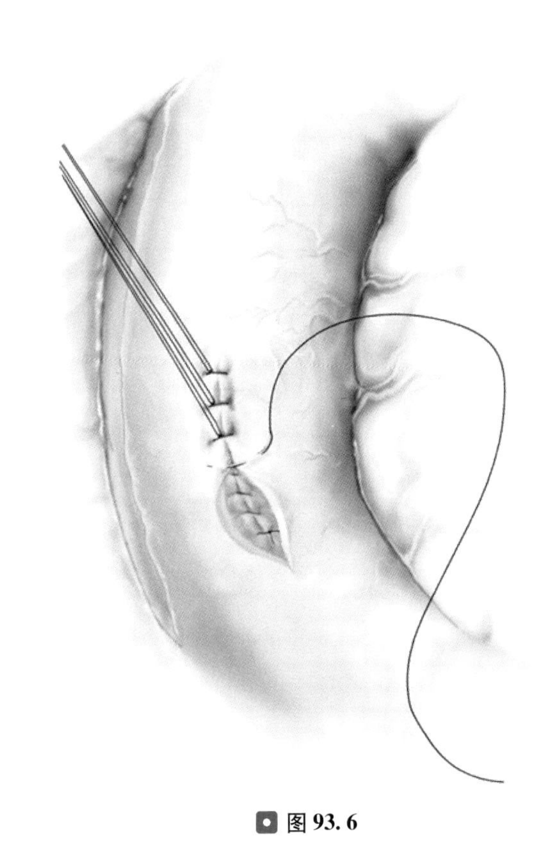

◘ 图 93.6

术后检查

(1) 血红蛋白、白细胞计数、血清淀粉酶。
(2) 监测腹腔引流量。
(3) 如果胆道放置 T 管,则在术后第 6 天行胆道造影。
(4) 没有必要放置鼻胃管。
(5) 根据病人耐受情况,尽早恢复经口饮食。

术后局部并发症

早期并发症

(1) 胰腺炎(常发生于术后第 1 天):发热、腹痛、血清淀粉酶升高。
(2) 胆管炎(常在术后第 3 天出现):发热、黄疸。
(3) 引流管流出胆汁(常出现于术后第 3 ~ 7 天):十二指肠漏。
(4) 伤口感染(术后 4 ~ 7 天):发热、WBC 增高、伤口压痛、发红。
(5) 胃肠道出血,出血多来自括约肌成形术手术部位。

后期并发症

(1) 反复腹痛。

(2) 反复胆道或胰管狭窄(伴有或不伴有胰腺炎)。

(3) 持续止痛药物依赖。

专家经验

- 慎重选择手术病人。
- 手术中使用头灯和手术放大镜辅助操作。
- 将十二指肠向前内侧方向翻转,不要在十二指肠前壁切开,而是在外侧壁切开,这样能更好地显露十二指肠乳头。
- 小心轻柔地处理十二指肠乳头。
- 术后坚持戒除药物依赖。
- 对于胆囊切除术后出现持续疼痛的病人抱以同情友善之心。

(胡亚 廖泉 译)

第 94 章　胰腺剜除术

Geoffrey B. Thompson, Michel Gagner

剜除术对于有功能的神经内分泌肿瘤(胰岛素瘤,部分胃泌素瘤),以及小于 2cm 且边界清楚的无功能神经内分泌肿瘤是适宜的治疗方法。恶性神经内分泌肿瘤则需行标准的解剖性胰腺切除。

适应证与禁忌证

适应证

胰岛素瘤、部分胃泌素瘤、生长抑素瘤和小于 2cm、边界清楚且无恶性肿瘤征象的无功能性神经内分泌瘤。

禁忌证

(1) 胰高血糖素瘤(一般为恶性肿瘤,需行标准胰腺切除术)。
(2) 近期发作的急性胰腺炎。
(3) 不易控制的凝血功能障碍或是严重的血小板减少症。
(4) 伴有严重影响预期寿命的并发症。
(5) 活动性消化性溃疡(胃泌素瘤病人)。
(6) 恶性肿瘤征象(多发淋巴结肿大,肝脏转移)。

术前检查及准备

(1) 病史

胰岛素瘤:与神经低血糖症相关的症状,Whipple 三联征。

胃泌素瘤:胃肠道症状,胃食管反流病(GERD)、腹泻、罕见部位的十二指肠溃疡(十二指肠第一段远端)。

(2) 临床病史

胰岛素瘤:确定性的低血糖发作神经系统表现(意识错乱,健忘,复视,视力模糊,癫痫发作,昏迷),摄入葡萄糖后症状可以缓解(Whipple 三联征)。

胃泌素瘤:血清胃泌素和胃酸分泌量升高。

(3) 实验室检查

胰岛素瘤:监测 72 小时饥饿实验(终点:神经性低血糖症状且血浆葡萄糖 < 45mg/dl);C 肽水平升高(>200pmol/L);胰岛素水平升高(≥3,免疫化学发光测定法[ICMA]);胰岛素原水平升高;血磺酰脲筛选阴性;胰岛素抗体阴性。

胃泌素瘤(未使用抗分泌药物):血清胃泌素升高(>500pg/ml);胃液 pH 持续 <1;胰泌素激发试验(在需要的情况下)或钙刺激试验阳性。

(4) 定位:三期对比螺旋 CT、MRI、经腹超声检查、伴或不伴细针穿刺的内镜超声检查、选择性动脉钙刺激试验(胰岛素瘤,胃泌素瘤)、选择性使用奥曲肽显像。

手术步骤

开腹肿瘤剜除术

手术步骤一

手术体位,切口,显露

(1) 选择上腹横向切口,探查,进入小网膜囊。

(2) 术中停止输注所有含葡萄糖液体(仅胰岛素瘤病人),并每隔 20 至 30 分钟检测血糖浓度。

(3) 最好选仰卧位,双臂固定在两侧。

(4) 首选上腹横切口。应用 third-arm 拉钩以便显露和彻底探查腹/盆腔。

(5) 首先,将胃结肠韧带由左向右从横结肠上游离,进入小网膜囊;胃和网膜由第二助手向头侧牵拉,横结肠向足部牵拉,显露胰腺(◘图 94.1)。

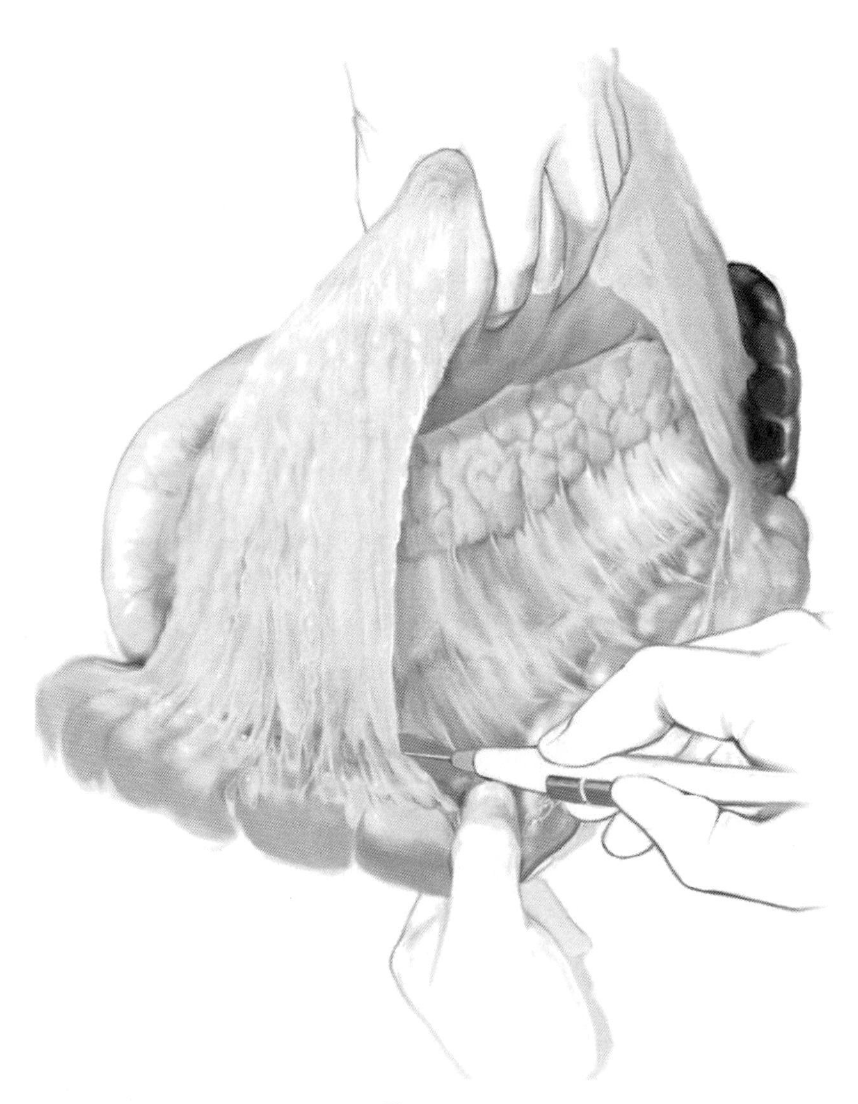

◘ 图 94.1

手术步骤二

Kocher 切口游离胰头，游离胰体尾，探查和触诊

（1）在进一步游离之前，仔细探查和触诊胰腺。如果肿瘤非常明显地位于腺体的表面或边缘，并且其位置与术前定位一致，则进一步的游离仅需在受累的胰腺部分，但存在家族性综合征或考虑其他的因素疑有多发性肿瘤的病人除外。

（2）对于胰腺头部和钩突部位的肿瘤，做广泛的 Kocher 切口，将十二指肠以及 Treitz 韧带游离；分离胰头前方的胃网膜右血管和钩突的胰十二指肠下前静脉有利于胰头和胰腺钩突部的显露，并降低解剖时意外血管损伤和出血的风险；触诊胰头与钩突部可以定位诊断该区域的肿瘤（图 94.2）。

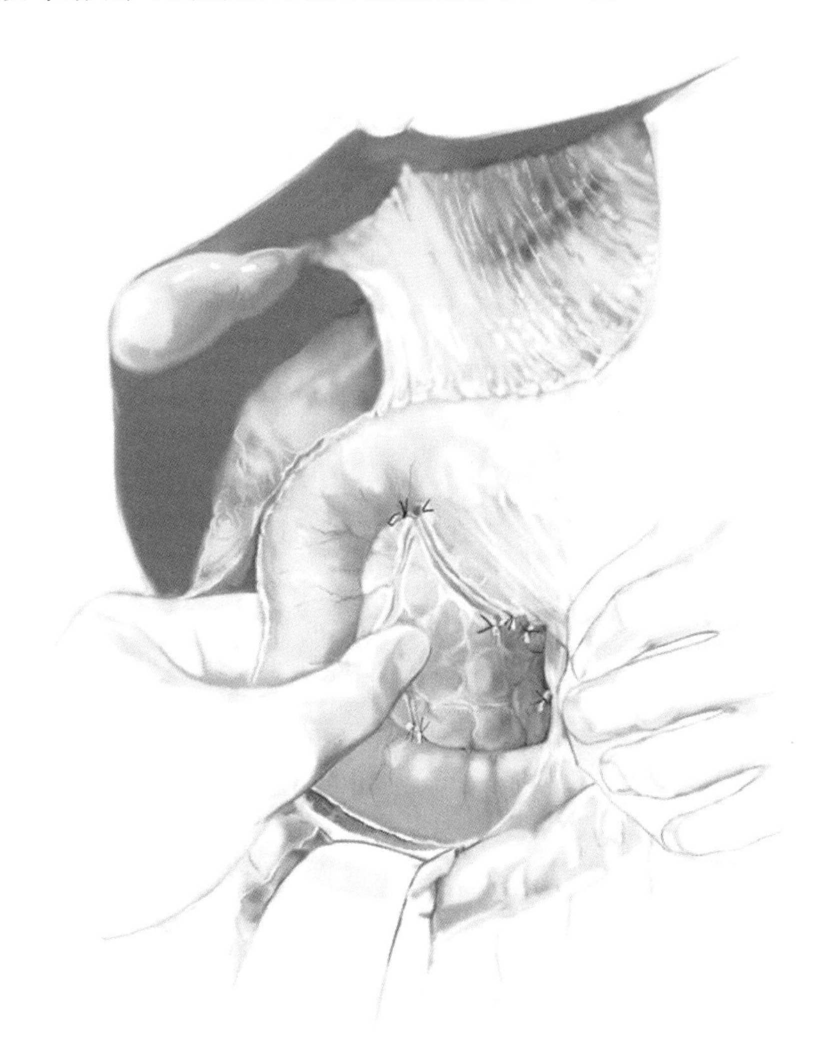

图 94.2

手术步骤三 显露肠系膜上静脉和钩突

在腺颈后方与门静脉、肠系膜上静脉汇合部前方，存在间隙平面。显露胰腺颈部下缘的肠系膜上静脉后，用食指或小"花生米"纱布轻柔地进行钝性分离，在直视下完成解剖；注意整个解剖操作都在静脉正上方，以避免损伤从钩突回流的外侧静脉支。在胰岛素瘤病人的手术中，这个解剖操作比较简单(▣图 94.3)。该步骤不总是必需的，但是有利于显露胰腺钩突。

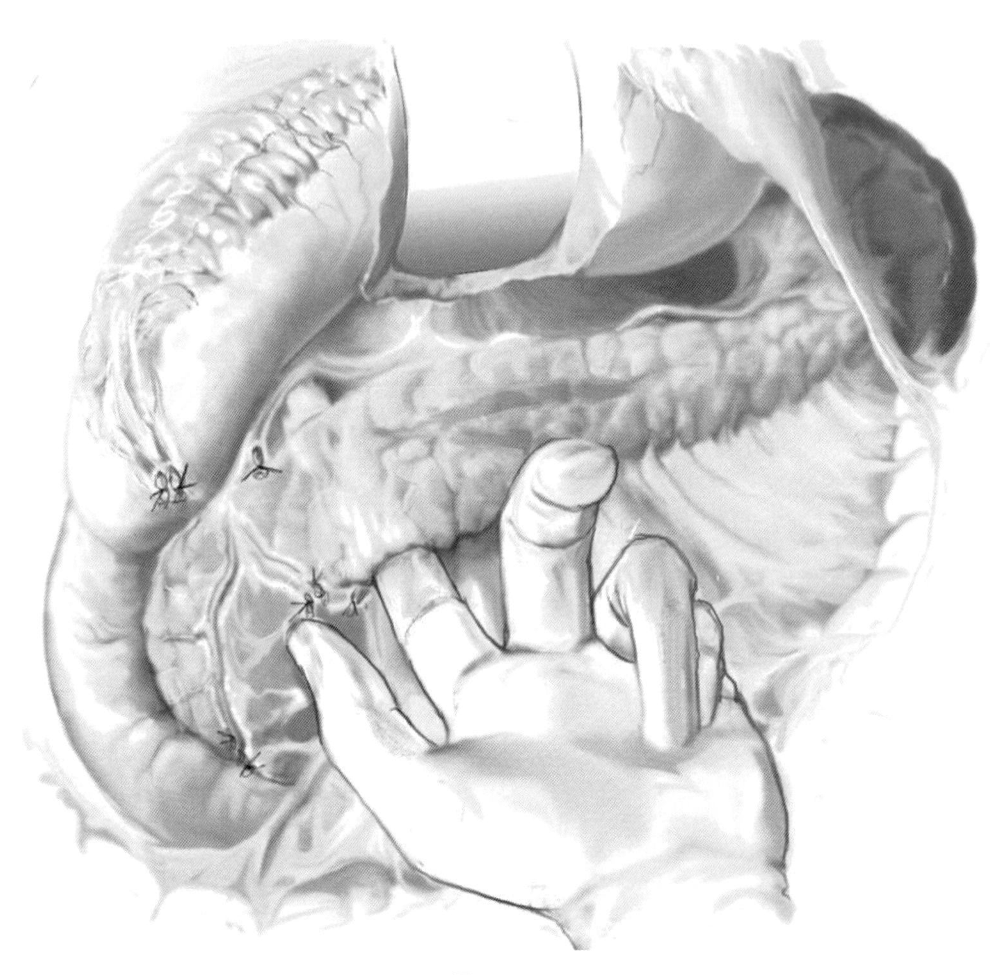

▣ **图 94.3**

手术步骤四 游离胰体尾，术中超声

（1）当肿瘤位于胰腺体部，沿着无血管的胰体下缘继续解剖。切开这个平面后，从下缘至上缘游离胰腺体部(▣图 94.4a)。

（2）当肿瘤位于胰腺的尾部时，通过游离脾肾韧带和脾膈韧带松解脾脏，以达到最大限度的游离。在确定是否保脾之前，不要切断胃短静脉(▣图 94.4b)。

（3）当肿瘤位置较隐蔽，所有这些操作应在术中超声检查(IOUS)前完成；用双手和双指从头部至尾部触诊腺体；可疑淋巴结做冰冻切片分析(▣图 94.4c)。

（4）接下来使用 6mHz 探头在纵轴和横轴进行实时术中超声检查。胰岛细胞瘤在胰腺实质中表现为低回声，在质地上比周围实质更坚硬，呈棕红色至红褐色。

（5）胰岛细胞瘤在彩色多普勒血流超声检查中典型表现为环周血管增强

影,而周围淋巴结没有增强。

（6）再次触诊超声检查到的病灶,通常会发现在初始探查中没有感觉到的轻微增厚。

（7）如果对找到的肿瘤存在怀疑,超声引导下的细针穿刺可以提供快速细胞学分析结果;这对于隐匿在胰头部深处的邻近胰管和/或胆管的胰岛细胞瘤特别重要;这种情况可能需要胰十二指肠切除术,所以在细胞学上完全确认胰岛细胞肿瘤的诊断是必要的。

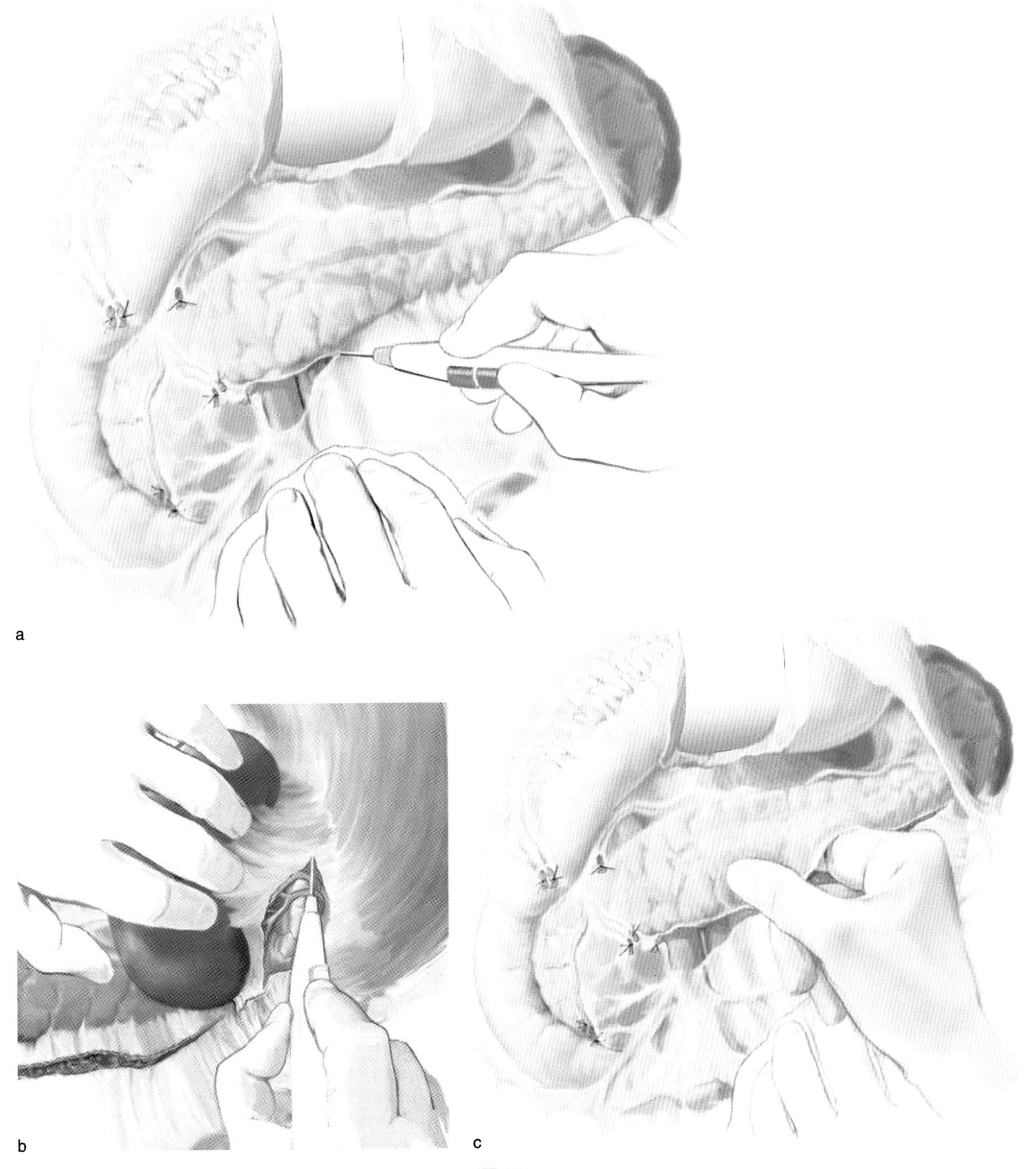

图 94.4

手术步骤五　剜除

（1）一旦找到肿瘤并且没有探查到其他异常，则必须决定采取切除术或是剜除术；通过仔细解剖止血，超过三分之二的胰岛素瘤可以安全地剜除。

（2）对于胰腺边缘，腹侧或背侧的可触及肿瘤，联合使用双极电凝和细尖的止血钳小心地切开覆盖肿瘤的非常薄的胰腺组织，显露下方的胰岛素瘤，以8字缝合牵引线，进针时深入肿瘤避免破裂。持续轻柔地提起牵引线，以便能够直视细小血管分支，多用双极电凝来处理血管，极少情况下使用金属夹。使用精细的血管剥离子将胰腺实质从肿瘤上分离下来。在剜除肿瘤的基部附近，血管剥离子非常有助于推动实质剥离腺瘤，特别是在剜除邻近胰管的肿瘤时（图94.5）。

（3）所有恶性胰岛细胞肿瘤需要坚持肿瘤根治原则，行远侧胰腺联合脾切除术或胰十二指肠切除术，同时行区域淋巴结清扫术。

（4）对于胰体尾部的肿瘤，通常可以轻易地将脾动脉和静脉与胰腺分离，并且使用直线切割闭合器切除胰尾；加用可吸收缝线行水平褥式缝合断端，封闭胰管，放置引流管。

（5）当脾脏较小或病人较瘦时，可使用精细金属夹与超声刀离断脾动静脉属支，将脾动脉和静脉从胰腺分离出来。若考虑到脾静脉通畅性问题，则应该行脾切除术（尤其对于脾脏较大者）。避免将来发展为左侧门静脉高压和胃底食管静脉曲张的可能。

（6）对于胰体较大的肿瘤，可以通过两种方式保脾。对于肥胖病人，将脾动脉和静脉在脾门外1～1.5cm处离断，保留的脾脏靠胃短血管供血，前提是脾没有肿大。一旦脾脏和它的供应血管与胰腺分离，则可在脾动脉起始处再次结扎、离断，脾静脉也可在与肠系膜上静脉/门静脉交汇处再次结扎、离断，用直线切割闭合器移除胰体尾。

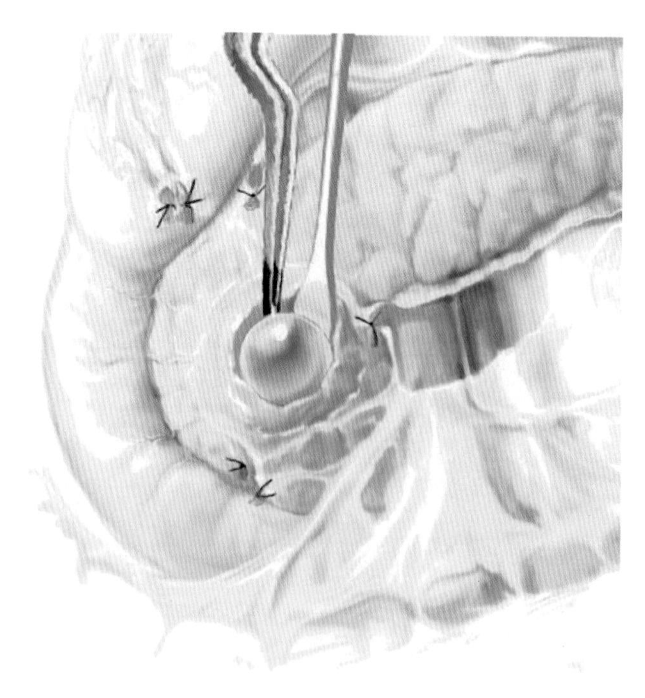

图94.5

手术步骤六　完成手术

（1）剜除术完成后即行超声检查，确保主胰管的完整性。应用胰泌素刺激分泌、扩张胰管以证实剜除部位胰管是否存在大的渗漏。胰管的扩张也有助于剜除后行术中超声，以确保胰腺导管连续性和切除的完整性。

（2）剜除或切除后，进行腹腔冲洗，并彻底止血。

（3）胃和大网膜覆盖在结肠上，关闭腹腔。

（4）胰体尾部主胰管破裂最佳处理方式为立即行远侧胰腺切除术。

（5）胰头部主胰管损伤主要有以下这三种方式（所有病人都强烈建议使用体外引流）：用细的可吸收缝线缝合关闭胰管并放置引流管；关闭胰管破损口，其内植入细小的硅胶支架，近端跨过十二指肠乳头，再将肠壁 Roux 覆于剜除部位上；胰十二指肠切除术（<2% 的病人）。

（6）切除胰岛素瘤后，每 15 分钟检测一次血糖浓度；切除后 30 分钟血糖浓度增加了 20mg/dl 通常表明手术成功，但可能存在假阳性和假阴性情况；在某些医疗中心，可以行快速胰岛素检测。

（7）剜除的部位敞开，将引流管放置于附近。

（8）对大于 2cm，位于胰腺实质内的胰体尾部肿瘤，最好的处理方法是行保留脾脏或是不保留脾脏的远侧胰腺切除术，对于胰腺表浅的肿瘤，可以行剜除术。

腹腔镜剜除术

手术步骤一

手术体位和 trocar 位置

（1）病人采用全身麻醉气管插管。

（2）放置胃管和 Foley 导尿管。

（3）静脉给予预防性抗生素。

（4）取截石位，在左侧胁部下方放置一个楔形垫（呈 45°角）。

（5）术者站在病人的双腿之间，一助站在病人右侧，手术助理护士在病人左侧。

（6）病人两肩侧各放置一个显示器。

（7）使用五个 trocar。在脐部置 10mm 套管针穿刺，插入 10mm，30°腹腔镜；其他四个 trocar 的尺寸和位置根据病人的体型决定，如果必要的话，在左腋中线放置 12mm trocar 用于置入直线型切割吻合器（■图 94.6）。

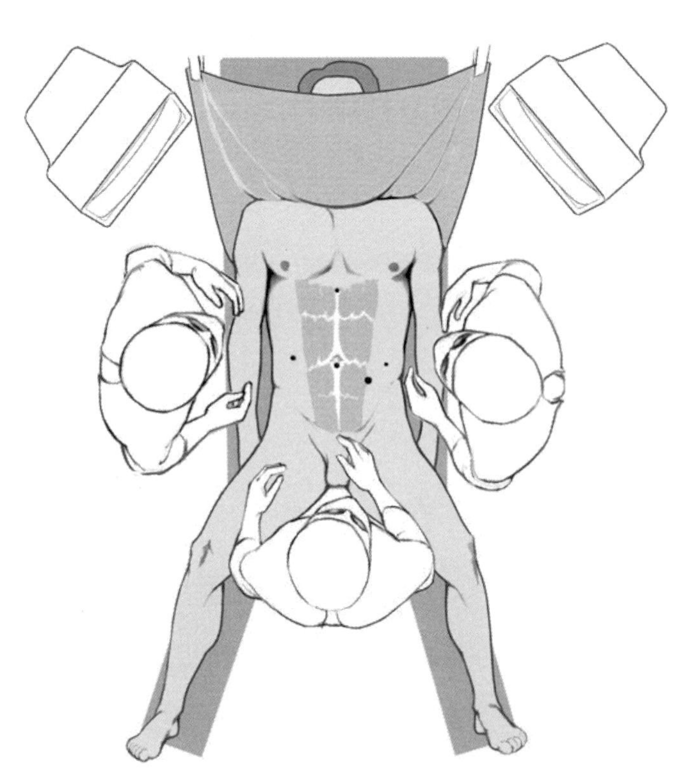

■ 图 94.6

手术步骤二　胰腺的显露和游离

（1）首先行腹腔镜探查，以排除肿瘤的局部侵犯或远处转移。

（2）将小肠从术野移开，手术床旋转/倾斜至左高右低位置，与反向 Trendelenburg 体位以获得最佳的显露。

（3）使用超声刀（Harmonic；Ethicon，Cincinnati，Ohio，CT，USA）或电热双极止血装置（LigaSure；Covidien；Mansfield，MA，USA）于胃网膜血管弓下打开胃结肠韧带，显露小网膜囊。将结肠脾曲向下游离以显露胰尾；如果需要进一步显露，则将胃短血管离断。

（4）沿胰腺的体/尾部的下缘和上缘切开后腹膜；在钩突应避免损伤肠系膜血管，在胰腺的上缘注意保护脾动脉（图 94.7）。

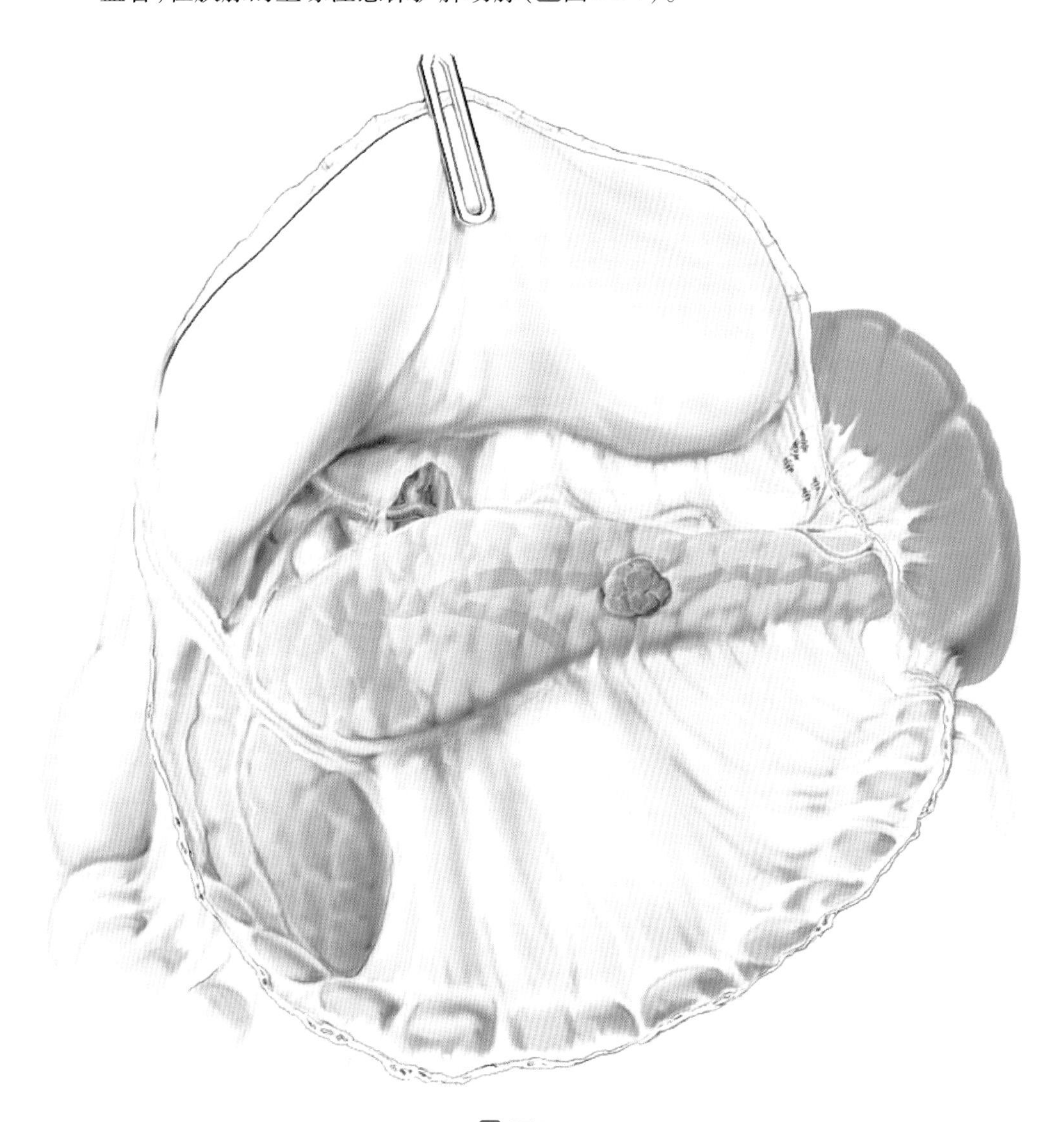

图 94.7

手术步骤三 超声检查

（1）常规行腹腔镜超声检查；目的是定位肿瘤，确定切缘，排除任何继发性病变（肝或胰腺），并确定肿瘤与主要血管和胰管的关系。

（2）使用可穿过10mm trocar的探头；将探头成角以最大面积接触探查部位。对于小的病灶，将水囊置于探针和胰体之间以提高分辨率。

（3）对于部分神经内分泌肿瘤的最佳治疗方法是剜除术；但是如果肿瘤大，位置深在或毗邻主要血管或胰管，则优先选择保留脾脏或不保留脾脏的胰尾切除术（图94.8）。

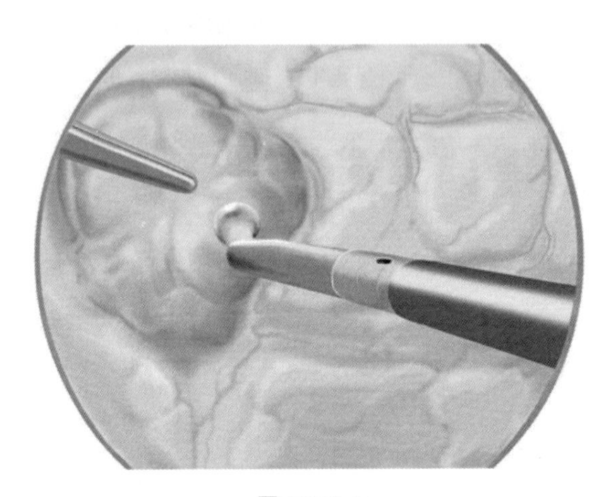

图94.8

手术步骤四 游离瘤体以便于剜除胰腺肿瘤

（1）沿肿瘤边缘数毫米处环绕肿瘤切开胰腺。

（2）使用超声刀在正常胰腺实质中解剖肿瘤。

（3）当切除层次越来越深时，电凝止血或超声刀处理小血管。

（4）使用吸引器保持术野干净；如果发生出血，则压迫几分钟（图94.9）。

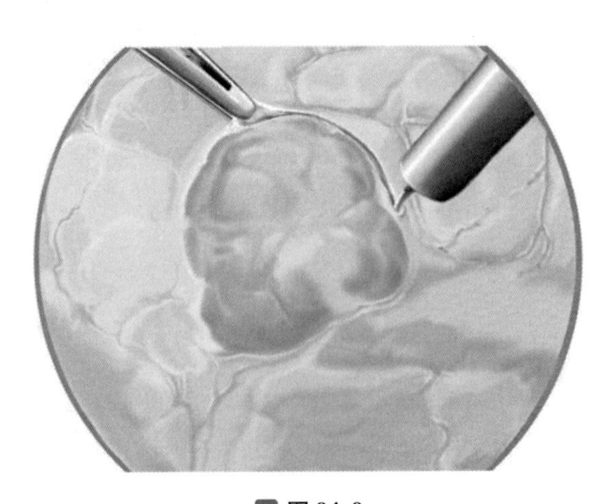

图94.9

手术步骤五

胰腺肿瘤剜除

（1）使用5mm或10mm血管夹夹闭较大的肿瘤供应血管。

（2）将切除的肿瘤置于标本袋中并通过12mm trocar取出。

（3）冰冻切片行组织学病理检查并评估切缘。

（4）在胰岛素瘤切除前后行术中胰岛素测定（图94.10）。

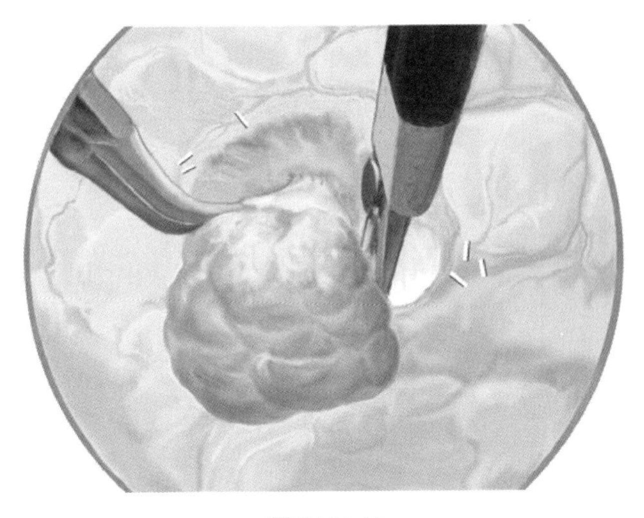

图94.10

手术步骤六

止血和引流

（1）用纤维蛋白胶覆盖肿瘤床以预防胰液渗漏。

（2）在小网膜囊中，在切除部位附近留置引流管（图94.11）

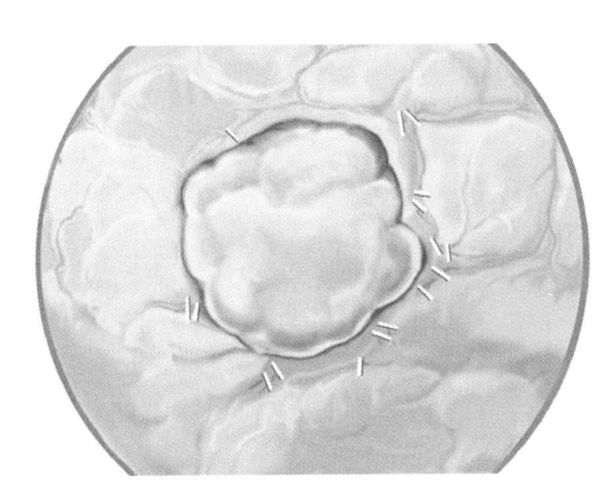

图94.11

术后检测

（1）持续24小时监测血糖水平（胰岛素瘤）。

（2）每6～8小时检测一次血糖，持续至48小时，之后每天检测两次直至恢复进食（胰岛素瘤）。

（3）隔天进行血常规，电解质，淀粉酶检测。

（4）如果引流液浑浊则检测引流液的胰淀粉酶含量。

术后局部并发症

早期并发症

（1）胰漏。
（2）急性胰腺炎。
（3）出血。
（4）腹腔脓肿。
（5）切口感染。
（6）持续性低血糖。
（7）高胃泌素血症。

后期并发症

慢性胰外瘘
（1）胰源性腹水（内瘘）。
（2）胰腺假性囊肿。
（3）糖尿病。
（4）反复发作的消化性溃疡病（胃泌素瘤）。
（5）继发于遗漏的胰岛素瘤的复发性低血糖。
（6）未识别的假性低血糖。
（7）成髓母细胞增多症或多发性内分泌瘤综合征。

专家经验

开腹剜除术

- 如果肿瘤位置很表浅，则尽量少游离胰腺（使用术中超声探查多发的肿瘤）。
- 术中超声引导下切除肿瘤（剜除 vs 切除）；使用术中超声检查胰腺剜除术后主胰管的连续性。
- 避免使用手术缝线和单极电刀；在剜除术中使用牵引缝线，双极烧灼器，精细血管夹和血管剥离子以避免主导管的损伤。
- 开放剜除部位。
- 纤维蛋白胶和奥曲肽不能预防胰瘘。
- 常常留置一根或多根引流管。

腹腔镜剜除术

- 5mm 电钩对于解剖胰腺和胰岛瘤之间的深在间隙非常有效。
- 反复使用腹腔镜超声探头用于指导剜除术。
- 如果剜除困难，则行腹腔镜或开放远侧胰腺切除术。
- 夹住胰腺实质最深处的最后几厘米，以控制滋养肿瘤的血管出血，这种方法也可能夹住分支胰管。

（孙备　余昊 译）

第 95 章　经十二指肠切除壶腹周围绒毛状肿瘤

Michael L. Kendrick, Michael B. Farnell

Halsted 于 1899 年首次报道了切除十二指肠壶腹治疗壶腹周围癌的病例。

与其他切除范围更大的手术相比较,这种手术方式可能降低了手术风险和并发症,但术后复发率高,并且需要定期内镜复查。

适应证与禁忌证

适应证

（1）壶腹周围良性绒毛状肿瘤。

（2）存在胰十二指肠切除手术禁忌。

（3）病人拒绝行胰十二指肠切除术或自愿选择行本手术。

禁忌证

（1）肿物为恶性或可疑为恶性。

（2）肿瘤侵入胰管或胆总管超过 1.5cm。

（3）肿瘤过大(>2.5cm),切缘不足以进行重建和闭合。

术前检查和准备

内镜活检:

（1）所有病人均应行内镜活检明确病理。

（2）如高度怀疑恶性肿瘤,或活检证实恶性肿瘤(特别是伴随组织侵袭的病例),强烈建议进行根治性切除。

（3）恶性肿瘤的证据包括:胆道和/或胰管扩张,肿瘤质硬或表面溃疡,或活检发现高级别不典型增生。

（4）注意:内镜活检可能会漏诊 40% 的恶性肿瘤,最准确的诊断方式是完整切除病灶进行病理学评估。

（5）内镜逆行胆胰管造影(ERCP):诊断金标准,ERCP 确定导管受累的范围。

（6）CT 可除外局部并发症(胰管扩张,胰腺炎等)或肿瘤转移灶。

（7）(有经验的医师)能通过内镜超声发现黏膜下侵袭、导管受累及淋巴结转移,但这与操作者的经验密切相关。

手术操作:经十二指肠切除壶腹周围肿瘤

开腹手术

手术步骤一

手术入路及显露

(1) 切口:在大多数情况下推荐选择右侧肋缘下切口。
(2) 探查:首先,探查排除肝脏、淋巴结及腹膜转移(很少见)。
(3) 显露:使用上腹部自动拉钩能明显方便手术操作。
(4) 向下游离结肠肝曲后,使用 Kocher 手法广泛游离十二指肠(图 95.1a)。
(5) 随后,评估十二指肠后壁(图 95.1b)。
(6) 通过十二指肠外侧壁触诊,确定十二指肠壶腹及病变位置(图 95.1c)。

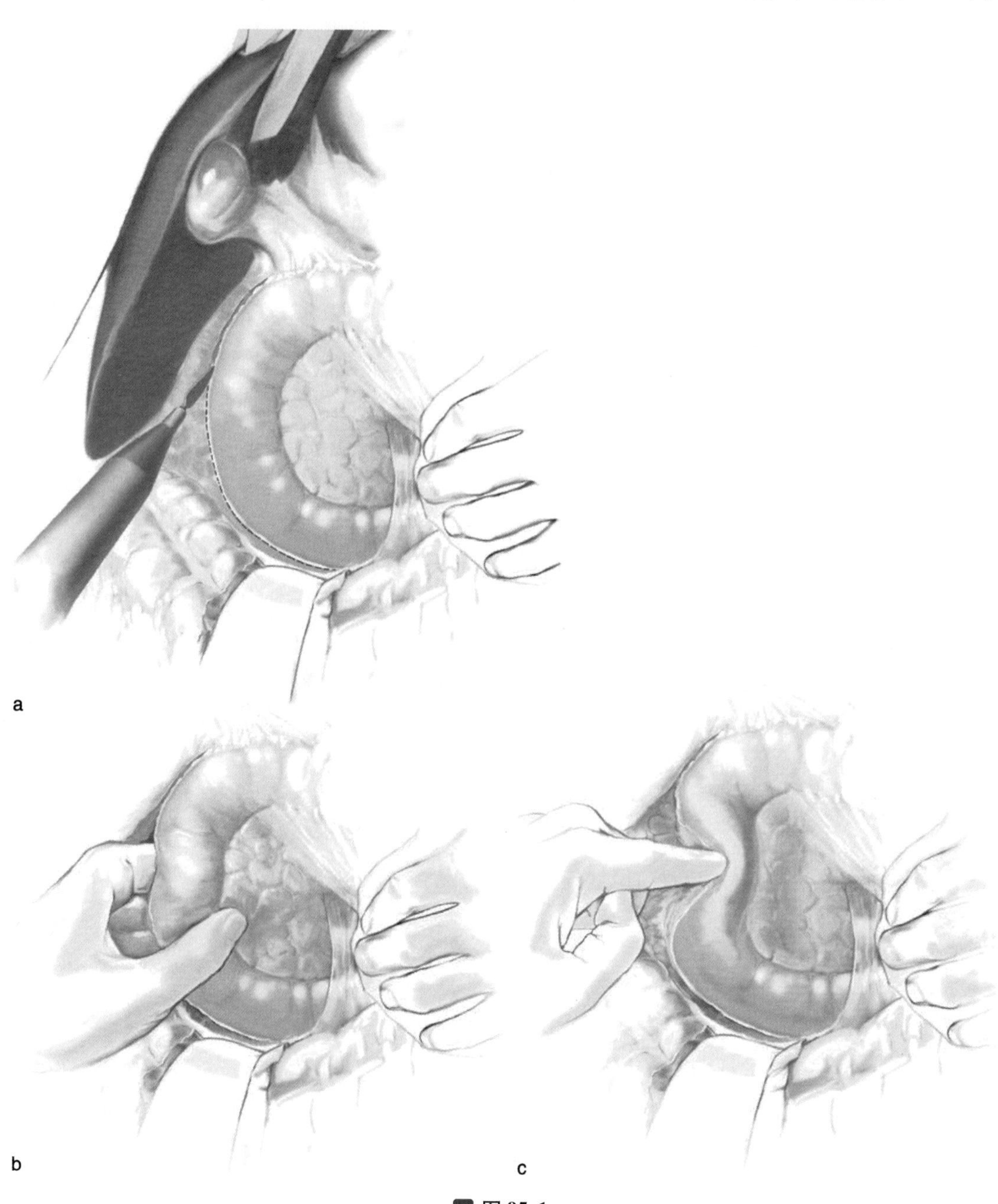

图 95.1

手术步骤二 切开十二指肠

（1）沿前外方向斜行切开十二指肠侧壁（◘图 95.2a）。

（2）常规切除胆囊。将软质导管（例如胆道 Fogarty 导管）经胆囊管断端置入胆总管，通过十二指肠乳头进入十二指肠，以便确定壶腹位置。

（3）使用电刀沿肿瘤边缘 5～10mm 在肠黏膜上做标记，同时在肠壁边缘留置缝线进行牵引。将肾上腺素盐水溶液（1∶100 000）注射到局部黏膜下，使黏膜和肿物隆起，以方便手术切除（◘图 95.2b）。

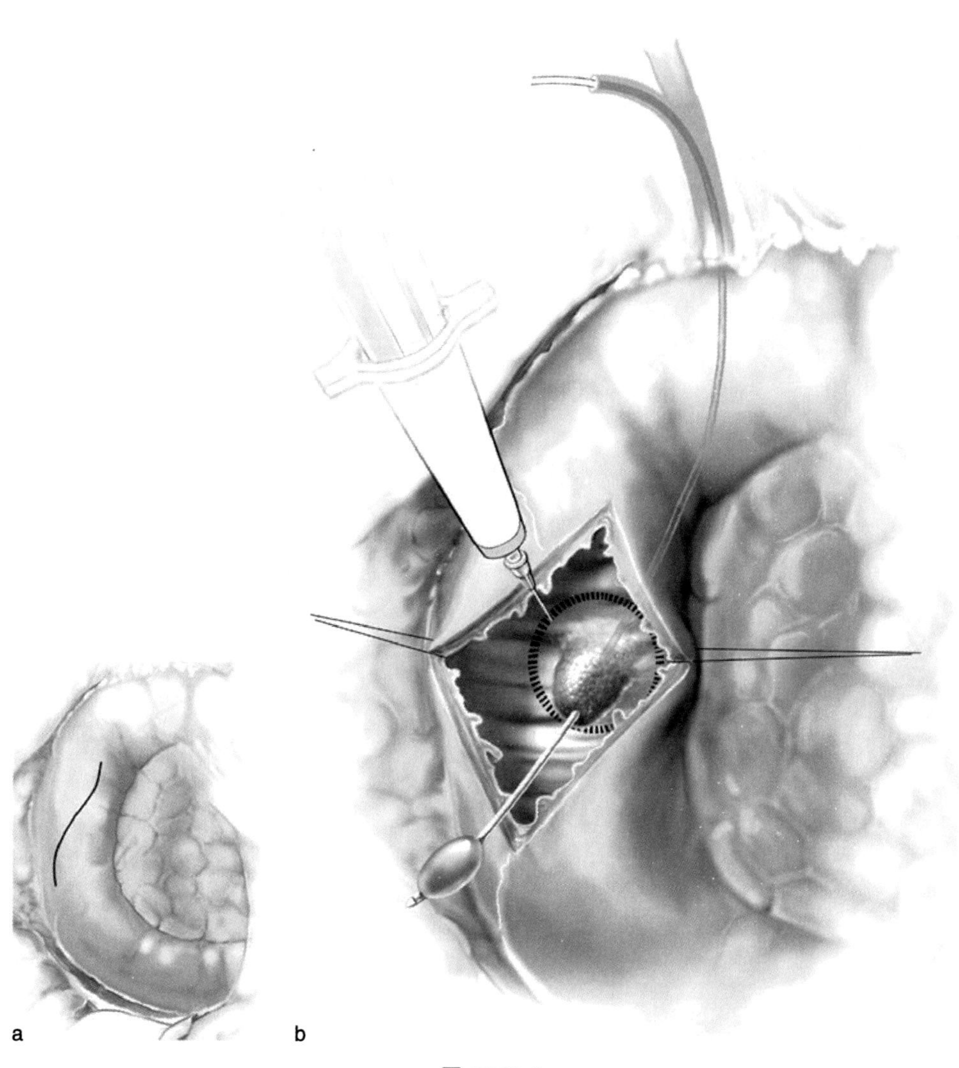

◘ 图 95.2

手术步骤三　切除

（1）根据术前及术中的评估结果来确定切除的范围和深度，对于未累及导管的浅表肿瘤，可以采取黏膜下切除的办法（◘图 95. 3a；1）。如果肿瘤穿透黏膜或侵及导管，则需要行全层的“壶腹切除术”（◘图 95. 3a；2 和 3）。

（2）可用“针尖”电切的方法切除肿瘤及其周围正常组织（◘图 95. 3b）。必要时扩大切除范围，包括胰腺边缘、胰管或胆总管，以保证切缘阴性。需要仔细检查标本，同时为冰冻病理检查标记好方向和切缘。使用手术放大镜对切除和重建过程均有帮助（◘图 95. 3c）。

（3）当病变被确定为原位癌或侵袭性癌，如果病人的情况允许，最好改行胰十二指肠切除术。

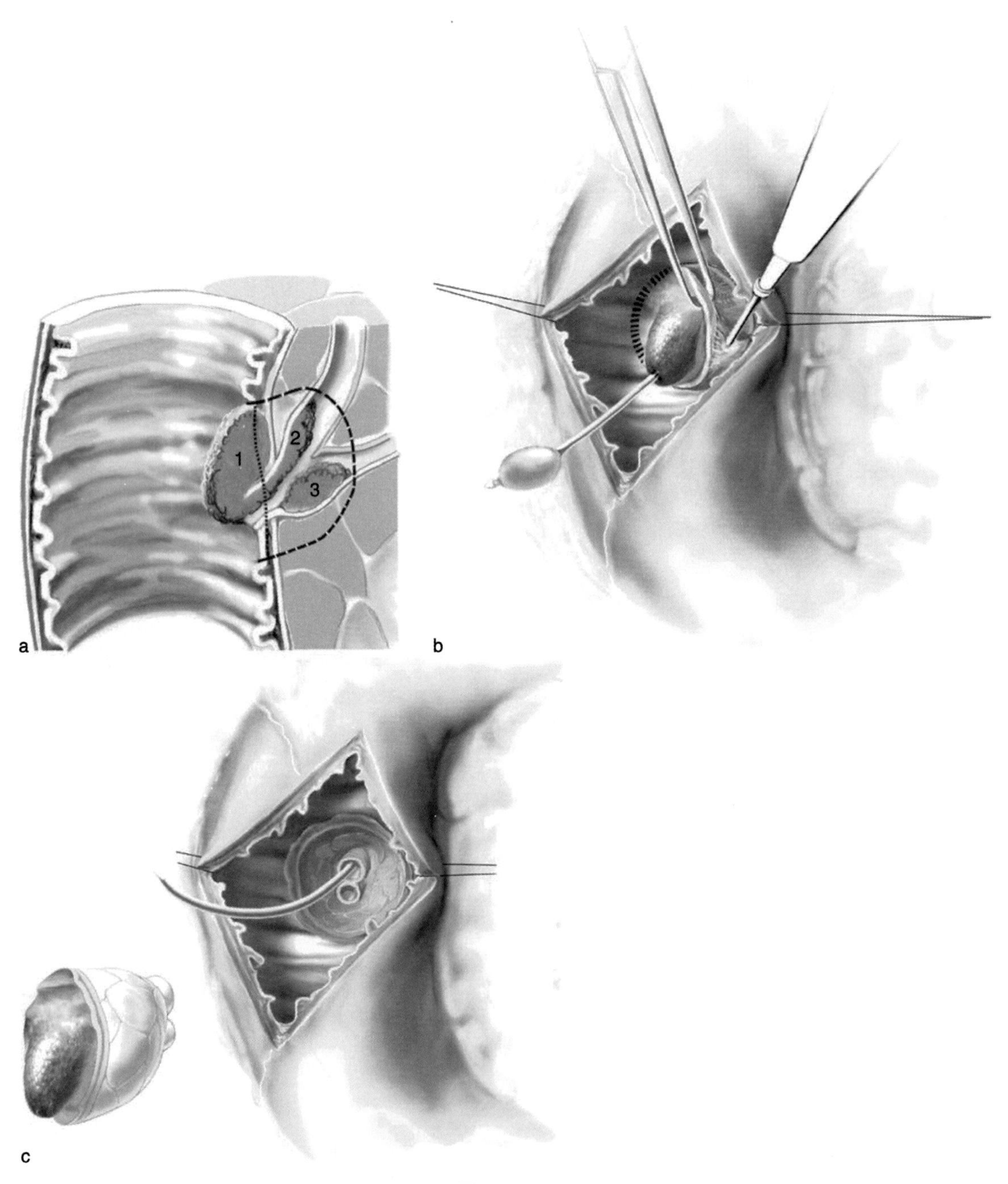

◘ 图 95. 3

手术步骤四　重建

（1）病变如被确定为良性肿瘤，就可以开始进行重建手术。重建的具体方法取决于手术切除范围和胰管胆管解剖结构。

（2）完成黏膜下切除后，可以用可吸收线将壶腹黏膜与十二指肠黏膜间断缝合来完成壶腹重建。注意：在缝合过程中，不要封闭了位于壶腹下半部分的胰管开口。如果不能确定胰管开口的位置，可以通过静脉注射胰泌素（0.25mg/kg）来确定胰管（■图 95.4a）。

（3）壶腹切除术的重建方法是：使用 5-0 或 6-0 的可吸收线间断缝合胰管和胆管的相邻近部分（■图 95.4b；插图），然后与黏膜下切除的重建方法类似，将胰管和胆管结合部的黏膜与十二指肠黏膜进行缝合（■图 95.4b；插图）。

（4）壶腹切除术或更大范围的切除胆管胰管后，可能需要分别重建胆管和胰管（■图 95.4c）

（5）重建完成后，必须要用小探针检查胰管胆管是否通畅。

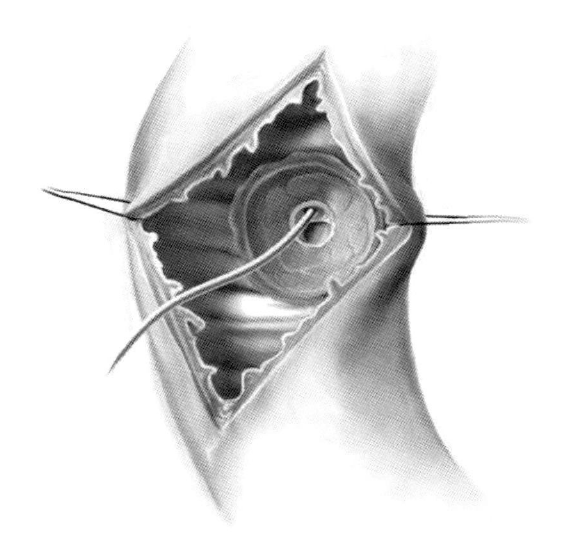

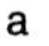

a

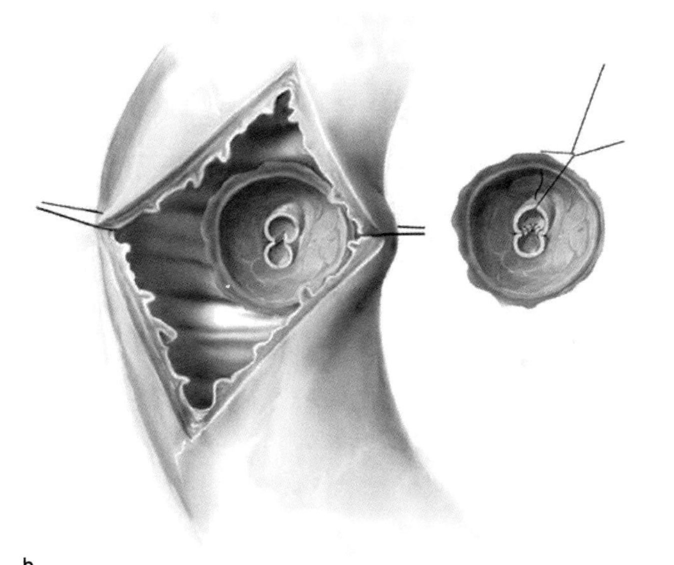

b

c

■ 图 95.4

（6）使用双层缝合的方法关闭十二指肠外侧壁切口。

（7）在肝肾隐窝（Morison 隐窝）放置十二指肠旁引流管，并经右侧腹壁引出体外。

微创手术

（1）腹腔镜下经十二指肠切除壶腹周围肿瘤是可行的，但是手术医师应该同时具备丰富的腹腔镜手术和肝胆胰外科手术经验。

（2）在正确的位置放置 trocar（图 95.5）对于显露手术野和建立手术入路非常关键。

（3）具体的操作步骤与开腹手术一致。

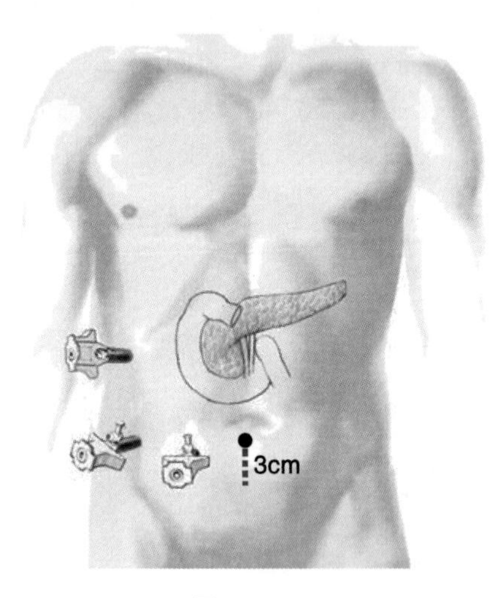

图 95.5

术后管理

（1）如果留置有鼻胃管，可以在手术当晚或次日晨拔除。

（2）术后不需要常规进行化验和影像学检查。

（3）在病人能耐受经口进食且无并发症证据时，可拔除腹腔引流管。

术后局部并发症

早期并发症

（1）血清转氨酶和胰淀粉酶一过性升高（一般无临床意义）。

（2）十二指肠漏、胆漏、胰漏。

（3）十二指肠内出血。

（4）胰腺炎。

后期并发症

（1）胆总管或胰管狭窄。

（2）十二指肠狭窄。

（3）绒毛状腺瘤复发（10 年随访复发率大约是 40%）。

（4）进展为壶腹癌（恶性复发），需要定期内镜检查。

术后随访

（1）胃十二指肠侧视内镜检查的周期是：手术后 6 个月开始每年 2 次检查，2 年以后每年复查一次。

（2）胆胰管或十二指肠狭窄应考虑肿瘤复发可能，最好行胰十二指肠切除术。

专家经验

开腹手术

- ◆ 肋缘下切口能提供很好的侧方视野，方便进行手术切除。
- ◆ 沿前外方向切开十二指肠侧壁能很好地显露手术区域，必要时也方便进一步延长切口。双层缝合十二指肠壁不会导致管腔狭窄。
- ◆ 需要进行广泛的 Kocher 分离。
- ◆ 在十二指肠后方放置折叠的纱布垫，可以将手术野垫高。
- ◆ 从胆囊管开口处放入胆道导管，能确定壶腹的位置，并保护十二指肠后方的胆总管，这在进行全层切除时尤为必要。
- ◆ 在标本切除边缘缝合牵引线有助于显露术野，方便切除。
- ◆ 使用手术放大镜对于手术切除和缝合重建帮助很大。

微创手术

- ◆ 十二指肠切开后，可以在肠壁前后缘各缝一针牵引线，由助手牵开显露手术野。
- ◆ 术中通过胆囊管开口置入胆道导管非常重要。
- ◆ 与传统的 J 形电刀相比较，L 形电刀能进行更为精准的切割。
- ◆ 在完全切除肿物之前，应该在标本上留置缝合线标明方向，以免切除后经 trocar 孔取出标本时混淆了标本的方向。

（胡亚　廖泉 译）

第96章　胰腺移植术

Nicolas Demartines, Hans Sollinger

胰腺移植术的主要目的是恢复糖尿病病人正常血糖水平，缓解糖尿病引起的血管病理生理学改变（如微血管病变），以及尽可能地改善微血管病变导致的肾脏、眼底和外周神经并发症。胰腺移植术可与肾移植同时进行或在肾移植完成后进行，单纯胰腺移植相对少见。

胰腺移植技术已经由胰腺节段移植发展为整体（胰十二指肠）移植。同样，由最初的胰液膀胱内引流改为肠内引流。许多胰腺移植中心已经证明胰液肠内引流较膀胱内引流更安全、有效，因此被广泛接受，替代了膀胱内引流。

静脉重建选择门静脉回流还是腔静脉回流，二者孰更有益，目前尚无定论，这两种术式均会在本文中介绍。

适应证与禁忌证

适应证

（1）胰腺移植：

（i）1型糖尿病。

（ii）满足胰肾联合移植指征。

（iii）糖尿病肾病。

（iv）终末期肾病。

（2）肾移植后胰腺移植：

（i）有功能的肾移植。

（3）单纯胰腺移植（糖尿病严重并发症）：

（i）血糖不稳定：不稳定性、“脆性”、胰岛素依赖性糖尿病。

（ii）进行性视网膜病变。

（iii）进行性肾病。

禁忌证

（1）癌症病人（皮肤鳞癌或基底细胞癌除外）。

（2）严重感染。

（3）精神类疾病（精神病）。

（4）外周动脉病变合并感染。

（5）有症状的冠心病。

术前评估及准备

（1）血清交叉配型及移植术前常规评估。

（2）除术前血液透析者之外，需评估肾功能。

（3）心血管功能评估，必要时进一步完善心脏功能检查。

（4）除外合并感染性疾病。

手术步骤

手术步骤一

修整供体胰腺

（1）在冷缺血的条件下完成待移植胰腺的修整工作。所有胰周结缔组织均采用2-0或4-0丝线紧邻胰腺结扎。切除脾脏，并用0号丝线小心结扎脾血管。肠系膜上动静脉远侧的胰腺血管可以采用以下两种方法进行处理：采用血管闭合器紧贴胰腺切断、闭合；或先用0号丝线结扎血管，再用Polypropylene缝线进行连续缝合。

（2）采用胃肠闭合器切断包含胰管开口的12cm长的十二指肠降段。切缘使用可吸收缝线连续缝合进行止血。

（3）修整时保留较短的门静脉，以使门脉吻合距离更短，从而降低门脉血栓形成风险。以6-0 Polypropylene缝线采用连续缝合方式，将肠系膜上动脉及脾动脉与供体髂动脉分叉部进行Y形吻合。此时，移植物准备就绪，可以进行移植（图96.1）。

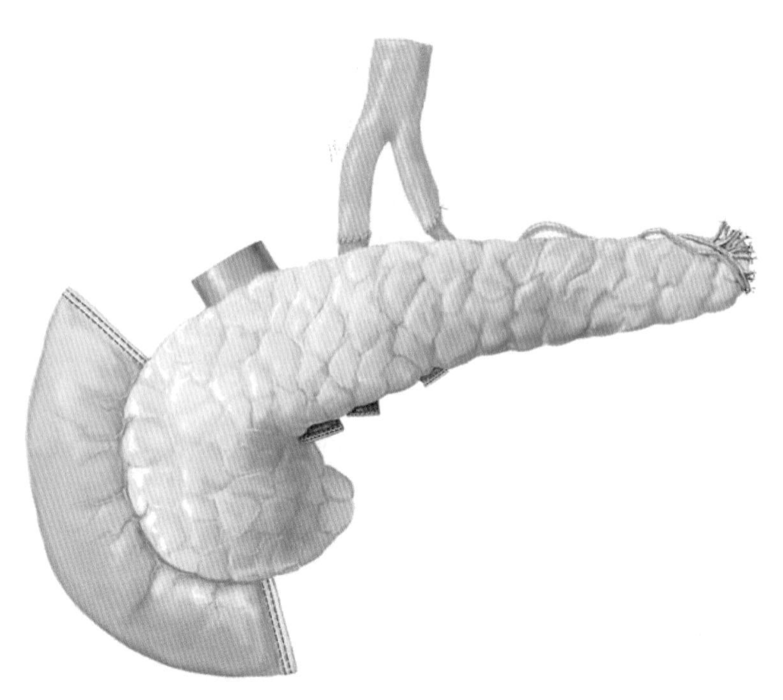

图96.1

手术步骤二

手术入路(图 96.2)

(1) 正中切口腹膜后入路进行门-腔吻合,Omnitract(Omni-Tract Surgical;St. Paul,MN,USA)或 Octopus(Medtronic;Minneapolis;MN,USA)拉钩协助显露术野。

(2) 向中线游离盲肠及右半结肠,显露下腔静脉。右侧输尿管横跨髂血管的水平不恒定,可能在下腔静脉分叉处或更靠外侧,因此注意避免损伤右侧输尿管。将右侧输尿管向外侧牵拉。

(3) 在分离需要吻合的下腔静脉(长度约 5cm)时,术者应牢记骶静脉位于其后方,通常紧邻髂血管分叉头侧。右髂总动脉处理方法同上。

(4) 淋巴管需要结扎,避免形成淋巴囊肿。

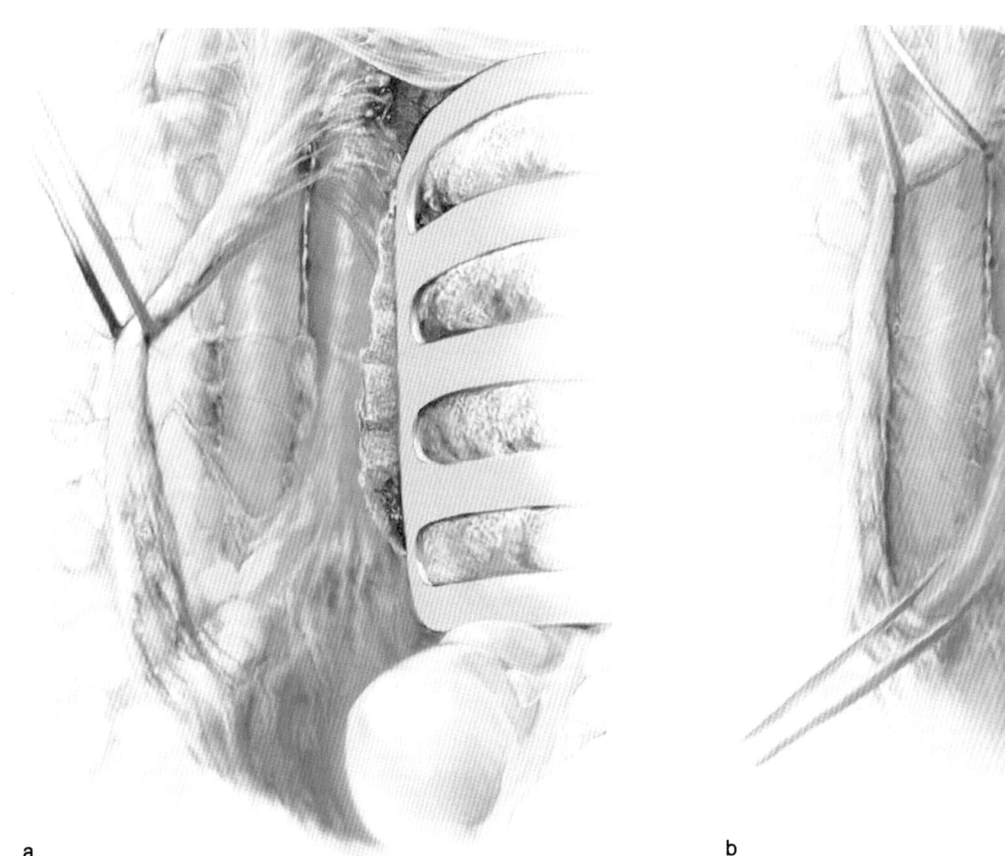

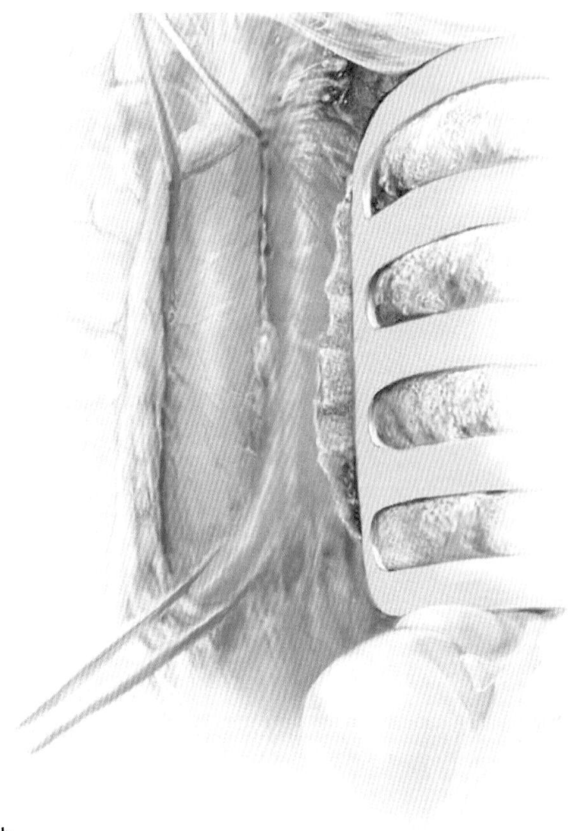

a b

图 96.2

手术步骤三

静脉吻合(◘图 96.3)

（1）以心耳钳钳夹下腔静脉侧壁以备吻合。

（2）依据吻合部位及是否存在动脉硬化选择钳夹髂总动脉的血管钳类型：心耳钳或两把直角钳。

（3）首先进行静脉后壁吻合，纵行切开下腔静脉 20～30mm，具体长度依据移植物的门脉直径而定。在切开的下腔静脉左侧壁缝线牵引以最大限度地显露后壁。肝素盐水冲洗下腔静脉管腔后，自右侧缘开始以 6-0 Polypropylene 缝线连续缝合静脉后壁。上述吻合方式同样适用于门脉-肠系膜上静脉吻合。

（4）以同样方法继续进行静脉前壁吻合，注意不要将后壁与前壁缝合在一起。在完成吻合两端缝线打结之前，以无损伤止血夹阻断门静脉，通过套管针注入肝素盐水使下腔静脉及门脉充盈，以检测吻合是否满意。移除下腔静脉侧壁的心耳钳，仍然保留门静脉上的无损伤止血夹。

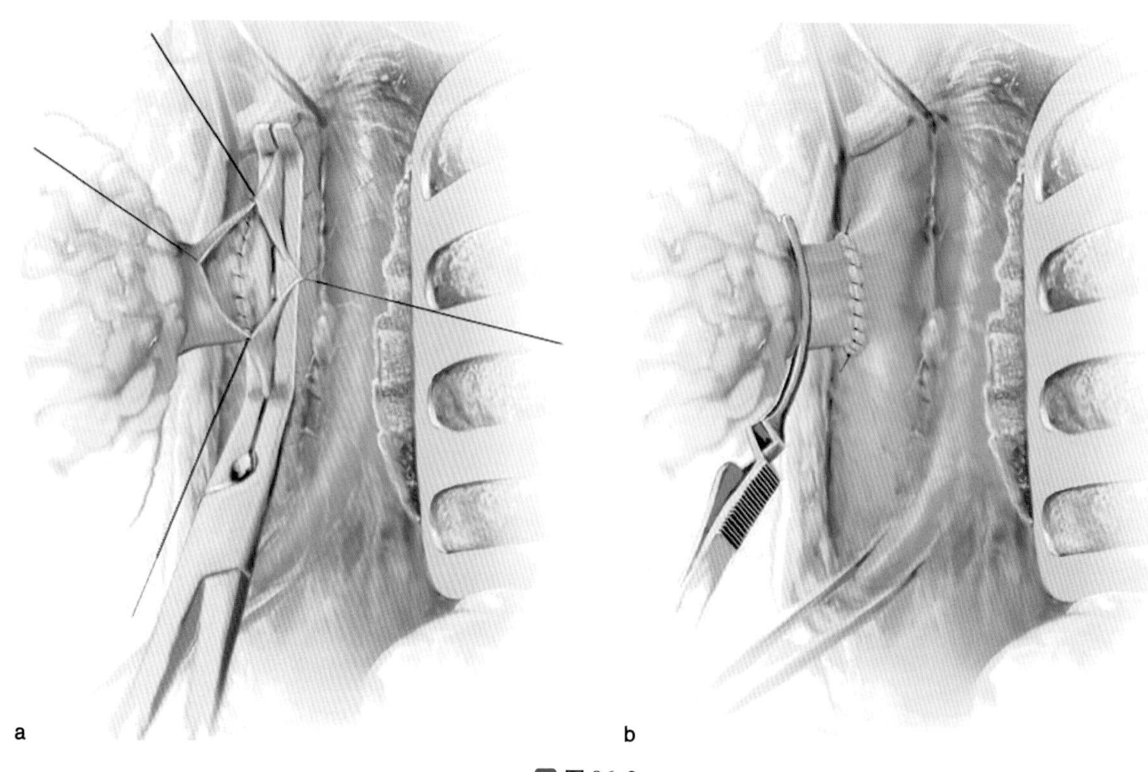

◘ 图 96.3

手术步骤四

动脉吻合(■图 96.4)

（1）切开右侧髂总动脉并切除与移植物动脉管径相当的部分动脉壁。以两根 6-0 Polypropylene 缝线连续缝合完成动脉吻合。无损伤止血夹钳夹移植物动脉,再注入肝素盐水使吻合处血管充盈。

（2）确认动脉吻合无渗漏后,供体胰腺开始恢复血流灌注。首先移去静脉无损伤血管夹,再移除动脉血管夹。在移植物开始恢复血液灌注时,麻醉医生需警惕心律失常或低血压的可能。而且,修整胰腺移植物时未结扎的小血管在恢复灌注时发生出血也是比较常见的。因此,必须进行严密的止血操作。

（3）在移植物再灌注后的 1 ~2 个小时内,术中血糖在不使用胰岛素的情况下即可恢复正常水平。

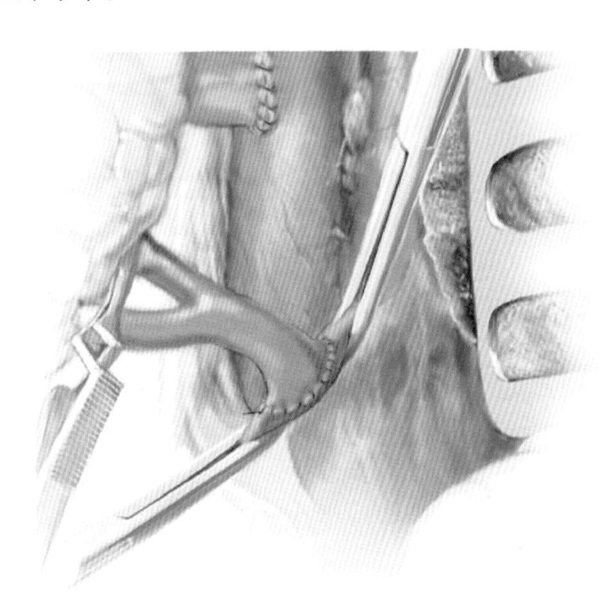

■图 96.4

手术步骤五

门脉-肠系膜上静脉吻合

（1）在进行静脉吻合时，尽量避免使用额外的静脉移植物，以减少静脉血栓形成风险。本吻合方式无需游离结肠，将小肠牵拉至左侧，肠系膜上静脉就位于横结肠系膜根部，可在其外侧做20mm长的切口，这样使移植物更方便与肠系膜上静脉对接、吻合。

（2）静脉吻合操作方法与上述门静脉-下腔静脉吻合相同。在动脉吻合时，首先沿着结肠系膜在回结肠动脉的起始部扪及髂总动脉。打开肠系膜约4～5cm以充分显露髂总动脉，仍按前述方法，经过肠系膜将移植物动脉与右髂总动脉行动脉吻合。

（3）此术式可以避免完全游离右半结肠，也无需打开后腹膜，故耗时更短，出血风险更小。但与腔静脉回流术式相比，此术式是否更能获益目前尚存争议（■图96.5）。

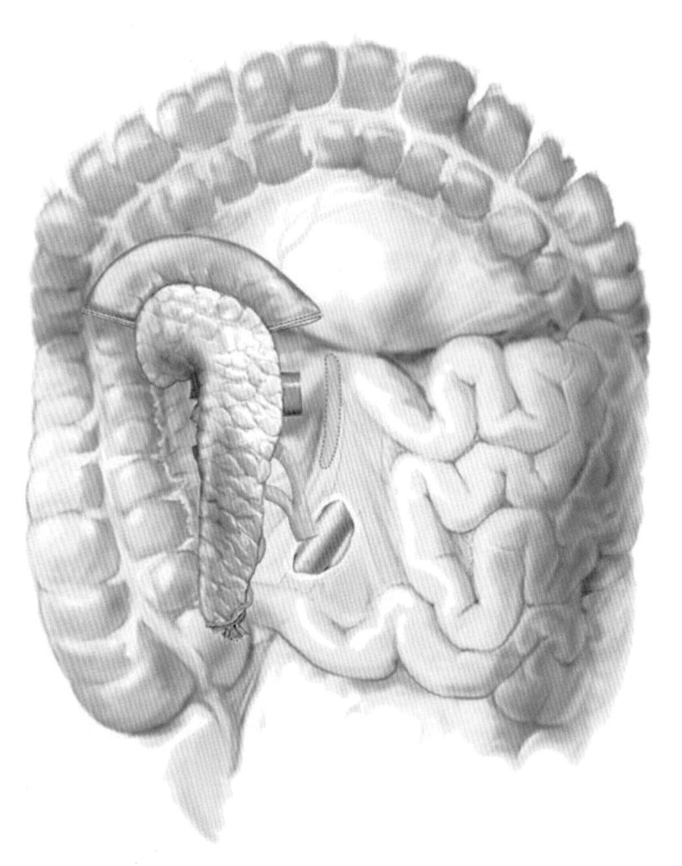

■ 图96.5

手术步骤六

十二指肠-空肠吻合(图 96.6)

（1）胰液引流方式的选择仍是目前尚未解决的主要问题。选取 Treitz 韧带以远 40～50cm 的空肠进行十二指肠-空肠侧侧吻合。对于门静脉-肠系膜上静脉回流术式，则整个移植物均位于腹膜内。吻合口大小应为 30～50mm。

（2）十二指肠-空肠吻合需行双层缝合，先内层以 4-0 可吸收缝线进行全层连续缝合，然后外层以丝线进行间断或连续浆肌层缝合。

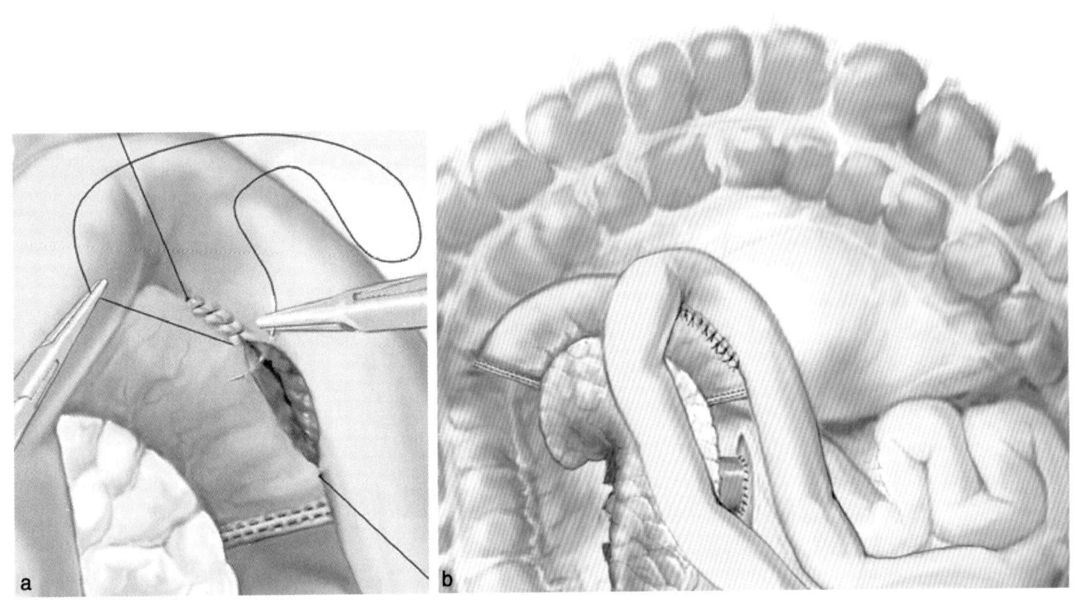

图 96.6

手术步骤七

放置引流及固定十二指肠

（1）胰腺移植物旁放置18Fr封闭式引流管。以Polypropylene缝线采用连续或间断缝合的方式固定或再腹膜化盲肠，防止发生盲肠扭转。如果行门静脉-肠系膜上静脉回流术式，则无需进行盲肠侧方固定。

（2）如果同期联合肾移植，可以采用相同的经腹腔入路来显露髂血管。当然，也可以单独选择对侧腹膜后入路进行肾移植手术（◘图96.7）。

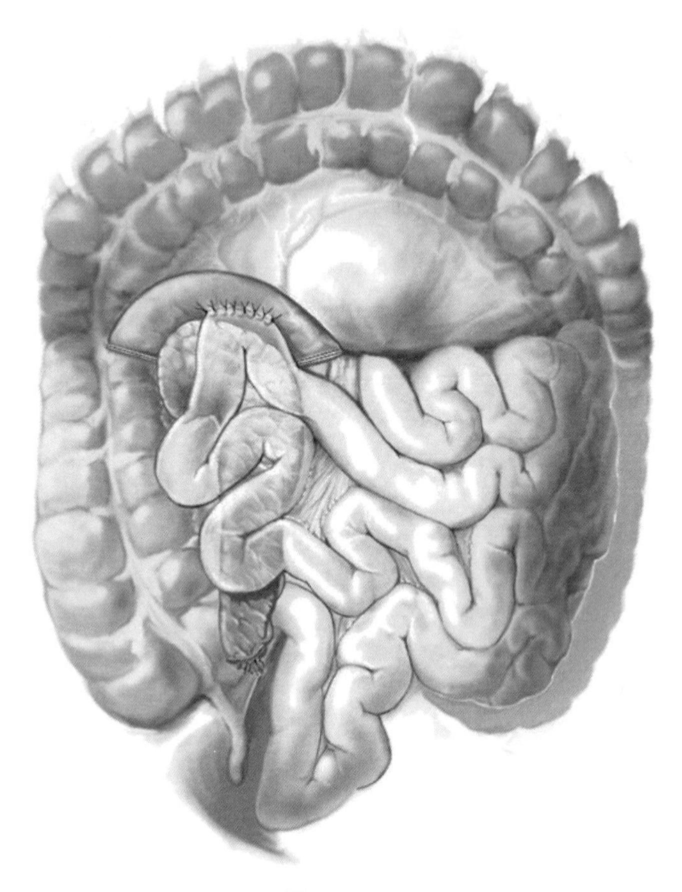

◘ 图96.7

术后处理

（1）ICU或者监护室严格的术后管理。

（2）每日监测血红蛋白及肾功能。

（3）每4小时监测血糖。

术后局部并发症

（1）早期并发症：

（ⅰ）术后出血。

（ⅱ）十二指肠吻合口漏。

（ⅲ）腹水（除外胰源性腹水/吻合口漏）。

（ⅳ）移植物门静脉血栓形成。

（ⅴ）低血糖。

（ⅵ）急性排斥反应。

（ⅶ）轻度胰腺炎。

（2）后期并发症：

（ⅰ）慢性胰腺排斥反应。

（ⅱ）粘连性肠梗阻。

专家经验

- 尽量避免在供体门脉上使用静脉移植物。
- 手术结束时仔细止血对于预防再灌注后 2 小时内的延迟出血非常必要。
- 胰液肠内引流必须保证无张力，引流管远离吻合口以避免腐蚀。

（郭俊超　李丙琦 译）

第 97 章　慢性胰腺炎

L. William Traverso, Joshua G. Barton, Nicholas J. Zyromski, Kathrin Mayer, Hans G. Beger, Bettina M. Rau, Wolfgang Schlosser

随着外科医生对胰腺炎相关疼痛发生机制认识的不断深入以及胰腺切除手术经验的不断积累,对有症状的慢性胰腺炎病人的手术治疗策略不断更新,从远侧切除术(60%→80%→95%胰腺切除)到近侧切除术(胰十二指肠切除术),再到近年来提出的不规则的保留十二指肠的胰腺次全切除术。慢性胰腺炎作为一种差异较大的异质性疾病,尚无适合所有慢性胰腺炎病人的特定手术方式,因此术者应熟练掌握各种术式。合理的病人选择对取得理想治疗效果至关重要。以下两部分内容分别讨论近侧和远侧切除术。

近侧胰腺切除术

实施保留幽门的 Whipple 术可达到双重目的。其一,可去除被认为是慢性疼痛根源的胰头组织(Longmire 称之为"胰腺炎的起搏点")。在接受合适手术后,几乎所有病人的疼痛都有缓解,75%的病人疼痛不再复发。对于另外 25%的病人,疼痛的缓解可使他们重返日常生活,生活质量获得实质性改善。真正因胰腺慢性病变而需行远侧胰腺切除术的情况并不常见。综上,笔者认为慢性胰腺炎大多数都由近侧胰腺病变所引起。

其二,可尽量减少胃肠道功能紊乱的发生。笔者对接受此类手术的病人随访超过 20 年,认为可实现该目标。

手术方法是保留有功能的幽门、全胃和十二指肠起始部 3~5cm。因此尽量保留幽门部周围更多组织以保留幽门周围的神经血管,务必完整保留支配远侧胃的迷走神经以保护幽门功能。

适应证与禁忌证

适应证(必须全部满足)

(1) 致残性腹痛。

(2) 在原发病因或其他因素消除后仍存在持续性结构或功能损害的慢性胰腺炎。

(3) 剑桥影像学分级为重度的慢性胰腺炎;即胰头部主胰管狭窄(伴或不伴结石、胆道或十二指肠狭窄),胰头内假性囊肿(伴或不伴假性动脉瘤形成)。

(4) 病因(胆结石或酗酒)已去除。

(5) 内镜治疗失败,无论是否行体外碎石。

保留幽门的禁忌证

（1）既往行迷走神经切除术、幽门无功能。

（2）术中发现胰头前上部癌变，保留幽门将无法获得阴性切缘。

（3）严重消化性溃疡病史。

（4）门静脉或肠系膜上静脉（SMV）闭塞（CT可见肝十二指肠韧带内增粗的侧支循环）。

胰头切除术的相对禁忌证

（1）活动性炎症，需待急性炎症消退。

（2）尚未包裹的胰周积液。

（3）多重药物和/或消遣性药物依赖。

术前评估与准备

（1）影像学检查评估解剖关系（例如，通过胰腺CT、ERCP，必要时术中胰管造影可对胰腺充分评估）；若合并黄疸，通常减黄至胆红素恢复正常。

（2）待急性炎症消退，必要时行微创引流。

（3）若CT提示胰头假性囊肿，常通过动脉造影除外假性动脉瘤。若合并假性动脉瘤，术前需行栓塞术。

（4）术前行肠道准备，围术期静脉用抗生素。

手术步骤：胰十二指肠切除术

手术步骤一

开腹，游离十二指肠、幽门和胃窦（◘图97.1和图97.2）

（1）取上腹正中切口，上至剑突，下至脐下，以获得最佳显露。

（2）使用自动拉钩上提并牵开肋缘（Fowlerre tractor, Pilling Surgical, Horsham, PA），用带关节的Martin臂型拉钩（Elmed, Addison, IL）牵开肝脏，显露肝十二指肠韧带。

（3）离断肝圆韧带腹段以充分显露。

（4）Kocher切口游离十二指肠至肠系膜上动脉（SMA）旁。

（5）切开胃结肠韧带，打开网膜囊。

（6）广泛游离十二指肠球部和幽门：自肝十二指肠韧带向下游离十二指肠球部上壁和幽门，自胰头、胃网膜右动脉以及肠系膜上静脉表面汇入胃网膜右静脉处的静脉丛，向上游离十二指肠球部背下侧。从幽门到十二指肠球部的神经与血供均予以保留。

（7）于根部切断以下供应幽门的血管：胃右动脉（如果存在，通常不止一个主干），Wilkie血管的十二指肠上血管支以及胰腺下缘的胃网膜动静脉。

（8）继续解剖十二指肠球部以远3～5cm至十二指肠第一部分与十二指肠胰腺融合部"夹角"处；胰腺与十二指肠间的细小交通支位于此夹角处的远侧。

（9）用切割闭合器于此夹角处离断十二指肠；将充分游离的胃及十二指肠球部牵拉至左上腹。

（10）于胰颈上下缘各缝一针预置线，由此，胰颈与门静脉之间可建立一操作平面。随后小心地切断胰颈。在大多数严重慢性胰腺炎的病人中，该操作尤为困难。

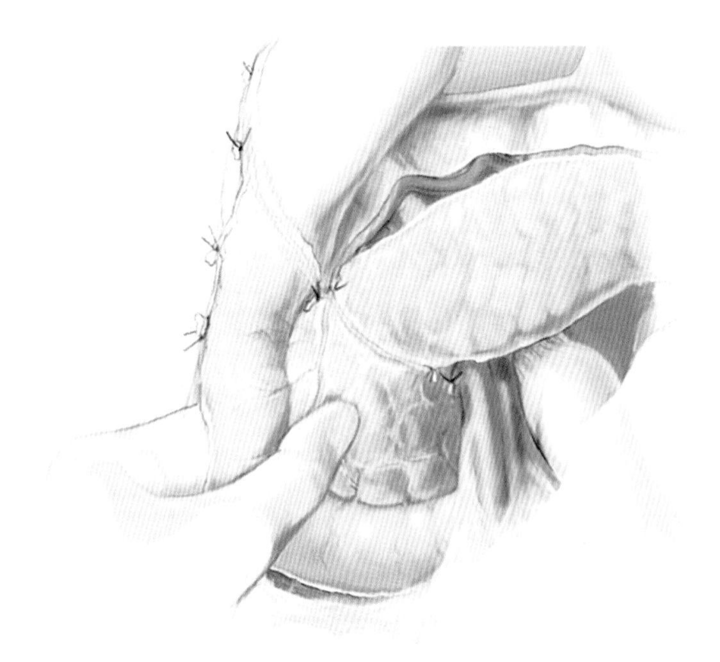

图 97.1

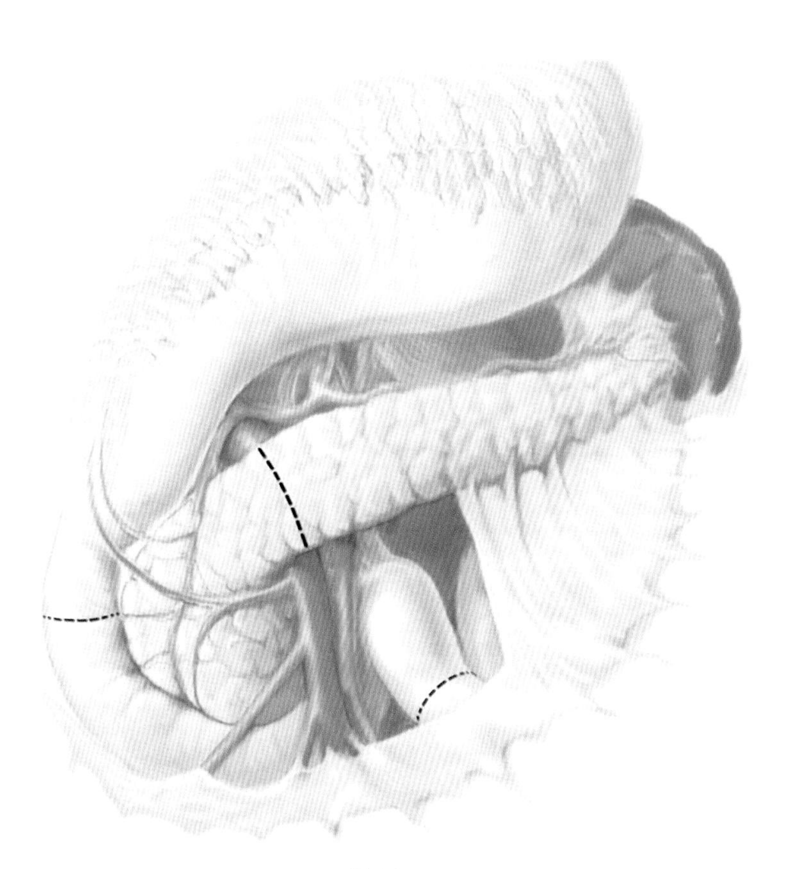

图 97.2

手术步骤二

切除胰头，残留十二指肠及胆总管远侧

（1）除了无需清扫肠系膜上动脉右侧的淋巴组织外，此切除过程与肿瘤根治术无本质区别。为减少出血量，一助可用左手手指压迫胰头与钩突，从而控制门静脉后方淋巴组织内肠系膜上动脉分支的出血。

（2）在切断主胰管时应避免使用电刀，而在离断胰腺实质时可用电刀、超声刀或其他能量闭合止血装置（▣图 97.3）。

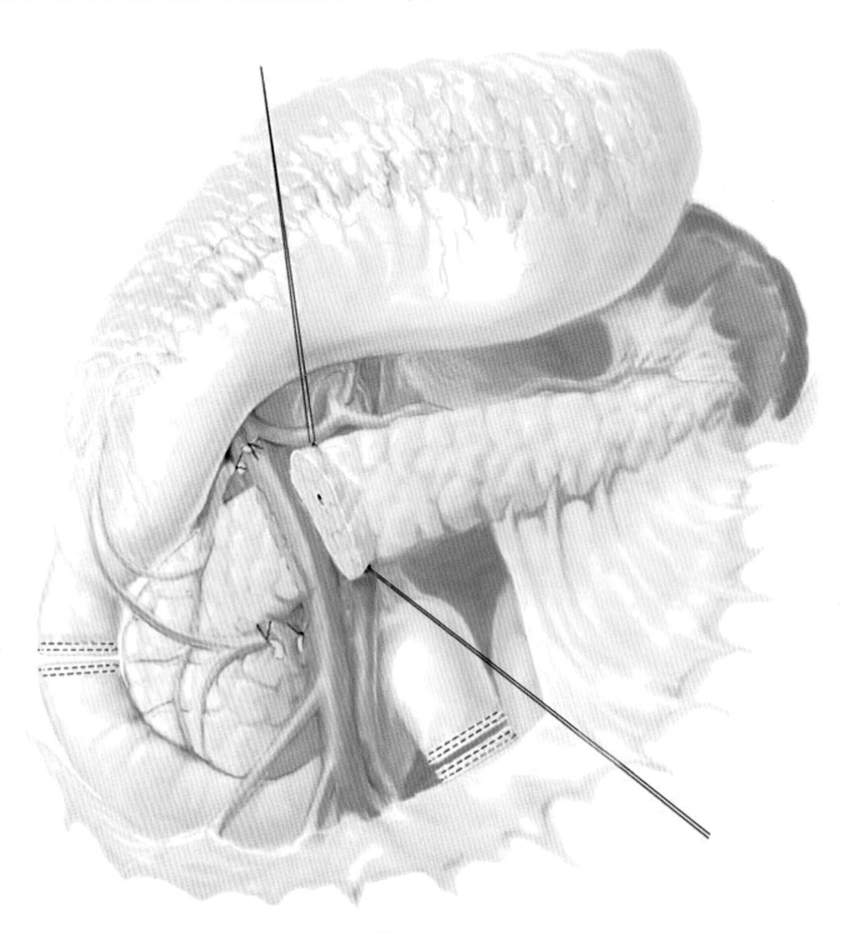

▣图 97.3

手术步骤三

准备重建十二指肠(◘图 97.4)

(1) 使用能量平台设备切断近侧空肠的系膜血管,用切割闭合器在距 Treitz 韧带远侧 6～8cm 处切断空肠。

(2) 沿结肠中静脉左侧切开横结肠系膜无血管区。

(3) 闭合 Treitz 韧带缺损以免发生腹内疝。

(4) 若术前 ERCP 未显示残余胰腺的主胰管,可行术中荧光胰管成像。若胰管造影提示串珠样狭窄,则需纵向切开胰体尾后行胰管空肠侧侧吻合术。

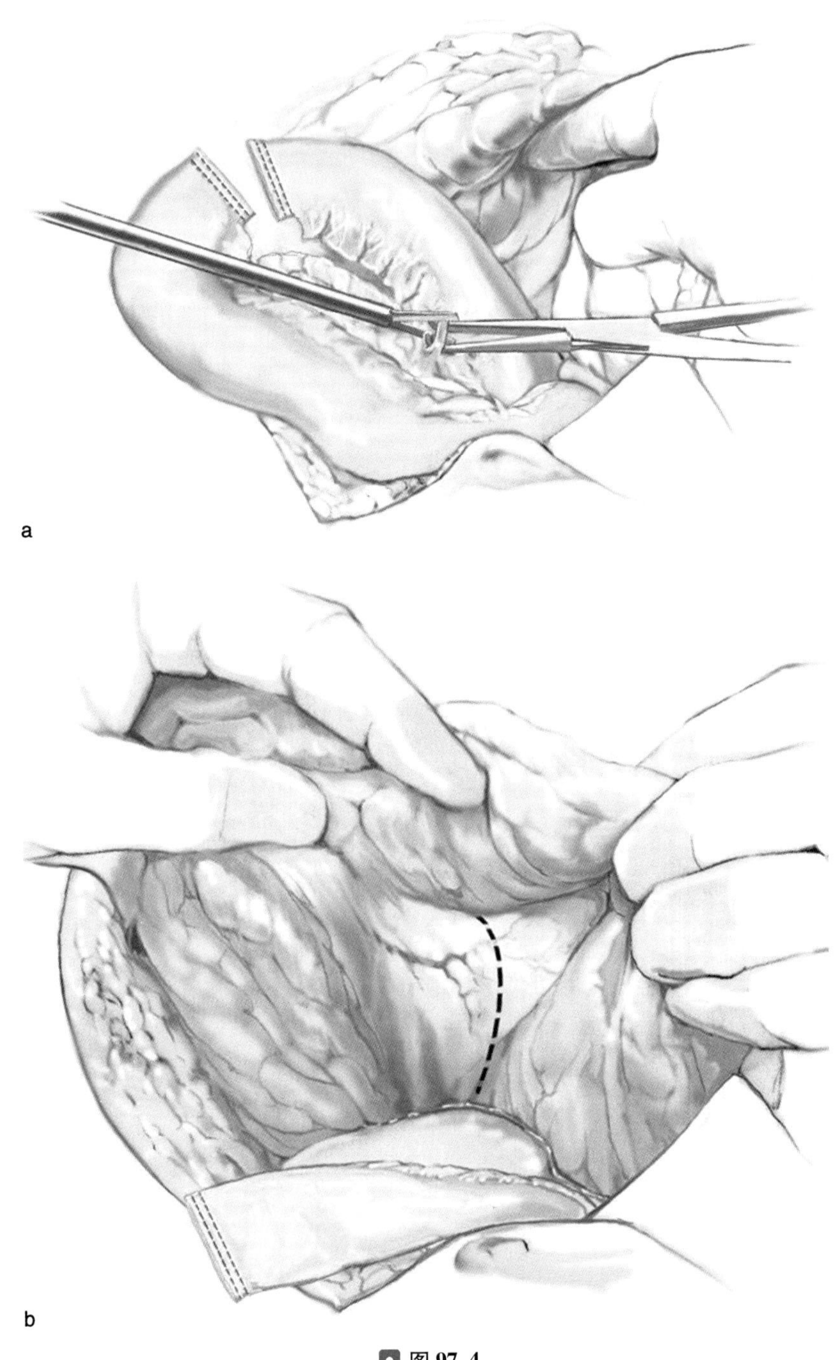

◘ 图 97.4

手术步骤四

重建

（1）于结肠后行胰肠及胆肠吻合，肠管从上述横结肠系膜切口（第 3 步）中穿过。于结肠前行十二指肠-空肠吻合，使其远离胆肠、胰肠吻合口以将胰瘘和胆瘘的危害降至最低，例如可以减少术后胃排空障碍的发生（笔者近期 215 例手术的发生率为 8%）。

（2）将近侧空肠的残端穿过结肠系膜切口，向后拉至结肠上区作胰肠及胆肠吻合；将胃和保留的幽门及十二指肠球部于横结肠左侧行结肠前十二指肠空肠吻合术。

（3）胰腺残端胰管直径为 2～3mm 的正常管径者更易发生胰肠吻合口瘘（◘图 97.5）。

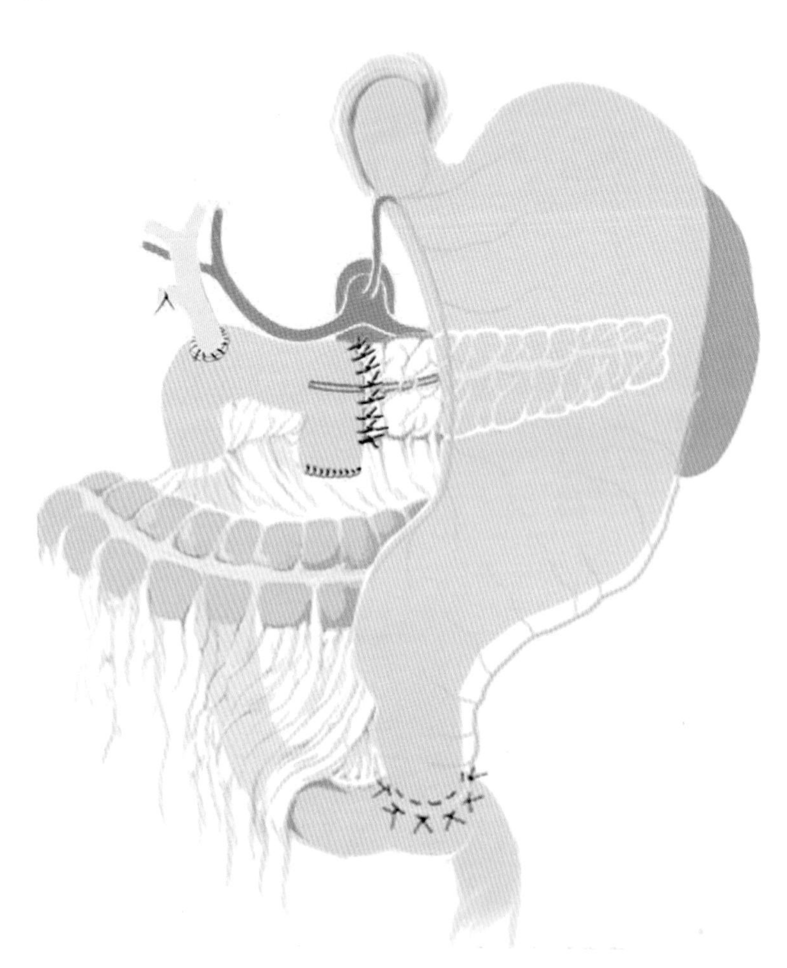

◘ 图 97.5

手术步骤五　胰肠吻合

（1）胰腺-空肠吻合包括：胰管支架置入，使用手术放大镜下行端-侧、导管-黏膜吻合，最后行浆肌层包埋。

（2）用3-0丝线缝合后壁，将线结置于前方，并在胰管对应处切开空肠黏膜（图97.6a，b）。

（3）用6-0 Polyglycolic缝线作黏膜-黏膜吻合时，线结留在吻合口外侧（内层）。确切的黏膜缝合至关重要，可在12.5倍手术放大镜下进行（图97.6c）。在前壁黏膜-黏膜缝合结束前置入4cm长、不透X线的3Fr聚四氟乙烯多孔支架管（Zimmon支架管，Wilson-Cook Medical，Winston-Salem，NC）。用6-0 Polyglycolicacid缝线将支架管中部松弛地固定于前壁最后一针针脚附近。支架管可确保黏膜缝合对位并对胰管有减压的作用，在2周的时间里自行排出吻合口，可通过腹平片定位。用3-0丝线完成前壁外层吻合（图97.6d）。为防止支架管脱落进入远侧胆道系统，Zimmon支架管远侧（空肠部分）为猪尾结构。

（4）如残留胰腺存在串珠样改变，则行纵向侧侧吻合（图97.6e）。

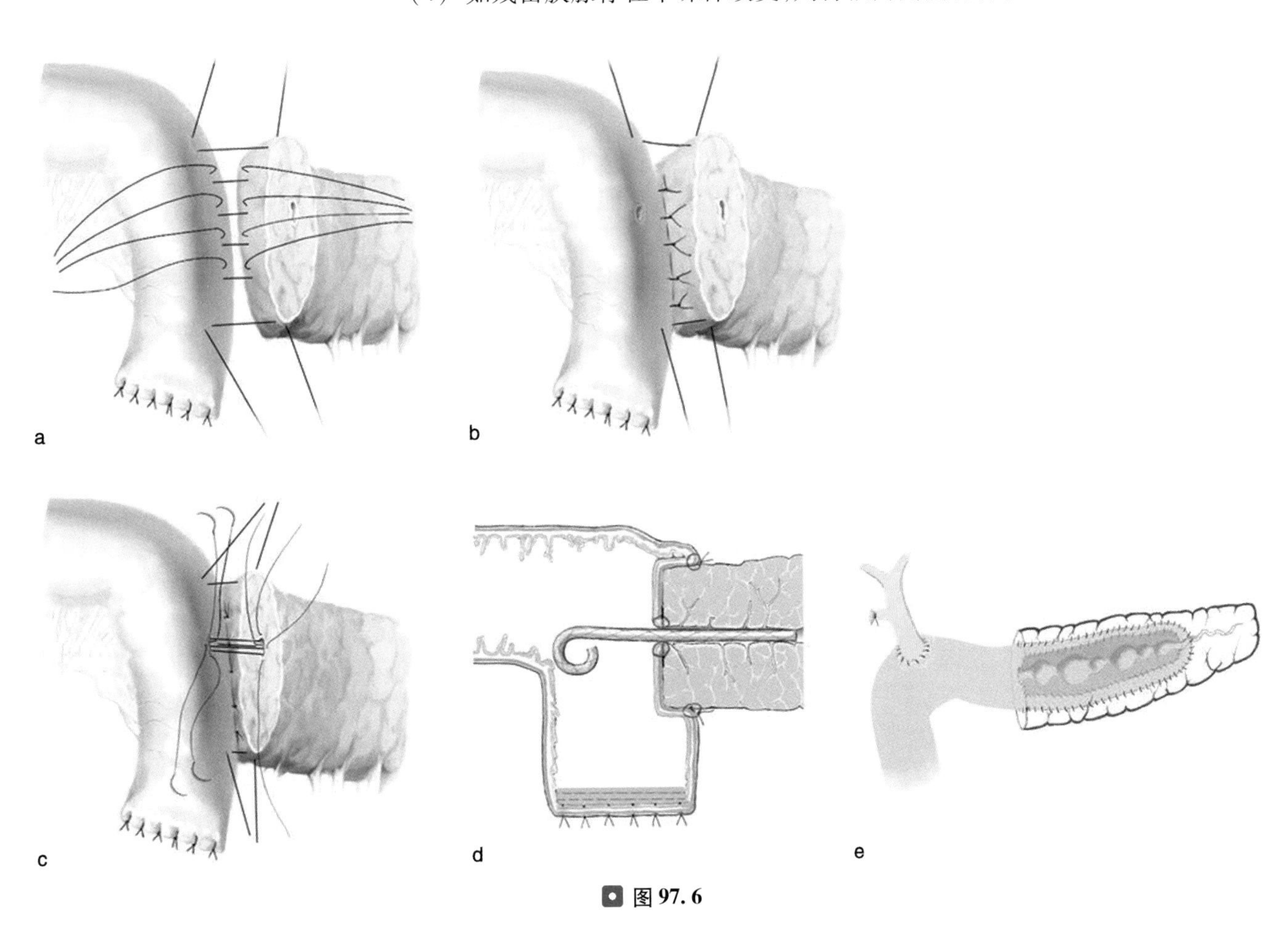

图97.6

手术步骤六

胆肠吻合

(1) 用5-0 Polydioxone线行单层吻合(胆总管末端与空肠侧壁),在吻合口外侧打结(防止因线结吸收延迟而形成结石);无需放置胆管支架管(▣图97.7)

(2) 为了预防在横结肠系膜切口中发生空肠襻套叠,需将空肠固定于横结肠系膜出口处,并用3-0丝线关闭横结肠系膜切口(▣图97.7)。

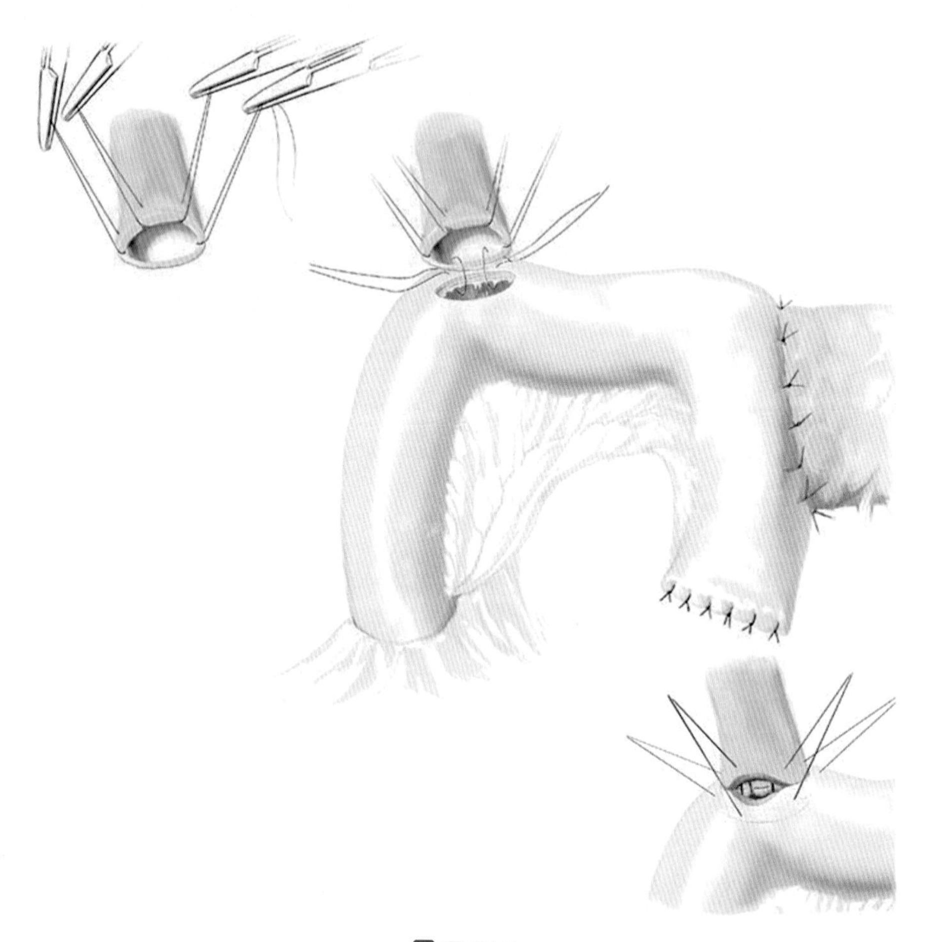

▣ 图97.7

手术步骤七

结肠前十二指肠-空肠吻合术

（1）将胃、十二指肠球部及大网膜置于左半横结肠上方。拉出空肠襻（穿过横结肠系膜后、胆肠胰肠吻合口远侧的肠管），距横结肠系膜切口远侧 10cm 处将闭合的十二指肠残端与之作双层端-侧吻合（十二指肠断端与空肠侧壁）。用 3-0 聚乙醇酸缝线连续缝合内层，3-0 丝线间断缝合外层（图 97.8）。

（2）将 15Fr 引流管置于胆肠、胰肠吻合口下方，从右上腹引出。

（3）采用 0 号 Polyglyconate 线间断 8 字缝合关闭中线筋膜层。

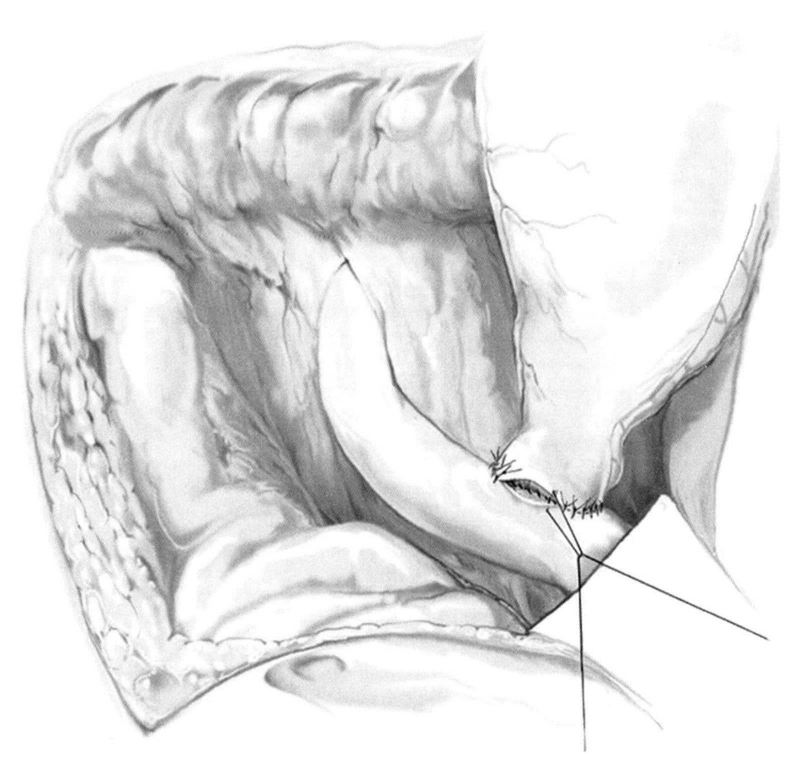

图 97.8

术后管理

（1）术后 1～3 天拔除鼻胃管。

（2）每日引流小于 30～50ml 且引流液淀粉酶低于血清淀粉酶正常值 3 倍时可拔除引流管。

（3）如病人可耐受，术后 4 天起可开始经口进食。

术后局部并发症

早期并发症

（1）腹腔内出血:特别注意手术探查或动脉造影检查结扎的有名血管,以除外假性动脉瘤和胰腺残端出血。

（2）胃肠道出血:注意,早期出血常是假性动脉瘤出血的标志。血液流到阻力最小之处,通常是胃十二指肠动脉残端附近的胆道吻合口。其次是胰肠吻合口及十二指肠-空肠吻合口出血。

（3）胃排空延迟。

（4）吻合口漏:最常见于胰肠吻合口,亦可发生于胆肠或十二指肠-空肠吻合口。

（5）腹腔内脓肿:通常与短暂性或持续性的吻合口漏或引流不畅有关。

（6）切口感染。

（7）肠梗阻(除外腹内疝)。

后期并发症

（1）反复上腹痛。

（2）继发于胆肠吻合口狭窄的肝外性黄疸。

（3）慢性胰腺炎进展或胰肠吻合口狭窄而出现胰腺功能不全。

（4）粘连性肠梗阻。

（5）十二指肠-空肠吻合口或吻合口周围溃疡。

（6）胰腺导管腺癌(每年风险增加1%)。

专家经验

- 缓解疼痛的关键是手术切除病灶,应严格掌控本文所述的基于解剖学的选择标准(即胰头内主胰管狭窄或达到剑桥分级的重度)。
- 失血过多可增加并发症发生率。所有的知名血管都应以不可吸收线作三重结扎。超声刀适用于离断小静脉,尤其是处理胃网膜右血管和十二指肠上血管附近的小静脉。亦可在切除 Treitz 韧带区域的标本时,用于切断近侧空肠的系膜血管。
- 在处理胰头后方与肠系膜上动脉间的血管淋巴组织时,一助可用左手最大限度地控制出血。沿肠系膜上动脉进行解剖时,分束切断这些组织。只需在保留侧使用血管钳,标本侧可用左手加压止血。
- 保留全部大网膜可降低腹腔感染发生率。
- 术中荧光胰管造影确保胰腺残端充分引流。亦可使用头端带球囊的胆道导管。
- 若主胰管较细,建议使用手术放大镜放大术野以避免贯穿缝合。在放大镜下,缝针进出胰管可清晰显示,以精确地进行导管对黏膜吻合。笔者发现在使用 12.5 倍的手术放大镜时,可有效降低胰肠吻合口漏发生率。
- 胆肠吻合的所有线结均应置于吻合口外侧,仅可用可吸收线行胆肠吻合,以避免术后结石和缝线残端形成。笔者术后留置单腔闭合式硅胶管,接负压引流。
- 与结肠后相比,结肠前十二指肠-空肠吻合可显著降低胃排空延迟发生率。

非解剖性切除:Beger 术和 Frey 术

胰头部分(非解剖性)切除、胰腺空肠侧侧吻合术(LR-LPY 或 Frey 术)与保留十二指肠(规则)的胰头次全切除术(Beger 术)的手术目标一致:缓解疼痛并处理局部并发症(胆道、十二指肠或静脉梗阻;防止胰管引流不畅;胰头炎性肿块次全切除)。此术式基于胰腺炎慢性疼痛发生的两个观点:胰管或实质高压所致“间隔室”综合征和/或神经炎性刺激。胰头被认为是疼痛的使动因素。胰腺次全切除可去除疼痛来源,并发症较少,同时也保留了胃十二指肠的连续性,其中很重要的是十二指肠的激素分泌与吸收功能。

适应证与禁忌证

适应证

(1) 不能缓解的持续性腹痛;一些病人频繁的间歇性腹痛或与反复发作急性胰腺炎相关的腹痛。

(2) 慢性胰腺炎所致的胰腺内及胰腺外的结构性并发症:

(ⅰ) 胰腺外:胆总管或十二指肠梗阻;部分病人门静脉和/或肠系膜上静脉受压。

(ⅱ) 胰腺实质:胰管瘢痕化或多发纤维性狭窄(“串珠样改变”),并发钙化、胰管高压、胰管结石、潴留性囊肿、胰头炎性肿块。

(ⅲ) 胰管中断:包裹性积液(假性囊肿)、非包裹性积液(腹水),胸膜或心包瘘。

(3) 胰管引流术或胰腺远侧切除术后疼痛缓解不理想。

(4) 胰腺分裂所致慢性胰腺炎

禁忌证

绝对禁忌证:

(1) 怀疑恶性肿瘤的证据:无酗酒史、不伴高脂血症、不伴甲状旁腺功能亢进症、近期疼痛发作史(尤其是背部)伴胆道梗阻、血清 CA19-9 升高。

(2) 如不能排除恶性:建议行解剖性胰腺切除术(胰十二指肠切除术或远侧胰腺切除术)。对于非解剖性切除的胰头组织块,术中送冰冻除外恶性病变。

相对禁忌证:

(1) 病变局限于胰体尾(不常见)。

(2) 顽固性止疼药成瘾:拒绝术后戒除。

(3) 因依从性差预测术后不能有效控制糖尿病者。

(4) SMV/门静脉连接处梗阻伴轻中度门脉高压。

(5) SMV/门静脉连接处完全性血栓形成伴胰周静脉曲张(门静脉海绵样变性);这种情况下,应由最有经验的胰腺外科医师行切除术。

其他注意事项

(1) 胰头、体、尾部的狭小胰管(<3~4mm)并非手术禁忌。

(2) 胰头(体、尾)部的胰管切开或去顶减压后,可将空肠 Roux 肠襻与胰腺被膜作吻合。

术前评估与准备

（1）除外非胰源性疼痛。

（2）充分药物治疗，包括营养支持、胰酶替代治疗和戒酒。术前戒烟的态度可反映病人的依从性。

（3）评估药物依赖程度（止痛药、酒精）。

（4）强烈要求病人承诺在术后戒除药品依赖和/或戒酒。

术前评估

病史

（1）除外酗酒或药物依赖、胆结石、可引起胰腺炎的药物、甲状旁腺功能亢进症、高钙血症、高脂血症。

（2）检测遗传性慢性胰腺炎的标志物（SPINK、CFTR）。

（3）评价脂肪泻和糖尿病（糖耐量异常）程度，尤其是胰岛素依赖程度。

（4）疼痛严重程度（病人自填 Likert 疼痛视觉模拟量表）。

（5）心理状态稳定度。

（6）生活质量调查（可选）：欧洲肿瘤研究与治疗组织 QLQ-C30（EORTC）或 SF-36 健康测量量表（MOSSF-36）。

（7）疼痛对就业、家庭和日常生活的影响。

临床表现

（1）黄疸、腹水、营养状态、体重、生理健康及并发症。

（2）如果需要，评估胰腺内外分泌功能的基线情况。

实验室检查

（1）CA19-9（黄疸时可假性升高），LFTs，HbA1c，糖耐量试验。

（2）粪便脂肪和胰泌素测定（极少需要）。

影像学检查

（1）三期螺旋 CT 用以评估胰腺肿物、门静脉高压和左侧门脉高压或脾静脉血栓形成情况，毗邻器官受累情况和导致胰腺炎的胰外因素（胆石症）。MRCP 可用于整体评估。

（2）ERCP 评估胰胆管系统，食管胃十二指肠镜可除外消化性溃疡疾病。

（3）依病情对可疑肿块行内镜超声引导下活检。

术前准备

（1）围术期预防性应用广谱抗生素。

（2）不需常规作全肠道准备。

手术:胰头局部切除、胰腺空肠侧侧吻合术(Frey 术)

手术步骤一

显露和探查;探查并游离胰腺;打开网膜囊

(1) 双侧肋下切口或行从剑突到脐的腹正中切口均可充分显露。

(2) 保留肝圆韧带,用以覆盖随后结扎的内脏动脉(必要时)。

(3) 切开胃结肠韧带,左至结肠脾曲,右至结肠肝曲,以显露网膜囊;或可从横结肠表面游离大网膜以显露网膜囊。

(4) 结扎胃网膜右动静脉,分离显露胰腺头颈部前表面。

(5) 将胃向头侧牵拉,再将横结肠向足侧牵拉显露胰体尾。

(6) 游离胰体尾下缘,充分显露胰腺前表面(图 97.9)。

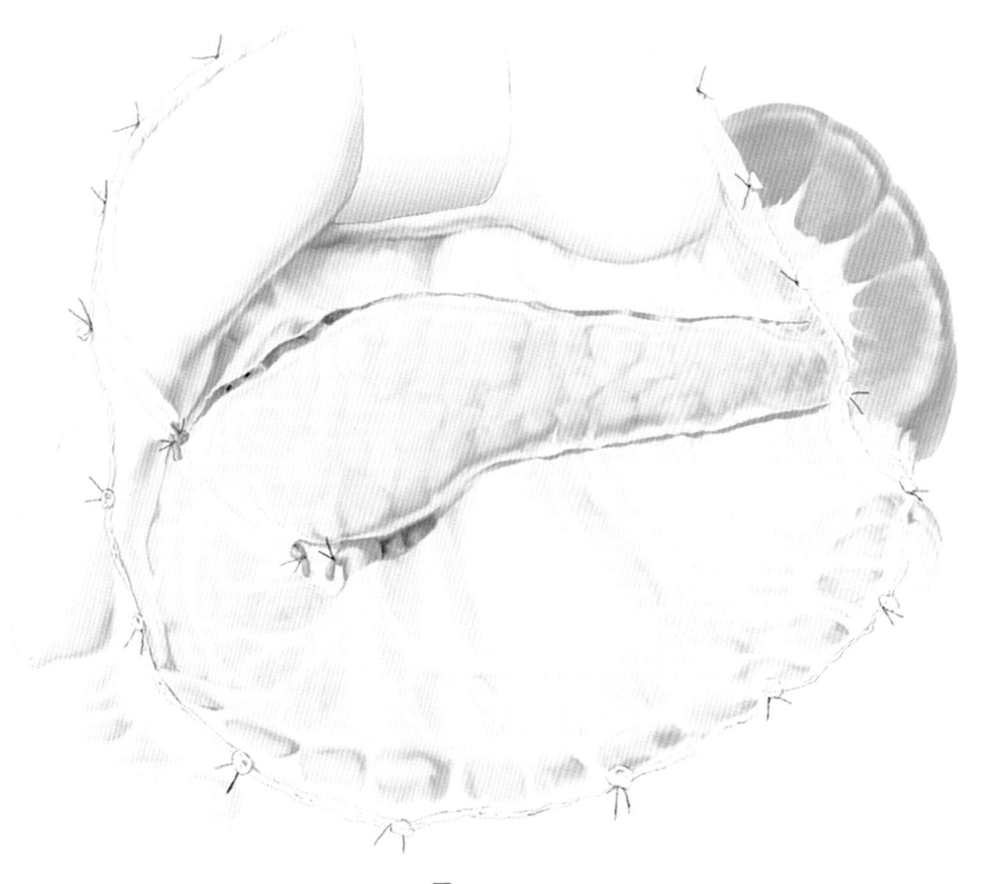

图 97.9

手术步骤二 显露胰头

（1）Kocher 切口广泛游离十二指肠和胰头，用手触诊胰头前后面以评估胰腺厚度与质地。该手法也有助于控制门静脉/SMV 出血（术者可将左手置于胰头后方向腹侧提起胰腺从而减缓出血，以此手法即使在大出血时亦可直接作缝合修补）。

（2）胃十二指肠动脉可能被一血管弓所环绕（少见），在切除胰头过程中需将其结扎以减少出血（■图 97.10）。

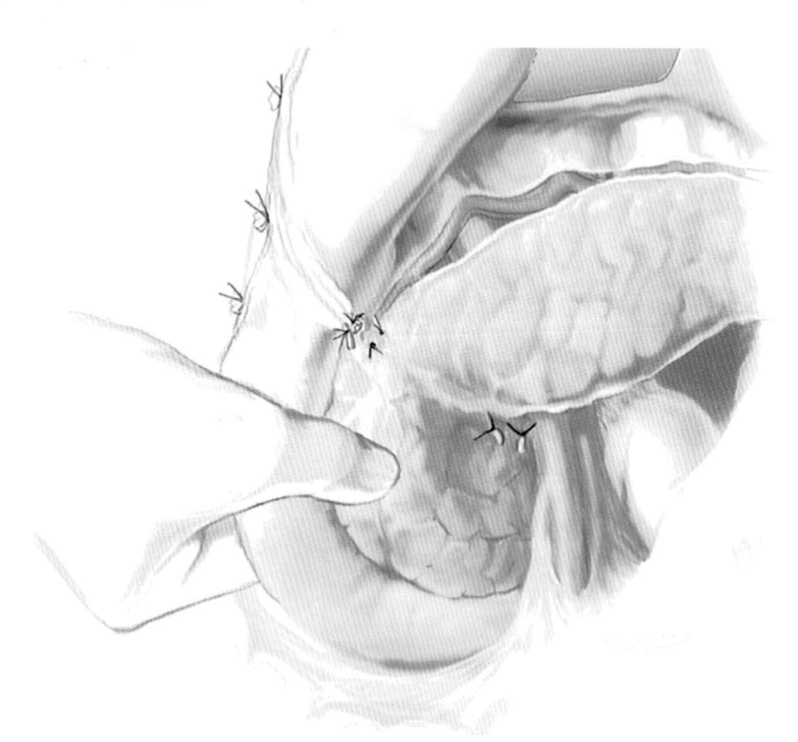

■ 图 97.10

手术步骤三　胰头旁显露肠系膜上静脉

（1）特别注意，无需在胰颈部背侧游离其后方的门静脉。

（2）充分显露毗邻胰头和钩突的 SMV。

（3）显露胰头和钩突非常重要，不仅是“去核”操作的需要，也能为 Roux-en-Y 空肠袢吻合留下足够的可缝合的胰腺边缘组织。

（4）游离 SMV 头侧全部小动静脉（动静脉分支）。

（5）切断由十二指肠水平部回流至 SMV 的静脉分支；注意胰十二指肠下动脉有时从 SMV 前方绕过，而不从后方穿行（◘图 97.11）。

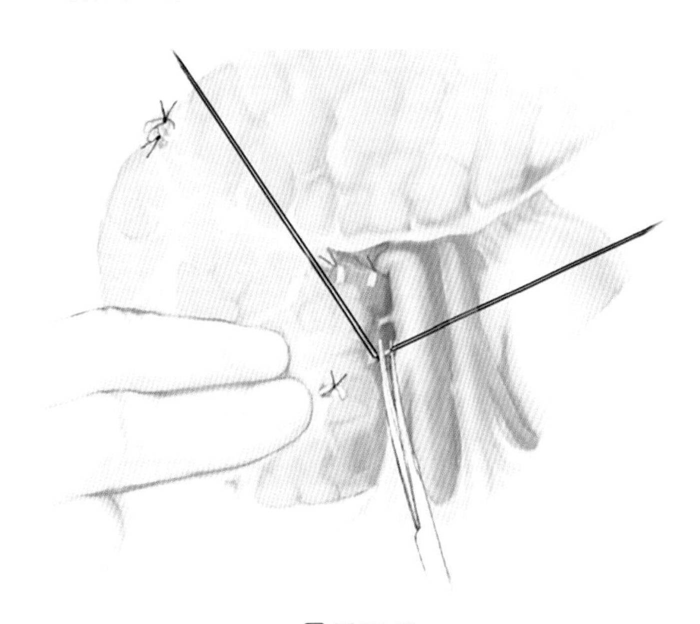

◘ 图 97.11

手术步骤四　定位主胰管（图 97.12）

（1）胰头部主胰管通常呈偏心分布，越靠近上缘的主胰管位置越深、越贴近胰腺背侧。

（2）如有需要可行术中超声定位主胰管。

（3）若主胰管宽大，可直接在胰腺前表面见到膨隆的主胰管；若主胰管狭小，沿胰腺长轴往往可触及主胰管的“沟槽”样结构。

（4）定位狭小胰管时，可用 10ml 注射器连接 23 号蝴蝶针头，将针头斜行朝预期位置刺入进行抽吸；定位时应避开胰颈，以免损伤其下方的 SMV；当吸出澄清液体时即表明定位成功。

（5）用测压计测量胰管内压力；依笔者经验，慢性胰腺炎病人平均胰管压力为 33cmH_2O（20～47cmH_2O），而正常胰管内压力为 10cmH_2O。

（6）将针头留置于胰管内。

（7）胰颈部主胰管常稍偏上后方（更贴近 SMV/门静脉）。

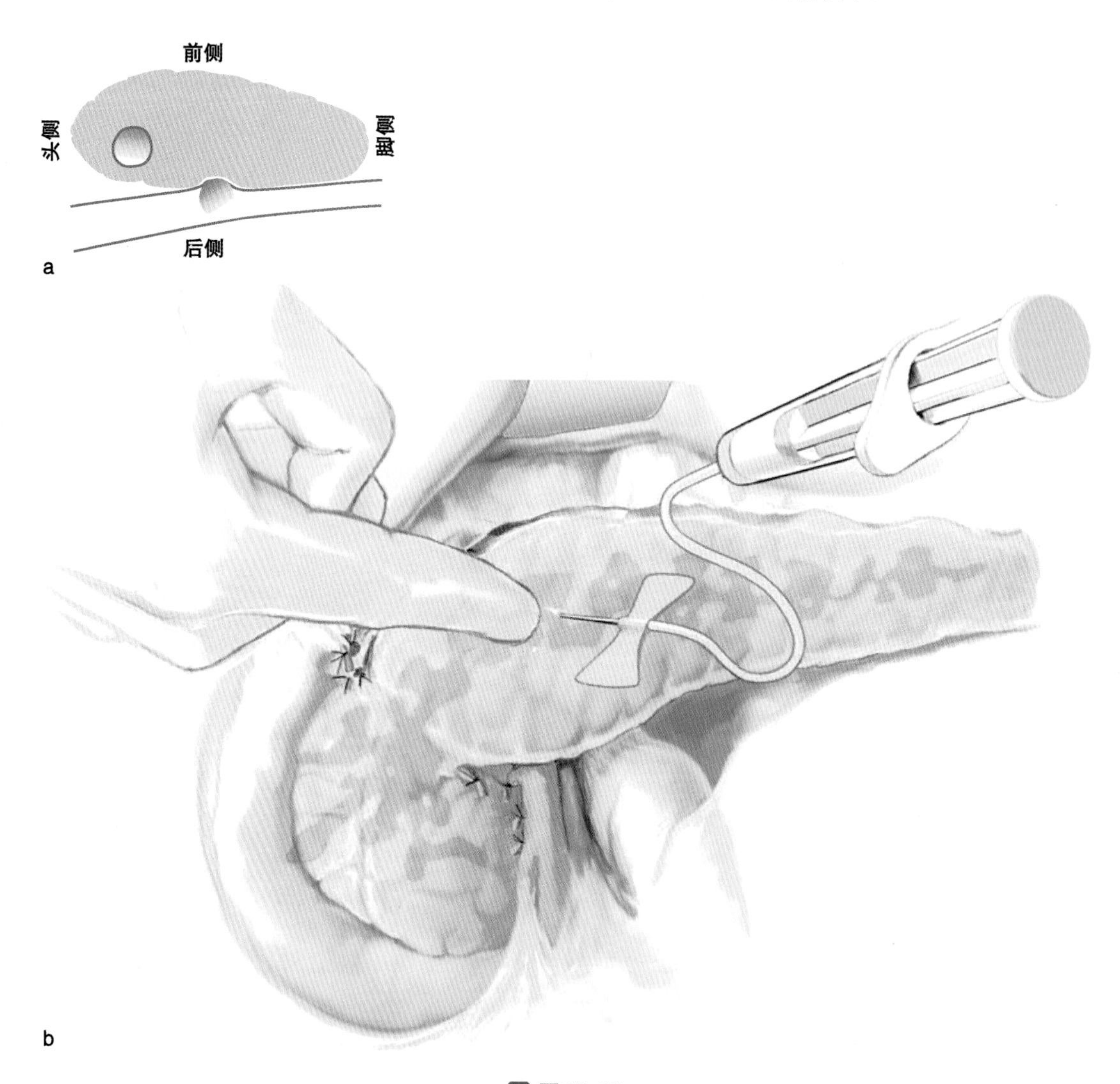

图 97.12

手术步骤五

打开胰管

（1）在定位针头上方用电刀直接切开胰腺前被膜，用直角钳探查以确定胰管走向。

（2）打开胰管前壁至胰尾近侧 1.5cm 以内；反向朝十二指肠壁方向切开主胰管，直至距 Vater 壶腹 0.5～1cm 范围内（▪图 97.13a）。

（3）主胰管越过门静脉后，向后方走行，继而在胰头内转向侧下方而贴近胰腺后被膜。

（4）钩突部主胰管亦走行于胰腺的背侧，使用直角钳探查并切开主胰管（▪图 97.13b）。

（5）探查并去除分支胰管内的结石。

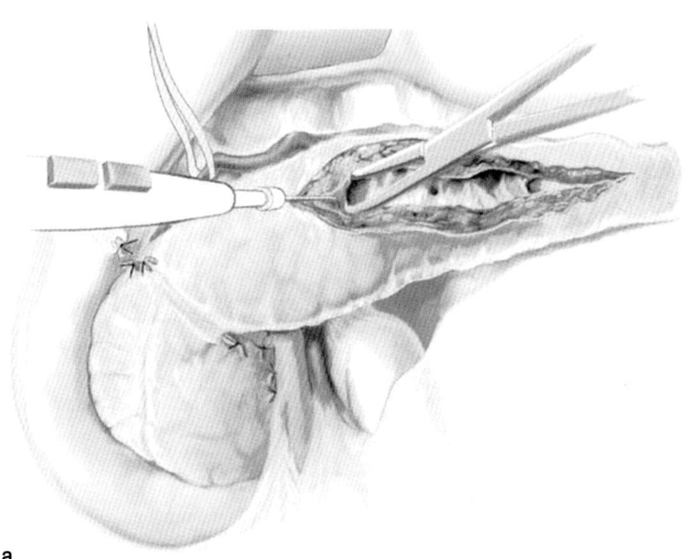

a

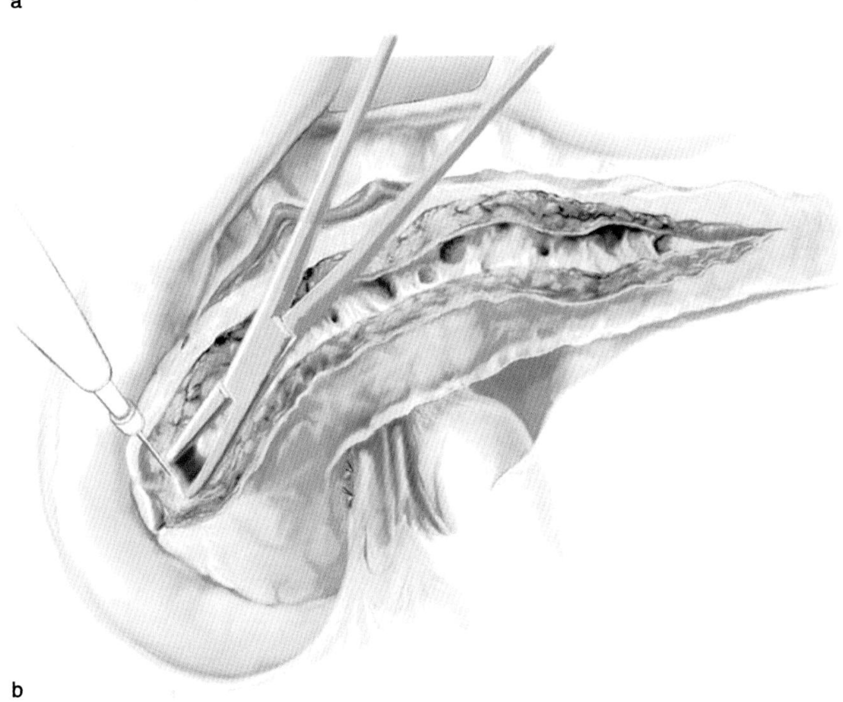

b

▪ **图 97.13**

（6）将探子（弯钳头端或2～3mm Bakes扩张器）伸入切开的主胰管，将其向十二指肠方向推挤的同时用手指向内触诊十二指肠，以此评估壶腹通畅程度和胰头切除范围。

（7）弯钳应可穿过壶腹进入十二指肠内（图97.14a）。

（8）胰头内壶腹段胰管是向十二指肠内凹陷的；胰腺前方与十二指肠的连接部对定位壶腹并无帮助。

（9）胰头向十二指肠内陷致使壶腹向侧后方偏移2～3cm。了解壶腹的解剖特点极为重要，因为如果不能完全打开十二指肠内的主胰管，便不能使胰头内主胰管及其分支得到充分引流。胰头越厚，未引流的主胰管节段就越长。若以胰腺和十二指肠连接部来定位壶腹就可能会出现这种情况；纤维化的胰头内未切除的分支胰管位置深在，其产生的小型潴留囊肿可能是持久性疼痛的原因之一（图97.14b）。

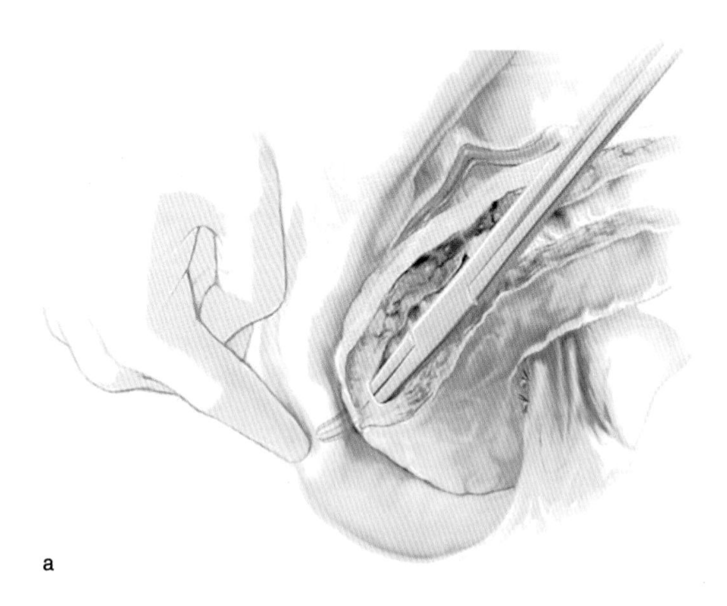

a

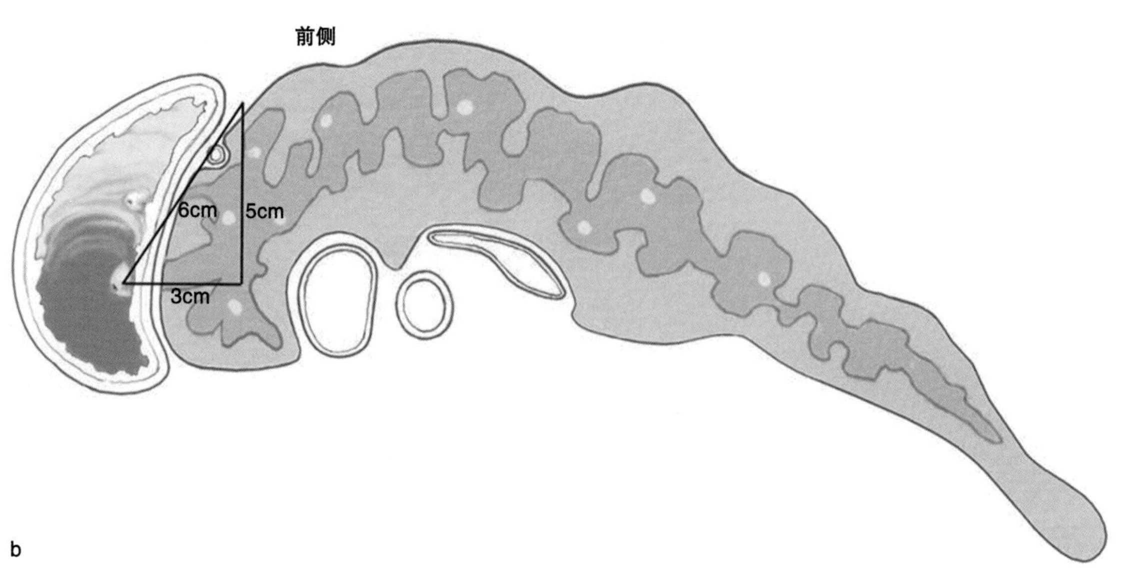

b

图97.14

手术步骤六

胰头局部切除

（1）打开主胰管后，全层片状切除胰腺前被膜至主胰管间的实质。每次切除后都仔细评估剩余胰头的厚度。

（2）胰头内主胰管后壁是切除范围的后界，此处距胰腺后被膜仅几毫米。

（3）Santorini 管及其分支因位于胰头前部而被切除。相反，钩突部的胰管、Wirsung 胰管及其分支由于位于胰腺后部，应予去顶并保留，以免破坏胰腺后被膜而进入腹膜后腔。

（4）仔细触诊“去核”后的胰头，以探查并去除残留的潴留囊肿或是嵌在分支胰管内的结石。

（5）只需保留沿十二指肠环内缘、SMV 右侧 5 ~ 10mm 的胰腺边缘以免损伤血管；术中应小心保护胰十二指肠血管弓。

（6）一般应切除约 4 ~ 12g 的纤维化组织。因片状切除时有部分组织发生气化，实际切除的组织重量会更大。

（7）若术中怀疑存在恶性病变，应送冰冻病理检查；若结果阳性，应行胰十二指肠切除术（图 97.15）。

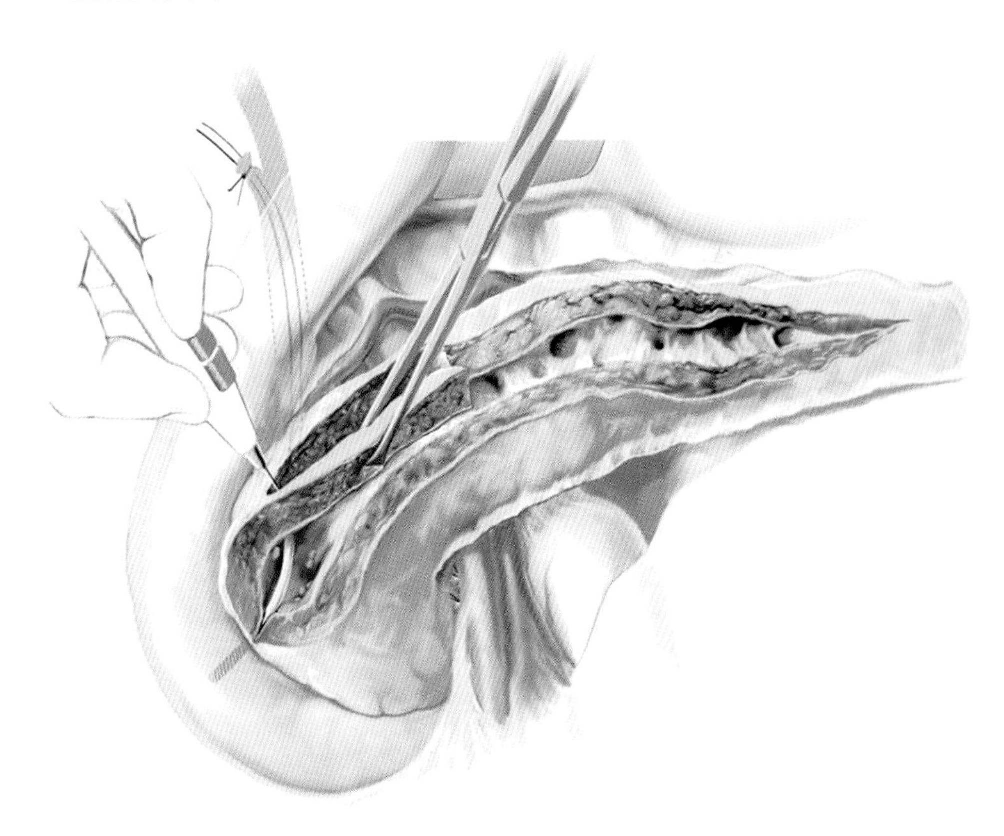

图 97.15

手术步骤七 处理并避免损伤胆总管

（1）约半数慢性胰腺炎病人存在胆总管（CBD）迂曲、扭结和狭窄的影像学表现。若狭窄严重，10%拟行胰头切除的病人术前检查会提示胆总管梗阻（生化或临床黄疸）。

（2）“去核”过程中至关重要的是从炎性纤维化的胰管周围组织中辨认并游离出胰内段胆总管。

（3）胰腺后方胆总管位置各异，可紧贴胰腺后（触诊到“沟槽”样结构），也可贯穿胰腺实质（此处与狭窄关系最大）。

（4）若病人存在解剖性梗阻，可顺胆道置入 3mm Bakes 扩张器或胆道 Fogarty 导管（经胆囊管残端或行胆总管切开），用以在切除胰腺时指示并保护胆总管。

（5）胆总管可能在“去核”时无意中损伤或者因胰腺炎而致严重狭窄。一些外科医师建议对此类病人行胆总管成形术。笔者更倾向于作胆总管空肠吻合将胆汁引流入 Roux 肠襻，或可行胆总管十二指肠吻合术。

（6）对胰头去核时亦可切除全部主胰管和分支胰管。胰管可切除至壶腹平面或与胰内段胆总管交汇处。胰管近侧以 4-0 尼龙线缝闭。电刀配合 CUSA 系统 200（Valleylab，Norwalk，CT）有助于锥形切除胰腺实质；将 CUSA 能量设置为 70% ~80% 即可使胰头组织、胰管和血管清晰可视化。于胰颈处横断背侧胰管后完整切除近侧胰管（图 97.16）。

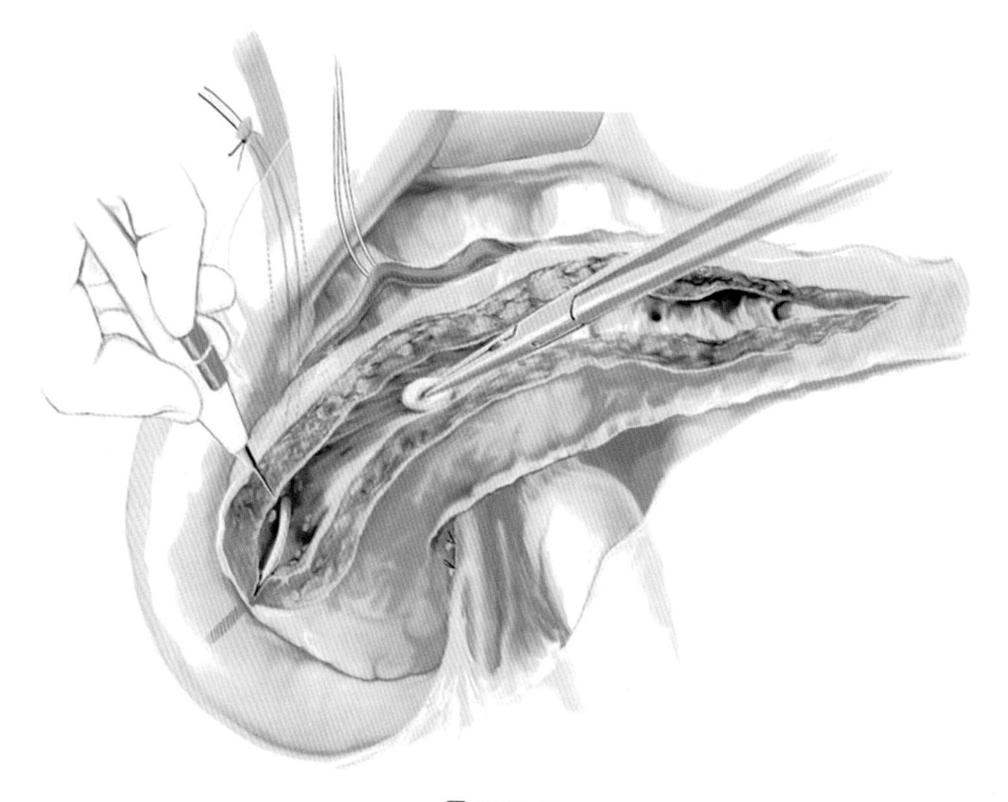

图 97.16

手术步骤八　指压法测量深度

（1） Wirsung 胰管决定了切除/挖除的深度。Wirsung 管和钩突毗邻胰腺后被膜，已被切开（减压），Santorini 管已被切除。

（2） 十二指肠和去核的胰头间保留了有限的胰腺组织。通常保留足够的胰腺组织以保护胰十二指肠血管弓，从而保证中段十二指肠血供（图 97.17）。

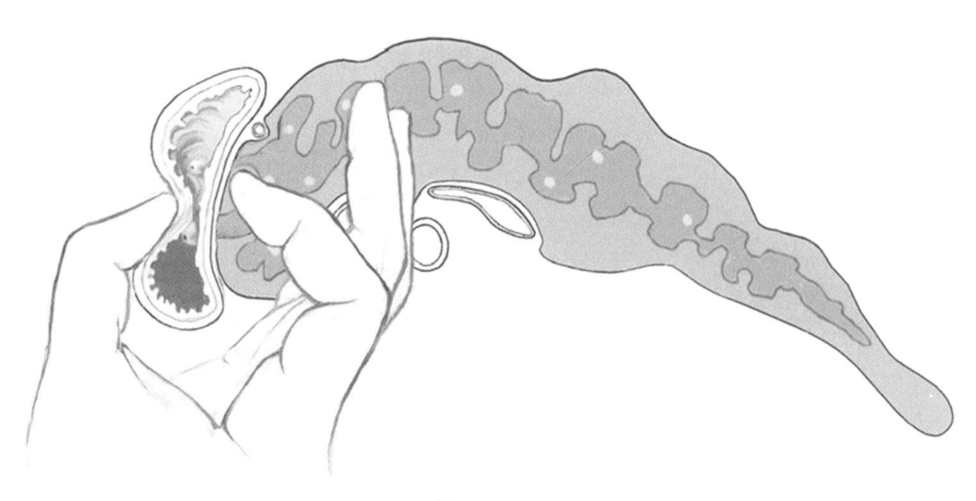

图 97.17

手术步骤九

胰腺空肠侧侧吻合(外层吻合)

(1) 将 Roux 肠襻穿过横结肠系膜置于胰腺上方。将肠襻提至结肠中血管左侧有利于将来需作二次手术时切除胰头。除了图 97.19 所示将 Roux 肠襻末端置于胰尾外,也可将其置于胰头。

(2) 胰肠吻合分两层进行。外层使用 Lembert 3-0 丝线间断缝合胰腺被膜和空肠浆肌层;部分十二指肠肠壁可能会随胰腺被缝入此层。炎症、水肿可能使两者不易辨别(图 97.18)。

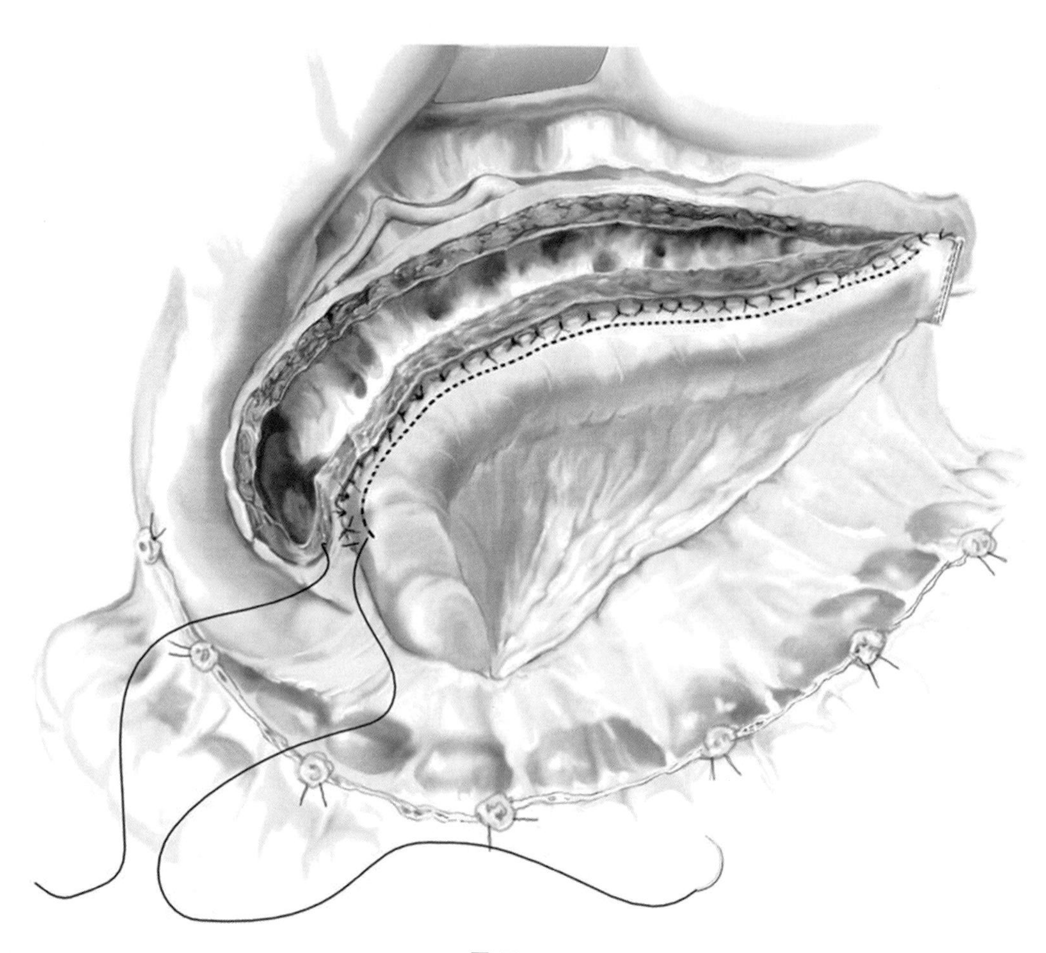

图 97.18

手术步骤十

胰腺空肠侧侧吻合术(内层吻合)

(1) 从去核后的胰头开始,用 3-0 可吸收线沿胰腺被膜缝合空肠全层和胰腺表面切缘;胰管与空肠无需另作吻合。

(2) 缝合空肠与胰腺被膜,避免缝合胰管,以利于对直径仅 2 ~ 3mm 的较细胰管进行减压(缓解胰腺间隔室综合征)。

(3) 若病变仅位于胰头或病人已行远侧胰腺切除术,则仅需在胰头去核后作胰头与 Roux 肠襻的吻合。

(4) 将空肠 Roux 肠襻固定于横结肠系膜以预防腹内疝。

(5) 距胰肠吻合远侧 60 ~ 70cm 作空肠-空肠端侧吻合术重建消化道;关闭所有肠系膜缺损处。

(6) 凡未作胆总管切开术者不需引流(图 97. 19)。

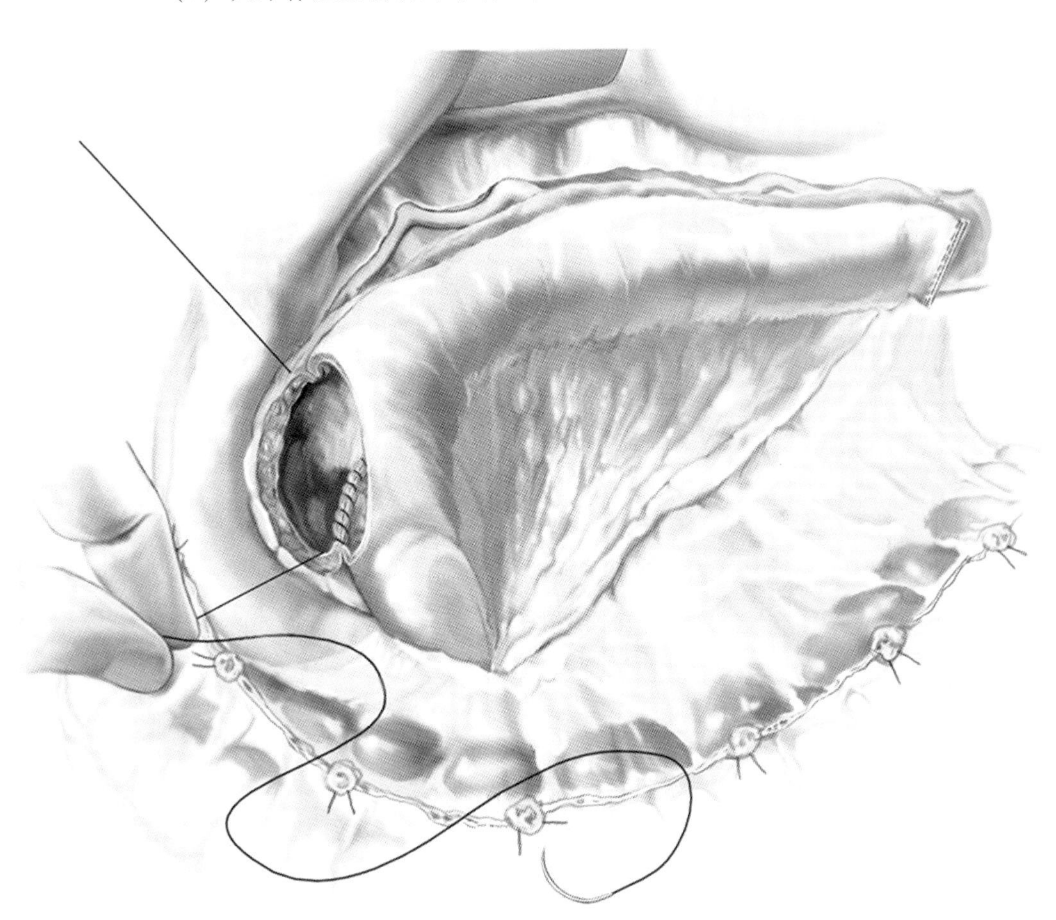

图 97. 19

保留十二指肠的胰头切除术(Beger术)

保留十二指肠的胰头切除术最先由Beger于1979年提出。手术目标是行胰头次全切除以切除炎性肿块,同时保留十二指肠、胆总管、胆囊、胃和部分胰头组织。

手术步骤一

显露

(1) 切开胃结肠韧带显露胰头,小心操作避免损伤胃网膜血管。横断十二指肠结肠韧带并仔细处理横结肠。

(2) 随后行Kocher切口显露胰腺下缘的门静脉和SMV(图97.20)。

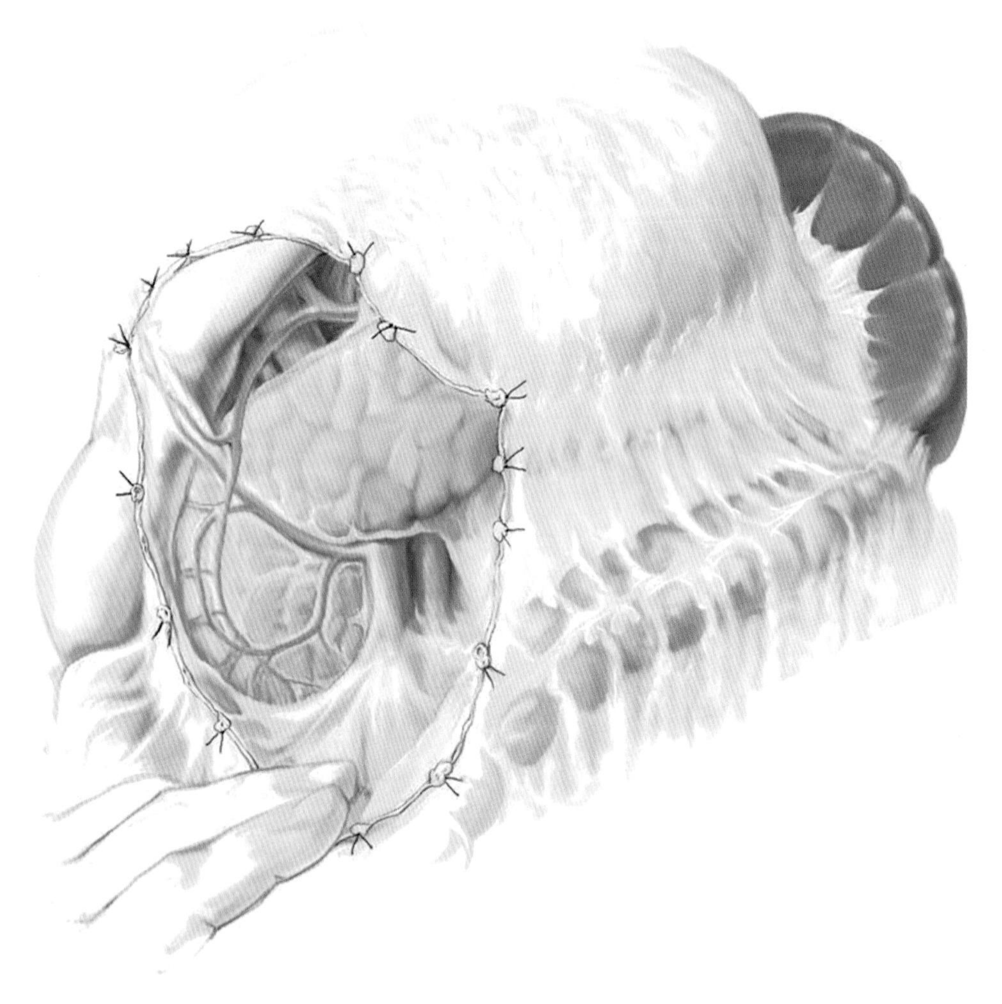

图97.20

手术步骤二

结扎供应血管

于胰体上缘结扎胃十二指肠动脉。游离并悬吊肝总动脉。在胰腺上缘肝十二指肠韧带内环周显露胆总管。于门静脉与胰头之间建立操作平面。可以从胰颈上方门静脉处开始解剖,或者更常于胰颈下方 SMV 处开始。当胰头部炎性水肿时,该操作往往相当困难(图 97.21)。

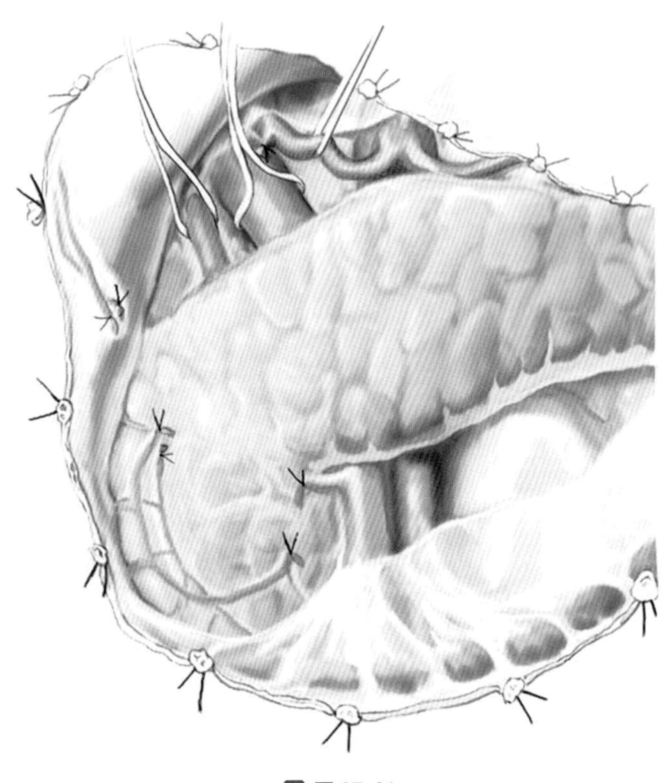

图 97.21

手术步骤三

横断胰颈

从门静脉十二指肠侧缘沿矢状面横断胰颈。使用不可吸收的5-0或6-0单股线缝扎胰腺创面止血,其他能量闭合设备亦可作为辅助(图97.22)。

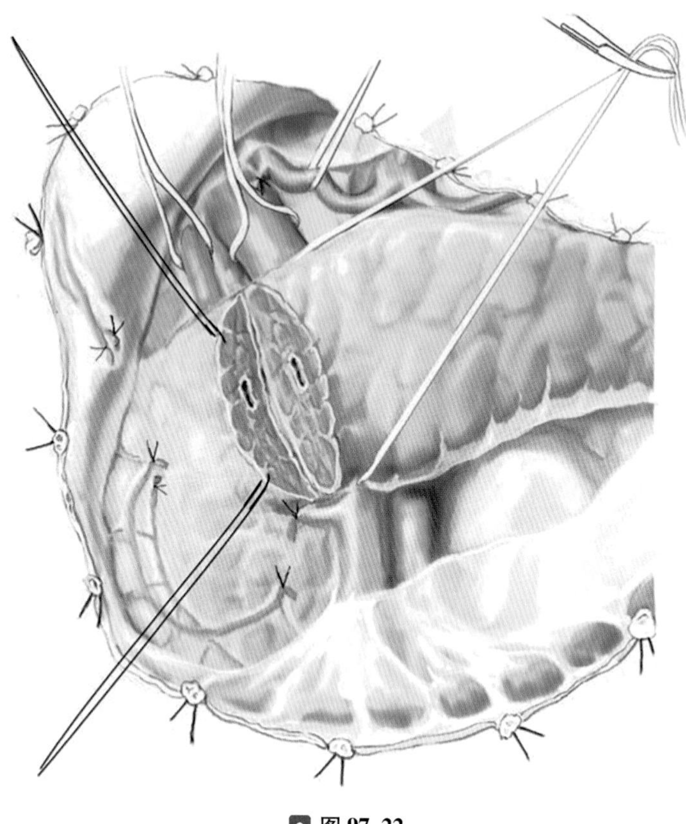

图97.22

手术步骤四

胰头次全切除

从门静脉上方钝性分离胰头,并将其向腹侧下方旋转。结扎并切断汇入门静脉的小分支。仔细分离结扎这些小血管后,再将胰头从门静脉后方提起就不难实现。然后,沿胰内段胆总管的左侧壁切断胰腺实质(■图 97.23)。

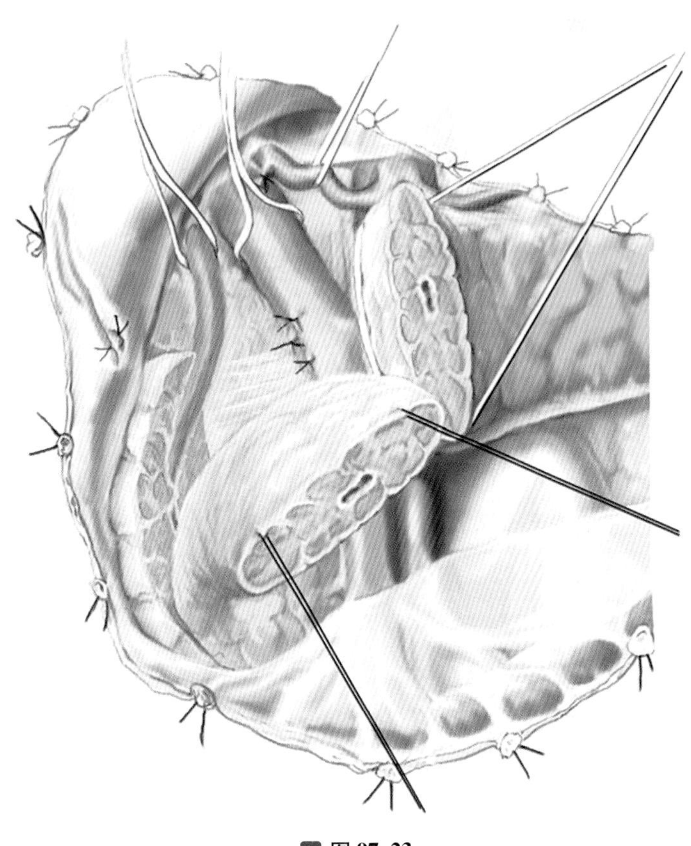

■ 图 97.23

手术步骤五

完成胰头次全切除

切除包括钩突在内的胰腺组织后即完成了胰头次全切除。由于十二指肠上血管和发自 SMA 的十二指肠支可为十二指肠壁提供足够血供，术中不必保留胃十二指肠动脉。在多数病人中，沿胰内段胆总管切断包括钩突在内的胰腺组织并不困难。切除胆总管周围的纤维化组织后，多数病人胰管压力可降低。若胆总管壁有炎症，可行侧壁切开作胆道内引流。胰头次全切除后，胆总管与十二指肠壁之间尚残留 5～8mm 的壳状胰头残端（图 97.24）。

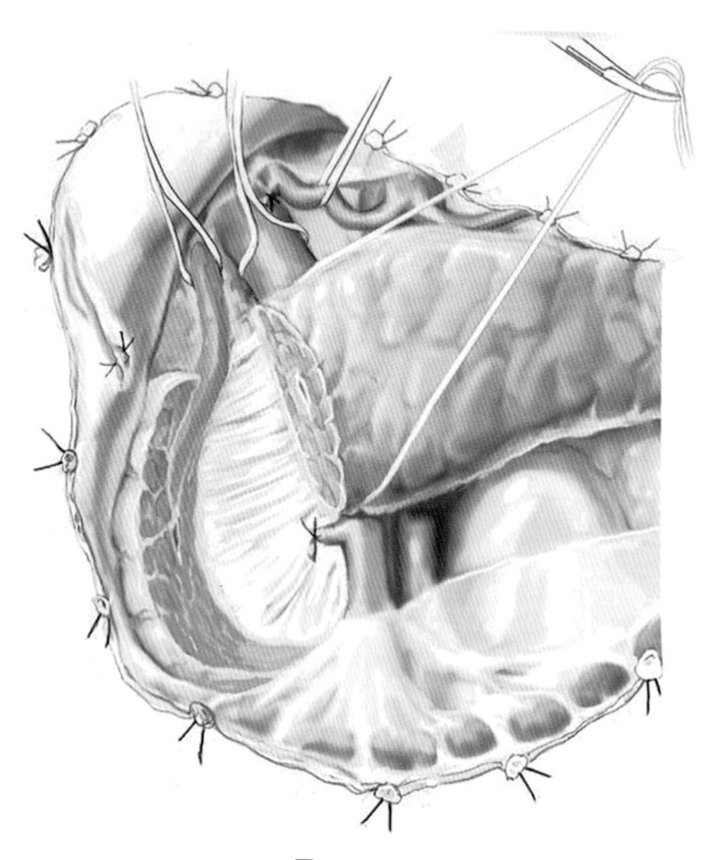

图 97.24

手术步骤六

胰腺空肠吻合术

（1） 在距 Treitz 韧带远侧 40cm 处切断空肠作消化道重建。从结肠系膜切口拉出 Roux-en-Y 肠襻，与残留胰腺行端侧吻合（Warreen-cattell 法）。该吻合方式先做主胰管和空肠的导管对黏膜吻合，最后单层缝合空肠浆肌层与胰腺被膜。

（2） 将空肠和 5～8cm 的胰头残端行侧侧吻合，为此需切开空肠 4～8cm 长。沿着空肠切口将胰头残端与之作内层单层吻合。随后将胰腺被膜与空肠浆肌层作外层缝合。距胰肠吻合口远侧 40cm 行肠吻合重建消化道（图 97.25）。

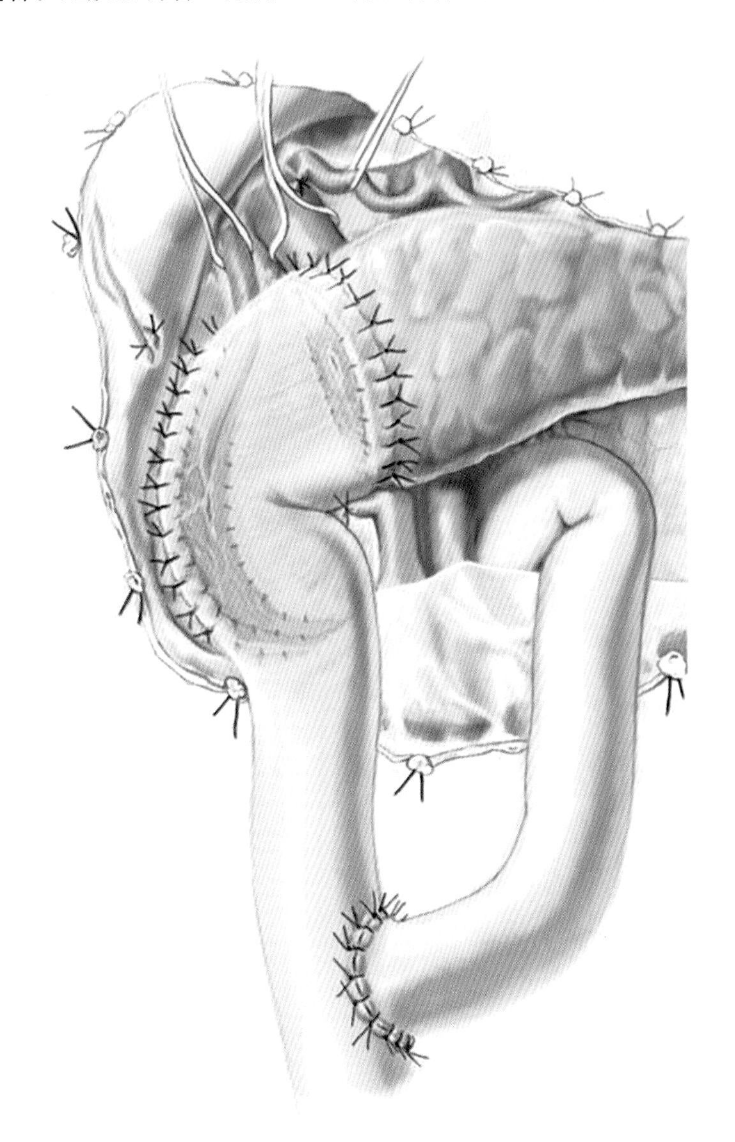

图 97.25

手术步骤七

胆总管空肠吻合术

（1）若胰体尾残留组织较宽，胰肠端侧吻合或更佳。类似地，可将胰内段胆总管切开并与胰头残端一并与空肠行侧侧吻合。

（2）若胰头次全切除后胰内段胆总管减压不彻底或术中探查纤维化累及近壶腹部胆总管，可将胆总管狭窄段近侧部分与空肠另作吻合并切除胆囊。胆总管和空肠作单层侧侧吻合（图 97.26）。

（3）吻合完成后，于吻合口附近放置负压引流管。

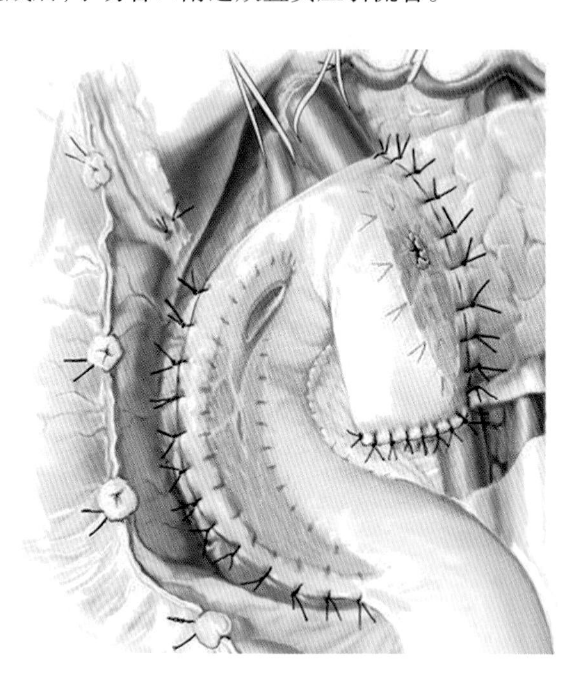

图 97.26

手术步骤八

胰肠吻合术的改良

若病人伴有胰管扩张或狭窄，应在前方纵行切开主胰管直至胰尾，再与空肠作侧侧吻合，此法同 Partington-Rochelle 术（图 97.27）。

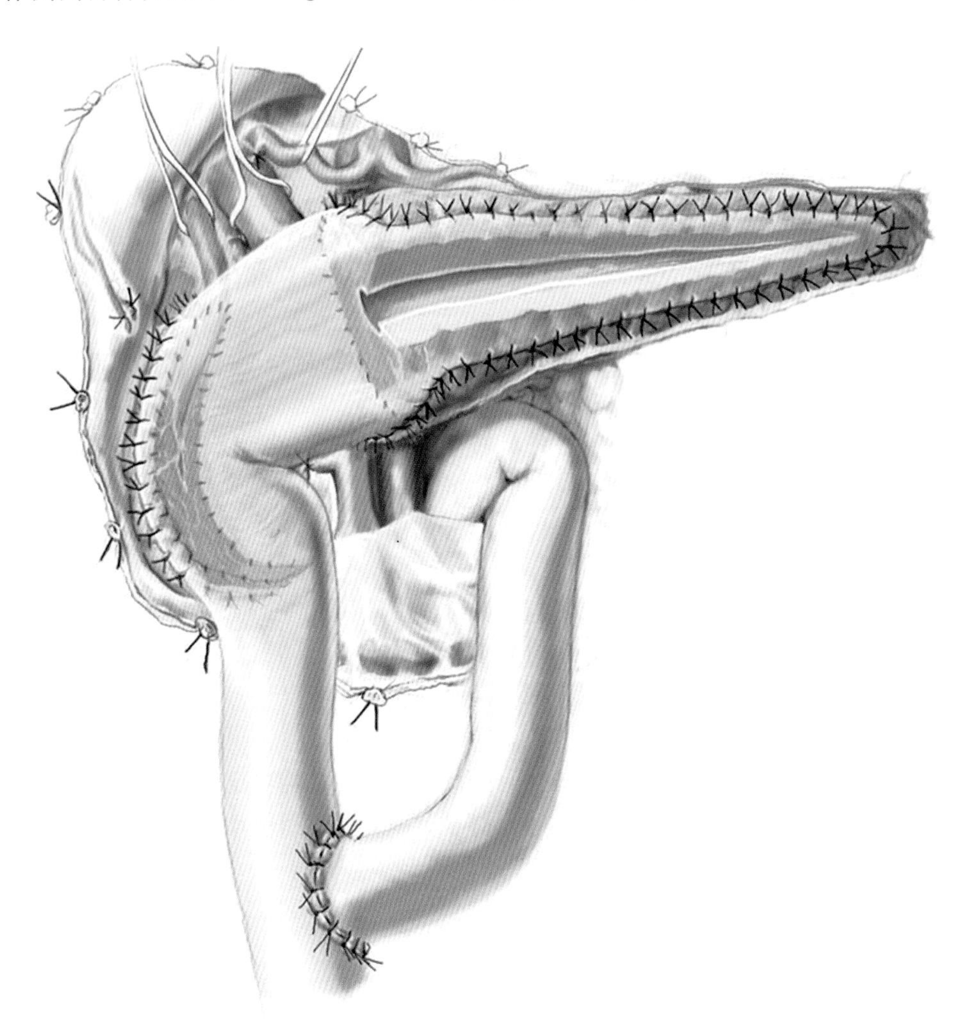

图 97.27

术后管理

（1）根据病人全身并发症情况，仅少数病人术后需返 ICU 监护。

（2）密切监测生命体征、出入量平衡及血糖情况。

（3）短时间留置鼻胃管减压。

（4）不推荐使用生长抑素类似物。

术后局部并发症

早期并发症

（1）胰漏：腹水、瘘和局部积液。胰漏应作外引流。多数胰漏可自行闭合，仅大量胰漏时需全肠外营养使肠道休息。CT 引导下经皮穿刺引流推荐用于处理胰周积液；若胰瘘无法控制，或需行二次手术。

（2）胆漏（少见）。

（3）梗阻性黄疸（如术中胆总管损伤或围术期炎症及水肿）（少见）。

（4）空肠漏。

（5）腹腔内出血。

后期并发症

（1）假性囊肿。

（2）胆道狭窄。

（3）疼痛复发。

（4）胰腺内外分泌功能不全。

（5）脾动脉或胰十二指肠动脉假性动脉瘤（通常表现为术后 3 ~4 周消化道出血）。

专家经验

Frey 术

◆ 不要试图劝说病人手术。
 (ⅰ) 详细告知手术重要性，包括长期、短期手术并发症和术后疼痛不缓解可能。
 (ⅱ) 告知慢性胰腺炎的自然病程，包括日后可能出现的胰腺内外分泌功能不全。

◆ 技术层面
 (ⅰ) 切开胰头部 Wirsung 管至壶腹，切开实质前理清并构建出胰管走行分布。若胰管内嵌入结石，可用骨刮匙、取石钳或直角钳去除。
 (ⅱ) 必须打开主胰管至胰尾以避免胰尾实质梗阻而发生左侧残端胰腺炎。术中显露左上腹术野可能存在困难。
 (ⅲ) 胆总管梗阻的病人应清除所有使胆管梗阻的炎性纤维化组织；胆总管穿过胰腺处可在胰腺后方触及一“沟槽样”突起。通过胆囊或胆总管切开置入 Bakes 扩张器避免损伤胆总管。可用食指伸入胆总管后方，与前方的拇指共同触诊炎症纤维化组织中可活动的胆总管内扩张器。
 (ⅳ) 由于炎症和水肿，缝合肠襻与去核的胰头时几乎无法分辨十二指肠和胰腺的分界。除了缝到了部分十二指肠肠壁外尚未观察到其他不良影响。

◆ 病人随访：术后需随访，病人通常先向外科医师、而非消化内科医师或家庭医师寻求身心支持。

Beger 术

◆ 隧道式分离门静脉沟与胰头，同时从胰颈下缘开始显露 SMV。钝性分离门静脉前方至胰颈上缘。可在胰腺下缘缝线向前提起胰颈以便于操作。发生严重出血时，将胰腺压迫至后方脊柱可阻断脾静脉血流。门静脉前方横断胰腺显露门静脉后可修复血管壁。
◆ 作胰头次全切时术者可将一手置于胰头后方，可极大地减少出血。
◆ 若无法扪及或直视胰内段胆总管，可切开胆总管或切除胆囊后经胆囊管置入 Kehr-Sonde 或 Fogarty 胆道导管以定位胆总管。
◆ 炎性肿块应送冰冻病理，5%的炎性肿块术后病理提示为胰腺癌。
◆ 意外切开胰内段胆总管壁无需缝合，可将其与胰头壳状残端一并与空肠行侧侧吻合。
◆ 若胰内段胆总管狭窄明显，需另做胆肠吻合。胆总管与空肠用可吸收线作单层吻合即可。
◆ 能量闭合设备有助于分离和止血。

鸣谢

Charles F. Frey 为本章节第1版所作的贡献

（廖泉 胡亚 译）

第98章 胃泌素瘤三角的探查

Geoffrey W. Krampitz, Jeffrey A. Norton

Zollinger 和 Ellison 于1955年首次描述了胃泌素瘤。此种罕见的肿瘤为恶性病变。卓-艾综合征(ZES)的诊断取决于空腹血清胃泌素浓度(>250pg/ml)是否升高,基础排酸量(>10mEq/L 或已行使胃酸减少手术的病人>5mEq/L)是否升高和胰泌素激发试验异常(静脉注射2U/kg 肠促胰液素后血清胃泌素浓度增加>200pg/ml)。

虽然胃泌素瘤最初被认为主要是胰腺的肿瘤,但目前已认识到大多数胃泌素起源于十二指肠壁。胃泌素瘤可为散发性(非家族性)肿瘤或作为1型多发性内分泌肿瘤(MEN1)综合征的表现之一;MEN1 包括垂体瘤(最常见的是泌乳素瘤),甲状旁腺增生和十二指肠与胰腺的神经内分泌肿瘤。此外,MEN1 的病人可能表现为良性甲状腺肿瘤,良性或恶性肾上腺皮质肿瘤,脂肪瘤和皮肤血管纤维瘤,以及前肠和中肠的其他神经内分泌肿瘤。

胃泌素瘤(特别是隐匿性肿瘤)通常位于十二指肠近端,但当与 MEN1 综合征有关联时,其也可位于胰腺组织内。散发性的胃泌素瘤通常是单发的,但是与 MEN1 相关的胃泌素瘤通常是多发的。有报道称一些表浅的"原发于"淋巴结的胃泌素瘤位于胃泌素瘤三角内,在单纯行淋巴结切除术后可长期生存。

约50%~80%的胃泌素瘤伴随淋巴结转移,大约四分之一病人在手术时发现有肝转移。位于胰腺的胃泌素瘤比十二指肠的肿瘤有更大的肝转移概率,而十二指肠胃泌素瘤具有更高的淋巴结转移发生率。尽管是否存在肝转移及其转移严重程度是病人存活率的主要决定因素,但最近在长期随访中有证据表明,淋巴结转移也降低了疾病相关的存活率。

适应证与禁忌证

适应证

卓-艾综合征,无肿瘤转移等不可切除征象。

禁忌证

(1) 血清胃泌素浓度"假阳性"增加,可继发于:恶性贫血(胃酸缺乏);抑制酸生成的药物治疗,如 H_2受体阻断剂或质子泵抑制剂。

(2) G 细胞增生症。

(3) 影像学定位检查中肿瘤大小<2cm 的 MEN1 病人。

术前检查与准备

(1) 病史:消化性溃疡病(PUD)、水样腹泻、胃食管反流病(GERD)以及内分泌相关疾病的家族史,原发性甲状旁腺功能亢进、肾结石、催乳素瘤、胰岛素瘤、库欣综合征、神经内分泌肿瘤或类癌综合征。

(2) 临床评估:上消化道内镜检查,可同时行内镜超声检查。

(3) 实验室检查:空腹检测血清胃泌素浓度,停止所有胃酸抑制剂至少3~7天后检测基础胃酸量,胰泌素激发试验;如有指征,则检测全段甲状旁腺激素

(PTH)的血清浓度、总钙或离子钙、催乳素、空腹血糖、胰多肽、嗜铬粒蛋白A、5-羟色胺、24小时排泄尿的游离皮质醇和5-羟基吲哚乙酸(5-HIAA)。

(4) 内科治疗:适当应用大剂量的质子泵抑制剂以阻止胃酸过多分泌并控制消化性溃疡病(PUD)、胃食管反流病(GERD)和腹泻(通常每天2至3次口服80~120mg的泮托拉唑或20~40mg奥美拉唑)。在围术期泮托拉唑可以以相同剂量静脉注射或口服使用。

(5) 影像学定位检查:行胰腺、十二指肠和肝脏的CT或MRI检查,以排除肝转移;生长抑素受体显像(奥曲肽显像或DOTA-TATE显像)是首选的胃泌素瘤影像学检查方法,阳性率达90%;虽然其能够检测到肿瘤的远处转移,但可能会遗漏小的十二指肠胃泌素瘤;内镜超声可以检测到胰腺内的小肿瘤,但可能会遗漏十二指肠胃泌素瘤。

(6) 排除伴发MEN1的ZES:20%的ZES病人呈现与MEN1的家族相关性。因为高钙血症会加重ZES的症状,并改变其外科治疗的方式,所以每个病人都应该接受MEN1相关的甲状旁腺功能亢进筛查。初步筛查应包括血清钙含量检测,如果血清钙含量升高,则进行完整的甲状旁腺素(PTH)水平检测以明确诊断。

手术步骤:探查胃泌素瘤三角

手术步骤一

显露胰腺

(1) 胃泌素瘤三角的顶点分别定位在胆囊管和胆总管的汇合处上方,十二指肠的第二和第三段的交界处外侧和胰颈的内侧。胃泌素瘤三角区域包括胰头和十二指肠,80%的胃泌素瘤发生于该解剖区域(图98.1)。

(2) 十二指肠胃泌素瘤通常小于胰腺胃泌素瘤。因此,十二指肠胃泌素瘤经常在术前影像和术中探查中漏诊,故打开十二指肠进行腔内全肠壁触诊是最关键的术中探查方法。

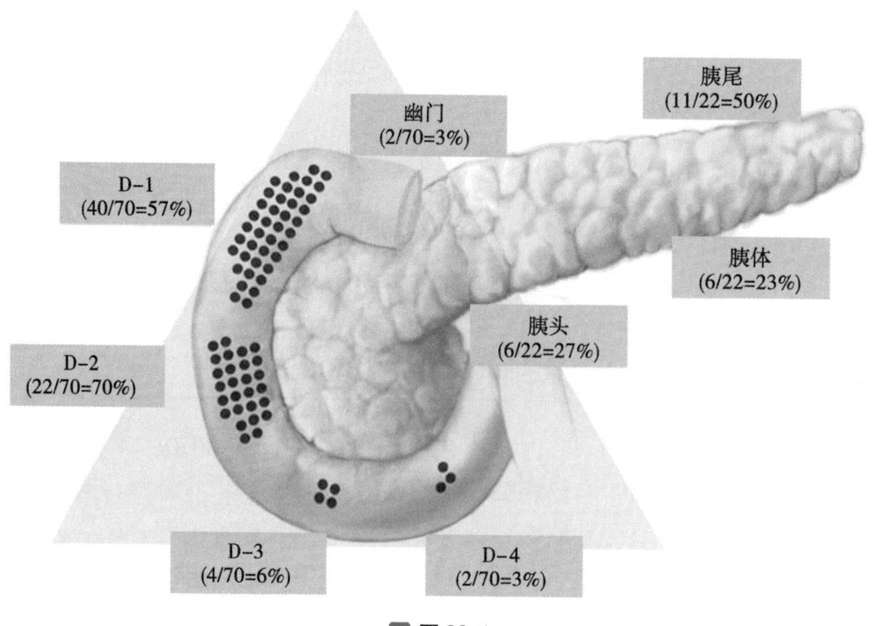

图98.1

（3）通过双侧肋下切口，切开镰状韧带，安装拉钩（Thompson 或 Bookwalter 拉钩）是建立手术入路最好的方法。

（4）从肝曲到脾曲离断胃结肠韧带，从而打开小网膜囊，显露整个胰腺的头、颈、体、尾部。充分游离胰腺下缘，术者用拇指和食指触诊胰腺内的肿瘤。

手术步骤二

扩大的 Kocher 切口

（1）通过游离整个右半结肠和十二指肠的近、远端以完成扩大的 Kocher 切口；这个手法可触诊胰头以及同样重要的十二指肠壁（◘图 98.2）。

（2）使用近场、高分辨率的 10MgH2 探头，系统地进行术中超声检查。与高回声的胰腺组织相比，胰腺内的小肿瘤因为它们不同的回声特性从而被分辨出来。虽然术中还可进行十二指肠的超声检查，但这个检查常常漏诊体积小的十二指肠胃泌素瘤。最后，也要评估是否合并肝脏转移。

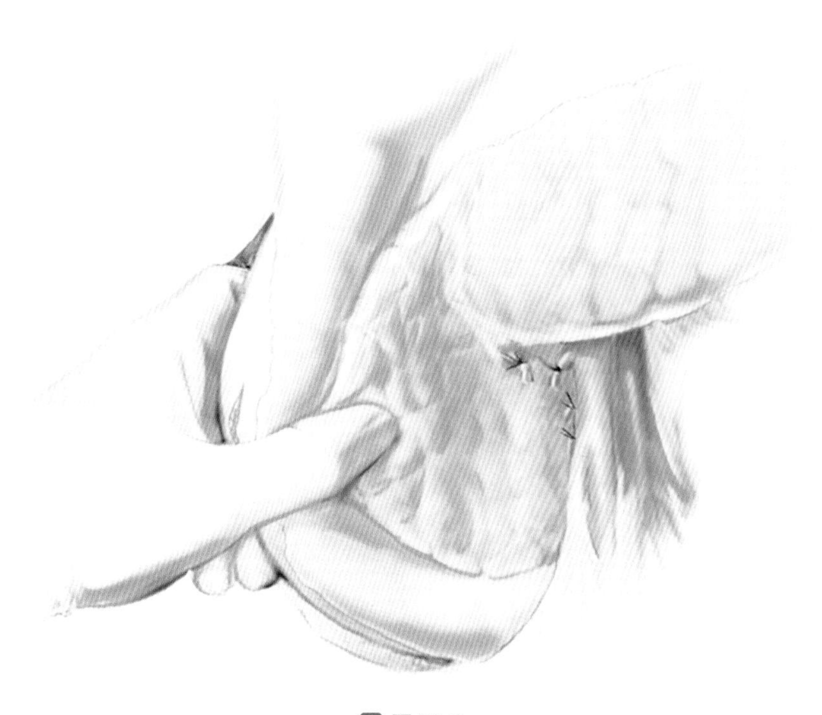

◘ 图 98.2

手术步骤三

胃泌素瘤三角淋巴结切除

（1）有序地切除胃泌素瘤三角内所有的淋巴结，首先进行肝十二指肠韧带的淋巴结清扫。从肝门到十二指肠的淋巴结全部切除，并标记，送病理分析，胰头前后缘的淋巴结也同样切除（图 98.3）。

（2）胰头部神经内分泌肿瘤可通过触诊或超声定位下摘除。当肿瘤从胰头部剜除时，可使用 5ml 纤维蛋白胶喷涂在剜除部位，并在附近放置闭式引流管。

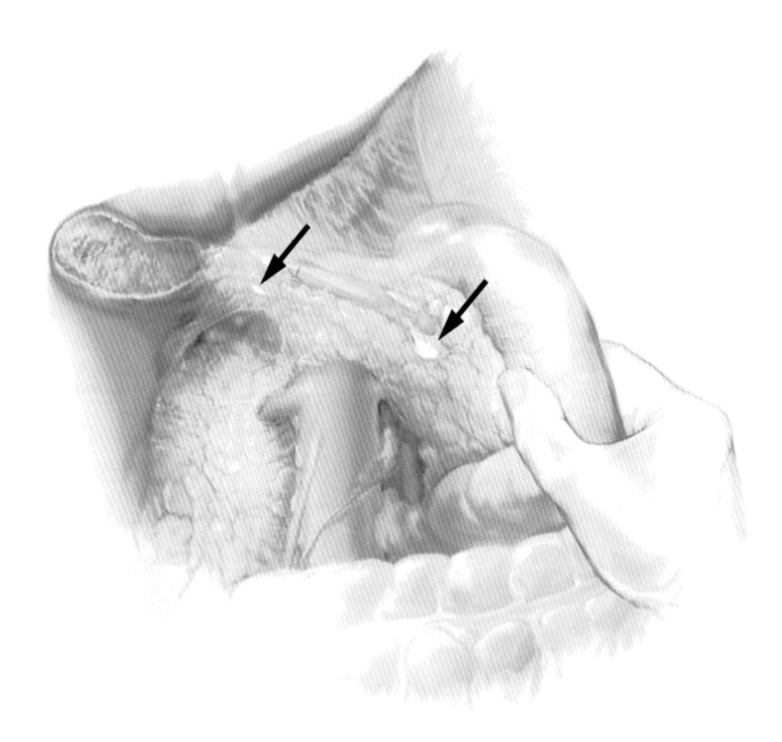

图 98.3

手术步骤四

切开十二指肠以发现和切除十二指肠胃泌素瘤(◘图 98.4)

(1) 如果肿瘤的位置未知,需行十二指肠切开术,因为这通常是检测隐匿的十二指肠胃泌素瘤的唯一方法。术者可以在食指(十二指肠腔内)和拇指(在浆膜侧)之间的十二指肠的壁内触摸肿瘤。如果已经发现十二指肠肿瘤,则可以扩大切口,以便探查十二指肠的剩余部分(◘图 98.4a)。

(2) 因为肿瘤来自黏膜下层并且可以侵入黏膜,所以应当在胃泌素瘤周围的正常十二指肠壁边缘行环形全层切除。MEN1 的病人中,可能存在多个十二指肠肿瘤,所以术者必须在打开十二指肠后小心触摸并仔细检查十二指肠内表面的剩余部分,以排除其他肿瘤的存在。不要把胆胰管壶腹或副胰管的开口与胃泌素瘤混淆。如果存在疑问,可静脉注射胰泌素(2U/kg)以促进胰腺分泌,从而分辨胰管开口。

(3) 在切除十二指肠胃泌素瘤后,用单股的可吸收缝线,全层连续横向缝合关闭十二指肠切口,以避免管腔变窄。如果十二指肠切开较长时,也可采取纵向闭合法。对于胰头部较大的肿瘤,可能已累及胰管的肿瘤,或累及 Vater 壶腹的十二指肠肿瘤,可能需要行保留幽门的胰十二指肠切除术。在十二指肠或胰腺周围留置闭式引流管。

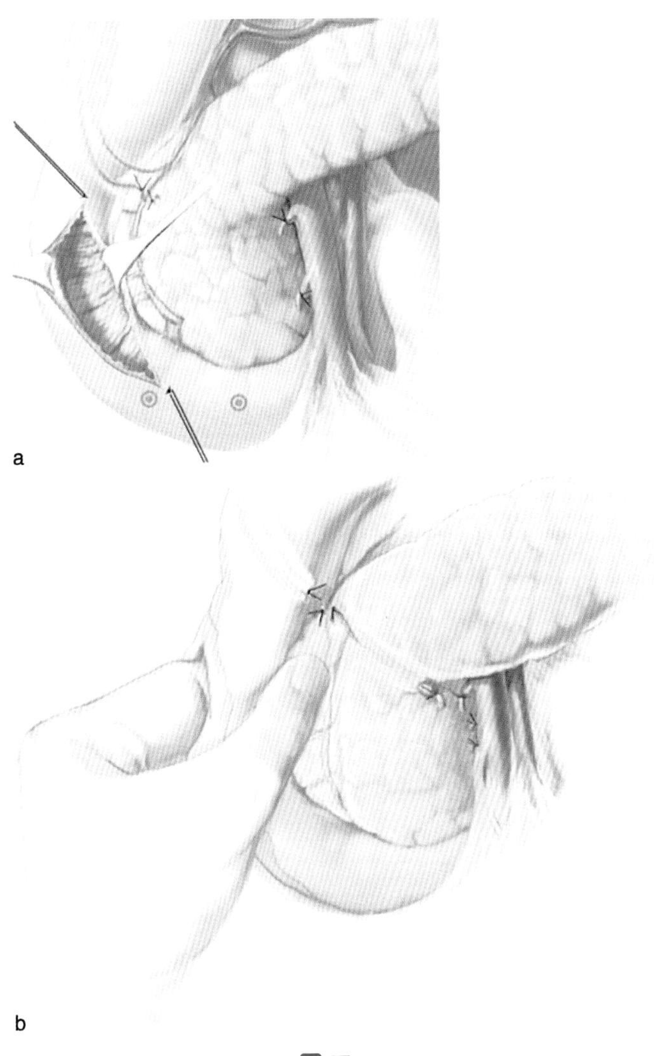

◘ 图 98.4

术后管理

（1）术后病人需持续使用术前相同剂量的质子泵抑制剂 1 ~3 个月；卓-艾综合征并发的壁细胞肥大可能需要 3 ~6 个月恢复。

（2）术后进行空腹血胃泌素检测与术前进行对比。术后 3 至 6 个月内评估生化指标、空腹血清胃泌素、基础胃酸量和促胰液素刺激的胃泌素量。

（3）某些情况下，术后第 5 天予病人口服造影剂行 CT 扫描，以排除十二指肠渗漏和胰周积液。

（4）当病人恢复正常饮食，引流液淀粉酶浓度不高，且连续两天引流量少于 20ml 时，可拔除引流管。也可让病人带管出院，一段时间后移除。

术后局部并发症

早期并发症

（1）十二指肠漏。

（2）胰漏和/或胰周脓肿。

（3）胰瘘。

（4）腹腔内出血。

（5）胰腺炎。

（6）十二指肠溃疡出血。

后期并发症

（1）十二指肠狭窄。

（2）高胃泌素血症复发。

（3）MEN1 的其他表现（下丘脑，甲状旁腺，类癌）。

专家经验

- 不要尝试寻求捷径；无论术前定位诊断如何，都要进行相同的手术操作。
- 培养敬业的团队；花费时间和精力进行超声检查对找到胃泌素瘤是至关重要的。
- 注意十二指肠内侧壁上的壶腹和胰管，因为这些狭窄部位感觉上会像结节，继而被误认为是十二指肠胃泌素瘤；如果关于壶腹定位有问题，可切除胆囊并将导管穿过胆囊管进入十二指肠中。有时，在术中给予刺激胰腺分泌的促胰液素可能有助于识别胰管开口。
- 术前通过筛查其他内分泌疾病和询问家族史以排除 MEN1 病人。
- 切记伴发卓-艾综合征和 MEN1 的病人通常存在多发的胰腺和十二指肠神经内分泌肿瘤，因此治愈率非常低。如果病人也有原发性甲状旁腺功能亢进，则首先进行甲状旁腺手术，因为它可以改善 ZES 的症状。
- 在围术期和术后 3 ~6 个月，一定要维持病人足量的抑酸药治疗方案。

（孙备 余昊 译）

第99章 胰腺坏死组织清除术

Oliver Strobel, Markus W. Büchler, Carlos Fernández-del Castillo, Gregory G. Tsiotos, Michael G. Sarr, C. Ross Carter, Euan J. Dickson, Hjalmar C. van Santvoort, Karen D. Horvath

急性重症胰腺炎仍然是一类致命性疾病。病程第一阶段(大约发病7天以内)的特点是胰腺及胰周组织形成坏死和全身炎性反应综合征。胰腺炎症和坏死后全身性反应导致了早期的器官衰竭,往往需要重症监护治疗。在病程的第二阶段(发病一周以后),导致并发症和死亡的主要原因是坏死组织的继发感染和感染性多器官衰竭。在过去的二十年里,积极的早期复苏治疗和重症监护已经得到极大的改进,保守治疗和延迟性手术干预的策略已经成为全球性的治疗趋势。当感染性坏死出现局部或全身表现时,应该立即开始相应干预,无菌性坏死则无需手术干预。80%的病人死亡是由感染性坏死的并发症导致的,所以感染性坏死通常是有创干预的绝对指征。

坏死组织清除术的目的是清除坏死感染组织,减少对周围正常组织的损害。以下介绍的各种坏死组织清除术的另一个目的是减少胰周渗出液体的积聚并使胰液引流通畅。如果局部引流不畅,继发性感染在所难免。

本章讨论了5种坏死组织清除和引流的手术技术,它们的最终目标都是清除坏死组织,但实现方式各有不同,对病人进行个体化的手术治疗才能获得最好的结果。

适应证与禁忌证

适应证

(1) 胰腺和(或)胰周组织坏死(基于增强CT动态扫描检查证实)伴明确继发性感染(细针穿刺组织活检或腹膜后肠腔外的气体影像证实),对单纯抗生素治疗和经皮穿刺引流治疗无效。

(2) 无菌性坏死,虽经积极的非手术治疗,病情依然进一步恶化。(在缺乏明确感染证据时进行积极手术治疗的做法,目前颇具争议。)

(3) 手术时机:病人应该在发病至少四周以后接受坏死组织清除手术。此时组织坏死进程已经停止,可以更好地区分坏死组织和正常组织,感染坏死组织机化更完全,形成了包裹性的“围墙”。

(4) 对于病情没有得到改善,发病3到4周以后依然不能进食的病人,如果病人存在明确的无菌性坏死,是否手术依然存在争议。部分学者认为坏死组织清除术可以加速病人康复,但另一些学者认为非手术治疗手段最终证明更加安全。

(5) 大出血或肠穿孔(结肠、十二指肠)。

禁忌证

(1) 胰腺和(或)胰周坏死,没有明确感染的证据或病情恶化。

(2) 急性胰腺炎发病一周以内,全身炎症反应综合征(SIRS)尚未消退,病人依然需要重症监护治疗。坏死性胰腺炎早期,导致血流动力学和代谢不稳定的主要因素是全身炎症反应综合征,而不是细菌性败血症。

术前评估和手术准备

（1）急性重症胰腺炎的早期诊断是基于症状、体征和实验室生化检查的排除性诊断（排除其他外科疾病）。

（2）初步评估和重症监护室持续评估疾病严重程度（APACHE-Ⅱ评分）。

（3）实验室检查：全血细胞检查、血清电解质、肝功能、凝血功能。血清C反应蛋白可用于诊断和判断预后。

（4）积极的心血管、呼吸和代谢复苏。急性胰腺炎发病七天以内，加强针对全身炎症反应综合征的监护管理。

（5）急性重症胰腺炎发病一周时进行增强CT检查，可以评估胰腺和（或）胰周组织坏死程度，并发现腹膜后消化道外的气体影像。

（6）通过早期“预防性”使用合适的抗生素（亚胺培南）来防止肠道菌群移位导致的胰腺感染这一做法已经不再被现有的证据和专家共识支持。现在更推荐口服抗真菌药物。预防性使用抗生素的理念仍然存在争议。

（7）肠外营养应当尽早过渡到肠内营养（鼻空肠管需要放置到超过十二指肠第四段远端的空肠位置）。必要时通过胃管的鼻饲营养可能也是有效的。当肠内营养可行时，肠内营养优于肠外营养，可以减少感染风险和死亡率。

（8）对于重症胆源性胰腺炎，如果存在胆道梗阻和胆道结石，早期实施内镜下十二指肠乳头括约肌切开和取石术可以有效降低并发症的发生率和病人死亡率。

（9）拟行手术时，术前的CT图像可以作为手术操作的“路线图”。应当标记出胰腺周围液体积聚的范围，特别是注意腹膜后结肠旁沟和肾周间隙。

手术步骤：开腹坏死组织清除和术后灌洗术

坏死组织清除术包括保留腺体的局部胰腺坏死组织清除，以及术后持续清除感染性坏死组织、继续坏死的组织，持续灌洗引流胰周渗出液和胰液。和其他技术效果相比，这种技术体现着更加微创的策略。

手术步骤一 显露

（1）选择上腹正中纵行切口，更利于整个腹腔的探查和广泛的灌洗，当坏死包括结肠系膜和小肠系膜区域时，利于行保护性回肠造口术。

（2）在胃大弯侧胃网膜血管弓下切开十二指肠结肠韧带和胃结肠韧带，打开小网膜囊。该入路可以避免损伤结肠血管和横结肠系膜（图99.1）。

（3）操作一定谨慎，因为胰腺和横结肠系膜及胃后壁之间存在着广泛的炎性粘连。

（4）完全显露胰腺区域，坏死组织和正常组织相比，颜色更深，感觉更像木质结构。

（5）坏死组织通常并不仅仅局限于胰腺组织，还包括胰周和腹膜后脂肪组织。胰腺实质组织的坏死通常是片状的、表浅性的，但胰腺更深层的部分依然存在血供而未坏死（图99.2）。

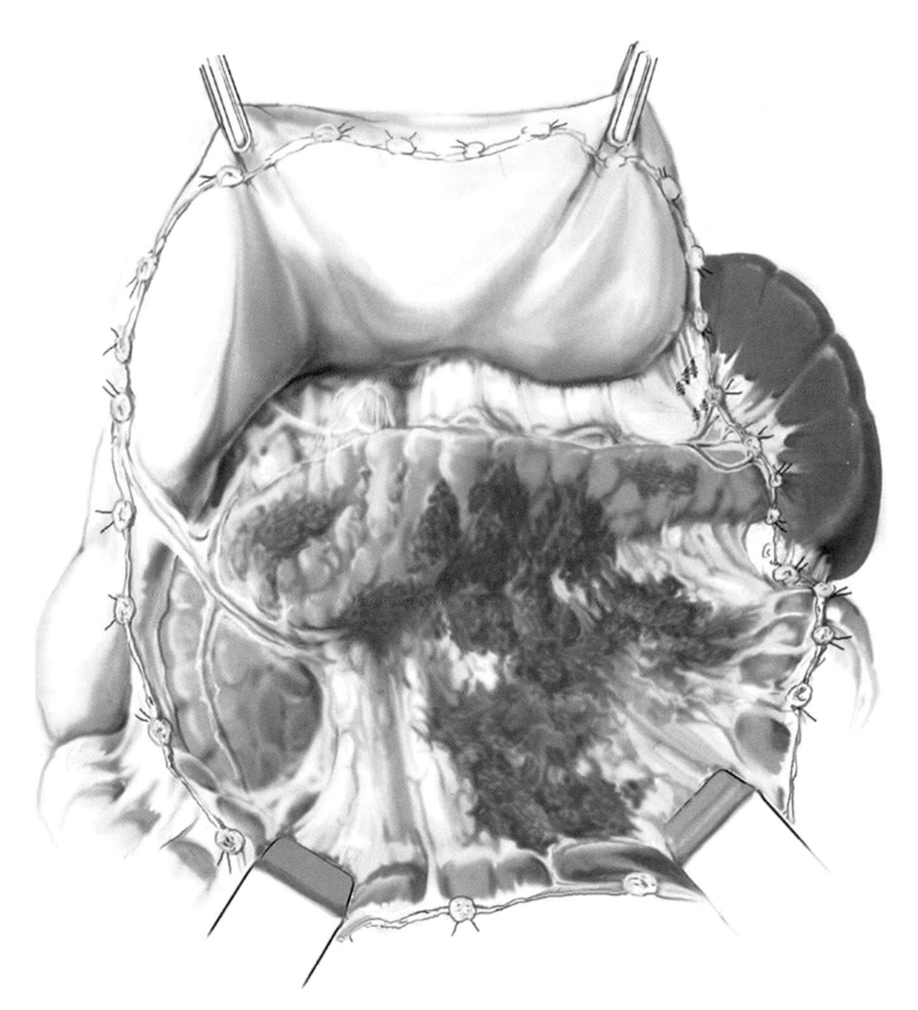

图 99. 1

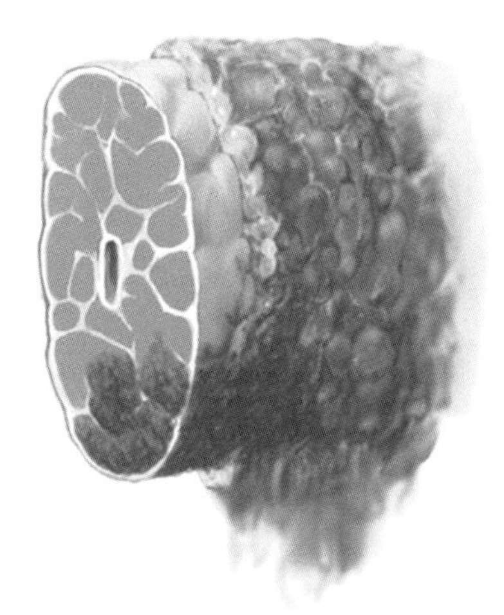

图 99. 2

手术步骤二

钝性剥离坏死组织

（1）所有的液体积聚区域（通过CT影像判定）一定要打开，并用吸引器吸净。

（2）利用手指的钝性分离或借助于工具和灌洗，清除坏死的胰腺组织和胰周脂肪组织。注意避免使用锐性分离，以防损伤正常组织的血供及导致无法控制的出血（■图99.3）。

（3）在腹膜后区域仔细探查，钝性分离所有坏死组织，包括升结肠、横结肠和降结肠后方区域，向下可以到达肾周筋膜。

（4）术中清除的坏死组织和液体应该送细菌培养检查。

（5）坏死组织清除后，应该使用4～10L的生理盐水对胰腺区域和腹膜后腔进行彻底的冲洗。

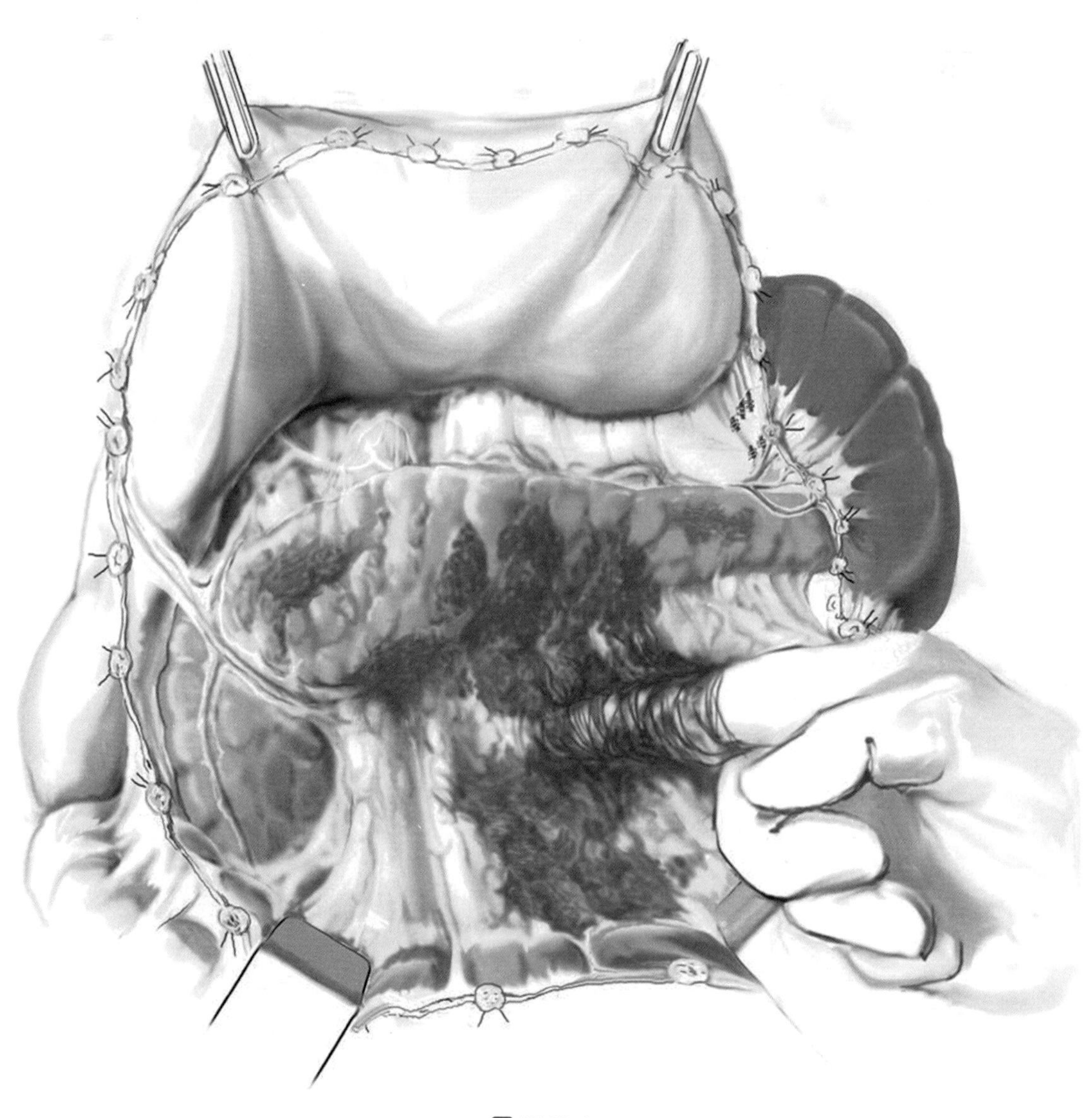

■ **图99.3**

手术步骤三

坏死组织清除后胰腺止血

（1）精细地钝性分离，去除坏死组织，保存正常的胰腺实质。

（2）胰腺出血可以使用单股丝线贯穿缝扎止血（图 99.4）。

（3）一般脾脏并不出现坏死，所以通常情况下并没有必要切除脾脏。

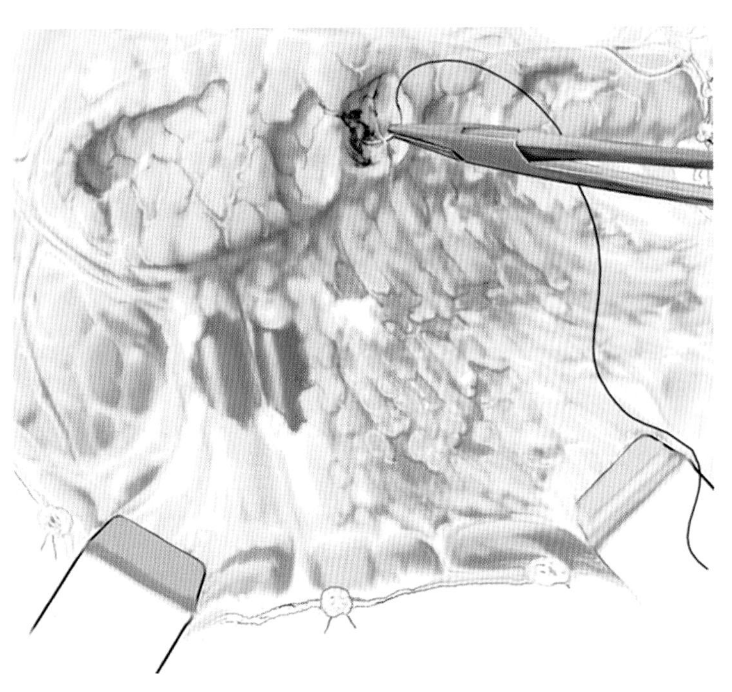

图 99.4

手术步骤四

放置引流管和术后灌洗

在胰腺周围放置四根引流管(两侧分别放置两根引流管),引流管分别放置于胰头、胰尾、升结肠后面和降结肠后面。其中两根引流管(双管道引流管,20～24Fr)有两个管腔,灌洗液可以通过细管流入,通过粗管流出。另外两根引流管(硅胶管,28～32Fr)管腔较粗,利于液体和坏死组织碎屑的引出(图99.5)。

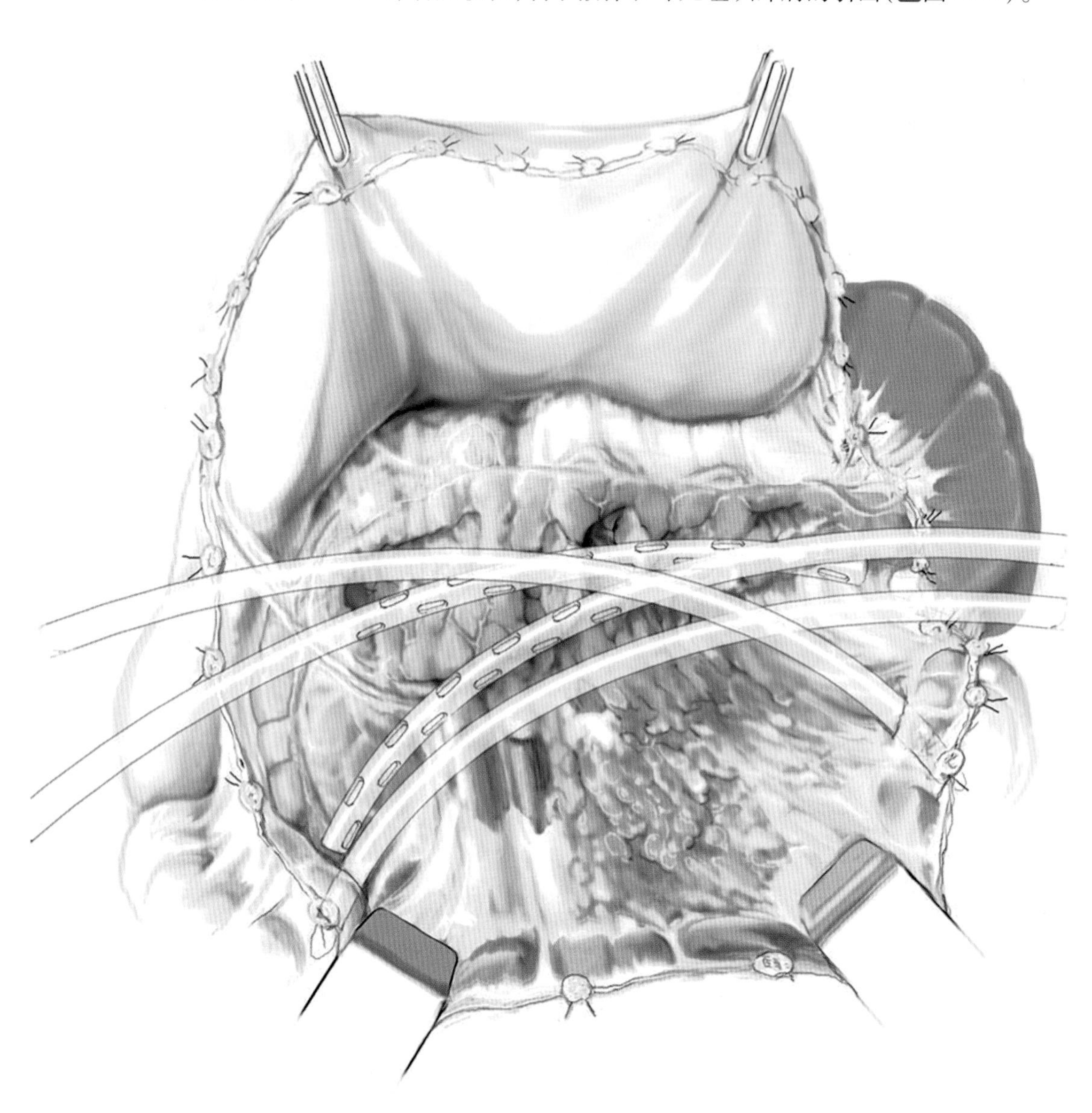

图99.5

手术步骤五

关闭腹腔

（1）十二指肠结肠韧带和胃结肠韧带重新缝合在一起，这样在胰周就形成了一个封闭的腔室，更有利于小网膜囊内和受累腹膜后腔的术后灌洗。

（2）结肠系膜和结肠后组织坏死的病人有结肠穿孔或肠瘘的风险，可以选择在右下腹行保护性回肠造口术（图 99.6）。

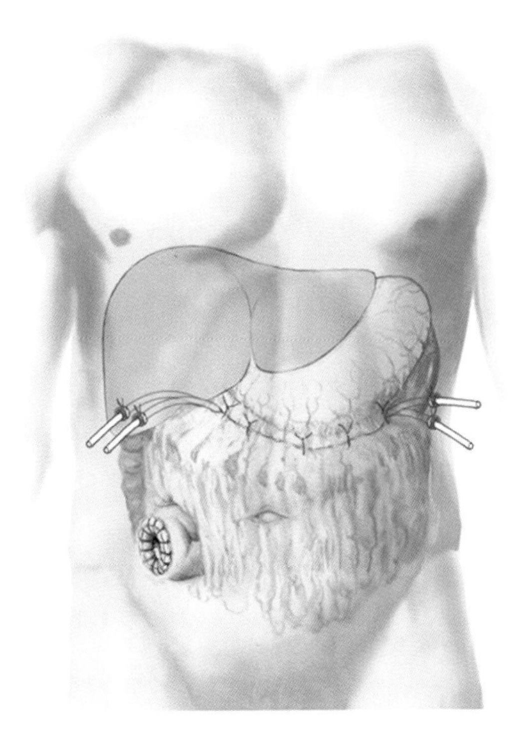

图 99.6

手术步骤：坏死组织清除和组织填充术

任何坏死性胰腺炎的外科治疗方法，目的都是清除坏死组织和减少胰腺渗出液和胰腺外分泌液的积聚。二次手术往往操作困难，而且增加病人出现并发症的发病率。坏死组织清除和组织填充手术的原则就是通过一次手术操作过程，彻底清除坏死组织和感染组织，减小再次手术或持续胰腺引流的可能。

手术步骤一

显露和打开小网膜囊

（1）对大多数病人而言，腹部正中切口可以更好地显露手术视野，方便放置引流管。

（2）向前方提起横结肠，从左侧横结肠系膜进入小网膜囊。坏死组织范围广泛的时候，这一区域常常会形成坏死组织包块，需用手指或钳子钝性分离进入小网膜囊。吸尽积聚的液体并送细菌培养检查。

（3）进一步扩大开口，用两个手指探查网膜腔。根据坏死的程度和位置，可以选择右侧结肠系膜做切口。如有必要，可结扎结肠中血管（◘图 99.7）。仍应尽可能保留结肠中血管。

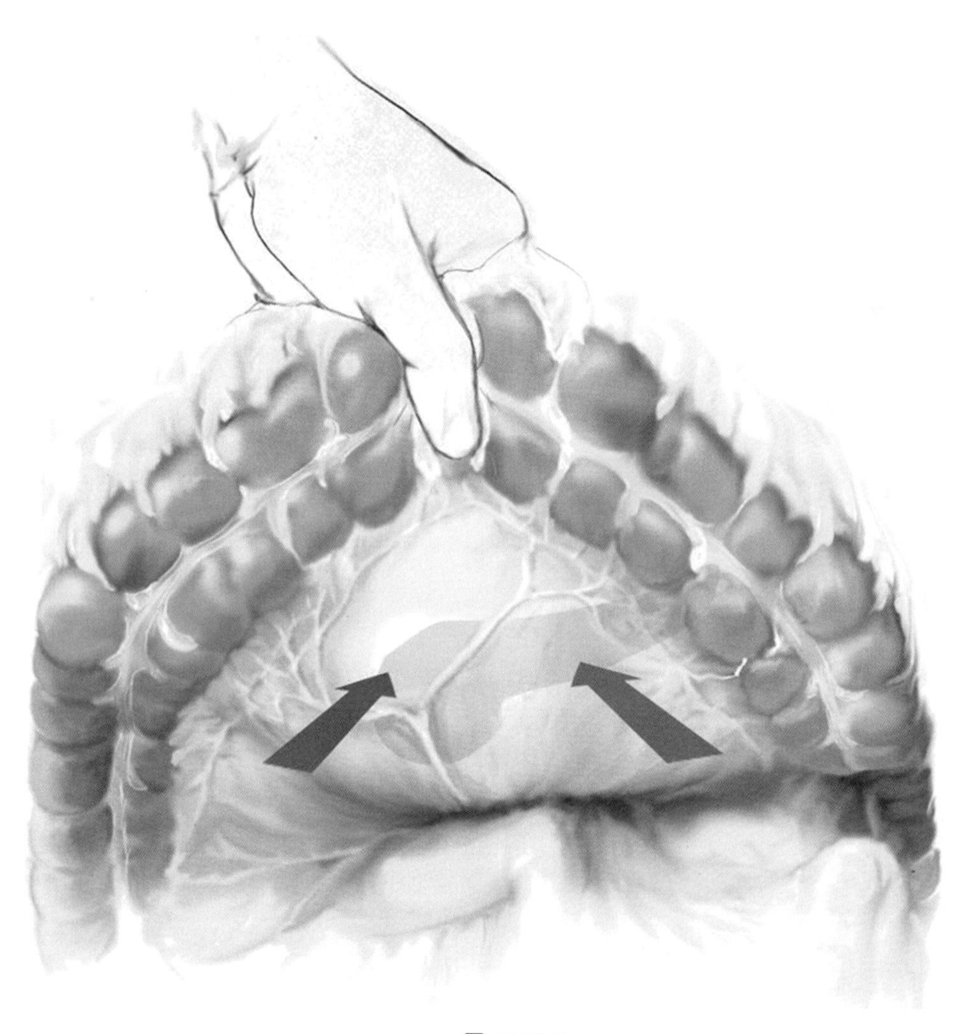

◘ 图 99.7

手术步骤二

胰腺和胰周坏死组织清除和清创

（1）用手指钝性分离或用海绵清除坏死组织。依据术前CT影像的指导，打开所有腔隙，彻底清除组织碎屑和坏死组织，所获的组织标本也应该送细菌培养检查。任何牢固的粘连都应确切结扎或予以保留。

（2）根据胰腺位置和腺体连续性，通常可以区分胰腺组织和胰周组织。对胰腺组织的切除应该慎重，只有在CT提示胰腺实质坏死时才可以实施。

（3）如果坏死延伸到肾周间隙，这一区域往往很难通过切开结肠系膜到达。可以选择切开结肠旁沟，清除这一区域的坏死组织。

（4）清创结束后，要用数升生理盐水冲洗胰床（◘图99.8）。

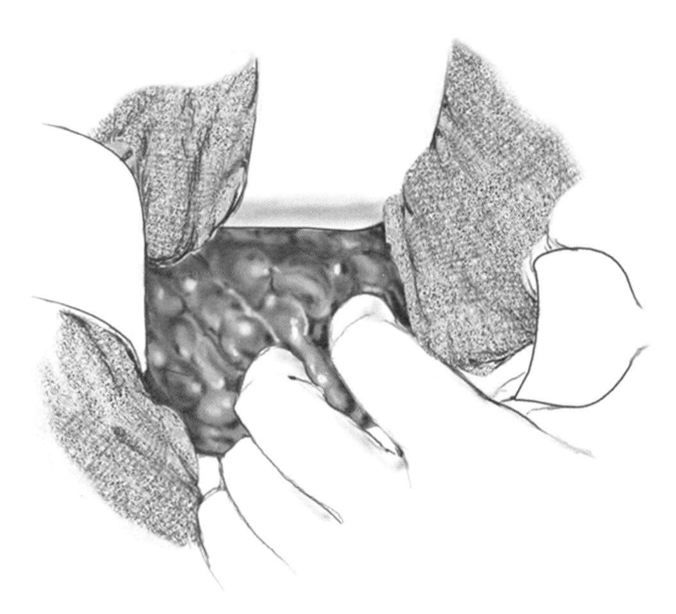

◘图99.8

手术步骤三

放置引流管(图 99.9)

(1) 填塞性 Penros 引流管(通常称为烟卷引流管),是填塞有两层纱布海绵的 1.9cm(3/4 英寸)的 Penros 引流管,常被用于填充清创后留下的大而僵硬的空腔。这些引流管通过腹壁戳孔引出到中线切口的两侧。放置引流管的目的就是要填充空腔和挤压腔壁,而不是严格意义上的引流作用。引流管放置的数量取决于空腔的大小。根据我们的经验,放置引流管的数量从 2 根到 12 根不等。

(2) 此外,我们还放置 Jackson-Pratt 闭式负压硅胶引流管,通常在每个清创后的空腔内放置 1 根。

(3) 术后 5～7 天拔除填塞性 Penros 引流管。我们通常每天拔除 1 根引流管,从而使空腔逐渐闭合。没有引流液引出的时候,最后拔除 Jackson-Pratt 引流管。

(4) 在进行坏死组织清除术的同时实施胃造口手术对很多病人是有用的。它使得不放置鼻胃管也能进行肠内营养。我们并不常规放置空肠造瘘管。

(5) 对于合并胆囊炎的病人,可以考虑同时实施胆囊切除手术。如果病人病情平稳,炎症局限在右上腹,同期切除胆囊是安全的。否则最好再择期实施胆囊切除手术。

(6) 常规在一期手术中关腹。

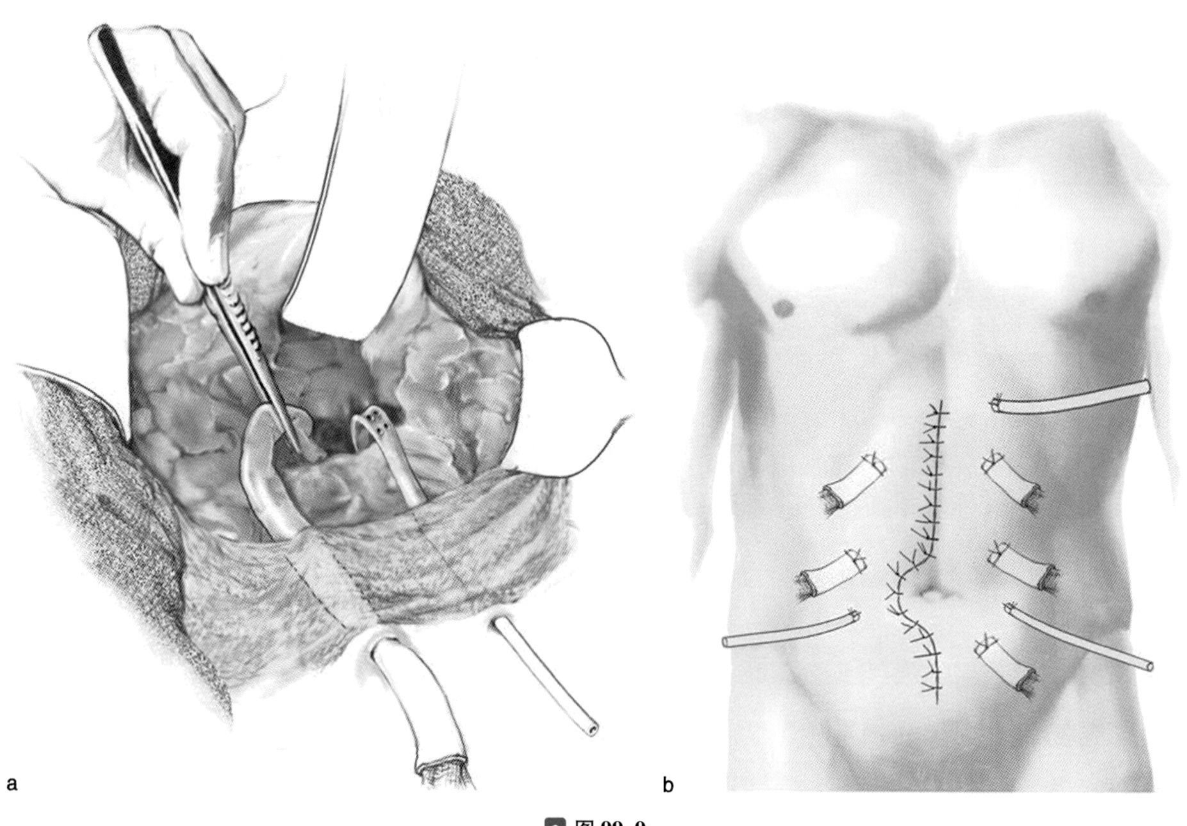

图 99.9

手术步骤:计划性重复坏死组织清除

手术步骤一

显露和探查

(1) 手术开始时,首先直视下系统全面地探查整个胰腺,评估两侧结肠旁沟、横结肠系膜下方的小肠系膜根部和胰腺上方腹膜后组织的坏死程度。依据 CT 影像定位所有坏死组织区域。

(2) 尽可能经胃结肠韧带进入小网膜囊,而不是通过横结肠系膜,因为这种入路进入胰床更加有优势,不增加损伤结肠中或结肠右血管的风险。当胰体尾受累时,坏死组织多位于左侧结肠系膜,当胰头和钩突受累时,坏死组织多位于右侧结肠系膜,所以任何从结肠系膜下方切除胰腺坏死组织的手术入路,都存在显露不满意、手术副损伤风险大以及坏死组织切除不完全的问题。胃结肠韧带入路对显露胰腺体尾部的坏死组织特别重要,除非坏死过程主要涉及胰头和钩突,或既往的胰腺手术破坏了小网膜囊解剖层次。

(3) 用手指探查胃结肠韧带通常会探查到包含在小网膜囊中的坏死组织。一旦发现空腔,仔细显露这一区域,在横结肠系膜处注意保护胃网膜血管弓和静脉(◘图 99.10)。

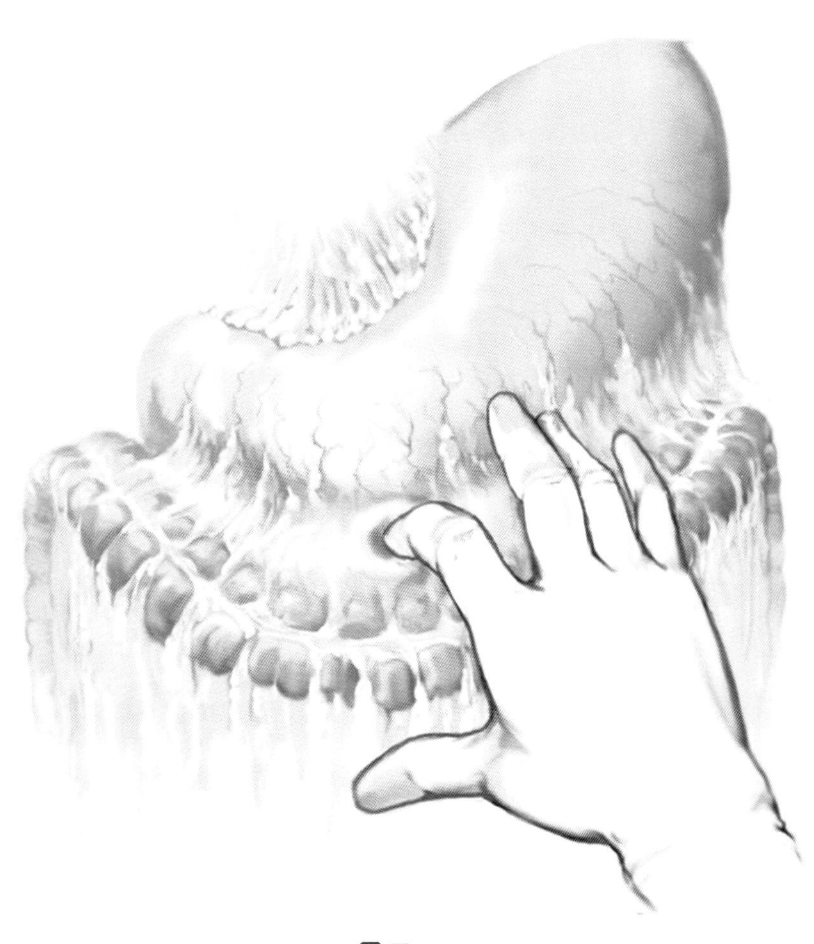

◘ 图 99.10

手术步骤二

坏死组织清除

坏死组织切除术应通过手指钝性剥离。大多数情况下都能轻柔地“掏出”像腻子样的坏死组织。应避免锐性切除坏死组织（使用刀或剪刀），尤其是在脾血管和肠系膜上静脉附近以及中结肠血管区域。去除所有钝性分离的失活组织。最初的坏死组织清除能提供最好的视野，因此在这个时候应尽量彻底而安全地清除坏死组织（图 99.11）。

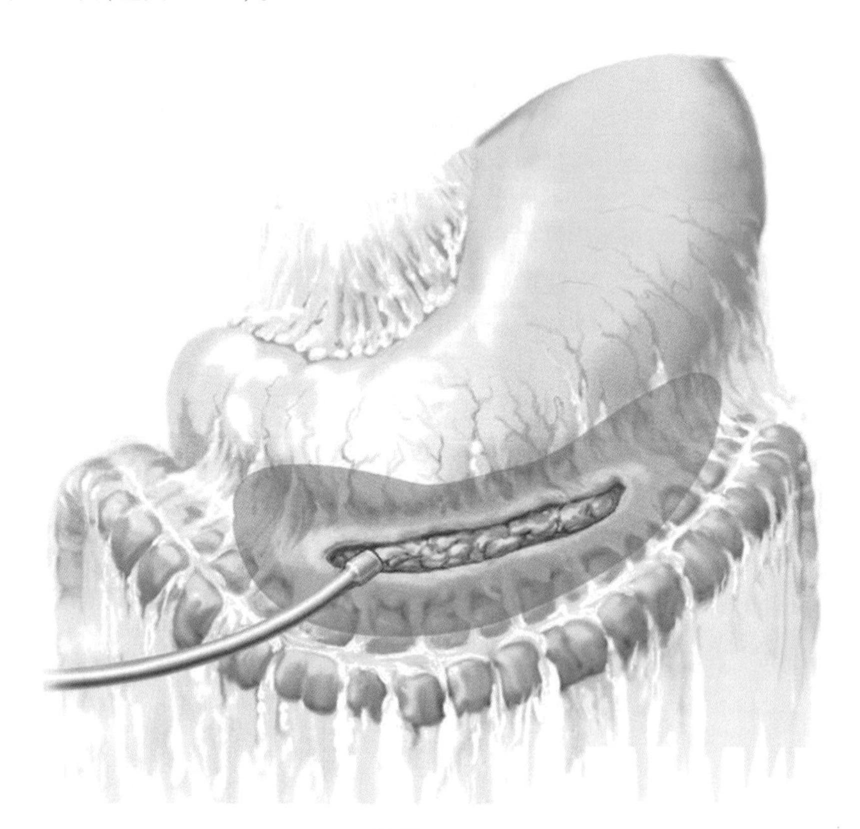

图 99.11

手术步骤三

坏死组织清除术技巧

（1）当坏死物质的清除必须通过胃结肠韧带进行时，应特别注意避免对横结肠及其肠系膜的损伤，因为该处组织可能会收缩、增厚或移位进入闭塞的小网膜囊区。

（2）当坏死组织黏附于正常组织时，钝性撕脱或锐性分离可能导致难以控制的出血。在 2 天或更长的时间以后进行第二次清除术时，这些区域里的组织更容易从正常组织上分离。同理，为了减少失血，炎症重的、易碎的或血供丰富的组织都先不处理。

（3）在去除一块坏死物的时候，组织带或组织桥可能跨越边界清楚的腔隙。外科医生应该避免切断组织桥，因为通常有血管通过。坏死组织清除过程中，在胰腺周围的炎症区域任何活动性出血都是难以控制的。类似地，主要血管的结扎或缝扎可能会导致假性动脉瘤的形成。坏死组织清除术的总体目标是去除所有坏死组织而不引起大出血（图 99. 12）。

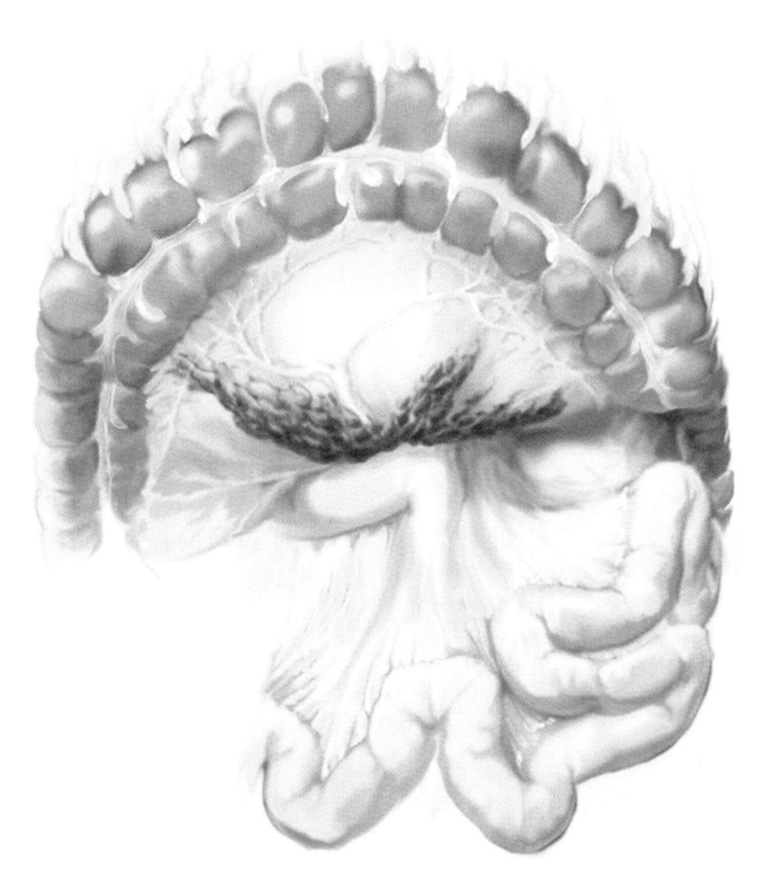

图 99. 12

手术步骤四

坏死组织扩大清除术

（1）切开覆盖在两侧结肠旁沟的腹膜，以便直视下显露腹膜后组织，特别是当CT扫描显示这些区域有“炎症”时。由于胰腺周围脂肪坏死的存在或缺失，简单的腹膜触诊可能具有欺骗性，特别是在肥胖病人中。如果累及这些间隙，应该游离至结肠系膜，如受累范围大，可通过外侧途径向内充分游离结肠（如■图99.13）。

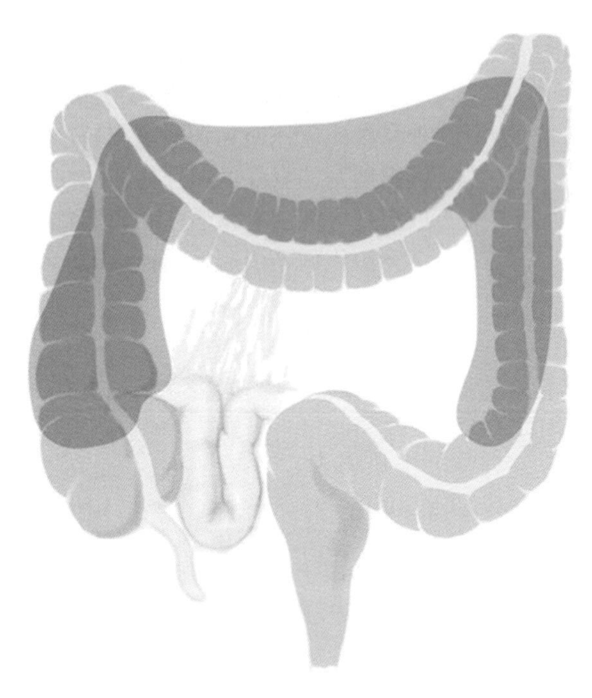

■ 图 99.13

（2）当沿着肠系膜上血管进行解剖时，小肠系膜根部和胰腺上区域（例如食管周围和主动脉周围区域）的其他部位坏死组织可能不易发现。

（3）坏死组织切除术后，大量灌洗坏死区域，以去除失活的组织，炎性渗出物和残留的细菌。可使用加压水冲洗器（SurgiLav，Model 201；Stryker，Kalamazoo，MI，USA），因为它提供了可控的压力系统，可以缓和地清创、灌洗。

手术步骤五

用拉链暂时关闭

（1）当有可疑存活区域仍然与存活组织黏附时，我们会在 2 天后于手术室全麻下再次进行手术探查和清除坏死组织。这些病人在进行最初的坏死组织清除术后，被清除区域填塞着湿润的海绵。如果显露了脾或肠系膜上血管，需通过插入一层非黏附性的敷料如 Adaptic（Systagenix；Gargrave，UK）或薄层硅胶片来保护。柔软的、闭合负压的引流管留置于填塞纱布的顶部，以引流积液以免其积聚并增加腹内压。

（2）用缝合在筋膜上的拉链闭合腹壁，在计划进行再清创手术操作时不仅开关速度快，而且在进行坏死组织清除时也可以保护腹部区域，促进延迟的一期伤口愈合和肺通气。我们特意避免将拉链缝合到皮肤上，因为这样做会导致筋膜横向收缩，使得之后筋膜的闭合会更加困难或不可能。再次手术计划在 48 小时后，按照上述内容进行。打开拉链，再次系统全面地探查腹部。根据需要再次进行坏死组织切除和钝性清创。该过程要间隔 48 小时再次进行，直到坏死进展局限化，有证据表明化脓停止、没有坏死。

（3）胰腺炎病人发病 21 天以后进行第一次坏死组织清除术时，若清除彻底，可直接关腹，而不用计划再次手术探查（图 99.14）。

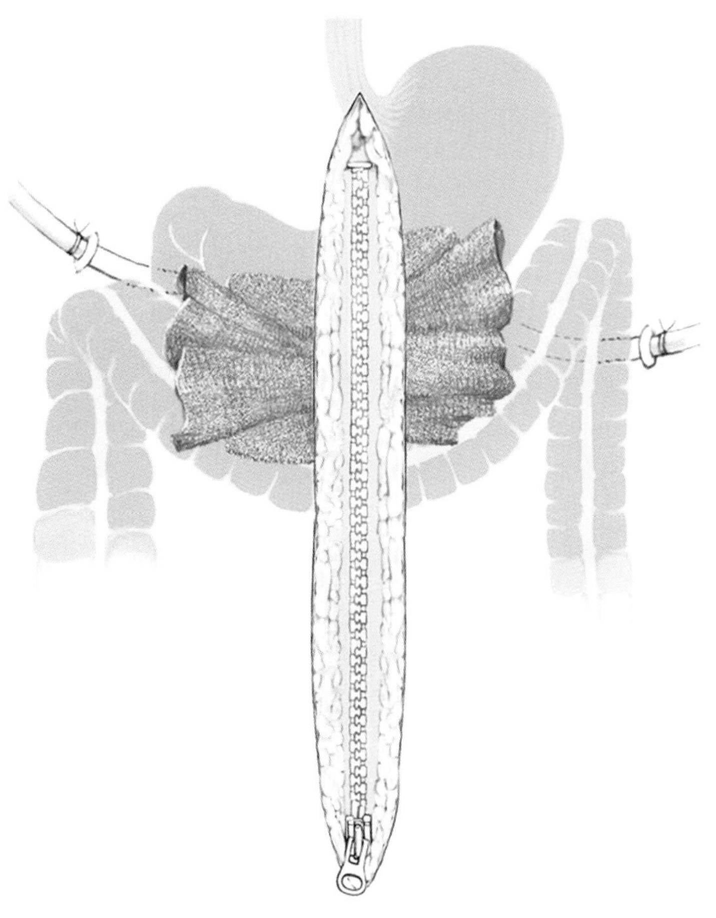

图 99.14

手术步骤六

最后完全关腹

(1) 当确信所有的坏死碎屑已经去除时,放置引流管后关腹。我们更喜欢柔软、闭合负压的硅胶引流管,可降低相邻结构因压力坏死的风险。我们避免使用粗口径、硬质大孔引流管,因为我们的技术是后期(而不是早期)首次坏死组织清除术,然后是计划再次手术,只有较小的坏死物留在该区域,大口径的引流管是不必要的。

(2) 引流管的放置应远离主要的血管,并避免直接与结肠或小肠接触。我们在引流管放置的数量上非常自由,每个坏死的解剖区域至少有一个引流管。引流管放置于肝脏下方、右侧肝曲后面、脾曲后面、左侧脾脏下极前。通常行胃造瘘术用于胃肠减压,并行空肠造瘘用于后期肠内营养。

(3) 最后关腹时,拉链被移除,腹壁用不可吸收的缝线闭合。皮肤可不予缝合(◘图 99.15)。

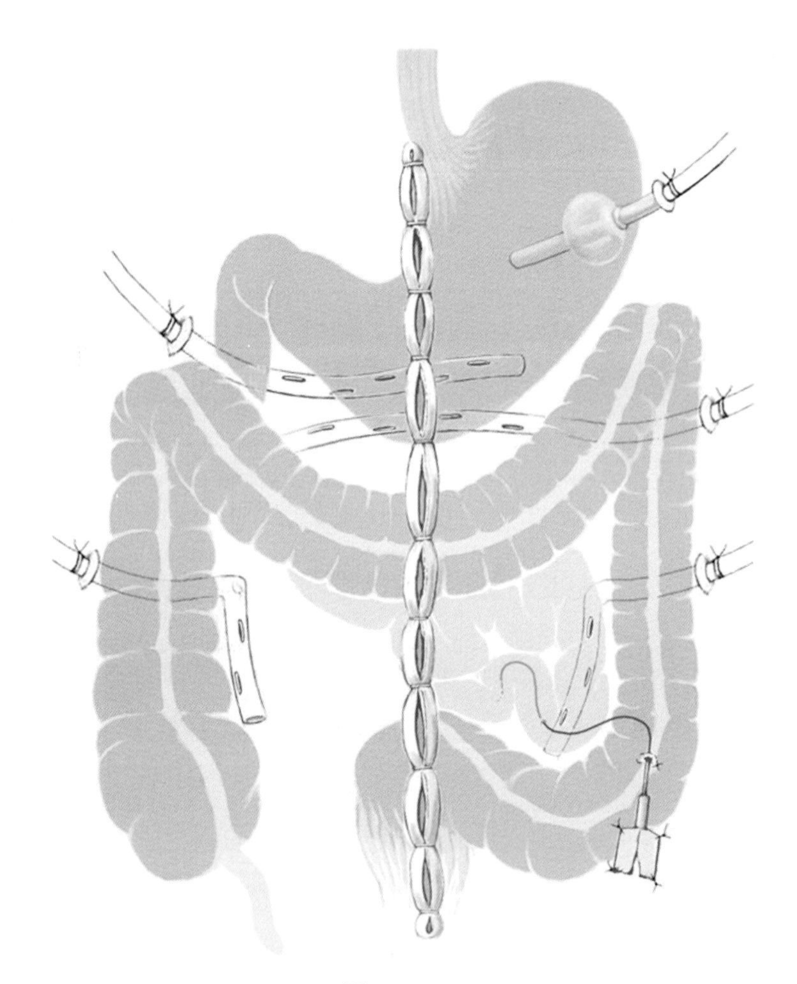

◘ 图 99.15

手术步骤:经皮坏死组织清除术

外科微创技术的发展与技术进步息息相关。经皮坏死组织清除术的目标是充分控制败血症,所以我们的目的是仅去除完全坏死或感染的组织,保持引流管通畅和防止导管堵塞。

这种术式有特定的适应证与禁忌证。一个特定的适应证是,需要清除的坏死组织区域必须能通过经皮穿刺建立入路并允许针道扩张。特定的禁忌证包括肠缺血,内脏穿孔(而非晚期瘘),或术前大出血。

手术步骤一

建立入路(图 99.16)

(1) 病人于影像科行腹部的增强 CT 和 CT 引导下穿刺,置入 8Fr 的引流管。

(2) 镇静与全身麻醉的选择取决于器官功能障碍的程度、穿刺部位和病人的选择。

(3) 将病人送至手术室。

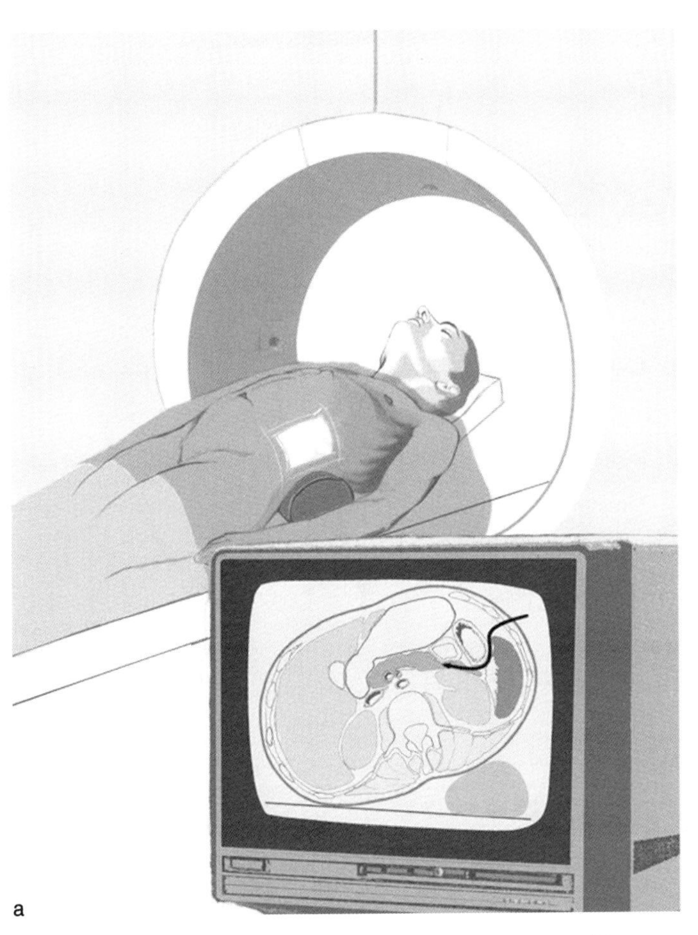
a

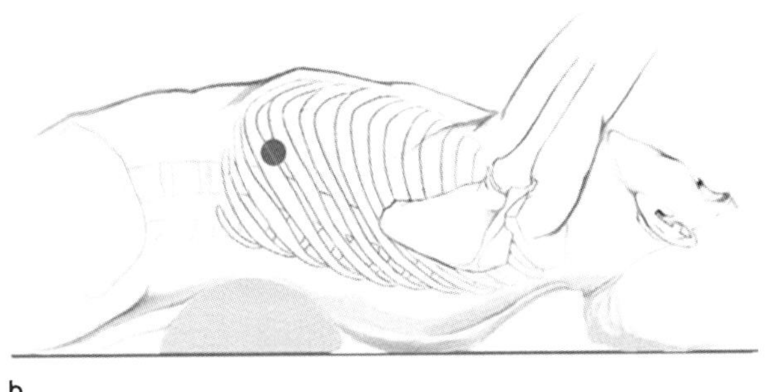
b

图 99.16

手术步骤二

肾镜准备(■图 99.17)

(1) 三通接头连接吸引器。

(2) 使用压力灌洗装置,仅用温水灌洗。

(3) 病人仰卧于手术台。将有引流管的身体一侧用沙袋垫高,以利于沿穿刺道水平进镜。

(4) 使用经皮肾镜手术时的遮水帘收集灌洗液。

(5) 通常需要全身麻醉。

(6) 在 8Fr 的引流管中置入 0.035mm 导丝直至进入脓腔。

(7) 将 8Fr 引流管更换为支撑管。

(8) 沿窦道置入扩张球囊或使用 10mm 的扩张球囊扩张窦道。

(9) 在使用最大扩张子后置入 34Fr Amplatz 鞘管。

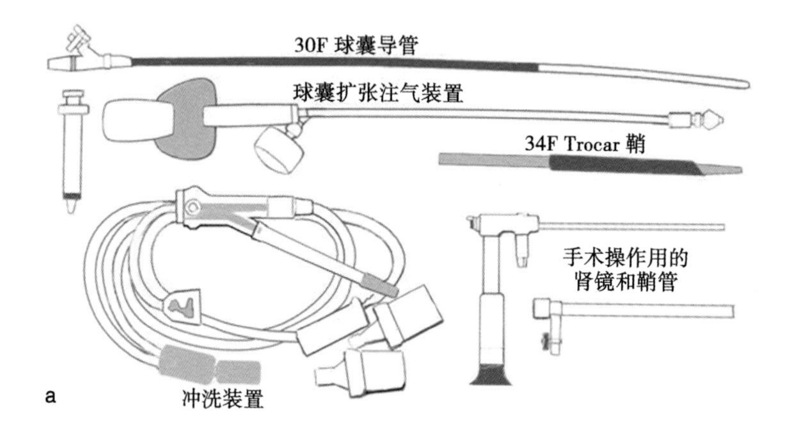

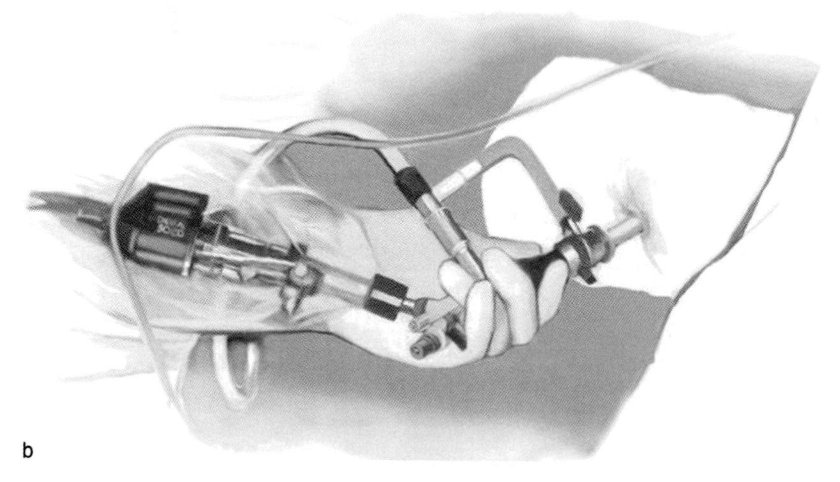

■ 图 99.17

手术步骤三

辨识及清除坏死组织

（1）沿 Amplatz 鞘轻柔地置入肾镜至脓腔。

（2）首先冲洗、吸引，使充满脓液的腔隙术野清晰。首要目的是充分引流，不要尝试进行坏死组织清除，以避免出血等并发症导致手术时间延长。在后续操作中，识别失活的组织，用钳子小心地去除坏死组织。

（3）使用软的抓钳以避免损伤。

（4）粘连的组织原位保留，待下次手术探查时去除，过度清除坏死组织可能会导致严重的出血（图 99.18）。

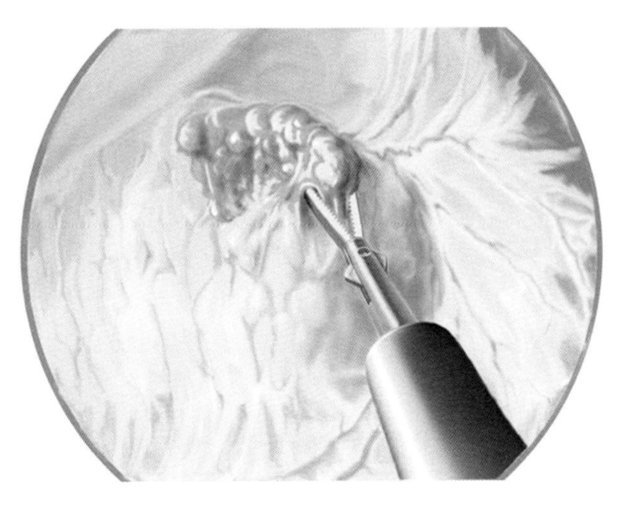

图 99.18

手术步骤四

术后脓腔处理

（1）清除所有疏松的坏死组织后，再次经窦道置入导丝支撑管。

（2）经支撑管置入 32Fr 软质地引流管。

（3）将一根 8Fr 引流管缝合至较粗引流管上以进行术后的持续腹腔冲洗。

（4）使用温箱加热透析液后以 250ml/h 速度开始腹腔冲洗。

（5）脓腔吸收前平均每例病人需要 3 次手术。第一步及第三步在随后的手术中可被省略，因为窦道扩张/建立通路已不需要。也无需再置入 Amplatz 鞘管（图 99.19）。

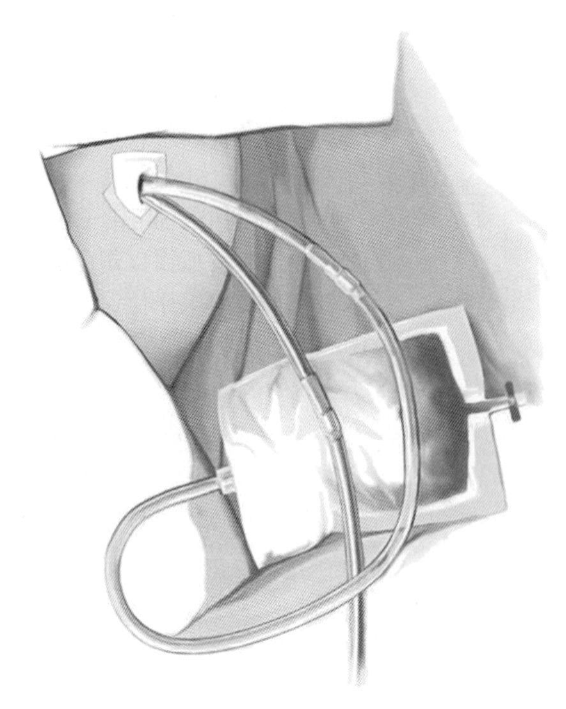

图 99.19

术后关注点

（1）密切监测生命体征并进行器官支持治疗。

（2）根据细菌培养结果及临床经验进行合理的抗细菌及真菌治疗。

（3）充分的营养支持，首选肠内营养。

术后局部并发症

早期并发症

（1）胰瘘及胃肠瘘。

（2）复发性胰周脓肿。

（3）结肠坏死（脓肿或肠瘘）。

（4）腹腔内出血。

（5）脓毒血症。

后期并发症

（1）胰腺内分泌功能不全。

（2）胰腺外分泌功能不全。

（3）假性囊肿（如果存在，通常来源于孤立的残留胰腺或由于胰颈部完全坏死导致的胰管断裂综合征）。

（4）复发性胰腺炎（罕见）。

手术步骤:“递进式”视频辅助腹膜后坏死组织清除术

手术步骤一

腹膜后经皮穿刺置管引流

在影像科行CT引导下经皮穿刺,将引流管置入包含感染性积液及坏死组织的胰周积液区内(图99.20)。引流管应经左侧胁腹部置入腹膜后区域。引流口径至少为12~14Fr。引流管口径增大至18~22Fr可能提高治疗的成功率,避免行坏死组织清除术。每隔8h使用至少50ml生理盐水冲管以保持引流管通畅并提高冲洗引流的效果。观察经皮穿刺引流的效果需等待1~2周,约30%的病人临床症状能改善,并不需要进一步行坏死组织清除术。如果病人临床症状没有改善(如体温下降、白细胞降低、器官功能衰竭好转),可进行第二次经皮穿刺引流。如果进一步引流无法实现或临床症状仍无改善,病人应在手术室进行视频辅助的腹膜后清创(VARD),是为“递进”的概念。

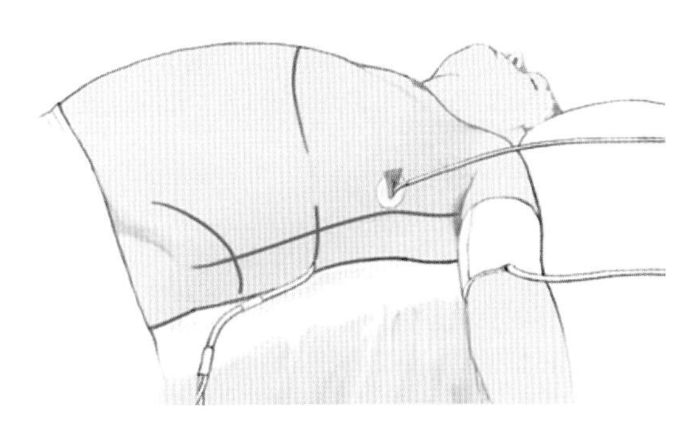

图99.20

手术步骤二

视频辅助腹膜后清创

体位与切口

(1)在手术室放置最近的CT影像资料作为手术指引。

(2)病人仰卧位,左侧身体垫高30~40°,左上肢翻向中线侧并固定于悬空支架上(图99.21)。标记剑突、双侧肋下缘、髂前上棘、腋中线及预定切口。切口应在原引流管附近,横跨腋中线并以腋中线为中心,长约5cm,最好在左肋缘下1指处。整个腹壁及胁部均消毒及铺单,以便在需要时中转开腹手术。

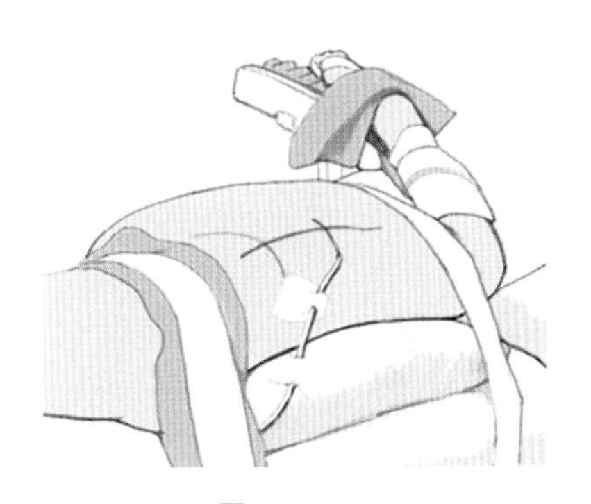

图99.21

直视下进行第一次清创

切开侧腹壁皮肤后，使用电刀切断腹壁肌肉。示指探查进入腹膜后区域，触摸定位引流管并沿引流管进入胰周积液区（◘图 99. 22）。注意不要进入腹腔，因为结肠可能就在引流管的前方。花费数分钟仔细地钝性分离，当手指到达引流管顶部时可打开胰周积液区。脓液或“脏的”液体及坏死组织可用 Yankauer 吸引器吸尽。轻轻触碰脓腔，使用手指钝性分离后，所有可见的坏死组织都用卵圆钳小心清除。这一步的坏死组织清除应在直视下进行，因为所有“盲目的”清创可能导致血管损伤及前方覆盖的结肠穿孔。拉钩可帮助显露积液区。

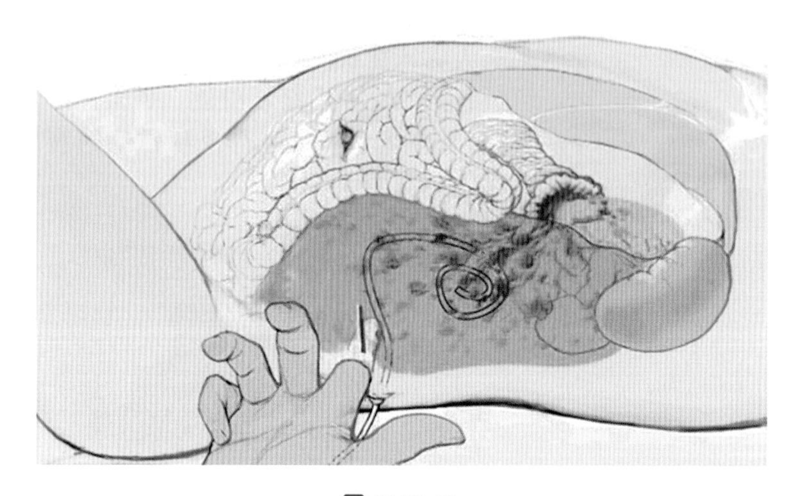

◘ 图 99. 22

视频辅助下的进一步清创

一旦直视下清创无法再进一步实施，可在视频引导下在伤口内放置不带套管针的 10mm 加长穿刺套管。推荐使用 0°而非 30°腹腔镜，因为清创及吸引的装置与是镜身平行的。保持腹腔镜镜头在套管内，且不直接接触脓腔内的液体及坏死组织可减少镜头污染的机会。在视频辅助下，使用腔镜抓钳直接通过伤口而不是经过套管行清创术（◘图 99. 23）。将 Yankauer 吸引器平行于操作钳置入，充分吸引。定期的使用脉冲式灌洗吸引装置有助于对脓腔进行清创。应结合 CT 影像及引流管位置来确定清创部位。

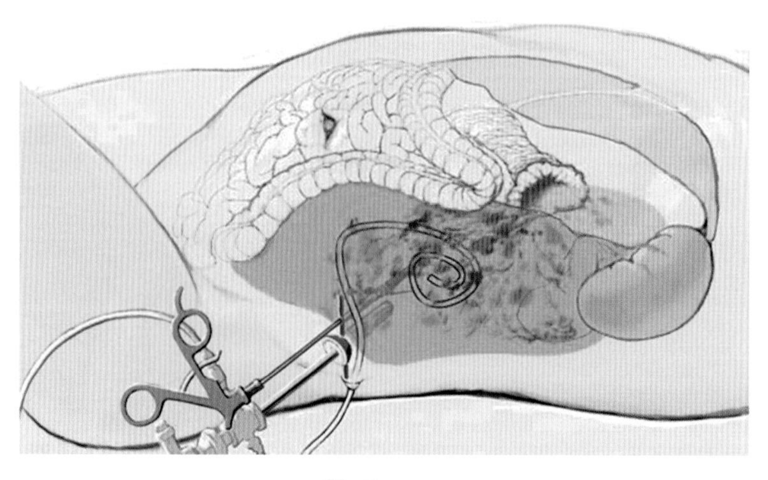

◘ 图 99. 23

放置引流管以进行术后持续冲洗

（1）清创完成后，疏松的坏死组织已被数升的生理盐水冲净。再次通过腹腔镜除外残余组织出血。

（2）将 2 根 2.5cm（1 英寸）Penrose 引流管经过切口放置于脓腔的不同层面。经皮穿刺的引流管予以保留以用于术后冲洗。腹壁肌肉逐层间断缝合关闭以减少腹部切口疝的发生风险，缝合皮肤，固定 Penrose 引流管。尿道造口袋盖于切口上，造口袋接 Foley 尿袋。

术后管理

（1）术后安装持续灌洗装置（◘图 99.24）。术后第 1 天通常灌入 3L 生理盐水，第二天增加至 6L，第三天增加至 10L。在病人情况好转或灌出液体清亮时，可减少灌洗液量或停止灌洗。

（2）多数病人只需要 1 次清创。如果病人情况在术后第二周仍不能改善，CT 检查可见残存积液脓腔和坏死组织时，则需要二次手术清创。

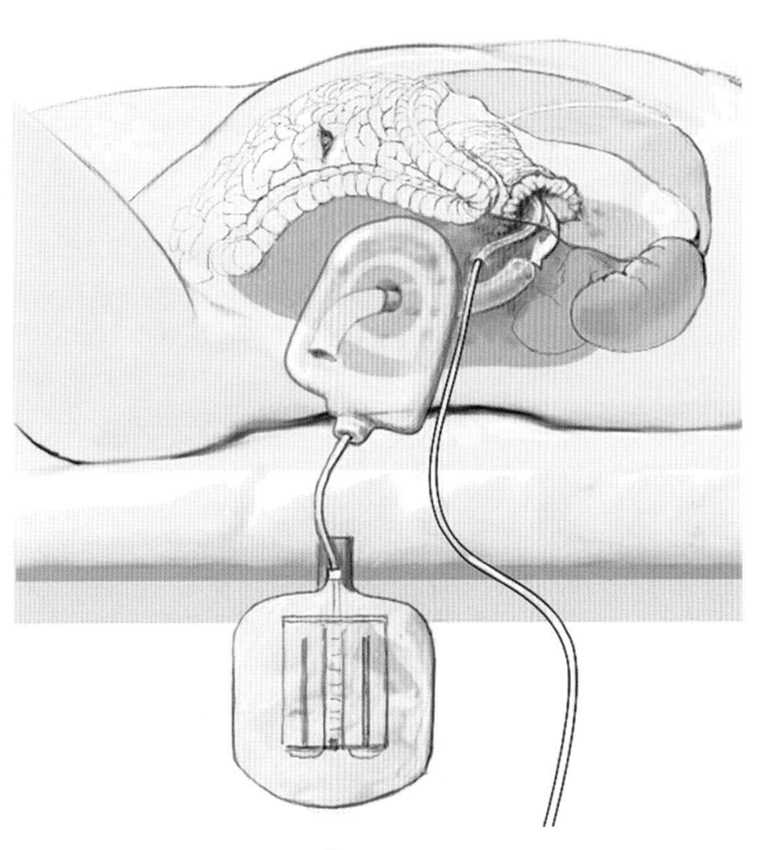

◘ 图 99.24

专家经验

开腹坏死组织清除和术后灌洗术

◆ 坏死组织钝性清除术：钝性分离坏死组织而不用任何器械；使用剪刀会增加损伤残余存活组织的风险，损伤门静脉、脾静脉、结肠系膜血管的风险，有导致难以控制出血的风险。

◆ 腹膜后坏死：即使腹膜后组织的坏死范围累及盆腔，坏死组织的钝性分离仍可经结肠上前入路到小网膜囊，沿坏死组织向下分离来进行。

◆ 胆源性胰腺炎：胆源性胰腺炎病人可在清创手术前进行内镜下逆行胰胆管造影，清除胆管内结石，术中只需进行胆囊切除术而不需行胆管探查术，从而降低胆管损伤的风险。

◆ 保护性回肠造口术：若坏死范围累及结肠后方，常行回肠造口术，以减少病程中结肠瘘的风险。出院后 3 个月可行造口还纳术。

坏死组织清除和组织填充术

◆ 在手术室放置最近的 CT 影像资料有利于指导手术，避免遗留未引流的坏死区域。

◆ 清创时出血是不可避免的。除非出血汹涌，在尝试止血前尽量完成清创，出血通常会自行停止或通过填塞停止。

计划性重复坏死组织清除

◆ 即使血流动力学及代谢不稳定，也应避免在坏死性胰腺炎早期进行手术。即使明确有感染存在，若病人通过最全面的支持治疗尚能保持稳定，尽可能推迟手术。坏死的过程随时间逐渐停止，坏死组织的边界也会逐渐清晰。在这种情况下，一次完整地清除坏死组织并一期关闭腹腔就足够了。

◆ 基于术前 CT 影像进行手术规划至关重要。术中应寻找、打开术前 CT 上显示的所有积液区并清除坏死组织。不能仅仅依靠视觉及触觉探查腹腔及腹膜后积液区。

◆ 首次清除坏死组织后能提供最佳的术野显露，所以应在兼顾手术安全的同时尽量彻底清创。

◆ 钝性分离坏死组织后，避免清除穿行于网膜囊内的组织“桥”，这些“桥”可能是中结肠血管。

经皮坏死组织清除术

◆ 为获得良好的术野，可使用液体加热器“1 挡”提供加压温水，用于术中腹腔内冲洗。

◆ 必要时安排二次手术清创，而不是进行一次过度清创。

◆ 清创术中可能遇到动脉或静脉性出血。这些出血可通过肠系膜血管造影行球囊压迫控制。造影术中可短暂释放球囊压力以寻找明确的出血点。动脉性出血可通过血管造影技术控制。静脉性出血可通过保持球囊内压力 48～72h 来控制。随后，在密切观察监护下释放球囊内压力。如果不再出血，可在释放球囊压力 24h 后撤去球囊。

◆ 若术中病人心血管系统指标不稳定，应中断手术，冲洗脓腔，择期再手术。

“递进式”视频辅助腹膜后坏死组织清除术

◆ 经皮穿刺引流后若需进行视频辅助腹膜后清创，应尽可能将此“递进式”手术推迟至发病 3～4 周后进行。这期间胰周的感染性积液及坏死组织逐渐包裹，利于术中清除坏死组织，并降低出血及结肠穿孔等并发症风险。

- 引流管应从病人左胁部肋下穿刺进入腹膜后脓腔最低点。正确的引流管位置至关重要。应与影像科医师讨论决定置管位置,因为引流管是术中进入腹膜后积液区的重要导引。
- 腹腔镜手术使用的 CO_2 气腹机可接至引流管上以创造更大的操作空间。最大压力控制在 20mmHg。
- 完全清除坏死组织不是首次清创手术的目的。只清除疏松的坏死组织,以避免邻近血管的损伤。
- 如果术中出现小的出血,可见的血管可使用腹腔镜下血管夹止血。对于大出血,应迅速填塞脓腔,将病人转运至影像科行急诊血管造影,必要时行弹簧圈栓塞,或剖腹探查止血。

致谢

感谢 WaldemarUhl 及 Clement W. Imrie 对第 1 版本章节做出的贡献。

(李非　李昂　译)

第 100 章　壶腹周围肿瘤的腹腔镜分期

Kevin C. Conlon, Sean M. Johnston

恶性肿瘤术前分期的意义在于尽可能判断病人是否有手术切除的机会。壶腹周围肿瘤病人已无根治性手术机会时，仍存在有显著疗效的非手术性治疗措施。但如果在开腹探查时始发现肿瘤已不可切除，病人不仅不能获益，还需承受不必要的术后恢复过程。因此腹腔镜术前分期有助于筛选出可行根治性手术的病人，避免对大部分已不可切除的肿瘤病人行开腹手术，有较高的应用价值。

适应证与禁忌证

适应证

（1）以下情况有可切除性评估指征：

（ⅰ）胰腺癌（腺癌来源）：胰头部病灶直径>3cm 或者 CA19-9 水平超过 150U/ml；所有的胰体尾部病灶。

（ⅱ）远端胆管癌。

（ⅲ）十二指肠癌。

（2）局部进展期肿瘤行放化疗后。

（3）可疑有远处转移。

（4）对影像学提示不可切除的肿瘤需行组织学诊断。

相对禁忌证

（1）病人不适合全身麻醉。

（2）既往多次上腹部手术史。

（3）腹腔内脓肿。

（4）凝血功能障碍。

术前检查及准备

（1）病史：有无黄疸，体重减低，腹痛，早饱等病史。

（2）体征：有无黄疸，恶液质，上腹部肿物，腹水等。

（3）实验室检查：全血细胞计数，肝功能测定（白蛋白、总蛋白、胆红素、碱性磷酸酶、转氨酶），尿素与电解质水平，凝血指标（PT，APTT），C-反应蛋白，肿瘤标记物（CA19-9，CEA）。

（4）影像学评估：超声，腹部增强 CT，内镜超声（EUS），经内镜逆行性胰胆管造影术（ERCP），磁共振胰胆管造影（MRCP）。

（5）器械及腹腔镜：

（ⅰ）30°腹腔镜，直径 10mm 或 5mm 均可。

（ⅱ）直径 5mm 的腹腔镜器械。

（ⅲ）Maryland 分离钳。

（ⅳ）平头分离钳。

（ⅴ）活检钳。

（ⅵ）无损伤抓钳。

（ⅶ）肝脏拉钩。

（ⅷ）剪刀。

（ⅸ）直径10mm的吸引器。

（ⅹ）腹腔镜超声探头(可选用)。

手术步骤:腹腔镜分期

手术步骤一

体位

（1）病人取仰卧位妥善固定于手术台上,身体下放置保温毯(图100.1)。

（2）要求:

（ⅰ）全身麻醉。

（ⅱ）留置口胃管胃肠减压。

（ⅲ）尿管(可选用)。

（ⅳ）悬吊或可移动式麻醉设备。

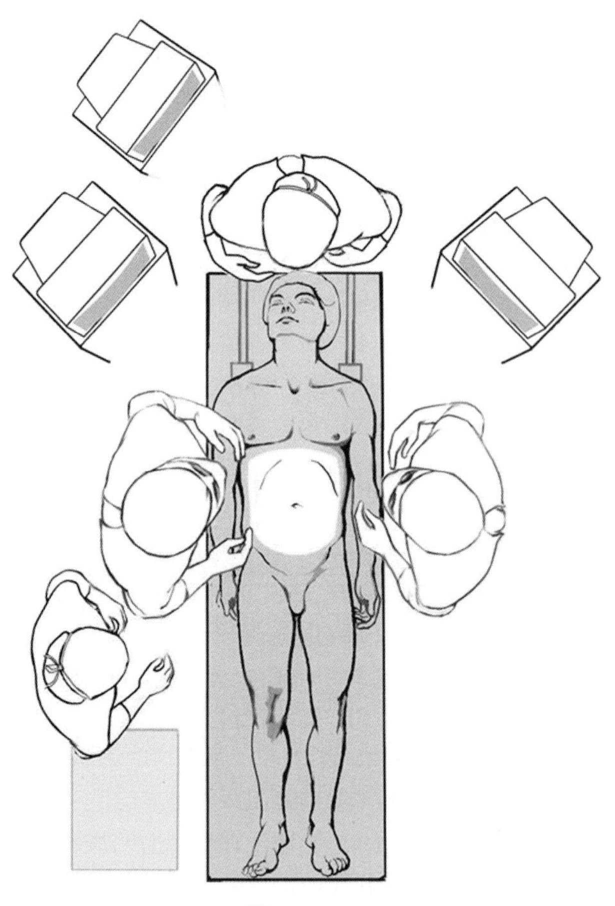

图100.1

手术步骤二

放置 trocar

（1）本术式采用多孔腹腔镜技术。通常在脐下行小切口置入第一个 trocar（置入直径 10mm 钝头 port）。于脐下切开皮肤及皮下组织，用两把钳子夹起前鞘，手术刀或电刀切开后，直视下切开腹膜。

（2）置入钝头 Hassa-typeport 并固定于安全位置，充入二氧化碳建立气腹。腹内压以 10～12mmHg 为宜。

（3）置入腹腔镜，初步探查腹腔。如未发现明显转移病灶，分别于右上腹（直径分别为 10mm 和 5mm）和左上腹（直径为 5mm）沿探查后拟行开腹手术的切口沿线继续放置相应直径的 port。

（4）经脐下 port 置入 30°腹腔镜，经左右腹两个 5mm 的 port 可置入抓钳、剪刀以及肝脏拉钩。经右腹外侧的 10mm trocar 可置入钝头的吸引器，此器械亦非常有助于牵开脏器及“钝性”触诊。侧方 port 还可用于腹腔镜超声检查（图 100.2）。

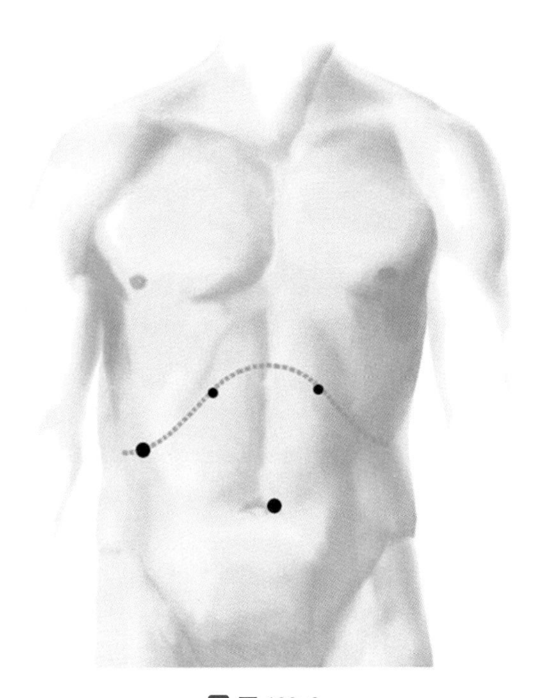

图 100.2

手术步骤三

探查

(1) 腹腔镜探查与开腹探查类似,应系统地检查整个腹腔。如有粘连,应松解以利于探查。对任何腹腔结节,应钳取标本行病理活检。

(2) 探查顺序为:①腹腔;②肝左叶和右叶;③十二指肠和 Winslow 孔;④结肠系膜和 Treitz 韧带;⑤肝胃韧带,小网膜囊,胰腺,胃和肝动脉(图 100.3)。

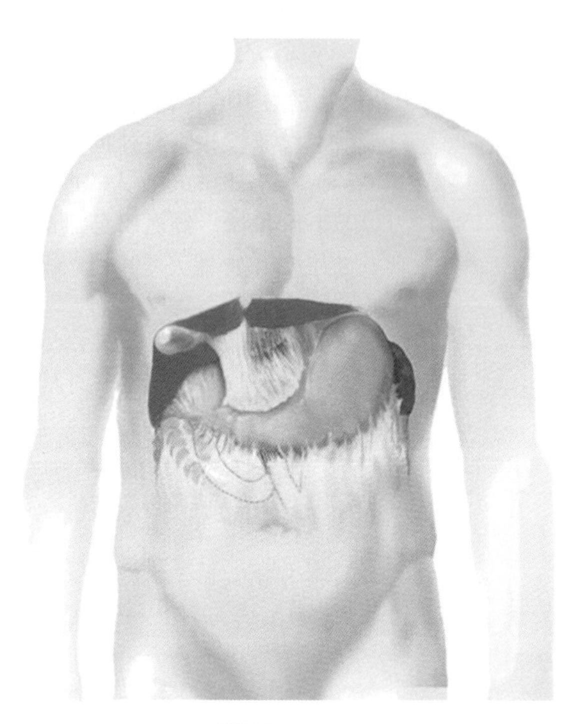

图 100.3

手术步骤四

探查腹腔

完成腹腔的初步探查后，调整病人体位至约 10°头高位，从肝左外叶前方（Ⅱ段及Ⅲ段）开始探查肝脏。利用 10mm 及 5mm 的相关器械进行触诊，之后依次探查左外叶后方和肝右叶的前方及下方（图 100.4）。

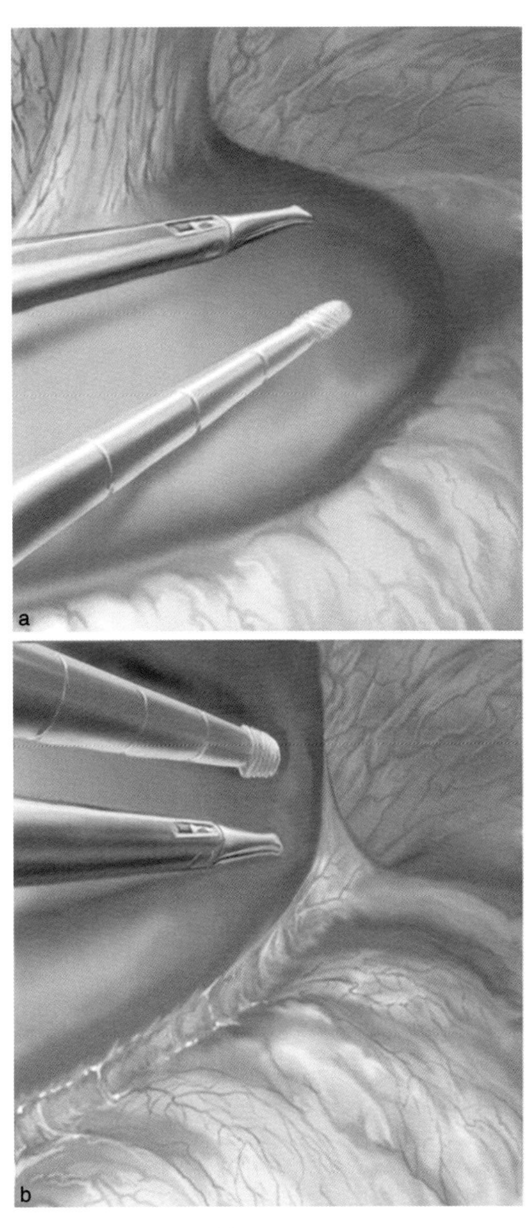

图 100.4

手术步骤五

探查肝门及小网膜孔

于左上腹 port 置入肝脏拉钩牵引肝右叶，可切开肝十二指肠韧带，如发现可疑淋巴结可切取活检(图 100.5)。

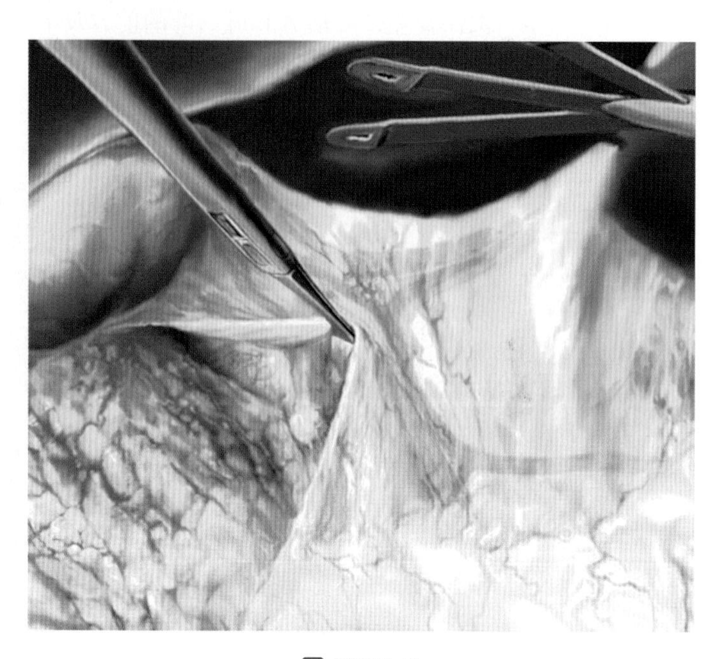

图 100.5

手术步骤六

探查结肠系膜(图 100.6)

调整病人体位至 10°头低位，将大网膜及横结肠牵拉向左上腹，此时可探查 Treitz 韧带。

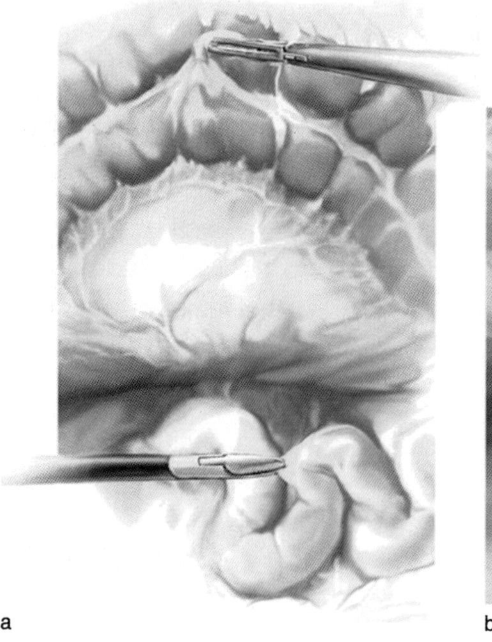

a

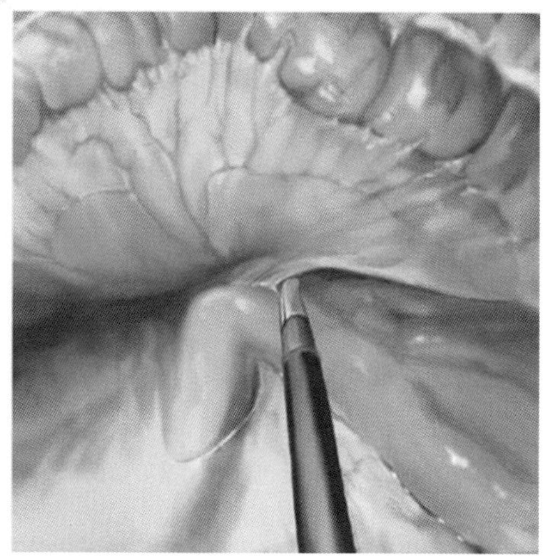

b

图 100.6

手术步骤七

探查小网膜囊

（1）病人体位调整至平卧位。于左上腹 port 置入 5mm 拉钩，牵拉肝脏左外叶，打开肝胃韧带。此处可能有变异的左肝动脉须小心辨识并保护（◘图 100.7a）。

（2）打开小网膜囊后，沿胃左动脉和肝动脉探查，如有可疑淋巴结取病理活检。同时探查胰腺颈部和体部（◘图 100.7b）。

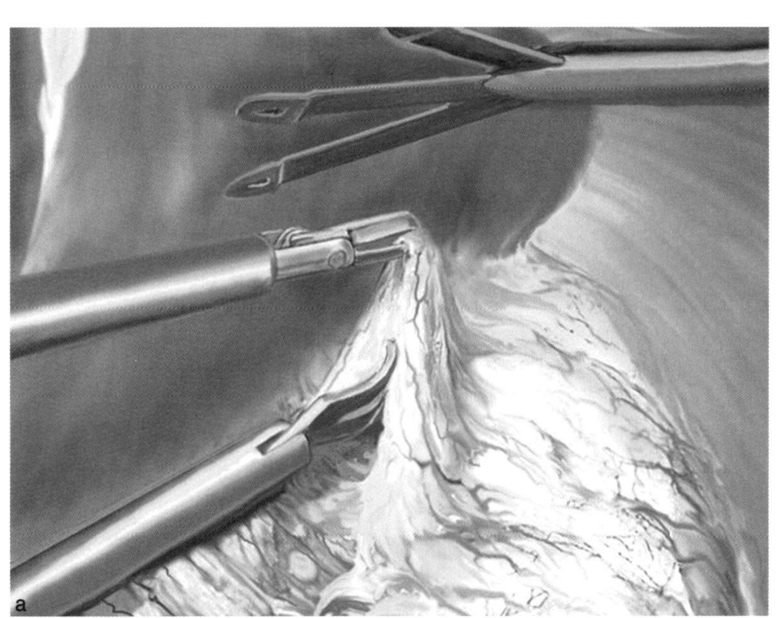

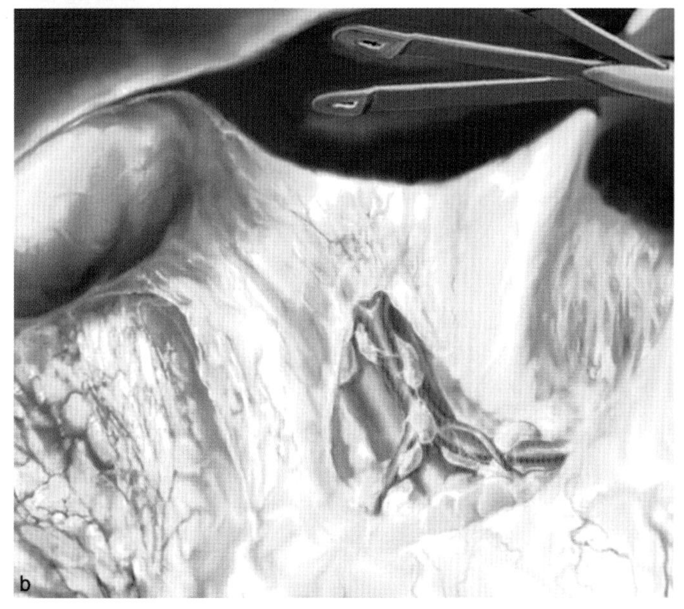

◘ 图 100.7

手术步骤八

腹腔镜超声检查

(1) 自右腹外侧 port 置入腹腔镜超声探头。从肝脏左外叶开始,依次检查Ⅰ段、Ⅱ段和Ⅲ段及肝右叶(■图 100. 8a)。

(2) 探查肝十二指肠韧带,辨识肝总管、胆总管、门静脉以及肝动脉(■图 100. 8b)。彩色多普勒超声有助于显示上述解剖结构。缓慢旋转探头方向即可检查胰腺,确定肿瘤与胰管及胰腺周围血管(门静脉、肠系膜上静脉及肠系膜上动脉)的解剖关系。

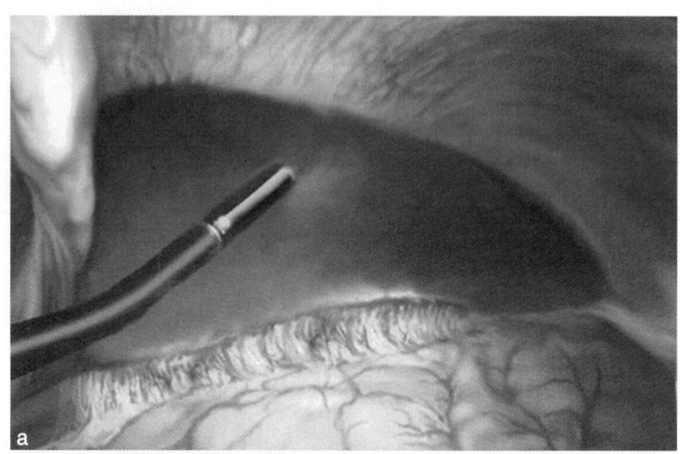

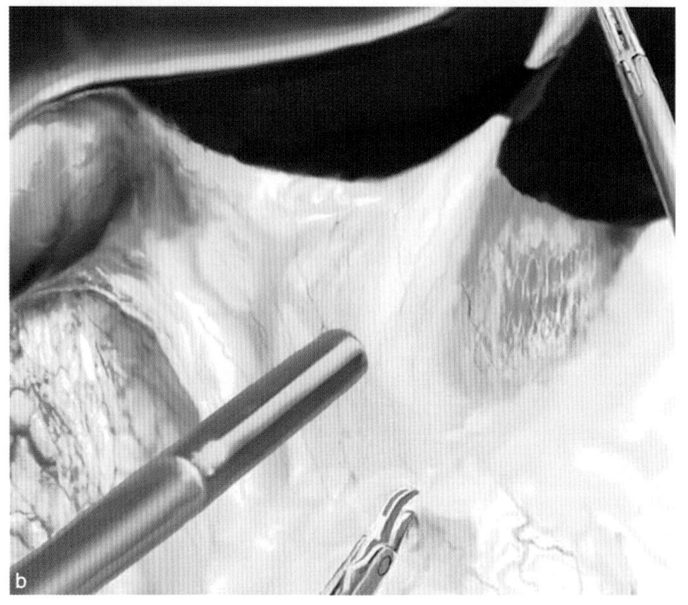

■ 图 100. 8

术后实验室检查

（1）可门诊随诊。

（2）无需进一步实验室检查。

术后局部并发症

（1）监测腹腔镜术后的常见并发症：肩痛，感染，trocar疝。

（2）不应有剧烈腹痛或发热症状，如有合并，需积极地检查以明确术中是否有腹腔脏器的不慎损伤。

专家经验

- ◆ 探查需耐心细致。转移灶往往小而易被草率的探查所忽略。
- ◆ 控制出血。出血会吸收光，影响视野，并导致解剖层次不清。
- ◆ 不宜行单孔腹腔镜探查，多孔探查可获得更充分的显露。
- ◆ 术中不需游离十二指肠。
- ◆ 右上腹10mm的port时应尽量靠近外侧。如此在行腔镜超声时，探头可直接垂直置于肝十二指肠韧带上方，更容易识别胆管和血管。

（杨尹默　赵旭东　马永蔌　译）

第101章 远侧胰腺切除术

Woody Denham, R. Matthew Walsh

远侧胰腺切除手术的应用指征有所减少,如弥漫性的慢性胰腺炎已不再行此类手术,但该术式对某些疾病仍有意义。本文分别介绍开腹及腔镜远侧胰腺切除术的手术技巧、适应证与禁忌证。

适应证与禁忌证

适应证

(1) 病灶位于胰体尾部的局限性慢性胰腺炎(如创伤或坏死后主胰管狭窄所致),导致慢性腹痛。

(2) 胰尾部腺癌。

(3) 胰体尾部胰管破裂导致的胰源性腹水。

(4) 位于远侧胰体尾部的假性囊肿。

禁忌证

(1) 慢性胰腺炎累及全部胰腺,呈弥漫性病变。

(2) 如胰腺病变表现为弥漫性,同时以左侧病变更为严重(如酒精性胰腺炎导致胰腺中部胰管狭窄,以左侧病变为主要表现,或者合并位于胰腺中段或尾部的复杂性假性囊肿),远侧胰腺切除手术或可适用,但其疗效不确切。

(3) 对于腔镜手术而言:左侧门脉高压症,或既往多次腹腔手术史所致严重粘连者。

术前检查及准备

(1) 病史

(ⅰ) 询问有无胰腺外伤病史、酗酒史、胰腺炎或胰腺癌家族史以及应用麻醉性镇痛药物史,是否患有慢性腹痛、脂肪泻、糖尿病等。

(ⅱ) 如表现有麻醉性镇痛药物或者酒精依赖,应鼓励病人至专门机构戒断,以寻求术后摆脱依赖。

(2) 查体:腹部压痛或腹部肿块,脾大(可疑脾静脉血栓形成)。

(3) 实验室检查:全血细胞计数(CBC),血糖,血钙,甘油三酯。

(4) 影像学检查:

(ⅰ) CT、MRI或内镜超声(EUS):评估器质性病变范围(须局限于胰体尾部);如发现脾大或胃周静脉曲张,需注意是否有脾静脉血栓形成。

(ⅱ) ERCP:评估胰管狭窄及胰腺段的胆管狭窄情况。

(5) 术前注意事项:

(ⅰ) 如拟切除脾脏,术前2周需预防接种肺炎链球菌、B型流感嗜血杆菌、脑膜炎双球菌疫苗。

(ⅱ) 术后可考虑留置硬膜外导管镇痛(术前麻醉性镇痛药依赖病人为相对禁忌证,该类病人需要全麻药物以达到理想镇痛效果)。

(ⅲ) 采用间歇充气加压装置和(或)皮下注射肝素(对术后采用硬膜外镇痛

的病人,需同麻醉医师协商肝素相关应用指征),以预防深静脉血栓形成。

(ⅳ) 在切皮前30分钟预防性静脉使用抗生素。

手术步骤:开腹远侧胰腺及脾脏切除术

手术步骤一

进入小网膜囊,初步显露(图101.1)

(1) 依据术者习惯,可选择双侧肋缘下或正中切口。

(2) 完成全腹探查后,使用自动拉钩(譬如Buckwalter系统)将肋弓拉向头侧。

(3) 切除横结肠处大网膜,进入小网膜囊,将小网膜囊及胃一起向头侧牵引。

(4) 结扎并离断胃及脾门之间的胃短血管;脾脏游离后高位胃短血管的处理将更为简便易行(步骤5)。通过以上步骤可显露胰体尾部。能量平台或电外科器械有助于完成上述手术操作。

(5) 将大网膜完全剥离并将结肠脾曲向足侧牵拉,以利于后续的进一步解剖。

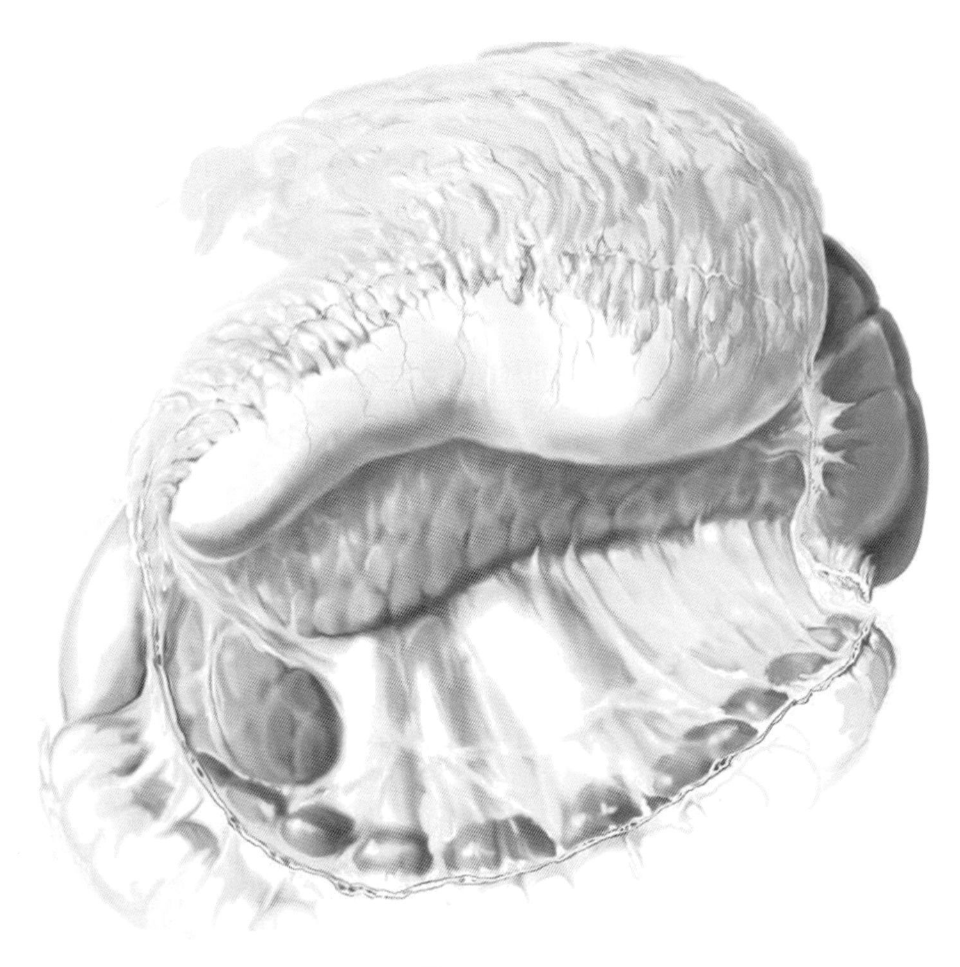

图101.1

手术步骤二

显露肠系膜上静脉，游离胰腺下缘

（1）沿结肠中静脉向其根部探查，确定肠系膜上静脉（SMV）位置。

（2）由胰腺下缘完全游离位于胰颈部后方的 SMV，以利于后续对胰腺颈部的离断。

（3）沿胰腺下缘切开后腹膜；锐性解剖轻柔分离胰腺背侧组织，游离胰体尾部（◘图 101.2）。

（4）此时，需决定后续的切除术式为从左至右还是从右至左。下文所述为经典的顺行切除术式（左侧至右侧）。

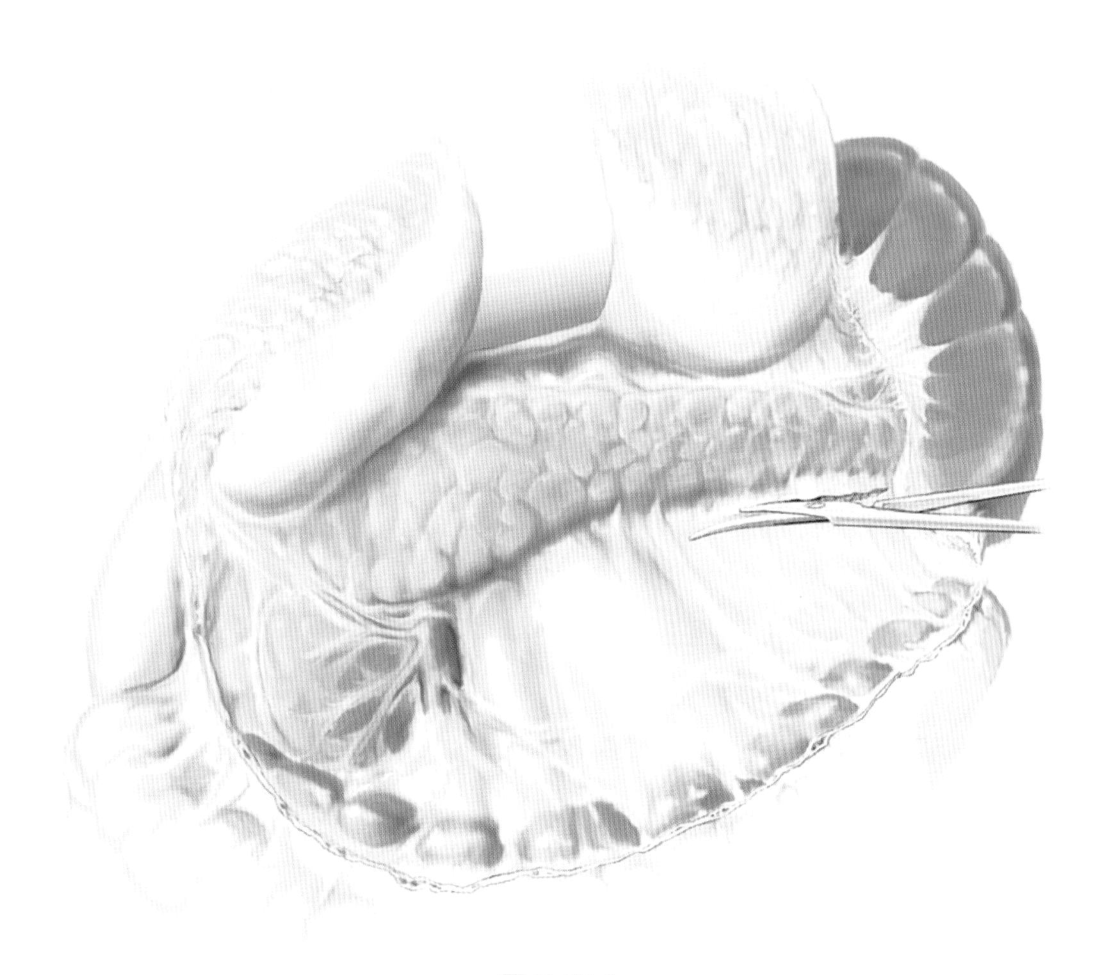

◘ 图 101.2

手术步骤三

游离脾脏(◘图 101.3)

(1) 前述解剖探查,已部分离断胰周及脾周韧带。

(2) 离断脾结肠韧带及脾膈韧带。

(3) 切断脾上极至胃的余留胃短血管。向头侧牵引胃,充分显露远侧胰腺。

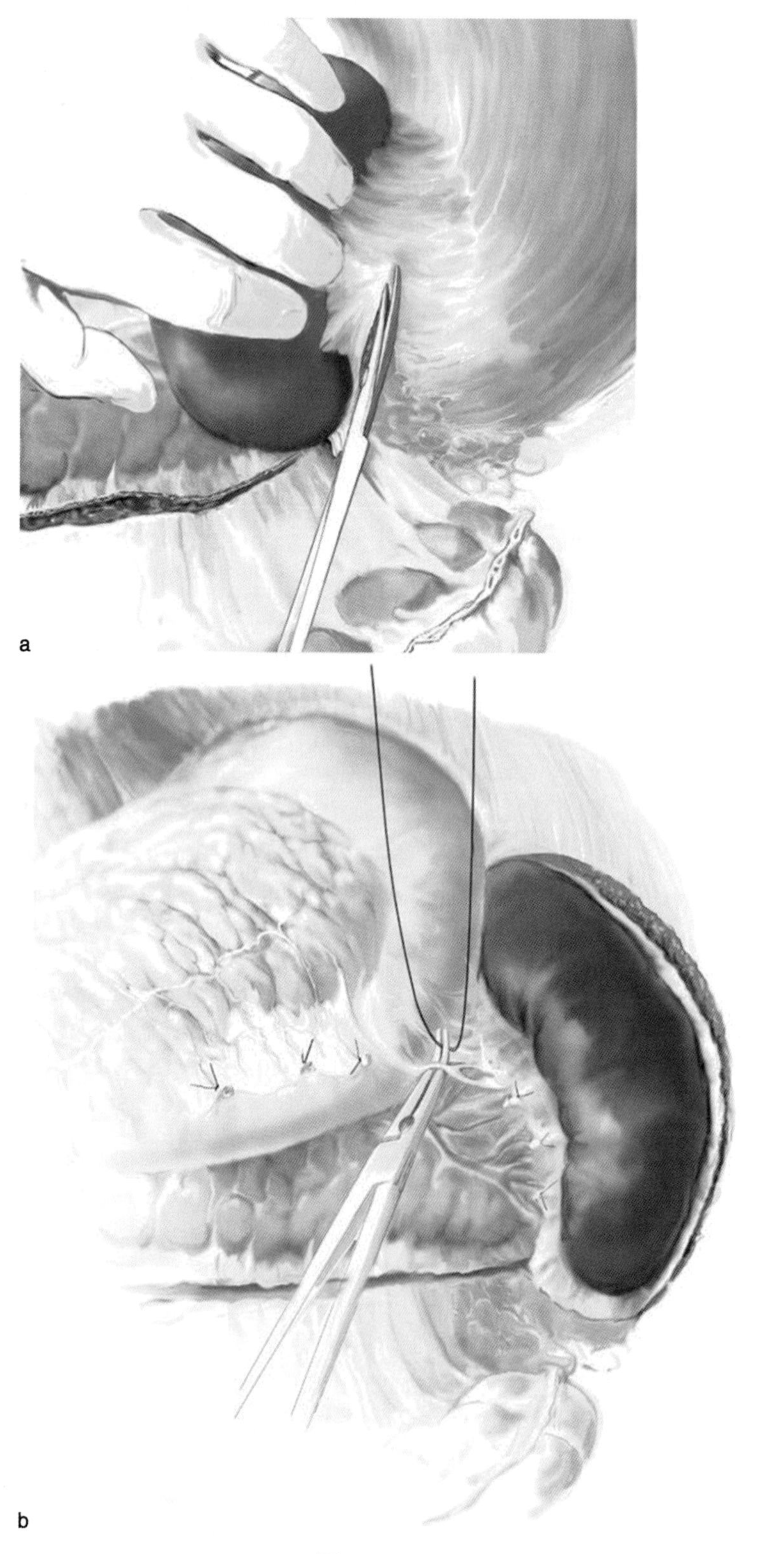

◘ 图 101.3

手术步骤四

游离远侧胰腺(◘图 101.4)

（1）向右侧游离脾脏及远侧胰腺;在肾脏与胰尾部的正确间隙中进行解剖非常重要,以保证其后侧肾前筋膜(Gerota 筋膜)的完整。

（2）完成初步游离后,术者用手进入步骤 3 所游离的胰后间隙。

（3）沿胰腺上缘切开、结扎腹膜后组织至脾动脉根部;通过触诊确定脾动脉位置。

（4）向病人右上方牵引脾脏和胰腺,显露胰腺背侧并识别在其背侧走行的脾静脉。

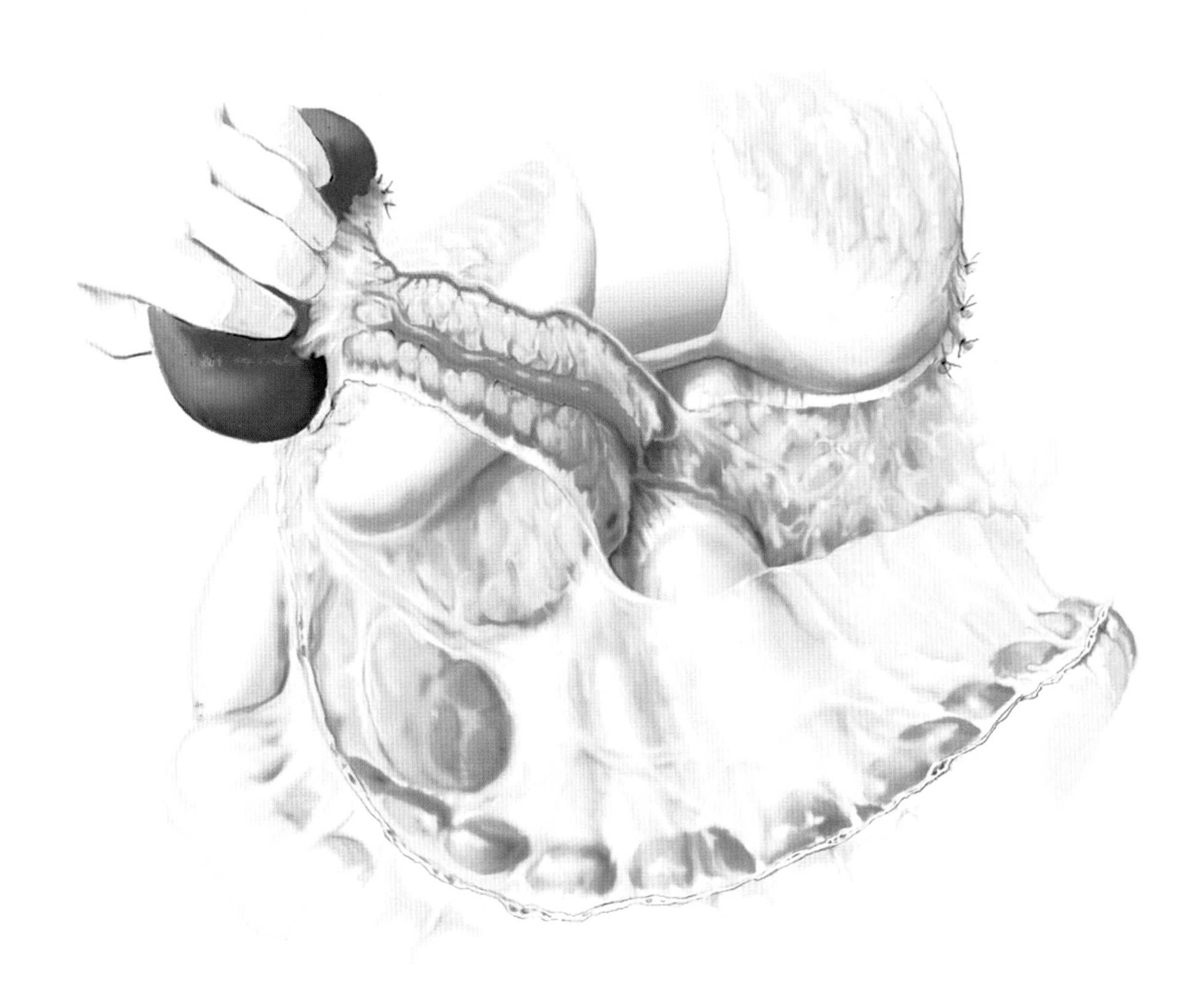

◘ 图 101.4

手术步骤五　结扎脾动脉(图 101.5)

脾动脉走行于胰腺上缘,在其于腹腔动脉干起始部即进入胰腺实质之前游离。脾动脉近端以 2-0 线缝扎,远侧结扎,切断脾动脉。也可以血管闭合器完成上述操作。务必明确该动脉为脾动脉,并与肝总动脉确切鉴别。

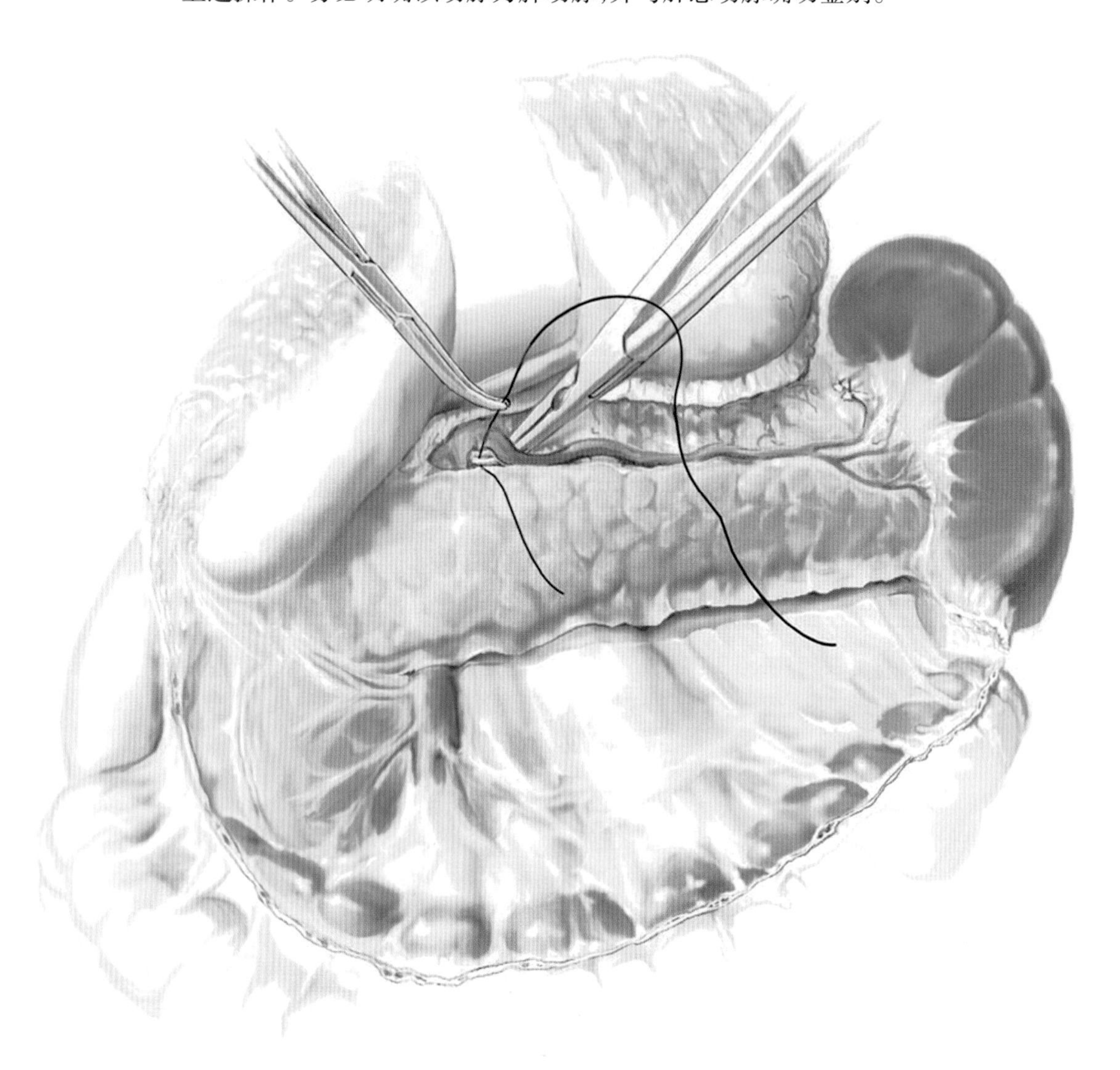

图 101.5

手术步骤六

分离、结扎脾静脉(图 101.6)

(1) 沿胰腺下缘及背侧切开胰腺周围软组织直至显露脾静脉和 SMV 汇合处。

(2) 当肠系膜下静脉(IMV)直接汇入脾静脉时,可选择将其直接结扎和切断,IMV 汇入脾静脉的位置接近 SMV 起始部时,可影响到对脾静脉的处理(但此情形并不常见)。

(3) 需仔细离断脾静脉汇入 SMV 部位的周围组织。以无损伤血管钳阻断 SMV-门静脉连接处;其脾侧断端用 2-0 缝线结扎。

(4) 在血管钳与结扎线之间切断脾静脉,但需确保血管断缘超出血管钳钳口之外。

(5) 在脾静脉近侧断端用 5-0 polypropylene 线连续缝合之后,移除血管钳。

(6) 同样可用血管闭合器完成上述操作。

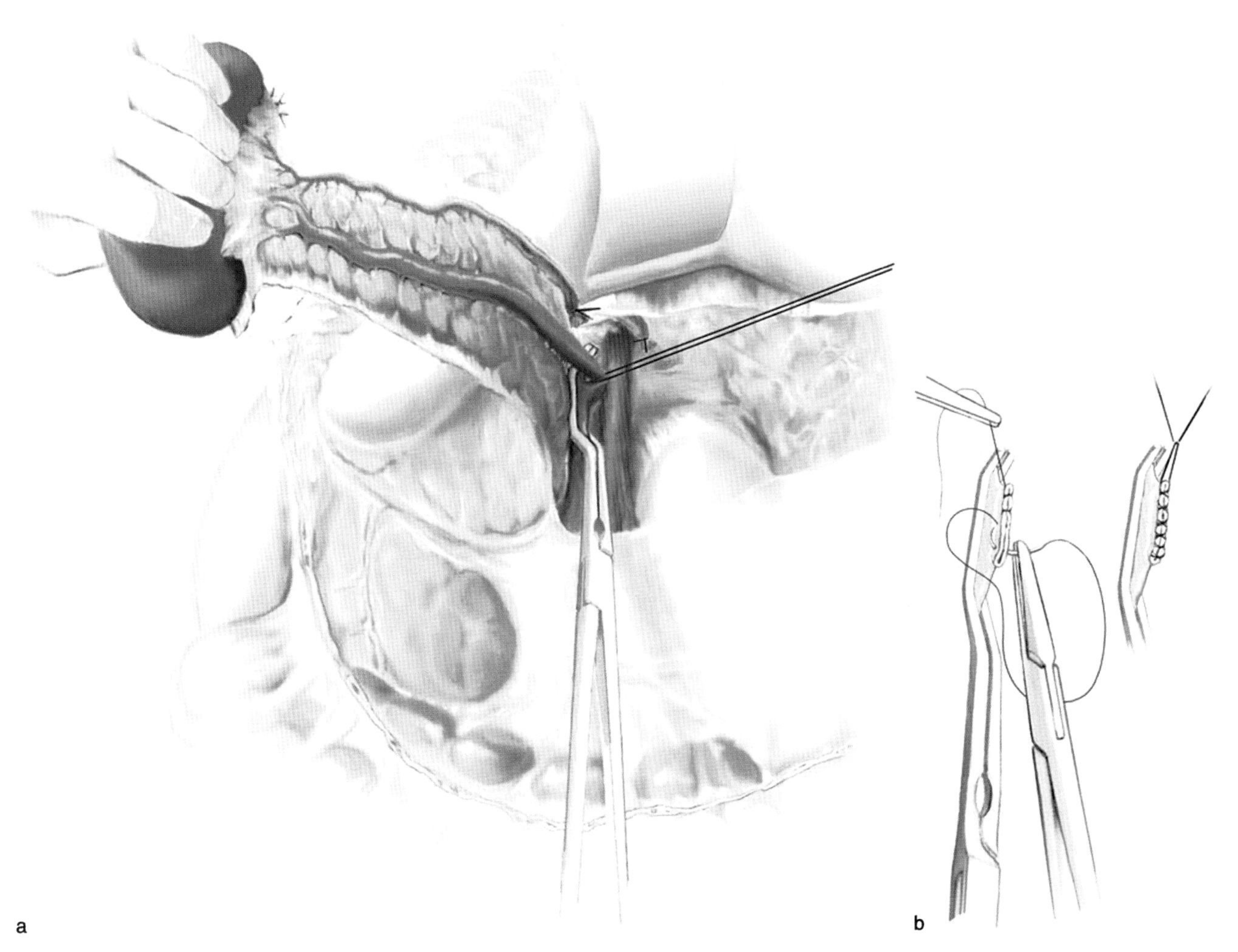

图 101.6

手术步骤七

切断胰腺(◘图 101.7)

(1) 在 SMV-门静脉前方用电刀切开胰腺颈部,注意在胰颈部背侧置入大号组织钳以保护血管。离断腺体之前,可选择以射频器械凝固组织。

(2) 如怀疑为肿瘤,需保证切缘至其左侧肿物至少 1cm,并需经冰冻切片检查。

(3) 在切断胰腺实质后,如果位于胰腺边缘或实质内的动脉出血,需予以缝扎止血。

(4) 胰腺切缘止血之后,需识别胰管残端开口,并用 3-0 polypropylene 线缝扎。

(5) 以 3-0 polypropylene 缝线连续缝合闭合胰腺断端。

(6) 切断和“关闭”胰腺切缘的方法还包括使用直线闭合器或者其他闭合技术,需在胰腺断端旁置入一根质软的闭式引流管,从左侧腹壁穿出。

(7) 逐层关闭腹壁。

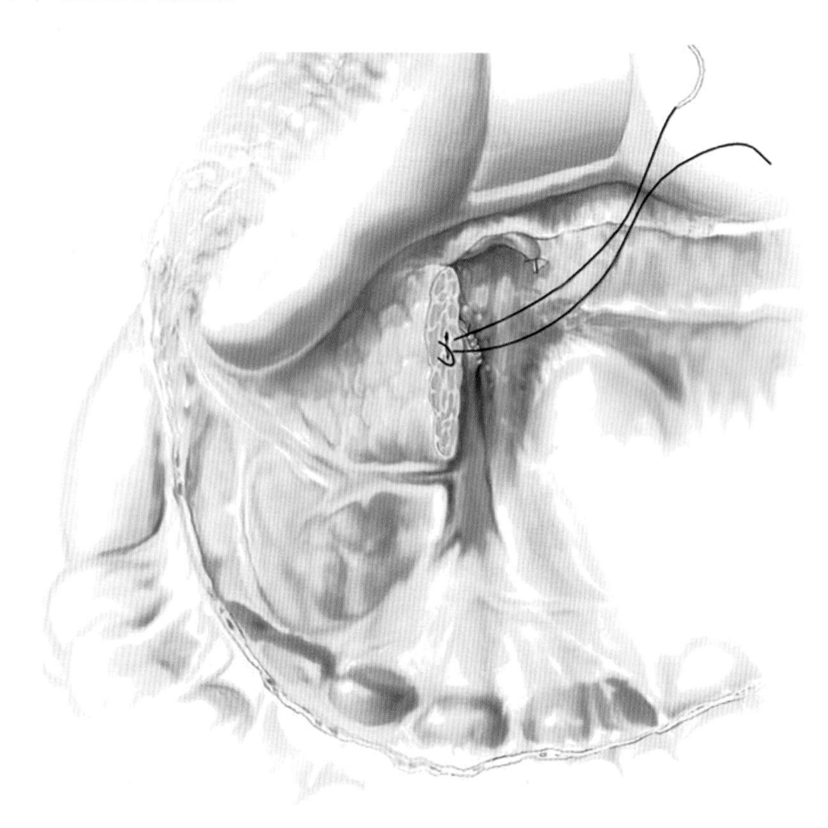

◘ 图 101.7

手术:保留脾脏的远侧胰腺切除术

慢性胰腺炎病人,在行保留脾脏胰体尾部切除时较为困难。脾静脉周围瘢痕导致脾静脉的分离和保留困难,甚至很危险。如怀疑为恶性肿瘤,则不应保留脾脏和脾血管。但如果单纯因腹痛行远侧胰腺切除手术,且无恶性肿瘤可能,脾静脉境界清晰时,尝试保留脾脏为合理选择。当手术目标为保脾时,手术步骤同上述大不相同。

(1) 进入小网膜囊后,在已游离的 SMV-门静脉前方离断胰腺颈部开始本术式，解剖顺序为从病人的右侧至左侧。

（2）不需游离脾脏。通过切断从胰腺实质汇入脾静脉的多支血管分支，从腺体断端开始向脾侧游离胰体尾部。

（3）进入胰腺的脾动脉分支从右到左逐支分离、切断。

（4）在将胰体尾部与脾血管分离之前，宜在脾静脉汇入 SMV 处及脾动脉起始部分别予以阻断带控制，如后续解剖出血过多时，可以有效控制出血。

（5）脾静脉属支纤细，极易撕裂，应以血管夹确切夹闭，或以 4-0 或 5-0 的丝线结扎，亦可选用各种能量平台。

（6）保脾过程中术者决定所能够接受的出血量，必要时应放弃保脾术式。

手术：腹腔镜远侧胰腺切除术

微创技术的出现已使所有类型的胰腺手术进入微创时代。在胰腺外科领域，腹腔镜远侧胰腺切除术是应用最为广泛的术式，保脾与切脾均为可行之选。微创手术有多种方式，如手助腹腔镜或机器人远侧胰腺切除术等。全腹腔镜远侧胰腺切除术开展得最为普遍。成功实施此术式的要求包括：高超的腔镜手术技巧，双手均可灵活操作，术中熟练缝合的能力，熟悉所有类型的能量器械及一次性闭合器械，熟悉胰腺解剖及具有开腹胰腺手术的经验。

适应证与禁忌证

适应证

（1）可切除的胰腺导管癌。

（2）单发的胰腺功能性神经内分泌肿瘤。

（3）超过 2cm 的胰腺无功能性神经内分泌肿瘤。

（4）胰腺囊性肿瘤存在症状或具有恶性征象。

（5）有症状的局限性慢性胰腺炎。

禁忌证

（1）需要血管或软组织扩大切除的局部进展期胰腺肿瘤。

（2）腹部手术史，预测腹腔或已知严重粘连。

（3）具有严重并发症的胰腺炎，如合并 SMV/门静脉血栓形成或者并发假性囊肿。

（4）未经治疗的自身免疫性胰腺炎。

（5）遗传因素导致的全部胰腺受累的弥漫性炎症。

术前检查及准备

（1）病史：如疑诊肿瘤，明显的体重减低及背痛病史较为重要。如疑诊胰腺神经内分泌肿瘤，功能性的内分泌症状及多发性内分泌腺瘤病 1 型（MEN-1）家族史较为重要。如疑诊胰腺炎，需评估疾病病因，包括遗传因素。酗酒为致病因素病人需成功完成戒断计划，且病灶局限于远侧胰腺。

（2）临床表现：营养状态，黄疸，肝脾肿大，腹水，腹部包块，锁骨上淋巴结肿大等。

（3）实验室检查：全血细胞计数，肝功能，白蛋白。其他有潜在应用价值的项目：血清 IgG 亚类水平，CA19-9，胃泌素，嗜铬粒蛋白 A，C 肽，胰岛素，胰腺炎基因谱等。

（4）影像学检查：CT，MRI/MRCP/EUS：以评估病灶范围、胰管异常、转移性病变、细针穿刺活检或囊肿穿刺等。

（5）术前注意事项：

（ⅰ）预测需要脾切除时，病人术前 2 周需接种 B 型流感嗜血杆菌、脑膜炎双球菌、多价肺炎球菌等疫苗。

（ⅱ）采用气动加压袜和（或）皮下注射肝素预防深静脉血栓形成。

（ⅲ）适当肠道准备。

（ⅳ）围术期预防性静脉使用抗生素。

手术步骤：腹腔镜远侧胰腺切除术

手术步骤一　经腹腔入路，安置 trocar，进入小网膜囊（图 101.8 及 101.9）

（1）一般于左上腹用 5mm 可视 trocar 进入腹腔。从 trocar 置入 0°腹腔镜头，需注意从腹直肌间置入 trocar，以易于识别所有腹壁标志。穿刺位置需足够靠近肋缘和腹壁外侧以避开镰状韧带。此 trocar 将会置入 Nathanson 肝脏拉钩以牵拉胃。

（2）常规探查肝脏和腹腔以除外转移性病灶。另外 4 个 trocar（两个 5mm 及两个 10mm 或 12mm）置入位置如图所示（图 101.8）。随之置入 30°、直径 10mm 的腹腔镜。不采用分腿位，笔者更倾向于术者位于病人左侧，只需 1 名助手位于右侧。

（3）超声刀切开胃结肠韧带，同时注意保留胃网膜血管。包括所有胃短血管在内的胃网膜需全部游离，直至右侧胃网膜静脉汇入 SMV 处。切开胰周后腹膜。根据操作角度，主刀及助手均可完成分离解剖。用锁扣钳牵开胃及网膜后显露胰腺。必要时，可能需要腔镜超声定位病灶及判断病变范围。

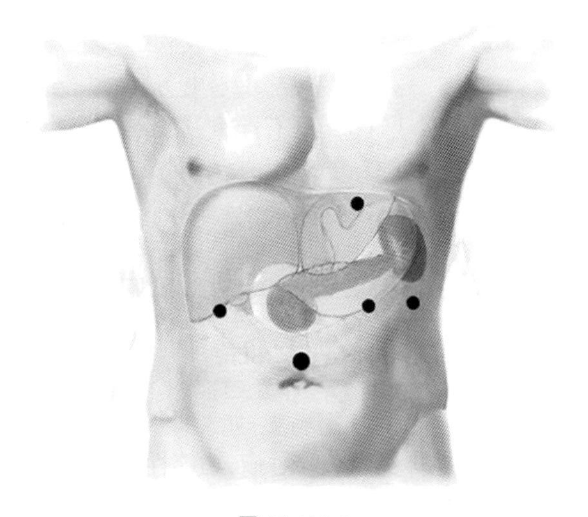

图 101.8

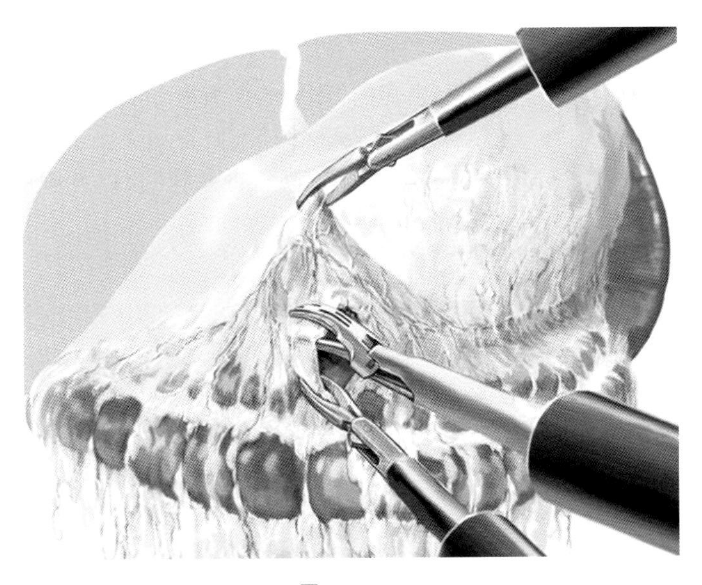

■ 图101.9

手术步骤二

探查SMV（■图101.10）

几乎所有的远侧胰腺肿瘤均需要在胰颈部水平离断胰腺，因此需要解剖SMV并分离其和胰颈部的间隙。此项操作最好在术程早期完成，以评估肿瘤可切除性，显露胃网膜右静脉和SMV的汇合，向前牵引胃窦，使该静脉成为直角汇合。此时在胰腺下缘较易识别SMV，在胰颈背侧钝性分离出胰后隧道。

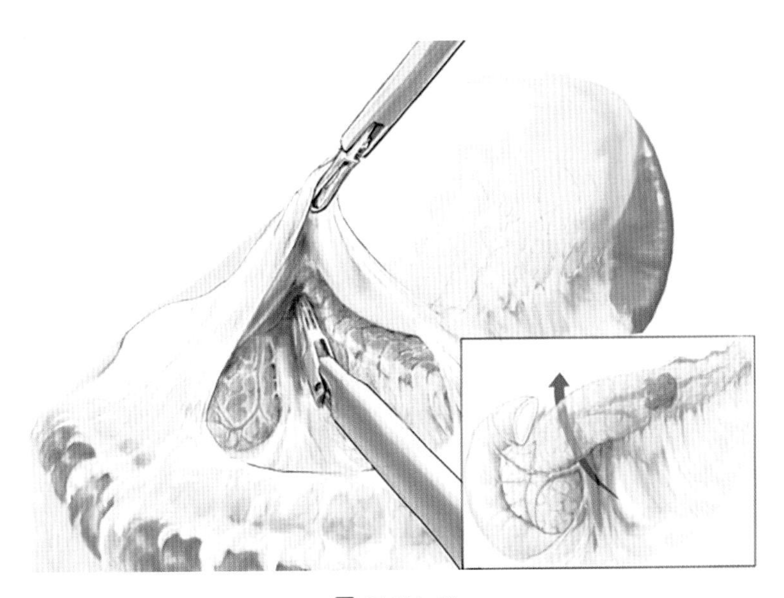

■ 图101.10

手术步骤三

向外侧游离至结肠脾曲(◘图 101.11)

由显露 SMV 的位置开始,沿胰腺下缘向侧方分离,使胰腺背侧从后腹膜游离。识别 Treitz 韧带,血管夹夹闭后离断肠系膜下静脉(IMV)。直接向脾下极方向解剖分离,避免进入脾门,以使脾脏初步游离。完全游离脾脏需切断脾结肠韧带。

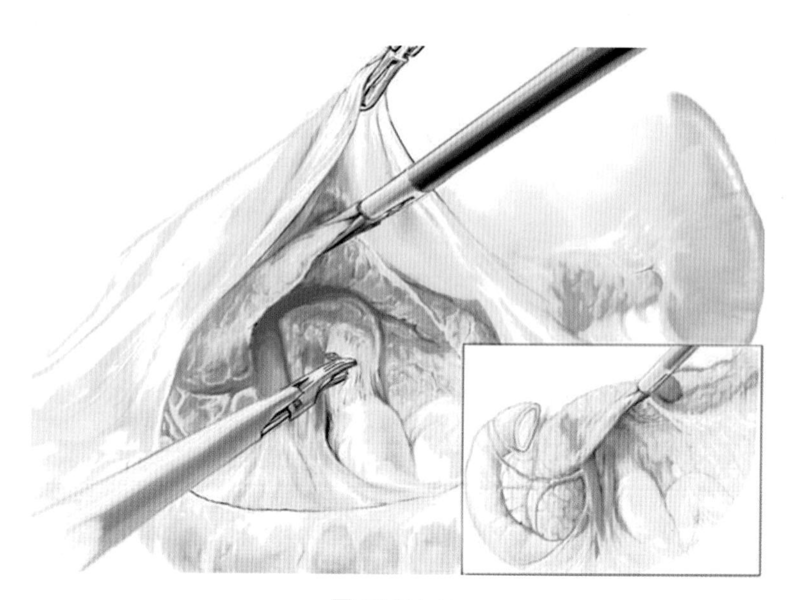

◘ 图 101.11

手术步骤四

切断胰腺颈部(◘图 101.12)

横断胰腺颈部,显露肝动脉并清扫其周围淋巴结,在胰腺上缘显露门静脉(◘图 101.12a)。此步骤在无血管间隙中进行,辨识门静脉。术者需警惕冠状经脉汇入门静脉的位置并不恒定。在胰腺上缘和下缘解剖分离出间隙后,插入 Endo-GI 闭合器(◘图 101.12b)。钉仓需根据胰腺厚度进行选择,钉夹过短可致胰腺破碎。目前可用的最大钉夹厚度是 4.3mm、长 60cm 的 Seamguard 闭合器(W. L. Gore,Flagstaff,AZ,USA)。

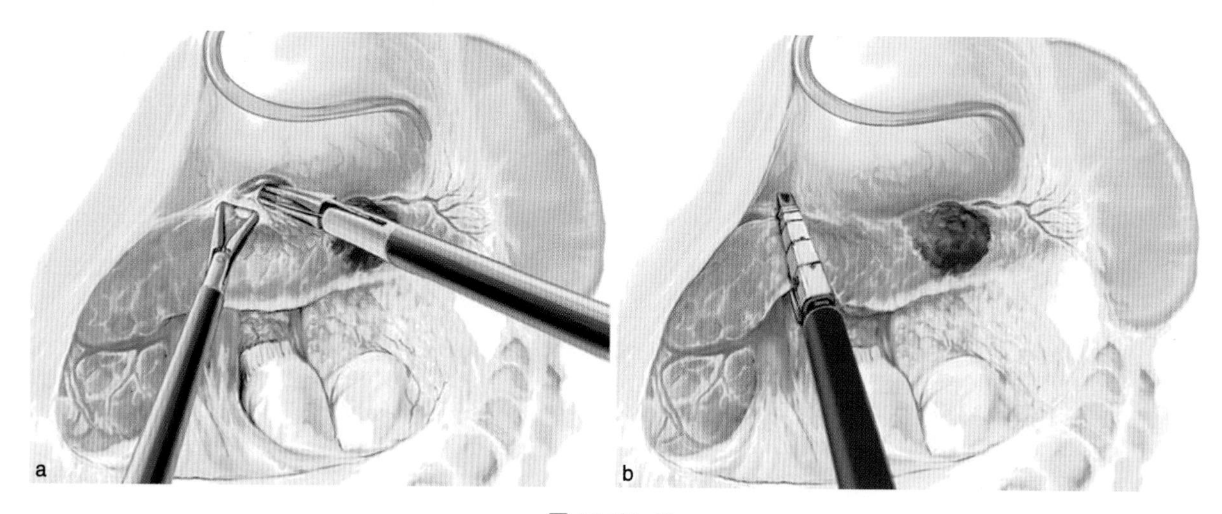

◘ 图 101.12

手术步骤五

切断脾血管(图 101.13)

切断胰腺颈部并将其向左下方牵拉,显露脾动脉及其起始部,用 10mm 角度剪行血管全周游离。通常使用 Endo-GI 切断此动脉,也可用 Weck 夹两端夹闭后中间切断。动脉离断应先于静脉离断,以避免脾脏充血导致胃短血管断端出血。全周游离脾静脉,需小心识别其与 IMV 及冠状静脉的汇合位置。切断静脉操作与动脉类似。

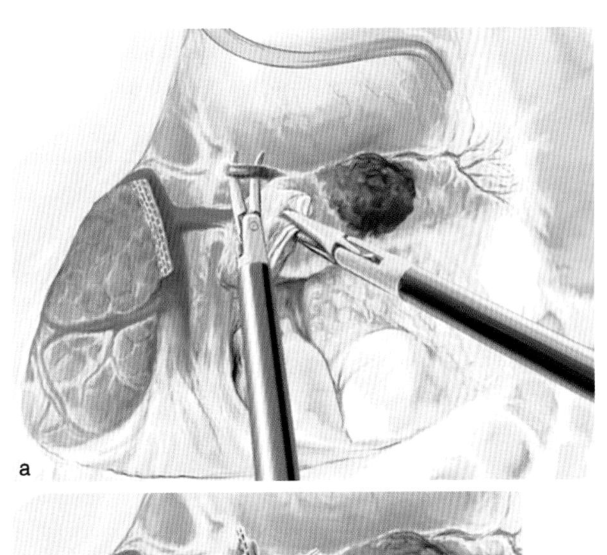

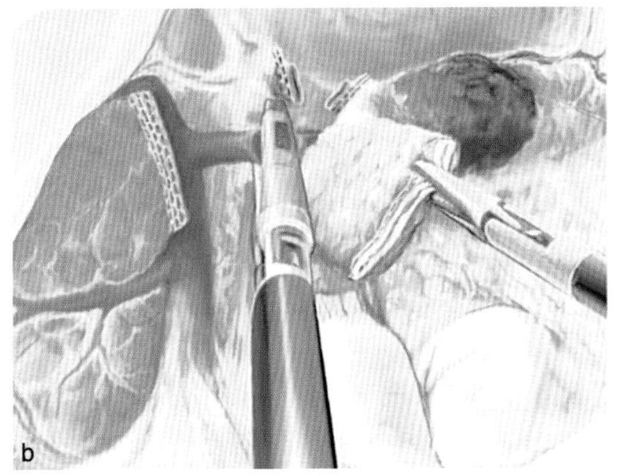

图 101.13

手术步骤六　游离胰体尾部及脾脏(图 101.14)

（1）切断脾脏血管后,向前牵拉胰腺,易于分离出其后侧的后腹膜间隙。应避开黄色特征的肾上腺。继续沿胰腺背侧向侧方游离脾周韧带,在离断脾膈韧带时需向内侧翻转脾脏。可用超声刀完成此步骤。

（2）一般在脾门处用超声刀离断脾脏和胰腺,虽然移除标本时脾脏破碎,但可保持胰腺标本完整。胰腺标本装入 10mm 标本袋,脾脏标本装入 15mm 标本袋(需移除现有 trocar,直接通过孔道放入标本袋,或者使用 15mm trocar)。外科医师应检查胰腺标本,必要时墨水标记切缘。腹腔镜检查创面有无出血,于胰腺切缘旁留置闭式引流管。在麻醉苏醒前拔除口胃管。

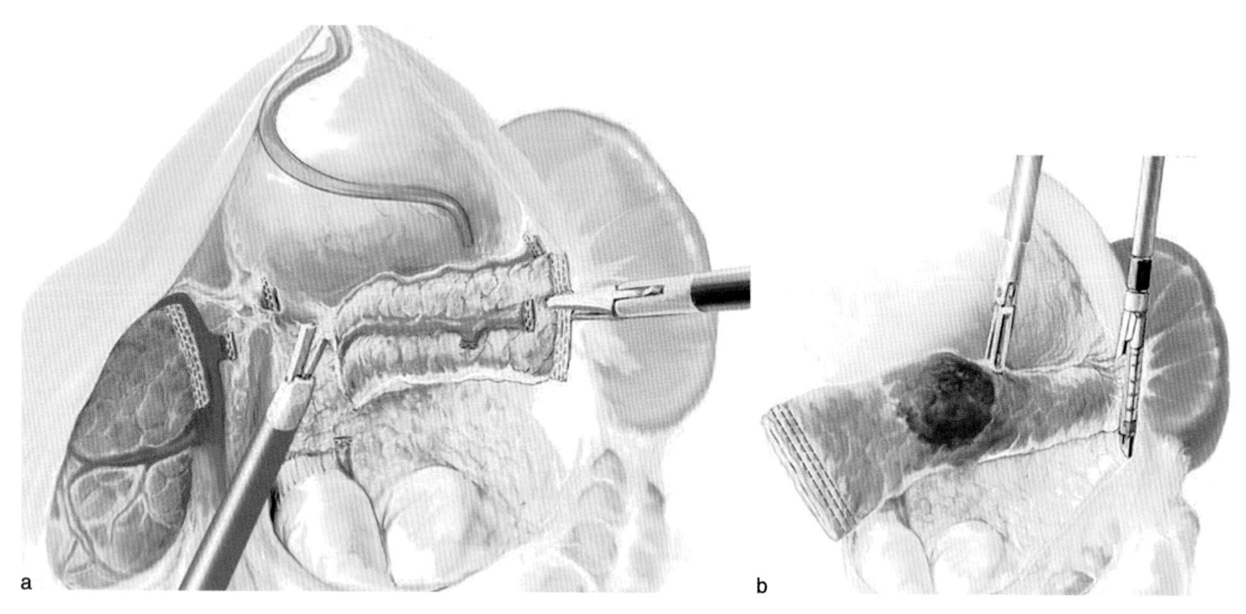

图 101.14

手术步骤:保留脾脏

部分良性疾病病人可选择行保留脾脏的远侧胰腺切除术。在离断胰腺颈部后,用超声刀或血管夹等器械,仅处理脾动脉及脾静脉至胰腺的分支血管。该步骤需耐心进行,合并炎症时常常难以分离,如无炎症,腹腔镜的视野较开腹手术具有优势。

术后管理

（1）病人术后入外科普通病房。
（2）评估早期出血可能性。
（3）术后第 1 天可拔除尿管并开始经口进食。
（4）术后第 3 天检测引流液淀粉酶,如无胰瘘,可拔除引流管。
（5）术后第 3 天或第 4 天可出院。

术后并发症

早期并发症

（1）腹腔内出血。

（2）胰瘘。

（3）结肠脾曲损伤。

（4）血小板增多症。

后期并发症

（1）糖尿病。

（2）胰腺假性囊肿。

（3）疾病复发。

（4）外分泌功能不全。

（5）脾脏切除后感染。

专家经验

开腹远侧胰腺切除手术

◆ 远侧胰腺切除术主要的术中问题是，过度牵拉或者错误离断所致的较大静脉的损伤。在解剖分离时，尽早辨识 SMV、建立胰后隧道是明确该静脉走行的关键步骤，必要时可在静脉前方快速离断胰腺实质，以达到控制出血的目的。

◆ 由于远侧胰腺切除血管损伤的风险，需备好各种血管钳，随时可用。手术开始前，外科医生应熟悉选择适宜的血管钳。

◆ 如果存在邻近脾门的胰尾部背侧假性囊肿或者严重的慢性炎症，如前所述从上下两侧向中央安全游离脾脏既不现实，也并非明智之举。此时，更为谨慎的做法是在更靠近中央及 SMV 的位置尝试进入胰后间隙，于此建立正确的分离层次，在胰腺背侧从中央向外侧拓展。需注意如分离太深，肾静脉是潜在风险。因此，分离平面靠近胰腺背侧非常重要。

◆ 在游离脾脏时可能致其损伤，此时可尝试切除脾脏以减少出血。但是，脾脏对于远侧胰腺而言是一个很好的“抓手”，最好能保留脾脏于原位以利于后续切除。可以纱垫覆盖脾脏后压迫止血。也可解剖并结扎脾动脉近端以减少脾动脉血流。

腔镜远侧胰腺切除手术

◆ 先予分离胰颈部时需正确显露脾动脉，避免将肝动脉错认为脾动脉，可试验性夹闭动脉，观察其血流变化。

◆ 完全游离结肠脾曲，以避免在显露胰腺时需持续牵拉结肠。游离结肠脾曲的目的在于充分显露胰腺侧方。此步骤在肥胖病人中可能较为困难，但完成后，重力及反向 Trendelenburg 体位将会有助于胰腺尾部及脾门的显露。

◆ 在 SMV 前方分离胰颈部间隙时，尤其是在胰腺上缘操作时，注意钝性轻柔分离。

（杨尹默　赵旭东　马永蔌 译）

第 102 章　机器人辅助腹腔镜下胰体尾及脾脏切除术

Eric C. H. Lai, Chung Ngai Tang

从技术层面而言,微创胰体尾切除术要比胰十二指肠切除术容易得多,因为前者不需要任何吻合操作。大多数外科医师认同这一点:传统的腹腔镜下胰体尾切除术是治疗胰腺良性及交界性恶性肿瘤的标准方法。使用机器人辅助手术可达到相同的安全程度以及相似的手术效果,但对于缺乏微创胰体尾切除术经验的外科医师而言,机器人辅助手术具有学习曲线更短的优势。

适应证与禁忌证

适应证

（1）机器人辅助腔镜下远侧胰腺切除术的适应证与开腹远侧胰腺切除术相同:位于胰颈、胰体或胰尾的良性病变或潜在低度恶性的肿瘤。脾脏保留不适用于病变邻近脾门或病变为恶性、潜在恶性的病人。

（2）机器人辅助腔镜下远侧胰腺切除术在胰腺癌治疗中的作用尚未完全确立。

禁忌证

（1）胰腺外远处转移。

（2）肿瘤累及或侵犯至肠系膜上静脉(SMV),门静脉(PV),腹腔动脉,或肠系膜上动脉(SMA)从而阻碍肿瘤的安全切除。

（3）肿瘤体积较大,影响腔镜下肿瘤切除手术的安全性。

（4）多发性粘连,阻碍腹腔镜下手术步骤安全完成。

（5）病人不能耐受气腹。

（6）临床相关凝血障碍。

手术器械

（1）圆头双极钳。

（2）Prograsp 两把(Intuitive Surgical;Sunnyvale,CA,USA)。

（3）电钩。

（4）单极弯剪。

（5）大号针持两把。

（6）外科能量装置(血管凝闭系统(LigaSure)[Covidien,Boulder,CO,USA],超声刀[Ethicon,Johnson & Johnson,Cincinnati,OH,USA],Thunderbeat[Olympus,Japan],等等)。

（7）血管夹钳 2 把。

（8）用于肠管及血管的直线切割吻合器。

手术步骤:机器人辅助腔镜下远侧胰腺切除术及脾切除术

手术步骤一

病人体位,trocar 位置,建立人工气腹(图 102.1)

(1) 病人在手术台上取仰卧分腿位,插入鼻胃管及导尿管。左侧躯体抬高30°至 50°。使用五孔法置入 trocar。

(2) 第 1 个 12mm 的 trocar 置于脐下区域,通过开放气腹技术进入腹腔;使用低压 CO_2(12mmHg)建立气腹。连接手术机器人后此 trocar 用作机器人摄像孔。

(3) 在直视下插入 3 个 8mm 机器人 trocar 和另外的 1 个 12mm 辅助 trocar。辅助 trocar 位于中线右侧 7 到 8cm。1 个 8mm 机器人 trocar 位于右侧腋前线,另外 2 个 8mm trocar 位于左上腹。

(4) 行腹腔镜探查分期及腹腔镜下超声检查。若未发现切除禁忌,则将手术台位置转为左侧抬高的反 Trendelenburg 卧位(头高脚低位),在手术台头侧处或病人左侧肩膀处(根据病人肿瘤位置)直接连接 da Vinci® S 或 Si Surgical System(Intuitive Surgical,Sunnyvale,CA,USA)。操作机器人的外科医师坐在控制台,手术台边的外科医师位于病人右侧,负责更换器械,穿针并管理吸引器、施夹钳和各种外科能量装置。

(5) 两位胰腺外科医师的腹腔镜操作经验以及良好团队配合都非常重要。

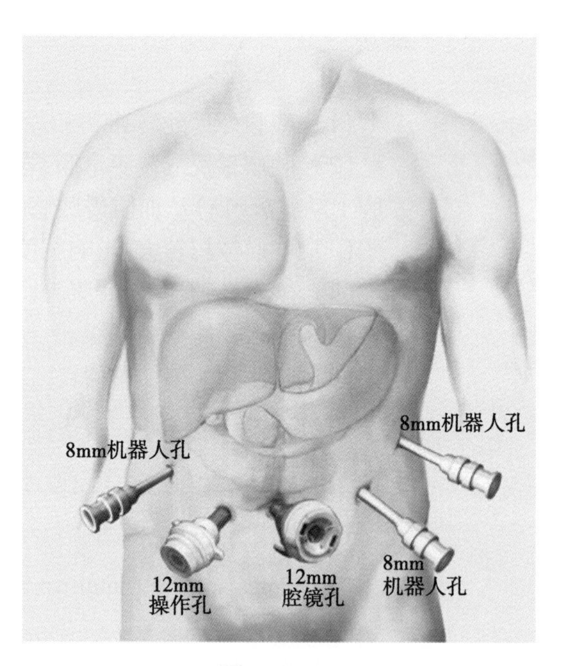

图 102.1

手术步骤二

进入小网膜囊

（1）将胃结肠韧带离断，分离至脾曲，从而完全进入小网膜囊。

（2）与经典的腹腔镜下手术方法相同，离断脾结肠韧带，向下牵拉结肠脾曲。

手术步骤三

游离胰体及胰尾

（1）沿着胰腺病变部位的头侧及尾侧切开后腹膜，进入胰腺后方区域，从而游离胰腺。

（2）在计划切断层面绕胰腺置一根阻断带。

（3）当病变位于胰体近端时，可从肠系膜上静脉（SMV）开始游离，胰颈后方区域的游离过程与机器人辅助胰十二指肠切除术的方法相同。

（4）游离胰腺前表面至脾门。

（5）上述操作与腹腔镜手术入路完全相同。

手术步骤四

离断脾脏血管

（1）沿胰腺上缘解剖分离脾动脉（■图 102.2a），悬吊，采用 Hem-o-lok 夹（Weck Closure Systems，Research Triangle Park，NC，USA）夹闭血管。在靠近血管根部使用 2 个血管夹进行夹闭后离断脾动脉（■图 102.2b）。也可以使用内镜下血管闭合器离断脾动脉。

（2）从胰腺下缘开始，向腹侧牵拉胰腺，在胰腺后表面可见脾静脉。游离脾静脉（■图 102.2b）并悬吊，采用 Hem-o-lok 夹夹闭（■图 102.2c）。在靠近血管根部使用 2 个血管夹进行夹闭后离断脾静脉。或者可在靠近血管根部使用 1 个血管夹和 3-0 单股缝线贯穿缝合结扎（■图 102.2c）。

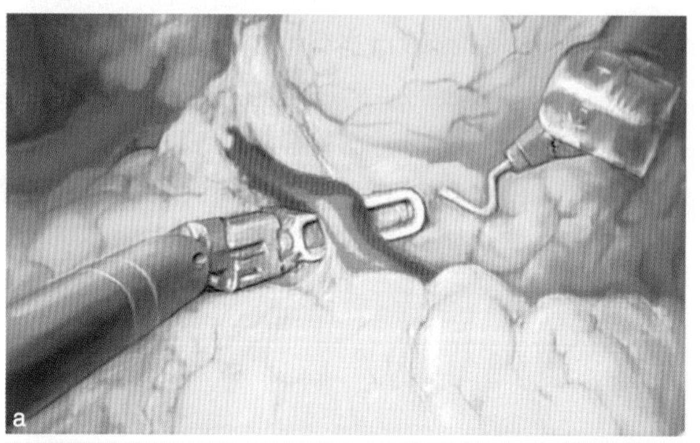

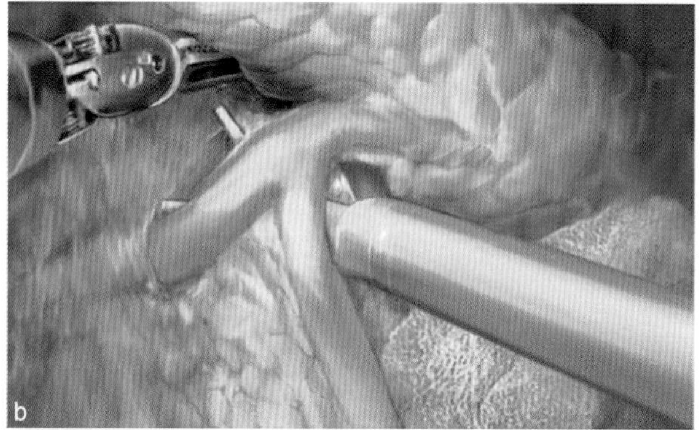

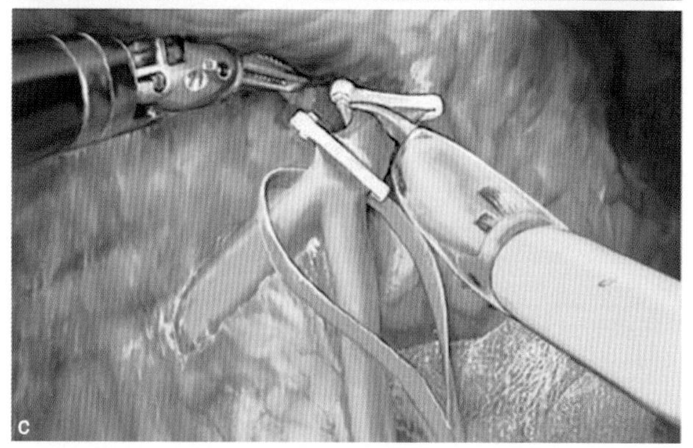

■ **图 102.2**

手术步骤五

横断胰腺

(1) 与腹腔镜下远侧胰腺切除术相同,使用内镜下线性闭合器切断胰腺。

(2) 另一种可选择的横断胰腺的方法是使用单极电剪刀。这种技术可预防胰腺实质较厚的病人出现胰腺挤压损伤。找到残余胰腺的胰管开口,并采用 4-0 可吸收缝线或不可吸收缝线进行褥式缝合。在胰腺残端采用 3-0 可吸收或不可吸收缝线进行 8 字缝合封闭残端。

(3) 按照从内向外的方向游离远侧胰腺。(图 102. 3)。

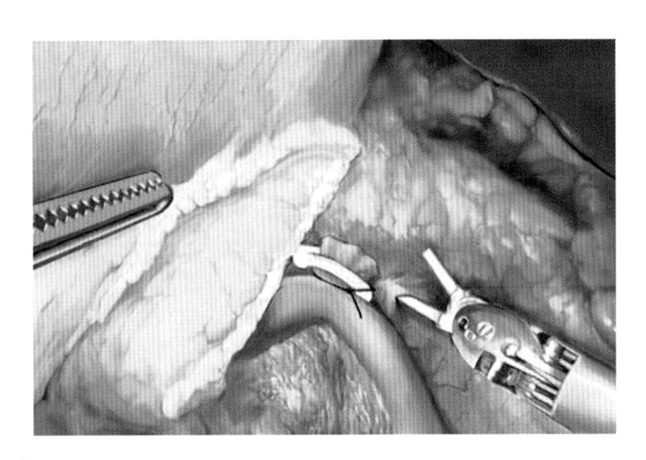

图 102. 3

手术步骤六

保留脾脏

(1) 在适宜条件下可保留脾脏。机器人在扩展视野,精确离断、结扎脾动静脉与胰腺之间的细小分支方面有非常理想的效果。

(2) 横断胰腺后,向前牵拉远侧胰腺,由能量装置离断腺体细小分支,并小心保护好脾动静脉。

(3) 此技术不需游离脾脏。

手术步骤七

离断胃短血管

远离胃壁使用能量装置离断胃短血管。

手术步骤八

游离脾脏

(1) 使用外科能量装置离断脾膈韧带及脾肾韧带,离断脾脏的腹膜后附着组织直至游离到膈和肾。

(2) 从腹膜后的位置抬起胰腺远侧和脾血管,并离断所有的残余附着组织。

手术步骤九

关腹

(1) 关腹之前,需仔细冲洗腹腔并检查有无出血。

(2) 在胰腺残端附近放置闭式引流管,并从左侧 8mm trocar 处引出腹部。

(3) 将切下的标本装入回收袋,经脐下 trocar 孔取出。若标本体积较大,可经由普芬南施蒂尔(Pfannenstiel)切口取出。

专家经验

- 机器人辅助腹腔镜下远侧胰腺切除术需要胰腺外科和腹腔镜外科两方面的专业技术;两位外科医师的合作有助于手术的顺利进行。
- 若出现持续出血,显露不满意或肿瘤切除过程中视野不佳,则应转为开放手术。
- 充分适应并应用机器人的第3条机械臂对于牵拉操作非常重要。
- 电钩是一种实用、有效的离断工具。
- 由于缺乏触觉感知和压力的有效反馈,使用机器人进行牵拉必须动作温和,加以控制,这也更突显了助手经验的重要性。

(赵玉沛 吴文铭 译)

第103章 机器人辅助腹腔镜下胰十二指肠切除术

Eric C. H. Lai, Chung Ngai Tang

在技术层面，采用微创方法行胰十二指肠切除术一度非常困难。机器人系统具有很多优势，例如机器人可提升操作灵活性，从而克服传统腹腔镜手术的一些障碍，在保证外科医师姿势符合舒适的人体工程学前提下，保留手-眼协同，扩展手术视野。机器人手术可使胰十二指肠切除术的部分步骤更易于操作，包括分离胰腺与大血管结构，淋巴结清扫，切除钩突，以及胰腺、胆道的吻合重建。

在部分经选择的病人中施行机器人辅助腹腔镜下胰十二指肠切除术是安全可行的。目前微创胰十二指肠切除术的意义仍不明确，其肿瘤治疗效果尚不确切。

适应证与禁忌证

适应证

机器人辅助腹腔镜下胰十二指肠切除术的适应证与开放性胰十二指肠切除术相同，包括良性疾病及壶腹周围恶性肿瘤。

良性疾病：

（1）慢性胰腺炎。

（2）癌前病变：

（ⅰ）胰腺囊性肿瘤；

（ⅱ）神经内分泌肿瘤。

壶腹周围恶性肿瘤：

（1）胰头癌；

（2）壶腹癌；

（3）远端胆管癌；

（4）十二指肠癌。

禁忌证

（1）胰腺外远处转移。

（2）肿瘤累及或侵犯至肠系膜上静脉（SMV），门静脉（PV），或肠系膜上动脉（SMA）从而阻碍肿瘤切除的安全完成。

（3）肿瘤体积较大，影响腔镜下肿瘤切除手术的安全性。

（4）多发性粘连，阻碍腹腔镜下手术步骤安全完成。

（5）病人不能耐受气腹。

（6）临床相关凝血障碍。

手术器械

（1）圆头双极钳。

（2）Prograsp2 把（Intuitive Surgical；Sunnyvale，CA，USA）。

（3）电钩。

（4）单极弯剪。

（5）大号针持 2 把。

（6）外科能量装置（血管凝闭系统（LigaSure）[Covidien, Boulder, CO, USA]，超声刀[Ethicon, Johnson & Johnson, Cincinnati, OH, USA]，Thunderbeat[Olympus, Japan]，等等）。

（7）血管施夹钳×2。

（8）用于肠管及血管的直线切割闭合器。

手术步骤

手术步骤一

病人体位，trocar 位置，建立人工气腹

（1）病人在手术床上取分腿仰卧位，插入鼻胃管及导尿管。采用五孔法置入 trocar。

（2）第 1 个 12mm 的 trocar 在脐下置入，通过开放气腹技术进入腹腔；使用低压 CO_2（12mmHg）建立气腹。连接手术机器人后此 trocar 用作辅助孔。

（3）在直视下置入 3 个 8mm 机器人 trocar 和 1 个 12mm 摄像 trocar。机器人镜头孔位于中线右侧 7～8cm（位于脐平线以下）从而有利于显露肠系膜上静脉-门静脉（SMV-PV）区域及钩突。1 个 8mm 机器人 trocar 位于右侧腋前线，另外 2 个 8mm trocar 位于左上腹（图 103.1a）。

（4）行腹腔镜探查分期及腹腔镜下超声检查。若未发现切除禁忌，则将手术台位置转为右侧抬高的反 Trendelenburg 卧位，在手术台头侧处直接连接 da Vinci® S 或 Si Surgical System（Intuitive Surgical, Sunnyvale, CA, USA）（图 103.1b）。

（5）操作机器人的外科医师坐在控制台，手术台边外科医师坐于病人双腿中间，负责更换器械，穿针并管理各类所需器械。两位胰腺外科医师的腹腔镜操作经验以及良好团队配合都非常重要。

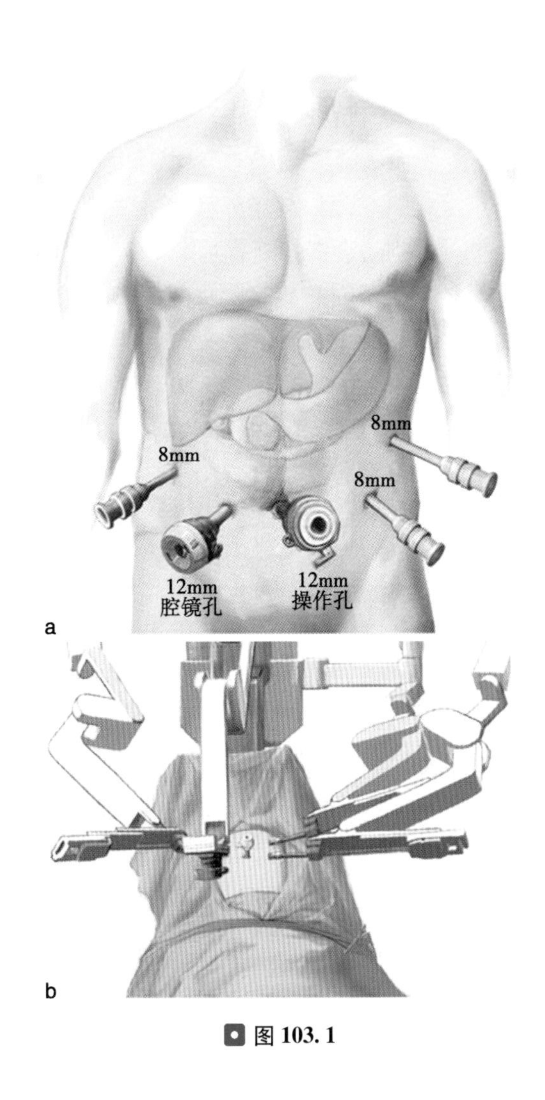

图 103.1

手术步骤二

游离结肠肝曲，扩大的 Kocher 切口，游离十二指肠第 3、第 4 段（图 103.2）

（1）使用机器人电钩切开腹膜后附着组织，游离结肠肝曲。

（2）采用 Kocher 切口完全游离十二指肠及胰头，直至显露下腔静脉及部分主动脉。

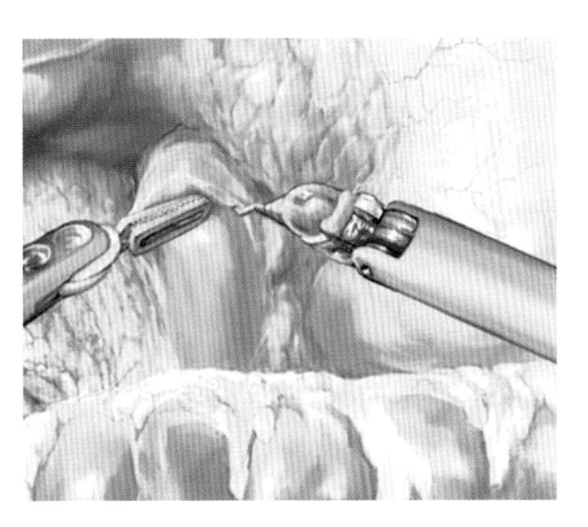

图 103.2

手术步骤三

进入小网膜囊并横断胃窦

（1）切断胃结肠韧带，分离胃后壁与胰腺前表面之间的粘连，从而进入小网膜囊。

（2）采用外科能量装置，沿胃大弯及胃小弯离断远端胃的系膜，使用直线切割闭合器切断胃远端1/3。

（3）检查闭合断端是否渗血，若有出血需及时止血。

手术步骤四

解剖肝门并切断胆管

（1）切除胆囊，解剖胆管，在肝总管（CHD）与胆囊管汇合处横断肝总管，并将切缘送冰冻切片检查，离断胆管后很容易显露门静脉（PV）前表面。此时，胆汁或胆道支架留送培养（图103.3a）。

（2）在离断的肝总管（CHD）近端使用纱布吸收渗漏的胆汁。胆道远端予缝扎闭合从而防止潜在肿瘤组织脱落。

（3）解剖门静脉，首先需显露胃右动脉和胃十二指肠动脉（GDA）的远近端的肝总动脉（CHA）；清扫肝总动脉（CHA）前的淋巴结，充分显露肝总动脉（CHA）。采用Hem-o-lok®夹（Weck Closure Systems，Research Triangle Park，NC，USA）将胃右动脉和胃十二指肠动脉两侧夹闭并离断（图103.3b）。

（4）注意识别肝动脉的解剖变异。

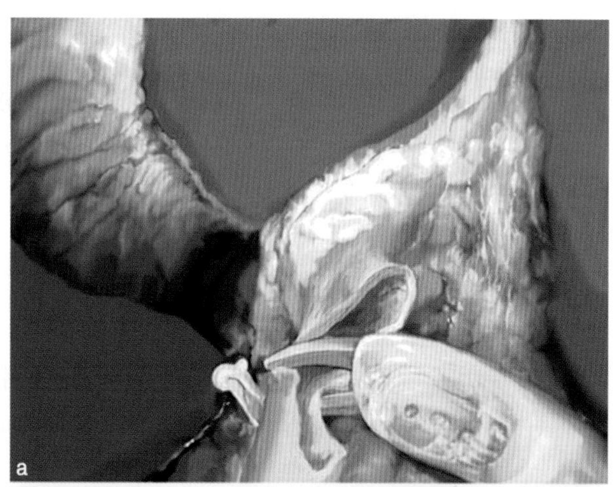

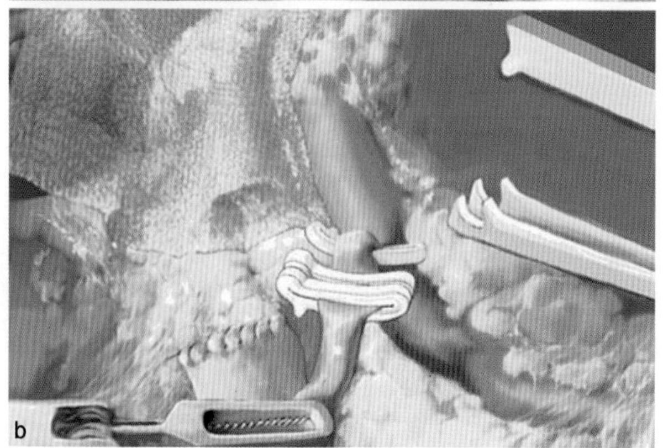

图103.3

（5）离断胃十二指肠动脉（GDA）有助于将门静脉（PV）从十二指肠第 1 段后方和胰颈中分离出来。

手术步骤五

解剖分离肠系膜上静脉-门静脉（SMV-PV）并离断胰颈

（1）沿胰腺下缘脏层腹膜切开，识别中结肠血管并显露中结肠静脉和肠系膜上静脉（SMV）汇合部。

（2）直视下向前牵拉胰颈，分离肠系膜上静脉-门静脉（SMV-PV）前表面（◘图 103.4a）。一旦位于胰颈后面的隧道建立完毕，则用吊带将胰颈悬吊（◘图 103.4b）。

（3）之后用单极剪刀从胰腺下缘至上缘离断胰颈，小心操作避免损伤位于胰颈下面的肠系膜上静脉和门静脉。将胰腺横断面切缘送冰冻切片检查。

（4）若胰腺实质出血，使用双极电凝进行止血。

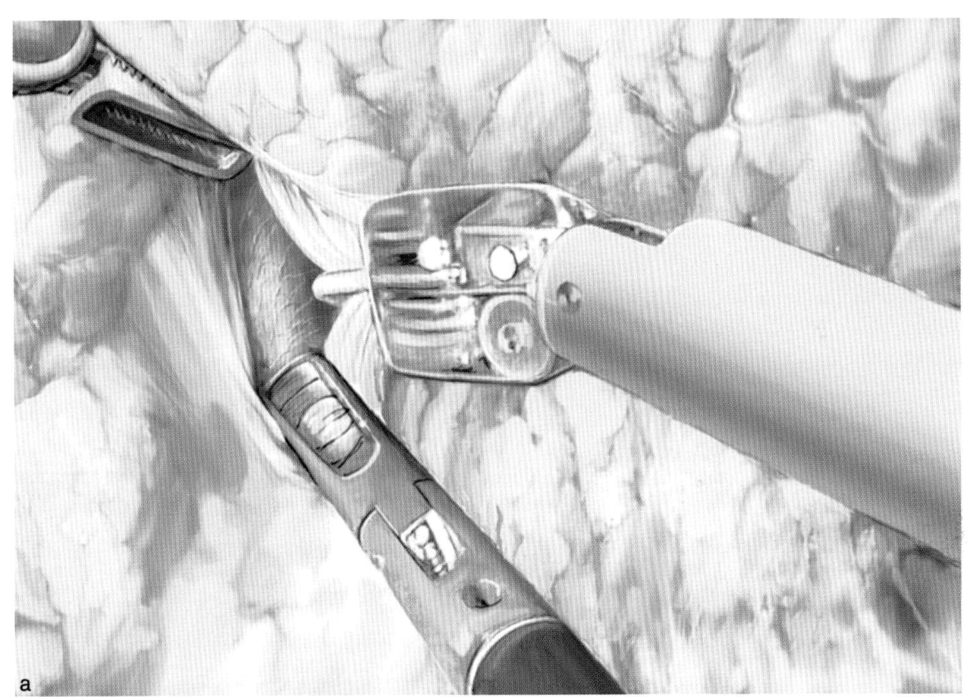

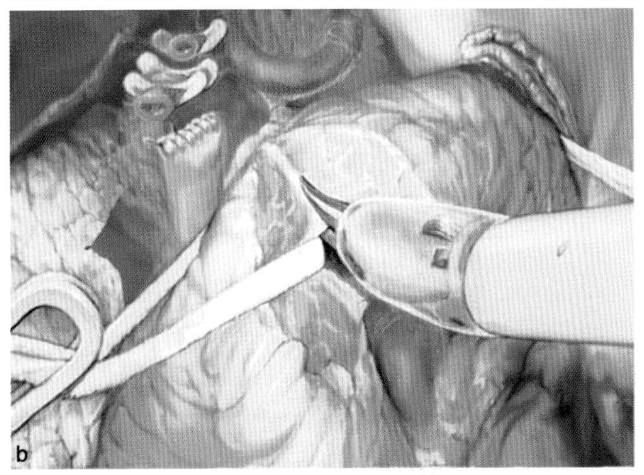

◘ 图 103.4

手术步骤六

横断并分离空肠

使用直线切割闭合器离断近端空肠后，游离十二指肠空肠曲和十二指肠第4段。在小肠系膜根部下方沿十二指肠第3段下缘继续分离，直到游离至十二指肠右侧缘(◘图103.5)。

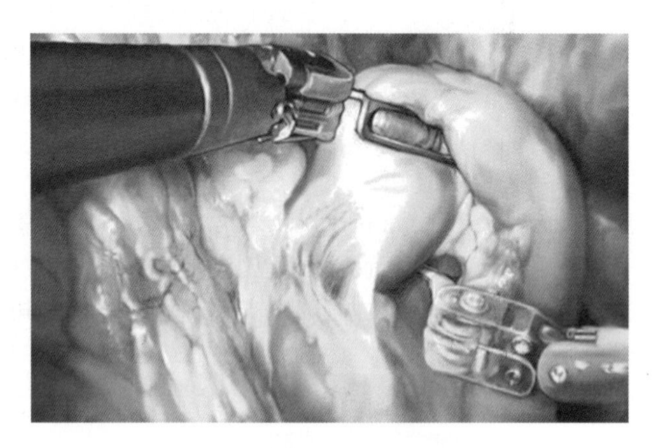

◘ 图 103.5

手术步骤七

完成腹膜后切开

(1) 自下而上将胰腺钩突及胰头与肠系膜上静脉-门静脉(SMV-PV)外侧缘分离开。分别结扎并离断静脉属支，可采用钛夹，Hem-o-lok夹或丝线缝合结扎(◘图103.6a)。

(2) 之后将钩突与肠系膜上动脉(SMA)分离(◘图103.6b)。

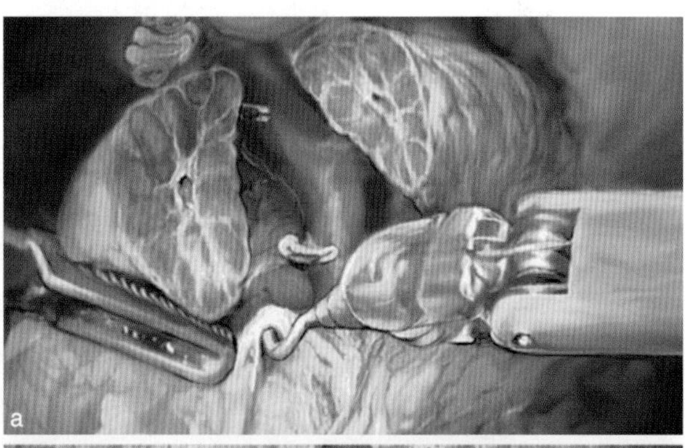

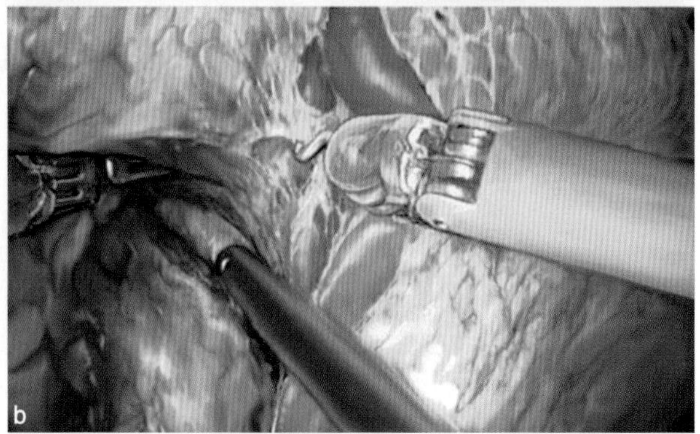

◘ 图 103.6

手术步骤八

重建

(1) 重建包括机器人辅助下胰空肠吻合,肝管空肠吻合和胃空肠吻合。其顺序与开放手术的重建过程相同。在横结肠系膜右侧做较宽切口,经此将横断的空肠提至结肠上区。

(2) 胰腺重建(图 103.7a)。

(ⅰ) 将胰腺断端从腹膜后和脾静脉处向前牵拉,游离 2 到 2.5cm。行胰腺导管和空肠黏膜的双层端-侧吻合术。

(ⅱ) 用 3-0 或 4-0 可吸收单股缝线,间断缝合后壁浆肌层,之后做小切口的空肠全层切开。用 5-0 单股缝线间断缝合胰管与小肠黏膜,需将胰管开口与空肠全层准确接合。后壁线结打在吻合口内,两侧及前壁线结打在吻合口外。吻合口放置胰管内支架。将 6.5Fr 的小儿鼻饲管剪至 6～8cm 长度,并在支架管上多剪侧孔,从而能够更好地引流胰液。支架一半放置于胰管中,另一半置于空肠腔内,再行前壁外层间断缝合完成胰肠吻合。

(3) 胆道重建(图 103.7b)

(ⅰ) 采用 3-0 或 4-0 可吸收单股缝线,在距胰空肠吻合口 10～15cm 处行单层肝管空肠端侧吻合术。调整空肠和胆管位置,从而避免胰肠和胆肠吻合口存在张力。

(4) 胃重建

(ⅰ) 采用吻合器,在距离肝管空肠吻合口远端 50cm 处,行胃空肠侧-侧吻合术。

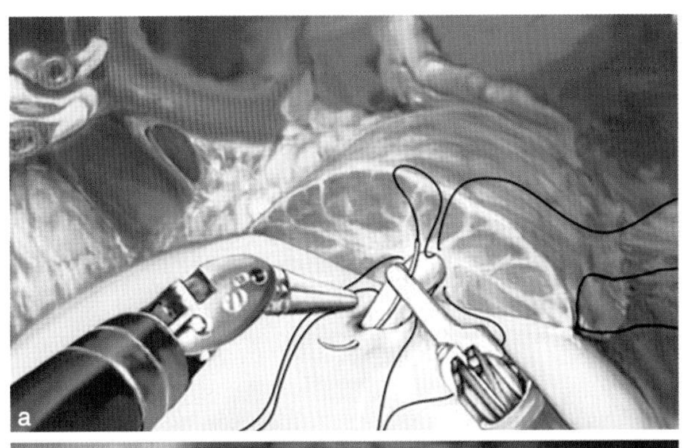

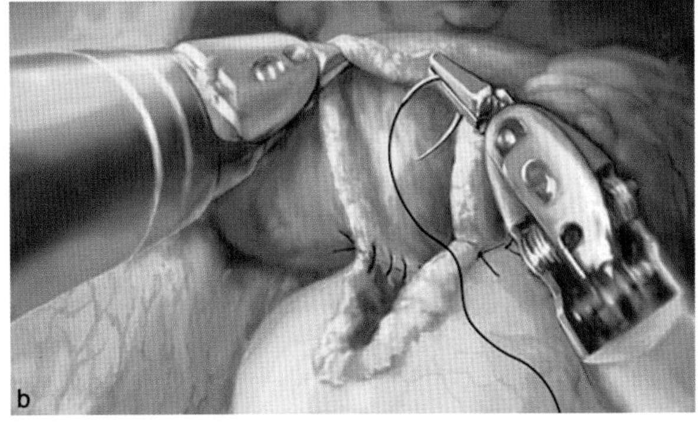

图 103.7

手术步骤九

关腹

（1）在胰腺吻合口和胆道吻合口附近分别放置一根闭式引流管，并从 8mm trocar 孔引出腹部。

（2）将切下的标本装入取物袋，经脐下 trocar 孔取出。若标本体积较大，可经由普芬南施蒂尔（Pfannenstiel）切口取出。

专家经验

◆ 机器人辅助腹腔镜下胰十二指肠切除术是复杂的手术操作，需要胰腺外科和腹腔镜外科两方面的技能；两位外科医师的合作有助于手术的顺利进行。
◆ 由于缺乏触觉感知和压力的有效反馈，使用机器人进行牵拉必须动作温和，加以控制，这也更突显了助手经验的重要性。
◆ 充分适应并应用机器人的第 3 条机械臂对于牵拉操作非常重要。
◆ 电钩是一种实用、有效的分离工具。
◆ 若肿瘤切除过程中出现持续出血，显露不满意或视野不佳影响肿瘤的切除，则应转为开放手术。

（赵玉沛　吴文铭 译）

第七篇　脾脏

Robert Padbury

第 104 章 概述:脾脏

Robert Padbury

全脾切除术的适应证包括脾外伤,脾脏本身的原发性疾病以及某些通过脾切除可以缓解症状的疾病。由于脾脏不是生命必需器官,脾损伤后不经手术治疗有可能导致病人死亡,以及迟发性脾破裂常危及生命等原因,故全脾切除术为合理的处理选择。

当然,近些年来诸多的研究结果也使全脾切除术的指征不断地进行修正。首先,全脾切除术增加了严重脓毒症的发生风险;其次,尽量实施部分脾切除术或保留脾脏可减少病人患脓毒症的风险;最后,腹部影像学的快速发展极大地促进了外科手术的进步。

腹腔镜技术的问世及发展也促进了脾切除术的进步。以前腹腔镜全脾切除术是相对的标准术式,尤其是对于非脾外伤的病人。而目前,腹腔镜部分脾切除术已能成功实施。和其他器官系统一样,腹腔镜手术不断地促进设备的发展,而设备的发展为开放性手术和腹腔镜手术带来了巨大的便利。脾脏手术中最重要的设备就是腔镜下切割闭合器和外科能量平台设备。

脾切除术的术式选择应考虑到术者的经验和培训过程以及病人的情况,脾脏大小、疾病类型和有无腹部手术史都是需要考虑的因素。当然,术前知情同意是必需的,拟进行部分脾切除术时还应告知术中全脾切除的可能性。

本部分探讨了脾切除术的一系列技术要点,包括开放性手术和腹腔镜手术,全脾切除术和部分脾切除术,同时也讨论了保留性脾脏手术的技术要点,最后介绍了脾囊肿的一些治疗方法。

(姜洪池 译)

第 105 章　开放性脾切除术

John Paul Gonzalvo, Michel M. Murr

适应证与禁忌证

适应证

（1）脾外伤。

（2）血液系统疾病，如特发性血小板减少性紫癜（idiopathic thrombocytopenic purpura，ITP）。

（3）旨在减轻症状的戈谢病（Gaucher 病）、慢性髓系或淋巴细胞白血病等。

（4）脾囊肿或肿瘤。

禁忌证

（1）无绝对禁忌证。

（2）预期寿命不长或无法耐受手术。

腹腔镜脾切除术禁忌证

（1）既往上腹部开放性手术史。

（2）无法控制的凝血功能障碍。

（3）重度脾肿大，为正常脾脏的四倍以上。

（4）门静脉高压症。

术前检查和准备

（1）影像学检查评估脾脏大小，脾外伤情况下脾脏损伤程度以及有无合并其他脏器损伤。

（2）血液科会诊骨髓穿刺活检、外周血涂片和铁代谢检查等结果。

（3）停用抗凝药，如阿司匹林、华法林、氯吡格雷和维生素 E。

（4）全脾切除术前 10～14 天常规在一天内接种多价肺炎球菌疫苗，流感嗜血杆菌结合疫苗和脑膜炎球菌疫苗（脾外伤者则术后接种）。

（5）预防性应用抗生素（头孢唑林或者头孢替坦）。

（6）有指征者预防围术期深静脉血栓。

（7）长期应用甾体激素治疗的病人在围术期继续给予甾体激素。

手术步骤

手术步骤一

起始步骤

（1）体位一般采用平卧位，左侧腰背部可适当垫高。

（2）确保病人固定良好，因为术中为便于显露术野可能会转动手术床。

（3）机械拉钩可极大地利于术野显露。术者应站在病人右侧，一助站在术者的对面即病人的左侧。

（4）开放性脾切除术有两种常用切口：一种是上腹部正中纵切口，主要用于脾外伤病例；另一种是左肋缘下切口，也可沿中线方向延伸。

（5）病人麻醉以后应进行检查以预估脾门的位置和脾的上下极，选择合适的切口以利于术野充分显露。

（6）牵拉的原则是将切口拉开，充分显露术野。

（7）分别向两个方向牵拉：一是向下轻柔地拉开结肠，二是将腹壁和左肋弓向外上方牵开，从而显露出术野。

（8）手术具体步骤的先后顺序应有利于：减少出血，缩小脾脏体积，进行最深、最具挑战性的游离操作时保证术野的充分显露。

（9）打开肝胃韧带，在腹腔动脉干发出脾动脉的起始处游离并处理脾动脉（图 105.1）。

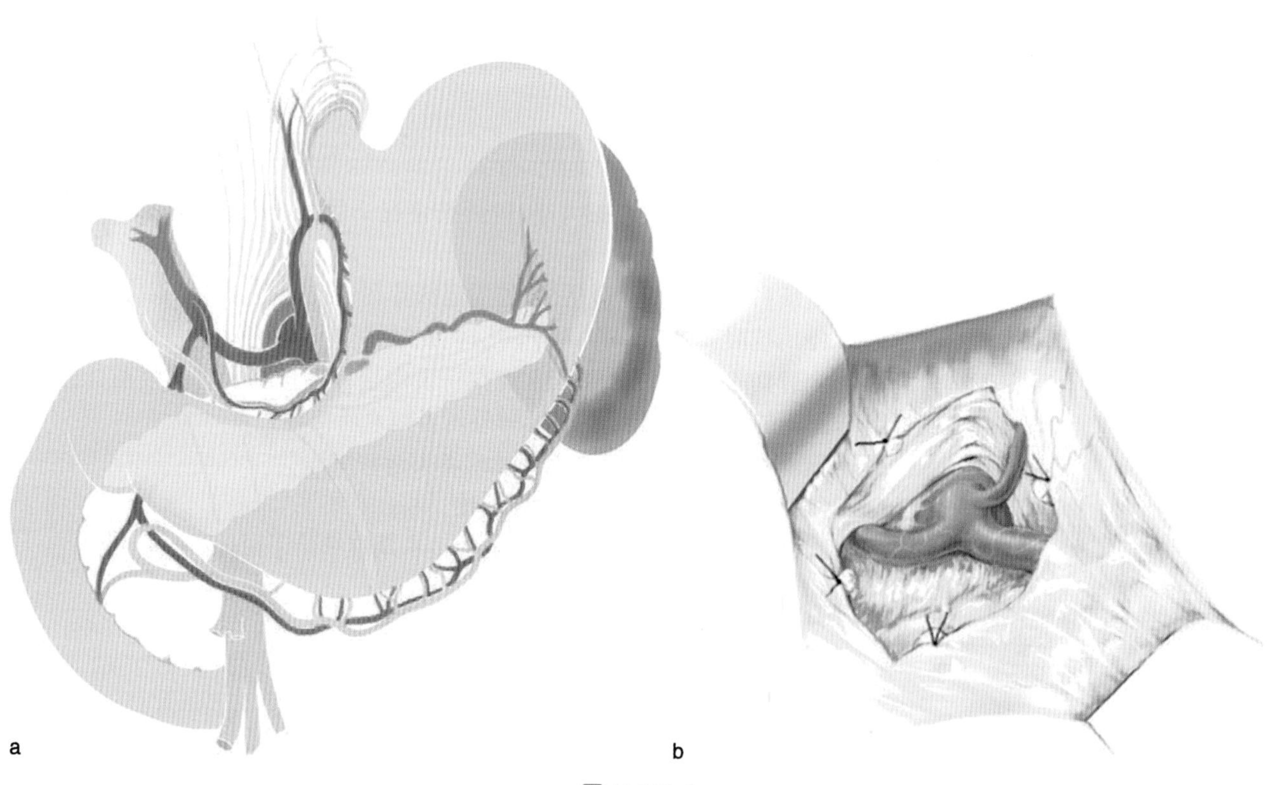

图 105.1

手术步骤二

显露脾脏

从进入腹腔到关腹之前，一定要充分探查有无副脾，尤其是因血液系统疾病而进行脾切除的手术。

在脾胃韧带的无血管区将其剪开，止血夹或者丝线结扎胃短血管。

要特别注意脾胃韧带内的最后几束血管，这些束支通常较短，所以一定要注意结扎足够的组织以进行止血，但是不要伤及胃大弯及胃底的胃壁。也可应用腹腔镜脾下采用的 LigaSure、超声刀或直线切割闭合器来离断脾胃韧带（◘图 105.2）。

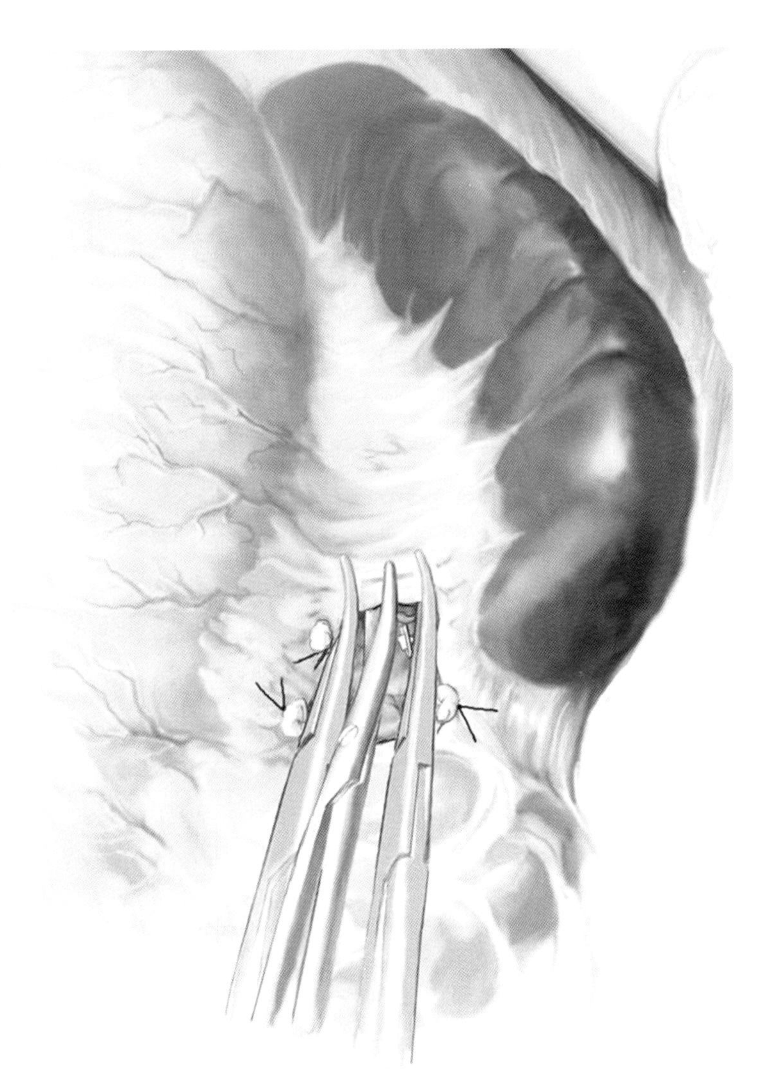

◘ 图 105.2

手术步骤三

处理脾脏周围韧带

分离脾周韧带时,要尽量靠近脾侧游离,远离相对的器官组织。分离脾胃韧带下方时,特别是分离胃网膜左动脉时,将结肠脾曲和脾结肠韧带向下牵拉有助于其分离(◘图 105. 3a)。术者在左手下方放置纱布垫,用左手轻柔的逐渐将脾脏推向内侧(◘图 105. 3b),左手食指很容易触及脾脏脏面与后腹膜相连处,然后将脾脏逐渐推向内上方,自下向上用弯剪刀剪开脾外侧腹膜,然后分离脾肾韧带。钝性分离时要特别注意,因为脾被膜很薄,即使小的撕裂也可导致较多的出血。同样,从脾下极进入脾后方时要注意勿伤及肾上腺。

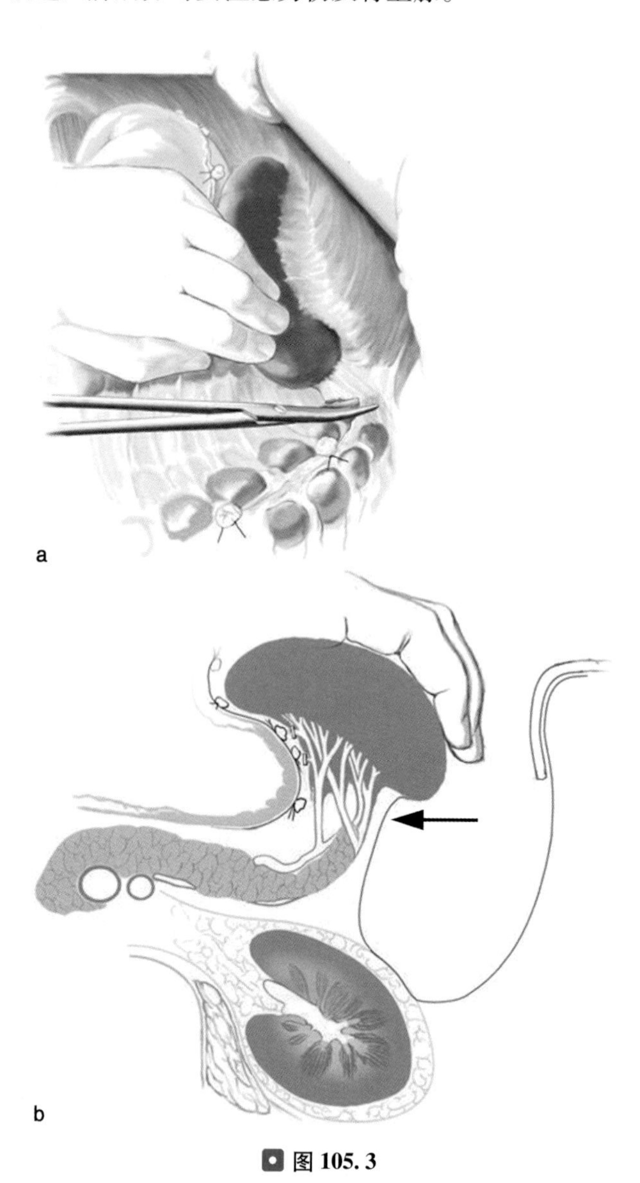

◘ 图 105. 3

手术步骤四

处理脾蒂

处理完脾周韧带后即可处理脾蒂，将脾脏托出腹腔后，清楚、确切地分离解剖脾血管和胰尾，脾窝内可填塞纱布防止脾脏回缩并控制脾窝渗血。助手托举脾脏，术者将脾血管从胰尾分离出来，避免伤及胰尾。一般首先结扎脾动脉，它通常位于脾静脉前方，然后挤压脾脏促进自体血回输，最后再钳夹切断脾静脉。近分叉处结扎脾动脉和脾静脉，切断脾蒂取出脾脏以后，再分别缝扎脾动、静脉残端。

将脾脏移出腹腔，脾动静脉都双重结扎，此时应仔细检查容易发生出血和渗血的区域。视具体情况放或不放负压引流管，最后关闭腹腔（■图 105.4）。

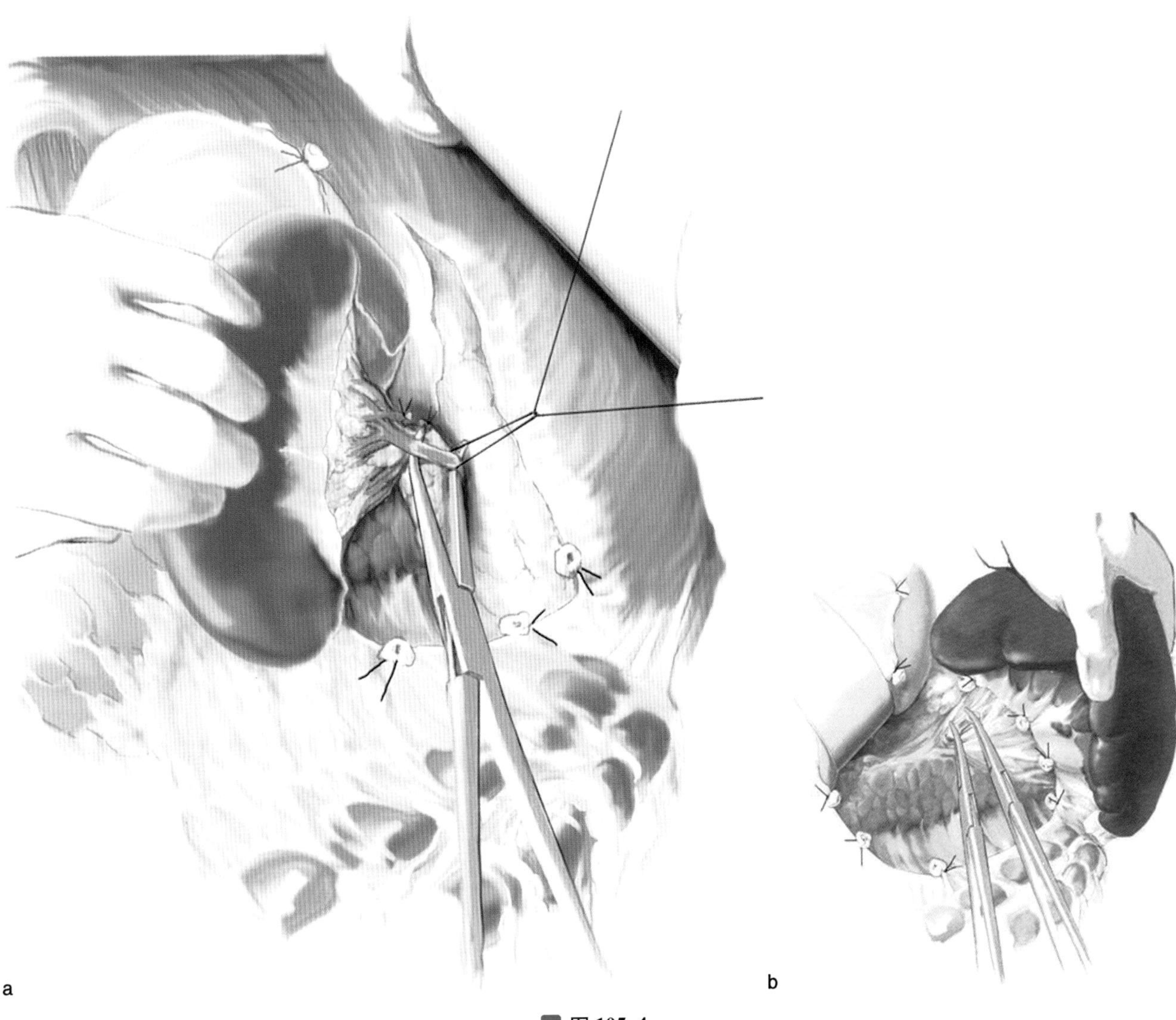

■ 图 105.4

术后管理及实验室检查

（1）在重症监护病房中监护。

（2）定期监测血小板和血红蛋白。

术后并发症

（1）出血。

（2）胰腺炎。

（3）胰瘘。

（4）结肠或胃穿孔。

（5）膈下脓肿。

（6）切口感染。

（7）肺不张。

（8）左侧胸腔积液。

（9）脾切除术后脓毒症。

（10）血小板增多。

专家经验

◆ 如果发生大出血，而还未有效控制脾动脉，或者控制的不确切，此时术者用右手的食指和中指轻轻捏住脾动静脉即可有效控制。

◆ 在胃小弯及肝胃韧带后方脾动脉的起始处压迫最容易控制脾动脉，在脾修补术时尤其实用。

◆ 另一种处理脾蒂的方法是前入路方法，但是如果在靠近脾门处脾静脉紧邻脾动脉后方，胰尾又与脾门关系密切，此时采用前入路方法处理脾蒂风险较大。

◆ 当为控制出血而需快速离断脾门时，可应用腹腔镜脾切除术中所使用的直线切割闭合器，颇为实用。

◆ 对于血管控制难度大、巨脾或者有门静脉高压症的病人，术前进行脾动脉栓塞可减轻脾脏淤血，减少出血。

◆ 早期结扎脾动脉可减少出血，增加从脾脏回流入病人体内的血液，使脾脏体积缩小，易于操作，易于移出脾脏，而且能快速提高必要时术中输血的效果。

◆ 移出脾脏前后仔细探寻副脾，尤其是因血液系统疾病而手术的病人。在脾切除的病人中约有15% ~35%的病人可发现副脾，血液系统疾病的病人中比例会更高。按副脾出现的频率由高到低的部位依次为：脾门、脾肾韧带、大网膜、靠近胰尾的后腹膜、脾结肠韧带。较少见的情况是副脾出现在小肠或大肠的肠系膜或者盆腔，尤其是左侧输尿管和左侧附件附近。

◆ 根据需要游离结肠脾曲和结肠其他部位，但需注意保护胃和结肠，避免损伤。

（姜洪池 译）

第 106 章　腹腔镜脾切除术

David I. Watson

适应证、禁忌证和术前检查参见▶第 105 章“开放性脾切除术”。

手术步骤

手术步骤一

体位和手术床设置(◘图 106.1)

病人采取右侧卧位，在病人腰部，将下半部分手术床弯向下以展平病人身体侧面的突出部分。术者和助手面向病人站立，监视器置于对面。

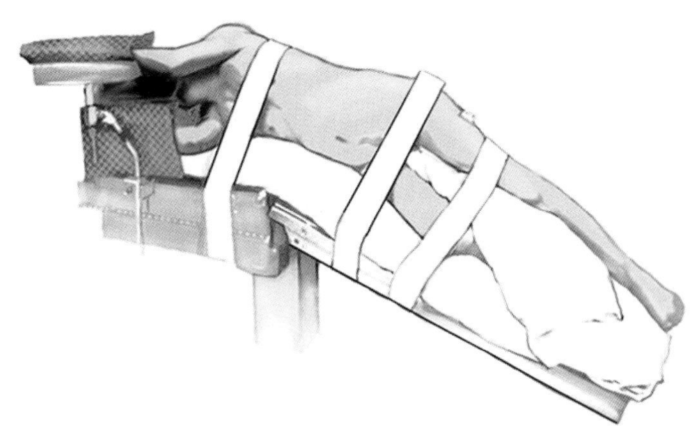

◘ 图 106.1

手术步骤二

trocar 位置选择(■图 106.2)

在左上腹,锁骨中线和腋前线间的中点,肋缘下方,用开放置入的方法置入一个 11mm 的 trocar。辅助操作孔包括位于左腋中线、肋缘下的 5mm trocar 和位于左腋前线、肋缘下的 12mm trocar。如有必要,在侧方可再增加一个 5mm 的 trocar,约 1/3 的病人需要游离结肠脾曲才可置入侧方的 trocar。

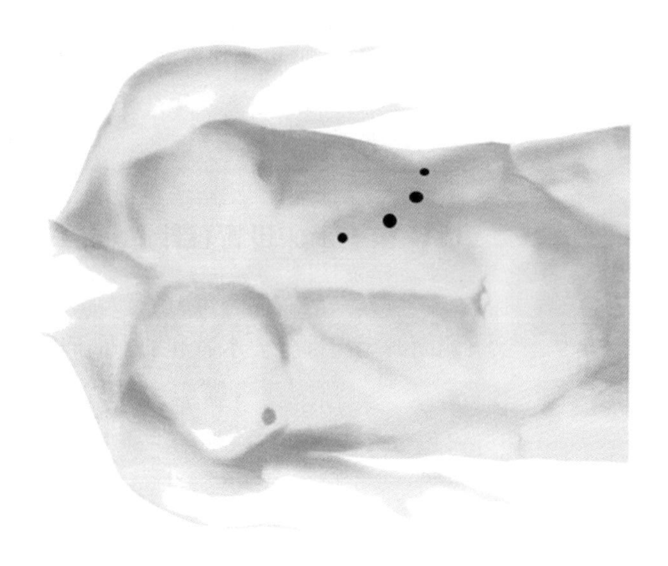

■ 图 106.2

手术步骤三

显露

无需拉钩。侧卧位时由于重力作用利于后方脾周韧带的显露。通过最内侧的 trocar 置入直径 5mm 的钝性抓持器械用于控制脾脏，将其向上抬举显露脾门或者将其推向前正中线显露脾后韧带。游离脾周韧带以前需仔细探查有无副脾的存在（参见▶第 105 章"开放性脾切除术"，专家经验），因为这时候最容易发现副脾，一旦发现，随即切除，如以后再切除会增加难度。

将脾推向前正中线，用电刀或者超声刀距离脾被膜 5 ~ 10mm 分离脾后方腹膜。逐渐将脾推向前正中线，显露出"脾脏系膜"，其下方有脾动静脉，上方有胃短血管和胰尾。为充分游离脾脏，需要游离脾后方韧带，并逐渐向上游离到上方的食管横膈间隙的左侧（参见▶第 105 章"开放性脾切除术"，手术步骤三）。通过重力作用和转动脾脏可看见脾脏系膜后方的无血管筋膜层。分离此层注意避免损伤胰尾。如果此过程出现出血，则说明分离的组织层次不正确（◘图 106. 3）。

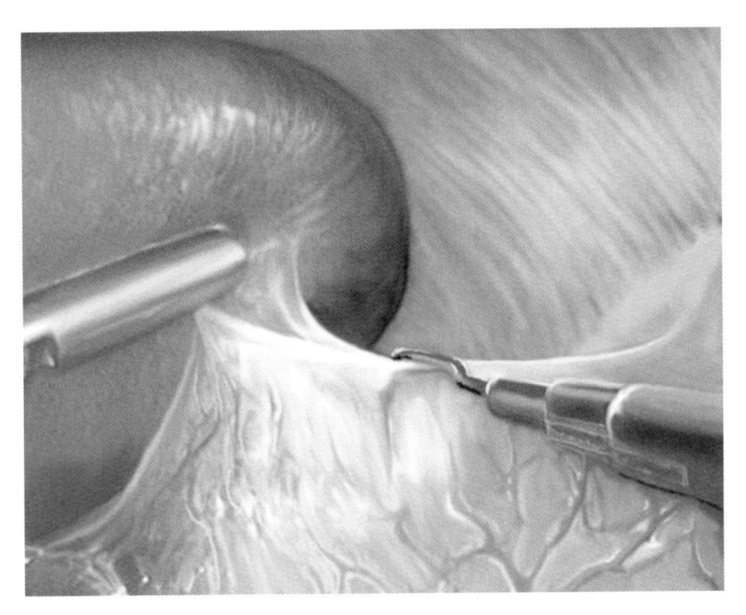

◘ 图 106. 3

手术步骤四

离断脾蒂

用30mm或45mm的腔镜下直线切割闭合器(白钉仓)处理血管。在脾脏系膜下方,为避免损伤胰尾,应紧靠脾门处应用切割闭合器闭合脾蒂,可闭合多次(通常3~5次)直至全部离断。应用切割闭合器时,通过最内侧的trocar置入钝头器械抬举起脾脏。应用这种方法的优点是不必逐支分离出脾蒂血管。如果试图先分离出脾蒂血管反倒可能损伤血管,造成出血。如果应用切割闭合器以后,发现脾脏不能充分向前搬动,则再次分离脾后方韧带到脾上极,便于分离最后几支胃短血管,并将脾脏从其余韧带中充分游离出来(◘图106.4)。

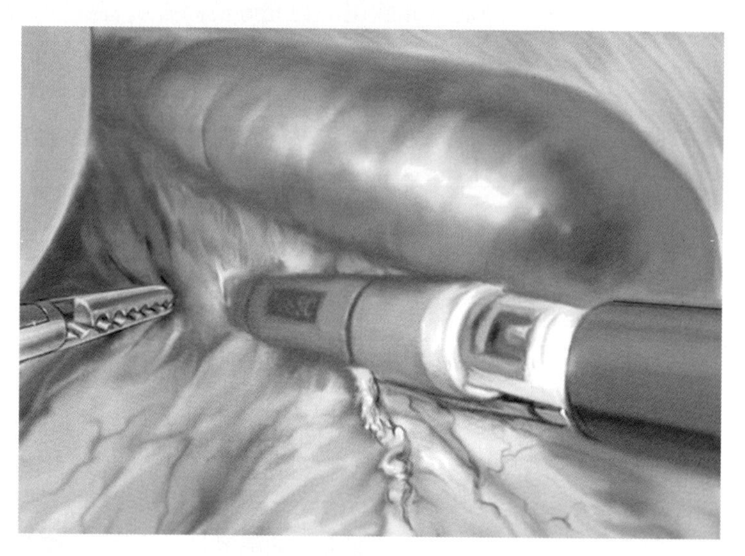

◘ 图106.4

手术步骤五

取出脾脏

将 AutoSuture Endocatch Ⅱ 标本袋（U. S. Surgical，Norwalk，CT，USA）置于脾脏下方，然后打开标本袋，将脾脏直接装入标本袋内。其他的标本袋则需要额外移动脾脏将其装入标本袋内，操作不便。从侧方的 12mm trocar 处拉出标本袋的颈部（◘图 106.5）。

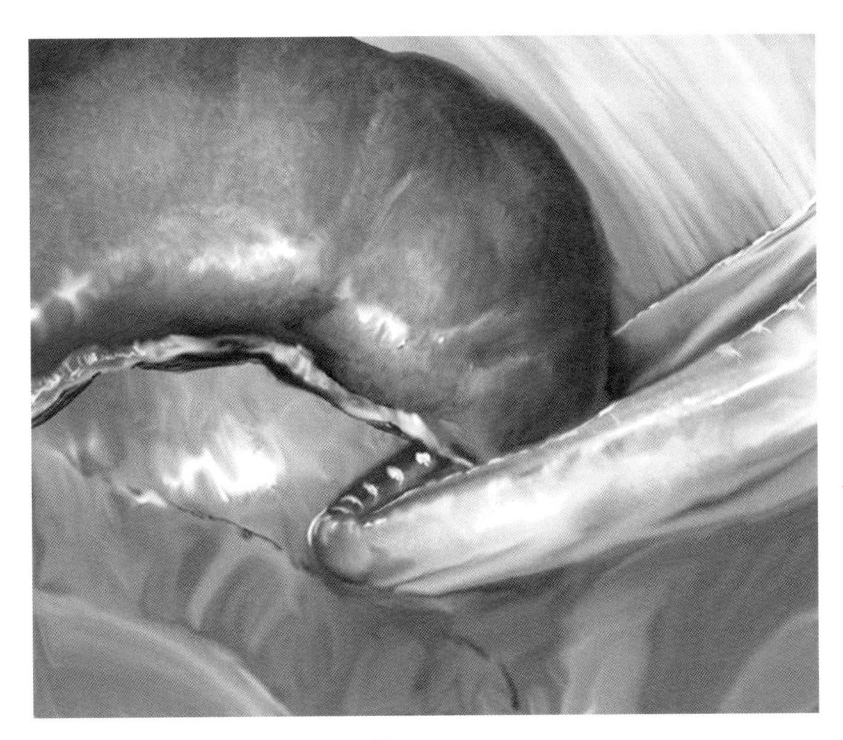

◘ 图 106.5

手术步骤六

粉碎脾脏

术者的右食指通过 trocar 孔进入标本袋,用左手推挤腹壁,右手食指在标本袋内将脾脏推向腹壁,双手配合将脾夹碎。抽吸脾脏碎裂释放的血液,用卵圆钳将脾脏碎片夹出。术者一定要注意避免因标本袋破裂而出现脾组织种植于腹腔的情况。另一种取出脾脏的方法是通过一个额外的切口将脾脏标本完整取出,切口通常选在左下腹部(■图 106.6)。

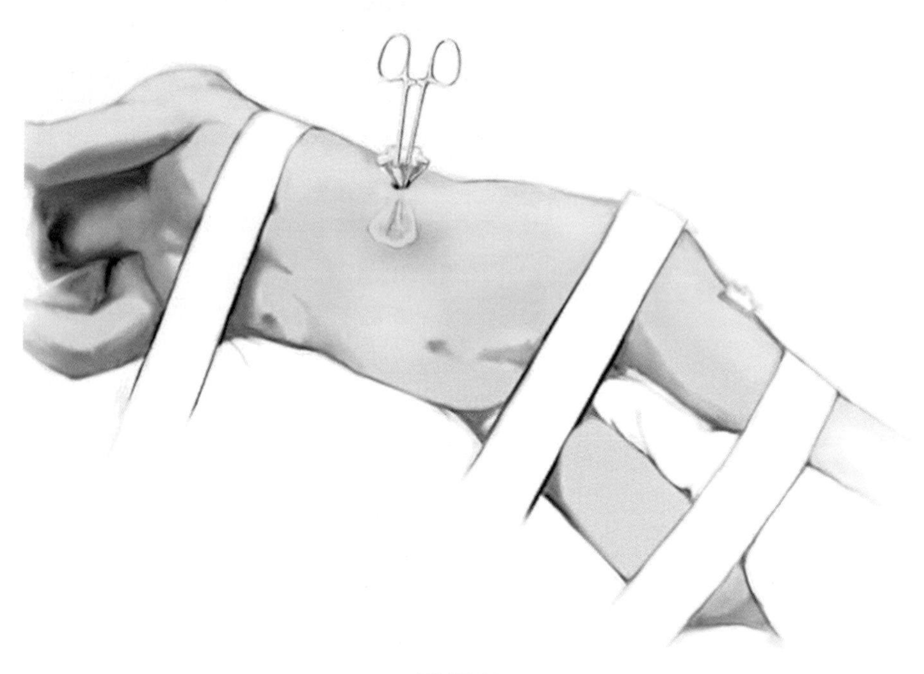

■ 图 106.6

专家经验

◆ 这种方法最适用于正常大小或轻度肿大的脾脏。术前病人侧卧位时最易评估脾脏大小,如果脾脏很轻易地触诊到,如此大的脾脏要通过侧卧位腹腔镜下离断脾门,比较困难。

(姜洪池 译)

第 107 章　开腹或腹腔镜脾部分切除术

Eric C. Poulin, Christopher M. Schlachta, Joseph Mamazza

适应证与禁忌证

适应证

外伤

Ⅱ-Ⅲ-Ⅳ级脾损伤同时符合以下条件：

(1) 血流动力学稳定。

(2) 不伴有其他腹腔脏器损伤。

(3) 不伴有颅脑损伤。

(4) 无凝血功能障碍。

(5) CT 提示单纯脾外伤。

相对手术适应证

(1) 非寄生虫性脾囊肿。

(2) 脾错构瘤或其他脾脏良性肿瘤。

(3) 脾脏炎性假瘤或Ⅰ型戈谢病(Gaucher 症)。

(4) 胆固醇酯贮积病或慢性粒细胞性白血病。

(5) 重型地中海贫血,球形红细胞增多症,儿童霍奇金病。

禁忌证

(1) 解剖不清。

(2) 无法游离脾脏和胰尾。

(3) 残脾剩余不足 25%。

术前检查及准备

参见▶第 105 章“开放性脾切除术”。

手术步骤

手术步骤一

开腹脾部分切除术评估

首先，充分评估脾脏及周围解剖层次以便于分离、止血。对于脾外伤病人，需要充分评估脾损伤分级和病理学特征。

脾脏一般根据各自的血供分布可分为独立的叶或段（图 107.1），脾上极血供来自胃短动脉，脾下极血供来自胃网膜动脉（多达五个分支），之间有细小吻合支动脉。此外，尽管可能存在解剖变异，但大部分病人仍然有二、三支主要血管进入脾门，这提示脾脏可存在五（图 107.1a）或四（图 107.1b）个分区或叶可施行脾部分切除术，因此充分了解脾门韧带中血管分布十分重要。脾胃韧带中有位于脾上极的胃短血管以及位于脾下极的胃网膜血管，脾脏的血管各分支位于胰尾附近的脾肾韧带内。

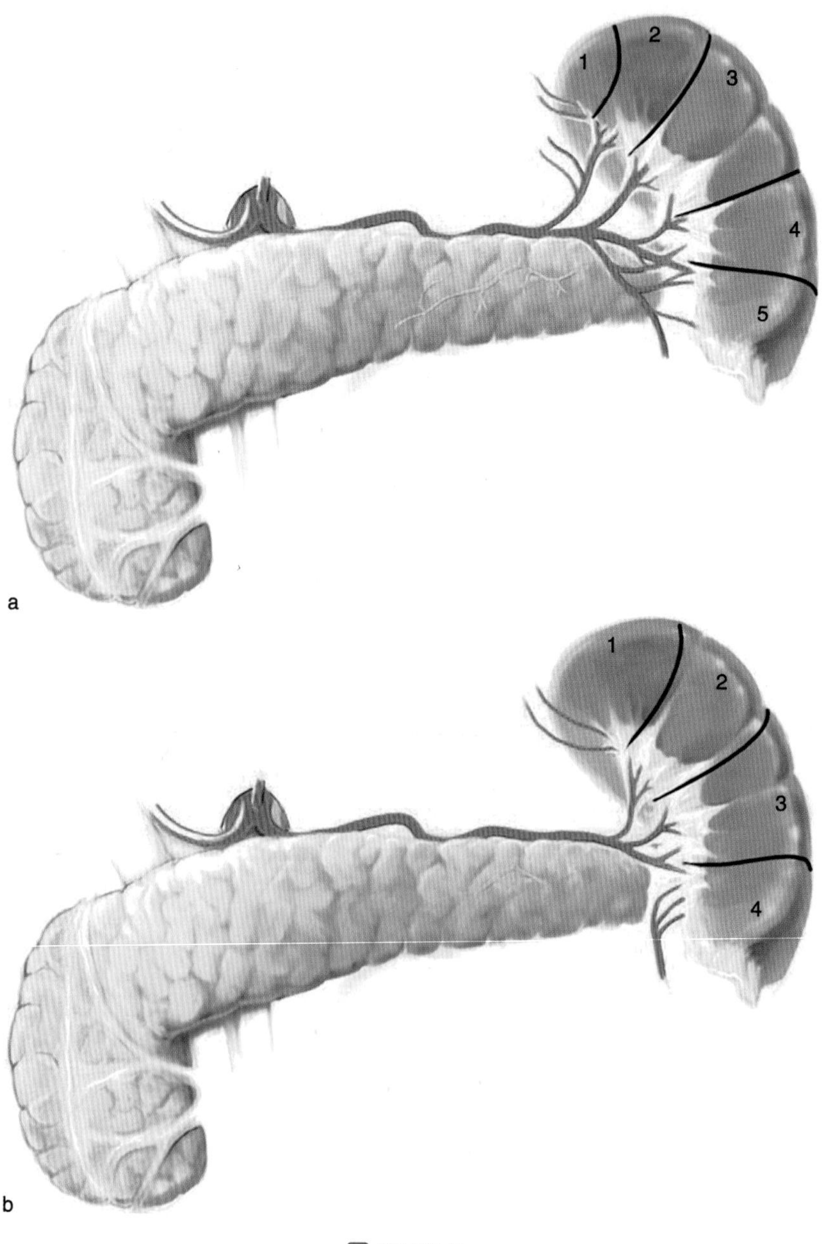

图 107.1

手术步骤二

显露脾门及结扎相应的动脉

其次，紧邻脾脏充分显露脾门，并充分游离脾胃韧带及脾肾韧带以保留脾上下极的血供，同时在脾上极的胃短血管与脾下极的胃网膜血管分支之间无血管区进行分离，充分显露脾脏血管。

随后尽可能解剖分离靠近脾脏实质的血管分支，注意静脉一般位于动脉后方伴行。

血管的处理一般采用双重结扎或切割闭合器闭合或用夹子夹闭，也可以用腹腔镜用的加长夹子夹闭。一旦控制动脉血供，与之相对应供血的脾脏区域会呈现缺血表现，这便于我们进行脾脏部分切除术。同理，静脉血管的处理也是如此，处理静脉血管尽可能从脾脏后方着手（图 107.2）。

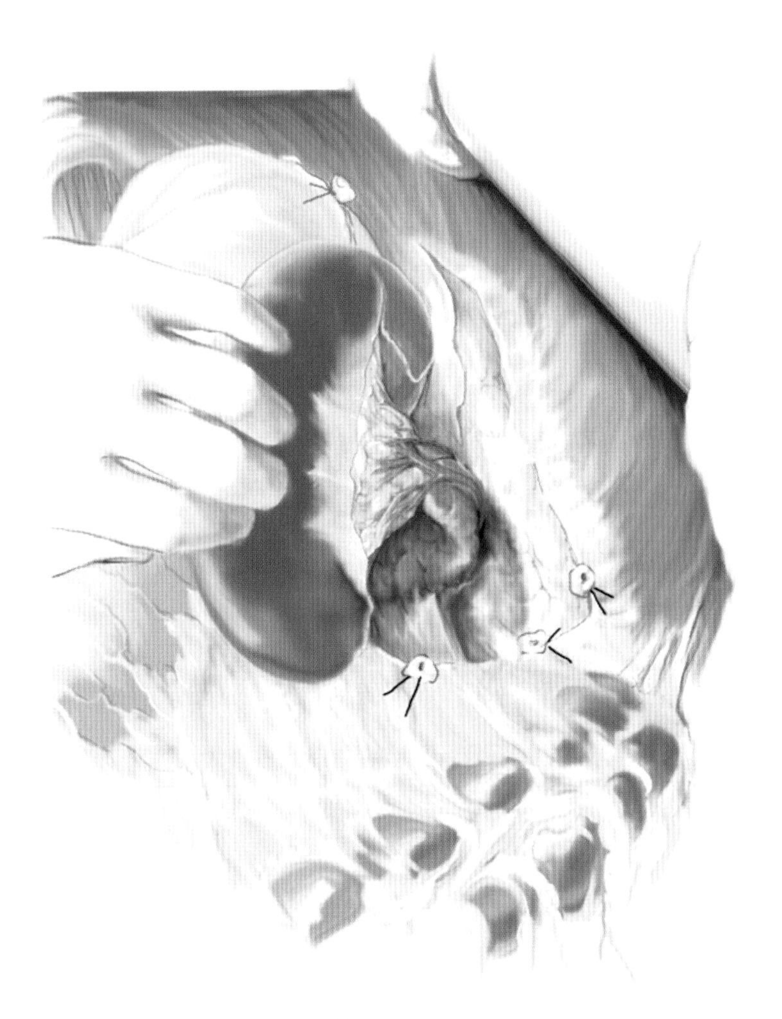

图 107.2

手术步骤三

脾包膜切开与脾部分切除

用剪刀或者电刀环形切开脾脏包膜。以保留 5mm 缺血组织为界切开包膜，然后以手术刀、剪刀或者电刀横断失活的脾脏组织。由于脾部分切除后仍然有少许缺血脾脏组织残留，因此创面出血很少。充分止血后关闭腹腔，放与不放引流均可，应视情况而定（图 107.3）。

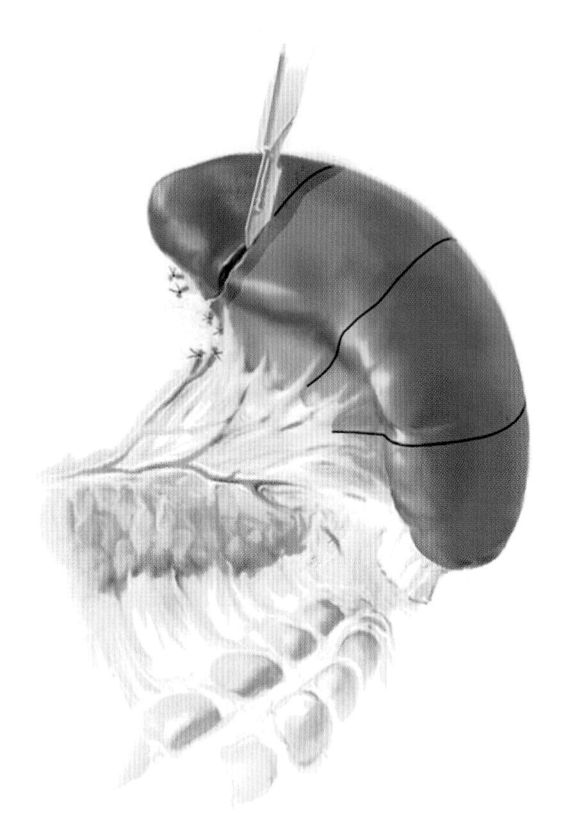

图 107.3

腹腔镜脾部分切除术

手术步骤一

病人体位、trocar 位置、脾脏的游离

病人体位、trocar 位置、脾脏的游离参见▶第 106 章“腹腔镜脾切除术”

术者在脾脏腹侧保留 2cm 长度的脾结肠韧带有利于脾的游离。由于脾上极的胃短动脉和脾下极的胃网膜动脉（多达五个分支）分支走行于脾胃韧带内，所以需小心处理。

可以通过脾脏血供类型及脾门血管分支情况来判断脾的分叶数。

手术步骤二

分离和钳夹相应的血管

术者在决定切除脾叶之前,需谨慎解剖脾门血管分支并钳夹相应的动脉。术者从前面或从后面解剖游离整个脾脏至其充分游离,通过脾脏无血供区是否包含病变组织来界定脾脏切除范围。此外,也要注意与动脉相伴行的静脉的解剖处理,静脉一般位于动脉后方,但脾静脉的最后一支或倒数第二分支有可能位于其伴行动脉的前方或后方。

手术步骤三

切除、装袋、取出标本

术者使用电刀(30~40w)环形切开脾包膜,包膜切开以保留 5mm 缺血组织为界(图 107. 4a),然后使用无损伤抓钳沿预切线逐步夹碎脾实质,也可以使用电钩或者剪刀离断脾实质。由于有 5mm 的失活脾组织残留,断面不会有明显的出血。断面可以使用电刀或喷凝止血。

另外,也可以通过切割闭合器来完成脾组织的离断(图 107. 4b)。

移除标本方法参见▶第 106 章“腹腔镜脾切除术”。

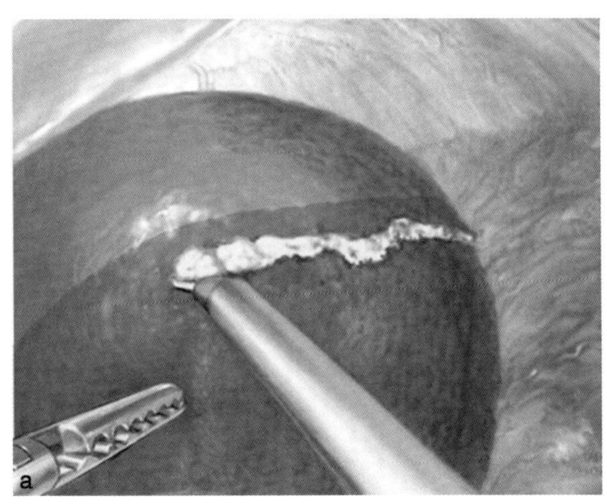

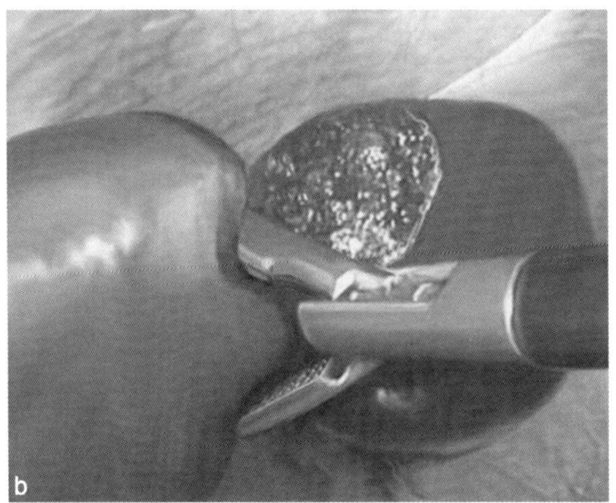

图 107. 4

专家经验

- 术者充分了解脾脏解剖对于保脾十分重要。脾终末动脉分支一般包括两种形式:分散式分支和成束式或单一分支(见步骤一)。大部分病灶组织有两三支终末分支供血(上极或上下极终末分支),术者通过这些分支也可以分辨其相对应的脾叶或段。术者施行该术式的基础是脾门的精准解剖。
- 腹腔镜脾部分切除术的关键在于熟练的腹腔镜技术、病人的合理选择、脾门附近脾动脉分支的精细分离,最重要的是保留 5mm 的缺血区,可以减少断面的出血。
- 在腹腔镜操作中,电凝器械的使用不当可导致胃、结肠、胰腺的医源性损伤。一般来讲,靠近胃结肠韧带下极附近组织可以使用电凝分离,但脾门区盲目电凝脂肪组织会导致严重出血,所以电凝器械尽量在接触目标组织时激发,以避免电弧作用引起的组织点状坏死,严重者可造成组织穿孔及继发的脓毒症。

◆ 在预防术后并发症方面,助手的作用十分重要。在腹腔镜手术中,腹腔镜入路、器械的移动都要在直视下进行。术中牵拉肝脏、胃以及脾脏等组织时要轻柔稳定,避免出现组织撕裂出血而影响手术进程。

(尚东 张金宝 译)

第 108 章　脾破裂的保脾手术

Craig P. Fischer, Frederick A. Moore

适应证与禁忌证

适应证

血流动力学稳定的脾破裂。

禁忌证

血流动力学不稳定

（1）合并某些危及生命的损伤，如术后可能引起血流动力学不稳定的严重外伤，包括严重肝外伤或骨盆骨折等。

（2）凝血功能障碍——最常见的原因是低体温。

（3）脾 V 级损伤或者脾碎裂伤。

术前检查及准备

临床评估

（1）血流动力学状态、受伤机制、是否合并其他外伤、基础疾病、病人年龄。

（2）非手术治疗无效的闭合性脾破裂通常是脾修补术的适应证，因穿透性腹部损伤或者肠管损伤而行腹腔探查时可兼顾保脾手术。

CT

（1）血流动力学稳定的病人应行腹盆腔增强 CT 检查。

（2）置入双腔静脉导管，留置导尿和胃管。

手术步骤

手术步骤一

切口——正中切口，显露，游离

外伤病人的切口选择不应是肋缘下切口，而应是剖腹探查切口，包括单纯怀疑脾外伤的病人。

参见▶第 105 章“开放性脾切除术”的剖腹探查章节。

开放性手术需在腹腔左季肋区塞入棉垫，并应用切口拉钩，便于显露脾脏和压迫脾脏止血。

参见▶第 105 章“开放性脾切除术”脾脏游离章节。

手术步骤二

血管分离

因血管闭合器方向可弯曲，所以推荐使用两把 45mm 血管闭合器，沿着胃大弯左侧离断脾胃韧带。如遇明显出血，游离胰腺上方的脾动脉，暂时钳夹（参见▶第105 章“开放性脾切除术”），并明确将该动脉从胰腺处分开，注意不能钳夹有动脉硬化病变的动脉（◘图 108. 1）。

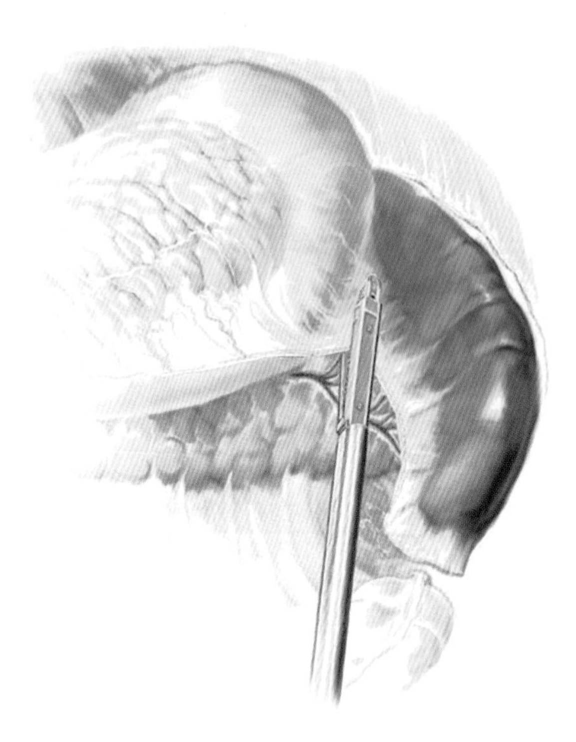

◘ 图 108. 1

手术步骤三

血管控制、止血、保脾

随着脾脏的完全游离,术者可用手把住整个脾脏(■图 108.2a),然后使用棉垫压迫脾脏损伤区域。脾脏常规止血方式包括局部止血药物的使用,脾脏表面出血可采用氩气刀止血,脾脏深部实质出血可采用缝扎止血。对于单一的脾上极或脾下极的损伤,术者可以先靠近脾门结扎脾上极或脾下极的动脉分支(■图 108.2b),随后局部应用止血药和适当加压止血。

如果上述所有止血方式无效,可以采用修补术(■图 108.2c、d)。成人脾脏无法单独使用缝线进行缝合,因此需使用聚四氟乙烯纱布或自体组织(如腹直肌后鞘)作为垫片,然后缝合。缝合方法采用 3-0 Prolene 线水平褥式缝合。

结扎缝合线之前将纤维蛋白胶涂在损伤组织内部(■图 108.2c、d)。也可不用纤维蛋白胶。

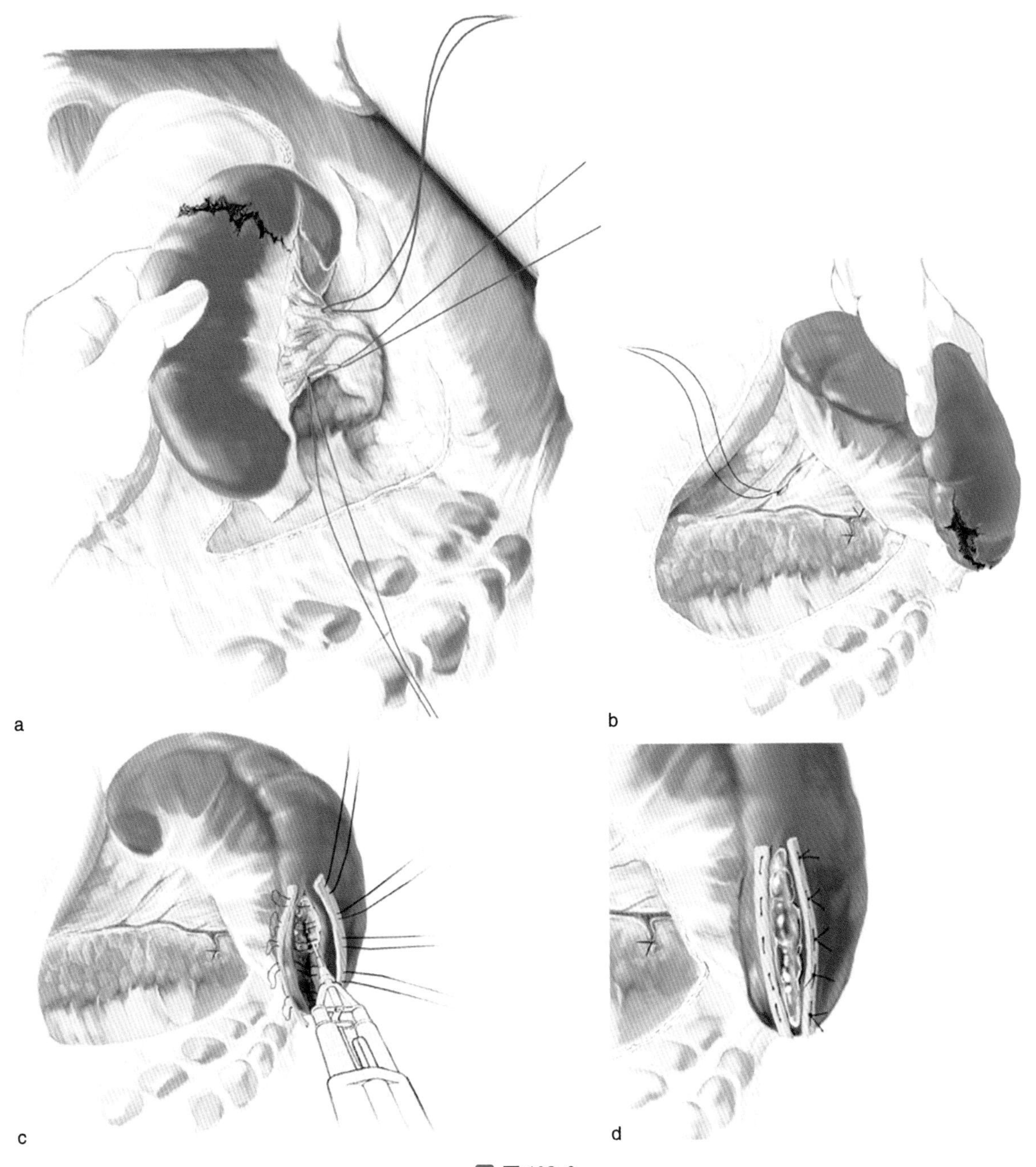

■图 108.2

手术步骤四

保脾手术的其他方式

其他的保脾方式包括缝合加网罩压迫包裹(◘图 108. 3a)。将聚氨基乙酸材料的网罩补片中间修剪成洞孔以免压迫脾门,这种方法特别适用于脾包膜损伤,脾脏损伤部位可喷洒纤维蛋白粘合剂。为了保证网罩充分包裹整个脾脏,术者需结扎所有的胃短血管以便于充分游离整个脾上极。

在应用纤维蛋白胶后,以可吸收缝线将网罩补片按脾脏的形状缝合,呈紧密包裹(◘图 108. 3b),因为补片紧密包裹整个脾脏有助于充分止血。但是,需注意补片不能压迫脾门以免影响脾动静脉的血供。

另外还可以采用结扎脾动静脉的方式进行保脾手术,与保脾的胰体尾切除相同。可以采用血管闭合器进行大束离断脾血管,但是需注意要保留胃短血管。采用此类比较简单的止血方法有较好的效果,只要完整保留胃短血管,就不会发生脾梗死。

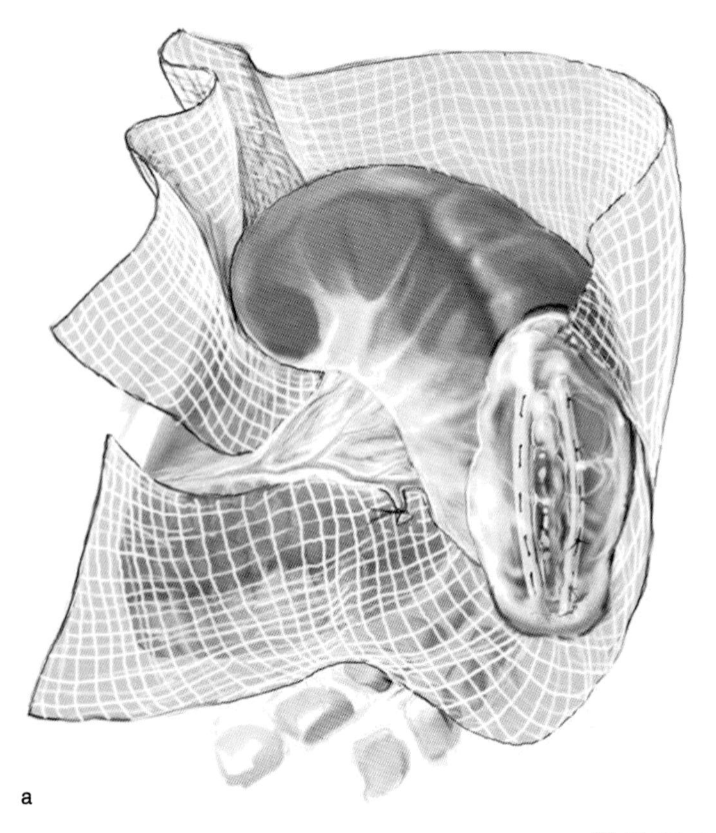

a

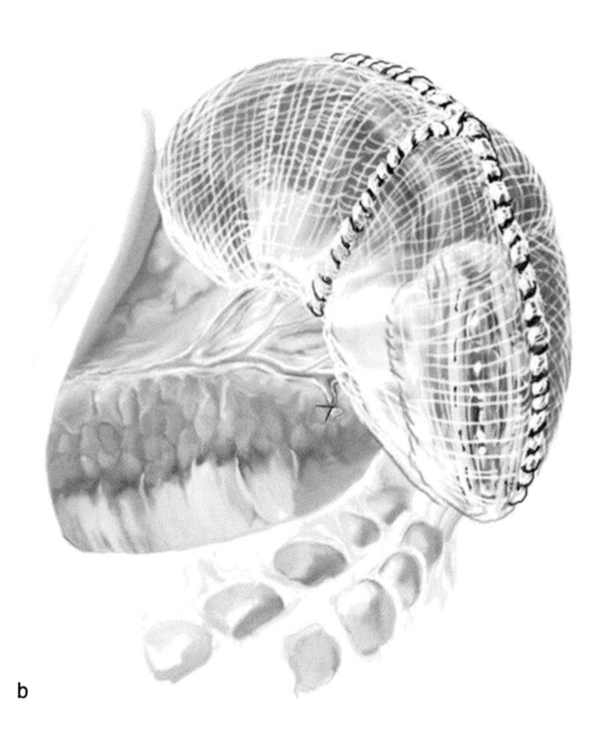

b

◘ **图 108. 3**

术后检查

参见▶第 105 章“开放性脾切除术”。

术后并发症

参见▶第 105 章“开放性脾切除术”。

（1）脾修补术后的脾梗死或者脾脓肿不常见。

（2）术后出血是剖腹探查的手术指征，若术者探查发现修补部位再次出血（或有新鲜血凝块），则需行脾切除术。

专家经验

- ◆ 未明确出血的脾脏不需要进行修补术。
- ◆ 进行脾修补手术的病人需谨慎选择，建议选择年轻未合并危及生命外伤的病人。
- ◆ 脾修补术关键步骤在于充分止血，若止血不完善则建议切除脾脏。
- ◆ 术后出血需立即行剖腹探查。
- ◆ 结扎脾动分支时或分离脾动静脉时，不要游离胃短血管。

（尚东　张金宝 译）

第 109 章 腹腔镜脾囊肿开窗引流术

Marco Decurtins, Duri Gianom

适应证与禁忌证

适应证

（1）无症状的 5cm 以上的非寄生虫性脾囊肿。
（2）伴有症状的 5cm 以下的非寄生虫性脾囊肿。
（3）脾囊肿相关并发症（自发性或外伤性破裂、脾脓肿形成）。

术前准备

棘球绦虫的血清学检测

手术步骤

手术步骤一

入路和 trocar 的置入

病人取右侧 45°卧位，术者和持镜者位于病人腹侧，显示器放在对面。选择脐切口 12mm，采用开放技术置入第一个 trocar（T1），连接气腹，并将压力控制在 14mmHg。

随后在腹腔镜监视下，在病人左下腹穿刺置入第二个 trocar（10mm，T2），在左腋中线肋缘下水平穿刺置入第三个 trocar（10mm，T3）。术中可额外增加 trocar，根据脾脏位置，呈半圆形，具体位置见图中虚线所示（图 109.1）。

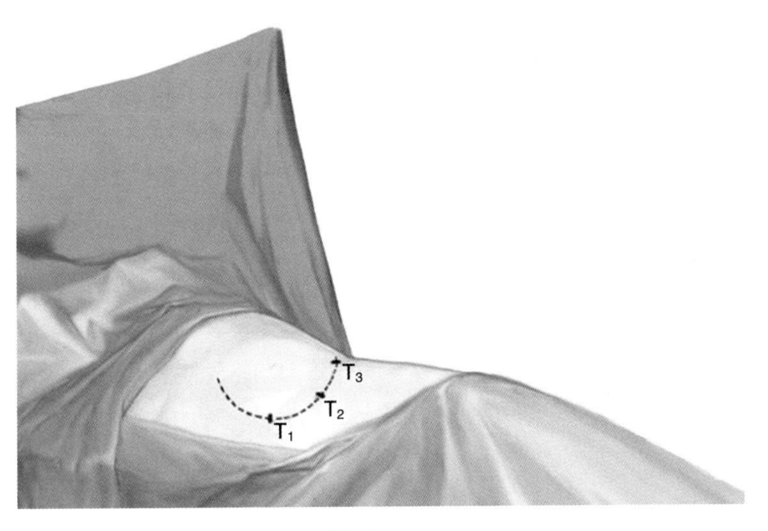

图 109.1

手术步骤二

吸取囊内容物和切除囊壁

术者用电凝在囊肿壁无血管区切开一个小口，用吸引器吸取囊内容物。然后充分分离脾周粘连组织。手术技巧类似腹腔镜下脾切除术，充分游离脾脏。鉴于可能与膈肌粘连致密，分离要谨慎细致（图 109.2）。

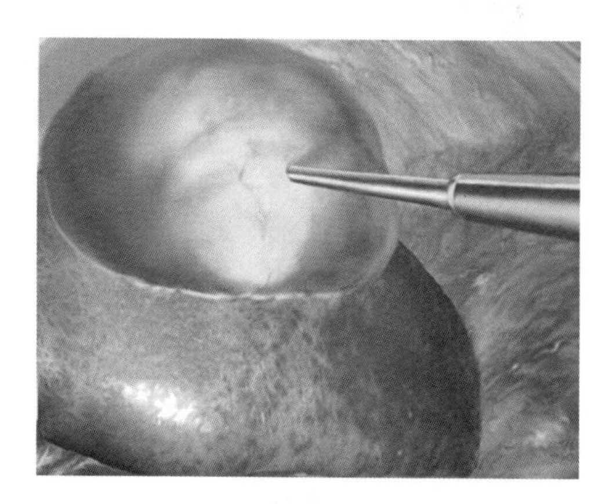

图 109.2

手术步骤三

囊肿开窗引流术

使用电凝或超声刀进行囊肿开窗引流，直至正常脾实质，在囊肿切除的过程中，务必充分止血以保证术野清晰，此外应该尽可能切除所有囊壁组织防止囊肿复发。随后置入取物袋，将切除后组织从置入袋内取出。

网膜组织填充囊腔，不需腹腔引流，缝闭切口（图 109.3）。

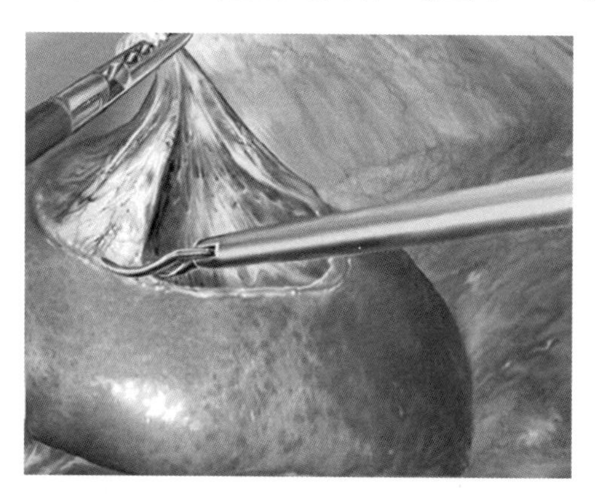

图 109.3

术后实验室检查

参见▶第 105 章“开放性脾切除术”。

术后并发症

参见▶第 105 章“开放性脾切除术”。
囊肿复发。

专家经验

- 在囊壁切除前充分游离脾脏十分重要。
- 如果囊肿壁被脾实质组织所覆盖，为了避免术中出血，可以使用切割闭合器。尤其适用于脾门区域的囊肿手术。
- 寄生虫或肿瘤性囊肿需要开放性手术处理。

（尚东 张金宝 译）